血 病 论

主编 夏小军

甘肃科学技术出版社

图书在版编目(CIP)数据

血病论 / 夏小军主编． -- 兰州 ：甘肃科学技术出版社，2015.12（2021.8重印）
ISBN 978-7-5424-2275-0

Ⅰ.①血… Ⅱ.①夏… Ⅲ.①血液病－诊疗 Ⅳ.①R552

中国版本图书馆CIP数据核字(2015)第304572号

血病论

夏小军　主编

责任编辑　刘　钊
封面设计　刘欢婷

出　版　甘肃科学技术出版社
社　址　兰州市读者大道568号　730030
网　址　www.gskejipress.com
电　话　0931-8125103(编辑部)　0931-8773237(发行部)
京东官方旗舰店　https://mall.jd.com/index-655807.html

发　行　甘肃科学技术出版社　印　刷　三河市华东印刷有限公司
开　本　880毫米×1230毫米 1/16　印　张　40.5 插　页　1 字　数　1058千
版　次　2016年2月第1版
印　次　2021年8月第2次印刷
印　数　2001~2750
书　号　ISBN 978-7-5424-2275-0 定　价　168.00元

序

　　血液病是目前严重危害人类健康和生命的疾病之一。随着现代工业的发达、环境污染的加重,血液病的发病率有逐年增高的趋势。积极开展血液病的中医药防治,是一项保障人民健康福祉的重要工作,且已逐渐显示了独到的诊疗优势和广阔的发展前景,值得我们进一步研究、继承和发扬。适逢此时,夏小军主任医师的新作《血病论》即将面世,并邀我作序,感动之余,欣然领命。

　　夏小军主任医师是甘肃中医药大学的杰出校友。他是我的学弟,我们相识于1982年新生入学不久,仔细算来已有33年了。夏君为人敦敏,勤奋好学,1987年以优异成绩毕业后,毅然决然地返回了自己的家乡,在庆阳市中医医院及甘肃省肿瘤医院长期从事临床研究工作,并在中医药防治血液病方面做出了卓越贡献,取得了丰硕成果。他作为学术带头人,带领的血液病科被确定为国家"十一五"重点中医专科和卫生部临床重点专科,诊治的病人遍及国内外。在繁忙的临床工作之余,他博览群书,善思勤写,先后主持完成省、市级科研课题多项,获科技成果奖励10余次,出版专著6部,公开发表及交流专业学术论文180余篇;并先后获得全国医药卫生系统先进个人、国务院政府特殊津贴享受者、甘肃省唯一一位国家中医药管理局首批优秀中医临床人才等殊荣。这既是他个人辛勤工作、艰辛付出的结晶,也是母校甘肃中医药大学引以为荣的骄傲。

　　《血病论》一书,是夏君近三十年中医血液病临床经验的总结,也是他对中医"血"及"血病"理论研究成果的升华。全书从源及流,结构严谨,特别是"上篇",不仅对血之概念、源流、生成、运行、调节、属性、生理、功能,以及血与气的关系进行了全面系统地总结,且在继承上又有所创新和突破,可谓是对中医血液理论的一次大探讨、大总结。"中篇"从出血证、血虚证、血瘀证三方面对血病进行了深入探讨,涉及中医临床各科,每节又可成为一个独立的篇章,内容丰富,实用性强。"下篇"重点介绍了自己诊治现代医学11种常见血液病的临床经验,思路清晰,见解独到,功底扎实,疗效显著。这是一部理论联系实际,继承而有发展的中医血液病专著,是从事中医、中西医结合临床、科研、教学工作者不可多得的好书。

值此《血病论》即将出版之际,作为学友,也作为现任的甘肃中医药大学校长,我为夏小军主任医师取得的骄人成绩倍感自豪,衷心祝愿他在中医药防治血液病的道路上越走越宽广,越走越自信!

是为序。

李金田

2015年10月28日

前　言

　　医史学家研究认为，在远古时期，人们对自身生理的认识，最容易见到的是血。人类对血有所理解的历史，可上溯到距今50000年左右的新人阶段。原始社会，人兽杂处，环境险恶，人们遭受外伤的原因很多，如跌碰刺伤、厮杀格斗、虫兽咬伤等，而在受到上述伤害时，除感觉到疼痛之外，常见的现象往往是流血。这时他们很可能用一些随手可得的泥土、灰烬、树叶、草茎、苔藓、树皮、唾液等涂敷伤口，并下意识地用手将流血的伤口紧紧压迫，这便是原始的止血法，也是医药知识的萌芽。可见"血"在医药起源中占有十分重要的地位。

　　何谓血？《灵枢·决气》云："中焦受气取汁，变化而赤，是谓血。"早在距今2000多年前的《黄帝内经》中已有明确答案：血，即血液，是在心气推动下循行于脉道中的赤色液体。

　　《素问·调经论》云："人之所有者，血与气耳。"

　　《灵枢·本脏》云："人之血气精神者，所以奉生而周于性命也。"《灵枢·天年》亦云："血气已和，荣卫已通，五脏生成，神气舍心，魂魄毕具，乃成为人。"

　　血与气是人体最宝贵的东西，人身充满了血与气。

　　血液之病变谓之血病。血病之名，在《黄帝内经》中也有记载。《素问·三部九候论》云："血病有身痛者治其经络。"《素问·宣明五气》亦云："咸走血，血病无多食咸。"

　　《素问·调经论》云："五脏之道，皆出于经隧，血气不和，百病乃变化而生。"

　　宋代杨士瀛《仁斋直指附遗方论·血气》云："夫惟血荣气卫，常相流通，则于人何病之有？一窒碍焉，百病由此而生矣。"亦云："人皆知百病生于气，又孰知血为百病之始乎？血犹水也，水行乎地中百川，理则无壅遏之患。人之血脉一或凝滞于经络肠胃之间，百病由此而根矣。"

　　元代朱震亨《丹溪心法·六郁》云："气血冲和，万病不生，一有怫郁，诸病生焉。"

　　明代李梴《医学入门·血病》云："血为百病之胎。"王肯堂《证治准绳·诸血门·蓄血》云：

"百病由污血者多。"张介宾《景岳全书·血证》云:"血本阴精,不宜动也,而动则为病;血主营气,不宜损也,而损则为病。"

清代费伯雄《医方论·理血之剂·四物汤》云:"水谷之精,聚于中焦,受气变化,然后成血,日生几何? 不知调养,血病多多矣。"

以上诸家对血病的病因、病机、证候及范围均作了精辟论述。总而言之,血病当有广义与狭义之分。清代蒋示吉《医意商》云:"血病之故有四:'曰虚、曰瘀、曰寒、曰热'。"此血病,当属广义。而狭义之血病,则专指各种出血证。

《素问·至真要大论》云:"疏其血气,令其条达,而致和平。"提出了血病总的治疗原则。后世医家在此基础上多有创见,对血病之理论探幽、脉因证治、预后禁忌等方面皆积累了丰富的经验,至今仍有效地指导着各科的临床实践。

清末名医唐容川,著《血证论》八卷,"爰将失血之证,精微奥义,一一发明,或伸古人所欲言,或补前贤所未备,务求理足方效,不为影响之谈"。斯著专论血证,在气血病机,血证辨证、血证治法及选方用药等方面,阐述详明,见解独到,具有极高的实用价值。

近年以来,中医血病学理论及实践均得到长足发展,各种高水平的佳作不时面世,诸如吴瀚香《实用中医血液病学》;邓成珊、周霭祥《当代中西医结合血液病学》;黄振翘、梁冰、陈信义、周永明《实用中医血液病学》;梁冰、葛志红《血液病专科临床诊治》;陈信义、周霭祥《血液病手册》;符为民《实用中医瘀血病证治》;蒋森《血瘀论》;陈如泉《血虚证辨证与研究》;王启政《实用中医血液病治疗学》等等,均出自名家之手,各具特色,内容丰富,实用价值高。

笔者从事中医血病临床研究近三十载,在深研经典,勤于临证的基础上,有幸先后师从著名血液病专家马兰芳教授,以及裴正学、王自立、张士卿、谢君国等著名中医专家教授;作为国家重点中医专科及临床重点专科的学术带头人,曾多次与国内诸多著名的中医及中西医结合血病专家教授探讨与交流,收获良多,受益匪浅。

庆幸之余,略感遗憾。尽管历代医家对中医血病基础理论的探索与临床实践的总结都做出了巨大贡献,但这些宝贵经验仅散见于历代医籍中。如清代叶桂《叶选医衡》中虽设"诸血病论"专篇,然仅千余言,且主论出血证;《血证论》可谓集血证之大成,专论出血证,对其他血病,亦多有涉及,但仍不能窥中医血病之全貌。近世名家层出之佳作,各有所专,颇多建树,然以在总结前人有关中医血病理论及各家学术经验的基础上,结合现代医学诊治知识和技术手段,拓展中医血病辨证治疗的思路和方法者居多。而全面系统研究总结纯中医血病基础理论与临床实践的专著，至今未曾觅见。

《血证论·自叙》云："大丈夫不能立功名于天下，苟有一才一艺，稍足补救于当时，而又吝不忍传，陋哉！"

有鉴于此，笔者集多年临床之心得，殚精竭虑，广收博采，历时五载，撰成斯书，以冀对中医血病基础理论与临床研究，有所裨益。

衷心感谢甘肃中医药大学校长、博士研究生导师李金田教授在百忙之中为本书题写序言；感谢诸多老师、同事、朋友多年来对我的关心支持。笔者编写该书，虽尽了极大努力，但限于水平，缺点及疏漏在所难免，引用文献亦有重复繁琐之处，个别亦恐失之精确，冀望同道与读者不吝指教。

夏小军

2015年10月20日

目　录

中篇　各论

下篇　附论

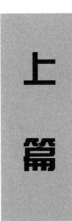

上篇

总

论

第一章 血之概念

"血"是汉语中的常用字,也是医学中十分重要而且应用较多的一个单词。特别是在中医学理论体系中,有关"血"的内容十分丰富。

一、古代汉语之"血"

在古汉语中,"血",上撇下皿,撇指刀,皿指身体,血就是把刀插入身体里而从身体流出来的液体。

"血"字有文白二读:一读xuè ㄒㄩㄝˋ(文),用作书面语读音;一读xiě ㄒㄧㄝˇ(白),用作口头语读音。但是,书面语和口头语有时候不大容易区分,要是按"血"字的用法来区分,就比较容易掌握了。

血xuè ㄒㄩㄝˋ,其义有三:一指人或动物体内循环系统的不透明液体,大多为红色,主要成分为"血浆"、"血细胞"和"血小板",味咸而腥。如血型、血脂、血压、血糖、血迹、血汗、血泪、血洗、血书、血雨腥风、血海深仇等;二指人类因生育而自然形成的关系,如血统、血缘;三是比喻刚强热烈,如血性、血气方刚等。

血xiě ㄒㄧㄝˇ,义同"血"(xuè)。用于口语,多单用,如"流了点儿血"。也用于口语常用词,如"鸡血"、"血块子"等。

"血"用在合成词和成语中,属于书面语用法,应读成xuè。如:血液、血管、血汗、血迹、血案、血本、血统、血色、血债、输血、贫血、心血、充血、热血、浴血、血小板、吸血鬼、混血儿、脑溢血、血海深仇、血流如注、头破血流、狗血喷头、有血有肉。

"血"单独使用或用在短语(词组)中,属于口头语用法,应读成xiě。如:吐了一口血、血的教训、血的代价、像血一样红(以上属单用)、血脓、血块、血斑、鸡血、猪血、卖血、献血、验血、抽血(以上都是双音节短语,其在普通话词典中不列为词条)。

值得一提的是,汉语的合成词与短语之间的界限,语法学界至今尚未彻底解决。不过在通常情况下还是可以区分的,那就是看其在概念上的差异以及内部的结合关系紧密与否。合成词的概念是单纯的、固定的,不是语素意义的简单相加,其内部的结合关系比较紧密;而短语所表达的概念缺乏专指性,是几个词的意义的总和,其内部的结合关系比较松弛。例如:"流血牺牲"、"流血事件"中的"流血",特指"牺牲生命或负伤",因此是合成词,应该读xuè;而"流血过多"的"流血",并非指"牺牲生命或负伤",而是指"流出的血",因此是短语,应该读xiě。短语的内部结构关系比较松弛,它可以插入一些别的词语。例如:"鸡血——鸡的血";"献血——献了一次血";"抽血——抽了血——抽了一点血";"流血——流了点血——流出了血"。而合成词的内部结构比较紧密,一般是不能插入别的词语的,如"血水"不可说成"血和水";"血球"不可说成血凝成的球;只有少数动宾式的合成词内部可以插入别的词语,如"输血"可以说"输了一次血"、"输300ml血",但其还是合成词,因为其是医学上的专门术语,不是语素意义的简单相加,不等于"输送血液"。

当然,特例也有。那就是几个口语词,如"吐(tù)血、放血、咯(kǎ)血、晕(yùn)血、换血、便血、出血(方言)、血糊糊、血淋淋"和成语"一针见血"中的"血",要读成xiě。有学者发现词典上含有"血"字的成语中,只有"一针见血"的"血"注为"xiě",其余都注音为xuè。究其原因,大概是"一针见血"这个成语来源于群众口语的缘故吧。记住了特例,其余场合的"血"字,只要掌握了其用法,也就掌握了其读音。

纵观历代文献,从古汉语角度来看,"血"字既可作为名词,又可作为动词,还可以形容词作解。

作为名词,就其字形而言,小篆从"皿",其中"一"像血形,表示器皿中盛的是血。东汉许慎《说文解字》云:"血,祭所荐牲血也。"此血指祭祀时所用的牲畜之血。西周周公旦《周礼·大宗伯》云:"以血祭祭社稷,五祀五岳。"战国公羊高《公羊传·僖公十九年》云:"叩其鼻以血社也。"汉代戴德等《礼记·郊特性》云:"血祭盛气也。"以上血祭所用之血,既可取之于牲畜,亦可取之于人。战国杨雄《法言》云:"原野厌人之肉,川谷流人之血。"此血指人血。明代张介宾《景岳全书·妇人规》云:"今常见怀胎七八个月而生子也,但以血止为度。"此血专指妇人的月经,亦称血分;经血多则称为血崩。唐代李明威《柳毅传》云:"气血俱动。"此血指血脉。周代周文王《周易·屯》云:"乘马斑如,泣血涟如。"晋代陆机《赠弟士龙诗》云:"抚膺涕泣,血泪彷徨。"此泣血及血泪之血,均指极度悲痛而流的泪。唐代顾况《伤子》云:"老夫哭爱子,日暮千里血。"此血亦指悲痛的泪水。除此之外,还有心血、血海、狗血喷头、呕心沥血,以及流在地上的大摊血称血泊,带血的衣服称血衣、血衫、血袍,比喻战斗激烈场面称血映征袍,以及茹毛饮血、歃血为盟等,皆指名词"血"。

作为动词,如汉代班固《汉书》云:"兵可毋血刃而俱罢。"此血指用鲜血涂沾。唐代沈光《李白酒楼记》云:"挥直刃以血其邪也。"此血指杀伤、杀害。除此之外,还有比喻杀戮的血沾刀口,血沾衣服称血衣,飞溅的鲜血称血花、血点,血留在物体上的痕迹称血印、血踪、血迹,剧烈残酷搏斗或屠杀称血风肉雨,战场称血场,条状流血伤口称血沟,凶杀案件称血案,血在身体或衣物上形成的污痕称血污,极其残酷的屠杀称血洗,人或其他动物被杀后有腥臊味的血肉称血腥,以及血染、血涂、头破血流、血肉横飞等,皆指动词"血"。

作为形容词,如汉代杨雄《太玄》云:"亲附疏,割犯血。"此血指有血缘关系的近亲。又如嫡亲的叔父称血叔;后裔称血胄;同一血统的子孙后代称血胤,亦称血统;子孙称血嗣;有血缘关系称血亲、血属;人类由生育而自然形成的血统称血缘;构成同一血缘的一个整体家族或种族称血族。唐代李朝威《柳毅传》云:"俄有赤龙长千余丈,雷目血舌。"明代徐弘祖《徐霞客游记》云:"杜鹃灿烂,血艳夺目。"此血均比喻红色。除此之外,血还比喻赤诚,如一时感情冲动而产生的勇气称血气之勇;血色鲜红称血红;血色暗红称血殷;红旗称血旗;紫红色的血称血紫;用鲜血写成的历史称血史,以及血本、血仇、血路、血团、血性、血战、血债、血账、血口喷人、血气方刚、热血沸腾、冷血动物等,皆指形容词"血"。

二、中医理论之"血"

中医学之"血",是指在心气推动下循行于脉道中之赤色液体,由营气和津液组成,其内注于五脏六腑,外滋于四肢百骸、五官九窍、皮肉筋骨,具营养和滋润之功,为构成人体和维持人体生命活动的基本物质之一。

从医学角度来看，"血"是应用较多的一个单词。在中医学理论中，有血、真血、血证、血病、出血、血虚、血瘀、血寒、血热、血燥、衄血、唾血、吐血、咳血、便血、尿血、经血、血亏、血晕、血枯、血崩、血分、血气、血海、血脉、血络、血家、血癥、血疟、血鼓、血胀、血痛、活血、止血、血药、血竭、血余炭、血见愁、血方、咳血方、当归补血汤、《血证论》等，内容极其丰富。在现代医学中，血字应用也极为广泛，如血液、血浆、血细胞、血红蛋白、血小板、血糖、血压、血脂、血沉、血蛋白、血管、血窦、血库、血型、血液病、血胸、血管瘤、血尿、血便、脓血、贫血、血友病、血肿、输血、血压计等，内容亦相当丰富。

在古代的中医文献中，没有血液的概念，认为"血"与"液"是两种东西。如《灵枢·决气》云："何谓液？岐伯曰：谷入气满，淖泽注于骨。骨属屈伸，泄泽，补益脑髓，皮肤润泽，是为液。何谓血？岐伯曰：中焦受气取汁，变化而赤，是谓血。"亦云："液脱者，骨属屈伸不利，色夭，脑髓消，胫痠，耳数鸣。血脱者，色白，夭然不泽，其脉空虚，此其候也。"《素问·宣明五气》云："五脏化液：心为汗，肺为涕，肝为泪，脾为涎，肾为唾，是谓五液。"亦云："阴病发于骨，阳病发于血"；"咸走血，血病无多食咸；苦走骨，骨病无多食苦。"《素问·三部九候论》更有"血病身有痛者治其经络"之说。可见，在中医学现存最早、最完整的经典著作《黄帝内经》中，只有"血"和"血病"，而没有"血液"这一专有名词的描述和记载。后世把各种出血证候称之为"血证"，清代唐容川所著的我国第一部有关血证专著《血证论》中，亦未明确"血液"及"血液病"。

清代费伯雄《医方论·理血之剂》云："血之取义：一为荣，荣者发荣也，非血则无以润脏腑、灌经脉、养百骸，此滋长之义也；一为营，营者营垒也，非血则无以充形质、实腠理、固百脉，此内守之义也。"

在中医古代某些论著中的"营"，实际上就是"血液"。如《素问·痹论》云："营者，水谷之精气也，和调于五脏，洒陈于六腑，乃能入于脉也，故循环上下，贯五脏六腑也。"《灵枢·经脉》云："脉为营。"《灵枢·邪客》云："营气者，泌其津液，注之于脉，化以为血。"阐述营即血，营气通过泌津液以化血，说明血与液之间有着内在联系，用"血"概指"血液"。战国秦越人《难经·三十二难》云："血为营。"清代何梦瑶《医碥·气》云："气无形而血有质。气为阳，主护卫于外，故名之曰卫；血为阴，主营运于中，故名之曰营。血阴有质，故其行也，必次第循经而入于脉道之中，充于内而后达于外；气阳无形，故其行也，慓疾不循经而出于脉道之外，实于表而后返于里。"由此可见，所谓"营"，一指饮食化生的精微物质，一指经脉的脉管。从生理角度而言，营血就是指血液，营气就是指血液的作用。

"营"又称为"荣"。如汉代张仲景《伤寒论·辨太阳病脉证并治法》云："以荣行脉中，卫行脉外，复发其汗，荣卫和则愈，宜桂枝汤。"明代龚廷贤《寿世保元·吐血》云："夫人身之血，名曰荣，荣者，谓荣润于身之物也。"清代吴谦等《医宗金鉴·订正仲景全书伤寒论注》云："荣卫二者，皆胃中后天之谷气所生，其气之清者为荣，浊者为卫。卫即气中之慓悍者也，荣即血中之精粹者也。"莫文泉《研经言·原荣卫》云："故荣行脉中，附丽于血；卫行脉外，附丽于津。惟血随荣气而行，故荣气伤则血瘀；津随卫气而行，故卫气衰则津停。"由此可见，荣既泛指血液，又指血的循环。

1926年，谢利恒引进现代学说，首先认为"血"与"血液"是同一概念，在其所著的《中国医学大辞典》"血"之"按语"中云："血为人体流质之一种，灌注经脉之中，营养身体各部，且能排泄废物之液体，其色鲜红或暗赤，比水浓重，有臭气，味咸，性能凝结，在血管及心脏中者，周流全身，谓之血液循环，由赤血球、白血球及血浆组成。"一般认为，此时才将"血"与"血液"对上了号。

其实，在此之前的历代中医典籍中，已有对"血液"的零星记载，只不过是未形成明确的概念和体系而已。如隋代巢元方《诸病源候论·毛发病诸候·须发脱落候》云："血液不滞，发根常牢。"成书于金代的

《伤寒直格·伤寒总评》云："故小儿昼精健，夜安寝，由血液不衰也。"刘完素《素问玄机原病式》云："夫燥之为病，血液衰少也，而又气血不能通畅，故病然也。"亦云："故瘦者腠理疏通而多汗泄，血液衰少而为燥热，故多为劳嗽之疾也。"明代戴思恭《金匮钩玄·血属阴难成易亏论》云："乳酪、血液之物，血燥所宜。"卢之颐《本草乘雅半偈》云："干漆……补中者，补中焦血液，血液皆由中焦变化所成也。"王肯堂《肯堂医论·卷下·卢复芷园治验》云："余作医二十余年，治血证众……是寒气愈凝，血液受焚，留瘀之源也。"裴一中《裴子言医·卷之一》云："因是而耳之聪，目之明，鼻舌之臭味，手足之持行，水谷之蒸为血液，而充脏腑，荣经络，灌溉乎骨肉皮毛，将生生于不穷。"赵献可《医贯·内经十二官论》云："中焦在中脘，不上不下，主腐熟水谷，泌糟粕，蒸津液，化其精微，上注于肺脉，乃化为血液，以奉生身，莫贵于此。"张介宾《景岳全书·不寐》云："劳倦思虑太过者，必致血液耗亡，神魂无主，所以不寐。"清代李用粹《证治汇补·气症》云："气之为病，生痰动火，升降无穷，燔灼中外，稽留血液，为积为聚……"张璐《张氏医通·噎膈》云："大抵气血亏损，复因忧思悲恚，则脾胃受伤，血液渐耗，郁气生痰……"何梦瑶《医碥·卷一·杂症》云："人身之血液精髓，皆此水之为之也。"亦云："予谓五脏无一脏无血液，是皆有水也。"叶桂《外感温热论》云："营分受热，则血液受劫，心神不安，夜甚不寐，成斑点隐隐，即撤去气药。"沈金鳌《杂病源流犀烛·六淫门·诸血源流》云："迨至六经受伤，血液流迸，聚于两胁胸膈之间，从火而升，为吐为咯。"张志聪等《本草崇原》云："当归……治温疟寒热洗洗在皮肤中者，助心主之血液从经脉而外充于皮肤……"罗定昌《医案类录·吐血衄血便血类》云："因用力过猛，损伤血液，遂致吐血者有之。"唐容川《血证论·阴阳水火气血论》云："火者，心之所生，化生为血液，以濡周身。"在其所著的《本草问答·论甘草入脾兼入四脏》中亦云："人乳……能润养胃，滋生血液，补脾之阴，无逾于此。"张秉成《本草便读》云："乌骨鸡……以其外白内黑，得金水相生之意，故肝肺肾三脏血液不足者最宜。"民国何廉臣《重订广温热论·清凉法》云："因伏火邪蒸津液，血液被煎熬而成瘀。"刘恒瑞《经历杂论》云："风痛者，善走窜，痛无定处，血虚人多患此。其脉浮大而缓……当填补血液"等。

　　以上所论中的"血液"，多指血与液，有的则专指血液。

　　由此可见，中医理论的血，有广义及狭义之分。广义之血，除指血液外，还包含着神气、营气、阴气、精气，所以古人常以营血、阴血、精血并举。狭义之血，就是指的血液。

第二章　血之源流

　　人体从体内或伤口排出的有形物除涕、泪、唾、痰、涎、汗、精、尿、粪、脓等之外，最容易见到的是血。如创伤所致的伤口出血，妇女每月来潮的月经，胎儿出生时所见的血，以及因疾病引发的衄血、吐血、咳血、便血、尿血等；加之血之本色为红色，更容易加深记忆，所以说在远古时期，人们对自身生理的认识，血是最容易见到的。

　　医史学家研究认为，古时，人们对自身生理的认识，最容易见到的是血。人类对血有所理解的历史，可上溯到距今5万年左右的新人阶段(严健民《中国医学起源新论》)。

　　原始社会，人兽杂处，环境险恶，人们遭受外伤的原因很多。如采集和寻找食物时，在荆棘丛中穿来寻去，难免被荆棘刺伤；狩猎时难免与野兽搏斗致伤；当群体在追逐猛兽或逃避猛兽侵袭的迅跑中，难免跌碰致伤；或者在分享猎物时，难免在人群中产生纠葛，斗殴致伤；同时，虫蛇咬伤以及氏族部落之间的厮杀格斗造成的伤痛也是经常发生的。

　　原始人遇到外伤如何处理，现已难查证，根据现代某些民族中保留的一些较为原始的敷裹创伤的方法推测，他们在体表创伤出血时，很可能用一些随手可得的诸如泥土、灰烬、树叶、草茎、苔藓、树皮等涂敷伤口，并下意识地用手将流血的伤口紧紧按压住，而有时某些物品的止血止痛效果比较明显，久而久之，人们就发现了某些植物的叶子、根茎可用来止血和缓解疼痛，这便是原始的止血法。

　　近5万年以来，我国新人们已具备了对血液直观认识的能力。如当他们因各种原因受伤流血的时候，他们中间有些留心于外伤的人们，已经摆脱了本能的束缚，在应用原始止血法的同时，他们将伤口中流出的红色液体用"血"这一单词来表示，时间长了，当多数人都将"血"这一单词与伤口中流出的红色液体联系起来发音的时候，"血"这个特定的单词就被口头文化固定了下来。

　　历史发展到殷商时期，反映宫廷生活的甲骨文中，对血已有了较多的记载。在甲骨文中，血字作"￥"(《甲》2473)，"￥"(《甲》176.2)从"￥"(皿)从"○"，像器皿中盛血之形，是对殷人血祭的描述。我国夏商之际，盛行血祭，奴隶主常用奴隶和禽兽之血液作敬物祭祀神祖，或用其作为镇邪物祭祀鬼魂，包含了人们对血液的初步认识。春秋战国时期的社会交往中，常可见到割臂饮血的仪式及立誓缔约的例子。如《左传·庄公三十二年》中，记载了孟任向鲁庄公表示忠心，便"割臂盟公"。《灵枢·禁服》中亦有雷公向黄帝求教医术，结"割臂饮血之盟"的记载。反映了早在新石器时期，我国就有以血为盟的习俗了。血盟习俗，促进了人们对血液的认识，也是促使我国放血疗法诞生的原因之一。

　　从中医学发展历程来看，成书于春秋战国时期的《五十二病方》中便载有用鸡毛、人发等制成的炭末剂外敷止血法，并有使用鸡血、雄鸡血、鳢鱼血等动物血入药的记载。《黄帝内经》是我国现存最早最完备的一部医学经典著作,是中医学理论与防治疾病技术的渊源。书中最早记载了血的概念,并对人体血之生成、运行、生理及诊治原则等都作了较为全面的阐述。仅以失血而言,《黄帝内经》中就有血流、血溢、血泄、夺血、脱血、见血、上下出血、呕血、唾血、衄衊、下血、前后血、便血、尿血、溲血、溺血、赤沃等病证名记载,从而为中医血液学奠定了初步的理论基础。

血来源于水谷之精微物质。人在胎儿时期,五脏既成,全身血脉既已开始流行着血液,这种血液来自母体,是由母体化生水谷精微而成。《灵枢·决气》云:"中焦受气取汁,变化而赤,是谓血。"血是一种有形的赤色物质,来自食物精华,通过气化作用而化生。血的主要功能是循环运行于脉道之中,以营养全身。人有血则生,失血则病,无血则亡。人的皮毛筋骨、五脏六腑,都必须在血液运行不息的状态下,才能得到充分的营养,才能发挥正常的生理功能。血之病理变化有亏损、瘀阻、流溢之别,故可见血虚、血瘀、出血等血病。后世医家在此基础上不断完善创新,从而形成了中医血液学完整的理论体系,至今仍有效地指导着临床实践。

第三章　血之生成

清代费伯雄《医醇賸义·气血亏损治则重在脾胃》云："五脏六腑,化生气血,气血旺盛,营养脏腑。"中医学认为精是生命的本原物质,血液从根本上来说是由精所化生的。人体在出生以后,其血液的生成则与五脏六腑密切相关,是五脏六腑共同作用的结果。五脏之中,又以脾肾两脏最为重要。故有"脾胃为气血生化之源";"血之源头在乎肾"等论点。其次,血液之生成亦与气、津、液、精等息息相关,即所谓"气血互生","津血同源","汗血同源","精血互化。"而造血原料为水谷之精微,产生场所则主要在骨髓。

一、生血原料

《素问·生气通天论》云："阴之所生,本在五味。"《素问·痹论》云："荣者,水谷之精气也,和调于五脏,洒陈于六腑,乃能入于脉也。"《灵枢·五癃津液别》云："五谷之精微和而为膏。"《灵枢·营卫生会》亦云："人受气于谷,谷入于胃,以传于肺,五脏六腑,皆以受气,其清者为营,浊者为卫。"南齐褚澄《褚氏遗书》云："精血者,饮食五味之秀实也。"宋代陈自明《妇人大全良方·调经门》云："血者,水谷之精气也。"许叔微《普济本事方》云："胃受谷气,谷气生则能生气血,气血壮则荣卫不衰,荣卫不衰则病自去矣。"明代徐彦纯《玉机微义·血证治法》云："饮食日滋,故能阳生阴长,取汁变化而赤为血也。"裴一中《裴子言医·卷之一》云："水谷之蒸为血液,而充脏腑,荣经络,灌溉乎骨肉皮毛,将生生于不穷。"皇甫中《明医指掌·诸血证二》云："血者,水谷之精也。"清代张志聪《侣山堂类辨·辨血》云："中焦蒸水谷之津液,化而为血,独行于经隧,以奉生身,莫贵于此。"张璐《张氏医通·诸血门·诸见血证》云："经言血之与气,异名同类。虽有阴阳清浊之分,总由水谷精微所化。"吴澄《不居集·血症八法扼要》云："夫血者,水火合德而生,其形象天一之水,其色法地二之火,取水之精以为体,合火之神以为用。"吴谦等《医宗金鉴·订正仲景全书伤寒论注》云："荣卫二者,皆胃中后天之谷气所生。"费伯雄《医方论·理血之剂》云："水谷之精,聚于中焦,受气变化,然后成血。"周学海《读医随笔·气血精神论》云："夫血者,水谷之精微,得命门火蒸化,以生长肌肉皮毛者也。"

水谷精微是生成血液最基本的物质,人体所摄取之食物,经脾胃消化吸收而生成水谷精微,复注心脉赤化而变成血液。可见生血原料主要为水谷精微。

二、产血场所

《素问·五运行大论》云："肾生骨髓。"《素问·生气通天论》云："骨髓坚固,气血皆从。"《素问·金匮真言论》云："北方色黑,入通于肾,开窍于二阴,藏精于肾,故病在溪谷……是以知病之在骨也。"《素问·气交变大论》云："其脏肾,其病内舍腰脊骨髓,外在溪谷踹膝。"《素问·阴阳应象大论》云："溪谷属骨。"《素问·四时刺逆从论》云："冬气在骨髓中……冬者盖藏,血气在中,内著骨髓,通于五脏。"亦云："肾主身之骨髓。"《灵枢·痈疽》云："中焦出气如雾,上注溪谷,而渗孙络,津液和调,变化而赤为血。"《灵枢·五癃津液别》亦云："五谷之津液和合而为膏者,内渗于骨空,补益脑髓而下流于阴股。"宋代许叔微《普济本事方·八味肾气丸并论》云："精气入骨髓,合荣卫行血脉,营养一身,其次为脂膏,其次以为血肉也。"

髓为奇恒之府之一,又有骨髓、脑髓、脊髓之分,凡属充骨者曰骨髓,由肾所藏的精气变化而产生。肾主藏精,精血同源,髓生血是血液生成的重要途径。可见骨髓是造血的主要场所。

三、脾胃生血

《灵枢·决气》云："中焦受气取汁,变化而赤,是谓血。"《灵枢·营卫生会》云："中焦亦并胃中,出上焦之后,此所受气者,泌糟粕,蒸津液,化其精微,上注于肺脉,乃化而为血。"《灵枢·本神》云："脾藏营。"《灵枢·邪客》亦云："营气者,泌其津液,注之于脉,化以为血,以荣四末,内注五脏六腑。"战国秦越人《难经·四十二难》云："脾裹血,温五脏。"宋代陈自明《妇人大全良方·调经门》云："血者,水谷之精气也……故虽心主血,肝藏血,亦皆统摄于脾,补脾和胃,血自生矣。"金代李杲《脾胃论·脾胃虚实传变论》云："胃者,水谷气血之海。"明代王肯堂《证治准绳》云："脾胃者,气血之父也。"张介宾《景岳全书·脾胃论》云："脾胃为气血生化之源。"亦云："盖人之始生,本乎精血之源;人之既生,由乎水谷之养。非精血,无以立行体之基;非水谷,无以成形体之壮。精血之司在命门,水谷之司在脾胃。故命门得先天之气,脾胃得后天之气也。是以水谷之海本赖先天为之主,而精血之海又必赖后天为之资。""血证"项下亦云："脾化血,脾气虚则不能运化。"皇甫中《明医指掌·诸血证二》云："血者,水谷之精也,生化于脾。"清代何梦瑶《医碥·血》云："胃中水谷之精气,藉脾运化成血,故曰化生于脾。"林珮琴《类证治裁·血症总论》云:血"禀水谷之精华,出于中焦,宣布于肺,统于心,藏于肝,化精于肾,灌注百脉。"周学海《读医随笔·气血精神论》云："津亦水谷所化,其浊者为血,清者为津。"赵晴初《存存斋医话稿·卷一》云："须补脾胃化源者,饮食增则津液旺,自能充血生精也。"唐容川《血证论·男女异同论》云："生血之机有如此者,而生血之源,则又在脾胃。"

胃主受纳,脾主运化,中焦脾胃,互为表里。水谷精微是化生血液的最基本物质,所谓受气者,乃受谷食之气,亦称谷气。人体所摄饮之食物,经中焦脾胃消化吸收而生成水谷精微,复注心脉赤化而变成血液。血主要由营气和津液组成,而营气与津液都来自所摄取之饮食。脾胃为后天之本,气血生化之源,故血之生成与脾胃密切相关。

四、肾与生血

《素问·宣明五气论》云："肾主骨。"《素问·四时刺逆从论》云："肾主身之骨髓。"《素问·生气通天论》云："骨髓坚固,气血皆从。"《灵枢·痈疽》云："中焦出气如雾,上注溪谷,而渗孙络,津液和调,变化而赤为血。"《灵枢·经脉》亦云："人始生,先成精,精成而脑髓生,骨为干,脉为营……血气乃行。"明代赵献可《医贯·绛雪丹书·血症论》云："肾主水,水化液为痰为唾为血。"张介宾《景岳全书·血证》云："人之初生,必从精始。精之于血,若乎非类……而血即精之属也,但精藏于肾,所蕴不多,而血富于冲,所至皆是。""藏象别论"项下云："肾之精液入心化赤而为血。"《类经·藏象》亦云："精足则血足。"李中梓《病机沙篆·虚劳》云："血之源头在乎肾。"清代张璐《张氏医通·诸血门·诸血见证》云："气不耗,归经于肾而为精;精不泄,归精于肝而化清血。"何梦瑶《医碥·血》云:"然而在胎儿,未尝饮食,先已有血,可见血为先天之水,不过借后天为长养,非全靠后天也。"亦云:"肾属水,心属火,水交于火而血以成。"朝鲜金礼蒙《医方类聚·血病门》云:"精为血之本。"

肾主骨,藏精而生髓,为先天之本,精血之藏。精能生髓,髓可化血,精髓乃血液生化之源。血气之成始于精,精血同源,且可相互资生转化。故精髓化生血液的造血作用与肾之功能状态息息相关。

五、心与生血

《素问·五运行大论》云:"心生血。"《素问·五脏生成》云:"诸血者,皆属于心。"《灵枢·营卫生会》云:"营气者,泌其津液,注之于脉,化以为血。"元代王好古《此事难知·卷上·清气为荣》云:"清者,体之上也,阳也,火也。离中之阴降,午后一阴生,即心之生血,故曰:清气为荣。"明代李梴《医学入门·脏腑》云:"人心动,则血行于诸经……心乃内运行之,是心主血也。"张介宾《景岳全书·血证》云:"肾之精液入心化赤而为血。"孙文胤《丹台玉案·诸血门》云:"血乃水谷之精,化于脾,生于心,藏于肝,布施于肺,施于肾。"清代张志聪《侣山堂类辨·辨血》云:"血乃中焦之汁,流溢于中以为精,奉心化赤而为血。"周学海《读医随笔·气血精神论》云:"《素问·五脏生成》诸血者皆属于心,盖言血气者人之神。神者,心之主,谓血居脉内而心行之,故亦曰心生血也。"唐容川《血证论·阴阳水火气血论》云:"食气入胃,脾经化汁,上奉心火,心火得之,变化而赤是为血。""脏腑病机论"项下亦云:"心之能事,又主生血,而心窍中数点血液,则又血中之最精微者,乃生血之源泉,亦出神之渊海。"

心主血而属营,为血脉之根,藏心脉之气。心通过行血以输送营养物质,使全身各脏腑获得充足的营养,维持其正常的功能活动,从而也促进血液的生成。同时,中焦脾胃提供的水谷精气,送入肺脉之后,只有在心之阳气化赤作用下才能化为血液,且血在经脉中运行有赖于心气之推动。可见心亦参与造血。

六、肺与生血

《素问·六节脏象论》云:"肺者,气之本,魄之处也。"《灵枢·营卫生会》云:"人受气于谷,谷入于胃,以传于肺,五脏六腑,皆以受气,其清者为营,浊者为卫,营在脉中,卫在脉外,营周不休,五十而复大会。"亦云:"中焦亦并胃中,出上焦之后,此所受气者,泌糟粕,蒸津液,化其精微,上注于肺脉,乃化而为血。"清代张璐《张氏医通·诸见血证》云:"经有上注于肺,乃化为血之说,而实不离五行之气化,转注如环也。"何梦瑶《医碥·脏腑说》云:"饮食入胃,得脾消运,其精华之气上升于肺,肺布之周身,以充血液,其余下入小肠。"唐容川《血证论·吐血》云:补血,"补法不一,先以补肺胃为要。"

肺主气而朝百脉,参与宗气之生成和运行。气能生血,气旺则生血功能强健,气虚则生血功能不足。气虚不能生血,常可导致血液衰少。肺通过主一身之气的作用,使脏腑之功能旺盛,从而促进了血液的生成。肺在血液生成中的作用,主要是通过肺朝百脉、主治节的作用而实现的。同时,水谷精微化生血液,除中焦脾胃的重要作用外,还要经过肺的作用,在肺内进行气体交换之后,才能完成血液的更新过程。故肺与血液生成,诚有一定的关系。

七、肝与生血

《素问·经脉别论》云:"食气入胃,散精于肝,淫精于筋。"《素问·六节藏象论》亦云:"肝者,罢极之本，魂之居也，其华在爪，其充在筋，以生气血。"明代李中梓注云："肝为血海，自应生血；肝主春生，亦应生气。"其在《医宗必读·辨治大法论》中亦云："血虚则热，补心、肝、脾、肾，兼以清凉。"清代张璐《张氏医通·诸血门》云："气不散，归精于肾而为精；精不泄，归精于肝而化清血。"沈金鳌《杂病源流犀烛·虚损劳瘵源流》云："血虚者……心肝二经虚也。"赵晴初《存存斋医话稿·卷一》云："肝以窍体，内收半变之粮，渐从本力全变为血，而血之精分，更变为白露，所谓性体之气也。"

肝藏血而主筋，为阴中之少阳，主人身升发之气。肝血充足，则周身筋脉得养，关节屈伸便利，运动柔和有力。饮食入体，经过脾胃的腐熟消化吸收之后，其精微物质进入肝脏而化生气血。可知肝在血液生成过程中亦起着重要的作用。

八、气与生血

《素问·阴阳应象大论》云："阴生阳长。"《灵枢·邪客》云："营气者，泌其津液，注之于脉，化以为血。"《灵枢·决气》亦云："中焦受气取汁，变化而赤，是谓血。"金代李杲《内外伤辨惑论》云："仲景之法，血虚以人参补之，阳旺则能生阴血。"明代张介宾《景岳全书·血证》云："血化于气而成于阴。"清代陈士铎《石室秘录·敛治法》云："血乃有形之物，气为无形之化，有形不能速生，而无形实能先得，况有形之物，必从无形中生之，气无形，始能生血有形之物，补气正所以补血，生气正所以生血也。"陆懋修等《世补斋医书·气血论治》云："血生于气者，谓阴血生于阳气也。"韦协梦《医论三十篇》云："气阳而血阴，血不独生，赖气所生之；气无所附，赖血以附之。"周学海《读医随笔·气血精神论》云："夫生血之气，荣气也。荣盛则血盛，荣衰则血衰。""痰饮分治说"项下亦云："盖水谷精微由脾气传化，达于肌肉而为血，以润其枯燥。"近代陆晋笙《景景室医稿杂存》云："其气所化，宗气、营、卫，分而为三。由是化津、化液、化精、化血，精复化气，以奉养生身。"

血之与气，异名同类。血液的生成，主要是脾胃运化水谷精微产生的营气和津液，经过气及气化这样一个生理变化过程而成为血液，同时，脏腑之气亦可化生为血。故有"气能生血"之谓，气与血液的生成亦有莫大之关系。

九、津血同源

《灵枢·痈疽》云："中焦出气如雾，上注溪谷，而渗孙络，津液和调，变化而赤为血。"《灵枢·邪客》云："营气者，泌其津液，注之于脉，化以为血。"《灵枢·决气》云："中焦受气取汁，变化而赤，是谓血。"亦云："夺血者无汗。"汉代张仲景《伤寒论·辨太阳病脉证并治》："亡血家，不可发汗，发汗则寒栗而振。"隋代巢元方《诸病源候论·膀胱病候》云："膀胱……肾之腑也，五味五谷之津液，悉归于膀胱，气化分入血脉，以成骨髓也；津液之余者，入胞则为小便。"宋代政和中奉敕撰《圣济总录·痰饮》云："三焦调适，气脉平匀，则能宣通水液，行入于经，化而为血，灌溉周身。"明代戴思恭《金匮钩玄·血属阴难成易亏论》云："常以饮食日滋，故能阳生阴长，液迁变化而赤为血也。"孙一奎《赤水玄珠·中风》云："津液者，血之余，行乎脉外，流通一身，如天之清露。"清代叶桂《外感温热论》云："救阴不在血，而在津与汗。"张志聪《侣山堂类辨·辨血》云："中焦蒸水谷之精液，化而为血。"其在《黄帝内经灵枢集注》中亦云："盖水谷入胃，其津液随三焦出气以温肌肉、充皮肤，复渗于孙络，与孙络之血和合，变化而赤为血。"周学海《读医随笔·自啮狂走是气血热极非祟也》云："夫人身之血，如胭脂然，可粉可淖，人血也可粉可淖者也。其浊者，津液为合和也。"

　　津和液，合称津液，是转化精、血、髓、泪、涕、唾、汗、尿的基本成分，二者均是富含营养的液态物质，经孙络渗入血脉，便成为血液。同样，运行于脉中之血，从孙络渗入脉外，与脉外的津液化合，便可成为津液。津能化血，血含津液，津血互渗，津与血的关系，尚有"津血同源"之说。心主血，血津同源互化，即血渗于脉外而为津，津出于肌腠则为汗，而心在液为汗，故亦有"汗血同源"之谓。津液入脉化血，成为血液的重要组成部分。

十、精血互化

　　《素问·痹论》云："荣者，水谷之精气也……乃能入脉也。"《灵枢·决气》云："谷气入满，淖泽注于骨。"《灵枢·营卫生会》亦云："营卫者，精气也。"隋代巢元方《诸病源候论·虚劳精血出候》云："精者，血之所成也。"明代龚廷贤《寿世保元·吐血》云："血生精，故血充则力强体健。"张介宾《景岳全书·血证》云："人之初生，必从精始，精之与血，若乎非类……而血即精之属也，但精藏于肾，所蕴不多；而血富于冲，所至皆是。""论脾胃"项下云："盖人之始生本乎精血之原。""妇人规"项下亦云："妇人所重在血，血能构精，胎孕乃成。"清代喻昌《医门法律·黄疸门》云："夫男子血化为精，精动则一身之血俱动。以女劳而倾其精，血必继之。"张志聪《侣山堂类辨·辨血》云："血乃中焦之汁，流溢于中以为精，奉心化赤而为血。"张璐《张氏医通·诸血门·诸见血证》云："气不耗，归精于肾而为精；精不泄，归精于肝而化清血；血不泻，归精于心得离火之化而为真血。"何梦瑶《医碥·血》云："其谓施泄于肾，则混精为血。"唐容川《血证论·胎气》云："精者，水与血混合之名也。""男女异同论"项下云："男子精薄，则为血虚。""经血"项下亦云："男子主气，故血从水化而为精；女子主血，故血从水化而为经。血是男子之精，水中有血；女子之经，血中有水。"朝鲜金礼蒙《医方类聚·血病门》云："精为血之本。"

　　精乃生命的基础。肾藏精，精生髓，髓居骨中化生血液。肾中所藏之精，有先天与后天之分，先天之精与生俱来，后天之精主要为脾胃运化而生成的水谷之精气。故肾精依赖于脾胃的运化功能正常，将水谷精微输送到肾，而后依赖肾的滋养、温煦作用，充盈于骨髓，又在骨髓中经合成与游离作用而化生血液，注之于脉中，此所谓"精血同源"，"精血互化"。

第四章　血之运行

《素问·举痛论》云："经脉流行不止，环周不休。"血液循行于脉管之中，流布全身，环周不休，以营养人体周身。血液在循行过程中，不但为各组织器官提供丰富的养料，同时又将各组织器官新陈代谢过程中所产生的废物，分别运输到有关器官而排出体外，血液的运行主要起着运输机体内各种物质的作用。

血液的正常循行，是脏腑和经络以及许多其他器官共同作用的结果，与五脏气有着十分密切的关系。综观历代中医文献及医家经验，对血之运行可归纳为脉为血府、血行脉中，血之运行、循环无端，经脉发血、络脉回血，循环之血、当分清浊四个方面。

一、脉为血府　血行脉中

《素问·脉要精微论》云："夫脉者，血之府也。"《灵枢·决气》云："壅遏营气，令无所避，是谓脉。"《灵枢·本脏》亦云："经脉者，所以行血气而营阴阳，濡筋骨，利关节者也。"战国秦越人《难经·二十三难》云："经脉者，行血气，通阴阳，以荣于身者也。"宋代政和中奉敕撰《圣济总录·伤折门》云："脉者，血之府，血行脉中，贯于肉理，环周一身。"金代李杲《脾胃论·脾胃虚实传变论》云："胃之所出气血者，经隧；经隧者，五脏六腑之大络也。"明代孙一奎《赤水玄珠·中风》云："人之一身，经络贯串谓之脉。脉者，血之隧道也；血随气行，周流不停。"清代高世栻《医学真传·气血》云："络与经，皆有血也。"何梦瑶《医碥·气》云："血阴有质，故其行也，必次第循经而入于脉道之中，充于内而后达于外。"陈念祖《医学实在易·热证十条》云："经者，常也，血所常行之路也。血生于中焦，半随冲任而行于经络，半散于脉中而充肌腠皮毛。"唐容川《血证论·阴阳水火气血论》云："血液下注，内藏于肝，寄居血海，由冲、任、带三脉，行达周身，以温养肢体。"

脉，亦称血脉、脉管、经脉、络脉，是血液循行的通道。血液运行于十二经脉之中，荣于周身。故血脉的完整和通畅是维持血液正常循行的必要条件。

二、血之运行　循环无端

《素问·痹论》云："荣者，水谷之精气也。和调于五脏，洒陈于六腑，乃能入于脉也，故循环上下，贯五脏络六腑也。"《素问·举痛论》云："经脉流行不止，环周不休。"《灵枢·营卫生会》云："营行脉中，卫行脉外，营周不休，五十而复大会，阴阳相贯，如环无端。"《灵枢·营气》亦云："精专者，行于经隧，常营无已，终而复始。"战国秦越人《难经·一难》云："人一日一夜凡一万三千五百息，脉行五十度于周身。"明代虞抟《医学正传·血证》云："夫人身之气血者，情性之所依附，并不行悖，循环无端。"孙一奎《医旨绪余·宗气营气卫气说》云："气脉流行，自手太阴为始，至足厥阴而终，循环不已。漏水下一百刻，计一万三千五百息，脉行八百一十丈，推之则二刻行一度，为一周身也；昼夜共行五十度，则每经每行五十次矣。"孙文胤《丹台玉案·诸血门》云："善调摄者，不妄作劳，则血之运于身者，无一息之停。"清代冯兆张《冯氏锦囊秘录·卷四》云："人身之气，经盛则注于络，络盛则注于经。得注周流，无有停息，昼夜流行，与天同度，终而复始。"喻昌《医门法律·卷一·明络脉之法》云："十二经生十二络，十二络生一百八十系络，系络生一百八十缠络，缠络生三万四千孙络。"张志聪《侣山堂类辨·辨血》云："营行脉中，如机械之环转，一丝不续，乃回则不转，而穿壤判矣。"

血之运行，自手太阴为始，而终于足厥阴，昼行二十五度，夜行二十五度，共五十度，行八百一十丈。血行脉中，昼夜营周不休，循环不已。

三、经脉发血　络脉回血

《灵枢·经脉》云："经脉者，常不可见也，其虚实也，以气口知之。脉之见者，皆络脉也。"《灵枢·脉度》云："经脉为里，支而横者为络，络之别者为孙。"《灵枢·痈疽》亦云："血和则孙脉充满溢，乃注于络脉，络脉皆盈，乃注于经脉。"清代张志聪《侣山堂类辨·辨血》云："此流溢于中之血，半随冲任而行经络，半散于脉外充于肤腠皮毛，卧则归于肝脏。"程文囿《医述》引余傅山论云："人身有经、有络、有孙络，气血皆由脾胃而渗入孙络，由孙络而入各经大络，而入十二经。"石芾南《医原·卷上·人身一小天地论》云："经脉主发血，由脏腑而外行，近筋骨，行肌肉原处，按之便不觉跳动。络脉主回血，由外而还行脏腑，近肌肉，故易见，蓝色无脉者皆是。经脉由里而外，其气旺，旺则行速，速则有血有脉，其血赤。络脉由外而内，其气缓，缓则行迟，迟则有血无脉，其色紫。"邵葆诚《医易一理》云："心脏舒出紫血之浊气，输入赤血之清气。赤血即受肺吸入清气生气，由心运行脉管，滋养周身之精血也；紫血即受脏腑经脉浊气毒气改变之血，由回血管复运于肺内，待呼出浊气，得吸入之清气，则紫血复变为赤血，仍流布周身之内，以养身命。人身之血脉运行，周而复始也。"

血脉乃血液运行之隧道。在中医学中，虽然没有明确地提出动脉、静脉及毛细血管之名，但类似记载已较明确。《黄帝内经》所指之经脉、络脉、孙络，似指现代医学之动脉、静脉、毛细血管。而经脉与络脉之区别，就在于经脉主发血（指动脉管），络脉主回血（指静脉管）。此外，还有别络、支络、系络等，均是气血运行之道。

四、循环之血　当分清浊

《素问·三部九候论》云："上部天，两额之动脉；上部地，两颊之动脉；上部人，耳前之动脉。"《灵枢·厥病》云："按之不得，取头面左右动脉。"《灵枢·刺节真邪》云："大热遍身，狂而妄见、妄闻、妄言……以两手四指挟按颈动脉，久持之。"《灵枢·本输》云："尺泽，肘中之动脉也，为合。"《灵枢·寒热病》云："颈侧之动脉人迎……腋下动脉，臂太阳也，名曰天府。"《灵枢·脉度》云："视其脉之在于身也，其见浮而坚，其间明而大者多血；细而沉者，多气也。"《灵枢·血络论》云："血出而射者何也？血少黑而浊者何也？血出清而半为汁者何也？"《灵枢·阴阳清浊》亦云："受谷者浊，受气者清，清者注阴，浊者注阳。"战国秦越人《难经·一难》云："十二经中，皆有动脉。"清代张璐《张氏医通·诸血门》云："血之在身，有阴有阳。阳者，顺气而行，循流脉中，调和五脏，洒陈六腑，如是者，谓之营血也。阴者，居于络脉，专守脏腑，滋养神气，濡润筋骨……其至清至纯者,得君主之令,以和调五脏,藏而不失,乃养脏之血也。其清中之浊者,秉输运之权,以洒陈六腑,实而不满,则灌注之血也。其清中之清者,会荣周之度,流行百脉,满而不泄,此营经之血也。"

　　"动脉"一词,首见于《黄帝内经》,且有额、颊、耳前、颈、肘中动脉等之分。凡能够摸到或看到的脉是动脉,而浅在于体表容易被看见的"明而大者多血"的是浅静脉或皮静脉。《黄帝内经》中虽未将动脉血管与静脉血管区别出来,但已认识到人体内有两种不同的血液,并认识到血清的存在。其"血出而射者",属阴,相当于氧气,明谓动脉血;"血少黑而浊者,"属阳,相当于二氧化碳,明谓静脉血;"血出清而半为汁者,"说明血中存在透明液体,当指血清。

第五章　血之调节

　　明代徐彦纯《玉机微义·血证治法》云:"人身之中,气为卫,血为营。经曰:营者,水谷之精也,调和于五脏,洒陈于六腑,乃能入于脉也。生化于心,总统于脾,藏受于肝,宣布于肺,施泄于肾,灌溉一身。"血液是构成人体和维持人体生命活动的基本物质之一,具有营养和滋润作用。血液在脉中循行,内至五脏,外达皮肉筋骨,对全身各脏腑组织器官起着营养和滋润作用。

　　血液正常循行必须具备两个条件:一是脉管系统的完整性;二是全身各脏腑发挥正常生理功能,是五脏共同调节的结果。其中,心为血液循行的基本动力,肺助心行血,亦为其动力;肝之疏泄藏血,脾之统摄,肾精化而为血,又为人身阴阳之本,则是血液循行的调节因素。血液的正常循行,同时也必须依靠于气的推动、温煦和固摄作用。气为阳,血为阴,气血冲和,阴平阳秘,机体内外环境相对稳定,血液方能正常地不断循环流动,在人体内担负起运输、调节、防御等机能。故阴阳平衡,气血和谐,则是调节血液循行的必要条件。总结历代中医文献,对血之调节可归纳为心主血脉、肺朝百脉、肝主藏血、脾主统血、肾主藏精、气促血行、气统摄血七个方面。

一、心主血脉

　　《素问·五脏生成》云:"诸血者,皆属于心。"亦云:"心之会,脉也。"《素问·阴阳应象大论》云:"心生血。"《素问·痿论》云:"心主身之血脉。"《素问·平人气象论》亦云:"胃之大络,名曰虚里,贯鬲络肺,出于左乳下,其动应衣,脉宗气也。"唐代王冰《黄帝内经太素》注云:"肝藏血,心行之。"明代李梴《医学入门·血证治法》云:"人心动,则血行于诸经……心乃内运行之,是心主血也。"清代高世栻《医学真传·部位》云:"心包主血、主脉,横通四布。"何梦瑶《医碥·血》云:"血总统于心。"林珮琴《类证治裁·内景综要》云:"诸脉皆应于心。"周学海《读医随笔·气血精神论》云:"诸血者皆属于心,善言血气者人之神。神者,心之主,谓血居脉内而心行之,故亦曰心生血也。"石芾南《医原·卷上·人身一小天地论》云:"夫人身经络,皆根于心,而上通于肺,以回于下,如树之有根有干有枝,百体内外,一气流通,运行血脉,以相出入。"

　　心居胸中,外应虚里,将进入经脉内的津液化赤生血,主一身之血脉而推动血液在经脉内运行不息。心与血脉相互关联,相互贯通,相互协调,血虽有营养周身之作用,但必须依赖心才能源源泵出,依赖脉才能周流全身。心为血脉之根,内藏血脉之气,而心气是主管心脏搏动、鼓动血行的原动力,只有这样,血液才能沿着脉管循行不息,从而将血液中的营养物质不断地输布于全身,以供养机体生理活动的需要。如果心气不足或衰竭,则血行障碍或停止。故心之功能健全,血液充足,则人体生命力旺盛;否则心之功能不足,血液虚少,则生命力衰退。

二、肺朝百脉

《素问·经脉别论》云:"食气入胃,浊气归心,淫精于脉,脉气流经,经气归于肺,肺朝百脉,输精于皮毛。"《素问·灵兰秘典论》云:"肺者,相傅之官,治节出焉。"《素问·五脏生成》云:"诸气者,皆属于肺。"《灵枢·刺节真邪》亦云:"故厥在于足,宗气不下,肺中之血,凝而留之。"金代李杲《脾胃论·脾胃胜衰论》云:"夫饮食入胃,阳气上行,津液与气,入于心,贯于肺,充实皮毛,散于百脉。"明代张介宾《景岳全书·血证》云:血"宣布于肺。"孙文胤《丹台玉案·诸血门》云:血"布施于肺。"清代何梦瑶《医碥·血》云:"其谓宣布于肺,则血随气行之义耳。""脏腑说"项下亦云:"饮食入胃,得脾消运,其精华之气上升于肺,肺布之周身,以充血液。"唐容川《血证论·脏腑病机论》云:"肺为乾金,象天之体,又名华盖……故于寸口肺脉,可以诊知五脏。""经血"项下亦云:"肺金司气之制节,又为水之上源,调血调水,人当知所从事矣。"

肺与心同居胸中,主气属卫,为宗气出入之所,气机出入升降之枢。人身之血液循经脉运行不息,而循环周身的血液都要通过百脉汇聚于肺。肺开窍于鼻,清气自鼻而入,吸入肺内之后,通过肺气的推动,输布于全身的经脉。清气在经脉流行的过程中,经过体内新陈代谢,变成无用之浊气,通过血脉运载,又上归于肺;通过肺气的宣降作用,将血液中残存废物,经肺的呼吸而排出体外,又将肺所吸收的新鲜空气并入血内,起到吐故纳新保持血液清新的作用。新鲜血液再循经脉运行全身,以温养五脏六腑、四肢百骸。故有"肺朝百脉"之说,特别是宗气之贯心脉而助心行血的作用尤为重要。若宗气失行血之职,则亦可致使脉中血行不畅,甚至凝涩不行。所以说肺朝百脉的功能,实际上是肺清除血中浊气,向血中注入清气的过程,是肺气的运动在血液循环中的具体体现,同时反映出肺气是经脉中气血流动的主要动力之一。心气是血液在血脉中循环运行的基本动力,全身的血和脉虽同统属于心,但尚需肺气的协助。

三、肝主藏血

《素问·五脏生成》云:"故人卧血归于肝。"唐代王冰注云:"肝藏血,心行之,人动则血运于诸经,人静则血归于肝脏。何者?肝主血海故也。"《素问·举痛论》云:"怒则气逆,甚则呕血及飧泄。"《灵枢·本神》亦云:"肝藏血。"宋代政和中奉敕撰《圣济总录·吐血门》云:"盖血虽藏于肝,而心则行之也。"严用和《重订严氏济生方》云:"肝为血之府库。"元代罗天益《卫生宝鉴·卷十八·妇人门》云:"夫肝,摄血者也。"朱震亨《丹溪心法·头眩》云:"吐衄崩漏,肝家不能收摄荣气,使诸失道妄行。"明代虞抟《苍生司命·血证》云:"心出血,肝纳血,肺出气,肾纳气。"赵献可《医贯·绛雪丹书·血症论》云:"肝血不藏,乱气自两胁中逆而出之。"张介宾《景岳全书·质疑录》云:"然肝藏血,入夜卧则血归于肝,是肝之所以赖以养者血也。"清代柯琴《伤寒来苏集·阳明脉证上》云:"血室者,肝也。肝为藏血之脏,故称血室。"何梦瑶《医碥·血》云:"肝动肾静,动者尚藏,则静者可知,故曰藏受于肝也。"沈金鳌《杂病源流犀烛·诸血源流》云:"肝,其职主藏血而摄血。"亦云:"心主血而不能藏,夜则复归于肝;肝藏血而不能主,昼则听令于心。"陈复正《幼幼集成·诸血证治》云:"肺朝百脉之气,肝统诸经之血。"吴尚先《理瀹骈文》云:"肝为血海,藏血故也。"唐容川《血证论·吐血》云:"肝为藏血之脏,血所以运行周身者,赖冲、任、带三脉以管领之,而血海胞中,又血所转属归宿之所,肝则司主血海,冲、任、带三脉,又肝所属。""脏腑病机论"项下亦云:"至其所以能藏之故,则以肝属木,木气冲和条达,不致郁遏则血脉得畅。"庆云阁《医学摘粹·杂证要法》云:"肝主藏血,凡脏腑经络之血,皆肝家之所灌注也。"

　　肝主藏血,贮藏血液,调节血量,能改善心的血供,并助心行血、主血。所谓肝藏血,是指肝具有贮藏血液、调节血量和收摄血液三方面含义。在正常情况下,血液除运行于经脉之中外,还有一定数量的血液贮藏于肝脏,以备生理需要。尤其是在休息和睡眠时,机体各部分对血液的需求量相对减少,这时多余的血液则回归而藏于肝脏,贮藏于肝脏的血量最为丰富;相反,当人体处于工作或活动状态时,各相关部分对血液的需求量相对增加,这时肝脏释放出血液,以供机体活动的需要。肝对血量的调节作用,主要靠肝气的冲和与条达之性来完成的,并以贮藏血液为前提。故肝气冲和条达,则血脉畅通无阻,肝血藏调自如。肝贮藏血液,又是肝调节血量的前提,只有储血丰富,木气冲和条达,才能有血可调。贮藏是调节的基础,调节是贮藏的目的,二者相互为用,密切配合,共同完成"肝藏血"这个既贮藏又调节的复杂生理过程。同时,肝脏在贮藏、调节血量的同时,还具有收摄血液,防止血液外出的作用。摄血是肝贮藏血液和调节血量的主要条件,只有摄血正常,血液才能或藏或调,运行有度,而不至于溢于脉外。否则,肝失收摄,则血失常道而妄行。

四、脾主统血

　　《素问·六节藏象论》云:脾胃为"仓廪之本,营之居也。"《灵枢·本神》亦云:"脾藏营"。战国秦越人《难经·四十二难》云:"脾裹血,温五脏。"明代薛己《保婴撮要·便血尿血》云:"若脾胃有伤,荣卫虚弱,行失常道,故上为衄血、吐血,下为尿血、便血。"孙一奎《赤水玄珠·诸见血症总论》云:"脾统诸血,寒凉伤脾,脾虚尤不能约束诸血,其变证可胜言哉!"赵献可《医贯·绛雪丹书·血症论》云:"心主血,脾裹血,肝藏血,归脾汤一方,三经之方也。"武之望《济阴纲目·调经门》云:"血生于脾,故云脾统血。"张介宾《景岳全书·血证》云:"盖脾统血,脾气虚则不能收摄。"清代李用粹《证治汇补·血证》云:"脾为后天之本,三阴之首也。脾气健则元气旺,而阴自固……故血症有脾虚者,当补脾以统其血。"沈目南《金匮要略注》云:"五脏六腑之血,全赖脾气统摄。"徐大椿《难经经释》云:"脾裹血,谓统之使不散也。"唐容川《血证论·脏腑病机论》云:"经云脾统血,血之运行上下,全赖乎脾,脾阳虚,则不能统血。""唾血"项下亦云:"《内经》云:脾为阴中至阴,盖五脏俱属阴经,而脾独名太阴,以其能统主五脏,而为阴之守也。其气上输心肺,下达肝肾,外灌溉四旁,充溢肌肉,所谓居中央,畅四方者如是。血即随之,运行不息,所谓脾统血者,亦既如是。世医不识统血之义,凡指脾为贮血之器,岂不愚哉。脾能统血,则血自循经而不妄动。"

　　脾居中焦,既能生血,亦能统血。脾主运化水谷,化生水谷精微,为心血的主要组成部分;脾主统血,脾运化的水谷精气,为气血生化之源,气旺则能行血摄血,使心血能够正常运行而不溢出脉外。血液的运行,除依赖于心脏的推动、肝脏的调节之外,还须有脾脏的统摄。脾的统摄功能,全赖之于脾气。裹者,裹束、裹护之意也。脾裹血,谓脾有裹藏营血之功能。藏于脾之营血与运行于脉中之营血一样,直接受脾气的统摄。脾气健旺则固摄血液,确保血行脉内,自无出血之虞。同时,脾血与肝血一样,既受脾气的裹束,又受肝气的调节,调多则出来多,调少则积存多。脾血主要由营气化生而来,脾又具有藏营气的功能,而营气与血统称为营血。故"脾藏营"可以看做是"脾藏营血",脾有藏营化血之功能。营行脉中属于血中之气,具有统摄血液使其沿脉管循行不休的作用。故可以说脾统血主要是通过营气的作用来完成的。脾健营充血旺,则血行正常,无溢出之患;若脾虚营衰血少,则血不循经,溢出脉外,而为肌衄、崩漏等诸端病证。

五、肾主藏精

《素问·上古天真论》云："肾者主水,受五脏六腑之精而藏之,故五脏盛乃能泻。"亦云："女子七岁,肾气盛,齿更,发长;二七而天癸至,任脉通,太冲脉盛,月事以时下,故有子……七七,任脉虚,太冲脉衰少,天癸竭,地道不通,故形坏而无子也。丈夫八岁,肾气实,发长,齿更;二八,肾气盛,天癸至,精气溢泻,阴阳和,故能有子……八八,天癸竭,精少,肾脏衰,形体皆极,则齿发去。"隋代巢元方《诸病源候论·虚劳精血出候》云："肾藏精,精者,血之所成也,虚劳则生七伤六极,气血俱损,肾家偏虚,不能藏精,故精血俱出也。"明代赵献可《医贯·绛雪丹书·血症论》云："肾中之真水干,则真火炎,血亦随火而沸腾。肾中之真火衰,则真水盛,血亦无附而泛上。惟水火奠其位,而气血各顺布焉。"张介宾《类经·藏象》云："精足则血足。"《景岳全书·遗精》云:滑精者,无非肾气不守而然。"传忠录"项下云："夫肾主五液,而谓血不属肾,吾不信也。""血证"项下亦云："凡咳血嗽血者,诸家皆言其出于肺也,咯血唾血者,皆言其出于肾,是岂足以尽之。而不知咳、嗽、咯、唾诸血,无不有关于肾也。"喻昌《医门法律·黄瘅门》云："夫男子血化为精,精动则一身之血俱动。以女劳而倾其精,血必继之。"清代张志聪《侣出堂类辨·辨血》云："血乃中焦之汁,流溢于中以为精,奉心化赤而为血。"吴谦等《医宗金鉴》云："然营卫之所以流行者,皆本乎肾中先天之一气,故又皆以气言,曰营气、卫气也。"何梦瑶《医碥·血》云："人寤属阳,寐属阴,阳主外而亲上,阴主内而亲下。五脏皆在内,而肝肾居下,为血之所归藏……其谓施泄于肾,则混精为血,观古人动称父精母血可见。"王清任《医林改错·论抽风不是风》云："元气既虚,必不能达于血管,血管无气,必停留而瘀。"罗定昌《医案类录·吐血衄血便血类》云："人身五脏百骸,全赖肾中真水为之灌溉,肾中真火为之熏蒸……精血既伤,内热蘯起,营行日迟,卫行日疾,营血为我气所迫,不能内守,因而致吐者有之。"

肾位于腹部,左右各一。肾者主水之"水",即指"精"而言,说明五脏六腑化生的后天精气,其中有一部分藏之于肾,而成为肾精的组成部分;肾中的先天精气,亦有赖于脏腑精气的不断补充,才能旺盛不衰,并应机体的不时之需而输泄。肾主藏精,精能生髓,髓可化血,以充养心血。精血互生互化,精血同源。肾精对气血的维系作用,主要表现为肾精能促进人体的生长发育,肾精能化生肾气,肾之精阳能温养气血,促使气血循行流畅,则自无出血血瘀之虞。血施泄于肾,肾纳血,将血变成肾精,秘藏起来,即所谓"血生精","精养血"。此外,肾为先天之本,脾为后天之本,肾气充盈,脾气健运,则元气自旺,而血流调畅,若元气一虚,则血脉必瘀。可见,肾在血液输布与调节过程中也占有十分重要的地位。

六、气促血行

《灵枢·营卫生会》云："人受气于谷,谷入于胃,以传于肺,五脏六腑,皆受其气,其清者为营,浊者为卫,营行脉中,卫行脉外。"《灵枢·邪客》云："宗气积于胸中,出于喉咙,以贯心脉,而行呼吸焉。"《灵枢·经脉》亦云："手少阴气厥,则脉不通,脉不通,则血不流。"隋代巢元方《诸病源候论·虚劳病诸候》云："血与气相随而行,外养肌肉,内荣脏腑。"唐代王冰注《素问·五脏生成》云："气行乃血流。"宋代杨士瀛《仁斋直指附遗方论·血气》云："血随气行,气逆则血逆,于此乎当加意。"明代朱橚《普济方·婴孩诸血痔疾门》云："血为气行,通流脏腑,冷热调和,不失常度,无有壅滞,以不流溢。"亦云："荣者血也,卫者气也,荣卫和济,不失常道。一有所胜,则致妄行。"虞抟《苍生司命·血证》云："人身之血,赖气升降,气升则升,气降则降,气逆则逆,气和则和,气行则行,气止则止,气清则治,气浊则乱。"龚廷贤《寿世保元·血气论》

云："盖气者,血之帅也,气行则血行,气止则血止,气温则血滑,气寒则血凝,气有一息之不运,则血有一息之不行。"张介宾《景岳全书·论半身不遂在左属血在右属气》云："人之气血,周流于身,气如橐籥,血如波澜,气为血行,血为气配,阴阳相维,循环无端……夫气主煦之,血主濡之;气行则血行,气滞则血滞。血与气原相维……果属血虚,亦当补气,以气有生血之功;果属气虚,亦当养血,以血有和气之力。"清代何梦瑶《医碥·血》云："血随气行。气寒而行迟,则血涩滞;气热而行驶,则血沸腾。"吴澄《不居集·血症八法扼要》云："夫血者……其出入升降濡润宣通者,由气使然也,气即无形之血,血即有形之气……气中有血,血中有气,气血相依,循环不已。"唐容川《血证论·吐血》云："气为血之帅,血随之而运行;血为气之守,气得之而静谧。气结则血凝,气虚则血脱,气迫则血走。""阴阳水火气血论"项下亦云："运血者,即是气。"

血属阴而主静,其沿脉管循行的动力就是气的推动。气为血之帅,血为气之母,没有气的统帅和推动,血就不能运行到全身各个组织器官,血液就会产生瘀积。同时,血液能在脉管中朝一定的方向运行,不致于离经,亦不致于外溢,则要依赖气的统摄作用。气行则血行,气滞则血瘀。气之所以行血,因血能载气,若气不附藏于血中,则气将涣散不收而无所归;且气存血中,须赖血之运载而达全身,发挥作用。气对血的这种推动,主要体现为心气的推动、肺气的敷布和肝气的疏泄上。倘若气的功能障碍,如气虚、气逆、气滞,常会因推动无力或气机呆滞,以致血行迟缓,形成血瘀;或者血液不循常道,血涌于上,或血陷于下,而呈气血逆乱之象。

七、气统摄血

《素问·举痛论》云："怒则气逆,甚则呕血及飧泄。"《素问·生气通天论》亦云："阳气者,大怒则形气绝,而血菀于上,使人薄厥。"宋代史堪《史载之方·伤寒论》云："伤寒,热毒攻于肝心两脏,毒气烦盛,上冲于肺,血随气逆,鼻中衄血,口中吐血,甚则耳中眼中皆有血。"齐仲甫《女科百问·第二十五问》云："经所谓阳胜则阴病,阴胜则阳病。诸吐血、衄血,由阳气胜,阴之气被伤,血失常道,或从口出,或从鼻出,皆谓之妄行。"严用和《重订严氏济生方·血病门》云："六气不伤,七情不郁,营卫调平,则无壅决之虞。"明代孙一奎《赤水玄珠·治血证必须调气》云："盖血随气行,气和则血循经,气逆则血乱溢……治血若不调气,而纯以寒凉是施,则血不归经,为寒所滞,虽暂止而复来也。"李梴《医学入门·气血》云："血随气行,气行则行,气止则止,气温则滑,气寒则凝。"张介宾《景岳全书·血证》云："盖脾统血,脾气虚则不能收摄;脾化血,脾气虚则不能运化,是皆血无所主,因而脱陷妄行。"亦云"损者多由于气,气伤则血无以存。"喻昌《医门法律·大气论》云："统摄营卫、脏腑、经络,而令充周无间,环流不息,通体节节皆灵者,全赖胸中大气为之主持。"清代吴澄《不居集·血症例方》云："血者气之守,气者血之卫,相偶而不相离也。""血症八法扼要"项下云："气为血母,血为气驱。今气虚不摄,气不陷而不固,若不以甘温纯补之剂固而摄之,则气随血脱,更虚之甚也。"亦云："中气虚则不能摄血,宜补气、温气。"唐容川《血证论·用药宜忌论》云："失血之人,气既上逆……降其肺气,顺其胃气,纳其肾气,气下则血下,血止而气亦平复。"亦云："古有补气以摄血法,此为气脱者说,非为气逆者说。"在"脏腑病机论"项下云："人身之生,总之以气统血。"亦云："血之运行上下,全赖乎脾。"周学海《读医随笔·气血精神论》云："人身有一种气,其性情功力能鼓动人身之血,由一丝一缕,化至十百千万,气之力止而后血之数至焉……此一种气,即荣气也,发源于心,取之于脾胃,故曰心生血,脾统血,非心脾之体能生血统血也,以其藏气之化力能如此也。"

　　气和血都是构成人体的基本物质,气生成于血中,而固护于外。摄者,控制、统摄也。气对血液的统摄,主要表现为血液按正常的方向、流量、节律,循行于脉管之内而不溢出于外,其中,以脾气的统摄为主,肝气的藏血辅助,共同完成这一生理过程。脾气能升、能举,固摄有形之血不致下陷;肝气疏泄,调节血液流量之分配,保障血流的动态平衡,亦有利于藏摄血液不致上逆。气之乖逆,可使血液不循常道。怒则气逆,则血随气上而外溢;气虚不能摄护,则血脱陷而妄行。此外,气对血液的统摄作用与气的推动作用也有密切联系,是相反相成的两个方面。一方面气要推动血的流行,另一方面又要统摄血液,使其运行于脉中。若气不推动,则血液迟缓或瘀滞脉中;若失统摄,则血不循经,溢于脉外而致出血。故只有气的推动与固摄作用相互协调,才能发挥气对血液运行、输布的调节和控制。

第六章　血之属性

民国年间谢利恒《中国医学大辞典·血》"按语"云："血为人体流质之一种,灌注经脉之中,营养身体各部,且能排泄废物之液体,其色鲜红或暗赤,比水浓重,有臭气,味咸,性能凝结,在血管及心脏中者,周流全身,谓之血液循环,由赤血球、白血球及血浆所成。"综观历代中医文献及医家经验,对血之属性可归纳为其色赤,其味咸,其气腥,其质温,其性动,呈液态,易凝泣,质稠浊八个方面。

一、其色赤

《灵枢·决气》云："中焦受气取汁,变化而赤,是谓血。"《灵枢·痈疽》云："中焦出气如露,上注溪谷,而渗孙脉,津液和调,变化而赤为血。"《灵枢·五色》亦云："赤甚者为血。"宋代张杲《续医说·诸血》云："凡男子妇人血证散者,或色鲜红者,属热;或成块者,或色瘀者,属寒。"明代赵献可《医贯·绛雪丹书·血症论》云："人身涕、唾、津、液、痰、汗、便、溺,皆水也。独血之水,随火而行,故其色独红。"清代张志聪《侣山堂类辨·辨血》云："血乃中焦之汁,流溢于中以为精,奉心化赤而为血。"程履新《程氏易简方论·血门》云："血色红赤,逢黑即止,水克火之义。"何梦瑶《医碥·气》云："血色之赤,禀于心火为言耳。""血"项下云："血色独红者,血为心火之化。""命门说"项下亦云："人身之血液精髓,皆此水之为之也,血特水中之赤者耳。"沈金鳌《杂病源流犀烛·诸血源流》云："吐血者,吐出全血也。阳症,血色鲜红;阴症,血色如猪肝紫黯。"清代傅山《傅青主男科·吐白血》云："血未有不红者。"周学海《读医随笔·自啮狂走是气血热极祟也》云："夫人身之血,如胭脂然,有色有质,可粉可淖,人血也可粉可淖者也。"唐容川《血证论·阴阳水火气血论》云："血色,火赤之色也,火者心之所主,化生血液,以濡周身。""瘀血"项下亦云："盖血初离经,清血也,鲜血也。然既是离经之血,虽清血、鲜血,亦是瘀血。离经既久,则其血变为紫血。"在其所著的《本草问答·论茎身之药性原理》中云："苏木者,木之身也,色红味咸,像人身周身之血,故主于行血。"在"论草木、金石、禽兽昆虫之作用互补"项下亦云："铜乃石中之液,色赤像血,故能入血分。"

赤者,红也,为心主之色。故赤色当为血之本色;离经既久,则变为紫血。

二、其味咸

《周礼·天官·疡医》云："凡疗疡……以咸养脉。"《灵枢·五味》云："咸走血……血脉者,中焦之道也,故咸入而走血矣。"明代李时珍《本草纲目》云："盐之气味咸腥,人之血亦咸腥。咸走血,血病无多食咸,多食则脉凝泣而变色,从其类也。"亦云："小便与血同类也,故其味咸而走血,治诸血病也。"清代黄宫绣《本草求真》云："血味多咸,咸则能以入肾。"何梦瑶《医碥·气》云："血即天一之水,观血味咸可知。"唐容川《血证论·血臓》云："盐者咸苦之味,其性偏于走血。""吐血"项下亦云："又有以咸以止血者,童便、马通、扬尘水之类,此《内经》咸走血之义。"许豫和《怡堂散记·盐》云:"天一生水,水曰润下,润下作咸,人之精血味皆咸,盐为先天之味,故淡食则人乏。"

咸走血,故血之味为咸,血病勿多食咸。

三、其气腥

《素问·腹中论》云:"帝曰:有病胸胁支满者,妨于食,病至则先闻腥臊臭,出清液,先唾血,四肢清,目眩,时时前后血,病名为何?何以得之?岐伯曰:病名血枯……"宋代王贶《全生指迷方·血证》云:"若吐血时,先闻腥臊,鼻出清液……"明代李时珍《本草纲目》云:"盐之气味咸腥,人之血亦咸腥。"李栩《戒庵老人漫笔·卷七》云:"血,少阴也,金也,故其气腥。"清代黄宫绣《本草求真》云:"海蜇……盖缘此属血类,血味多咸,咸则能以入肾。"程林云《医暇厄言·卷下》亦云:"血,少阴也,金也,故其气腥。"周学海《读医随笔·瘀血内热》云:"有心窝中常如椒桂辛辣状,或如破皮疼肿状,喉中作血腥气者,是皆瘀血积于其处也。"王清任《医林改错·通窍活血汤所治之症目·出气臭》云:"血府血瘀,血管血必瘀,气管与血管相连,出气安得不臭?即风从花里过来香之义。"张锡纯《医学衷中参西录》云:"鲜小蓟……为其气腥与血同臭,且又性凉濡润,故善入血分,最清血分之热。"

血者,少阴也,金也,故血之气味为腥。

四、其质温

《灵枢·五音五味》云:"血气盛则充肤热肉,血独盛则澹渗皮肤,生毫毛。"《灵枢·逆顺肥瘦》云:"夫冲脉者……渗诸络而温肌肉。"《灵枢·动输》亦云:"冲脉者,十二经之海也……其别者,邪入踝,出属跗上,入大指之间,注诸络,以温足胫。"清代高世栻《医学真传·气血》云:"孙络、横络之血,起于胞中之血海,乃冲脉、任脉所主,其血则热肉充肤,澹渗皮毛。"尤怡《医学读书记·卷上·〈素问〉传写之误》云:"夫血寒则凝而不流,热则沸而不宁,温则血之常也。"周学海《读医随笔·瘀血内热》云:"盖人身最热之体莫过于血,何则?气之性热,而血者气之室也,热性之所附丽也。气之热散而不聚,其焰疏发;血之热积而独厚,其体燔灼,火犹焰也,血犹炭也。"唐容川《血证论·阴阳水火气血论》云:"血液下注,内藏于肝,寄居血海,由冲、任、带三脉,行达周身,以温养肢体。"近人秦伯未《秦氏同门集》云:"吐血而曰忌凉涩者,以血本温,遇凉则凝,诚恐投以凉涩,而益固不化,以致循环障碍也。"

血遇寒则凝而不流,遇热则沸而不宁,温则血之常也,故能充肤热肉,澹渗毫毛。

五、其性动

长沙马王堆汉墓出土的先秦时期古医书《养生方》云:"气血宜行。"《素问·五脏生成》云:"人卧血归于肝,肝受血而能视,足受血而能步,掌受血而能握,指受血而能摄。"《灵枢·营卫生会》云:"营在脉中,卫在脉外,营周不休,五十而复大会。"《灵枢·经脉》亦云:"谷入于胃,脉道以通,血气乃行。"隋代杨上善《黄帝内经太素》云:"人动则血运于诸经,人静则血归于肝脏。"巢元方《诸病源候论·虚劳病诸候》云:"血与气相随而行,外养肌肉,内荣脏腑。"宋代陈言《三因极一病证方论·失血叙论》云:"夫血犹水也,水由地中行,百川皆理,则无壅决之虞。血之周流于人身荣经府俞,外不为四气所伤,内不为七情所郁,自然顺适。"明代皇甫中《明医指掌·溺血》云:"心主血,通行经络,循环脏腑。"孙文胤《丹台玉案·诸血门》

云："血之运于身者,无一息之停。"张介宾《景岳全书·血证》云："血富于冲,所至皆是。盖其源源而来,生化于脾,总统于心,藏受于肝,宣布于肺,施泄于肾,灌溉一身,无所不及。"清代吴澄《不居集·血症八法扼要》云："人之一身,气血不能相离,气中有血,血中有气,气血相依,循环不息。"何梦瑶《医碥·血》云："经络之血流行,脏腑之血守位。"唐容川《血证论·吐血》云："平人之血,畅行脉络,充达肌肤,流通无滞,是谓循经,谓循其经常之道也。"

血居脉中,其性善动,灌溉一身,循环无端。

六、呈液态

《灵枢·决气》云："中焦受气取汁,变化而赤,是谓血。"《灵枢·邪客》亦云："营气者,泌其津液,注之于脉,化以为血。"宋代陈言《三因极一病证方论》云："夫血犹水也。"明代朱橚《普济方·婴孩诸血痔疾门》云："血者水也,决之东则东流,决之西则西流,气之使血,其势如此。"赵献可《医贯·绛雪丹书·血症论》云："血亦水也,故经水中之火与血一得寒气,皆凝滞而不行。"龚廷贤《寿世保元·吐血》云:血"犹水也,中和则循经调畅,寒则凝滞,热则涌射。"清代程履新《程氏易简方论·血门》云："血者,水之源,顺而行下者其常也。"张志聪《侣山堂类辨·辨血》云："血乃中焦之汁,流溢于中以为精,奉心化赤而为血。"姜天叙《风劳臌膈四大证治·中风》云："人之一身,经脉贯串为之脉。脉者,血之隧道也。血随气行,周流不停。"何梦瑶《医碥·血》云："精、髓、血、乳、汗、液、津、涕、泪、溺,皆水也,并属于肾。"唐容川《血证论·阴阳水火气血论》云："血者,火化之阴汁。"亦云："血者,阴分之液。"

血乃中焦之汁,犹水也,呈液态。

七、易凝泣

《素问·五脏生成》云："卧出而风吹之,血凝于肤者为痹,凝于脉者为泣,凝于足者为厥。"《素问·调经论》云："寒独流,则血凝泣,凝则脉不通。"《灵枢·经脉》亦云："脉不通,则血不流。"汉代张仲景《金匮要略·肺痿肺痈咳嗽上气病脉证治》云："风伤皮毛,热伤血脉……热之所过,血为之凝滞。"宋代张杲《续医说·诸血》云："古云:水寒成冰,血寒成块。《玄珠经》十剂条内有云:气温则血滑,气寒则血凝。"杨士瀛《仁斋直指附遗方论·血气》云："人之血脉一或凝滞于经络肠胃之间,百病由此而根矣。"清代何梦瑶《医碥·血》云："血凝成块,虽煮不化,水随气行,能越于外。"王清任《医林改错·膈下逐瘀汤所治之症目》云："气无形不能结块,结块者必有形之血也。血受寒则凝结成块,血受热则煎熬成块。"唐大烈《吴医汇讲·石芝医话》云："血之性善降而易凝,和与温,养血之妙法,唯运动调中,善养血者矣。"

脉中之血,遇寒则凝,受热则煎熬成块,冷热调和,是谓不失常度。

八、质稠浊

《灵枢·营卫生会》云："人受气于谷……其清者为营,浊者为卫,营在脉中,卫在脉外。"清代何梦瑶《医碥·血》云："精、髓、血、乳、汗、液、津、涕、泪、溺,皆水也,并属于肾……汗、液、津、泪、溺,皆清澈,阳所生也。精、髓、血、乳、涕,皆稠浊,阴所成也。"赵晴初《存存斋医话稿·卷二》云："人身中津液精血,津液最轻清,血则较浓,精则更加浓矣。"周学海《读医随笔·气血精神论》云："血之质最重浊,津之质最轻清;而液者清而晶莹,厚而凝结,是重而不浊者也。"亦云："津亦水谷所化,其浊者为血,清者为津。"

人身之血,与津液相对而言,其质地浓厚稠浊。

第七章　血之生理

明代徐彦纯《玉机微义·血证治法》云："营者,水谷之精也,调和于五脏,洒陈于六腑,乃能入于脉也。生化于心,总统于脾,藏受于肝,宣布于肺,施泄于肾,灌溉一身。目得之而能视,耳得之而能听,手得之而能摄,掌得之而能握,足得之而能步,脏得之而能液,腑得之而能气。出入升降,濡润宣通,靡不由此。"血乃在心气推动下循行于脉道中之赤色液体,是人体内的重要物质,具营养和滋润之功,为构成人体和维持人体生命的基本物质之一。结合历代医家论述,血之生理可归纳为血为有形阴质,血难成而易亏,血宜静不宜动,血宜降不宜升,血喜温而恶寒,血循行于脉中,血气相随而行,血为百病之始,血为妇人之本,血宜养不宜损十个方面。

一、血为有形阴质

《素问·阴阳应象大论》云："阴阳者,血气之男女也。"亦云："阳化气,阴成形。"南齐褚澄《褚氏遗书·津润》云："血虽阴类,运之者其和乎阳。"明代朱橚《普济方·诸血门》云："诸阳统气,诸阴统血。"龚廷贤《寿世保元·吐血》云："血属阴,阴乃阳之守也。阴有质者,则阳气得以倚附焉。"张介宾《景岳全书·积聚》所云："诸有积者,或以饮食之滞,或以脓血之留,凡汁沫凝聚,旋成癥块者,皆积之类,其病多在血分,血有形而静也。"缪希雍《神农本草经疏》云："盖血为营阴也,有形可见,有色可察,有证可审者也。"清代张璐《张氏医通·诸血》云："气禀阳和,血禀阴质,而阴中有阳,阳中有阴,不能截然两分。"吴澄《不居集·血症八法扼要》云："气即无形之血,血即有形之气。"何梦瑶《医碥·气》云："气无形而血有质。气为阳,主护卫于外,故名之曰卫;血为阴,主营运于中,故名之曰营。血阴有质,故其行也,必次第循经而入于脉道之中,充于内而后达于外。"周学海《读医随笔·气血精神论》云："凡人身筋骨、肌肉、皮肤、毛发有形者,皆血类也。"

血之与气,异名同类,实则有别。血乃在心气推动下循行于脉道中之赤色液体,是由精气所化生的。食物经过脾胃等器官的消化作用后,将精微部分和津液结合吸收,上输到心、肺,经肺的气化作用,而变成血。故血属阴为体,气属阳为用。气是以无形功能为主体;血则以有形阴质为主体,

二、血难成而易亏

《素问·太阴阳明论》云："阳者,天气也,主外;阴者,地气也,主内。故阳道实阴道虚。"元代朱震亨《格致余论·阳有余不足论》云："人受天气地气以生,天之阳气为气,地之阴气为血,故气常有余,血常不足。"《局方发挥》又云："血属阴,易于亏欠。"戴思恭《金匮钩玄》专列"血属阴难成易亏论"名篇,认为"以人之生也,年至十四而经行,至四十九而经断,可见阴血之难成易亏。"徐彦纯《玉机微义》云："血者,难

成而易亏,可不谨养乎?"赵献可《医贯·绛雪丹书·血症论》云:"盖有形之血不能速生,无形之气所当急固,无形自能生有形也。"吴昆《医方考》云:"气血,人身之二仪也。天地之道,阳常有余,阴常不足,人与天地相似,故阴血难成而易亏。"清代陈士铎《石室秘录·敛治法》云:"血乃有形之物,气为无形之化,有形不能速生,而无形实能先得。"何梦瑶《医碥·气》云:"阳性速,其生易,故气至而即生;阴性迟,其成难,故蓄积而后富。"

气为阳,血属阴。血之化生既赖于水谷精微作为基本物质原料,又赖于脏腑之生化功能,故其难以生成,与气相对而言,则更难以速生。然因脉络破损,血溢脉外,甚则血流不止,出血量大,亦可顷刻血尽身亡,则知阴血与阳气而言,则更易亏损。

三、血宜静不宜动

《素问·阴阳应象大论》云:"阴静阳躁。"《素问·阴阳别论》亦云:"静者为阴,动者为阳。"元代王好古《此事难知·气血之体》云:"血虽从气,其体静而不动,故气血如磨之形,上转而之西,下安而不动,虽云不动,自有车行之意。以其上动而下静,不得不尔也。"明代万全《片玉痘疹·发热症治》云:"人身之血不可妄动。"张介宾《景岳全书·血证》云:"夫人之所以有生者,气与血耳,气主阳而动,血主阴而静。"亦云:"血生化于气而成于阴,阳虚固不能生血,所以血宜温而不宜寒;阳亢则最能伤阴,所以血宜静不宜动,此盈虚性用之机。""非风·论治血气"项下亦云:"血主静,无血则不能静,不能静则不能舒矣。"萧京《轩岐救正论·治血贵静》云:"血主乎阴,以静为体,阴中蕴阳,静处寓动。盖此静非沉寂之静,乃生化之静。"清代肖赓六《女科经纶》引明代方约之语:"血属阴,静则循经荣内,动则错经妄行。"程履新《程氏易简方论·血门》云:"血者,阴之位,静而定者其常也。"

阳之性动,阴之体静。动者,离经妄行也;静者,静养之谓也。气阳血阴,阴中蕴阳,静中寓动,是知人体之阴血宜静养而不宜妄动。

四、血宜降不宜升

《素问·六微旨大论》云:"升降出入,无器不有。"宋代严用和《重订严氏济生方》云:"盖心主血,肝藏血,肺主气,血为营,气为卫,相随上下升降,无有休息者也。"清代程履新《程氏易简方论·血门》云:"血者,水之源,顺而行下者其常也。"李用粹《证治汇补·血症》云:"血走于外,下流为顺,上溢为逆。"冯兆张《冯氏锦囊秘录·方脉吐血咳血咯血唾血合参》云:"血从下出者顺,上出者逆。"吴澄《不居集·血症八法扼要》云:"血以下行为顺,上越为逆,然血之逆,皆由于气之逆。"林珮琴《类证治裁·血症总论》云:"血下行为顺,其治易;上升为逆,其治难。"唐大烈《吴医汇讲·石芝医话》云:"血之性善降而易凝。"费伯雄《医醇賸义·气血亏损治则重在脾胃》云:"血主濡之,主下降,虚则上升,当敛而降之。"唐容川《血证论·男女异同论》云:"女子主血……血主阴而下行,所以从下泄而为经血也。""瘀血"项下亦云:"瘀血攻心……急降其血,而保其心。"

营血乃水谷之精气,灌溉五脏六腑、四肢百骸,循环往复,无处不到,且与气并行,升降有序。然血系阴汁,犹若水也,其性善降,上升则逆,故血之运行,宜降不宜升。

五、血喜温而恶寒

《素问·调经论》云:"血气者,喜温而恶寒,寒则泣不能流,温则消而去之。"《素问·离合真邪论》亦云："夫邪之入于脉也，寒则血凝泣。"隋代巢元方《诸病源候论·风不仁候》云："风寒入于肌肉，使血气行不宣通。"金代张子和《儒门事亲·卷一·目疾头风出血最急论》云："凡血之为物，太多则溢，太少则枯。人热则血行疾而多，寒则血行迟而少，此常理也。"元代葛可久《十药神书》云："大抵血热则行，血冷则凝，见黑即止，此常理也。"明代朱橚《普济方·婴孩诸血痔疾门》云："血为气行，通流脏腑，冷热调和，不失常度，无有壅滞，以不流溢。血得寒而凝结，得热而流散。"龚廷贤《寿世保元·吐血》云："血，犹水也，中和则循经调畅，寒则凝滞，热则涌泄。"张介宾《景岳全书·血证》云："血化于气而成于阴，阳虚固不能生血，所以血宜温而不宜寒。"清代何梦瑶《医碥·血》云："血随气行，气寒而行迟则血涩滞，气热而行驶则血沸腾。"唐容川《血证论·吐血》云："总而论之，血之为物，热则行，冷则凝，见黑则止，寒亦止。"

血为气行，通流脏腑，冷热调和，不失常度，无有壅滞，以不流溢。然血化于气而成于阴，阳之气热，阴之性寒，故血得热则行，遇寒则凝，阴血喜温而恶寒。

六、血循行于脉中

《素问·脉要精微论》云："夫脉者，血之府也。"《素问·痹论》云："营者，水谷之精气也。和调于五脏，洒陈于六腑，乃能入于脉也。故循环上下，贯五脏，络六腑。"《灵枢·本脏》云："经脉者，所以行血气而营阴阳，濡筋骨，利关节者也。"《灵枢·邪客》亦云："营气者，泌其津液，注之于脉，化以为血，以荣四末，内注五脏六腑。"宋代政和中奉敕撰《圣济总录·伤折门》云："脉者，血之府，血行脉中，贯于肉理，环周一身。"朱端章《卫生家宝方·失血叙论》云："血之周流于人身荣经府俞，外不为四气所伤，内不为七情所郁，自然顺适。"严用和《重订严氏济生方·血病门·失血论治》云："节宣失宜，必致壅闭，遂不得循经流注，失其常度，故有妄行之患焉。"明代李梴《医学入门》云："人心动，则血行于诸经。"张三锡《治法汇·血门》云："荣血之行，各有常道。"清代姜天叙《风劳臌膈四大证治》云："人之一身，经脉贯串为之脉。脉者，血之隧道也。血随气行，周流不停。"何梦瑶《医碥·气》云："血阴有质，故其行也，必次第循经而入于脉道之中，充于内而后达于外。"陈念祖《医学实在易·热论十条》云："经者，常也，血所常行之路也。血生于中焦，半随冲任而行于经络，半散于脉中而充肤腠皮毛。"唐容川《血证论·吐血》云："平人之血，畅行络脉，充达肌肤，是谓循经，谓循经常之道也。"

脉者，血之隧道也，其根在心，由经脉和络脉组成，犹如树之有干有枝，凡出入于脏腑，粗大长直者为经脉，是血脉之主干；而细微曲折者为络脉，为血脉之别支，二者互相连属，贯通一体，形成一个完整网络，遍布全身。是知血循行于脉中。

七、血气相随而行

《灵枢·营卫生会》云："营气者，精气也；血者，神气也。故血之与气，异名同类焉。"《灵枢·邪客》亦云："营气者，泌其津液，注之于脉，化以为血。"隋代巢元方《诸病源候论·落床损瘀候》云："血之在身，随气而行，常无停积。"宋代严用和《重订严氏济生方·血病门》云："血为营，气为卫，相随上下升降，无有休息者也。"明代虞抟《苍生司命·血证》云："人身之血，赖气升降。"孙一奎《赤水玄珠·诸见血症总论》云："盖血随气行，气和则血循经，气逆则血乱，气有余即是火也。"张介宾《景岳全书·论半身不遂在左属血在右属气》云："人之气血，周流于身，气如橐龠，血如波澜，气为血行，血为气配，阴阳相维，气行则血行，气滞则血滞。""杂证谟"项下亦云："血无气不行，血非气不化。"清代吴澄《不居集·血症八法扼要》云：

"夫血者……其出入升降濡润宣通者,由气使然也。"亦云:"气中有血,血中有气,气血相依,循环不已。"唐容川《血证论·阴阳水火气血论》云:"运血者即是气,守气者即是血。"亦云:"气为血之帅,血随之而运行。"

血为营,气为卫,气能生血,又能行血、统血;血能化气,又能藏气、载气。气不得血,则气无所依附;血不得气,则血不得流通。故气布以血为根,血行以气为帅,血之在身,随气而行。

八、血为百病之始

《素问·调经论》云:"五脏之道,皆出于经隧,以行血气,血气不和,百病乃变化而生。"隋代巢元方《诸病源候论·虚劳病诸候》云:"血气虚弱,其肤腠虚疏,风邪易侵,或游移皮肤,或沉滞脏腑,随其所感,而众病生焉。"宋代杨士瀛《仁斋直指附遗方论·血滞》云:"人皆知百病生于气,又孰知血为百病之始乎?血犹水也,水行乎地中百川,理则无壅遏之患。人之血脉一或凝滞于经络肠胃之间,百病由此而根矣。"亦云:"人之一身,不离乎气血,凡病经多日疗治不痊,须当为之调血。"明代李梴《医学入门·血病》云:"人知百病生于气,而不知血为百病之胎也。"王肯堂《证治准绳·蓄血》云:"百病由污血者多。"清代吴澄《不居集·血症八法扼要》云:"百骸表里之属,凡血亏之处,则必随所在而各见其偏废之病。"日本滕明隆昌《藤氏医语》云:"凡人身之体,气血周流,如环无端,营养四肢百骸,达于鬓发爪甲,无往不有气血。若其有病,则当周身病也。"

人有阴阳,即为气血。血之于人,以奉生身,循环灌溉,无所不及。一有偏伤,则百病变化而生。故言血为百病之始。

九、血为妇人之本

《灵枢·五音五味》云:"今妇人之生,有余于气,不足于血,以其数脱血也。冲任之脉,不荣口唇,故须不生焉。"宋代陈自明《妇人大全良方·产宝方序论》云:"气血者,人之神也。然妇人以血为基本,苟能谨于调护,则血气宜行,其神自清,月水如期,血凝成孕。"政和中奉敕撰《圣济总录·治法补益》云:"女子阴虚血不足也。"元代朱震亨《局方发挥》云:"妇人以血为主。血属阴,易于亏欠,非善调摄者,不能保全也。"明代李时珍《本草纲目》云:"女子,阴类也,以血为主。"张介宾《景岳全书·妇人规》云:"女人以血为主,血旺则经调,而子嗣、身体之盛衰,无不肇端于此。故治妇人之病,当以经血为先。"清代肖赓六《女科经纶·月经门》云:"妇人属阴,以血为本。"张志聪《侣山堂类辨·辨血》云:"故妇人之生,有余于气,不足于血,以其月事,数脱于血。"唐容川《血证论·男女异同论》云:"盖女子主血,血属阴而下行,其行也,气运之而行也。女子以血为主,未常不赖气以运血。"

妇人之疾,本与男子无异,其有异者,则唯经水、胎产之属。经血者,血之余也。妇人经水,属血属火,每月经行一度,系泄血之余也。若能谨于调护,则气血调和,经水如期,血凝成孕。故云血为妇人之本。

十、血宜养不宜损

《素问·八正神明论》云:"血气者,人之神,不可不谨养。"金代李杲《内外伤辨惑论·卷下》云:"故血不可不养,卫不可不温,血温卫和,荣卫将行,常有天命。"元代朱震亨《局方发挥》云:"血属阴,易于亏欠,非善调摄者,不能保全也。"明代戴思恭《金匮钩玄·血属阴难成易亏论》云:"血者,神气也。恃之则存,失之则亡。"徐彦纯《玉机微义》云:"血者,难成而易亏,可不谨养乎？"张介宾《景岳全书·血证》云:"血化于气而成于阴……此盈虚性用之机,苟能察其精义而得养营之道,又何血病之足虑哉……血主营气,不宜损也,而损则为病。"孙文胤《丹台玉案·诸血门》云:"血乃水谷之精,化于脾,生于心,藏于肝,布施于肺,施于肾。善调摄者,不妄劳作,则血之运于身者,无一息之停,自然肌肤润泽,筋脉和畅,何病之有。"清代唐大烈《吴医汇讲·石芝医话》云:"血之性善降而易凝,和与温,养血之妙法,唯运动调中,善养血者矣。"费伯雄《医方论》云:"水谷之精,聚于中焦,受气变化,然后成血,日生几何？不知调养,而反行耗散,血病多多矣。"

　　血乃水谷之精气也,行于脉中,滋脏腑,安神魂,润颜色,充营卫,人有此形,全赖此血,有血则生,失血则病,无血则亡。若欲登寿域,须调养气血。故曰血宜养不宜损。

第八章　血之功能

明代张介宾《景岳全书·血证》云："凡为七窍之灵，为四肢之用，为筋骨之和柔，为肌肉之丰盛，以至滋脏腑，安神魂，润颜色，充营卫，津液得以通行，二阴得以调畅，凡形质所在，无非血之用也。"综观历代医家论述，血之功能可归纳为滋养全身，养育心神，调节津液，平衡阴阳，抵御外邪，体现机体外部特征，关系人体第二性征七个方面。

一、滋养全身

《素问·五脏生成》云："肝受血而能视，足受血而能步，掌受血而能握，指受血而能摄。"《灵枢·营卫生会》云："乃此而为血，以奉生身，莫贵于此。"《灵枢·本脏》云："人之血气精神者，所以奉生而周于性命者也。"亦云："血和则……筋骨劲强，关节清利也。"《灵枢·寿夭刚柔》云："血气经络胜形则寿，不胜形则夭。"战国秦越人《难经·二十二难》云："血主濡之。"南齐褚澄《褚氏遗书·津润》云："血充目则视明，充耳则听聪，充四肢则举动强，充肌肤则身色白。"明代徐彦纯《玉机微义·血证治法》：血"目得之而能视，耳得之而能听，手得之而能摄，掌得之而能握，足得之而能步，脏得之而能液，腑得之而能气，出入升降，濡润宣通，靡不由此。"薛己《保婴撮要·便血尿血》云："盖荣血为水谷之精气，灌溉五脏六腑、四肢百骸。"孙一奎《赤水玄珠·中风》云："人身之血，内行于脉络，而外充于皮毛，渗透肌肉，滋养筋骨，故百体平和，运动无碍。"张介宾《景岳全书·血证》云："是以人有此形，唯赖此血。故血衰则形萎，血败则形坏，而百骸表里之属，凡血亏之处，则必随所在而各见其偏废之病。"清代费伯雄《医醇賸义·虚劳最重脾肾论》云："五脏六腑化生气血，气血旺盛，营养脏腑。"

血液含有丰富的营养物质，其行于脉中，通过气的推动循行周身，营养身体各个部位。凡皮肤、肌肉、筋骨、经络、脏腑及五官九窍等一切组织器官，均赖血液滋养以进行正常的生理活动，血是人体功能活动的物质基础。故血之营养作用可以从面色、肌肉、皮肤、毛发等方面表现出来。血有所患，诸病生焉，致使脏腑、经络、四肢、百骸、九窍、肌肤等功能发生偏废；血之濡养，不仅影响脏腑功能，亦关乎人之健康寿夭。

二、养育心神

《素问·八正神明论》云："血气者，人之神，不可不谨养。"《素问·灵兰秘典论》云："心者，君主之官，神明出焉。"《灵枢·本神》云："心藏脉舍神。"《灵枢·经水》云："经脉者，受血而营之。"《灵枢·平人绝谷》亦云："五脏安定，血脉和利，精神乃居。"隋代杨上善《黄帝内经太素》注云："血者，神明之气，而神非血也。"唐代王冰《补注黄帝内经素问》云："脉者，神之用。"宋代严用和《重订严氏济生方·惊悸怔忡健忘门》云："夫怔忡者,此心血不足也。"金代李杲《内外伤辨惑论》云："心包与心主血,血减则心无所养,致使心乱而烦,名曰病悗。悗者,心惑而烦闷不安也。"元代朱震亨《格致余论·虚病痰病有似邪祟论》云："血气者,身之神也。"《丹溪心法·惊悸怔忡》云："惊悸者血虚,惊悸有时……怔忡者血虚,怔忡无时,血少者多。"明代张介宾《景岳全书·中兴论》云："气为阳,阳主神也;血为阴,阴主形也。血气若衰,则形神俱败,此营卫之毫厘当惜也。""虚损"项下云："不眠恍惚者,血不养心,神不能藏也。""不寐"项下亦云:"无邪而不寐者,必营气之不足也。营主血,血虚则无以养心,心虚则神不守舍,故易为惊惕……劳倦思虑太过,必致血液耗伤,神魂无主,所以不眠。"清代唐容川《血证论·脏腑病机论》云："心之能事,又主生血,而心窍中数点血液,则又血中之最精微者,乃生血之源泉,亦出神之渊海。"

心主血,主神明,心神活动赖心血维持。肝藏血,血舍魂,血液亏虚,则精神失其所养。血液不仅是脏腑功能活动的物质基础,亦是机体精神活动之物质基础。人之精力充沛,神志清晰,感觉灵敏,活动自如等,均有赖于血气的充盛。此外,经脉营运血气流行周身,实赖神明之为用,神主导经脉运动和血液流行,神正则血流和畅,神恐则血气不升。若劳倦伤脾,气血化源不足,或思虑过度,血液暗耗,气血不足以养心,则不寐、健忘、惊悸、怔忡等证乃由之而生。故血之盛衰对人体精神活动可产生极大的影响,血盛则神旺,血虚则神怯,血尽则神亡。

三、调节津液

《灵枢·邪客》云："营气者,泌其津液,注之于脉,化以为血。"《灵枢·痈疽》云："中焦出气如雾,上注溪谷,而渗孙络,津液和调,变化而赤为血。"《灵枢·营卫生会》亦云:"夺血者无汗。"隋代巢元方《诸病源候论·膀胱病候》云："五谷五味之津液,悉归于膀胱,气化分入血脉,以成骨髓也;津液之余者,入胞则为小便。"明代张介宾《景岳全书·血证》云："故凡为七窍之灵,为四肢之用,为筋骨之和柔,为肌肉之丰盛,以至滋脏腑,安神魂,润颜色,充营卫,津液得以通行,二阴得以调畅,凡形质所在,无非血之用也。"清代姜天叙《风劳臌膈四大证治》云："津液者,血之余,行乎外,流通一身,如天之清露。若血浊气滞,则凝聚而为痰。"周学海《读医随笔·气能生血·血能藏气》云："津亦水谷所化,其浊者为血,清者为津,以润脏腑、肌肉、脉络,使气血得以周流通利而不滞者此也。凡气血中不可无此,无此则槁涩不行也。"唐容川《血证论·阴阳水火气血论》云："吐血咳血,必兼痰饮。血虚则精竭水结,痰凝不散。失血家往往水肿,瘀血化水,亦发水肿,是血病而兼水也。盖在下焦,则血海膀胱,同居一地。在上焦,则肺主水道,心主血脉,又并域而居。在躯壳外,则汗出皮毛,血循经脉,亦相倚而行,一阴一阳,互相维系。"

津液和血液均属液态精微物质,皆由水谷精微所化,津血同源而互化,以营养滋润为其主要功能。津液又是血液的重要组成部分,津血互渗,津液注入脉内,化赤为血;血液正常地渗注脉外,则成为津液,并调节津液,发挥其滋润作用。若六气不伤,七情不郁,营卫调平,则血循常道,津液通行,自然肌肤润泽,筋脉和畅,何病之有?万一节宣失宜,血不得循经流注,或失,或虚,或瘀,则痰饮、水肿、肌肤干燥粗糙,甚至甲错等津液病变油然而生。是知血液与津液不可分离,血在津液调节过程中具有十分重要的作用。

四、平衡阴阳

《素问·阴阳应象大论》云："阴阳者,血气之男女也。"亦云:"审其阴阳,以别柔刚,阳病治阴,阴病治阳,定其血气,各守其乡;血实宜决之,气虚宜掣引之。"《素问·生气通天论》云："是以圣人陈阴阳,筋脉和同,骨髓坚固,气血皆从。"《素问·调经论》云:"气血以并,阴阳相倾,气乱于卫,血逆于经,血气离居,一实一虚。血并于阴,气并于阳,故为惊狂。"《灵枢·本脏》云:"是故血和则经脉流行,营复阴阳,筋骨劲强,关节清利矣。"南齐褚澄《褚氏遗书·津润》云:"血虽阴类,运之者其和阳乎。"明代龚廷贤《寿世保元·吐血》云:"血属阴,阴乃阳之守也。阴有质也,则阳气得以倚附焉。"张介宾《景岳全书·血证》云:"人有阴阳,即为血气。阳主气,故气全则神王;阴主血,故血盛则形强。人生所赖唯斯而已。"清代张志聪《黄帝内经素问集注》云:"阴阳之道,其在人则为男为女,在体则为气为血。"张璐《张氏医通·诸血门》云:"人身阳气,为阴血之引导,阴血为阳气之依归……气禀阳和,血禀阴质,而阴中有阳,阳中有阴,不能截然两分……若各守其乡,则阴平阳秘,安有上溢下脱之患乎?"亦云:"血之在身,有阴有阳,阳者顺气而行,循流脉中,调和五脏,洒陈六腑,如是者谓之营血也;阴者居于络脉,专守脏腑,滋养神气,濡润筋骨。"何梦瑶《医碥·气》云:"气无形而血有质,气为阳主护卫于外……血为阴主营运于中。"唐容川《血证论·阴阳水火气血论》云:"气为阳,气盛即为火盛;血为阴,血虚即为水虚。一而二,二而一者也。人必深明此理,而后治血理气,调阴和阳,可以左右逢源。"

气为阳,血为阴;阳主动,阴主静;阴阳互根,相反相成;阴中有阳,阳中有阴;阴阳升降,动而不已;重阴必阳,重阳必阴;阳化气,阴成形;阴为阳之基,阳为阴之统;阴阳和调为适,失调为病。人体正常生理活动,是阴阳两个方面保持着统一协调关系的结果。而人之一身,不外阴阳;阴阳二字,即是水火;水火二字,即是气血。如血少津亏,阴虚不能制阳,则易见热象;血气不调,血乱则气乱,阴阳失衡,则发惊狂等证。由此可见,血在维持人体阴阳平衡中亦占有十分重要的地位。

五、抵御外邪

《素问·刺法论》云:"正气存内,邪不可干。"《素问·调经论》云:"血气不和,百病乃变化而生。"隋代巢元方《诸病源候论·虚劳病诸候》云:"血气虚弱,其腠理虚疏,风邪易侵,或游移皮肤,或沉滞脏腑,随其所感,而众病生焉。"明代汪机《石山医案》云:"古人于营之下加一气之,可见卫固阳也,营亦阳也。故曰:血之与气,异名同类焉。"孙一奎《赤水玄珠·中风》云:"若气滞则血凝,气逆则血逆,得热则瘀浊,得寒则凝涩,衰耗则顺行不周,渗透不遍而外邪易侵矣。"李中梓《医宗必读·医论图说》云:"气血者,人之所赖以生者也,气血充则百邪外御,病安从来?气血虚弱,则诸邪辐辏,百病丛集。"清代王清任《医林改错·辨方效经错之源·论血化为汗之误》云:"邪向血内攻,血向外抗拒,一攻一拒,故寒热往来。"唐容川《血证论·感冒》云:"血家最忌感冒,以阴血受伤,不可发汗故也。然血家又易感冒,以人身卫外之气,生于太阳膀胱,而散布于肺,血家肺阴不足,壮火食气,不能散达于外,故卫气虚索,易召外邪,偶有感冒,即为头痛、寒热、身痛等证。"姜天叙《风劳臌膈四大证治》云:"人身之血内行于脉络,外充于皮毛,渗透肌肉,滋养筋骨,故百体和平,运动无碍。若气滞则血滞,气逆则血逆,得热则血瘀浊,得寒则血凝泣,衰耗则顺行不周,渗透不遍,而外邪易侵矣。"

人体的气、血、津液及脏腑经络机能总称谓正气。正气即有维持正常生理活动和对抗病邪侵袭的作用。血液作为人体正气的重要组成部分,其充盛与否也直接关系到机体抗邪能力的强弱。血可化气,气可卫外,血盈则气充,血虚则气弱,故血具有抵御外邪之能力。素体血虚,或失血之后,或产后血亏,均易感受外邪,出现头痛、身热、畏寒,无汗或汗少,面色不华,唇淡等血虚感冒之候,且数日不愈,或反复发作。可见血之盛衰与人体抵御外邪能力息息相关。

六、体现机体外部特征

《灵枢·决气》云:"血脱者,色白,夭然不泽,其脉空虚,此其候也。"《灵枢·逆顺肥瘦》云:"婴儿者,其肉脆血少气弱。"《灵枢·营卫生会》云:"壮者之气血盛,其肌肉滑,气道通,荣卫之行,不失其常……老者之气血衰,其肌肉枯,气道涩。"《灵枢·阴阳二十五人》云:"脉之上下,血气之候,以知形气奈何……足阳明之上,血气盛则髯美长;血少气多则髯短;故气少血多则髯少;血气皆少则无髯,两吻多画。""足少阳之上,气血盛则通髯美长;血多气少则通髯美短;血少气多则少髯;血气皆少则无须,感于寒湿,则善痹、骨痛、爪枯也。""足太阳之上,血气盛则美眉,眉有毫毛;血多气少则恶眉,面多少理;血少气多则面多肉;血气和则美色。""手少阳之上,血气盛则眉美以长,耳色美;血气皆少则耳焦恶色。"南齐褚澄《褚氏遗书·津润》云:血"充目则视明,充耳则听聪,充四肢则举动强,充肌肤则身色白。"隋代巢元方《诸病源候论·虚劳》云:"二曰血极,令人无颜色,眉发落,忽忽喜忘。"宋代政和中奉敕撰《圣济总录·髭发门》云:"眉、髭、发,率本于经络之气血,或黑或绀,或黄或白,可以知盛衰,盖血气在于人犹水之精也,髭发犹津之有形也,津之槁泽,而形随之,则髭发本血气可知也。"明代张介宾《景岳全书·虚损·辨爪》云:"凡劳损之病,本属阴虚,阴虚必血少。而指爪为精血之余。故凡于诊候之际,但见其指爪干黄,觉有枯槁之色,则其发肤营气,具在吾目中矣。"日本和柳安《斥医断》云:"爪之生,发之长,营卫之行,无少间断,均是气血也。"

人体气血的多少,不仅从年龄上可以预知,而且从机体的外表特征上可以察知。根据人体面色的变化,毛发的多少,皮肤的润枯,肌肉的丰羸,爪甲的荣枯等,可以判断出机体气血的盛衰。如面色白者,为气血不荣之候;面色白而少华,为血虚之轻者;面色苍白而无华者,为血虚之重者。发须早白,或头发花白,或头发稀疏脱落,或头发枯槁不泽,或头发大片脱落形成斑秃者,可能为血虚证之表现。唇色淡红或淡白,多为血亏气虚,血不上荣,或大出血之血脱。肝血不足者,其爪甲色白少华,色泽枯槁。故云血能体现机体的外部特征。

七、关系人体第二性征

《素问·上古天真论》云:"女子七岁,肾气盛,齿更发长;二七而天癸至,任脉通,太冲脉盛,月事以时下,故有子……七七,任脉虚,太冲脉衰少,天癸竭,地道不通,故形坏而无子也。""丈夫八岁,肾气实,发长齿更;二八,肾气盛,天癸至,精气溢泻,阴阳和,故能有子……八八,天癸竭,精少,肾脏衰,形体皆极,则齿发去。"《灵枢·五音五味》云:"妇人之生,有余于气,不足于血。"明代马莳《黄帝内经素问注证发微》云:"万物生于阳成于阴,而自人言之,血为阴,气为阳。故男为阳而不专有气,且有血,阳中有阴也;女为阴而不专有血,且有气,阴中有阳也。则阴阳在人,即有血有气之男女也。"张介宾《景岳全书·妇人规》云:"经水为水谷之精气……在男子则化而为精,妇人则上为乳汁,下归血海而为经脉。""疾病之关于胎孕者,男子则在精,女子则在血,无非不足而然。"亦云:"妊娠滑胎之法……则在血之盈虚,不在药之滑利。盖血多则润而产必易,血亏则涩而产必难。"清代唐容川《血证论·男女异同论》云:"女子每月,则行经一度,盖所以泄血之余也。血主阴而下行,所以从下泄而为经血也。至于男子,虽无经可验,然亦必泄其余。男子以气为主,气主阳而上行,故血余不从下泄,而随气上行,循冲、任脉,上绕唇颐,生为髭髯。是髭髯者,即所以泄血之余也。所以女子有月信,上遂无髭髯,男子有髭髯,下遂无月信。所主不同,升降各异,只此分别而已矣。义出《内经》,非创论也。"亦云:"妇人乳汁,即脾胃饮食所化,乃中焦受气所取之汁也。妇人乳汁,则月水不行,以此汁既从乳出,便不下行变血矣。至于断乳之后,则此汁变化而赤,仍下行而为经血。"

男女体质有着各自的生理及病理特点。妇人由于解剖上有胞宫,生理上有经、孕、产、乳等特点,而月经、胎孕、产育、哺乳等均是以血为用,气血是月经、胎孕、产、乳的物质基础。血者,水谷之精气,和调五脏,洒陈六腑,在男子则化为精,在女子则上为乳汁,下为月水,故知女子月经及产、乳,男子之精与髭鬓等,均与血有着密切之关系。临证所见女子月经不调,男子须发早白等,多为血液亏损所致。是知血具有关系人体第二性征的特点。

第九章　血之与气

明代龚延贤《寿世保元·卷一·血气论》云："盖气,血之帅也。气行则血行,气止则血止,气温则血活,气寒则血凝。气有一息之不运,则血有一息之不行。"

血与气都是构成人体和维持人体生命活动的基本物质,均赖脾胃化生的水谷精微以及肾中精气不断地补充,在脏腑组织的功能活动和神的主宰下,二者之间又相互渗透、相互转化,在生理功能上又存在着相互依存、相互制约和相互为用的关系,特别是在生成、运行、输布等方面关系密切。血与气之关系可概括为气为血之帅、血为气之母两个方面。

一、气与血之关系

《灵枢·决气》云："上焦开发,宣五谷味,熏肤、充身、泽毛,若雾露之溉,是谓气。"亦云："中焦受气之取汁,变化而赤,是谓血。"

明代龚廷贤《寿世保元·卷一·血气论》云："人生之初,具此阴阳,则亦具此血气。所以得全性命者,气与血也,血气者,乃人身之根本乎……盖气者,血之帅也。"

中医学中的"气"与古代唯物主义自然观的"精气"学说一脉相承,是一个物质性的概念。而《黄帝内经》则阐明了气是构成人体的物质和脏腑生理活动功能的本质:一是指单纯的物质,即构成人体结构形态的精微物质,如"在天为气","气合而有形","水谷之气"等;二是侧重于机体功用,为脏腑和经脉之气的"心气"、"肺气"、"脾气"、"肝气"、"肾气"、"胃气"和"经气"等。"血"是指在心气推动下循行于脉道中的赤色液体。

气与血是人体最宝贵的物质,人身充满了气血。气与血之关系,可概括为"气为血之帅",其中包含着气能生血,气能行血,气能摄血三方面的含义。在病理变化上主要有气虚血虚(气血两虚)、气滞血瘀、气虚血瘀、气不摄血、气随血脱等表现。

1.气能生血

《灵枢·邪客》云："营气者,泌其津液,注之于脉,化以为血。"《灵枢·痈疽》亦云："中焦出气如雾,上注溪骨,而渗孙络,津液和调,变化而赤为血。"

清代周学海《读医随笔·气能生血血能生气》云："所谓气生血者,即西医所谓化学中事也。人身有一种气,其性情功力能鼓动人身之血,由一丝一缕,化至十百千万,气之力止,而后血之数止焉。常见人之少气者,及因病伤气者,面色络色必淡,未尝有失血之症也,以其气力已怯,不能鼓化血汁耳! 此一种气,即荣气也,发源于心,取资于脾胃,故曰心生血,脾统血。非心脾之体能生血、统血也,以其脏气之化力能如此也。"张璐《张氏医通·诸血门》云："气不耗,归精于肾而为精;精不泄,归精于肝而化清血。"

近代陆晋笙《景景室医稿杂存》云:"其气所化,宗气、营、卫,分而为三。由是化津、化液、化精、化血,精复化气,以奉养生身。"

气能生血,是指气的运动变化是血生成的动力。血生成的来源,主要是脾胃运化水谷精微产生的营气与津液,经过气及气化这样一个生理过程而成为血;其次,脏腑之气可以化生为血。从摄入的食物转化成水谷精微,从水谷精微转化成营气和津液,从营气和津液转化成赤色的血,其中每一个转化过程都离不开气的运动变化,而气的运动变化又是通过脏腑的功能活动表现出来的。气的运动变化能力旺盛,则化生血的功能亦强;气的运动变化能力减弱,则脏腑功能活动衰退,化生血的功能亦弱。故有"气旺则血充,气虚则血少";"气旺则血生,气虚则血衰"之谓。

此外,由于血的物质基础是精,而促使精化为血液,则有赖于气的作用。

临证所见,在正常情况下,如脾气旺盛健运,则化生血的功能亦强,心血和肝血充盈,表现于外则面色红润,两目视野清晰;若脾气虚不能运化水谷,则化血无源,而导致心血虚或肝血虚,表现于外则面色不华,两目无神,视物昏花,气短乏力,心悸等。基于以上理论,在治疗方面,则有"补血应兼补气,补血应兼理气";"血虚从气论治,血脱从气论治"等治则。血虚证从气论治,主要是补气与理气两大方面。补血应兼补气,是因为有形之血生于无形之气,气为阳,血为阴,阳生阴长,补阳则能助阴;二是因为气为血之帅,气能载血,气能运血,气旺则血足,气行则血行。故治疗血虚证,除养血补血外,养心气,健脾气,疏肝气,补肾气也十分重要。"补血应兼理气",是因为补血之品多滋腻碍胃,特别对脾胃虚弱者,更有影响,服用滋补药后,常可引起食少纳滞,腹胀便稀等症状,故而补血同时,应注意理气和胃。可在补血方中,酌加陈皮、木香、砂仁等醒脾和胃理气之品,以防滋腻碍胃。

2.气能行血

《灵枢·经脉》云:"手少阴气厥,则脉不通,脉不通,则血不流。"唐代王冰注《素问·五脏生成》云:"气行乃血流。"

清代唐容川《血证论·吐血》云:"气为血之帅,血随之而运行;血为气之守,气得之而静谧。气结则血凝,气虚则血脱,气迫则血走。""阴阳水火气血论"项下亦云:"运血者,即是气。"

气能行血,是指气的推动作用是血循行的动力。气一方面可以直接推动血行,如宗气;另一方面又可促进脏腑的功能活动,通过脏腑的功能活动推动血液运行。气对血的这种推动作用,主要体现在心气的推动、肺气的敷布和肝气的疏泄上。气生成于血中而固护于血外,血在脉中流行,实赖于气之率领和推动。故气之正常运动,对保证血液的运行有着十分重要的意义。故有"气行则血行,气郁则血滞";"气滞则血瘀,气逆则血乱"之谓。

临证所见,气的功能障碍,如气虚或气滞、气逆,常可引起血行不利,甚或见血瘀、血涌于上等。若心气虚,心阳不振,鼓动无力,可出现心血瘀阻,左胸刺痛;肝气郁结,气机不畅,可引起肝经血瘀,两胁刺痛,甚或癥瘕积聚,或妇女经闭腹痛;若肝气上逆,则血随气涌,而见面目红赤,头晕头胀等。因此,治疗血瘀证时不仅要采用活血化瘀之法,更应辨其不同病因,而分别配用补气、行气、破气、降逆等药物,或补气活血,或理气活血,以达治本之目的,才能取得满意疗效。

3.气能摄血

《素问·举痛论》云:"怒则气逆,甚则呕血及飧泄。"

明代孙一奎《赤水玄珠·治血证必须调气》云:"盖血随气行,气和则血循经,气逆则血乱溢。"

清代唐容川《血证论·用药宜忌论》云:"降其肺气,顺其肾气,纳其肾气,气下则血下,血止而气亦平复。"张乃修《张聿青医案》云:"血所以丽气,气所以统血,非血不足以丽气也,营血所到之处,则气无不丽焉;非气不足以统血也,卫气所到之处,则血无不统焉。气为血帅故也。"

气能摄血,是指气对血的统摄作用。气生成于血中,而固护于外。气的固摄作用使血液正常循环于脉管之中而不逸于脉外,其中以脾气的统摄为主,肝气的藏血辅助,共同完成这一生理过程。脾气为血运行上下之总枢,其气上输心肺,下达肝肾,外灌溉四旁,充溢肌肤,所谓居中央而畅四方,血即随之运行不息。脾气能升、能举,固摄有形之血不致下陷;肝气疏泄,调节血液流量之分配,保证血流的动态平衡,亦有利于藏摄血液不致上逆。气之乖逆,可使血液不循常道,则有脱陷妄行之虞。故有"气迫则血走,气逆则血乱";"气虚则血脱,气充则血止"之谓。

临证所见,如脾气虚不能摄血,则血无所主,因而脱陷妄行,可见出血之候,故治疗时必须采用补气摄血之法,方能达到止血之目的。若大量失血,酿成气随血脱之危候者,其治疗重点是"血脱者固气"的固气与补血法。由于气能生血行血,又能摄血;气足则血得生养,气旺则出血得止,气行通畅则血行无碍,有利于生血与固脱,故血脱证治气尤为重要,当急用大剂独参汤(《十药神书》)补气摄血,以气充而血止。

二、血与气之关系

《灵枢·营卫生会》云:"营行脉中。"指营气存在于血脉之中。

宋代杨士瀛《仁斋直指附遗方论·总论》云:"病出于血,调其气犹可以导达病源。"

明代张介宾《景岳全书·论半身不遂在左属血在右属气》云:"人之气血,周流于身,气如囊籥,血如波澜,气为血行,血为气配,阴阳相维,循环无端……夫气主煦之,血主濡之;气行则血行,气滞则血滞。血与气原相维,而何有左右之分……果属血虚,亦当补气,以气有生血之功;果属气虚,亦当养血,以血有和气之力。"

清代张乃修《张聿青医案》云:"血所以丽气,气所以统血,非血不足以丽气也,营血所到之处,则气无不丽焉。"黄元御《四圣心源·卷一·气血原本》云:"肝藏血,肺藏气,而气原于胃,血本于脾。盖脾土左旋,生发之令畅,故温暖而生乙木;胃土右转,收敛之政行,故清凉而化辛金。午半阴生,阴生则降,则为肺金。肺金即心火之清降者也,故肺气清凉而性收敛。子半阳生,阳生则升,三阳左升,则为肝木。肝木即肾水之已温升者也,故肝血温暖而性生发。肾水温升而化木者,缘己土之左旋也,是以脾为生血之本。心火清降而化金者,缘戊土之右转也,是以胃为化气之原。"

血之与气,一阳一阴,互生互化,相互维系。血与气之关系,可概括为"血为气之母",其中包含着血能化气,血能载气,血气并重三方面的含义。在病理变化上主要有血虚则气虚、血脱则气散,血瘀则气滞等表现。

1.血能化气

《灵枢·营卫生会》云:"营气者,精气也;血者,神气也。故血之与气,异名同类焉。"《素问·调经论》云:"气之所并为血虚,学之所并为气虚。"

元代滑寿《难经本义》云:"气中有血,血中有气,气与血不可须臾相离,阴阳互根,自然之理也。"

清代张璐《张氏医通·诸血门》云:"血之在身,有阴有阳……阴者,居于经络,专守脏腑,滋养神气。"

陈士铎《石室秘录·敛治法》云："血乃有形之物,气为无形之化,有形不能速生,而无形实能先得,况有形之物,必从无形中生之。气无形,始能生血有形之物,补气正所以补血,生气正所以生血也。"

血能化气,亦称血能养气。是指血能够充养人体之气,使气保持旺盛。人体之中,气属阳,无形主动,主温煦;血属阴,有形主静,主濡养。气中有血,血中有气,阴阳互根,互生互化。血之所以能够化气,一方面是气附于血而存在,而血之循环流布周身,能够不断地为气的生成和功能活动提供营养,以维持气的正常生理功能;另一方面,与气生成有关的肺、脾、肾等脏,也需要得到血的滋养,才能不断地化生人体之气。所以,气离不开血的营养,只有血液充盈,气得以养,才能保证机体正常的生理功能需要。在正常生理情况下,气血阴阳是相对平衡的,反之,血气不和,气血阴阳平衡失调,则会出现各种疾病。故有"血足则气旺,血盛则气盛";"血虚则气衰,血脱气亦脱"之谓。

临证所见,如久病血虚的患者,多伴有气虚之表现,故在治疗时常补血益气之品同用,以期气血双补,阴阳并调。若妇人因气虚所致的月经量少或经闭,在治疗时除补气之外,多加用补血之品,以血盛气充,病体得康。

2.血能载气

《素问·调经论》云："气血以并,阴阳相倾,气乱于卫,血逆于经,血气离居,一实一虚。"

清代吴澄《不居集·血症例方》云："血者气之守,气者血之卫,相偶而不相离者也,"唐容川《血证论·阴阳水火气血论》云："守气者即是血。"亦云："载气者,血也。"在其《本草问答·论降气药》中亦云："血为气所宅,旋复代赭石汤止噫气者,正是行血以降其气也。"周学海《读医随笔·气能生血血能藏气》云："所谓血藏气者,气之性情慓悍滑疾,行而不止,散而不聚者也。若无以藏之,不竟行而竟散乎?惟血之质为气所恋,因以血为气之室,而相裹结不散矣。故人之暴脱血者,必元气浮动而暴喘;久脱血者,必阳气浮越而发热;病后血少者,时时欲喘欲呕;或稍劳动即兀兀欲呕,或身常发热。此皆血不足以维其气,以致气不能安其宅也。此其权主乎肝肾。肝之味酸,肾之味咸,酸咸之性,皆属于敛。血之所以能维气者,以其中有肝肾之敛性在也。故曰肝藏血,非肝之体能藏血也,以其性之敛故也。精由血化,藏气之力更强,故又必肾能纳气,而气始常定也。明乎此,则知气血相资之理,而所以治之者,思过半矣。血虚者,当益其气;气暴者,尤当滋其血也。"

血能载气,亦称血能藏气,血能寓气。是指气依附于血中,依赖血之运载而布达全身。气是不断运动着的具有很强活力的精微物质,血是在脉管中运行的红色而黏稠的液态样物质;由于气的活力很强,运行疾速,极易行而不止,散而不聚,所以必须依附于有形之血,才能正常的流通。人之一身气血,不能相离,气中有血,血中有气,只有气血相依,循环不已,才能营养脏腑组织,维持生命活动。若气血不和,血不载气,则气浮散无根,无以所归而发生气脱,气亦随之涣散,往往出现气随血脱的证候。若瘀血阻滞,又会出现气机郁滞不畅的证候。故有"血为气之室,血病气亦病";"血脱气必虚","血脱气亦脱"之谓。

临证所见,如血虚病人多有气短、乏力懒言等气虚之表现;若失血过多,则气随血脱,卫气不固于肌表而津液外泄,可见大汗淋漓不止等症状。此时,当急宜补气以固脱,以无形而生有形也。若因血行瘀阻不畅而引起气机郁滞不通者,治当行气活血以散其瘀,以气行则血活,血活则瘀消。

3.血气并重

《素问·调经论》云："人之所有者,血与气耳。"

明代李梴《医学入门·血病》云："人知百病生于气,而不知血为百病之胎也。"王肯堂《证治准绳·诸血门·蓄血》云："夫人饮食起居一失其宜,皆能使血瘀滞不行,故百病由污血者多。"龚廷贤《寿世保元·卷一·血气论》云："病出于血,调其气犹可以导之。病原于气,区区调血何与焉?人之一身,调气为主,是亦先阳后阴之义也。"李中梓《医宗必读》云："血气俱要,而补气在补血之先;阴阳并需,而养阳在滋阴之上。"

清代高世栻《医学真传·气血》云："人之一身,皆气血之所循行。气非血不和,血非气不运……然气为主,血为辅;气为重,血为轻。故血有不足,可以渐生;若气不立,即死矣。"唐容川《血证论·论破气攻积药》云："气附血而凝,血合气而聚。"周学海《读医随笔·气能生血血能藏气》云："夫生血之气,荣气也。荣盛则血盛,荣衰则血衰,相依为命,不可离者也。藏于血之气,卫气也,宗气也。气亢则血耗,血耗则气散,相辅而行,不可偏者也。"

血气指人体内血和气的统称。血之与气,一阴一阳,互生互化,相互维系,气为血之帅,血为气之母。在《黄帝内经》中,对"血"与"气"之关系多表述为"血"前"气"后。如《素问·调经论》云："人之所有者,血与气耳。"《灵枢·天年》云："血气已和,荣卫已通,五脏已成,神气舍心,魂魄毕具,乃成为人。"其他如"血气和"、"血气之候"、"血气未并"、"血气已通"、"血气以存"、"血气始盛"、"血气不和"、"疏其血气"、"定其血气"等。不仅反映在对人体生理机能及病理状态的描述上,而且反映在对疾病的诊断、治疗等各个方面,应用十分广泛。究其原因,可能与"阴阳"这个古代哲学概念有关。对人体气血而言,血为阴,气为阳;按"阴阳"的称谓,气血就自然而然地称为"血气"了。其他诸如"荣卫"、"营卫"等亦如是。

至汉代,张仲景《伤寒论》中亦有"血气"、"荣卫"等描述。如《伤寒论·辨太阳病脉证并治法》云："血气流溢,失其常度。"

隋代巢元方《诸病源候论》中更有诸多对"血气"的记载。如"五脏皆禀血气"、"血气充盛"、"血气和调"、"血气虚"、"伤于血气"、"劳伤血气"、"折于血气"、"血气相搏"、"邪搏血气"、"动于血气"、"血气痞涩"等。后世医家亦多有"血气"之记述。

然而,随着中国古代哲学的发展,"元气"学说、"精气"学说的先后出现,"气"被广泛地用来解释宇宙的万物变化,认为气是构成天地万物的根本元素;人类与一切生物具备的生命能量或动力,也被称之"气",宇宙间一切事物,均是气的运行与变化的结果。

从血与气的阴阳属性来看,血为阴,气为阳;就营卫之气而言,则卫气为阳,营气为阴。

《素问·生气通天论》云："阳气者,若天与日,失其所则折寿而不彰。"

从中医康复养生学角度来看,万物之生由于阳,万物之死亦由乎阳。人之生长壮老,皆由阳气为之主;精血津液之生成,皆由阳气为之化。亦如明代张介宾《景岳全书》所云："阳强则寿,阳衰则夭。"故养生必须养阳。

从上可见,历代诸多医家从阴阳之中"阳气为重"、"先阳后阴"的观点出发,衍生出了"气血之中,气重于血";"气为主,血为辅";"气为重,血为轻";以及"调气为主"等观点。重视了"气",忽视了"血"。

血之与气,异名同类,都由水谷精微物质所化生。气为血之引导,血为气所归依;气为阳,血为阴;卫气者为阳,营气者为阴;阳行阴随,阴行阳随;营在脉中,卫在脉外,周流不息,如环无端;阴阳并重,气血俱要,相互依存,相互滋生,相互制约,相辅而行。在治疗上,血病虽当用血药治疗,但还有补气生血、理气和血、行气化瘀、血脱固气等治法;在出血不止时,还必须用补气药以收摄;血虚甚者,更应选用补气药以生血。故曰:血气并重,二者不可偏废。

第十章　血之病变

血液之病变谓之血病。血病之名，始见于《黄帝内经》。如《素问·宣明五气》云："咸走血，血病无多食咸。"

《素问·三部九候论》云："血病有身痛者治其经络。"此血病，泛指各种血液之病变，其义广矣。

宋代杨士瀛《仁斋直指附遗方论·血气·血论》云"夫惟血荣气卫，常相流通，则于人何病之有？一窒碍焉，百病由此而生矣……血之为患，其妄行则吐衄，其衰涸则虚劳；蓄之在上其人忘，蓄之在下其人狂；逢寒则筋不荣而挛急，挟热则毒内瘀而发黄；在小便者则淋痛，在大便者则肠风；其与妇人，月事进退，漏下崩中，病尤不一。凡此者，血使之然也。"亦云："人之一身不离乎气血，凡病经多日疗治不愈，须当为之调血。血之外证，痰呕、烦渴、昏聩、迷忘，常喜汤水漱口，不问男女老少，血之一字，请加意焉。"同书中还列"血疾证治"条，以"血疾"泛指各种血液病变。

金代李杲《脾胃论·脾胃虚实传变论》云："脾胃不足，皆为血病，是阳气不足，阴气有余，故九窍不通。"元代王好古《此事难知·卷上·少阳证》云："经闭者，尺中不至；胞闭者，生化绝源，二者皆血病也。"

明代李梴《医学入门》列"血病"专篇，认为"人知百病生于气，而不知血为百病之胎也。凡寒热、倦挛、痹痛、癥疹、瘙痒、好忘、如狂、惊惕、迷闷、痞块、疼痛、癃闭、遗溺等证，及妇人经闭、崩中、带下，皆血病也。"且"血病每以胃药收功。"龚廷贤《寿世保元·血气论》云："血之为病，妄行则吐衄，衰涸则虚劳，蓄之在上，其人忘，蓄之在下，其人狂，逢寒则筋不荣而挛急，挟热毒则内瘀而发黄，在小便为淋痛，在大便为肠风，妇人月事进退，漏下崩中，病症非一。凡此诸疾，皆血使之也。"皇甫中《明医指掌·诸血证二》云："歌：血是人身水谷精，生于脾胃统于心。动言视听皆资用，脉络形容足壮神。阳火煎熬偏易耗，阴精有质故难成。虚劳咳咯真阴损，吐衄多因火载升。男子便红缘湿火，女人血热病崩淋。脉芤而涩知无血，色夺神枯是损阴。血热血寒虚与实，临时诊候细详情。若缘蓄血生潮热，药剂斟量及早行。血因脱损焦姜补，燕地归芎信有灵。论：夫血者，水谷之精也。和调于五脏，洒陈于六腑，乃能入于脉也。源源而来，生化于脾，总统于心，藏于肝，宣布于肺，灌溉一身。故目得之而能视，耳得之而能听，掌得之而能摄，足得之而能履，脏得之而能液，腑得之而能气。所以，视、听、言、动、脏、腑、脉络，靡不由于血之运用也，故曰：血者，神气也。持之则存，失之则亡，血盛则形盛，血弱则神衰，神静则阴生，形役则阳亢。注之于脉，少则涩，充则实，故阳生阴长，取汁变化而为血。《内经》所谓：脉者，血之府也。生化旺，则诸经恃此而长养，衰耗竭，则百脉由此而空虚，可不谨养哉？盖血属阴，难成而易亏。由乎人之节欲者少，不能谨养，以致阳火滋甚，日渐煎熬，真阴内损，而吐衄，血妄行于上，便溺，血渗泄于下，而精神内损，百病由此而生焉。"张三锡《病机部·血病》专论各种血病之病机。缪希雍《神农本草经疏·治法提纲》云："因气病而及血者，先治其气；因血病而及气者，先治其血。"张介宾《景岳全书·血证》云："血本阴精，不宜动也，而动则为病；血主营气，不宜损也，而损则为病。盖动者多由于火，火盛则逼血妄行；损者多由于气，气伤则血无以存。故有以七情而动火者，有以七情而伤气者；有以劳倦色欲而动火者，有以劳倦色欲而伤气者。或外邪不解而热郁于经，或纵饮不节而火动于胃，或中气虚寒则不能收摄而注陷于下，或阴盛格阳则火不归源而泛溢于上，是皆动血之因也。故妄行于上，则见于七窍；流注于下，则出乎二阴；或壅滞于经络，则发为痈疽脓血；或郁结于肠脏，则留为血块血癥；或乘风热，则为斑为疹；或滞阴寒，则为痛为痹；此皆血病之证也。若七情劳倦不知节，潜消暗烁不知养，生意本亏，而耗伤弗觉，则为营气之羸，为形体之蔽，此以真阴不足，亦无非血病也。"在"论治病不出气血痰郁论"项下亦云："血病治血。"

　　清代张璐《本经逢源·血余》云："发者，血之余，故能治百病。"汪绂《医林纂要》云："矾红，功亦略同白矾，色赤入心入血分，治诸血病。"张秉成《本草便读》中亦有"当归……为血病中之要药。"

　　凡此者，皆指广义之血病。

　　其狭义者，即指各类出血。如隋代巢元方《诸病源候论·卷二十七》列"血病诸候"，凡九论，专论各类出血。

　　宋代严用和《重订严氏济生方》设"血病门"，专论各类出血。

　　明代虞抟《苍生司命·血证》云："故凡血病，当辨其出自何经，宜加本经清气之药。"孙一奎《赤水玄珠》云："凡治血病，须明血出何经，不可概曰吐衄多是火载血上，错经妄行。"孙文胤《丹台玉案·诸血门》云："后生少年辈，恃其壮盛，恣情酒色；而贫穷劳苦之人，又不暇自惜，涉远负重，奔走于衣食，而无日夜之安宁，其能不伤于血乎？伤于上部，则胸臆痛；伤于中部，则两胁中脘痛；伤于下部，则小腹痛。由是吐血、衄血、便血、尿血之病作矣。"

　　清代陈士铎《石室秘录·血治法·论治血宜顺性》云："血治法，乃血病不肯归经，或上或下，或四肢皮毛各处出血者是也。"费伯雄《医方论·补养之剂》云："水谷之精，聚于中焦，受气变化，然后成血，日生几何？不知调养，而反行耗散，血病多多矣。或目睛流血，耳中出血，鼻中衄血，口中吐血，舌痛出血，牙宣出血，毛窍出血，小溲溺血，大便泻血；或崩漏，或痔漏，或蓄血如狂，或血痞作胀，或经闭不通，或妄行血脱，以至跌扑之伤血，疮疡之溃血。病既种种不同，治病之法，或补之，或养之，或凉之，或温之，或散之，或破之，立方须一一对症。"唐容川《血证论·阴阳水火气血论》中亦有"水病则累血，血病则累气。"

　　凡此者，皆指狭义之血病。

　　由此可见，血病当有广义与狭义之别。清代蒋示吉《医意商》云："血病之故有四：曰虚、曰瘀、曰寒、曰热。治血之法有五：曰补、曰下、曰破、曰凉、曰温。"陆懋修《世补斋医书》云："若夫暴来暴下之忽见血者，且有畜血之为血证而不见血者，则非血之虚，而为血之病。"日本丹波元简《杂病广要》引明代汪机《医学原理》云：血"其为病者，有虚有实，有热有寒。夫血虚则阳虚，阳虚则火动，火动则载血上行，越出诸窍而为吐血、呕血、衄衊血等证。血热者，阳气陷入血中，血因而热，随气下流，而为溺血、便血、崩血、肠风下血等证。血寒则凝于脏腑之间，而为癥瘕之病。血滞则蓄于皮肤之间，而为壅脓之毒。"血热妄行可致出血，血寒凝滞易发血瘀，故血之病变，总不外出血证、血虚证、血瘀证三端，而血寒证、血热证，俱涵其内；至于血脱、血燥、充血、血毒、血浊等，亦皆附属其中。故宜以血病总括各种血液之病变。

第一节　出血证

　　凡血液不循常道，或上溢于口鼻诸窍，或下泄于前后二阴，或渗出于肌肤所致的疾患，统称为出血证。其范畴，既专指各种出血性疾病，也包括因其他病证而继发的出血症状。

　　出血证又称为血证。血证之名，始见于汉代张仲景《伤寒论·辨太阳病脉证并治法》。其云："小便自利，其人狂者，血证谛也，抵当汤主之。"但此"血证"，是指太阳伤寒蓄血证。宋代张杲《续医说》始将各种出血病证概括为"血证"，在"诸血"项下单列"血证分寒热"条进行阐述。

　　血证所指，亦有广义与狭义之分。其广义者，即指各种原因导致与血有关的疾病，是与血液有关疾病的统称。如清代程文囿《医述》引明代张三锡《医学六要》所云："血证有四：曰虚、曰瘀、曰热、曰寒。"血热妄行可致出血，血寒凝滞则致血瘀，故广义之血证亦不外出血、血虚、血瘀三端，亦即血病。亦如清代陆懋修《世补斋医书》所云："更有一等大吐、大崩，去血过多则血脱者，必益气……若夫暴来暴下之忽见血者，且有畜血之为血证而不见血者，则非血之虚，而为血之病。"等记载。

　　狭义血证，又称"血症"、"失血"、"出血"等。历代称"血证"并设专篇论述者，如宋代张杲《续医说》；明代虞抟《医学正传》，张介宾《景岳全书》，徐春甫《古今医统大全》，吴昆《医方考》；清代张必禄《医方辨难大成》，唐容川《血证论》等。称"血症"并列专篇论述者，如明代孙一奎《赤水玄珠》，赵献可《医贯》，周之干《周慎斋遗书》；清代陈士铎《辨证录》，李用粹《证治汇补》，吴澄《不居集》，以及潘为缙《血症经验良方》等。称"失血"并列专篇论述者，如汉代华佗《中藏经》；宋代史堪《史载之方》，陈言《三因极一病证方论》，窦材《扁鹊心书》，朱佐《类编朱氏集验医方》，朱端章《卫生家宝方》；元代危亦林《世医得效方》；明代朱橚《普济方》，龚廷贤《万病回春》，梁学孟《国医宗旨》，王肯堂《证治准绳》，龚居中《红炉点雪》；清代吴谦等《医宗金鉴》，罗国纲《罗氏会约医镜》等。

　　出血之名，始见于《黄帝内经》。如《灵枢·杂病》云："衄而不止，衃血流……不已，刺腘中出血。"《灵枢·邪气脏腑病形》亦云："肺脉……滑甚为息贲上气，微滑为上下出血"等。后世医家颇多发挥。如晋代皇甫谧《针灸甲乙经》中有"鼻口出血"、"齿间出血"等记载；隋代巢元方《诸病源候论》中设"舌上出血候"、"九窍四肢出血候"、"齿间出血候"、"口舌出血候"等；宋代王怀隐等《太平圣惠方》中列"治虚劳小便出血诸方"及"治妇人小便出血诸方"，陈自明《妇人大全良方》《众疾门》中列"妇人小便出血方论"，"产后门"中列"产后小便出血方论"，政和中奉敕撰《圣济总录·吐血门》中列"舌上出血"；明代薛己《保婴撮要》中设"出血不止"，费伯雄《医醇賸义》中设"齿牙出血"，张璐《张氏医通·诸血门》设"九窍出血"等专篇，分别论述。故以血证统称各类出血性疾患，不仅狭义，亦不恰当，而以出血统称，似为合理准确。

　　由此可见，广义血证，当以血病总称，更为合理；狭义血证，若以出血证统称，实乃确切。

第二节　血虚证

血虚证为体内血液不足,肢体脏腑百脉失去濡养而出现全身多种衰弱证候的总称。又称营血不足或血液亏虚证。

血虚之名,始见于《黄帝内经》。如《素问·调经论》云:"气之所并为血虚,血之所并为气虚。"《素问·举痛论》亦云:"血虚则痛。"汉代张仲景《金匮要略·妇人产后病脉证治》云:"所以产妇喜汗出者,亡阴血虚,阳气独盛,故当汗出,阴阳乃复。""中风历节病脉证并治"项下亦云:"寸口脉浮而紧……浮者血虚,络脉空虚……"隋代巢元方《诸病源候论·虚劳病诸候》云:"今劳伤之人,血虚气逆,故衄。""妇人产后病诸候"亦云:"凡产后皆血虚。"元代朱震亨《丹溪心法·怔忡》云:"怔忡者血虚,怔忡无时,血少者多。"明代王纶《明医杂著》列"气虚血虚"专篇论述;张介宾《景岳全书·血证》云:"故血衰则形萎,血败则形坏,而百骸表里之属,凡血亏之处,则必随所在而各见其偏废之病。"李中梓《医宗必读·辨治大法论》云:"血虚则热,补心、肝、脾、肾,兼以清凉。"清代沈金鳌《杂病源流犀烛·虚损劳瘵源流》云:"虽分五脏,而五脏所藏无非精气。其所以致损者有四:曰气虚、曰血虚、曰阳虚、曰阴虚。气血阴阳各有专之,认得真确,方可施治。"亦云:"血虚者……心肝二经虚也。"程文囿《医述》引明代张三锡《医学六要》云:"血证有四:曰虚、曰瘀、曰热、曰寒。治法有五:曰补、曰下、曰破、曰凉、曰温。虚者其证朝凉暮热,手足心热,皮肤甲错,唇白,女子则月事前后不调,脉细无力,治宜补之。"费伯雄《医醇賸义·卷二·劳伤》云:"人苟劳心纵欲,初起殆不自知,迨至愈劳愈虚,胃中水谷所入,一日所生之精血,不足以供一日之用,于是营血渐耗,真气日亏,头眩、耳鸣、心烦、神倦、口燥、咽干、食少、短气、腰痠、足软,种种俱见,甚则咳呛失音、吐血、盗汗,而生命危矣。"顾靖远《顾氏医镜·卷五·论治大纲》云:"治血有三法:一曰补血。血虚宜滋之、补之,如熟地、桂圆、人乳、牛乳、柏仁、枣仁、肉苁蓉、鹿角胶之属。"唐容川《血证·吐血》云:"心为君火,主生血。血虚火旺,虚烦不眠、怔忡、健忘、淋遗、秘结、神气不安,用天王补心丹启肾之水,上交心火,火不上炎,则心得所养。"等记载。

由此可见,历代中医典籍中对血虚证的病因病机、临床表现、辨证用药等理论与实践方面,都有着丰富的论述及记载,证名也比较确切,并沿用至今。

第三节　血瘀证

血瘀是指血液运行迟缓涩滞、死血壅塞血脉、血脉闭阻不通、血液离经停积四种病理状态,属于病机的范畴。瘀血是指凝结不行之血,是血瘀的病理产物,二者之间有严格的区别。另一方面,血瘀是产生瘀血的病因,瘀血既成之后,又必然影响血液的正常运行,从而可导致和加重血瘀的病理状态,二者又存在着互为因果的关系。

瘀血之名,始见于汉代张仲景《伤寒论·辨阳明病脉证并治法》。其云:"阳明证,其人喜忘者,必有蓄血。所以然者,本有久瘀血……"亦云:"发热……至六七日不大便者,有瘀血,宜抵当汤。"其在《金匮要略·惊悸吐衄下血胸满瘀血病脉证治》中首次将瘀血作为一种独立病证进行论述,并在该书中创立治疗产后腹痛之下瘀血汤,缓中补虚之大黄䗪虫丸等活血化瘀方剂。隋代巢元方《诸病源候论》中列"卒被损瘀血候",其云:"夫有瘀血者,其人善忘,不欲闻恶声。病人胸满,唇萎舌青,口燥,但欲漱水不欲咽,无热,脉微大来迟,腹不满,其人言我腹痛,为有瘀血。汗当出不出,内结亦为瘀血。病人胸满,口干,膊痛,渴,无寒热,为有瘀血。""伤寒内有瘀血候"项下亦云:"夫人先瘀结在内,因伤寒病,若热搏于久瘀,则发热如狂;若有寒,则小腹痛,小便反利,此为血瘀,宜下之。"明代王肯堂《证治准绳·蓄血》云:"夫人饮食起居一失其宜,皆能使血瘀滞不行,故百病由污血者多。"缪希雍《神农本草经疏·续序例上》云:"血瘀宜通之。"清代吴瑭《温病条辨·卷三》云:"时欲漱口,不欲咽,大便黑而易者,有瘀血也。犀角地黄汤主之。"林珮琴《类证治裁·血症总论》云:"血瘀而结,宜苦泻之,酸泄之。"程文囿《医述》引明代张三锡《医学六要》云:"血瘀者,其证在上则烦躁,漱水不欲咽;在下则如狂,谵语,发黄,舌黑,小腹满,小便长,大便黑,法宜下之;女子则经停腹痛,产后小腹胀痛不可按,法宜破之。"王清任《医林改错》中列"五十种血瘀症",集活血化瘀之大成,首创补气活血法及方。唐容川《血证论·脓血》云:"血瘀于经络脏腑之间,既无足能行,亦无门可出……""瘀血"项下云:"既是离经之血,虽清血、鲜血,亦是瘀血。""男女异同论"项下亦云:"瘀血去则新血已生,新血生而瘀血自去。"吴达《医学求是·血证求原论》云:"大凡血证必探其原,不求其原,而但止其血,不明刚柔互进之法,纯用滋阴,渐至痰凝血瘀,一发难收,良可概矣。"等记载。

由此可见,历代医家对血瘀证的认识及治疗均积累了丰富的临床经验。血瘀与瘀血之间既有区别,又有联系,相互影响,互为因果。若作为证侯,则宜以血瘀证名之。

第四节　血热证

血热,亦称血分热,即血分有热,指血行加速而异常的病理状态。血热证是指血分有热,或热邪侵犯血分而出现的伤阳、动血、热扰神明等临床表现的统称。证见吐衄、咳咯、便血,午后发热,女子月事先期而来,脉弦而数。

《黄帝内经》中虽无"血热"病证名称之记载,但有类似血热的诸多论述。如《素问·六元正纪大论》云:"热至则身热……衄衄头痛,骨节变,肉痛,血溢血泄,淋闷之病生矣。"《素问·至真要大论》云:"少阳之复,大热将至,枯燥燔爇,介虫乃耗,惊瘛咳衄……甚则入肺,咳而血泄。"汉代张仲景《伤寒论·辨太阳病脉证并治》云:"太阳病中风,以火劫发汗,邪风被火热,血气流溢,失其常度。"宋代史堪《史载之方·伤寒论》云:"热毒内伤肝心两脏,肝心失守,不能主血,毒气烦盛,上蒸于肺,血随气行,流入于肌肤,发为赤斑。"严用和《重订严氏济生方·血病门·失血论治》云:"夫血之妄行也,未有不因热之所发。盖血得热则淖溢,血气俱热,血随气上,乃吐衄也。"金代刘完素《素问玄机原病式·六气为病·热类》云:"心养于血,故热甚则血有余而妄行。"元代朱震亨《活法机要·胎产证》云:"诸见血无寒,衄血、下血、吐血、溺血、皆属于热。"明代汪机《医学原理》云:"血热者,阳气陷于血中,血因而热。"明代龚居中《幼科百效全书》

云："血热者，每日以午间发热，遇夜则凉，此心热也。轻则导赤散，重则四顺饮治之。"张介宾《景岳全书·小儿则·内热证》云："血热妄行者，清化饮。"清代李用粹《证治汇补·血证》云："血热者，其症吐衄咳咯溺血，午后发热，女子月事先期而来，脉弦而数，法宜凉之。"沈金鳌《杂病源流犀烛·卷十七》云："血热宜清之凉之。热则为痈肿疮疖，为齿衄，为鼻衄，为牙龈肿，为舌上出血，为舌肿，为赤淋，为血崩，为月事先期，为热入血室，为赤游丹，为眼暴赤肿痛。治宜酸寒苦寒咸寒辛凉以除实热。"等记载。

由此可见，引起血热的原因不外乎外邪不解，七情动火，过食辛辣，久病虚热，劳倦色欲，纵欲不节等。临证可分为出血证候与非出血证候两大类。出血证候有吐血，呕血，咳血，衄血，尿血，便血，斑疹，妇人月经过多，月经先期，崩漏等证；非出血证候有疮痈，闭经，热入血室，蓄血，以及杂病中的口干，发热等各种血热表现。归纳起来，总不外"火盛"与"气损"两端，在出血证、血虚证、血瘀证中，均能得到充分体现。

第五节　血寒证

血寒，亦称血分寒，即血分有寒，指寒邪入血，寒凝气滞，血行不畅的病理状态。血寒证是指阴寒之邪侵犯血分，或气虚失其温煦，而出现血脉凝滞、收引等临床表现的概称。证见手足冷痛，肤色紫黯，少腹冷痛，月经延期，经色紫黯，夹有瘀块，喜暖恶寒，得温痛减，脉细而缓。

早在《黄帝内经》中就有"血寒"病证名称之记载，也有类似血寒的诸多论述。如《灵枢·禁服》云：脉"陷下者，脉血结于中，中有著血，血寒，故宜灸之。"《素问·举痛论》云："寒气入经而稽迟，泣而不行。客于脉外则血少，客于脉中则气不通，故卒然而痛。"《素问·离合邪论》云："夫邪之入于脉也，寒则血凝泣。"《素问·调经论》云："寒独留，则血凝泣，凝则脉不通。"元代王好古《阴证略例·论下血如豚肝》云："饮冷太极，脾胃过寒，肺气又寒，心包凝泣，其毒浸渗入于胃中，亦注肠下，所以便血如豚肝，非若热极妄行下血而为鲜色也。"宋代杨士瀛《仁斋直指附遗方论·血论》云："人之血脉一或凝滞于经络肠胃之间，百病由此而根矣。"明代周之干《周慎斋遗书·血症》云："干姜、肉桂，血寒所宜。"王肯堂《证治准绳·幼科·诸失血证》云："间有医者见其血盛，以为热极，过投凉剂，遂使血寒不能归源而妄流，其色紫黯而凝滞，或成小片。"张介宾《景岳全书·妇人规·血寒经迟》云："凡血寒者，经必后期而至。"清代李用粹《证治汇补·血证》云："血寒者，其证麻木疲软，皮肤不泽，手足清冷，心腹怕寒，腹有块痛，得热则止，在女子则月事后期而痛，脉细而缓，法宜温之。"程履新《程氏易简方论·血门》云："治分八法……一曰温中，缘衣冷食寒，渗入血分，血得寒则凝，不归经络而妄行，血出黯黑，色夭身凉，法以炮姜、肉桂之类，温中和气，气温和则血自归经矣。"罗国纲《罗氏会约医镜·经脉门》云："凡血寒血虚者，俱后期。然血何以寒？非阴寒由外而入，生冷由内而伤，原由阳气不足，非春和之时，以致津液不能充盈，故不能如期而至也。"等记载。

由此可见，产生血寒证的原因有二：一是血脉经络受寒，而致血行不畅；二是素体阳虚，或脏气阳虚，失其温煦，虚寒内生，而致气血凝滞。经络受寒，有经络受寒与冲任受寒之分；素体阳虚血寒与冲任虚寒之别。而血寒所致气血流行不畅或凝滞的病理状态，在血病之出血证、血虚证、血瘀证中，亦能得到充分体现。

第十一章 血病病因

病因是引起疾病的原因。举凡可以破坏人体的生理状态,导致疾病发生的一切因素与条件,都属于病因的范畴。

宋代陈言《三因极一病证方论·三因论》云:"然六淫,天之常气,冒之则先入经络流入,内舍于脏腑,为外所因;七情,人之常性,动之则先自脏腑郁发,外形于肢体,为内所因;其如饮食饥饱,叫呼伤气,尽神度量,疲极筋力,阴阳递违,乃至虎狼毒虫,金疮踒折,疰忤附着,畏压溺溺,有背常理,为不内外因。"

从中医学发展史来看,有关血病的病因论述颇多,经历代医家的补充、修正、分类,使血病病因学说逐渐完整和统一。血病之病因,亦可分为外因、内因和不内外因三大类。亦如明代赵献可《医贯·绛雪丹书·血症论》所云:"凡血证,先分阴阳,有阴虚,有阳虚……既分阴阳,又须分三因。风、寒、暑、湿、燥、火,外因也(过食生冷、好啖炙煿、醉饱无度,外之内也);喜、怒、忧、思、恐,内因也(劳心好色,内之内也);跌扑闪朒,伤重瘀蓄者,不内外因也。"

综观历代医家论述结合临证经验,血病之病因可归纳为外感六淫、外感疫毒、内伤七情、饮食失调、劳倦过度、先天因素、药毒损伤七个方面。

一、外感六淫

宋代陈言《三因极一病证方论·外因衄血证治》云:"病者因伤风寒暑湿,流传经络,阴阳相胜,故血得寒则凝泣,得热则淖溢,各随脏腑经络涌泄于清气道中。衄出一升一斗者,皆外所因,治之各有方。"

中医的六淫包括风、寒、暑、湿、燥、火,不仅包括了气候时令等因素,而且也包含了现代医学所言的细菌、病毒、真菌,甚至一些理化致病因素。由于六淫致病有各自不同的特点,其在血病发病中的机制亦有区别。

1.风邪

风为阳邪,其性善行而数变,为百病之长,常侵犯人体上部,易致血液上逆。如急劳、虚劳等血病,常因正气内虚,卫外不固,而易导致外感风邪,引起发热见证;风邪往往合并热邪侵及血分,可致葡萄疫发生;风邪入侵,耗气伤血,又可加重血虚及出血。风邪有外风、内风之分,除外风容易侵犯机体之外,内风也是致病的重要因素。如急劳、髓劳以及大衄、脑衄等疾病过程中出现的昏迷、抽搐、震颤等,多与血虚生风或肝风内动有关。亦如宋代陈自明《妇人大全良方·妇人贼风偏枯方论》所云:"古人有云:医风先医血,血行风自灭。"

2.寒邪

寒为阴邪,易伤阳气。寒邪外感可直中三阴,如中于足太阴脾,则脾阳受损,脾气虚弱,气血生化乏源,从而导致血虚证候;寒邪直中足少阴肾,则肾阳虚衰,气血亦可虚损。血喜温而恶寒,寒主收引,其性凝滞,外感寒邪,则气血凝滞,经脉流行不利,故可引起血瘀见证,出现疼痛和结块,如急劳之骨痛,瘰疬痰核及癥瘕积聚等。亦如明代张介宾《景岳全书·积聚》所云:"诸有积者,或以饮食之滞,或以脓血之留,凡汁沫凝聚,旋成癥块者,皆积之类,其病多在血分,血有形而静也。"

3.热(火、温、燥)邪

火为阳邪,其性炎热。火热之邪与血病关系最为密切。外感热毒之邪,损伤络脉,迫血妄行,可引起各种出血见证。若血溢于肌肤之间,则发为肌衄;血溢于上,则为吐血、咳血、衄血;血溢于下,则为便血、尿血、崩漏等。热邪易于升发,又最易伤阴,还可煎熬血液成块,故临证除可出现阴虚发热症状之外,还易出现血瘀证。如急劳发热、出血,多属温病范畴,乃热毒之邪入营入血并伤及骨髓所致;火邪耗气伤津,甚则伤精竭髓,故可引发骨髓造血功能减退,出现髓劳等血病。燥邪致病,亦可引起血瘀,亦如明代李梴《医学入门·燥》所云:"《经》曰:燥者润之,养血之谓也。盖燥则血涩,而气液为之凝滞,润则益旺,而气液为之流通,由内茂而后外色泽矣。"

4.湿邪

湿为阴邪,易伤脾胃。感受湿邪,中焦脾胃运化无权,水湿不化,则影响气血之生化,出现血虚。素体虚弱,直接感受湿热邪毒,阻于肝胆,胆汁外溢则发为黄疸;湿热交蒸伤及营血,引起血败气亏,则黄疸与血虚并见。湿性黏滞而固着,亦是一些血病缠绵不解,久治不愈的一个因素。亦如明代张介宾《景岳全书·黄疸》所云:"阴黄……总由气血之败。盖气不生血,所以血败;血不华色,所以色败。"

二、外感疫毒

疫毒之邪,非风非寒,乃天地之间别有一种异气所感。疫毒致病,发病急促,病情严重,有的具有传染性;其传变迅速,不经皮毛直入营血,损伤血脉,耗血动血,则出现高热、出血、血虚、血脱等;或疟虫损伤血脉,或痘疹之毒燔灼血络等,亦皆可引发出血及血虚。亦如宋代史堪《史载之方·伤寒论》所云:"热毒内伤肝心两脏,肝心失守,不能主血,毒气烦盛,上蒸于肺,血随气行,流入于肌肤,发为赤斑。"

三、内伤七情

七情指喜、怒、忧、思、悲、恐、惊七种情志活动。七情过激,可引发血病。一为七情直接损伤五脏而致病,如思虑过度,伤及于脾,脾失健运,气血生化乏源,则发血虚;过怒伤肝,肝不藏血,则发出血等。二为七情影响人体气机而致病,如情志怫郁,气机阻滞,不仅可引发血瘀证,又可使原有的出血证、血虚证发作或加重。亦如元代朱震亨《丹溪心法·六郁》所云:"气血冲和,万病不生,一有怫郁,诸病生焉。故人生诸病多生于郁。"

四、饮食失调

水谷精微是生成血液最基本的物质,人体所摄取之食物,经脾胃消化吸收而生成水谷精微,复注心脉赤化而化生血液。若饮食不节,则易致脏腑功能失常。如饮食摄入不足,或偏嗜挑食,可致营养不良,气血生化乏源,则发血虚证;饮食不慎,过食蚕豆,以及饮食不洁,肠道生虫等,日久亦可引起血虚证。饮食过量,暴饮暴食,不仅可损伤脾胃,影响气血生化,而且能诱发或加重出血等。亦如明代朱橚《普济方·

婴孩诸血痔疾门》所云："又有饮食大饱之后，脾胃内冷，不能消化所食之物，气血相冲，因伤肺胃，亦令吐血。"

五、劳倦过度

劳倦过度，可耗伤气血，影响脏腑功能，导致血病的发生。劳倦亦包括房劳过度，房室不节而耗伤肾精，肾精枯竭则无以化血，故虚劳血虚诸证随之而起。亦如明代孙文胤《丹台玉案·诸血门》所云："后生少年辈，恃其壮盛，恣情酒色；而贫穷劳苦之人，又不暇自惜，涉远负重，奔走于衣食，而无日夜之安宁，其能不伤于血乎？"

六、先天因素

先天禀赋不足，出生之后又失及时调养，以致脏腑失调，精血不足，可发血病。如父母体质虚弱，精气亏虚，遗传下代，而发血虚等诸虚不足；儿在胎中，母失调理，恣纵欲食，热毒流传于儿，及至降生，乃发出血等。亦如明代朱橚《普济方·婴孩诸血痔疾门》所云："凡儿生七日之内，大小便有血出者，此由胎气热盛之所致也。母食浓酒、细面、炙煿、腌咸等，流入心肺，儿在胎内受之，热毒亦传心肺。"

七、药毒损伤

药毒有广义及狭义之分，广义药毒也包括电离辐射、农药、化肥、染发剂等一些特殊致病物质。狭义药毒既指药物自身毒邪，如某些有毒中西药品；又指误用药物造成药邪。药毒致病主要是损伤脏腑，入侵骨髓，波及营血，出现出血、血虚或血瘀见证，而发急劳、髓劳等血病。亦如清代吴澄《不居集·血症八法扼要总纲》所云："又有五运六气，司天在泉……或误服草药食毒伤……皆能令人失血。"

第十二章　血病病机

　　病机是疾病变化发展的机理,也就是病理。不同的病证各有其不同的病理变化,但在这些具体的不同的病理变化中,又存在着邪正斗争、阴阳失调和升降失常等共同的病理。

　　明代徐彦纯《玉机微义·血证治法》云:"血者,难成而易亏,可不谨养乎? 阴气一伤,诸变立至,妄行于上则吐衄,衰涸于中则虚劳,妄返于下则便红,移热膀胱则溺血,渗透肠间则为肠风,阴虚阳搏则为崩中,湿蒸热瘀则为滞下,热极腐化则为脓血。火极似水,色多紫黑;热胜于阴,发为疮疡;湿滞于血,则为瘾疹;凝涩于皮肤,则为冷痹;畜之在上,则喜忘;畜之在下,则如狂;跌扑损伤,则瘀恶内聚。"

　　血液是人体生命活动的重要物质基础之一。与其他病证一样,血病亦有以上所述疾病的共同病机,但出血证、血虚证、血瘀证又具有各自不同的病机特点。如血量的不足,使血主濡之等营养作用减弱;另一方面,血液运行的异常,也可影响自身功能的发挥,从而引起相应的病变。所以,血量的充足与否以及血液的营运障碍,是血病的基本病理变化。

　　血液与脏腑的关系十分密切。血液由脏腑化生、输布,脏腑又赖之以进行正常的生理活动。脏腑发生病变要影响血液的变化,而血液的病变也会影响某些脏腑功能。血液的病变是不能离开脏腑而孤立存在的,而是脏腑病变的一个组成部分。

　　血病之病机,可归纳为血液不足及血行失常两个方面。

一、血液不足

　　血液不足,是指血液亏虚或血的濡养功能减退的病理状态。失血过多,新血不及生成补充;脾胃虚弱,饮食营养不足,化生血液的功能减弱或化源不足而致血液化生障碍;久病不愈,慢性消耗等因素,均可导致血虚。血之所以虚少,或由化源不足,或由耗损过多。化源不足多因脾胃亏损,水谷精微不足以生血,或由肾气衰惫,精水不足以化血。此外,由于津血同源,彼此可以互为补充,在一定条件下,津液可以注入脉中而为血,血中的津液也可渗于脉外而为津。故热邪、吐泻等伤津,也可导致血量的不足;久病营血暗耗,以及慢性失血及大量出血等,则属耗血过多。除此之外,也有因瘀血不去,新血不生所致者。而血液不足产生的病理变化,主要有失于濡养和血不载气两个方面。

1.失于濡养

　　明代张介宾《景岳全书·血证》云:"凡为七窍之灵,为四肢之用,为筋骨之和柔,为肌肉之丰盛,以至滋脏腑,安神魂,润颜色,充营卫,津液得以通行,二阴得以调畅,凡形质所在,无非血之用也。是以人有此形,唯赖此血。故血衰则形萎,血败则形坏,而百骸表里之属,凡血亏之处,则必随所在而各见其偏废之病。"

血虚病症繁多,然总其一点,无非体失濡养使然。如面色苍白,唇色爪甲淡白无华;头晕目眩,肢体麻木,筋脉拘挛;心悸怔忡,失眠多梦;皮肤干燥,毛发枯焦,以及大便燥结等。诚然,血虚可以影响所有脏腑,从而出现不同脏腑的病证。但在临床上,血虚则主要表现在心肝二脏。这是因为心主血,肝藏血,心肝二脏与血的关系最为密切。因此,血虚呈现的症状也以心肝二脏最多,随着血虚得到纠正,其症状也随之消失。从五脏关系来看,心为肝之子。根据虚则补其母和阳生阴长的道理,补心多兼补肝,补肝又兼滋肾,在血虚较为严重的情况下,补血方内又常用补脾肺之气的药物。由此可见,在实际治疗时还是考虑到五脏,只不过侧重于心肝二脏而已。

2.血不载气

明代龚延贤《寿世保元·血气论》云:"盖气者,血之帅也,气行则血行,气止则血止,气温则血滑,气寒则血凝,气有一息之不运,则血有一息之不行。病出于血,调其气犹可以导达;病原于气,区区调血,又何加焉? 故人之一身,调气为上,调血次之,先阳后阴也。"

血为气之母,气赖血以附,载之以行。血虚气无以附,遂因之而虚。如慢性失血由血虚而致气虚者属之,特别是在大失血的情况下,气随血亡而脱,此时气脱反而成为主要矛盾。盖有形之血难以骤生,无形之气所当急固。故治疗应予益气固脱以摄血。

二、血行失常

血行失常,是指血行迟缓或血行不畅,以及血行加速、逆乱,甚或血液妄行的病理状态。

《素问·举痛论》云:"经脉流行不止,环周不休。"血液在人体内是行而不居的,如果留着不行,则为瘀血;溢于脉外,则为出血。血行失常产生的病理变化,主要有瘀血阻滞和血失常道两个方面。

1.瘀血阻滞

清代唐容川《血证论·瘀血》云:"吐、衄、便、漏,其血无不离经。凡系离经之血,与荣养周身之血,已睽睽而不合……此血在身,不能加于好血,而反阻新血之化机,故凡血证,总以去瘀为要。"

瘀者,淤也。瘀血引起的种种病象,都与阻滞、不通的病理变化有关。血本畅行于经脉之中,如无寒热之邪和气滞气虚之变,以及痰湿水饮停滞和外力之伤,则无瘀阻可言。有一于此,则生瘀血。而血液质地的异常,如津液脱失,也可致瘀,谓之津亏血瘀。此外,离经之血亦属瘀血范围。

由于引发血瘀的原因很多,如气滞而致血行受阻,或气虚无力行血;或痰浊阻于脉络;或寒邪入血,血寒而凝;或邪热入血,即可煎灼血液,使血液黏稠不畅,也可灼伤脉络,使血溢脉外,积存体内;或跌闪外伤等,均可形成血瘀,甚则血液凝结而成为瘀血。所以说,瘀血是血瘀的病理产物,而在瘀血形成之后,又可阻遏气机,滞塞脉络,作为继发性致病因素,成为血瘀的致病原因之一。血瘀可以为全身性病变,也可瘀阻于脏腑、经络、形体、官窍等某一局部,从而产生不同的临床表现。其基本特点为疼痛、痛有定处,肿块,出血,紫绀,唇舌紫黯以及舌有瘀点、瘀斑,肌肤甲错,面色黧黑等。虽然导致血瘀的原因有气滞、气虚、痰浊、血寒、血热、外伤等不同,但从血瘀的寒热性质而言,则仅限于因热致瘀和因寒致瘀两个方面。其中血热导致的血瘀,由于血分有热又可加速血行,灼伤脉络,迫血妄行,加之易扰心神和煎熬阴血、津液,故其临床表现以热象、伤阴耗血、扰神、出血为特征,可见身热以夜间为甚,面红,舌质红绛,心烦或躁扰发狂,谵语,甚则昏迷,或衄血、吐血、尿血、月经提前量多等症。血寒导致的血瘀,则见肢体手足麻木冷痛,心腹冷痛,得温则减,以及妇女痛经、月经量少延后,甚或闭经等。由于气、血、津液的运行密切相关,血瘀病理形成之后,又可反过来加重气机阻滞,甚至影响津液的输布,导致水液停蓄,形成气滞、血瘀、水停的病理状态,并以气滞为中介形成恶性循环。

与血虚一样,瘀血的病变也主要与心肝二脏有关,这是因为心主血脉和肝主疏泄直接影响血液运行的缘故。当然,肺脾肾功能减退也可诱发或加重瘀血,如肺气虚损可致心血瘀阻,脾肾阳虚可加重其病情,其机理均属气虚不能行血。

2.血失常道

《素问·脉要精微论》云:"脉者,血之府也。"血液不循常道,溢出脉外,则为出血。

引起出血的原因颇多,常见的有外感热邪入血,迫使血液妄行和损伤脉络;气虚固摄无力,血液不循常道而外逸;各种外伤,直接损伤脉络;脏腑阳气亢旺,气血冲逆;或瘀血阻滞,以致脉络破损等。出血,主要有吐血、咳血、便血、尿血、月经过多,以及鼻衄、齿衄、肌衄等。由于导致出血的原因不同,其出血的表现亦各异。火热迫血妄行,或外伤破损脉络者,其出血较急,且颜色鲜红,血量较多;气虚固摄无力的出血,其病程较长,且出血色淡、量少,大多表现在人体的下部或肌肤;瘀血内阻,血不归经的出血,多见血色紫黯或有血块等。

血失常道的病机,主要有脉络损伤,迫血妄行,瘀血阻滞,气血失调四种。

(1)脉络损伤

《灵枢·百病始生》云:"阳络伤则血外溢,血外溢则衄血;阴络伤则血内溢,血内溢则后血。"血失常道的部位,有内外之分,造成脉络损伤的原因,除跌仆损伤外,还可由气血病变引起。

(2)迫血妄行

宋代严用和《重订严氏济生方·失血论治》云:"夫血之妄行也,未有不因热之所发,盖血得热则淖溢。"举凡外感温热邪气,或嗜食辛燥醇酒之品,或五志过极化火,或阴虚火旺之类,均属此范围,且多因火热所致。

(3)瘀血阻滞

清代唐容川《血证论·吐血》云:"且经隧之中,既有瘀血踞住,则新血不能安行无恙,终必妄走而吐溢矣。"瘀血阻滞脉络,血液不得畅行,以致血不循经而溢出脉外,则发出血。

(4)气血失调

明代张介宾《景岳全书·血证》云:"盖脾统血,脾气虚则不能收摄;脾化血,脾气虚则不能运化,是皆血无所主,因而脱陷妄行。"气的乖逆,可使血液不循常道。如怒则气逆,血随气上而外溢;气虚不能摄护,则血可脱陷而妄行。

第十三章　血病诊断

　　诊,诊察了解;断,分析判断。"诊断"就是通过对病人的询问、检查,以掌握病情资料,从而对病人的健康状态和病变的本质进行辨识,并对所患病、证作出概括性判断。中医之诊法,即中医诊察收集病情资料的基本方法。主要包括望、闻、问、切"四诊"。

　　"望诊"是医生运用视觉察看病人的神、色、形、态、舌象、头面、五官、四肢、二阴、皮肤以及排出物等,以发现异常表现,了解病情的诊察方法。"闻诊"是医生运用听觉诊察病人的语言、呼吸、咳嗽、呕吐、嗳气、肠鸣等声音,以及运用嗅觉嗅病人发出的异常气味、排出物的气味,以了解病情的诊察方法。"问诊"是询问病人有关疾病的情况,病人的自觉症状,既往病史、生活习惯等,从而了解患者的各种病态感觉以及疾病的发生发展、诊疗等情况的诊察方法。"切诊"是医生用手触按病人的动脉脉搏和触按病人的肌肤、手足、胸腹、腧穴等部位,测知脉象变化及有关异常征象,从而了解病变情况的诊察方法。

　　通过四诊所收集到的病情资料,主要包括症状、体征和病史。"症状"是指病人主观感到的痛苦或不适,如头痛、耳鸣、胸闷、腹胀等;"体征"是指客观能检测出来的异常征象,如面色㿠白、喉中哮鸣、大便腥臭、舌苔黄、脉浮数等。而症状和体征又可统称症状,或简称"症",古代还有将其称为病状、病形、病候者。症状虽然只是疾病所反映的现象,但其是判断病种、辨别证候的主要依据,因而在中医诊断中具有重要的意义。

　　中医血病的诊断,也是通过望诊、闻诊、问诊、切诊四种基本方法,以全面了解病情,查找病因,推断病机,为辨证施治提供依据。

一、望诊

　　望诊,主要是运用视觉,观察人体的神色、形态、苗窍、皮肤和二便的情况,以了解疾病的寒热虚实属性和脏腑表里部位等变化。中医学在长期的血病临床实践中认识到,机体外部和五脏六腑有着密切的关系,因此通过对外部的观察,可以了解血病整体的病变及其程度。亦如《灵枢·本脏》所云:"视其外应,以知其内脏,则知所病矣。"

　　1.望神

　　神是人体生命活动的总称。血病过程中可以通过机体的外在表现观察到疾病的发生,测知预后。对于血病患者,望神应着重观察患者精神面貌、目光神情、应答反应、面部表情和动作体态。当接触病人时,通过短暂地观察,就应该有一个初步的印象。若患者神志清楚,两眼及动作灵活,体态自然,呼吸平稳,肌肉不削,即谓之"有神"。表示脏腑功能未衰,其"神"仍在,预后良好。若神疲乏力,精神不振,痛苦病容,目光无采,目不欲睁,表情淡漠,语声低微,应答正常,但反应不灵,呼吸渐浅,肌肉不坚,即谓之

"无神"。表示脏腑功能已衰,其病较重。若能治疗得法,其病可以逆转;若失治误治,则使病情加重。若患者神志昏迷,或语无伦次,或狂躁不安,目光晦黯,神情呆滞,反应迟钝,强迫体位,呼吸气微,大肉脱削,即谓之"失神"。表示血病病至晚期,脏腑功能衰败,病深而预后不良。

2.望面色

《灵枢·邪气脏腑病形》云:"十二经脉,三百六十五络,其血气皆上于面而走空窍。"可知面色与内脏具有密切联系,面部色泽是脏腑气血之外荣。临床上往往根据血病患者面部色泽的变化,来推断机体脏腑阴阳气血的盛衰及病情变化,判定疾病预后。

正常人的面色是红黄隐隐,明润含蓄,表示人体精神气血津液充盈及脏腑功能正常。血病患者若见面色萎黄,多为脾虚,以及气血不足之象;若萎黄色暗,多为脾肾阳虚;若面色黄垢,多为湿邪阻遏,气血受困;若面色潮红,色泽不鲜,多为阴虚内热,气血燔灼而致;若面色㿠白无泽,多为阳气衰竭,脏气衰微;若面色晦黯,多属气滞血瘀;若面色黧黑,多为肾精亏竭,元真衰败之象。

3.望形态

形体和姿态是机体脏腑功能及阴阳气血的外在表现。通过望形态,可以测知血病过程中脏腑气血的盛衰,阴阳邪正的消长,以及病势的顺逆轻重。

血病患者由于脏腑功能失常,其形态多出现虚弱或不足,肌肉瘦削或柔软不坚,皮肤无泽,缺乏弹性或枯燥等,说明内脏脆弱,气血不足,体弱多损。

4.望苗窍

苗窍是指人体的眼、耳、鼻、口(包括唇、舌、齿、咽、喉)及前后二阴,古人谓之"九窍"或"清窍",其中前后二阴则称之为"下窍"。中医学认为苗窍与脏腑的关系极为密切。《灵枢·邪气脏腑病形》云:"十二经脉,三百六十五络,其血气皆上于面而走空窍。"因此,脏腑经络的病变,往往能从苗窍的色泽形态上反映出来。

(1)望目

血病患者若见目睛光彩,黑睛白睛色泽明亮,是精血充沛,即病亦轻;若目采无光,闭目无神,目睛色泽暗而无华,为神失精离,病情危重。若目光无彩,白睛色黄,多为脾虚湿阻,浊犯脏腑,常见于萎黄、黄胖等病;若眼睑浮肿,松弛不收,亦为脾虚,水湿上泛,常见于虚劳、尿血等病证;若目睛无华,目睛血丝缕缕,或有出血斑点,多因热盛阴虚,火旺灼络,或脾虚血络失统,常见于目衄、肌衄等出血证;若两目瞳孔无神,目光呆滞,干枯无华,多为精伤气衰,重病后期。

(2)望耳

《灵枢·口问》云:"耳者,宗脉之所聚也。"手足少阳经脉布于耳部,手足太阳经脉和阳明经脉,行于耳之前后,故耳部的色泽、柔软程度和厚薄均能反映脏腑经络气血的盛衰。一般以耳轮柔软红润为佳,苍白或黄或紫均属病态之征。若苍黄或苍白,多属气血不足;如耳轮干枯,耳瘦削薄,多属于肾精亏虚或阴精不足;如耳轮甲错,色泽紫黯,多为血瘀入络,或毒盛伤络;若耳薄干枯,色白或焦黑,多属脏腑衰竭、阴阳离散之危象。

(3)望鼻

望鼻主要观察鼻的色泽、外形和分泌物的变化。血病患者多有气虚血亏之象,则鼻色苍白或苍黄;若毒邪亢盛,迫血上逆,可见鼻部血络红赤;若见鼻色青紫晦黯,多为精亏血滞,因虚致瘀;如体虚外感,则见浊涕分泌;如热甚迫血妄行或脾虚不能摄血,则可见鼻衄。

(4)望唇、齿、咽喉

①唇:脾为气血生化之源,唇为脾之外荣,故望唇与血病密切相关,望唇应注意观察其形态、色泽、润燥等变化。唇色红润为胃气充足,气血调匀,脏腑功能正常。血病患者若见口唇淡白,多为血亏气虚,血不上荣之候;若唇色红或紫黯,多为血脉瘀滞,经络不活所致;若唇色青黑色枯,多为寒虚已极或郁热内结之象,均属重症危病之候。

②齿:牙齿洁白润泽是津液内充、肾气充足的表现,或虽病而阴津未伤。若牙齿干枯无泽,多为肾精枯涸,常见于多种血病的后期;牙齿黄而干燥者,多为热毒内盛,灼伤津液;牙齿淡白无泽,多为气血亏虚之象;伴有齿龈出血,则为虚火伤络,或脾不统血,或为气血亏虚之象,多见于出血证、血虚证及髓劳等疾病的后期。

③咽喉:心肝脾肺肾诸经络均经于咽而络于喉,血病亦可见有咽喉色泽、形态的变化。若咽喉或喉核红肿疼痛,多为热毒亢盛,上凝于咽喉,多见于血病的急性期;咽喉红肿伴有风热表证,多为肺气失宣,风热之邪乘虚侵袭;喉核及咽部红肿热痛不甚,色泽娇嫩,多为肾亏精少,邪毒内陷,常见于多种血病后期。

(5)望舌

舌主要是通过经络和经筋的循行与脏腑联系起来,五脏六腑疾病都直接或间接地影响精气血的变化而反映于舌象。舌诊在血病临床诊断及辨证中占据着重要地位。清代杨云峰《临症验舌法》云:"据舌以分虚实,而虚实不爽焉;据舌以分阴阳,而阴阳不谬焉;据舌以分脏腑,配主方,而脏腑不差,主方不误焉。"因此,舌象的变化,能客观地反映出血病正气之盛衰、病邪之深浅,以及邪气的性质和病情的进退,并可判断血病之转归和预后。

血病望舌,主要是观察舌体、舌苔两方面的变化,并以舌体为纲,舌苔为目,综合诊察分析,判断其舌象。正常舌象是舌体柔软,活动自如,颜色淡红而红活鲜明,大小适中,无异常形态,舌面有干湿适中的薄白苔。若当血液发生病变时,舌质和舌苔就会发生相应的变化。

①舌体(质):淡白舌多由于阳气不足,生化阴血的功能减弱,血液运行亦弱,舌质失于营运所致,主要见于血病过程中的虚证、寒证和气血两亏证等。若淡白而滑湿,多为脾阳不振,水湿内蕴,气血不能上荣所致。若淡白光莹或舌体瘦薄,则为脾胃损伤,生化无源,气血亏虚而形成。红舌为气血沸涌,舌体脉络充盈,多见于血病热证。若鲜红起芒刺者多为实热证;若嫩红少苔或无苔者,多为虚热证。绛舌为较红舌更深的红色舌,多见于血病中热毒壅遏营血,或病久阴津亏虚,虚火亢盛。舌质紫红或紫黯,或有瘀点(斑),则多见于气血壅滞所致血瘀之证。青舌为青筋之色而缺少红色,多由于阴寒内盛,阳气不宣或阴寒凝聚,瘀血停滞所致。

②舌苔:望舌苔主要注意苔色和苔质两个方面,在临床上应该苔色与苔质相互结合进行观察与分析。血病患者若见薄白苔者,多属兼有外感风寒表证,邪气尚未传里;若苔白厚腻者,为邪气入里化热之象,多见于血病急性初期。舌苔深黄主里热重,多为热毒炽盛之候;若黄腻则多为湿热内蕴;其虚证亦可见黄苔,如萎黄、黄胖等病后期,常见黄苔滑润,但其舌质多淡胖而嫩。苔灰湿润,多为寒湿内阻,或痰饮内停,可见于血病后期,病情深重;灰苔干枯,属热炽津伤,或阴虚火旺,多见于血病极期,病亦深重。黑苔亦主病深,可见于血病热极与寒极,均可由灰苔发展而来。苔黑而燥裂,甚则生芒刺,多为热毒亢盛,

热极津枯;黑苔而薄,甚或焦枯,可见于血病后期肾阴耗竭。花剥苔往往是阴虚之证;苔黑扪之滑利而湿者,多属阴寒内盛,阳气衰微。

(6)望二阴

二阴指前后阴,二阴的改变多为血病中之兼证。妇人阴户肿胀,又称阴肿,作痛者多由劳伤血分所致;不痛者多为水肿,由脾肾两虚所致。妇人阴挺,男子阴疝,多由中气不足,脾虚下陷所致。男子阴器色淡白松弛者,多为气血亏虚之象。肛裂多因热盛津伤或阴虚内热,致大便干结,排便困难所致;脱肛多见于中气不足,脾肾阳虚,长期便溏,气虚下陷所致。

5.望皮肤

皮肤在一身之表,为人身之藩篱,卫气循行其间,由经络与脏腑相连。机体脏腑气血的病变,可通过经络反映于肌表。血病患者望皮肤,主要是观察皮肤的色泽,以及斑疹、疮疡和形态的改变,以了解气血津液的盛衰,测知内脏的病变和邪气的性质,判断疾病的吉凶顺逆等预后情况。

血病患者其皮肤色泽大致分为发赤、发黄、发白、紫斑、发黑等几种。发赤者多见于急性期患者或肌衄等疾病。前者多为鲜红,为热毒炽盛、灼炽营血所致;后者多为瘀红或黯红,由血瘀气滞,脉络瘀阻造成。发黄者多由肝胆湿热,蕴郁肌肤;或由脾气虚弱,气血不足,常见于萎黄、黄胖、髓劳等。发白以苍白为主,其原因多在于脾气亏虚,生化乏源,气血津液不足以上荣;或因脾虚失统,长期慢性出血,或急性大失血等。紫斑多由于热伤血络,或脾虚气弱,失于统摄;或气滞血瘀,血不循经等原因所造成,其紫斑或见于躯干四肢,或限于某一局部,或散在于周身,或分布不均,或偶见皮下血肿。血病晚期,患者皮肤可见发黑,色素沉着,暗淡无泽,表示病深不解,精气欲脱,元阳耗竭。

6.望排出物

排出物是排泄物和分泌物的总称,包括呕吐物、痰涎、泪涕、唾、二便、汗液等。通过观察排出物的形、色、质、量的变化,可以了解脏腑病变的虚实寒热及邪气的性质。

(1)望痰涎

痰涎清稀色白者,属寒,多因寒伤阳气,或阳气衰微,气不化液,湿聚而成,常见于血病兼有外感寒邪或寒痰凝聚者。痰涎色黄黏稠者,属热,多因热邪所犯,内热壅盛,或阴虚火旺,炼灼津液成痰,常见于血病兼有外感温热者,或各种血病的急性期。

(2)望呕吐物

呕吐多是由于疾病影响到胃肠功能后引起的保护性反映,其呕吐物根据疾病及其病情程度不同而有差异。各种原因所致的血虚气弱者,胃气亦虚,呕吐物常为宿食不化,或夹杂痰涎;若暴饮暴食,则易吐酸腐食物;若热毒炽盛,致胃失和降,呕吐物则秽浊酸臭;各种出血证,血不归经,逆于胃腑,则可呕吐鲜血或紫黯血块。

(3)望二便

正常人的尿液呈淡黄色,澄清透明。但各种出血证,因其脾虚不能摄血,或瘀血阻络,血不循经,或热毒伤络,迫血外溢,均可导致血尿,尿色鲜红或如洗肉水样。若尿液外观色黄混浊,可见于血病过程中湿热下注膀胱。若尿色呈浓茶或酱油色,其与血尿的鉴别是震荡后仍澄清,无泡沫及沉淀,多见于萎黄、黄胖、黄肿等血病。观察粪便的颜色、性状,主要是对判断血病的寒热虚实有一定的意义。若大便稀薄,多属脾阳亏虚;若大便秘结,多属热盛伤津,或阴亏血少;若大便清稀,完谷不化,多属脾肾阳气衰微;若热伤血络,或脾失统摄,则见大便带血,或黑便及柏油样便,可见于各种原因引起的出血证。

二、闻诊

闻诊包括听声音、嗅气味两个方面。声音的产生,与气血盛衰有着密切的关系。气味的产生,则与排泄物有关。各种声音和气味都是在脏腑生理和病理活动中产生的,所以闻诊能反映脏腑气血的生理功能和血病的病理变化情况。

1.听声音

声音的异常改变,主要与肺气关系密切。肺是发声动力,主一身之气,气动则有声;肺又朝百脉,经脉充盈则气血充盛。其他脏腑的病态亦可通过经络影响到肺,使声音发生异常改变。因此,根据声音的变化可以诊察与发音有关的组织、器官和脏腑的病变情况,有助于血病的诊断。

(1)语音

发声高亢有力,声音连续,前轻后重,多属于形壮气足,即病亦多为实证、热证。若胡言乱语,谵狂声亢,多属里热重者,常见于血病急性期,或热毒炽盛证候。发声低微细弱,声音断续,前重后轻或语声轻清,多由体弱气虚,多属虚证、寒证。若时断时续,郑声低弱,多属正气大伤,如血病的慢性过程,或阳气衰微的证候,多闻此声。

(2)呼吸

呼吸低微,缓慢而不接续,多属肾气不足,病程较长,病情较重,大多见于血病后期。喘喝短气,不足以息,数而不能连续,为血病元气大伤,阴阳离决之危证。

(3)咳嗽

血病出现咳嗽,一为外感,二为内伤。外感咳嗽,若声重鼻塞,清涕痰稀者为风寒;若声音重浊,稠涕黏痰者为风热。内伤咳嗽,多病情较重,或热毒炽盛,灼伤肺阴,阴虚致咳;或阳气不足,寒水凌心射肺而致咳;或气虚血瘀,肺络受伤而咳。

2.嗅气味

嗅气味主要是闻病体气味、口腔气味、排泄物的气味和居室内的气味等。通过诊察病人散发出的各种气味,以了解和判断血病的发展与变化。

血病患者若嗅及口腔气味,有口臭,多属胃腑热盛,常见于各种急性血病。出血性疾病口腔常发生血腥气味。口腔有酸臭气味者,多见于慢性血病过程中,多为胃气不足,中阳不振,宿谷不化所致。

血病患者所出之汗大多为虚汗,多为营卫不和,卫阳虚弱,气不摄津,汗液自出,且动则尤甚,一般无特殊气味;若属气分热盛,或阴虚火旺,汗出则多有酸腐气味;湿热内蕴者,汗出常有酸臭气味,而且汗出不畅,时出时止。

血病患者小便臊气味大,伴有口苦身热,烦躁不安,舌红苔黄等症者,为心火下移小肠,膀胱湿热内盛,多见于急性血病热邪炽盛者;若小便清长、微臊或无特殊气味,伴有畏寒肢冷,乏力神疲,舌淡脉弱者,多属气血亏虚之象,多见于慢性血病患者;若小便微红,有血腥味者,大多出现于出血性疾病过程中。

血病患者大便酸臭腐秽者,多见于急性期肺热亢盛,邪入大肠所致;大便稀溏恶臭者,为疾病过程中湿热蕴结;便稀无味,则属脾肾阳虚;若大便带有血腥味,多为热邪损伤肠络之便血。

三、问诊

问诊是采集有关疾病病史资料和情况的重要方法,从而了解疾病的发生、发展、治疗经过、现在症状和其他与疾病有关的情况,在四诊中占有重要的地位。《素问·三部九候论》云:"必审问其所始病,与今之所方病,而后各切循其脉。"明代张介宾《景岳全书》认为"问诊"是"诊病之要领,临证之首务。"因为对于疾病的很多情况,如病人的病史、自觉症状、既往健康状况和家族史等,只有通过问诊才能获得,从而使医生能够客观地掌握病情、判断病位、分析病变的性质,有助于对疾病做出正确的诊断和治疗。问诊主要包括以下几个方面。

1.一般项目

包括询问病人的姓名、年龄、性别、婚否、民族、职业、籍贯、现在住址等。血病患者与这些项目的关系相当密切,如年龄不同,其所患血病各有特点;居处与血病的发生发展亦有十分重要的关系等。

2.主诉

主诉通常是病人就诊的主要原因,也是疾病的主要矛盾。血病患者主诉应包括发病的主要症状及持续的时间。主诉可以帮助医者了解病情的大致类别、轻重缓急,以及病变的性质、部位、时间等关键性问题,在血病的诊断与治疗上具有重要作用。

3.现病史

现病史包括疾病从起病之初到就诊时病情演变与诊断治疗的全部过程,以及就诊时的全部自觉症状。

(1)起病情况

询问该病发生的时间、地点(包括环境)有无明显的致病原因及诱发因素。血病的发病时间与病程关系密切,若将病情动态地联系起来,可以判断分析出疾病的概况,为诊治提供依据。特别是某些先天因素所致的血病,更容易从时间上来进行推断。发病的地点,以及环境的影响,对血病的发生亦有重要作用。因此,详细找出病因和诱发因素,对血病的诊断和防治都有裨益。

(2)病情演变过程

按照时间顺序询问从起病到就诊时病情发展变化的主要情况、症状、性质、部位、程度有无明显改变,其变化有无规律性,影响变化的原因和诱因是否存在,病情演变有无规律性,发展趋势怎样等内容。一般而言,如果血病发病急,病情进展较快,病程短,多为实证、热证;发病缓,病情进展较慢,病程长,多为虚证、寒证。

(3)诊疗过程

了解发病后的检查、诊断和治疗情况,做过何种检查,结果如何,临床诊断过程或诊断为某种疾病,以及给予何种处理,给药的名称、剂量、用法、时间,其效果如何,有无不良反应等,对诊断血病都有重要的意义。

(4)现在症状

现在症状是问诊的主要内容,可为血病中医辨证施治提供主要依据。对此,历代医家积累了丰富的临床经验。如明代张介宾在总结前人问诊要点的基础上写成《十问歌》,清代陈念祖又将其略作修改补充为:"一问寒热二问汗,三问头身四问便,五问饮食六问胸,七聋八渴俱当辨,九问旧病十问因,再兼服药参机变,妇女尤必问经期,迟速闭崩皆可见,再添片语告儿科,天花麻疹全占验。"

①问寒热:血病患者出现恶寒发热,多为感受外邪。若恶寒重,发热轻,为外感风寒;若发热重,微恶风寒或不恶寒,为外感风热。若高热持续不退,多为热毒炽盛,燔灼机体,常见于多种急性血病。若出现低热,或五心烦热,盗汗,舌红少津,脉细数者,多为肝肾阴虚,虚热内生所致;若畏寒肢冷,少气蜷卧,舌质淡白,脉象无力者,多为脾肾阳虚,阴寒内盛之证,常见于慢性或病情深重的血病。

②问汗:阳热之气蒸化津液出于体表者谓之汗。血病问汗,当着重问其有汗、无汗、出汗的时间、多少、部位,以及主要兼证等情况。无汗多见于血病的急性初期,兼有风寒表证者,或见于血病的后期津亏血枯证者。有汗可见于血病的急性期,多为热盛炽灼,迫津外泄所致;亦可见于血病的后期,为阴虚内热,蒸腾津液,盗泄而出,常伴有头晕失眠、五心烦热、舌红少苔、脉细数等证候。然而血病临床最多见的是自汗,乃阳气虚弱,不能固密,津液外泄而汗出,活动则甚,伴有头晕乏力,气短声微,舌淡苔白,脉细弱无力,为血病慢性过程中或后期的常见证候;若在疾病晚期,其汗出淋漓,呼吸喘促,气不接续,肢冷脉伏者,是阳气将绝,阴液将脱之危象。

③问周身:询问周身有何疼痛或不适,以便确定疾病的部位、久暂、休止时间及性质。

头晕头痛:头晕、头胀而痛,兼见烦躁易怒,舌红,脉弦数,多见于肝火上炎或肝肾阴虚、肝阳上亢之血病;头痛而空,头晕目眩,舌淡脉弱,多属气血两虚或精髓不足所致,诸多血病中晚期均可见到此证,是病久且深的表现。

身痛重:血病急性初期者,身痛重多由邪毒内蕴,阻滞经络,经气不舒,气血不和所致;疾病中晚期多由营气不足,肌肤经脉失养,或气滞血瘀,脉络不通所致;其身痛重且困重明显者,多由脾气虚弱,中焦运化不足,水湿停聚,经络不畅所致。

腰痛:腰为肾之府,血病影响到肾脏时,多表现有腰痛症状。如严重的血虚证、出血证,以及恶性血病等都有腰痛并发症出现。

四肢痛:诸多血病均可出现四肢关节肌肉等部位的疼痛,其疼痛随病情变化而不同。肢体关节灼热疼痛者,多为邪毒流窜经脉,着于四肢关节,使经脉不通而致;肢体酸痛者,多为气血虚弱,肢体失荣;冷痛难忍者,多为阴寒内盛,肾精亏虚,骨失温养而致;刺痛者,多为瘀血阻滞而致。

胸胁脘腹:在血病中常见到心悸、胸闷、胁痛、脘痞的证候,其表现程度不同,轻重不一,多与气血不足、气滞血瘀等因素关系密切。

④问饮食与口味:问饮食的多少可知脾胃之功能,问口味之好恶可察脏腑之虚实。

口渴与饮水:口渴是机体内津液损伤所表现出来的自觉症状,其津液损伤多由于热邪过盛,燔灼阴津而使之亏乏;或阳气亏乏,无力蒸腾,津液凝聚不能上承所致。前者多见于急性期血病或兼有急性感染者;后者多见于中晚期血病患者及病久体虚者。若病人虽有口渴感而又不欲饮者,多因阴虚津液不足,不能上承而又无实热耗津,或湿热内蕴,津液气化障碍不能上承,或痰饮、瘀血内停,津不上承而致。

食欲与食量:血病过程中大都伴有食欲不振与食量减少的表现。如血虚证可有头晕乏力,倦怠食少等中焦脾胃气虚的证候;萎黄、黄胖、黄肿等血病,可出现不同程度的黄疸、呕恶、纳差等肝胆湿热之表现;血病在发热过程中,均可损伤胃津而使食欲不振,食量减少;此外,出血证和血瘀证,造成血脉不和,胃络损伤,以致出血和包块症状出现,不但影响食欲和食量,而且可致呕血或吐衄。在疾病过程中,食欲渐增,表示胃气渐复,病情趋向好转,预后多为良好;反之,食欲减退,食量衰减,表示胃气渐衰,病情趋于恶化,预后不良。

口味:病人口中的异常感觉,是疾病过程中脏腑病变的外在反映,也是诊察疾病的重要指征。血病患者口淡乏味,伴有食少纳呆,倦怠乏力,多属脾胃气虚,见于多种慢性血病过程中;口中黏腻,渴不欲饮,胸闷呕恶,多属湿困脾胃;口酸且有酸腐气味,伴腹胀不欲食,多属伤食;口咸肢冷,腰膝冷痛,小便清长,多属肾阳虚衰之证。

⑤问二便:明代张介宾《景岳全书·传忠录》云:"二便为一身之门户,无论内伤外感,皆当察此,以辨其寒热虚实。"故询问二便的情况,不仅可以了解消化功能和水液代谢是否正常,而且还是辨证的重要依据。关于二便的颜色、气味方面,已在望诊和闻诊中叙述,此处着重阐述二便的次数、性状和排便感觉等内容。

问大便:血病患者大便秘结,排出困难,便次减少,若兼见发热,腹胀,舌红苔黄者,属实热证,多为热盛伤津,大肠燥化太过所致,多见于急性发热性血病。若伴潮热盗汗,或倦怠乏力者,属虚证,多为气血亏虚,津液不足,肠道失于濡养,气机不畅所致,多见于血病后期。血病患者大便稀溏,状如鸭粪,或先干后稀,日行数次,多为脾虚失运所致;若水粪夹杂,下利清谷,多属脾肾阳虚,寒湿内盛所致;大便量少,虽有便意,但排便不爽,多由肾气虚衰,脾失健运,湿浊阻滞所致;若大便带血,或呈柏油样便,多为肠道脉络受损,血不循经而逆入肠道所致。

问小便:小便为津液代谢的排泄物,其生成及排泄与肺的宣降、脾的转输、肾的气化、三焦的决渎功能有着密切的关系。根据中医学津血同源的理论,尿的改变于血病的辨证尤为重要。根据血病的不同病因、病机、病程的变化,小便情况有尿量、次数及排尿时异常感觉的不同。在血虚证早期及恶性血病过程中,由于气虚不摄,致膀胱开合失常,开多合少,水液外泄而见尿量增多;血病后期,肾气衰微,膀胱失于温煦,开泄无度,夜间加重,故见夜尿增多。若感受外邪,肺脾肾三脏功能失调,水液不能下输膀胱而泛溢肌肤,可引起小便量少,并多伴有浮肿;若小便频数、涩痛,排尿不畅,伴有急迫、疼痛、灼热者,多为湿热下注,蕴结膀胱,气化不利所致。

⑥问睡眠:心主神志,赖血脉所养,血液的病理改变,往往影响到神志的变化,以致出现失眠或嗜睡。失眠多因阳不入阴,神不守舍,从而出现夜间难以入睡,或睡而易醒,甚或彻夜不眠的表现;多为气血亏虚,或阴虚火旺,或病邪内扰而致。嗜睡多为神气不足的表现,经常不自主地入睡,睡意很浓,多见湿邪困阻,清阳不升;或中气不足,不能上荣;或血虚失养,精神乏源等病理改变。

4.既往史

对于血病患者以往的健康与曾患疾病的情况,应当详细地询问。主要应包括:一是有无乏力、头晕、眼花、耳鸣、烦躁、记忆力减退、吞咽困难、恶心、食欲异常;二是皮肤黏膜有无苍白、黄疸、出血点、瘀斑、血肿及瘰疬痰核、癥瘕痞块、骨骼疼痛等病史;三是营养、消化、吸收情况;四是有无化学药品、工业毒物、放射性物质接触史。

血病的病种很多,疾病过程中有些症状及体征表现较为明显,有些则较为隐匿或轻微,但其临床表现有许多相似之处,并易与其他常见疾病相混淆,而且部分疾病起病缓慢,隐匿发展。因此,对既往史的详细回顾,将有助于血病的诊断和辨证施治。

5.个人生活史

血病病人的出生及居留地,周围环境和条件,生活和工作情况,饮食习惯,情志状态,特殊嗜好等,对了解血病的发生发展有着重要作用。如不良的生活饮食习惯,常常导致脏气的偏盛偏衰;根据工作性质,较强的劳作和较差的适应能力,均能够反应血病的变化和病情;偏食和异嗜症,常常是某些血病的表现等。长期接触一些化学药品(如苯、苯衍生物、砷)、射线(X线、R射线)、药物(氯霉素、保泰松、环磷酰胺等)都可以诱发血病。

6.家族史

主要询问患者的父母、兄弟、姐妹及其子女的健康状况和疾病情况,特别注意有无先天遗传性疾病。血病中有许多病种与遗传因素有关,应引起注意。

四、切诊

切诊包括脉诊和按诊两部分内容,通过脉搏、肌肤、手足、胸腹及其他部位的触、摸、按、压、叩等手法,从而获得血病的辨证资料。

1.脉诊

心主血脉,心脏搏动把血液排入血管而形成脉搏;肺主气,通过肺气的敷布,血液能够布散全身;脾胃为气血生化之源,并统血正常循行;肝藏血,通过疏泄以调节循环血量;肾藏精,精化气,且生血,是生成血液的物质基础之一。故脉象与脏腑气血关系密切。血病过程中脏腑气血发生病变,则血脉运行受到影响,所以通过诊察脉象,可辨别血病的病位、病变的性质及推断预后。

正常脉象是一息四至,不浮不沉,不大不小,从容和缓,柔和有力,节律一致。血病过程中,脉象会依病情而发生相应的变化。如脉象浮紧或浮数,多为外感风寒或风热;脉象洪数有力,多为邪盛热重,正邪抗争;脉象虚大中空,重按无力,多为血虚或急性失血;脉象沉弱无力,多属肺脾气虚、脾肾气虚、脾肾阳虚;脉象沉细或数者,多为阴阳两虚或气阴两虚;脉象弦细或数,多见于肝肾阴虚或阴虚阳亢;脉弦滑数者,多见于兼夹湿热者;脉象沉弦或沉涩,多为气滞血瘀证;脉象细微力弱,似有似无,至数不明,多为阴阳气血诸虚,脏腑衰竭之危象。

2.按诊

用手直接触摸或按压病人的某些部位,先触摸,后按压,由轻到重,由浅入深,以了解局部的异常变化、判断病人疾病的部位、性质和病情,以便充实诊断与辨证所必需的资料。

(1)按肌肤

用手触摸肌肤,若常有汗者,多为气虚的表现;若间断汗出黏腻,多为湿热内蕴;若大汗冷凉,多见于阳气外泄。若肌肤甲错者,多为伤阴或瘀血内阻的征象。若按压肌肤,凹陷如泥,随手不能即起而水肿者,常见于血虚或脾肾阳虚;若水肿处按之较硬,则多为气滞血瘀;若按压后皮下出现紫癜,则多为出血性疾病。

(2)按手足

通过触摸,感触到患者手足俱冷不温,多为阳虚寒盛之证;手足俱热者,多为阳盛热炽或阴虚阳亢的表现。四肢厥冷,多是血病后期,阴阳离决之象。

(3)按胸胁

胸部为心肺之所居,两胁为肝脉之所布。若前胸高起,按之气喘者,多为浊阴犯肺或水气凌心;若按之胸胁饱满、肿胀,则是饮邪内停,悬饮积聚;若触之胸骨疼痛,则是气滞血瘀,阻塞脉络;若气滞血瘀,痰湿结聚,则可触及两胁下癥瘕痞块。

（4）按腹部

血病患者常伴有消化功能的异常。若腹部胀满，按之有充实感和压痛，叩之声音重浊者，多为实满；腹部膨满，但按之不实，无压痛，叩之作空者，多为气胀，属虚满；合并有腹水者，可见腹部膨隆，叩之有振水声，按之如囊裹水，腹部皮肤亦可有凹陷性水肿。积聚是腹中的结块，或肿或痛，乃气血瘀滞所致。

（5）按腰部

正常人腰部无触痛及按压痛。血病影响肾脏功能，以及造成肾脏损害者多伴有腰部按压痛，多为气滞血瘀，湿阻经络所致。若邪气伤骨，或血脉瘀阻骨髓，都可有按压腰脊、腰骶疼痛明显的体征。

（6）按俞穴

通过按压体表某些特定的穴位，了解穴位的变化与反应，可以推断内脏的某些疾病。如按压心俞、血海等穴位时有疼痛感，则提示血液可能发生疾病。

以上所述的望、闻、问、切四种诊断方法，是中医诊察血病的主要方法。通过"四诊"将获得的资料，进行综合、分析、归纳，从而做出诊断及辨证施治方案，以为临床治疗奠定基础。

第十四章　血病治疗

第一节　治疗原则

一、治疗总则

治疗原则,简称治则,就是治疗疾病所必须遵循的原则,它是在整体观念和辨证施治的基本精神指导下制定的治疗法则,对临床选择具体治疗立法、处方、用药具有重要指导作用。与其他疾病一样,血病总的治疗原则可归纳为治标与治本、扶正与祛邪、调整阴阳三个方面。

1.治标与治本

标与本是一个相对的概念,其含义是多方面的。本是指疾病的主要矛盾,或矛盾的主要方面;标是疾病的次要矛盾,或矛盾的次要方面。因此,在治疗疾病时必须找出疾病的本质,针对病因抓住主要矛盾治疗,解决了病的"本","标"也就随之而消失。这是辨证施治的一个基本原则。《素问·阴阳应象大论》所谓的"治病求本"就是这个道理。《素问·标本病传论》云:"故知逆与从,正行无问。知标本者,万举万当;不知标本,是谓妄行。"说明了治病掌握标本的重要性。

(1)治本

治本是根据"缓则治其本"这一要求施治的原则,也就是从疾病的病因、病位及病机进行治疗。如慢性髓劳,常表现为心悸气短、头晕、乏力、面色㿠白、皮肤紫癜等血虚、出血证候,就其本质来说,其病位在骨髓,其病机为脾肾虚损,尤其是肾虚。因而治疗慢性髓劳,一般应予健脾补肾,特别要给予补肾治疗。

(2)治标

治标是根据"急则治其标"这一要求施治的原则。这一治则是指标病危急,不治其标将危及患者的生命,或影响"本"的治疗,为了救急必须先治其标。如出血证出现大量出血、高热、小便不通、严重疼痛、大汗亡津等症状(标)时,必须先治其标,后治其本。"标而本之"并不排除治本的重要性,"急则治其标"也是"治病必求于本"的必要环节。又如急劳病人出现严重的出血或高热时,则必须遵循"急则治其标"的原则,迅速采用清热凉血及清热解毒的方法进行治疗,待出血停止,高热消退后再宜治其"本"。

(3)标本兼治

若病证在标本并重的情况下,单纯治标,往往本病不除,仅仅治本,标病亦不解;此时,必须标本兼治,才能达到良好的治疗效果。如血虚外感证者,以素体血虚为本,复感外邪为标,对于这种本虚标实之证,若单纯解其表则更易耗血;单纯益其血则表邪不除,故应标本兼治,用养血解表之法。同时,标本兼治并非不分主次,平均对待,而应根据临床证候的具体情况对标本治疗各有所侧重。又如慢性髓劳,以脾肾亏虚为其本,面色㿠白,头晕心悸等血虚表现为其标,治疗当以健脾补肾治本为主,兼以补气养血治其标,即所谓"本而标之"。若疾病过程中再出现大出血或高热时,治疗当以治标为主,兼以治本,即所谓"标而本之"之法。

2.扶正与祛邪

疾病的过程是人体的正气与致病邪气之间相互斗争的过程。若正胜邪退,则病情逐渐好转向愈;若邪盛正衰,病情则会逐渐恶化。治病的关键就是要扶助正气,祛除邪气,使疾病痊愈。"扶正"与"祛邪"是两种不同的治疗原则,但两者是辨证的统一,是相辅助成的两个方面。扶正是为了祛邪,即所谓"正足邪自祛";祛邪是为了扶正,消除致病因素对正气的损害,即所谓"邪去正自安"。在具体运用中,要注意"扶正不致留邪","祛邪不致伤正"的原则,扶正与祛邪必须分清主次才能运用恰当。

(1)扶正为主

适用于正虚邪不盛,以正虚为主要矛盾的病证。如清代罗国纲《罗氏会约医镜·卷十》所记载的"辅正驱邪汤",具有扶正祛邪之功效,用"治气血两虚,外受风寒,难以疏散者。"扶正即可祛邪。临床可根据病人的具体情况,分别运用益气、养血、滋阴、助阳等方法,常用的各种补益法均属于扶正治则。又如血虚证常采用的健脾益气法为主进行治疗等。

(2)祛邪为主

适用于邪气较盛,正气未衰,或虽有正虚而以邪实为主要矛盾的病证。邪气不去,更伤正气,祛邪即可扶正。清代傅山《傅青主女科·妇人鬼胎》云:"治法似宜补正以祛邪,然邪不先祛,补正亦无益也。必须先祛邪而后补正,斯为得之。方用荡邪散。"临床上所用之汗、吐、下、清之法均属于祛邪之法。如血虚患者复感风热之邪,出现咳嗽、发热、咽痛等症,宜先采用清热解毒之剂以祛风热之邪,随后再治血虚等。

(3)先扶正后祛邪

适用于正虚邪不盛,或正虚邪盛而以正虚为主的病证。此时,若先以祛邪,反而更损伤正气,故应先以扶正,增强正气后再行祛邪。如急劳后期,正气已虚,不堪攻伐,必须先扶其正气,待正气适当恢复,然后再施以祛邪之法并佐以扶正,才不致因祛邪而损伤正气。

(4)先祛邪后扶正

适用于邪气甚盛,亟待祛邪,正气虽虚尚可攻伐的病证。邪盛正虚,以邪气盛为主要矛盾,先扶正反而固邪,必须先祛邪然后扶正气。例如慢性髓劳者复感外邪出现高热症状,虽其正虚存在,也应先行清热解毒以祛邪,待热退身凉后再进行补虚治疗。

(5)扶正祛邪兼施

适用于正虚邪实的病证,若单用扶正往往容易留邪,仅用祛邪也易伤正,因此祛邪与扶正必须同时并用。但扶正祛邪兼施也不是攻补各半,而是要详审病机,如果以正虚为主者,则宜以扶正为主兼顾祛邪。反之,以邪实为主者,则宜以祛邪为主兼顾扶正。扶正祛邪兼施的治则在血病治疗中较为常用,如在治疗气阴两虚型及气血双亏型急劳时,常在补虚的同时给予祛邪的清热解毒之品。

3.调整阴阳

疾病的发生,从根本上来说即是人体阴阳相对平衡遭到破坏,出现阴阳偏盛偏衰的变化,从而引起人体虚实寒热不同的病理改变。因此,治疗疾病就是调整阴阳,补偏救弊,使阴阳重新恢复到相对的平衡状态。

(1)损其偏盛

主要是对于阴阳偏盛,即阴或阳的一方过盛有余的病证,临床可采用损其有余的方法治之。"阳盛则热""阴盛则寒"。所谓"盛"是指邪气盛。阴阳偏盛可引起实寒证及实热证,治疗当用"实者泻之"的方法"损其有余"。故阳热偏亢者应清泄阳热,"治热以寒",用"热者寒之"的方法治疗。如急劳热毒炽盛型并发出血时,常用清热凉血之法;阴寒偏盛者,当温散阴寒,"治寒以热",以"寒者热之"的方法治疗。又如髓劳感受寒邪时,常用温散寒邪之方法进行治疗等。

（2）补其偏衰

适用于阴阳偏衰,即阴或阳的一方虚损不足的病证,如阴虚、阳虚或阴阳两虚等,采用补其不足的方法治之。"阴虚则热","阳虚则寒",此时要采用"阳病治阴,阴病治阳"的治疗原则。

①滋阴以制阳

虚热的原因在于阴虚,所以治疗阴虚之热当"滋阴以制阳",也就是用"滋阴清热"、"滋阴降火"等法。亦如唐代王冰《素问·至真要大论》注云:"壮水之主,以制阳光。"如出血证属阴虚型者,常用滋阴清热、凉血止血之法治疗等,即取"壮水之主"之意。

②补阳以制阴

寒的原因,在于阴虚不足以温煦,故治疗阳虚之寒当"补阳以制阴",使阳气恢复,亦如唐代王冰《素问·至真要大论》注云:"益火之源,以消阴翳。"如虚劳病属脾肾阳虚者,常用温补脾肾之法治疗等,即取"益火之源"之意。

③阳中求阳、阳中求阴

阴根于阳,阳根于阴,阴虚可致阳虚,阳虚也可致阴虚。临证治疗阴虚证时,在补阴剂中适当佐以补阳药,此所谓"阳中求阴";治疗阳虚证时,在助阳剂中适当佐以补阴药,谓之"阴中求阳"。明代张介宾《景岳全书·新方八略引》云:"善补阳者,必于阴中求阳,则阳得阴助而生化无穷;善补阴者,必于阳中求阴,则阴得阳升而泉源不竭。"如临床治疗各种血虚证时,在补血剂中当佐以补气药;在治疗因气虚而致的各种出血证时,在补气剂中也常常佐以补血药等。

④阴阳双补

病属阴阳两虚证候者,治疗时既要补阴,又需补阳,采用"阴阳双补"之法。临床上常用的肾气丸（《金匮要略》）、十全大补丸（《太平惠民和剂局方》）、八珍汤（《正体类要》）等均为阴阳气血双补之剂。如髓劳的阴阳两虚型,即用"阴阳双补"之法进行治疗等。

二、具体治则

血液之病变谓之血病。血病之范围十分广泛,而引起血病的原因也很多,外因如外感六淫,跌仆创伤,虫兽咬伤等;内因如内伤七情,饮食劳倦,体内生虫,久病体虚等。但不论何种血病,究其病因,归纳起来不外乎两端:一曰"动";二曰"损"。亦如明代张介宾《景岳全书·血证》所云:"血本阴虚,不宜动也,而动则为病。血主营气,不宜损也,而损则为病。善动者多由于火,火盛则迫血妄行;损者多由于气,气伤则血无从存。"由此可见,火动与血损为引起血病的两个主要因素。引起火动者,火盛也;引起血损者,气伤也。然而引起火盛和气伤的原因又有多种,如外感六淫可致火盛,也可致气伤;内伤七情可致火盛,亦可致气伤。临证需仔细辨析。

《景岳全书·血证》亦云:"凡治血证,须知其要。而血动之由,惟火惟气耳。故察火者,但察其有火无火;察气者,但察其气虚气实。知此四者而得其所以,则治血之法,无余义矣。"故治疗血病,亦宜围绕

"火"与"气"二字,先辨清有火与无火,气实与气虚,然后对症下药。

《景岳全书·血证》又云:血"生化于脾,总统于心,藏受于肝,宣布于肺,施泄于肾,灌溉一身,无所不及。"故治疗血病,还需充分考虑到血与五脏之间的关系。

清代罗美《名医汇粹·血证》云:"柯韵伯曰:治血之要:其取效在调气而补血,其收功在安神而固精。夫人身中惟气血用事,血随气行,谁不能言?独于失血病,不言调气之理;血脱须补,谁不知之?反于失血症,不知补血之法,惟以降火为确论,寒凉为定方;至于气绝血凝,犹不悔悟,不深可悯耶!"故治血病,须调其气,从多从少之活法,贵在临病处裁。

清代程履新《程氏易简方论·血门》云:"治分八法:一曰降气,缘上盛下虚,气升不降,血随气上,越出上窍,法以苏子、沉香之类,顺其气,气降则血自归经矣。二曰破瘀,缘上膈壅热积瘀,紫黑成块,胸中满痛,法以熟地、桃仁、丹皮、枳实之类,导之使下,转逆为顺矣。一曰温中,缘衣冷食寒,渗入血分,血得寒则凝,不归经络而妄行,血出黯黑,色夭身凉,法以炮姜、肉桂之类,温中和气,气温和则血自归经矣。一曰温散,倘衣冷感寒,色黯发热,身痛头痛,法以姜、桂、芎、苏之类,温中散寒,寒去血自归经矣。一曰补气,缘人真气素亏,精神疲惫,阴阳不相为守,卫气虚散,营亦妄行,法以大剂参、附之类以补元气,气旺自能摄血矣。一曰补益,凡失血人阴分亏损,法于四物中取一二味以为主药,或人参荣汤、十全大补汤以培养之,则自阳生阴长矣。一曰阻遏,血色红赤,逢黑即止,水克火之义,久而不止,法以百草霜、京墨、十灰散之类,以控抑止;或花蕊石以消化之,庶不令上溢矣。一曰升阳,缘阳气不升,血乃下漏,法以升、柴、荆、防之类升之,则血自安于故道矣。"提出的"八法"虽为出血证而设,实对各种血病均适用。

蒋元吉《医意商》云:"血病之故有四:'曰虚、曰瘀、曰寒、曰热。'"

顾靖远《顾氏医镜》云:"治血有三法:一曰补血。血虚宜滋之、补之,如熟地、桂圆、人乳、牛乳、柏仁、枣仁、肉苁蓉、鹿角胶之属。二曰凉血。血热宜清之、凉之,如生地、白芍、丹皮、犀角、地榆之属。三曰和血、行血。血郁宜通之、下之,如当归、红花、桃仁、延胡索,皆通经和络之品,虫、硝、黄,皆攻坚下血之剂。病既不同,药亦各异,用贵合宜,不可不审。"值得临证借鉴。

由此可见,中医学对于血病治疗的内容十分丰富。

血为水谷之精华,出于中焦,生于脾,宣于肺,统于心,藏于肝,化精于肾,功司濡养、滋润,调和五脏,洒陈六腑,维持着生命活动的正常进行。临床上,血之为病,证有出血、血虚、血瘀、血热、血寒之分,而其治则有止、补、行、温、凉之异。五者之间,既有区别,又有联系。如血热有实热及虚热之分,二者皆可引起出血;热灼营阴可引起血瘀,寒客经脉亦可引起血瘀;出血可引起血虚,血虚亦可引起或加重出血;瘀血阻滞,新血不生可引起或加重血虚;气血虚弱,因虚致瘀又可引起或加重血瘀;出血亦可引发或加重血瘀等。临证需灵活掌握应用。

1.出血则止

清代唐容川《血证论·吐血》云:"故凡失血……惟止血为第一要法。"凡血液不循常道,或上溢于口鼻诸窍,或下泄于前后二阴,或渗出于肌肤所致的疾患,统称为出血证。出血者宜止血,故"出血则止"为治疗出血证的主要原则。出血证正确地运用止血法,必须注意以下几点。

(1)分清出血原因和性质

引发出血的原因大多与火及气有关。气为血之帅,血随气以行,或火旺而气逆血溢,或寒凝而气滞血瘀,亦有气虚夹寒者,但出血总以属热者为多。此外,内有瘀血,血脉阻滞,流行不畅,导致血不循经,亦可发生出血。出血之病机则以气为主,贯通寒热虚实。

(2)准确辨别出血的部位

因为衄血、咳血、吐血、尿血、便血、崩漏等出血,不仅有寒热虚实之异,而且所累脏腑也不尽一致。因此,止血必须准确辨别出血的部位,辨证施治,切勿一味止血,此亦即"见血休治血"之谓。

(3)忌用大剂寒凉或固涩

出血证虽以属热者为多,但血证初起,应禁用大剂凉血止血之剂,寒凉药亦不可久用,以防瘀血内停,损伤脾阳,脾愈伤则血愈不归经。同时,更应忌单纯应用收涩止血之品,对出血而兼血瘀证尤须如此,切勿"闭门留寇"。

(4)灵活应用炭剂以止血

炭剂止血是治疗出血证的重要措施。中医素有"红遇黑则止"之说,但不能凡见出血,不分病之虚实,药之寒热,皆炒炭投之。使用炭剂止血的一般规律是实热火盛之出血,须用苦寒之药以直折其火,热清则血自宁;虚热火旺之出血,宜滋阴清热降火,用甘寒、咸寒之剂以滋阴清热,而炭剂焦苦有伤津耗液之虞,故不宜使用。出血之虚寒者,当用温热之品,而寒凉药则不相宜;若寒热错杂,虚实并见之失血,用药宜寒热兼顾,虚实并进,止血之剂不论寒药与热药,均可炒炭而用。故临证应用炭剂止血,须权衡利弊,只有正确使用,才能体现炭剂止血之妙用。

2.血虚则补

《灵枢·经脉》云:"虚则补之。"血虚是指血液不足或血的濡养功能减退的一种病理变化。故"血虚则补"为治疗血虚证的主要原则。方法主要有健脾和胃、益气生血、补肾生血、祛瘀生血、解毒生血等。心主血,肝藏血,脾生血而统血,肾精可化而为血,故血虚与心肝脾肾有密切的关系。气为阳,血为阴,气能生血,血能载气,根据阳生阴长的理论,血虚之重证,于补血方内常配入补气药物,可收补气生血之效。血虚与阴虚常常互为因果,故对血虚而兼有阴虚者,常在补血的同时配伍补阴之品,以加强滋补阴血之作用。由于补血药物性多滋腻,可妨碍脾胃受纳运化,故对湿滞中焦、脘腹胀满、食少便溏者应慎用。若必须应用,则应与健脾和胃药同用,以免助湿碍脾,影响脾胃之健运。

3.血脱则固

清代程国彭《医学心悟·卷三·虚劳》云:"治大吐血,成升斗者,先用花蕊散止之,随用独参汤补之,所谓血脱益气,阳生阴长之理。"故"血脱则固"为治疗气随血脱的主要原则。举凡大衄暴衄,下血不止,崩中漏下,诸大出血者,皆属血脱,应急当涩以固脱。凡脱则散而不收,故宜用酸涩温平之剂,以敛其耗伤。气能行血,血能载气,所以血脱必然导致气脱,即气随血脱,而非单纯的血脱,甚则阴竭阳脱,出现亡阳亡阴之危候。故凡治血脱者,于止涩药中加入补气药,此所谓血脱益气之法则。

4.血瘀则行

《素问·阴阳应象大论》云:"血实宜决之。"血瘀是指血液运行迟缓和不流畅的病理状态。瘀者行之,总以祛瘀为要。故"血瘀则行"为治疗血瘀证的主要原则。祛瘀又称消瘀、化瘀。在具体运用活血化瘀法时,应注意以下原则。

(1)精确辨证

运用活血化瘀法,除正确掌握瘀血的诊断指征外,还必须分清其病位之表里、脏腑经络病性之寒热、病势之或虚或实,方能收到预期的治疗效果。如活血化瘀法虽是治疗瘀血证的总则,但瘀血有轻重缓急之分,故活血化瘀又有"和血行瘀"、"活血化瘀"、"破血逐瘀"之别。一般而言,临证应根据瘀血程度的轻重,分别按和血行瘀、活血化瘀、破血逐瘀三法之序,先轻后重;切勿不分轻重,动辄破瘀攻逐,虽能取快于一时,但有瘀去而正伤之虞。

(2)掌握药性

活血化瘀法的作用是通过具有活血化瘀功效的药物和方剂来体现的。因此,临证必须掌握活血化瘀药物的特性。其一,"寒者热之"、"热者寒之"是中医治病的基本原则。清代王清任《医林改错·卷上·膈下逐瘀汤所治症目》云:"血受寒则凝结成块,血受热则煎熬成块。"血瘀之因有寒热之分,因此,要根据药物之寒热温凉分别选用。其二,活血化瘀药物除具有通行血脉、调畅血气、祛除瘀滞的共同功效外,每味药物还可分别兼有行气、养血、凉血、止血、消癥、通络、利水、疗伤、消痈等不同作用,故须仔细辨析。其三,某些活血化瘀药物,对疾病或病变部位具有敏感性。如消癥除痞之三棱、莪术、阿魏;治疗肿块之黄药子、刘寄奴;瘀血在上部用川芎,下部用牛膝;瘀血入心用郁金,在肝用泽兰等。只有掌握以上药性,遣方用药才能有的放矢。

(3)熟悉配伍

血瘀证往往是由多种原因而引起的,所以活血化瘀必须根据辨证的结果,视具体情况配合其他疗法,才能充分发挥其功效。临床常用的配伍有理气行气、补气益气、补血养血、止血消癥、凉血温经、清热解毒等。

5.血热则凉

《素问·至真要大论》云:"热者寒之。"血热证是指脏腑火热炽盛,热迫血分,或外感温热邪气侵入血分的一种病理变化,以出血和热象为其临床特征。故"血热则凉"为治疗血热证的主要原则。临证治疗血热证亦多选用清热凉血和凉血止血之品。由于血得寒则凝,得温则行,因此,应用凉血止血和清热凉血等寒凉药物时,应中病即止,不可过剂。对于出血而有明显瘀滞者,亦不宜一味大剂寒凉以止血,必要时可配合活血行血药物,旨在避免留瘀之患;又因热盛必伤阴,故除选择具有养阴作用的清热凉血和凉血止血之品外,亦可加入养阴之药。

6.血寒则温

《素问·至真要大论》云:"寒者热之。"血寒证是指寒邪侵袭经络,气血流行不畅,或素体阳虚,虚寒内生,而致气血凝滞的一种病理变化,以寒痛为其临床特征。故"血寒则温"为治疗血寒证的主要原则。临证以温经散寒药物通经活络,且常与和血行血之品相配伍应用。此类药物性多温燥,容易耗损阴液,故凡属实热证、阴虚火旺、津血亏虚者忌用;孕妇及气候炎热时慎用。

第二节　治法与选药

明代戴思恭《金匮钩玄·血属阴难成易亏论》云:"治血必血属之药。"

缪希雍《神农本草经疏》云:"盖血为营阴也,有形可见,有色可察,有证可审者也。病既不同,药亦各异,治之之法,要在合宜。倘失其宜,为历不浅,差剧之门,可不谨乎!"

周之干《周慎斋医旨·血症》云："血虚,以人参补之,阳旺则生阴也,血辅佐之也。若桃仁、红花、苏木、血竭、丹皮者,血滞所宜。蒲黄、阿胶、地榆、百草霜、棕炭者,血崩所宜。乳香、没药、五灵脂,血痛所宜。苁蓉、锁阳、枸杞、牛膝、益母草、夏枯草、败龟板,血虚所宜。乳酪、血液之物,血燥所宜。干姜、肉桂,血寒所宜。生地、苦参,血热所宜。此正治之大略,其变无穷也。"

梁学孟《国医宗旨·失血各经药性主治》云："咸走血,血病无多食咸物。胃经血:山栀子、大黄;清气,加粉葛。肝经血:条芩(酒炒)、韭汁、童便、牡丹皮、郁金、山茶花、黄柏(蜜炙)、侧柏叶;清气,柴胡。心经血:黄连(炒)、当归、青黛、阿胶、熟地;清气,麦门冬。肾经血:玄参、黄柏、天门冬、麦门冬、贝母、桔梗、百部、远志、熟地;清气,知母。脾经血:百合、葛根、黄芪、黄连、当归、甘草、白术、山药;清气,白芍、升麻、山栀子、黄芩、芍药、生地黄、紫菀、丹参、阿胶。肺经血:天门冬、片芩、山栀子、百部、犀角;清气,石膏。三焦涌血(血来涌者,多出自三焦火盛):地骨皮;清气,连翘。胆经血(口吐苦汁,乃胆经血也):淡竹叶;清气,柴胡。心胞络血:倍牡丹、茅根(紫黑色唾之,小腹胀痛者是也);清气,麦门冬。"

陈文治《诸证提纲·吐血》云："犀角地黄汤……加减法:心经血,加麦门冬、黄连;肝经血,加条芩;脾经血,加百合、白芍药;肺经衄血,加天门冬、山栀、百部;肾经血,加玄参、黄柏、知母;三焦血,加黄连、地骨皮;小肠血,加炒栀子、木通;胆经血,加柴胡、淡竹叶;胃经血,加大黄、干葛;大肠血,加炒栀子、槐花;膀胱血,加牛膝、茅根;心包络血,倍牡丹皮,加黄芩;积热,加大黄、芒硝;吐血不止,加桃仁、大黄。"

明代张介宾《景岳全书·血证》云："血虚之治有主者,宜熟地、当归、枸杞、鹿胶、炙甘草之属。血虚之治有佐者,宜山药、山茱萸、杜仲、枣仁、菟丝子、五味子之属。血有虚而微热者,宜凉补之,以生地、麦冬、芍药、沙参、牛膝、鸡子清、阿胶之属。血有因于气虚者,宜补其气,以人参、黄芪、白术之属。血有因于气实者,宜行之、降之,以青皮、陈皮、枳壳、乌药、沉香、木香、香附、栝蒌、杏仁、前胡、白芥子、海石之属。血有虚而滞者,宜补之、活之,以当归、牛膝、川芎、熟地、醇酒之属。血有寒滞不化及火不归原者,宜温之,以肉桂、附子、干姜、姜汁之属。血有乱动不宁者,宜清之、和之,以茜根、山楂、丹皮、丹参、童便、贝母、竹沥、竹茹、百合、茅根、侧柏、藕汁、荷叶蒂、柿霜、桑寄生、韭汁、萝卜汁、飞罗面、黑墨之属。血有大热者,宜寒之、泻之,以黄连、黄芩、黄柏、知母、玄参、天花粉、栀子、石膏、龙胆草、苦参、桑白皮、香薷、犀角、青黛、童便、槐花之属。血有蓄而结者,宜破之、逐之,以桃仁、红花、苏木、玄胡、三棱、蓬术、五灵脂、大黄、芒硝之属。血有陷者,宜举之,以升麻、柴胡、川芎、白芷之属。血有燥者,宜润之,以乳酪、酥油、蜂蜜、天门冬、柏子仁、苁蓉、当归、百合、胡桃肉之属。血有滑者,宜涩之、止之,以棕灰、发灰、白及、人中白、蒲黄、松花、百草霜、百药煎、诃子、五味子、乌梅、地榆、文蛤、川续断、椿白皮之属。血有涩者,宜利之,以牛膝、车前、茯苓、泽泻、木通、瞿麦、益母草、滑石之属。血有病于风湿者,宜散之、燥之,以防风、荆芥、葛根、秦艽、苍术、白术、半夏之属。"

治疗血病,宜用血分之药。血病不外出血证、血虚证、血瘀证三端,而血药主要有止血药、补血药、活血祛瘀药、清热凉血药四类。兹从出血证、血虚证、血瘀证三方面分述血病的治法与选药。

一、出血证

血不循经,溢于脉外,谓之出血。按其部位划分,一为体表出血,包括紫斑及各种衄血,为浅表脉络破裂所致,亦即《灵枢·百病始生》所云:"阳络伤则血外溢。"二为内脏出血,包括吐血、咳血、尿血、便血、崩漏等,为内脏脉络破裂所致,亦即《灵枢·百病始生》所云:"阴络伤则血内溢。"任何部位的出血,都可分为实热、虚热、气虚、血瘀四种类型,鉴别方法要根据出血的颜色、量的多少、起病缓急、出血部位、并发症等综合分析,最后作出结论。治疗方面应根据出血的程度选择不同的治疗方法,如血热引起者凉血止血,其中实热引起者清热泻火,虚热引起者滋阴清火,气虚引起者补气,瘀血引起者化瘀。在治疗病因的同时,均须加入止血药。

1.实热出血

实热出血者,症见出血骤起,量多,色鲜红,伴发热,舌质红,苔黄燥,脉数有力。治以清热泻火,凉血止血。清热泻火药常用黄芩、黄连、黄柏、栀子、大黄、生石膏、龙胆草等。凉血止血药常用大蓟、小蓟、牡丹皮、侧柏叶、白茅根、旱莲草、仙鹤草、茜草、紫草、地榆、槐花等。

2.虚热出血

虚热出血者,症见出血缓起,量少,色鲜红,伴低热,手足心热,盗汗,口渴思饮,舌质红,脉细数。治以滋阴退热,凉血止血。滋阴药常用生地黄、沙参、麦门冬、天门冬、玄参、石斛、百合、玉竹、女贞子、龟板、鳖甲等。凉血止血药同前所述。

3.气虚出血

气虚出血者,症见出血色淡,量多少不一,且多为慢性出血,以下部出血(尿血、便血、崩漏等)居多,伴乏力,气短,自汗,面白,唇淡,或便溏,舌质淡,苔薄白,脉沉细无力。治以补气摄血。补气药常用人参、党参、黄芪、白术、山药、甘草等。炭类止血药常用血余炭、荆芥炭、棕榈炭、侧柏炭、黄芩炭、栀子炭、百草霜、陈京墨、灶心土等。收敛止血药常用花蕊石、白及、藕节、仙鹤草、棕榈、蒲黄、海螵蛸等。

4.血瘀出血

血瘀出血者,症见出血渐起或骤起,血色紫黯有块,肌肤瘀点瘀斑呈紫黑色,舌质紫黯,脉沉细而涩。治以化瘀止血。活血化瘀药常用三七、五灵脂、丹参、牛膝、益母草、红花、桃仁、当归、川芎、泽兰、赤芍等。止血药同前所述。

二、血虚证

体内血液不足,谓之血虚。其发生原因一为精微物质缺乏,二为脾胃功能失调,三为肾不生髓或髓不藏精化血,四为毒物或禀赋不足造成血液破坏,五为血液耗损过多。血虚证可归纳为血虚兼气虚、血虚兼阴虚、血虚兼阳虚、血虚兼血瘀四种类型。治疗方面一是去除病因,二是补虚。并应遵循根据不同情况,选择多食滋养饮食,解除毒物影响,治疗失血原因,调理脾胃功能,补养气血,补肾生髓等原则。

1.血虚兼气虚

血虚兼气虚者,症见疲乏无力,面色苍白,或萎黄无华,头晕眼花,耳鸣,失眠多梦,心悸,肢体倦怠,语言低微,舌体胖大,舌质淡,苔薄白,脉沉细无力。治以益气生血。补血药常用当归、熟地黄、何首乌、桑椹子、龙眼肉、白芍、阿胶、紫河车、皂矾等。补气药常用党参、人参、太子参、黄芪、山药、白术、甘草、大枣等。

2.血虚兼阴虚

血虚兼阴虚者,症见面色淡红或潮红,咽干舌燥,五心烦热,夜间盗汗,失眠多梦,腰膝痠软,舌体瘦小,舌质淡红,苔少或无苔,脉细数。治以养阴生血。养阴药常用枸杞子、山茱萸、女贞子、黑脂麻、龟板胶等。补血药同前所述。

3.血虚兼阳虚

血虚兼阳虚者,症见面色虚浮或苍白,精神萎靡,畏寒肢冷,头昏目眩,纳差便溏,腰膝痠软,舌质淡红,苔薄白或水滑,脉沉细无力。治以温阳生血。温阳药常用肉桂、附片、菟丝子、肉苁蓉、鸡血藤、鹿角胶等。补血药同前所述。

4.血虚兼血瘀

血虚兼血瘀者,症见面色晦黯,形体消瘦,午后潮热,或见癥积、痰核、瘰疬、骨骼疼痛,舌质紫黯,苔少或薄,脉艰涩或细弱。治以化瘀生血。化瘀药常用川芎、桃仁、红花、鸡血藤、三七等。补血同前所述。

此外,治疗血虚还有以血补血之法及以肝补血之法等,如明代李时珍《本草纲目》中的"豚血生血";"肝主藏血,故诸血病,用为响导入肝"等。以铁补血法,如《素问·病能论》中的"生铁洛饮"等。

三、血瘀证

凝结不行之血,是谓瘀血。引起血瘀证的因素很多,如外伤或出血导致离经之血滞留于某一局部而形成瘀血;此外,气虚鼓动无力,阴血衰少,血脉不充,情志失调,气机郁结,邪客经脉,热灼阴血等皆可引起血瘀。血瘀证的临床表现主要有刺痛,痛处不移,拒按,口唇青紫,肿块,肌肤甲错,舌质紫黯或有瘀点瘀斑,脉细涩等。血瘀证常随其瘀阻的部位不同而产生不同的证候。如瘀阻于心可见胸闷、心痛、口唇青紫;瘀阻于肺可见胸痛、咳血;瘀阻于胃肠可见呕血、黑便;瘀阻于肝可见胁痛、痞块;瘀阻于肢体某部可见局部肿痛或青紫等。治疗方面主要是行气、活血、祛瘀,一般采用攻法。早期正气未伤,积块软而不坚,可以攻伐;晚期正气大伤,积块坚硬,治疗以扶正为主,佐以攻伐。

1.气滞血瘀

气滞血瘀者,症见腹内癥积,触之觉硬,固定不移,胁肋胀痛或有寒热,舌质紫黯或有瘀点,脉弦涩。治以活血祛瘀,兼以理气消积。常用青皮、香附、川楝子、延胡索、郁金、乌药、枳壳、川芎、姜黄等。

2.寒凝血瘀

寒凝血瘀者,症见身疲乏力,畏寒肢冷,手足麻木,疼痛遇寒加重,舌质黯红或紫黯,苔薄,脉大或伏细弱。治以温阳活血。温阳药常用炙附子、肉桂、仙茅、仙灵脾、巴戟天、菟丝子等。活血药常用生蒲黄、五灵脂、丹参、川芎、郁金、鸡血藤、三棱、莪术等。

3.正虚血瘀

正虚血瘀者,症见积块坚硬,疼痛加剧,饮食大减,面色萎黄,消瘦脱形,舌质淡紫,无苔,脉细数或弦细。治以大补气血,活血祛瘀。补气药常用党参、人参、黄芪、白术、黄精、五味子等。补血药常用当归、鸡血藤、阿胶、熟地黄、何首乌、大枣等。活血祛瘀药常用桃仁、红花、川芎、乳香、没药、丹参、五灵脂、牛膝、穿山甲等。

4.热毒血瘀

热毒血瘀者,症见发热汗出,口渴欲饮,肢体痠痛,关节肿痛,身倦乏力,舌质红或黯红,苔黄或黄腻,脉数或细数。治以清热解毒,活血祛瘀。清热活血药常用虎杖、丹参、大黄、赤芍、牡丹皮、茜草、三七、蛰虫、虻虫等。

第三节 治法与选方

明代张介宾《景岳全书·血证》云："治血之药,凡为君为臣,或宜专用,或宜相兼,病有浅深,方有轻重,其间参合之妙,固由乎人,而性用之殊,当知其类。"

清代徐大椿《慎疾刍言·用药》云："医道起于神农之著本草,以一药治一病,但一病有数证,后人圣之,取药之对证者,合几味而成方,故治病必先有药,而后有方。方成之后,再审其配合之法,与古何方相似,则云以某方加减,并非医者先有一六味、八味、理中等汤,横于胸中,而硬派人服之也。"

血病当以血药治之,血药之功用,如前已述;出血证、血虚证、血瘀证之治法,前章已立。法从方出,方从法立,法定之后,方可配伍组方。只有理、法、方、药完备,血病之辨证论治体系才能完善。兹从出血证、血虚证、血瘀证三方面分述血病的治法与选方。

一、出血证

1.实热出血

治法:清热泻火,凉血止血。

(1)泻心汤(《金匮要略》):黄连、黄芩、大黄。适用于胃中积热引起的吐血、便血。

(2)龙胆泻肝汤(《医方集解》):龙胆草、柴胡、黄芩、栀子、泽泻、木通、车前子、当归、生地黄、甘草。适用于肝经实火引起的上部出血。

(3)加胃清胃散(《兰室秘藏》):生地黄、牡丹皮、连翘、黄连、当归、升麻。适用于胃经实火引起的吐血、齿衄。

(4)咳血方(《丹溪心法》):青黛、栝蒌仁、诃子、海浮石、栀子。适用于肝火灼肺引起的咳血。

(5)小蓟饮子(《济生方》):小蓟、生地黄、滑石、木通、炒蒲黄、淡竹叶、藕节、当归、栀子、炙甘草。适用于热结膀胱引起的尿血。

(6)地榆散(《实用中医内科学》):地榆、茜草、栀子、黄芩、黄连、茯苓。适用于肠道湿热引起的便血。

2.虚热出血

治法:滋阴退热,凉血止血

(1)犀角地黄汤(《备急千金要方》):犀角(水牛角代)、生地黄、赤芍、牡丹皮。适用于阴虚血热引起的出血。

(2)大补阴丸(《丹溪心法》):黄柏、知母、熟地黄、龟板。适用于阴虚内热引起的尿血。

(3)茜根散(《景岳全书》):茜草根、侧柏叶、黄芩、生地黄、阿胶、甘草。适用于肺阴虚引起的咳血。

(4)沙参麦冬汤(《温病条辨》):沙参、麦门冬、玉竹、桑叶、天花粉、扁豆、甘草。适用于肺阴虚引起的咳血。

(5)玉女煎(《景岳全书》):石膏、知母、熟地黄、麦门冬、牛膝。适用于阴虚内热引起的吐血及齿衄。

3.气虚出血

治法:补气摄血。

(1)归脾汤(《济生方》):人参、黄芪、白术、炙甘草、当归、龙眼肉、茯神、木香、远志、酸枣仁、生姜、大枣。适用于脾不统血,经久不愈的便血、尿血、月经过多、皮肤紫斑等。

(2)补中益气汤(《脾胃论》):人参、黄芪、炙甘草、当归、陈皮、升麻、柴胡、白术。适用于气虚下陷引起的便血、尿血、崩漏等。

(3)黄土汤(《金匮要略》):灶心黄土、熟地黄、白术、附片、阿胶、黄芩、甘草。适用于脾气虚寒引起的大便下血、崩漏等。

4.血瘀出血

治法:化瘀止血。

(1)血府逐瘀汤(《医林改错》):当归、生地黄、赤芍、川芎、红花、桃仁、川牛膝、柴胡、枳壳、桔梗、甘草。适用于气滞血瘀引起的各种出血。

(2)失笑散(《太平惠民和剂局方》):蒲黄、五灵脂。适用于瘀血阻滞引起的各种出血及疼痛。

(3)桃红四物汤(《医宗金鉴》):桃仁、红花、当归、熟地黄、川芎、白芍。适用于血虚血瘀引起的各种出血。

二、血虚证

1.气血两虚

治法:益气生血。

(1)当归补血汤(《内外伤辨惑论》):黄芪、当归。适用于劳倦内伤以及妇女崩漏、产后或疮疡溃后所致的血虚发热、面色萎黄、神疲乏力、脉虚无力者。

(2)八珍汤(《正体类要》):当归、川芎、白芍、熟地黄、人参、白术、茯苓、炙甘草、生姜、大枣。适用于病后虚弱、各种慢性疾病,妇女月经不调、胎产崩漏,痈疡久不收口等属于气血两虚者。为气血双补的基础方剂。

(3)归脾汤(组成同前):适用于心脾两虚引起的心悸,怔忡,失眠,健忘,食少体倦,面色萎黄,舌淡苔薄白,脉细弱等。

(4)人参养荣汤(《太平惠民和剂局方》):当归、白芍、陈皮、黄芪、桂心、人参、白术、炙甘草、熟地黄、五味子、茯苓、远志。适用于气血虚少,劳积虚损,呼吸少气,行动喘急,心悸,咽干唇燥等。

(5)炙甘草汤(《伤寒论》):又名复脉汤。炙甘草、生姜、人参、生地黄、桂枝、阿胶、麦门冬、麻仁、大枣、阿胶。适用于气血不足,心悸、气短,舌淡少苔,脉结代或虚数等。

2.阴虚血虚

治法:养阴生血。

(1)左归丸(《景岳全书》):熟地黄、山药、枸杞子、山茱萸、川牛膝、菟丝子、鹿角胶、龟板胶。适用于肺肾精血亏损引起的腰膝酸软,眩晕,耳鸣盗汗,口干舌燥等。

(2)大菟丝子饮(《当代中医血液病学》):菟丝子、女贞子、枸杞子、熟地黄、何首乌、山茱萸、旱莲草、桑椹、补骨脂、肉苁蓉。适用于阴血亏虚引起的面色潮红、咽干舌燥、五心烦热、腰膝酸软等。

3.阳虚血虚

治法:温阳生血。

(1)右归丸(《景岳全书》):熟地黄、山药、山茱萸、枸杞子、菟丝子、杜仲、当归、鹿角胶、肉桂、炙附子。适用于肾阳不足,阴寒内盛引起面色虚浮或苍白,精神萎靡,畏寒肢冷,纳差便溏,腰膝酸软等。

(2)十全大补汤(《太平惠民和剂局方》):其组成为八珍汤加黄芪、肉桂。适用于气血两虚而偏于虚寒者。

4.血瘀血虚

治法:化瘀生血。

(1)四物汤(《太平惠民和剂局方》):当归、川芎、白芍、熟地黄。其为治疗一切血病通用之方,为补血活血的基础方,又为补血调经之主方。适用于营血虚滞引起的眩晕,月经不调,唇爪无华,舌淡脉细等。血瘀明显者,白芍改为赤芍。

(2)桃红四物汤(《医宗金鉴》):其组成为四物汤加桃仁、红花。适用于血瘀血虚引起的面色晦黯,形体消瘦,午后潮热,或癥瘕痞块,骨骼疼痛等。

三、血瘀证

1.气滞血瘀

治法:活血祛瘀,兼以理气消积。

(1)膈下逐瘀汤(《医林改错》):当归、五灵脂、川芎、桃仁、红花、赤芍、延胡索、乌药、牡丹皮、香附、枳壳、甘草。适用于瘀在膈下,形成积块,或小儿痞块,痛处不移,卧则腹坠等。

(2)血府逐瘀汤(《医林改错》):桃仁、红花、当归、生地黄、川芎、赤芍、川牛膝、桔梗、柴胡、枳壳、甘草。适用于一切血瘀气滞之证,症见胸痛,舌质黯红,脉涩或弦紧等。

(3)少腹逐瘀汤(《医林改错》):小茴香、干姜、延胡索、没药、当归、川芎、官桂、赤芍、蒲黄、五灵脂。适用于少腹瘀血积块疼痛或不痛,或痛而无积块,以及月经不调,其色或紫或黑,或有瘀块等。

(4)化积丸(《类证治裁》):三棱、莪术、阿魏、海浮石、香附、雄黄、槟榔、苏木、瓦楞子、五灵脂。本方"通治五积,成形坚久"者。适用于气滞血瘀引起的腹内癥积,触之坚硬,固定不移等。

2.寒凝血瘀

治法:温阳活血。

麻黄附子细辛汤(《伤寒论》)合失笑散(《太平惠民和剂局方》):麻黄、炙附子、细辛;(失笑散药物组成同前)。适用于寒凝血瘀引起的神疲乏力,畏寒肢冷,手足麻木,疼痛遇寒加重,舌质黯红或紫黯等。多见于血脉及肢体经络的血瘀。

3.正虚瘀结

治法:大补气血,活血化瘀。

八珍汤合化积丸(两方药物组成同前)。适用于正虚瘀结引起的积块坚硬,疼痛加剧,面色萎黄,纳差,舌质淡紫等。

4.热毒血瘀

治法:清热解毒,活血化瘀。

解毒活血汤(《医林改错》)合四妙勇安汤(《验方新编》):连翘、葛根、柴胡、枳壳、桃仁、红花、生地黄、赤芍、当归、甘草;金银花、玄参、(当归、甘草)。适用于热毒血瘀引起的发热汗出,口渴欲饮,肢体疼痛,关节肿痛,身倦乏力,舌质红或黯红,苔黄或黄腻,脉数或细数等。

第十五章　治血之药

凡能调理或治理血分疾病之药,称为治血之药,亦称理血药,简称血药。

清代程文囿《医述》引明代张三锡《医学六要》云:"血证有四:曰虚、曰瘀、曰热、曰寒。治法有五:曰补、曰下、曰攻、曰凉、曰温。"出血宜止,通常之理也。血病不外出血证、血虚证、血瘀证三端,而血寒证、血热证均含其内,以上所言虽针对各种出血证而论,实则对血虚证、血瘀证、血热证、血寒证、出血证均适用。究其治法,出血者宜止血;血虚者宜补血;血瘀者宜活血;血热者宜凉血;血寒者宜温血。然药物有性味之区别,炮制之异同,某些药物炮制前后功效迥异,部分药物身兼数功。如生地黄清热凉血;熟地黄滋阴养血;生蒲黄活血力胜,蒲黄炭止血力强;鸡血藤补血活血,五灵脂活血止血;即使血中圣药当归,其头活血,尾破血,须活血通络,身则用于补血。故按其主要功用,将治血之药分为止血药、补血药、活血祛瘀药及清热凉血药四类,并摘其要者分而述之。

第一节　止血药

清代唐容川《血证论·吐血》云:"故凡失血……唯以止血为第一要法。"凡以制止体内外出血为主要作用的药物,称为止血药。

止血药主要适用于出血病证,如咯血、衄血、吐血、尿血、便血、崩漏、紫癜及创伤出血等。凡出血之证,如不及时有效地制止,往往使血液耗损,并可能因失血过多而造成机体衰弱;若大出血不止者,更会导致气随血脱,危及生命。故止血药的应用,不论在治疗一般出血,还是在创伤或战伤救护中,都具有十分重要的意义。

明代孙文胤《丹台玉案·诸血门》云:"未见血则宜消宜和,既见血则宜凉宜止,旧血未尽则化其血,新血未尽则补其血,因其势之轻重而为缓急之施,则无不中矣。"

由于止血药具有凉血止血、收敛止血、化瘀止血、温经止血等不同作用,故在临证时,须根据出血的原因和具体的证候,从整体出发,选用相应的止血药,并选择适当的药物进行配伍,以增强疗效。如血热妄行者,应配清热凉血药;阴虚阳亢者,应配滋阴潜阳药;瘀血阻滞而出血不止者,应配行气活血药;虚寒性出血,应根据证情配合温阳、益气、健脾等药同用;若出血过多而致气虚欲脱者,如单用止血药,则缓不济急,应急予大补元气之药,以益气固脱。

清代林珮琴《类证治裁·血症》云:治疗血症"不可骤用止涩,不可尚行腻补,不可轻用若寒,不可妄事攻伐。"故在使用凉血止血和收敛止血之药时,必须注意有无瘀血。若有瘀血未尽,应酌加活血化瘀药,不能单纯止血,以免有留瘀之弊。兹将临证常用止血药简述如下。

[大蓟]

大小蓟两种花叶皆相似,叶皆有刺,但功力有殊,并无毒,亦非虎猫蓟也。大蓟生山谷高阜处;小蓟生平泽低洼处。

其味甘、苦,性凉。归心、肝经。具凉血止血,散瘀消痈之功。

大蓟凉血止血,适用于治疗血热妄行所致的咯血、衄血、崩漏、尿血等证,且用于初起之出血证大获奇功,而不能治久伤之出血证也。可单味应用,亦可入复方或与小蓟同用。其性凉苦泄,兼有破血散瘀,解毒消痈之功,故可用治血瘀出血及疮痈肿毒,无论内服、外敷均可,但以用鲜品为佳。

常用量10~20g;鲜品可用30~60g。外用适量,捣敷患处。然其性过凉,若脾胃虚寒,饮食不思,泄泻不止者,切勿妄服。

[小蓟]

鲜小蓟根味微辛,气微腥,性凉而润,因其气腥与血同臭,且又性凉濡润,故善入血分,最清血分之热。

其味甘,性凉。归心、肝经。具凉血止血,解毒消痈之功。

小蓟甘凉而润,能凉血泄热以止血,适用于治疗血热妄行所致的咯血、衄血、尿血及崩漏等证。其兼可利尿,故擅治尿血。可单用内服,亦可取鲜品绞汁服。

常用量10~20g;鲜品可用30~60g。使用注意同大蓟。

[地榆]

地,坤道也,至柔而动也刚,煮石成糜,足征刚而动矣。榆从俞,俞者,空中木,若舟楫之利,以济不通。

其味苦、酸,性微寒。归肝、胃、大肠经。具凉血止血,解毒敛疮之功。

地榆性寒苦降,味涩收敛,为凉血之专剂,有凉血泄热,收敛止血之功,用于治疗咯血、衄血、吐血、尿血、便血、痔血及崩漏等证。其体沉而降,善入下焦理血,尤适宜于下焦血热所致的便血、痔血、血痢及崩漏等证。

常用量10~15g。其梢专以行血,不可混用。凡虚寒作泻,气虚下陷而崩带者则忌服。

[苎麻根]

苎属水而有土与金,大补肺金而行滞血……其根善能安胎。

其味甘,性寒。归心、肝经。具凉血止血,清热安胎,利尿,解毒之功。

苎麻根性寒,能凉血泄热以止血,用于治疗咯血、吐血、衄血、尿血、崩漏及紫癜等证属血分有热者,单味应用即有效,亦可入复方。其又擅长安胎,故对于怀胎蕴热所致的胎漏下血,当属首选之品。

常用量10~30g。其茎、叶亦有止血作用。

[紫珠]

紫珠色紫入血,味涩能敛,故能收敛止血。

其味苦、涩,性凉。归肝、肺、胃经。具收敛止血,解毒疗疮之功。

紫珠有收敛止血作用,用于治疗衄血、咯血、吐血、尿血、便血、崩漏及牙龈出血、外伤出血等证,尤其对肺胃出血之证疗效较佳。常单味水煎或研末服用。若治外伤出血,可用粉末撒布或鲜叶捣烂外敷。

常用量10~15g;研末服,每次1.5~3g。外用适量。

[白茅根]

白茅根味甘性寒,中空有节,若用鲜者,其效方著。春前秋后剖用之味甘,至生苗盛茂时味即不甘,用之亦有效验,远胜干者。

其味甘,性寒。归肺、膀胱经。具凉血止血,清热利尿之功。

白茅根功擅凉血止血,用于治疗血热妄行所致的衄血、咯血、吐血,以及尿血等证。用治血热妄行之尿血常获显效。常单味应用,亦可配合其他止血药同用。

白茅根之花穗名白茅花,性味甘平,亦具止血之功,常用于治疗衄血、吐血等证。

常用量白茅根15~30g;鲜品30~60g。白茅花常用量10~15g。以鲜品为佳。然本品性寒,故脾胃虚寒者应慎用,以防伤中。

[槐花]

槐花别名槐米,二三月萌蕊,四五月开放,从木令生而成于火月。火性味苦,苦能直下,且味厚能沉,故能入肝、大肠血分而凉血。

其味苦,性微寒。归肝、大肠经。具凉血止血之功。

槐花色黄质轻,性凉苦降,能清泄血分之热,故适用于治疗血热妄行所致的各种出血之证,尤善治下部出血如便血、痔血等。多炒炭用。

槐树的成熟果实名槐角,又名槐实,色紫质重,性味、归经、功用相似于槐花,但止血作用较弱,而清降泄热之力则较强,且能润肠,故常用于治疗痔疮肿痛出血之证。

常用量槐花10~15g;槐角10~15g。然其性味苦寒,只可暂用,而不可久服,久服则大肠过寒,转添泄利之苦矣。

[侧柏叶]

万木皆向阳,而柏独西指,盖禀西方之气而有贞德者也。侧柏叶入药惟取叶扁而侧生者良。

其味苦、涩,性微寒。归肺、肝、大肠经。具凉血止血,祛痰止咳之功。

侧柏叶性凉味涩,既能凉血,又能收敛止血,主要用于治疗血热妄行所致的咯血、衄血、吐血、尿血、崩漏等证。研末外用,还可治疗外伤出血。

常用量10~15g。外用适量。本品性寒,虽有止衄之功,而无阳生之力,故亡血虚家不宜擅服。

[仙鹤草]

仙鹤草既能收敛止血,又能调补气血,恢复体力,故又称脱力草。

其味苦、涩,性平。归肺、肝、脾经。具收敛止血,止痢,杀虫之功。

仙鹤草味涩收敛,止血作用较佳,广泛用于治疗咯血、吐血、衄血、尿血、便血及崩漏等各种出血之证,亦可用于治疗赤白血痢。可单味应用,亦可随证配伍相应的药物。

常用量15~30g,最大量可用至60g。外用适量。

[墓头回]

墓头回又名脚汗草,其根色黑,气臭,有脚汗味,故名。用此草干久益善,用之恰当,确有起死回生之功。

其味辛、苦、微涩,性微寒。归胃、大肠、肝经。具清热解毒,凉血止血,祛瘀止痛,止带之功。

墓头回具有凉血止血、收敛止血之功效,故可用于一切出血证的治疗。其又有泄热的作用,对于妇女崩漏、带下属于血虚有热的病症,最为适宜。亦可用于治疗妇女血溢痛经,以及跌打损伤,瘀肿作痛。

常用量10~15g。外用适量。

[白及]

白及色白,体质润滑,又极黏腻,守而不走,得秋金之令而主收敛,专入肺家血分。

其味苦、甘、涩,性微寒。归肺、肝、胃经。具收敛止血,消肿生肌之功。

白及性涩而收,故能收敛止血,常用于治疗肺、胃出血之咯血、吐血及外伤出血。常单用研末,用糯米汤或凉开水调服,亦可随证配伍相应的药物。对于外伤出血,可单用或配煅石膏研末外敷。肺痈咳吐腥痰脓血日渐减少时用之,取其止血生肌,消散痈肿之功。

常用量5~10g;研末服1.5~3g。外用适量。中药十八反认为本品与乌头相反,临证需应注意。

[棕榈炭]

棕榈,其皮有丝,纵横如织,如人之络,其味苦涩,入肝达肺,炒黑能入血分,止一切血,年久败棕入药尤妙。

其味苦、涩,性平。归肺、肝、大肠经。具收敛止血之功。

棕榈炭性涩,涩可固脱,故能收敛止血,引血归经,用于治疗咯血、衄血、便血,以及崩漏等证而无瘀滞者。陈棕炭常与血余炭配伍,有相得益彰之妙。

常用量5~10g;研末服,每次1~1.5g。如积瘀未尽,误服则气滞血瘀,益增痛结之患矣。

[血余炭]

发者,血之余,故能治血病。人发得血之余气,故名血余。陈旧经年岁者,入药更良。不煅则其质不化,故必煅为炭然后入药。

其味苦,性平。归肝、胃经。具止血散瘀,补阴利尿之功。

血余炭丛生阳首,而复倒垂,则炎上之用,即润下之体。有类似陈棕炭的收涩止血作用,但又能散瘀,故不致留瘀为患,常用于治疗衄血、咯血、吐血、尿血、便血及崩漏等证。其既可研末单用,烧灰吹鼻以止衄,又可入复方应用。

常用量5~10g;研末服,每次1.5~3g。

[三七]

三七别名参三七、田七,甘苦而温,以其能合金疮,如漆之黏物,出广地山中,其形如参,故又名参三七。

其味甘、微苦,性温。归肝、胃经。具化瘀止血,活血定痛之功。

三七乃止血神药,并能活血化瘀,具有止血不留瘀之特长,常用于治疗人体内外各种出血之证,对出血兼有瘀滞者尤为适宜。无论上、中、下之血,凡有外越者,一味独用亦效,加入于补血补气药中则更神。多研末吞服,亦可入复方煎剂。

三七原为南人军中金疮要药,故对创伤出血,可研末外敷,能止血定痛。亦可用于治疗跌打损伤,瘀滞肿痛,取其活血祛瘀,消肿止痛之功。

常用量5~10g;研粉吞服,每次1~1.5g;外用适量。本品性温,凡出血而见阴虚口干者,须配滋阴凉血药同用。无瘀者勿用。

[茜草]

茜草之色与血色相同,入于血中,与血相合同行,遂能引血归经,故可止血。其又入心肝血分,长于破血行血,二经滞血为病者宜此行之,故又一名血见愁。

其味苦,性寒。归肝经。具凉血止血,活血祛瘀之功。

茜草本行血之药,行血而反能止血者,引血之归经耳,故可用于治疗血热所致的各种出血证。炒用凉血止血,凡无瘀滞者炒用;生用既能活血化瘀,又能止血。本品有活血祛瘀之功,亦可用于治疗血滞经闭,跌打损伤瘀滞作痛及痹证关节疼痛等证。

常用量10~20g。茜草忌铁,根可染绛,但无瘀者勿用,气虚不摄血及脾寒者慎用。

[旱莲草]

旱莲草又名墨旱莲、金陵草。味甘而酸,性寒色黑,功专入肝入肾,为止血凉血要剂。

其味甘、酸,性寒。归肝、肾经。具凉血止血,滋阴益肾之功。

旱莲草性寒质凉,既可滋阴,又能凉血,而有止血之功效,常用于治疗阴虚血热之吐血、衄血、尿血、便血、崩漏等证。单用即有效,也常入复方,以本品鲜者捣烂或晒干研末外敷,还可止外伤出血。

常用量10~20g;鲜者加倍;外用适量。脾胃虚寒,大便泄泻者不宜服。

[蒲黄]

蒲,水草;黄,其夏火之华英也。凡草木绽萼吐英,与夫荣实蒂落,莫不具春升夏出,秋降冬藏之象。至黄布花心,此又夏出吐英之荣极时也。第蒲黄四布花上,若黄金经久不变,是知蒲性精专在黄,而以巨阳为用,寒水为体;合入太阳,诚太阳气分、血分药也。

其味甘,性平。归肝、心包经。具收涩止血,行血祛瘀之功。

蒲黄乃血分行止之药,长于涩敛,止血作用较佳,对咯血、衄血、吐血、尿血、便血、崩漏、创伤出血等各种出血病证均可应用。生用则性凉,止血而兼能行血化瘀,有止血而不留瘀之特点;炒炭则味涩,调血而且止血。既可单味应用,又可入复方,外敷可用于创伤出血。

诸花皆散,蒲黄色黄气香,生用能活血祛瘀,故可用于治疗一切血分瘀滞之病,如心腹疼痛,产后瘀痛,痛经等证。

常用量5~10g,包煎。外用适量。孕妇忌服,但可用于产后子宫收缩不良的出血。

[花蕊石]

花蕊石色如硫黄,黄石中间有淡白色,故名。

其味酸、涩,性平。归肝经。具止血,化瘀之功。

花蕊石涩敛止血,兼能化瘀,化血为水,多用于治疗咯血、吐血等内出血而兼有瘀滞之证,常入复方配伍,亦可单味应用。止血而不使血瘀,化瘀而不伤新血。外用可治创伤出血,研末外敷。

常用量10~15g;研末服,每次1~1.5g。外用适量。内火迫血妄行者禁用。

[艾叶]

艾叶禀天地之阳气以生,生温熟热,纯阳香燥;芳香可以入血,辛热可以解寒。煎服宜新鲜,气则上达;灸火宜陈久,气乃下行。揉碎入四物汤,安胎漏腹痛;捣汁搀四生饮,止吐衄唾红。古人灸法,本无一症不可治,艾之大用,惟此最多。

其味苦、辛,性温。归肝、脾、肾经。具温经止血,散寒止痛之功。

艾叶乃纯阳之草,故能温经止血,主要用于治疗虚寒性出血病证,对妇女崩漏下血尤为适宜,常炒炭用。至于血热妄行的衄血、咯血,亦可用鲜品入复方。

常用量5~10g;外用适量。阴虚有热者不宜用。

[灶心土]

灶心土又名伏龙肝,系灶心赤土,因其色赤如肝,故以肝名。具土之质,得火之性,故能温中止血。

其味辛,性微温。归脾、胃经。具温中止血,止呕,止泻之功。

灶心土能温中收涩以止血,常用于治疗脾气虚寒,不能统血所致的吐血、衄血、便血及崩漏等,证见血色黯淡,面色萎黄,四肢不温,舌淡脉细者。

常用量15~30g,布袋包,先煎;或用60~120g,煎汤代水。灶心土为烧杂柴草的土灶灶内底部中心的焦黄土块,即须对釜脐下经火久炼而成形者,但现代家庭少用柴灶,故可改用柴火烧制而成的红砖代替之,用量60~120g。

[藕节]

藕者,水土之精也,生于卑污,而洁白自若,质柔而穿坚,居下而有节,孔窍玲珑,丝纶内隐,故其所主者,皆心脾血分之疾。象形从治,则血有所主,错综经隧,仍无碍矣。

其味甘、涩,性平。归肝、肺、胃经。具收敛止血之功。

藕节收敛止血,兼能化瘀,故能止血而不留瘀,可用以治疗多种出血之证,对吐血、咯血等证,尤为适宜。消瘀是其本性,然味过于涩,故止血之力尤为长耳。

常用量10~20g。生用止血化瘀,炒炭用收涩止血。

[童便]

人尿入药,首载于梁代陶弘景《名医别录》。取健康人之小便,"童男者尤良",故常用儿童之尿,又称为童便。小便与血同类,缘其味咸而走血,故治诸血病也。

其味咸,性寒。归肺、膀胱经。具清热凉血止血,滋阴降火,兼清瘀血之功。

童便味咸走血,凉血止血,兼能消瘀,故常用于治疗血热妄行,阴虚火旺,虚火上炎,或兼有瘀血的各种出血证,且祛邪不伤正,止血不留瘀,并可防治产后或跌打损伤所致的出血,能止血而防止厥脱。其既可单用,亦可以其送服其他汤剂或丸散之剂。

临证当依据病情程度掌握用量,用鲜者1~2杯即可,同时宜取中段尿液,温服为宜。脾胃虚寒及气血虚无热者,不宜多服。

[百草霜]

百草霜,乃灶额烟囱内百草所熏之烟煤也。其质轻细,故为之霜。釜脐墨,即锅底墨灰。二者性味功治相同,但有轻重之异耳。

其味辛,性温。归肺、胃、大肠经。具止血,止泻,解毒之功。

百草霜色黑而擅止血,常用于治疗吐血、衄血、外伤出血、妇人崩漏下血诸证。既可单用,又可入复方内服,还能外用。

常用量10~15g,包煎。外用适量。

[乌贼骨]

乌贼骨又名海螵蛸,因乌贼背骨奇而无枝节,故名螵蛸,形相似耳。其味咸性温,乃肝经血分药。

其味咸、涩,性微温。归肝、肾经。具收敛止血,固精止带,制酸止痛,收湿敛疮之功。

乌贼骨咸能入血,微温而涩,有收敛止血之功效,用于治疗崩漏下血,肺胃出血,创伤出血等证。单味研末外敷,可止创伤出血。

常用量10~15g;如研末吞服,每次1.5~3g;外用适量,研末撒或调敷。然本品性温,能伤阴助热,故阴虚多热者不宜服。

[炮姜]

成书于东汉末期的《神农本草经》止有干姜、生姜,而无炮姜,后人以干姜炮黑,谓之炮姜。其为干姜炒至表面微黑,内成棕黄色而成。姜本辛热,炒黑则苦而平矣,守而不走,故能由阳入阴,由阴出阳,所以引气药入血分而补血,引血药入血分而止血。

其味苦、涩,性温。归脾、肝经。具温中止血,回阳,温肺化饮之功。

炮姜温里作用弱于干姜,而长于温经止血,适用于治疗虚寒性出血,如吐血、便血、崩漏等见血色黯淡,手足欠温,舌淡脉细者。

常用量5~10g。若炮制太过,本质不存,谓之姜炭,其味微苦不辛,其质轻浮不实,又不及炮姜之功能矣。

第二节　补血药

《素问·五常政大论》云:“虚则补之。”凡具有补血功能,主要用以治疗血虚证的药物,称为补血药。

补血药主要适用于治疗血虚证。血虚证的基本症状是面色萎黄,口唇及指甲苍白,头晕眼花,心慌心悸,以及妇女月经后期、量少、色淡,甚至经闭等。凡呈现上述症状者,都可用补血药进行治疗。

明代张介宾《景岳全书·血证》云:"人有阴阳,即为气血。阳主气,故气全则神旺;阴主血,故血盛则形强,人生所赖,惟斯而已。"血属阴,血虚与阴虚关系十分密切,血虚往往导致阴虚,若血虚兼阴虚者,补血药当与补阴药同用。在补血药中,部分补血药有补阴功效,亦可作为补阴药使用,如熟地黄、阿胶等。反之,在补阴药中,部分补阴药有补血之功,亦可作为补血药使用,如枸杞子、桑椹子等。

清代韦协梦《医论三十篇》云:"气阳而血阴,血不独生,赖气所生之;气无所附,赖血以附之。"气能生血,补血药又常与补气药同用,可以增强补血的疗效。

《素问·五常政大论》云:"药以祛之,食以随之。"血乃水谷精微所化生,故饮食调理在血虚证的治疗中具有十分重要的意义。部分补血药可药食两用,如枸杞子、大枣、桑椹子、龙眼肉等。

然补血药性质多粘腻,妨碍消化,故凡湿浊中阻,脘腹胀满,食少便溏者,不宜应用;脾胃虚弱者,当配伍健脾助消化药同用,以免影响食欲。兹将临证常用补血药简述如下。

[当归]

当归体滑润像血之象,花嫣红像血之色,故专入血分,为血家必用之药。其入和血药则血和,入敛血药则血敛,入凉血药则血凉,入行血药则血行,入败血药则血败,入生血药则血生,入补气药则补气,入升提药则提气,入降逐药则逐血,总使血虚能补,血滞能通,血枯能润,血乱能抚,俾血与气附,气与血固,能引领气血邪气各归其所当归之地,而不致散乱,故名当归。

其味甘、辛,性温。归肝、心、脾经。具补血调经,活血止痛,补气止血,润肠通便之功。

当归味甘而重,故专能补血;其气辛香而润,香则走脾,润则补血,故能透入中焦营气之分,而为补血之圣药,养血之要品,适用于治疗血虚引起的各种证候。

当归气轻而辛,既能补血,又能行血,故为妇科调经之要药,广泛用于治疗妇人月经不调、经闭、痛经诸证。辛温则寒散,滞通则痛止,故凡血虚血瘀引起的虚寒腹痛、瘀血作痛、跌打损伤、痹痛麻木、痈疽疮疡等,当归皆可补血活血而止痛。

当归乃血中之气药,既具养血之功,又能助气之用,生血之中而又生气,生气之中而又生血,俾血得气而自旺,气得血而更甚,以气调血和,气血两生,故血虚、血脱、气虚、气血两虚之证多用之。心生血,脾裹血,肝藏血,当归又归心、脾、肝经,故能止血。然当归头禀上行之性,便血溺血,崩中溺血,崩中淋带等之阴随阳陷者,升之固宜;而吐血衄血之气火升浮者,用之宜慎,惟恐温升助火。

当归补血活血,补中有行,行中有补,故能去瘀生新,润燥滑肠,故可用于治疗血虚肠燥便秘。

常用量10~20g。补血、养血用当归身,活血、破血用当归头和当归尾,若全用则一破一止,即和血也;当归须则偏于活血通络。酒制当归偏于行血活血,土炒当归可用于血虚而又兼大便溏软者,当归炭则用于止血。又因其味辛则散,味甘则壅,体润性滑,故气虚火盛、湿盛中满、脾胃虚寒、大便泄泻者忌服。

[熟地黄]

地黄色与质皆血类,古方只有干地黄、生地黄,从无用熟地黄者。自唐代以后九蒸九晒,得水火既济之功为熟地黄,色黑如漆,味如甘殆,寒转为温,自能独入肾家,填精补血,兼培黄庭厚土,土厚载物,诸脏皆受其荫,故又曰能补五脏之真阴。

其味甘,性微温。归肝、肾经。具养血滋阴,补精益髓之功。

熟地黄味甘性微温,入于人身则专于补血,故为补血之要药,常用于治疗血虚萎黄、眩晕、心悸、失眠诸证,以及妇女月经不调、崩漏等证。

熟地黄禀至阴之得,气味纯净,故能补五脏之真阴,而为滋阴之主药。常用于治疗肾阴不足引起的潮热、盗汗、遗精、消渴等各种证候。其可填骨髓,长肌肉,生精血,补五脏内伤不足,通血脉,利耳目,黑须发,故亦可用于治疗腰痠脚软、头晕眼花、耳鸣耳聋、须发早白等一切精血亏虚之证。

常用量10~30g。本品性质黏腻,较生地黄更甚,有碍消化,宜与健脾胃药如陈皮、砂仁等同用。熟地炭只用于止血。故凡气滞痰多、脘腹胀痛、食少便溏者忌服。

[何首乌]

何首乌,原名交藤,以言象也。以其赤白交互,故能长养气血,气血太和,则悦颜黑发,久服延年,为调和气血之圣药。

其味苦、甘、涩,性微温。归肝、肾经。具补益精血,润肠通便之功。

何首乌制用能补肝肾,益精血,兼能收敛,且不寒、不燥、不腻,故为滋补良药,用于治疗精血亏虚所致的头晕眼花、须发早白、腰痠脚软、遗精、崩带等证。久服长筋骨,益精髓,延年益寿。生首乌补益力弱,且不收敛,有润肠通便之功,故可用于治疗血虚肠燥便秘。

常用量10~30g。补益精血当用制首乌;润肠宜用生首乌;鲜首乌解毒润肠的功效较生首乌更佳。大便溏泻及湿痰较重者不宜服。

[白芍]

芍药十月出芽,正月出土,夏初开花,花大而荣,正似少阳渐入阳明,故得木气最盛,仲景以为补营首药,入肝脾血分。

其味苦、酸,性微寒。归肝、脾经。具养血敛阴,柔肝止痛,平抑肝阳之功。

白芍其性阴沉,故入血分,既能养血调经,常用于治疗妇科疾病,如月经不调、经行腹痛、崩漏、自汗、盗汗等;又能养血柔肝,缓急止痛,亦可用于治疗肝气不和,胁肋脘腹疼痛,或四肢拘挛作痛。

常用量10~20g。伐肝生用,补肝炒用,后重生用,血溢醋炒,补脾酒炒,滋血蜜炒,除寒姜炒。阳衰虚寒之证不宜单独使用。中药十八反认为本品与藜芦相反,临证需应注意。

[阿胶]

阿胶得阿井纯阴之济水,又得纯黑补阴之驴皮,气味俱阴,既入肝经养血,复入肾经滋水。

其味甘,性平。归肺、肝、肾经。具补血止血,滋阴润肺之功。

阿胶味甘气平,质润,专入肝经养血,为良好的补血药,适用于治疗血虚眩晕,心悸等证。其又为止血要药,单用即有效,多配伍入复方用治吐血、衄血、便血、崩漏等多种出血。本品除具养血止血之功外,尚有滋阴润燥的作用,常用于治疗阴虚火旺之心烦失眠及阴虚燥咳等证。

常用量5~10g。用开水化或黄酒化服;入汤剂应烊化兑服。止血宜蒲黄炒,润肺宜蛤粉炒。又因其性质黏腻,有碍消化,故脾胃薄弱、不思饮食,或纳食不消,以及呕吐泄泻者均忌服。

[龙眼肉]

龙眼壳色青黄,固像以木疏土。肉本洁白,转而红紫,又像金火交媾。化汁为赤,味甘且厚,恰大展力于中。宋代严用和《重订严氏济生方》治思虑劳伤心脾有归脾汤,取其甘味归脾,能益人智之义。

其味甘,性温。归心、脾经。具补心脾,益气血之功。

龙眼肉禀稼穑之化,味甘气平,专补心脾之血,既不滋腻,又不壅气,故为滋补良药,常用于治疗思虑过度、劳伤心脾引起的惊悸、怔忡、失眠、健忘等证,单用即有效,亦可入复方以增效,还可作为血虚食疗之用。其甘味甚重,润气尤多,于补气之中,温则补气,又更存有补血之力;润则补血,故亦可用于治疗气血不足诸证。

常用量10~20g。煎汤、熬膏、浸酒或入丸剂。湿阻中满或有停饮、痰、火者忌服。

[紫河车]

紫河车即胞衣也。儿孕胞内,脐系于胞,胞系母腰,受母之荫。父精母血,相合生成,真元气之所钟也。然名河车者,盖以天地之先,阴阳之祖。乾坤之橐籥,铅汞之匡廓。胚胎将兆,九九数足。儿则载而乘之,故取象而立名也。紫者红黑相杂色也,红属火为阳,黑属水为阴。谓其阴阳两气并具,而不杂尔。是则河车虽成后天之形,实禀先天之气,入药拯济,诚夺化工。

其味甘、咸,性温。归脾、肝、肾经。具补肝肾,益精血,温阳益气之功。

紫河车禀受精血结孕之余液,得母之气血居多,故能峻补营血,用于治疗阳气不足,精血亏损而致的消瘦乏力,面色萎黄,咳血气喘,产后乳少等证。

常用量1.5~3g,研末装胶囊吞服,一日2~3次,重证用量加倍;亦可入丸散。如用鲜胎盘,每次半个至一个,水煮服食。阴虚火旺者不宜单独使用。

[大枣]

大枣色赤味甘,《素问》言枣为脾之果,脾病宜食之,谓治病和药,枣为脾经血分药也。

其味甘,性温。归脾、胃经。具补中益气,养血安神,缓和药性之功。

大枣甘温,其味浓而质厚,长于补血而短于补气,且可养血安神,常用于治疗血虚萎黄、妇女血虚脏躁诸证。亦可作为血虚食疗之品。

常用量3~12枚,或10~30枚。为丸服当去皮核捣烂。然本品味过于甘,助湿生热,多食则令人中满,故湿盛脘腹胀满、食积、虫积、龋齿作痛,以及痰热咳嗽者均忌服。

[桑椹]

桑椹乃桑之精华所结也,味甘色红,熟则紫黑,能入肝经血分,养血补肝。

其味甘,性寒。归心、肝、肾经。具滋阴补血,生津,润肠之功。

桑椹滋阴补血,常用于治疗阴亏血虚之眩晕、目暗、耳鸣、失眠、须发早白等证,亦可用于治疗阴亏血虚的肠燥便秘。可以单独水煎过滤取汁加蜂蜜熬膏服,或用干品研末蜜丸服,亦可入复方煎服,或用作血虚食疗之品。

常用量10~15g。桑椹膏15~30g,温开水冲服。其色紫者为第一,红者次之,青则不可用。脾胃虚寒作泻者忌服。

[黑脂麻]

麻乃五谷之首,禀厥阴春生之气,以角作八棱者为巨胜,四棱者名胡麻,胡地产者尤妙,有黑白两种,以黑者为良。

其味甘,性平。归肝、肾经。具补益精血,润肠通便之功。

黑脂麻味甘性平,能补益精血,用于治疗精血不足引起的须发早白、头晕眼花。其油润多脂,能养血润燥,滑肠通便,故亦可用于治疗血虚津亏引起的肠燥便秘。既可以单用、蒸熟或炒香研末服,或与枣膏及蜂蜜为丸服,也可入复方应用或作为血虚食疗之用。

常用量10~30g。宜炒熟用。大便溏泻者不宜服。

[皂矾]

皂矾一名绿矾,烧之则色红,故又名绛矾,能入肝家血分而治血病。

其味酸,性凉。归肝、脾经。外用有解毒燥湿、止痒杀虫之功;内服则具燥湿、杀虫、补血等作用。

皂矾色赤入血分,故用其少量能补血。用于治疗黄肿病、钩虫病等,从容平缓而有奇功。

常用量内服每次0.8~1.6g,煅用,多入丸散。因其味酸涌泄,内服有时能引起呕吐、腹痛、泄泻、头晕等不良反应,故凡有胃病及三个月内有呕血史者不宜服,孕妇禁用。服药期间禁饮茶。

[乌骨鸡]

鸡属木,而骨反乌者,巽变坎也,受水木之精气,故肝肾分之病宜用之。

其味甘、性平。归肝、肾经。具补益肝肾,滋阴补血之功。

乌骨鸡为血肉有情之品,得水木之精气,其性属阴,能走肝肾血分,故能补血益阴,用于肝肺肾三脏血液不足者最宜。常用于治疗一切虚损羸弱及妇人崩中带下诸证。多作为食疗应用,亦可入复方。

临证常根据病人虚损程度,结合脾胃状况及食疗配方选择用量。然其又能动风发毒,故一切外证、一切风病患者忌之。

[鸡血藤]

鸡血藤色红如鸡血,故名鸡血藤。

其味苦、微甘,性温。归肝经。具行血补血,舒筋活络之功。

鸡血藤苦甘性温,既能活血,又能补血,常用于治疗血虚或血虚兼有瘀滞引起的妇女月经不调、经行不畅、痛经、血虚经闭,以及手足麻木、筋骨无力、腰膝痠软、瘫痪等证。

常用量10~30g。鸡血藤膏是将鸡血藤煎膏,拌入辅料浓缩而成,补血作用较佳,可单用浸酒内服,亦可随证配合相应的药物同用,用量5~10g,烊化冲服。

[枸杞子]

枸杞其苗乃天精,根皮乃地骨皮,枸杞子当用红实,是一物而有三用。

其味甘,性平。归肝、肾、肺经。具有补益精血,滋补肝肾,明目,润肺之功。

枸杞子味甘性平,不寒不热,药用其子,凡子皆降,有收束下行之意,故能入肝肾,生精养血,用于治疗精血不足,肝肾阴虚所致的头晕目眩,视力减退,腰膝痠软,遗精消渴,虚劳咳嗽等证。精血充则目可明,渴可止,筋骨坚利,虚劳等证悉除矣。其亦可作为血虚食疗之品应用。

常用量10~15g。因能滋阴润燥,故脾虚便溏者不宜多服久服。

第三节　活血祛瘀药

《素问·阴阳应象大论》云:"血实宜决之。"凡以通利血脉、促进血行、消散瘀血为主要作用的药物,称为活血祛瘀药或活血化瘀药,简称活血药。其中活血逐瘀作用较强者,又称破血药。

血瘀证为临床各科所常见,其主要症状一是疼痛(痛处固定不移)或麻木;二是身体外部或内部发生肿块,或外伤引起的血肿;三是内出血,在出血时夹有紫黯色血块;四是皮肤、黏膜或舌质出现瘀斑。瘀血内阻是多种病证的主要致病因素,又有不少疾患是在发病过程中出现血滞瘀阻的证候,例如血滞经闭、产后瘀阻腹痛、胸痛、胁痛、肢体不遂、风湿痹痛、癥瘕痞块、痈疡疮肿及跌打损伤、骨折、瘀肿疼痛等病证。

明代缪希雍《神农本草经疏》云:"血瘀宜通之。瘀必发热、发黄、作痛、作肿,及作结块癖积。法宜辛温、辛热、辛平、辛寒、甘温,以入血通行;佐以咸寒,乃可软坚。其药如当归、红花、桃仁、苏木……"活血祛瘀药善于走散,具有行血、散瘀、通经、利痹、消肿及定痛等功效,故适用于血行失畅,瘀血阻滞之证。

清代程文囿《医述》引罗赤诚论云:"凡瘀血之证,今人但知闪挫则有瘀血,不知有因火载血上行,或吐或衄,病者自忍,而蓄滞于中;或因医药寒凉,而冰凝于内;或因忧思过度,而致营血郁滞不行;或因怒伤血逆,上不得越,下不归经,而留积于胸膈之间者,此皆瘀血之因也。"

形成血瘀证的原因颇多,诸如外受风寒,或热灼营血,或痰湿阻滞,以及跌打损伤等,皆可造成血行障碍,导致血滞瘀阻。故在运用活血祛瘀药时,应辨证审因,选择适当的药物,并作适宜的配伍。如寒凝气滞血瘀者,可配伍温里祛寒药同用;如热灼营血,瘀血内阻者,应配合清热凉血药同用;若属风湿痹痛者,须与祛风湿药合用;如跌打损伤者,宜与行气和营之品配伍;对癥瘕痞块,则应与化痰软坚散结药配用;若兼有正气不足之证者,又当与相应的补虚药同用。

明代萧京《轩岐救正论·治血贵静》云:"气行则血亦行,气止则血亦止。"人体气血之间有着密切的关系,气行则血行,气滞则血凝,故在使用活血祛瘀药时,常配合行气药,以增强行血散瘀的作用。

宋代陈自明《妇人大全良方·妇人伤寒伤风方论》云:"妊娠用药,宜清凉,不可轻用桂枝、半夏、桃红、朴硝等类。"故活血祛瘀药不宜用于妇女月经过多;对于孕妇,尤当慎用或忌用。兹将临证常用活血祛瘀药简述如下。

[川芎]

川芎,成书于秦汉时期的《神农本草经》原名为芎䓖。名芎䓖者,乾为天,为金;芎,芎窿也;䓖,穷高也。皆天之象也,故能上行头目,下行血海,为血中之气药。又生于西川,为四川特产药材,故名川芎。

其味辛,性温。归肝、胆、心包经。具活血行气,祛风止痛之功。

川芎气味辛温,根叶皆香,辛香行散,温通血脉,既能活血祛瘀以调经,又能行气开郁以止痛,实具通达气血之功效。常用于治疗月经不调、痛经、闭经、难产、产后瘀阻腹痛、胸肋作痛、肢体麻木,以及跌打损伤、疮痈肿痛等病证。每与当归配伍,可增强活血散瘀、行气止痛之功。以之为基础,常用治血瘀气滞之证效佳。

常用量5~15g;研末吞服,每次1~1.5g。本品辛温升散,凡阴虚火旺,舌红口干者不宜应用;对妇女月经过多及出血性疾病,亦不宜应用。

[乳香]

乳香产于非洲,梁代陶弘景《名医别录》始载。春、夏两季将乳香树干的皮部由下而上用刀顺序切伤,使树脂由伤口渗出,数天后凝成硬块,收集即得。

其味辛、苦,性温。归肝、脾经。具活血止痛,消肿生肌之功。

乳香辛散温通,既能活血化瘀,又可行气散滞。常用于治疗痛经、经闭、胃脘疼痛、风湿痹痛、跌打伤痛及痈疽肿痛、肠痈等证。凡临床内、妇、外、伤诸科见有瘀滞疼痛之证者,用以活血止痛,其效颇佳。

常用量5~10g;外用适量。入药多炒用。本品味苦,入煎剂汤液混浊,胃弱者多服易致呕吐,故用量不宜过大,对胃弱者尤应慎用。无瘀滞者及孕妇不宜用。

[没药]

没药主产于非洲及印度等地,宋代刘翰等《开宝本草》始载。采集由没药树皮裂缝处渗出的白色油胶树脂,于空气中变成红棕色而坚硬的圆块,打碎后,炒至焦黑色应用。

其味苦,性平。归心、脾经。具活血止痛,消肿生肌之功。

没药与乳香功用相似,亦常用于治疗经闭、痛经、胃腹疼痛、跌打伤痛、痈疽肿痛及肠痈等证。乳香功擅活血伸筋;没药偏于散血化瘀。故对上述瘀痛之证,常与乳香相须为用,可增强活血止痛之功。

常用量5~10g。用法及使用禁忌同乳香。如与乳香同用,两药用量皆须相应减少。

[延胡索]

延胡索又名延胡、玄胡索、元胡索。其禀初夏之气,而兼得乎金之辛味,故能行血中气滞,气中血滞,为治血利气第一药。

其味辛、苦,性温。归心、肝、脾经。具活血、行气、止痛之功。

延胡索秉辛散温通之性,既能活血,又能行气,具有良好的止痛功效,故广泛应用于治疗气血凝滞所致身体各部位的多种疼痛证候。既可单味研末吞服,又可入复方。

常用量10~15g;研末服1.5~3g。用温开水送服。醋制可加强止痛之功。然其辛温走而不守,故可通经堕胎,血热、气虚者禁用。

[郁金]

郁金其性轻扬,因轻扬之性,能开肺金之郁,古人用其治郁遏不能散者,恐命名因于此始。

其味辛、苦,性寒。归心、肝、胆经。具活血止痛,行气解郁,凉血清心,利胆退黄之功。

郁金既能疏肝行气以解郁,又能活血祛瘀以止痛,故常用于治疗肝气郁结,血瘀内阻所致的胸腹胁肋胀痛,月经不调,痛经及癥瘕痞块等证。

常用量10~15g。川郁金活血化瘀的作用优于理气,广郁金行气解郁的作用优于活血。中药十九畏认为其与丁香相畏,临证需应注意。

[姜黄]

姜黄真者,是经种三年以上老姜,能生花。花在根际,一如襄荷。根节坚硬,气味辛辣,色黄,似姜瓜圆大,故名。

其味苦、辛,性温。归肝、脾经。具破血行气,通经止痛之功。

姜黄能破血行气,通经止痛,常用于治疗气滞血瘀所致的胸胁疼痛,经闭腹痛等证。其研末外敷,可用于治疗一切痈疡疮疖初起,红肿热痛,属阳证者,也是取本品活血散瘀,消肿止痛之功。其主治功力烈于郁金。

常用量5~10g;外用适量,以麻油或菜油调匀成膏,外敷。

[莪术]

莪术又称蓬莪术,色黑而味辛性烈,故善破气中之血。

其味辛、苦,性温。归肝、脾经。具破血祛瘀,行气止痛之功。

莪术辛散苦泄,温通行滞,既能破血祛瘀,又能行气止痛,常用于治疗气滞血瘀所致的经闭腹痛及癥瘕积聚等证。

常用量5~10g。或嫌其峻厉,故多以醋炒用之,醋制亦能加强止痛之功。然其性刚烈,故月经过多者及孕妇忌用。

[三棱]

三棱又称荆三棱、京三棱。其色白,苦温行气,能破血中之气,以其苗叶与根,均作三楞之状,三为木数,故能入肝之血分。出楚荆地,故名。

其味苦,性平。归肝、脾经。具破血祛瘀,行气止痛之功。

三棱功用同莪术,但破血作用比莪术强,而行气止痛之力较逊。常用于治疗气滞血瘀所致的经闭腹痛及癥瘕积聚等证,且常与莪术配伍。

常用量5~10g。醋炒能加强止痛之功。月经过多者及孕妇忌用。中药十九畏认为其与牙硝相畏,临证应用需应注意。

[丹参]

丹参别名紫丹参,原名赤参,色赤味苦,与心相合,专入心经,善治血分,去滞生新。其虽有参名,但补血之力不足,活血之功有余,故为调理血分之首药。

其味苦,性微寒。归心、心包、肝经。具活血祛瘀,凉血消痈,养血安神之功。

丹参能通行血脉,功擅活血祛瘀,善调妇女经脉不匀,常用于治疗月经不调,血滞经闭,产后瘀滞腹痛,心腹疼痛,癥瘕积聚,以及肢体疼痛等证。因其性偏寒凉,故对血热瘀滞者较为相宜。

丹参性微寒,禀天初冬寒水之气,既能凉血,又能散瘀,以之与清热解毒药相配,有助于消除痈肿,故可用于治疗疮痈肿痛。

丹参既以凉血活血见长,又能养血安神,故亦可用于治疗温热病热入营血,证见高热,时有谵语,烦躁不寐,或斑疹隐隐,舌红绛,以及心悸怔忡,失眠等证。

常用量10~30g。酒炒可增强活血之功。中药十八反认为本品与藜芦相反,临证需应注意。

[虎杖]

虎杖别名阴阳莲、大叶蛇总管。

其味苦,性寒。归肝、胆、肺经。具活血定痛,清热利湿,解毒,化痰止咳之功。

虎杖既能活血祛瘀以通经,又能通络定痛,故常用于治疗经闭,风湿痹痛,跌打损伤等证。

常用量10~30g。孕妇忌服。

[益母草]

益母草之根、茎、花、叶、实,并皆入药。其性滑而利,善调妇人胎产诸证。以产母必有瘀浊停留,此物能消之化之,邪去则母受益,故有益母之名。其果实为茺蔚子。

其味辛、苦,性微寒。归心、肝、膀胱经。具活血祛瘀,利尿消肿之功。

益母草辛开苦泄,能活血祛瘀以通经,为妇科经产要药,常用于治疗妇女血脉阻滞之月经不调、经行不畅、小腹胀痛、经闭、产后瘀阻腹痛、恶露不尽,以及跌打损伤、瘀血作痛等证。可单味熬膏内服,亦可入复方。

茺蔚子味甘性微寒,活血调经之功与益母草相似,又能凉肝明目,适用于治疗肝热头痛,目赤肿痛等证。

常用量益母草10~30g;茺蔚子5~10g。若治目疾,见瞳孔散大,血虚无瘀者则慎用茺蔚子。

[桃仁]

桃得三月春和之气以生,而花色最鲜明似血,故凡血郁血结之疾,不能调和畅达者,此能入于其中而和之、散之。若瘀血皆已败之血,非生气不能流通。桃之生气,皆在干仁,而味苦又能开泄,故能逐旧而不伤新也。

其味苦,性平。归心、肝、肺、大肠经。具活血祛瘀,润肠通便之功。

桃仁苦重于甘,气薄味浓,性沉而降,阴中之阳,手、足厥阴经血分药也。苦以泄滞血,甘以生新血,故破凝血者用之。其功有五:治热入血室,一也;泄腹中滞血,二也;除皮肤血热燥痒,三也;行皮肤凝聚之血,四也;润大肠之血燥,五也。常用于治疗痛经,血滞经闭,产后瘀滞腹痛,癥瘕,跌打损伤,瘀阻疼痛,以及肺痈,肠痈,血燥便秘等证。

常用量10~15g;捣碎,入煎剂。孕妇忌服。

[红花]

红花色红类血,故能行男子血脉,通女子经水。多则行血,少则养血。

其味辛,性温。归心、肝经。具活血祛瘀,通经之功。

红花入心、肝血分,秉辛散温通之性,能活血祛瘀,通调经脉,常用于治疗痛经、血滞经闭、产后瘀阻腹痛、癥瘕积聚、跌打损伤瘀痛,以及关节疼痛等证;亦可用于治疗因热郁血滞所致的斑疹色黯。常与桃仁相须为用,活血通经、去瘀生新、消肿止痛的力量倍增。

常用量5~10g。孕妇忌服。

[五灵脂]

五灵脂聚于土中,结如凝脂,受五行之灵气而成,故名之。

其味苦、甘,性温。归肝经。具活血止痛,化瘀止血之功。

五灵脂苦泄温通,入肝经血分,功能活血散瘀止痛,是一味治疗血滞诸痛之要药,故常用于治疗瘀血阻滞所致的痛经、经闭、产后瘀阻腹痛,以及胸痛、脘腹疼痛等证。用治上述妇科疾患及胸痛之证时,常与蒲黄配伍,活血祛瘀止痛之力彰。

五灵脂炒用能化瘀止血,常用于治疗出血而内有瘀滞的病证,如妇女崩漏经多,见色紫多块、少腹刺痛者。

常用量5~10g,包煎,或入丸、散用。孕妇慎用。中药十九畏认为本品与人参相畏,临证需应注意。

[牛膝]

牛膝乃以其形而知其性也。其茎有节,像牛膝,故名。凡物之根皆横生,而牛膝独直下,其长细而韧,酷似人筋,所以能舒筋通脉,下血降气,为诸下达药之先导也。筋属肝,肝藏血,凡能舒筋之药,俱能治血,故又为通利血脉之品。

其味苦、酸,性平。归肝、肾经。具活血祛瘀,补肝肾,强筋骨,利尿通淋,引血下行之功。

牛膝依产地不同而有川牛膝及怀牛膝两类。川牛膝偏于散瘀血,怀牛膝偏于补肝肾。川牛膝以活血祛瘀之功见长,常用于治疗瘀血阻滞的月经不调,痛经,闭经,难产,产后瘀阻腹痛,以及跌打伤痛等证。

川牛膝功擅苦泄下降,能引血下行,以降上炎之火;亦能利尿,行瘀以通淋。故用于治疗吐血、衄血、尿血等证。

常用量10~15g。孕妇及月经过多者忌用。

[穿山甲]

穿山甲穴山而居,寓水而食,出阴入阳,能窜经络,达于病所故也。

其味咸,性微寒。归肝、胃经。具活血通经,下乳,消肿排脓之功。

穿山甲善于走窜,性专行散,能通经络而达病所,故常用于治疗血滞经闭,癥瘕痞块,以及风湿痹痛等证。

常用量5~10g;亦可研末吞服,每次1~1.5g。以研末吞服效果较好。

[䗪虫]

䗪虫别名地鳖虫、土鳖虫、土元。其生于夏湿土壤之中,得幽暗之气,故其味咸气寒,有小毒。以刀断之,中有白汁如浆;凑接即连,复能行走,故今人用之治跌打损伤,续筋骨有奇效。咸寒入血软坚,故主心腹血积、癥瘕血闭诸证。

其味咸,性寒;有小毒。归肝经。具破血逐瘀,续筋接骨之功。

䗪虫破血逐瘀之力与水蛭相近而性较缓和,常用于治疗经闭、产后瘀阻、癥瘕等证。

常用量5~10g;研末吞服,每次1~1.5g。孕妇忌服。

[水蛭]

水蛭又名蚂蟥。其原为噬血之物,故能破血;为其气腐,其气味与瘀血相感召,不与新血相感召,故但破瘀血而不伤新血。且其色黑下趋,又善破冲任中之瘀,盖其破瘀血者乃此物之良能,非其性之猛烈也。水蛭种类甚多,以水中短小腹有血者佳。

其味咸、苦,性平,有小毒。归肝经。具破血逐瘀之功。

水蛭功擅破血逐瘀,其力较猛,常用于治疗血滞经闭、癥瘕积聚,以及跌打损伤等瘀血阻滞之证。

常用量3~6g;焙干研末吞服,每次0.3~0.5g。其纯系水之精华生成,故最宜生用,甚忌火炙。孕妇忌服。

[虻虫]

虻虫又名牛虻,形如蜂,专唊牛马之血,故用以治血,因其性而为用也。

其味苦,性微寒,有小毒。归肝经。具破血逐瘀之功。

虻虫破血逐瘀之功,与水蛭相似,而性尤峻猛,服后可能引起腹泻。常用于治疗血滞经闭、癥瘕积聚,以及跌打损伤等证。

常用量1~1.5g;焙干研末吞服,每次0.3g。孕妇忌服。

[降香]

降香又名降真香,香中之清烈者也。焚之能降诸真,故名。

其味辛,性温。归心、肝经。具活血散瘀,止血定痛之功。

降香气香辛散,温通行滞,有散瘀止血定痛之功,常用于治疗气滞血瘀所致的胸胁作痛,以及跌打损伤、创伤出血等。外用于创伤出血,能止血定痛。

常用量5~10g;研末吞服,每次1~2g;外用适量,研末外敷患处。凡阴虚火旺,血热妄行而无瘀滞者不宜用。

[泽兰]

泽兰生泽旁,其叶如兰而香。辛苦而温,入肝脾二经消瘀行水。以其温而带甘,故不伤正气,妇人多用之。治血化为水之证,尤为入毂。

其味苦、辛,性微温。归肝、脾经。具活血祛瘀,行水消肿之功。

泽兰辛散温通,不寒不燥,性较温和,行而不峻,能舒肝气而通经脉,具有祛瘀散结而不伤正气的特点,故凡血脉瘀滞,经行不利,乃是常用之品。常用于治疗血滞经闭、经行腹痛、月经不调、腹中包块、产后瘀滞腹痛等证。亦可用于治疗跌打伤痛,胸胁疼痛,以及痈肿等证。

常用量10~20g。然通利之品,能走未必能守,此当以意逆之,而可知其非虚证久服之药矣。

[王不留行]

王不留行在古时已命其名,谓此虽有王命,其性走而不守,不能以留其行也。

其味苦,性平。归肝、胃经。具活血通乳,下乳之功。

王不留行善于通利血脉,行而不守,故有活血通经之功,常用于治疗血滞经闭、痛经等证,并常配穿山甲以通乳。

常用量6~10g。孕妇慎用。

[刘寄奴]

刘寄奴以治金疮得名,昔人谓为金疮要药,又治产后余疾,下血止痛者,正以其行血迅速故也。

其味苦,性温。归心、脾经。具破血通经,散瘀止痛之功。

刘寄奴苦泄温通,善于行散,能破血通经,散瘀止痛,常用于治疗血滞经闭、产后瘀阻腹痛、折跌损伤,以及创伤出血等证。若创伤出血疼痛,可用本品研末外敷。

常用量5~10g;外用适量。孕妇忌服。

[苏木]

苏木阳中之阴,降多升少,肝经血分药也。其煎浓红色,与血相合,及红花二品,用破蓄瘀,功力尤效。少用则能和血,多用则能破血。

其味甘、咸、微辛,性平。归心、肝、脾经。具活血通经,祛瘀止痛之功。

苏木功用有类红花,有活血通经,散瘀止痛之功,常用于治疗血滞经闭、产后瘀阻腹痛,以及跌打损伤等证。

常用量5~10g。孕妇忌用。

[干漆]

干漆者,即漆店中桶内所结之漆也。

其味辛、苦,性温,有小毒。归肝、胃经。具破血祛瘀,通经,杀虫之功。

干漆辛散苦泄,温通行滞,性善下降而破血攻坚,故能祛瘀通经以消癥。常用于治疗瘀血阻滞的经闭、癥瘕等证。因其气味厚浊,临床多入丸剂使用。

常入丸散剂用,每次吞服0.06~0.1g;不宜入煎。本品破血通经之力较强,故孕妇及无瘀滞者忌用;又能伤营血,损胃气,故血虚及脾胃虚弱者亦不宜用。畏蟹。

[自然铜]

自然铜出铜矿中,矿气凝结而成。其禀土金之气以生,味辛,气平无毒,乃入血行血,续筋接骨之神药也,非煅不可用,故入药一经火煅醋淬,即可研细,便可续筋接骨,消瘀和伤。

其味辛,性平。归肝经。具散瘀止痛,接骨疗伤之功。

自然铜专入骨,骨被折伤,则血瘀而作痛,得此辛以散瘀破气,则痛止而伤自和,故有行血化滞,散瘀止痛之功,能接骨以疗折伤,为伤科要药。常用于治疗跌仆骨折,瘀阻肿痛等证。

常用量10~15g;锻研细末入散剂,每次0.3g。老弱之人及产后血虚者忌服。

[血竭]

血竭别名麒麟竭,木之脂液,如人之膏血,其味甘咸而走血,为止血和血,收敛疮口,散瘀生新之要药。

其味甘、咸,性平。归心、肝经。外用具止血生肌敛疮之效,内服有活血散瘀止痛之功。

血竭外用有止血生肌敛疮之效,常用于治疗外伤出血,溃疡不敛。可单用或入复方,研末外敷。其内服能活血散瘀止痛,常用于治疗跌打损伤,瘀血肿痛;亦可用于治疗妇女瘀血经闭、痛经、产后瘀阻腹痛,以及一切瘀血阻滞心腹刺痛等证。

常用量内服每次1~1.5g,入丸散;外用适量,研末敷。无瘀血者不宜服。

[大黄]

大黄别名将军,其色正黄,得天地至阴之气独厚,故其性大寒,气味重浊,迅速善走,直达下焦,深入血分,无坚不破,荡涤积垢,有犁庭扫穴,攘除奸凶之功,故有将军之称。

其味苦,性寒。归脾、胃、大肠、肝、心经。具泻下攻积,清热解毒,泻火凉血,活血祛瘀之功。

大黄苦寒沉降,入脾胃大肠血分,走而不守,能活血祛瘀,为治疗血瘀证的常用药,无论新瘀、宿瘀,皆可用之,如妇女瘀血经闭,产后恶露不下,癥瘕积聚及跌打损伤等。其又可泻火凉血,常用于治疗血热妄行之吐血、衄血等证。单用或入复方应用。

常用量5~15g;外用适量。酒制大黄泻下力较弱,活血作用较好,宜用于血瘀证及不宜峻下者;大黄炭则多用于出血证。妇女怀孕、月经期、哺乳期应慎用或忌用。

第四节　清热凉血药

《素问·至真要大论》云:"热者寒之";"温者清之";"治热以寒"。凡具有清解营分、血分热邪作用的药物,称为清热凉血药。

清代程文囿《医述》引明代张三锡《医学六要》云:"血热者,其证吐、衄、咳、咯、溺血,午后发热,女子则月事先期而来,脉弦而散,法宜凉之。"清热凉血药主要适用于治疗血分实热证。

清代叶桂《外感温热论》云:"大凡看法,卫之后方言气,营之后方言血。在卫汗之可也,到气才可清气;入营犹可透热转气,如犀角、玄参、羚羊角等物;入血就恐耗动血,直须凉血散血,如生地、丹皮、阿胶、赤芍等物。"温热病,热入营血,血热妄行,出现斑疹及各种出血,如鼻衄、齿衄、吐血、便血之时,宜用清热凉血药;出现高热,烦躁,甚至神昏谵语,舌绛之时,亦可用清热凉血药。温热病热邪入于营分,治当以清营为主,宜选用犀角、玄参、羚羊角等清营凉血之品,再配合金银花、连翘、竹叶等清泄之品,方可达到透热转气的目的。邪热入血分后,其病机由血热、瘀血、阴血耗伤,出血四个方面组成,治当以凉血散血为主,兼以养血(阴)。故清热凉血药,一般适用于热在血分的病证;如果气血两燔,则需配合清热泻火药同用。

邪正剧争,热炽阴伤为温病气分证的病理特点;病至营分,则为营热阴伤,扰神窜络;混入血分,则动血耗血,瘀热内阻。血属阴,热邪入于营分,往往伤阴耗液,而生地黄、玄参之属,既能清热凉血,又能养阴增液。故清热凉血药不仅血分证常用,热病伤阴亦常选用。

明代虞抟《苍生司命·血证》云:"故凡血病,当辨其出何经,宜加本经清气之药;又用药不可单行单止,亦不可纯用寒凉。"清代柳宝饴《温热逢源·伏温内燔营血发吐衄便红等证治》云:"每有急求止血,过用清凉,以致血虽止,而上则留瘀在络,胸胁板痛;下则留瘀在肠,垢痢瘀紫;甚或留瘀化热,变为暮热朝凉,咳痰带血,见种种阴损之候。"清热凉血药性多寒凉,应用不当既有留瘀之弊,又有伤中之虞,故应因证而施,用量不宜过大,用时亦不宜过长。兹将临证常用清热凉血药简述如下。

[水牛角]

清热凉血药当首选犀角,然犀牛属濒危保护野生动物,犀角禁止入药。历代虽有以升麻、玳瑁、大青叶替代犀角之经验,而近人则多以水牛角代之。

其味咸,性寒。归心、肝、胃经。具清热,凉血,解毒之功。

水牛角功效与犀角相近,常用于治疗温病壮热,神昏及斑疹,热盛出血等证。

常用量10~30g,锉碎先煎,亦可锉末冲服。

[生地黄]

生地黄合地之坚凝,得土之正色,禀仲冬之气,故凉血有功,阴血赖养。

其味甘、苦,性寒。归心、肝、肾经。具清热凉血,养阴生津之功。

生地黄具有清热凉血和养阴之功,常用于治疗温病热入营血,身热口干,舌绛或红等证。其又能凉血止血,故又可用于治疗热在血分,迫血妄行的吐血、衄血、尿血、崩漏下血等证。

常用量10~30g,煎服或以鲜品捣汁入药。然本品性寒而滞,故脾虚湿滞,腹泻便溏者不宜用。

[玄参]

玄参别名元参。玄乃水天之色,参者参也,根实皆黑,属肾而性寒,故能除肾家浮游上升之火。

其味苦、甘、咸,性寒。归肺、胃、肾经。具清热,解毒,养阴之功。

玄参清热解毒养阴,常用于治疗温热病热入营分,伤阴劫液,身热、口干、舌绛等证。其又能滋阴降火以解毒消斑,故亦可用于治疗温热病血热壅盛、发斑,或咽喉肿痛,甚则烦躁谵语之证。

常用量10~20g,煎服或入丸散。本品性寒而滞,故脾虚胃寒,胸闷少食者不宜用。中药十八反认为本品与藜芦相反,临证需应注意。

[牡丹皮]

牡丹乃天地之精,为群花之首。牡,门户枢;丹,英华色也。牡丹虽有枝有叶,有花有实,而其气全在于根。其虽非热药,而气香味辛,故为血中气药。

其味苦、辛,性微寒。归心、肝、肾经。具清热凉血,活血散瘀之功。

牡丹皮能清热凉血,以去血分郁热而收化斑、止血之效,常用于治疗温热病热入血分而发斑疹,及血热妄行所致的吐血、衄血等证。其又能退虚热,用于治疗温热病后期,阴分伏热发热,或夜热早凉,以及阴虚内热等证;还可用于治疗妇女月经先期,经前发热之证。

牡丹皮色赤走血分,有香窜之性,既能凉血又能散血,活血行瘀以通经散癥,常用于治疗血滞经闭、痛经,或癥瘕等证,并可用于治疗痈肿疮毒及内痈,以凉血消痈。

常用量10~15g,煎服或入丸散。血虚有寒、孕妇及月经过多者不宜用。

[赤芍]

芍药自六朝以后始有白赤之分。白赤两种,各随其花而异。白补而赤泻,白收而赤散,故养阴养血,滋润肝脾,皆用白芍药;活血行滞,宣化疡毒,皆用赤芍药。

其味苦,性微寒。归肝经。具清热凉血,祛瘀止痛之功。

赤芍药能清血分郁热,常用于治疗温热病热在血分,身热、发斑疹,及血热所致的吐血、衄血等证。其又能祛瘀行滞并缓解疼痛,可用于治疗血滞经闭、痛经及跌打损伤、瘀滞肿痛诸证,亦可用于治疗热淋、血淋及热痢带血等血热证。

常用量5~15g,煎服或入丸散。虚寒性经闭等忌用。中药十八反认为本品与藜芦相反,临证需应注意。

[紫草]

紫,间色,水乘火色也。气寒味苦,臭芳性洁,禀水气澄湛之体,捍格之用。紫草三月下子,九月子熟,有藤色紫,取苗用,即紫草茸也。古方惟用茸,取其初得阳气,以类触类,用发痘疮。

其味甘,性寒。归心、肝经。具凉血活血,解毒透疹之功。

紫草味甘性寒,色紫质滑,专入厥阴血分凉血活血,能解血分热毒,用于治疗温热病发斑疹,因热毒盛而致斑疹不畅或色紫黯等证,亦可用于治疗血分热毒壅郁所致的大便秘结。

常用量10~20g,煎服,或作散剂。然其性极寒滑,阳虚便溏者不可浪投。

[白头翁]

白头翁一茎直上,茎端有细白毛,一云近根处有白毛丛生,故名。

其味苦,性寒。归大肠经。具清热,解毒,凉血之功。

白头翁为治痢之要药,常用于治疗湿热泻痢、热毒下痢之发热、腹痛、下痢脓血、里急后重,以及鼻衄、痔疮出血等证。

常用量10~20g,煎服或入丸散。然其系苦寒之品,故虚寒久痢者忌用。

[白薇]

白薇别名白幕。白者,金色,坚刚之体也。薇者,隐也,隐身而行。幕者,军行之幕,以隐身也。此指能治因所治证,以诠名耳。又其根色白,微细如丝,故名。

其味苦、咸,性寒。归胃、肝经。具清热凉血,利尿通淋,解毒疗疮之功。

白薇有清热凉血作用,既能清实热,而又以退虚热为其所长,兼能利尿,常用于治疗外感热病发热,邪入营血,身热经久不退,产后阴虚,以及热淋、血淋等证。

常用量10~20g,煎服或入丸散剂。血分无热及胃肠虚寒、大便泄泻者勿用。

[地骨皮]

地骨皮乃枸杞树根皮也,入土最深,故名之。

其味甘、淡,性寒。归肺、肾经。具凉血退蒸,清泄肺热之功。

地骨皮能清血热而收止血之效,常用于治疗血热妄行引起的吐血、衄血等证。

常用量10~15g。外感风寒发热及脾虚便溏者不宜用。

第十六章　治血之剂

凡以理血药为主组成,具有调理或治理血分疾病的方剂,称为治血之剂,亦称理血剂,简称血剂。

战国秦越人《难经·二十二难》云:"血主濡之。"血是营养人体的重要物质,在正常情况下,血循行于经脉之中,周流全身,以营养五脏六腑,四肢百骸。一旦因某种原因,造成血行不畅或血行阻滞,瘀蓄体内,或离经妄行,或亏损不足等,均可造成血病;加之血热证、血寒证亦属血病范畴,故血病的范围颇广,治疗方法亦比较复杂,但概括起来主要有止血、补血、活血祛瘀及清营凉血等治法。

清代赵晴初《存存斋医话稿·卷二》云:"古方伙矣,岂能尽记,纵能尽记,而未能变通,虽多奚益。"血病范围颇广,治血方剂甚众,故按其主要功用,将治血之剂分为止血剂、补血剂、活血祛瘀剂及清营凉血剂四类,并摘其要者分而述之。

第一节　止血剂

明代孙文胤《丹台玉案·诸血门》云:"治法未见血则宜消宜和,既见血则宜凉宜止,旧血未尽则化其血,新血未尽则补其血,因其势之轻重而为缓急之施,则无不中矣。"凡具有制止咳血、吐血、衄血、尿血、便血、崩漏,以及皮下出血,外伤出血等体内外各种出血病证的方剂,称为止血剂。

日本丹波元坚《杂病广要·诸血病》云:"血遇热而行,故止血多用凉药。然亦有中寒气虚,阴阳不相守,血乃妄行者。"出血病证,主要有血热妄行及虚寒性出血之分。血热妄行的证候多为血色鲜红,口干咽燥,脉弦数,治宜凉血止血之剂;虚寒性出血多为血色淡红或紫黯,面色萎黄,舌质淡,苔白,脉沉细无力。治宜温阳摄血之剂。

明代虞抟《医学正传·血症》云:"凡用血药,不可单行单止,又不可纯用寒凉药,必加辛温升药,如加凉药用酒煮、酒炒之类,乃寒因热用之法也。"凉血止血剂用药多寒凉,易伐生气;温阳摄血剂用药多辛燥,易劫阳气,故治疗出血证遣方用药不可轻用苦寒,亦不可妄施辛燥,更不能骤用止涩,单行单止。

清代罗美《名医汇粹·血症治要》云:"柯韵伯曰:失血之瘀,关系最重,先辈立论甚详,治法甚备。"使用止血之剂,还须防止瘀血留阻为患。除突然大量出血以止血为当务之急之外,一般在运用止血药的同时,尤其因瘀血不去而出血不止时,适当配伍一些活血祛瘀药物同用,可使血止而不留瘀。兹将临证常用止血剂简述如下。

[十灰散]

（《十药神书》）

【组成】大蓟,小蓟,荷叶,侧柏叶,白茅根,茜草根,山栀,大黄,牡丹皮,棕榈皮(各等分)。

【用法】各药烧灰存性,为末,藕汁或萝卜汁磨京墨适量,调服9g;亦可包煎,或做汤剂。用量接原方比例酌定。

【功效】凉血止血。

【主治】血热妄行所致的呕血、咯血、衄血等。

【方解】本方主治肝胃火盛,损伤血咯,血热妄行所致的各种出血证,尤适宜于气火上冲,迫血上逆的呕血、咯血、衄血等各种上部出血证。方中大蓟、小蓟、荷叶、茜草、侧柏叶、白茅根凉血止血;棕榈皮收涩止血;因本方证属气盛火旺,血热妄行所致,故在凉血止血的同时,又用栀子清肝泻火,大黄导热下行,泻热于外,杜绝出血之源;牡丹皮配大黄凉血祛瘀,使血止而不留瘀。血见黑即止,本方炒灰存性用,可以加强收涩止血作用;用藕汁或萝卜汁磨京墨调服,意在增加清热止血作用。综观全方,以凉血收敛止血为主,并有清降及祛瘀作用。

【应用】本方主治热证出血,以治标为主,血止之后,还应审因图本,方能巩固疗效。对热邪较盛的出血,方中药物可以生用,并水煎作汤剂服,此时大黄、栀子当做主药。方中药物十味,均烧灰存性,研细为散,故名"十灰散"。制成丸剂,名"十灰丸",功效与主治,均同十灰散。

【注意事项】本方是临时止血之方,虚寒出血证忌用。亦如清代张秉成《成方便读》所云:"治一切吐血、咯血不止,先用此遏之。"

[四生丸]

（《妇人大全良方》）

【组成】生荷叶,生艾叶,生柏叶,生地黄(各等分)。

【功效】凉血止血。

【主治】血热妄行所致的吐血、衄血,症见血色鲜红,口干咽燥,舌质红,脉弦数。

【方解】本方为凉血止血的有效方剂,主治血热妄行的上部出血之证。其配伍特点是以侧柏叶为君,在配以生地黄、荷叶凉血止血的同时,佐以艾叶祛瘀止血,其中艾叶辛温不燥,但凉胜于温,既增强本方凉血止血之功,又可防止血留瘀之弊。方名"四生"者,不仅强调四药生用,而且寓取新鲜生品之意,则凉血止血作用益佳。

【应用】本方主治血热妄行之出血,多用于治疗上部出血如吐血、咯血、衄血等证,以治标为主,血止之后,还应审因论治,以治其本。

【注意事项】清代罗美《古今名医方论》引柯韵伯云:"是方也,可暂用以遏妄行之热血,如多用则伤营,盖血得寒则瘀血不散,而新血不生也。设但知清火凉血,而不用归脾、养营等以善其后,鲜有不绵连岁月而毙者,非立方之不善,妄用者之过耳。"故临证应用,非十分必要,不可妄投,以免寒凉滞瘀,造成不良后果。

[咳血方]
(《丹溪心法》)

【组成】青黛6g(水飞),栝蒌仁9g,海浮石9g,栀子9g(炒黑),诃子6g(原方未著分量)。

【功效】清肝化痰,止血止咳。

【主治】肝火灼肺之咳血。症见咳嗽痰中带血,痰质稠脓,吐咳不爽,心烦口渴,颊赤,便秘,舌苔黄,脉弦数。

【方解】本方证是由肝火灼肺所致。肝为将军之官,肝火上逆,能炼心肺,故咳嗽痰血。方中青黛泻肝而理血,散五脏邪火;栀子凉心而清肺,使邪热下行,二者所以治火;栝蒌仁润燥滑痰,为治嗽要药;海浮石软坚止嗽,清水之上源,二者降火而兼行痰;加诃子者,以能敛肺而定痰喘。诸药合用,共奏清肝化痰,止血,止咳之作用。

【应用】本方所治为肺热咳嗽之咳血,所用药物为清热降火为主配合化痰止咳药,病位在肺,其治在肝,体现了"治病求本"的治则。亦如明代吴昆《医方考》所云:"无治血之药者,火去而自止也。"

【注意事项】原方为制成蜜丸嚼化,使药力徐徐吸收,药效持久,也是治疗咳血的一种较好的给药方法。然亦可作为汤药煎服,取效更快。

[小蓟饮子]
(《济生方》)

【组成】生地黄30g,小蓟15g,滑石15g,木通9g,炒蒲黄9g,淡竹叶9g,藕节9g,当归6g,山栀9g,炙甘草6g。

【功效】凉血止血,利尿通淋。

【主治】血淋尿血,小便频数,赤涩热痛,舌质红,苔薄白,脉数。

【方解】本方证是由下焦瘀热所致,瘀热结于下焦,迫血渗于尿中,故见小便频数,赤涩疼痛,尿中带血等证。方中小蓟、藕节、蒲黄、生地黄均能凉血止血,兼能祛瘀,使血止而不留瘀;滑石、竹叶、木通利尿通淋,导热外出;栀子清泄三焦之火,引热下行;其中生地黄亦能养阴,以防利尿伤阴;当归养血和血,引血归经;甘草缓急止痛,调和诸药。诸药合用则瘀血清而血淋止,诸症可愈。

【应用】本方是治疗血淋证的常用方剂,以小便赤涩热痛,舌红脉数为辨证要点。亦如明代吴昆《医方考》所云:"下焦热结血淋者,此方主之。"若血淋、尿血日久,气阴两伤者,可酌减滑石、木通等寒渗滑利之品,酌加党参、黄芪、阿胶等扶正之药;若淋痛较甚者,加琥珀、海金砂、石苇、瞿麦以加强利尿通淋。

【注意事项】本方治疗尿中带血,一旦见效血止,便当追究阴血和肾气的情况,以便进一步巩固治疗。

[黄土汤]
(《金匮要略》)

【组成】甘草9g,干地黄9g,白术9g,炮附子9g,阿胶9g,黄芩9g,灶心黄土30g。

【功效】温阳健脾,养血止血。

【主治】大便下血,以及吐血、崩漏。症见血色黯淡,四肢不温,面色萎黄,舌质淡,苔白,脉沉细无力者。

【方解】本方所治之各种出血证皆因脾阳不足,脾不统血所致。方中灶心黄土能温中和胃,涩肠固下,有止吐、止泻、止血之功,为主药;配以炮附子、白术温阳健脾,干地黄、阿胶滋阴养血,对脾阳不振,不能统血,血溢于内而导致的便血不止者,最为适宜;又以甘草之甘缓和中,用黄芩之苦寒作为反佐,可以减少炮附子刚燥之弊。全方刚柔相济,温阳而不伤阴,滋阴而不碍脾,故对各种出血证,凡见脾阳虚寒者,皆可应用。

【应用】本方主要用于治疗大便下血及妇女崩漏,属阳气虚者。亦如清代唐容川《血证论》所云:"合计此方,乃滋补气血,而兼用温清之品以和之,为下血、崩中之总方。"应用时若气虚甚者,加党参以益气摄血;出血多者,酌加三七、白及等以加强止血作用。

【注意事项】清代张璐《张氏医通》云:"然必血色瘀晦不鲜者为宜,若紫赤浓厚光泽者,用之必殆。"本方药性辛温,对于因热邪所致的便血、崩漏等证不宜使用。

[槐花散]
(《普济本事方》)

【组成】炒槐花,侧柏叶,荆芥穗,枳壳(各等分)。

【功效】清肠止血,疏风行气。

【主治】肠风下血,血色鲜红,或粪中带血,以及痔疮出血。

【方解】本方证为风热或湿热壅遏大肠血分,迫血渗于肠道所致。故治宜清肠止血,疏风行气。方中炒槐花清肠凉血止血,为主药;侧柏叶清热燥湿,收涩止血为辅药;佐以荆芥穗疏散风邪,与主辅药相配,使壅结于肠胃的风热邪毒得以疏解,且能祛瘀止血,加强本方的止血作用;枳壳行气宽肠,顺遂肠胃腑气下行,与荆芥一升一降,有利于邪毒的分消。全方合用,寓行气于止血方中,寄清疏于收涩之内,相反相成,故对肠风、脏毒下血,极有疗效。亦如明代吴昆《医方考》所云:"肠风、脏毒下血,此方主之。"

【应用】本方为治疗肠风下血的常用方剂。以大便血色鲜红,舌质红,脉弦数为辨证要点。如大肠热盛,可加黄连、黄柏以清肠热;下血多时,可加地榆以加强清肠止血作用。

【注意事项】本方偏于寒凉,对中焦虚寒而便血者,自当慎用;如便血日久,见有气虚或阴虚者,亦非本方所宜。

[胶艾汤]
(《金匮要略》)

【组成】川芎6g,阿胶9g,艾叶9g,甘草6g,当归9g,芍药12g,干地黄12g,清酒适量。

【功效】补血止血,调经安胎。

【主治】妇人冲任虚损。症见崩中漏下,月经过多,淋漓不止,或半产后下血不绝,或妊娠下血,腹中疼痛者。

【方解】妇人经水淋漓及胎前产后下血不止者,皆冲任脉虚,而阴气不能守也。是惟本方能补而固之。方中阿胶能补血滋阴,补血而兼止血;艾叶温经,止血,安胎;当归、干地黄、芍药、川芎即《太平惠民和剂局方》之四物汤,能补血,和血,调经;芍药合甘草即《伤寒论》之芍药甘草汤,能养血和阴,缓急止痛。诸药合用,共奏补血、止崩和安胎之功,故对于妇女冲任虚损所致的经水淋漓及胎前产后下血不止者,洵为要剂。

【应用】本方为治疗妇人冲任虚损,崩中漏下不止,或流产后下血不止,或妊娠下血,腰痠腹中疼痛之要剂,无论经期或胎前产后皆可应用。

【注意事项】艾胶汤的同名方较多,均是从此方衍化而成。如唐代孙思邈《千金翼方》胶艾汤,即本方加干姜,治从高坠下,内伤五脏,微唾血者,甚者吐血,及金疮出血者。王焘《外台秘要》引《广济方》胶艾汤,仅阿胶与艾叶二味,治妊娠伤胎,下血腹痛。宋代政和中奉敕撰《圣济总录》胶艾汤,用阿胶、熟艾、葱,治妊娠胎动不安。此外,元代危亦林《世医得效方》所载奇效四物汤,即本方去甘草,加黄芩,治妇人阴虚有热,久患血崩之证。

第二节　补血剂

清代程文囿《医述·血证有四治法有五》云:"血证……虚者其证朝凉暮热,手足心热,皮肤甲错,唇白,女子则月事前后不调,脉细无力,法宜补之。"凡具有补血功能,适用于治疗营血亏虚病证的方剂,称为补血剂。

金代李杲《脾胃论》云:"血不自生,须得生阳气之药,血自旺矣。"气为血之帅,血为气之母;气盛血亦盛,气衰血亦衰。故补血剂中常配以补气药,以助生化;或着重补气以养血,以无形而生有形。《灵枢·营卫生会》云:"血之与气,异名同类也。"目前刊行之方书,将以补血药为主组成的方剂,称为补血剂;将补血药与补气药配伍组成的方剂,称为气血双补剂。相对而言,补气养血法,或称益气生血法在治疗血虚证时则用得更为普遍。

明代龚廷贤《寿世保元·气血》云:"若以当归、地黄辈,施之血证则可,然其性缠滞,有亏胃气,胃气亏则五脏六腑之气亦馁矣。善用药者,必以胃药助之。"补血剂所用的补血药物性多腻滞,有碍消化,故临证常伍以胃药以不碍脾。其煎煮时间不妨稍长,务使药味尽出,服食以空腹或饭前为佳,若急证则不受此限。兹将临证常用补血剂简述如下。

[四物汤]
(《太平惠民和剂局方》)

【组成】熟地黄12g,当归10g,川芎6g,白芍10g。

【功效】补血调血。

【主治】营血虚滞。症见面色㿠白,惊惕头晕,目眩耳鸣,唇甲无华,舌淡脉细,以及妇女月经不调,脐腹作痛及崩中漏下等证。

【方解】本方是补血调经之主方,所治之眩晕、月经不调等证,乃因营血虚滞而成。方中熟地黄甘温滋阴养血、填精为主药;辅以当归补血养肝,和血调经;佐以白芍和营养肝;使以川芎活血引滞。四药合用,则补中有通,补而不滞,使营血恢复,而周流无阻。故为补血活血的基础方剂,被清代张璐《伤寒绪论》誉为"阴血受病之专剂。"

【应用】本方是从汉代张仲景《金匮要略》中的"胶艾汤"化裁而来,是补血的常用方,也是调经的基础方剂。凡血虚证、月经不调及胎前产后等病证,均可用本方化裁使用。运用时以唇甲无华,舌淡脉细为辨证要点。

本方在临床上应用甚为广泛。如兼血热者,加黄芩、黄连以清热凉血;兼血瘀者,加桃仁、红花,名桃红四物汤(《医宗金鉴》),有活血行瘀之效;兼气虚者,加黄芪、党参,名圣愈汤(《兰室秘藏》),具有补气生血之功;血虚且寒者,可加肉桂、炮姜,有散寒补血作用;若用于行血,白芍改用赤芍;用于止血,则去川芎。亦如清代张秉成《成方便读》所云:"一切补血诸方,又当从此四物而化也。"

【注意事项】明代吴昆《医方考》云:"或问四物亦有不宜者乎?余曰有之。气息几微者不宜川芎,恐其辛香益散真气也;大便溏泻不宜当归,恐其濡滑盖增下注也;脉迟腹痛不宜芍药,恐其酸寒益增中冷也;胸膈痞塞不宜地黄,恐其黏腻益增泥滞也。明者解之,昧者误矣。"

[当归补血汤]
(《内外伤辨惑论》)

【组成】黄芪30g,当归6g。

【功效】补气生血。

【主治】劳倦内伤以及妇女崩漏,产后或溃疡溃后所致的血虚发热,面色萎黄,神倦乏力,脉虚无力等证。

【方解】本方主治血虚发热证。方中重用黄芪,大补脾肺元气为君药;少佐当归养血和营。二者配伍,益气生血,阴生阳长,使阴平阳秘,阳气不致外浮,则身热自除。

【应用】本方虽为治疗血虚发热证而设,但后世运用颇为广泛,常用以治疗血虚证、出血证及由于气血不足而产生的多种疾病。亦如明代虞抟《医学正传》所云:"治一切去血过多,筋无所养,令人四肢挛急,口噤如痉。"然方中药味较少,用药比较单薄,故临证之时,应适当加味用之,并根据证情决定当归与黄芪的用量,则奏效甚捷。此即"师其法而不泥其方"之谓也。

【注意事项】气血俱虚之证,脾胃运化力弱,且有气滞中满见证者,宜配合其他健脾理气之药同用,方能获得较好的疗效。

[芍药甘草汤]
(《伤寒论》)

【组成】芍药12g,甘草12g。

【功效】养血和阴,缓急止痛。

【主治】阴血不足,筋脉失养所致的血脉拘急疼痛,脚弱无力,步行艰难,以及腹里拘急之腹痛。

【方解】方中芍药味酸,养血敛阴,和血止痛;甘草味甘,缓急和中;二者相配,既能化生阴血,又能缓急止痛,阴复血旺,筋脉得养,则脚挛急自已;甘酸相合,甲己化土,故腹痛自止。

【应用】清代唐容川《伤寒论浅注补正》云："芍药味苦,甘草味甘,甘苦合用,有人参之气味,所以大补阴血。"本方能养血和营,故常用于治疗血虚所致的四肢拘急疼痛,以及湿热脚气不能行步者,亦被南宋朱佐《朱氏集验方》易其名为"去杖汤"。又因本方能补阴血,缓急止痛,后世医家亦常用于治疗腹里拘急之腹痛。

【注意事项】汉时白芍药、赤芍药不分,皆以芍药为名。清代成无己《注解伤寒论》云:"芍药,白补而赤泻,白收而赤散也。酸以收之,甘以缓之,酸甘相合,用补阴血。"故本方似以选用白芍药更切合方义。

[归脾汤]

(《济生方》)

【组成】白术9g,茯神10g,黄芪12g,龙眼肉10g,炒酸枣仁10g,人参12g,木香5g,炙甘草5g,当归10g,远志10g(后二味据《内科摘要》补入)。煎服时加生姜3片,大枣3枚。

【功效】益气补血,健脾养心。

【主治】(1)心脾两虚。症见心悸,怔忡,失眠,食少体倦,面色萎黄,舌质淡,苔薄白,脉细弱。(2)脾不统血所致的各种出血证,如吐血,衄血,便血,及妇女月经不调,崩漏等。

【方解】本方所治之心悸等证,乃因心脾两虚,气血不足所致。脾不统血,故见出血诸证。治当益气补血以养心。方中黄芪、人参为主药,补气健脾;辅以当归、龙眼肉养血和营,合主药以益气养血;用白术、木香以健脾理气,使补而不滞,有助于补药得力,方名归脾,意即在此;茯神、炒酸枣仁、远志以养心安神,共为佐药;使以甘草、生姜、大枣和胃健脾,调和营卫。诸药合用,健脾养心,益气补血。本方健脾补气之药较多,意在通过益气生血,补脾摄血,以治心脾两伤,营血虚损及脾不统血诸证。亦如近代张山雷《沈氏女科辑要笺正》所云:"归脾汤方,确为补益血液专剂。"

【应用】本方为治疗劳伤心脾,气血两虚的常用方剂。以心悸,失眠健忘,面色萎黄,舌淡苔白,脉细弱为辨证要点。本方既可补心血,安心神,又可补脾气以统血,但其目的主要在于治疗血虚。本方若加熟地黄,名黑归脾汤(清代顾锡《银海指南》),补血之力更强,主治归脾汤证血虚甚者。妇女月经不调,可用本方加减治疗。若月经时多时少,淋漓不尽者,加山茱萸、五味子以养肝收涩止血;若血崩有寒者,加艾叶、炮姜炭、血余炭、五味子以温中止血。

【注意事项】本方与补中益气汤(《内外伤辨惑论》)均用参、芪、术、草、归以补气养血,但前者配茯苓、远志、酸枣仁、龙眼肉以养血安神,因此功用侧重于益气养血安神,主治心脾气血虚弱所致的心悸怔忡、失眠健忘等证;而后者配升麻、柴胡以升举清阳,并能退热,所以功用侧重于益气升阳、甘温除热,主治气虚发热和气虚下陷所致诸证。

[八珍汤]

(《正体类要》)

【组成】当归10g,川芎5g,白芍10g,熟地黄9g,人参3~5g,白术11g,茯苓10g,炙甘草3g(原方加姜枣煎服)。

【功效】平补气血。

【主治】气血两虚。症见面色苍白或萎黄,头晕眼花,四肢倦怠,气短懒言,心悸怔忡,食欲不振,舌质淡,苔薄白,脉细弱。

【方解】本方证为气血两虚所致,治宜气血双补。方由《太平惠民和剂局方》四君子汤与四物汤配合组成。其中四君子汤(人参、白术、茯苓、炙甘草)补益正气,四物汤补益阴血,生姜、大枣调和营卫,和中益脾。诸药合用以气血双补,则诸症可除。

【应用】本方为气血双补的基础方剂,凡病后虚弱,各种慢性疾病,妇女月经不调,胎产崩漏,痈疡久不收口等证,属于气血两虚者,皆可用本方加减治疗。亦如明代吴昆《医方考》所云:"血气俱虚者,此方主之。"

【注意事项】本方不仅用于气血两虚之证,对于血虚为主者,亦可使用,盖有形之血生于无形之气故也。

[十全大补汤]
(《太平惠民和剂局方》)

【组成】人参6g,肉桂3g,川芎6g,熟地黄12g,茯苓9g,白术9g,炙甘草3g,黄芪12g,当归9g,白芍9g。

【功效】大补气血。

【主治】气血亏损而偏于虚寒者,如虚劳咳嗽,食少遗精,疮疡不敛,妇女崩漏等证。

【方解】本方证为气血亏损而偏于虚寒者,治宜温补气血。方由八珍汤(《正体类要》)加黄芪、肉桂而成。方中以八珍汤平补气血;黄芪大补脾肺之元气,且与当归配伍,即当归补血汤(《内外伤辨惑论》)之意,可增强补血之功;肉桂补火助阳,导诸药入营血,补心化血以奉生身。诸药合用,则阳生阴长而生化无穷,故曰大补。

【应用】本方在八珍汤平补气血的基础上加入黄芪、肉桂以益气温阳,故适用于气血两虚而偏于虚寒者。气虚及阳,寒自内生,可得温而散。血虚者复以黄芪、肉桂,则肝和脾健,中宫生化不息;且血得温则行,故对血虚而滞者,亦可循环无端。

【注意事项】本方较之八珍汤,则补力更大。亦如清代张秉成《成方便读》所云:"八珍并补气血之功,固无论矣。而又加黄芪助正气以益卫,肉桂温血脉而和营,且各药得温养之力,则补性愈足,见效愈多。"

[人参养荣汤]
(《太平惠民和剂局方》)

【组成】白芍10g,当归10g,陈皮10g,黄芪15g,桂心10g,人参10g,白术10g,炙甘草6g,熟地黄15g,五味子6g,茯苓15g,远志10g。

【功效】益气补血,安神定志。

【主治】气血亏虚所致之劳积虚损,呼吸少气,行动喘息,心悸,咽干唇燥等证。

【方解】本方由十全大补汤(《太平惠民和剂局方》)去川芎,加陈皮、远志、五味子而成。方用十全大补汤大补气血,去活血之川芎,恐其香燥走窜,损伤阴血;加行气之陈皮以宣畅气机,防止补益气血药的壅滞碍胃;一加一减,便能转旋造化之机。倍人参为君,而佐以远志之苦,先入心以安神定志,使甘温之品始得化而为血,以奉生身;又心苦缓,必得五味子之酸以收敛神明,使营行脉中而流于四脏。诸药合用,共奏益气补血,养心安神之功。亦如清代罗美《古今名医方论》引柯韵伯所云:"补气而不用行气之品,则气虚之甚者,无气以受其补;补血而仍用行血之物于其间,则血虚之甚者,更无血以流行。"故名曰养荣。

【应用】本方是益气补血,养心安神两顾之方,常用于治疗脾肺气虚,荣血不足,惊悸健忘,寝汗发热,食少无味,身倦肌瘦,色枯气短,毛发脱落,小便赤涩,以及发汗过多,身振振摇,筋惕肉瞤等证。

【注意事项】由于阴虚阳旺而致的心悸、自汗、失眠、健忘诸证者,不可用本方。

[炙甘草汤(又名复脉汤)]
(《伤寒论》)

【组成】炙甘草12g,生姜9g,人参6g,生地黄30g,桂枝9g,阿胶6g,麦门冬10g,麻仁10g,大枣5~10枚。

【功效】益气养血,滋阴复脉。

【主治】气虚血少。症见虚羸少气,心悸心慌,虚烦失眠,大便干结,舌质淡红,苔少,脉结代或虚数等。

【方解】本方治疗心动悸,脉结代。缘于心血亏损,心失所养,心气不振,不能正常推动血行所致。治宜益气养血,滋阴复脉。方用炙甘草甘温益气,缓急养心为主药;配人参、大枣益气补脾养心,生地黄、麦门冬、麻仁、阿胶甘润之品,滋阴养血,合主药以益心气而养心血,共为辅药;佐以辛温的桂枝、生姜温阳通脉,使气血流通,则脉能复常。诸药合用,有益心气,养心血,振心阳,复血脉的作用,故其又名"复脉汤"。亦如清代唐容川《血证论》所云:"此方为补血之大剂……合观此方,生血之源,导血之流,真补血之第一方,未可轻议加减也。"

【应用】本方为治疗气血不足,心动悸、脉结代的常用方剂。以心悸气短,舌淡少苔,脉结代或虚数为辨证要点。此外,还可以用于治疗虚劳、肺痿诸证有阴阳气血不足者。亦如清代魏念庭《金匮要略方论本义》所云:"此病不见气血之为病,而实为病甚大,仲景用阴阳两补之法,较后人所制八珍、十全等汤纯美多矣。"

【注意事项】方中麻仁,清代柯韵伯主张用酸枣仁,唐容川则认为用芝麻,均有一定道理,临证可择宜应用。

第三节　活血祛瘀剂

清代唐容川《血证论·吐血》云:"经隧之中,既有瘀血踞住,则新血不能安行无恙,终必妄走而吐溢矣,故以祛瘀为治血要法。"凡具有通利血脉,促进血行,消散瘀血功能,适用于治疗瘀血内停所致的一系列病证的方剂,称为活血祛瘀剂,又称活血化瘀剂。

明代李梴《医学入门·气血》云:"血随气行,气行则行,气止则止,气温则滑,气寒则凝。"气为血之帅,气行则血行,气滞则血瘀。故活血祛瘀的方剂中,常配伍一些理气的药物,以加强活血祛瘀作用。血得温则行,遇寒则凝。故在活血祛瘀方剂中,有时还可配伍一些温经散寒的药物,以加强其温散行血之力。

清代雷少逸《时病论·胎前产后慎药论》云:"凡治胎前之病……奈今人胶执'有故无殒'之句,一遇里积之证,恣意用攻,往往非伤其子,即伤其母。"活血祛瘀之剂性多峻烈,故一般情况下孕妇不宜应用,以免造成伤胎流产。兹将临证常用活血祛瘀剂简述如下。

[桃核承气汤]
(《伤寒论》)

【组成】桃核12g,大黄12g,桂枝6g,炙甘草10g,芒硝6g。

【功效】破血下瘀。

【主治】(1)下焦蓄血,少腹胀满,谵语烦渴,夜间发热,其人如狂,脉象沉迟。(2)跌打损伤,瘀滞疼痛及妇女痛经,经闭,或产后恶露不下,见有瘀血证者。

【方解】本方即调胃承气汤(《伤寒论》)加桃仁、桂枝组成。用于治疗瘀热互结,血蓄下焦所致诸证。方中桃仁破血逐瘀,为主药;大黄下瘀血积聚,荡涤热郁,为辅药;桂枝通血脉,促进瘀血消散;芒硝配合桃仁、大黄攻下瘀血,共为佐药;炙甘草缓和诸药,为使药。合而用之,力专效宏,可使瘀血郁热迅速祛除。

【应用】本方为治疗瘀热互结,下焦蓄血的常用方。用于血瘀所致的月经不调及经闭,痛经,日久属实者,可加当归、红花以活血调经;兼有气滞者,可加香附、乌药、青皮以行气止痛;亦有用于产后恶露不下,小腹坚痛,喘胀难忍者,此时可加蒲黄、五灵脂(《太平惠民和剂局方》失笑散),以活血祛瘀止痛。本方治疗瘀热上冲所致的吐血、衄血,头痛目赤等证,可借本方"釜底抽薪",引热导血下行作用。

【注意事项】表证未解,当先解表,而后再用本方。孕妇忌用。

方中桃核即桃仁,故本方又名桃仁承气汤。后世医家将其加减化裁,用治瘀血所致诸证。如宋代许叔微《普济本事方》引《德生堂方》桃仁承气汤,即本方去芒硝、桂枝,加枳实、厚朴,治伤寒鼻出血,大便秘结,小便赤黑如血,小腹中有瘀血者。陈自明《妇人大全良方》亦载桃仁承气汤,即以本方去芒硝,用生姜水煎服,治瘀血小腹急痛,大便不利,或谵语口干,漱水不咽,遍身黄色,小便自利,血结胸中,手不敢近腹,或寒热昏迷,其人如狂。明代缪存济《识病捷法》将本方改做丸剂,治噎膈有积血等。

[血府逐瘀汤]
(《医林改错》)

【组成】桃仁12g,红花9g,当归9g,生地黄9g,川芎5g,赤芍6g,牛膝9g,桔梗5g,柴胡3g,枳壳6g,甘草3g。

【功效】活血化瘀,行气止痛。

【主治】胸中血瘀所致胸痛,头痛日久不愈,痛如针刺而有定处,或呃逆不止,内热烦闷,失眠多梦,心悸,急躁易怒,或舌边出现青紫、瘀斑,或舌面有瘀点,唇及两目黯黑,脉涩或弦紧。

【方解】本方证为胸中瘀血,阻碍气机,兼见肝郁气滞,日久不解,以致瘀生内热,或扰及心神所致。治疗当以活血化瘀为主,兼以行气。本方系桃红四物汤(《医宗金鉴》以生地黄易熟地黄,赤芍易白芍)合四逆散(《伤寒论》)加桔梗、牛膝成方。方中当归、川芎、赤芍、桃仁、红花活血祛瘀;牛膝祛瘀血,通血脉,并引瘀血下行,为方中主要组成部分。柴胡疏肝解郁,升达清阳;桔梗、枳壳开胸行气,使气行而血行;生地黄凉血清热,配当归又能凉血润燥,使祛瘀而不伤阴血;甘草调和诸药,为方中次要组成部分。

本方不仅行血分之瘀滞,又能解气分之郁结,活血而不耗血,祛瘀又能生新,行气之中又兼升降气机之功,合而用之,使瘀去气行,则诸证可愈,故被誉为活血祛瘀的代表方剂。

【应用】本方以桃红四物汤活血行瘀,配合四逆散疏肝理气为基础,再加桔梗开胸膈之结气,牛膝导瘀血以下行,一升一降,合而成方,原书方后主治证即有19种之多,现用于通治一切血瘀气滞之病证,故名为"逐瘀"。本方以胸痛,舌黯红,脉涩或弦紧为辨证要点。临床用治血瘀经闭、痛经,可以本方去桔梗,加香附、益母草、泽兰等以活血调经止痛;胁下有痞块,属血瘀者,可用本方加郁金、丹参以活血祛瘀,消癥化积。

【注意事项】孕妇忌服。

【附方】

1.通窍活血汤(《医林改错》)

组成:赤芍、川芎、桃仁、红花、老葱、生姜、红枣、麝香、黄酒。

功效:活血通窍。

主治:瘀阻头面的头痛昏晕,耳聋,脱发,面色青紫,以及妇女干血痨,小儿疳积,腹大青筋,潮热等证。

2、膈下逐瘀汤(《医林改错》)

组成:五灵脂、当归、川芎、桃仁、牡丹皮、赤芍、乌药、延胡索、甘草、香附、红花、枳壳。

功效:活血祛瘀,行气止痛。

主治:瘀在膈下,形成积块,或小儿痞块,痛处不移,卧则腹坠等证。

3、少腹逐瘀汤(《医林改错》)

组成:小茴香、干姜、延胡索、没药、当归、川芎、官桂、赤芍、蒲黄、五灵脂。

功效:温经止痛。

主治:少腹瘀血积块疼痛或不痛,或痛而无积块,或少腹胀痛,或经期腰痠少腹胀,或月经不调,其色或紫或黑,或有瘀块,或崩漏兼少腹疼痛等证。

4、身痛逐瘀汤(《医林改错》)

组成:秦艽、川芎、桃仁、红花、甘草、羌活、没药、当归、五灵脂、香附、牛膝、地龙。

功效:活血行气,祛瘀通络,通痹止痛。

主治:气血闭阻经络所致的肩痛,臂痛,腰痛,腿痛,或周身疼痛,经久不愈等证。

以上各方皆以川芎、当归、桃仁、红花为基础药物,均具有活血祛瘀止痛作用。其中血府逐瘀汤中配有行气开胸的枳壳、桔梗、柴胡,以及引血下行的牛膝,故宣通胸胁气滞,引血下行之力较好,主治胸中瘀阻之证;通窍活血汤中配有通阳开窍的麝香、老葱等,故辛香通窍作用较好,主治瘀阻头面之证;膈下逐瘀汤中配有香附、乌药、枳壳等疏肝行气止痛药,故行气止痛的作用较好,主治瘀阻膈下,肝郁气滞之两胁及腹部胀痛;少腹逐瘀汤中配有温通下焦之小茴香、干姜、官桂,故温通止痛作用较优,主治血瘀少腹之痞块,月经不调,痛经等证;身痛逐瘀汤中配有祛风胜湿之羌活、秦艽,以及通经活络的地龙,故祛风湿,通经络作用突出,主治气血痹阻,经络所致的肩痛,臂痛,腰痛,腿痛,或周身疼痛,经久不愈者。

[复元活血汤]

(《医学发明》)

【组成】柴胡15g,当归9g,天花粉9g,红花6g,甘草6g,炮穿山甲6g,酒浸大黄30g,酒浸桃仁9g。

【功效】活血化瘀,理气通络。

【主治】跌打损伤的血瘀肿痛,瘀血停滞之胸胁疼痛。

【方解】清代徐大椿《医略六书·杂病证治》云:"血瘀内蓄,经络不能通畅,故胁痛,环脐腹胀,便闭焉。大黄荡涤瘀热以通肠,桃仁消破瘀血以润燥,柴胡散清阳之抑遏,蒌根清浊火之内蕴,甲片通经络破结,当归养血脉荣经,红花活血破血,甘草泻火缓中。水煎温服,使瘀行热化,则肠胃廓清而经络通畅,腹胀自退,何胁痛便闭之不廖哉?此破瘀通闭之剂,为瘀热胁痛胀闭之尚方。"

【应用】本方以活血祛瘀为主,治疗跌打损伤,瘀血停滞之胸胁疼痛。症见胁痛如刺,痛处不移,按之更剧,脉象弦涩或沉涩。

【注意事项】本方中柴胡、大黄用量特重,一以引诸药入肝,疏肝理气,使气行血活;一以荡涤积瘀败血,引瘀血下行。一升一降,以加强活血祛瘀通络之功。孕妇忌服。

[丹参饮]
(《时方歌括》)

【组成】丹参30g,檀香5g,砂仁5g。

【功效】活血祛瘀,行气止痛。

【主治】血瘀气滞,心腹疼痛。

【方解】本方主治血瘀气滞所致的心胃诸痛,其配伍特点是重用丹参以活血祛瘀;少佐檀香、砂仁行气止痛,其中活血与行气配伍比例5:1,说明本方是一首活血祛瘀为主兼行气止痛的有效方剂。

【应用】本方以"丹参"为名,盖丹参一药具活血止痛之功,作用比较全面,为活血祛瘀药中不可多得之佳品。然由于丹参药性微寒,用量较大,故原书方后云:"治心胃诸痛,服热药而不效者宜之。"可见本方临床使用以心胃诸痛偏瘀偏热者为宜。若疼痛剧烈者,酌加郁金、乳香以活血行气止痛;热象明显者,酌加牡丹皮、黄芩以清热活血。

【注意事项】孕妇忌服。

[补阳还五汤]
(《医林改错》)

【组成】黄芪120g,当归6g,赤芍6g,地龙3g,川芎3g,红花3g,桃仁3g。

【功效】补气,活血,通络。

【主治】中风后,半身不遂,口眼歪斜,语言蹇涩,口角流涎,下肢痿废,小便频数,或遗尿不禁,舌苔白,脉缓。

【方解】本方证系中风后气虚血滞,经脉瘀阻所致。治宜补气,活血,通络。本方由补气药与活血祛瘀药相配伍而成,是治疗中风后遗症半身不遂的常用方。方中重用黄芪以补气,使气旺血亦行,祛瘀而不伤正,为主药;辅以当归、川芎、赤芍、桃仁、红花、地龙活血祛瘀,通经活络。方中重用生黄芪,取其力专性走,周行全身,以助推动诸药之力,使气旺血行,瘀祛络通,则诸证可愈,故被后世誉为补气活血的代表方剂。

【应用】本方主要用治半身不遂,其证以正气亏虚为主,故使用时黄芪用量宜重(可从30~60g开始,效果不显时再酌情增加),祛瘀药用量宜轻。偏寒者,可加熟附子以温阳散寒;脾胃虚弱,加党参、白术以健脾益气;痰多者,加制半夏、天竺黄以化痰;若语言不利,则加石菖蒲、远志以开窍化痰。此外,本方尚可用于治疗胸痹心痛证属气虚血瘀者。

【注意事项】清代张锡纯《医学衷中参西录》云:"若遇脉之虚而无力者,用其原方可见效。若其脉象实而有力,其人脑中多患充血,而复用黄芪之温而升补者,以助其血愈上行,必至凶危立见,此固不可不慎也。"

[失笑散]
(《苏沈良方》)

【组成】五灵脂,蒲黄(各等分)。

【功效】活血祛瘀,散结止痛。

【主治】瘀血停滞,月经不调,少腹急痛,痛经,产后恶露不行等证。

【方解】本方证为瘀血阻滞,脉道不利所致。方中五灵脂、蒲黄活血祛瘀,通利血脉以止痛,用醋冲服,取其可增强散瘀止痛之功效,且可制约五灵脂腥臊气味。用治上述病证,患者每于不觉之中失去病痛,露出笑容,故方名"失笑"。亦如清代罗美《古今名医方论》引吴于宣云:"甘不伤脾,辛能逐瘀,不觉诸证奚除,直可以一笑而置之矣。"

【应用】本方是治疗血瘀作痛的常用方。一切瘀血积滞作痛,痛经,经闭,产后恶露不行,均可应用,尤以肝经血瘀者为宜。若气滞较甚者,可加川楝子、香附,或金铃子散(《太平圣惠方》)以行气止痛;兼寒者,加当归、艾叶以温经活血;若血滞而又血虚的月经不调,则可与四物汤(《太平惠民和剂局方》)同用,以加强养血调经作用。

【注意事项】本方又名断弓弦散,为祛瘀止痛的代表方。宋代苏轼、沈括《苏沈良方》应用本方治疗"小肠气",并谓"疗妇人血气尤验。"陈师文等《太平惠民和剂局方》用治"产后心腹痛欲死,百药不效,服此顿愈。"然其药性过于峻烈,故孕妇忌服。

[温经汤]
(《金匮要略》)

【组成】吴茱萸9g,当归9g,芍药9g,川芎6g,人参6g,桂枝6g,阿胶9g,牡丹皮6g,生姜6g,甘草6g,半夏9g,麦门冬9g。

【功效】温经散寒,养血祛瘀。

【主治】月经不调,或前或后,或多或少,或逾期不止,或一月再行,手心烦热,唇干口燥,或小腹冷痛,或久不受孕。

【方解】本方证为冲任虚寒,瘀血内阻,阴血虚损,虚热内生所致,故治疗决非纯下瘀血所宜,而应以温养血脉与活血祛瘀结合使用。方中吴茱萸、桂枝温经散寒,兼通血脉;当归、川芎活血祛瘀,养血调经;阿胶、芍药、麦门冬合当归以养血益阴;牡丹皮可助桂枝、川芎祛瘀通络,又能退虚热;人参、甘草、生姜、半夏益气和胃,以滋生化之源,其中甘草又能调和诸药。各药合用,以奏温经通脉,养血祛瘀作用。被后世誉为"调经之祖方"。

【应用】本方为妇科调经的基本方,用药有温有凉,有升有降,去瘀生新,活血止血,具有"经少能通,经多能止"的双向调节作用,故临床主要用于治疗冲任虚寒,瘀血内阻所致的月经不调,痛经,崩漏,不孕等证。若小腹冷痛较甚者,可去牡丹皮、麦门冬,加茴香、炒艾叶以温经止痛;兼气滞者,加香附、乌药以行气解郁;若漏下色淡不止者,去牡丹皮,加炮姜、炒艾叶、熟地黄以温中止血。

【注意事项】明代徐彬《金匮要略论注》云:"名曰温经汤,治其本也。唯温经,故凡血分虚寒而不调者,皆主之。"临证应用若属热证者不宜用本方,无瘀血内阻者亦不可用。

[生化汤]
(《傅青主女科》)

【组成】当归24g,川芎9g,桃仁6g,炮姜2g,炙甘草2g,用黄酒、童便各半煎服。

【功效】活血祛瘀,温经止痛。

【主治】产后恶露不行,小腹疼痛。

【方解】本方所治之产后恶露不行,小腹冷痛,是因瘀血内阻夹寒所致,治当以活血祛瘀为主,使瘀去新生,故名"生化"。方中重用当归补血活血,祛瘀生新,为主药;川芎活血行气,桃仁活血祛瘀,均为辅药;炮姜温经止痛,黄酒温散以助药力,童便益阴除热,引败血下行,共为佐药;炙甘草调和诸药,为使药。诸药合用,共奏活血祛瘀,温经止痛之功。

【应用】本方为妇女产后常用方,药性偏温,故应以产后瘀阻而兼血虚有寒者为宜。其配伍特点一为当归用量较大,超过余药之总和,可知本方生新化瘀,是寓生新于化瘀之中,符合产后病多虚中夹实之病机;二为活血方中配伍炮姜,即可调气以助血行,又可温经以散阴寒,且用量较小,避免了燥热耗血伤阴之弊。一多一少,各尽其用。临证若恶露已行而腹微痛者,可减去破泄之桃仁;若瘀块留阻,腹痛甚者,可加蒲黄、五灵脂、延胡索以祛瘀止痛;若属血寒较甚,小腹冷痛者,可加肉桂以温经散寒。

【注意事项】血热而有瘀滞者忌用。

[桂枝茯苓丸]
(《金匮要略》)

【组成】桂枝,茯苓,牡丹皮,桃仁,芍药(各等分)。

【功效】活血祛瘀,缓消癥块。

【主治】瘀阻胞宫证。症见妇女少腹有癥块,按之疼痛,或经闭,以及妊娠胎动不安,漏下不止,血色紫黑晦黯,腹痛拒按等。

【方解】本方证系妇女原有瘀血留结胞宫,而又怀孕,由于瘀血的存在,影响了血脉的流通,冲任血气不够充盈而发的胎动不安,漏下不止。方中桂枝温通经脉,茯苓甘淡渗湿,二者共为君药;桃仁、牡丹皮活血化瘀,为臣药;芍药缓急止痛柔肝为佐药;蜜炼为丸,缓和诸药破泄之力,是为使药。诸药相配,具化瘀消癥之功。

【应用】本方诸药用量较轻,故其祛瘀之力甚为缓和,对于妇女少腹宿有癥块,按之痛,腹挛急,以及月经困难,或经闭腹痛者,均可用之。后世亦将本方用作妊娠妇女之催生剂,如明代龚廷贤《万病回春》中的催生汤,即以本方改作汤剂,在产妇腹痛腰痛,见胞浆水下时服之,可奏催生之功。亦用于死胎不下,如宋代陈自明《妇人大全良方》中的夺命丸,既是本方,主治妇人小产,子死腹中者。

【注意事项】体质削弱者慎用。

[大黄䗪虫丸]
(《金匮要略》)

【组成】大黄300g,黄芩60g,甘草90g,桃仁60g,杏仁60g,芍药120g,干地黄300g,干漆30g,虻虫60g,水蛭60g,蛴螬60g,䗪虫30g。

【功效】祛瘀生新。

【主治】五劳虚极。症见形体羸瘦,腹满不能饮食,肌肤甲错,两目黯黑者。

【方解】本方是治疗虚劳内有瘀血之要方。因为瘀血不去则新血不生,正气永无恢复之希望,故用大黄、干漆、桃仁、杏仁、虻虫、水蛭、蛴螬、䗪虫以活血祛瘀;又因为血虚则生热,故配干地黄滋阴养血,芍药、甘草酸甘化阴,黄芩以清郁热。以蜜为丸,每服如小豆大五丸,量小力缓,对于体虚内有瘀血,不去其瘀则病不已者,洵为良法。亦如明代徐彬《金匮要略论注》所云:"中之因此而里急者,可以渐缓;虚之因此而劳极者,可以渐补,故曰缓中补虚,大黄䗪虫丸。"

【应用】本方常用于治疗五劳虚极引起的"干血"内结之证,症见形体羸瘦,腹满不能饮食,肌肤甲错,两目黯黑者;亦可用治因干血内结,经闭不通,经血不调,腹胀腹满,肌肤甲错,癥瘕积聚等证。

【注意事项】原书所治之证,既有"五劳虚极,羸瘦腹满",又有"不能饮食",则知疾病已久,正气已衰,此时单用本方,诚恐瘀血虽行,而正气不能支持。若在服用此丸之时,辅以扶正健脾之汤剂,既能祛其瘀血,又可补其虚极之气,以较稳妥无弊。

【附方】

1.抵挡汤(《伤寒论》)

组成:水蛭、虻虫、桃仁、酒洗大黄。

功效:破血逐瘀。

主治:《伤寒论》用于治疗伤寒蓄血,症见蓄血发狂,少腹硬满,小便不利,脉证俱实者;《金匮要略》用于治疗妇人经水不利。

2.下瘀血汤(《金匮要略》)

组成:大黄、桃仁、䗪虫。

功效:破血下瘀。

主治:产妇腹痛,因恶血未尽而留结于小腹者;亦治血瘀而致经水不利之证。

3.鳖甲煎丸(《金匮要略》)

组成:炙鳖甲、乌扇、黄芩、柴胡、鼠妇、干姜、大黄、芍药、桂枝、葶苈子、石苇、厚朴、牡丹皮、瞿麦、紫葳、半夏、人参、䗪虫、阿胶、蜂窝、赤硝、蜣螂、桃仁。

　　功效:行气活血,祛湿化痰,软坚消癥。

　　主治:疟疾久不愈之疟母。症见内结癥瘕,欲成劳瘵者;以及胁下或腹中有形癥瘕,按之不移,日久不消,以致正气渐衰者,皆可用之。

　　以上诸方,用大黄、桃仁、䗪虫者,有三方。其一为治虚劳内有干血之大黄䗪虫丸;其二为治产妇恶血未尽而留结于小腹引发腹痛之下瘀血汤;其三为治久疟而成癥瘕,名曰疟母之鳖甲煎丸。合而观之,凡瘀血内停,或成癥积,或成虚劳,或产后腹痛,或经水不利,均可以大黄、䗪虫、桃仁三味为基础,既有植物药,又有动物药,其遣药组方可谓是集活血化瘀之大成,非一般活血剂所能比拟,临证应用再加对症之药治之,收效甚捷。至于其他疾病由瘀血而成者,亦可用本方化裁治疗。如清代王清任《医林改错》所载下瘀血汤,即《金匮要略》下瘀血汤加甘遂而成,用治血臌腹大,腹皮上有青筋,于祛瘀之中兼配逐水之品,对由瘀血而致水停的血臌,服用后使瘀血行,停水去,则病可愈。

　　此外,大黄䗪虫丸、抵挡汤、下瘀血汤三方中均用大黄、桃仁;大黄䗪虫丸中既有组成抵挡汤的大黄、水蛭、虻虫、桃仁四味,其灵活变通应用作用亦同上。抵挡汤增桃仁之量,而减轻水蛭、虻虫的用量,制成丸剂,即《伤寒论》抵挡丸,其破血的作用较抵挡汤为缓和,如蓄血证较轻者,可用抵挡丸治之。

第四节　清营凉血剂

　　宋代严用和《重订严氏济生方·血病》云:"血病,治之之法,风则散之,热则清之,寒则温之,虚则补之。"凡具有清营透热,凉血散瘀,清热解毒功能,适用于治疗邪热传营,热入血分诸证的方剂,称清营凉血剂。

　　《素问·至真要大论》云:"热淫于内,治以咸寒,佐以甘苦。"清代程文囿《医述·血证有四治法有五》云:"血热者,其证吐、衄、咳、咯、溺血,午后发热,女子则月事先期而来,脉弦而数,法宜凉之。"故以上各类实热出血,亦可用清营凉血之剂治疗。

　　明代萧京《轩岐救正论·诸失血》云:"若以为属火属热,一概混用凉剂涩剂,在治实火实热则可,而属虚火虚热与无火无热之症,未有不败胃伤脾,绝生化之源,而逮人于死者,可胜道哉。"温、热、火三者同一属性,温盛为热,热极为火,其区别只是程度不同而已,故统称之为热。然热有虚实之分,清营凉血剂只适用于实热之证,证属虚者而一味苦寒清泻,非但无济于事,反可寒凉伤中,不可不辨。此外,该类方剂使用亦应中病即止,切勿过剂。兹将临证常用清营凉血剂简述如下。

[清营汤]
(《温病条辨》)

　　【组成】犀角1.5~3g(水牛角30g代替),生地黄15g,玄参9g,竹叶心3g,麦门冬9g,丹参6g,黄连4.5g,金银花9g,连翘9g。

　　【功效】清营透热,养阴活血。

　　【主治】邪热初入营分。症见身热夜甚,口渴或不渴,心烦少眠,时有谵语或斑疹隐隐,舌绛而干,脉细数。

【方解】方中水牛角清解营分热毒,为主药;玄参、生地黄、麦门冬清热养阴,为辅药;金银花、连翘、黄连、竹叶心清热解毒,透热转气;丹参凉血散瘀,以防血与热结,均为佐药。诸药合用,共奏清营透热,养阴活血之效。

【应用】本方为清营解毒的重要方剂,临床运用时,若气分热盛而营分热轻者,可重用金银花、连翘、黄连、竹叶心,同时减少水牛角、生地黄、玄参用量;若兼见痉厥,可酌加羚羊角、钩藤、地龙等以清热熄风止痉;若兼见邪陷心包神昏谵语,舌蹇肢厥,可配服紫雪丹(《太平惠民和剂局方》)、安宫牛黄丸(《温病条辨》)、至宝丹(《太平惠民和剂局方》)以清心开窍。

【注意事项】使用本方应注意舌诊,以舌绛而干为辨证要点。如舌质绛而苔白滑,是夹有湿邪,则忌用本方,否则助湿留邪,延长病程。亦如清代吴瑭《温病条辨》所云:"阳阴温病,舌黄燥,肉色绛,不渴者,邪在血分,清营汤主之。若滑者,不可与也,当于湿温中求之。"

[清瘟败毒饮]
(《疫疹一得》)

【组成】生石膏30g,生地黄10g,犀角2g(水牛角30g代替),黄连6g,桔梗6g,栀子9g,黄芩9g,知母9g,赤芍9g,玄参9g,牡丹皮9g,竹叶9g,连翘15g,甘草3g。

【功效】清热解毒,凉血救阴。

【主治】一切大热火盛之证,表里俱实。症见突发高热,心烦,神昏狂躁,渴饮,口干咽痛,吐血衄血,热甚发斑,干呕,剧烈头痛,抽搐惊厥,舌绛唇焦,脉沉细而数者。

【方解】本方证病机乃气血两燔。重用生石膏直入阳阴气分,使其敷布于十二经,退其淫热,亦如清代余师愚《疫疹一得》所云:"此大寒解毒之剂,重用石膏则甚者先平,而诸经之火无不安矣。"佐以黄连、水牛角、黄芩清泄心肺之火;牡丹皮、栀子、赤芍泄肝凉血祛瘀;连翘、玄参解毒清热;生地黄、知母泄火护阴;桔梗、竹叶载药上行;使以甘草解毒。

【应用】用于火盛之证,表里俱实者。若热盛发斑而色泽紫黯,加大青叶、紫草、地丁、炙大黄以泻火解毒,凉血散瘀;咽喉肿痛者加山豆根、牛蒡子以清热利咽;腑实便秘者加生大黄、芒硝、枳实以通腑泻热;痉厥抽搐加僵蚕、蝉衣、鲜石菖蒲以止痉开窍;热郁者加龙胆草、茵陈、黄柏以加强清热之力;高热神昏较重者,合用安宫牛黄丸(《温病条辨》)以清热豁痰开窍;手足抽动者,合用紫雪丹(《太平惠民和剂局方》)以清热镇痉开窍。

【注意事项】本方系白虎汤(《伤寒论》)、凉膈散(《太平惠民和剂局方》)、黄连解毒汤(《外台秘要》引崔氏方)、犀角地黄汤(《备急千金要方》)四方组合而成,具有诸方协同作用,故其清热力峻,临证应用须明辨表里寒热,防止太过。

[犀角地黄汤]
(《备急千金要方》)

【组成】犀角1.5~3g(水牛角30g代替),生地黄30g,芍药12g,牡丹皮9g。

【功效】清热解毒,凉血散瘀。

【主治】(1)热伤血络,吐血、衄血、尿血、便血等。(2)热扰心营,神昏谵语,斑色紫黑,舌绛起刺,脉细数。

【方解】本方所治是热毒炽盛于血分的血热出血,以及热扰心营之神昏谵语证。方中水牛角寒而不遏,清营凉血,解毒散瘀为主药;生地黄清热养阴,凉血止血,协助水牛角清解血分热毒,并增强止血作用,为辅药;赤芍、牡丹皮泄血中伏火,凉血散瘀,二者合用既能增强凉血之力,又能防止瘀血停滞之弊,共为佐使。四药合用,共奏清热解毒,凉血散瘀之效。本方清热中兼以养阴,使热清血宁而无耗血之虑,于凉血之中兼以散瘀,使血止而无留瘀之弊,对于邪热迫血妄行的出血证,能收凉血止血,解毒化斑之功效;药味虽少,而配伍周密。被清代顾松园《顾松园医镜》誉为"凉血补阴,祛瘀生新之剂。通治吐、衄及蓄血等症。"

【应用】本方为治疗热入血分证的常用方。方中芍药一般用赤芍,若热伤阴血较甚者,可用白芍。同时尚可根据不同病情,配伍相应药物为辅佐,如热盛神昏者,可配用紫雪丹(《太平惠民和剂局方》)或安宫牛黄丸(《温病条辨》)以清热开窍;热盛动血之证,尚可配伍止血之品,如吐衄者,加白茅根、侧柏叶、旱莲草;尿血者、加白茅根、小蓟;便血者,加地榆、槐花;发斑者,加紫草。

【注意事项】本方专为热入血分而设。若阳虚失血或脾不统血之出血证,则不宜使用。

第五节　治疗血病常用中成药

中成药是在中医药理论指导下,以中药材为原料,经制剂加工制成各种不同剂型的中药制品,包括丸、散、膏、丹等各种剂型,是我国历代医药学家经过千百年医疗实践创造、总结的有效方剂的精华。其优点是现成可用,适应急需,存贮方便,能随身携带,省去了煎剂煎煮过程,消除了中药煎剂服用时特有的异味和不良刺激等。缺点是药的成分组成、药量配比固定,不能灵活多变,随症加减。中成药分内服、外用和注射三种。

早在2000多年前的《黄帝内经》中,就有应用中成药治疗血病的记载,如其中所载的十三方,其剂型就有汤剂及丸、散、膏、丹、酒剂等,临床应用既有内治,又有外治;既有治疗,又有预防。其中用于治疗因各种出血或肝肾精气亏虚引起血枯的四乌鲗骨一藘茹丸,开中成药治疗血病之先河。

汉代张仲景《伤寒杂病论》中的大、小建中丸、金匮肾气丸、抵当丸、鳖甲煎丸、大黄䗪虫丸等,沿用至今。仲景之后,医家各有发挥,代有发明,从而使血病治疗中的中成药辨证应用,独具特色。

血病范围较广,其中某些疾病病情较长,缠绵难愈,故治疗血病的中成药种类也较多。清代赵晴初《存存斋医话稿·卷二》云:"病有浅深,体有强弱,证有寒、热、虚、实,断不能执一病之总名,而以一药统治之也。"强调应用经验方也必须辨证,应根据疾病所表现的证候,分析辨别疾病当前的病因病机、病性、病位,然后根据辨证结果进行论治。论治就是在辨证清楚的基础上,对疾病确定恰当的治疗方法,在治法的指导下选用适宜的药物。只有这样,才能取得良好的治疗效果。中成药治疗血病也不例外,亦需辨证应用。兹就治疗血病常用中成药从出血证、血虚证、血瘀证三方面简述如下。

一、出血证

[人参归脾丸]
(北京同仁堂股份有限公司同仁堂制药厂)

【组成】人参、白术、黄芪、茯苓、龙眼肉、当归、远志、酸枣仁、甘草、木香。

【功效】益气健脾,养心安神。

【主治】用于治疗气不摄血之出血证,亦用于治疗心脾两虚、心神失养之血虚证。

[知柏地黄丸]
(《医宗金鉴》)

【组成】熟地黄、山药、山茱萸、泽泻、茯苓、牡丹皮、知母、黄柏。

【功效】滋阴降火,凉血止血。

【主治】用于治疗阴虚火旺之出血证。

[金匮肾气丸]
(《金匮要略》)

【组成】熟地黄、山药、山茱萸、泽泻、茯苓、牡丹皮、桂枝、炮附子。

【功效】温阳补肾止血。

【主治】用于治疗阳虚型出血证及血虚证。

[乌鸡白凤丸]

【组成】乌鸡、熟地黄、当归、白芍、川芎、丹参、人参、黄芪、山药、芡实、鹿角胶、桑螵蛸、牡蛎、生地黄、天门冬、银柴胡、青蒿、香附、甘草。

【功效】补血养血,调经止血

【主治】用于治疗气不摄血之出血证及血虚证。

[补中益气丸]
(《脾胃论》)

【组成】人参、黄芪、白术、当归、陈皮、升麻、柴胡、甘草。

【功效】调补脾胃,升阳益气。

【应用】用于治疗气虚下陷之出血证。

[龙胆泻肝药]

（《兰室秘藏》）

【组成】龙胆草、泽泻、木通、车前子、当归、柴胡、生地黄、甘草。

【功效】清热利湿。

【应用】用于治疗肝火旺盛之出血证。

[桑菊感冒片]

【组成】桑叶、菊花、连翘、薄荷素油、苦杏仁、桔梗、芦根、甘草。

【功效】疏风清热，宣肺止咳。

【应用】用于治疗风热袭表之出血证。

[氨肽素片]

【组成】氨肽素等。系由猪甲经提取制得。

【功效】止血。

【应用】用于治疗各种出血证。

[江南卷柏片]

（广州白云山制药股份有限公司广州白云山制药总厂）

【组成】江南卷柏等。

【功效】清热凉血。

【应用】用于治疗血热妄行之出血证。

[清开灵口服液　清开灵注射液]

【组成】胆酸、珍珠母，猪去氧胆酸、栀子、水牛角、板蓝根、黄芩苷、金银花。

【功效】清热解毒，凉血止血。

【应用】用于治疗血热妄行之出血证。

[柴黄冲剂]

【组成】柴胡、黄芩提取物。

【功效】清热解毒。

【应用】用于治疗热盛迫血之出血证。

[紫地宁血散]

（广州中一药业有限公司）

【组成】大叶紫珠、地菍等。

【功效】清热凉血，收敛止血。

【应用】用于治疗各种出血证。

[血宁糖浆]
（上海练塘药业有限公司）

【组成】花生衣。

【功效】止血。

【应用】用于治疗各种出血证。

[维血宁颗粒]
（江苏信邦制药有限公司）

【组成】熟地黄、地黄、墨旱莲、白芍(炒)、太子参、仙鹤草、鸡血藤、虎杖。

【功效】滋补肝肾,凉血清热。

【应用】用于治疗血热引起的各种出血证。

[生脉注射液]

【组成】红参、麦冬、五味子。

【功效】益气养阴,复脉固脱。

【应用】用于治疗阴虚及气不摄血之出血证。

[摄血丸]
（笔者经验方）

【组成】血见愁、墓头回、黄芩炭、白茅根、赤芍、牡丹皮、生地黄、仙鹤草、黄芪、当归、党参、茯苓、炒白术、肉苁蓉、鸡血藤。

【功效】清热凉血,益气摄血,宁洛消斑。

【应用】用于治疗各种出血证。

二、血虚证

[归脾丸]
（《济生方》）

【组成】党参、炒白术、炙黄芪、炙甘草、茯苓、制远志、炒酸枣仁、龙眼肉、当归、木香、大枣。

【功效】益气健脾,养血安神。

【应用】用于治疗心脾两虚之血虚证,亦用于治疗气不摄血之出血证。

[复方阿胶浆]
（山东东阿阿胶股份有限公司）

【组成】阿胶、人参、熟地黄、党参、山楂。

【功效】补气养血。

【应用】用于治疗气血两虚证。

[阿胶补血膏]

【组成】阿胶、熟地黄、党参、黄芪、枸杞子、白术。

【功效】益气补血。

【应用】用于治疗各种血虚证。

[驴胶补血颗粒]
（湖南九芝堂股份有限公司）

【组成】阿胶、黄芪、党参、熟地黄、当归、白术。

【功效】滋阴补血，健脾益气，调经活血。

【应用】用于治疗各种血虚证。

[首乌片]

【组成】何首乌。

【功效】补肝肾，强筋骨，乌须发。

【应用】用于治疗肝肾阴虚之血虚证。

[当归补血丸　当归补血口服液　当归补血胶囊]

【组成】当归、黄芪。

【功效】补养气血。

【应用】用于治疗气血两虚证。

[当归养血膏　当归养血颗粒]

【组成】当归、党参、黄芪、白芍、炙甘草、茯苓、熟地黄、川芎、阿胶。

【功效】补益气血。

【应用】用于治疗气血两虚证。

[鸡血藤胶囊]

【组成】鸡血藤。

【功效】补血，活血，通络。

【应用】用于治疗各种血虚证。

[复方皂矾丸]

(陕西郝其军制药股份有限公司)

【组成】大枣、海马、核桃仁、肉桂、西洋参、皂矾。

【功效】温肾健髓,益气养阴,生血止血。

【应用】用于治疗脾肾两虚所致之黄肿、萎黄等。

[健脾生血颗粒]

(武汉健民药业集团股份有限公司)

【组成】党参、茯苓、白术(炒)、鸡内金(炒)、硫酸亚铁等。

【功效】健脾和胃,养血安神。

【应用】用于治疗脾胃虚弱及心脾两虚所致之黄肿、萎黄等。

[血宝胶囊]

【组成】熟地黄、当归、人参、制何首乌、鸡血藤等30味。

【功效】补阴培阳,益肾健脾。

【应用】用于治疗各种血虚证及出血证。

[香茯益血口服液]

(北京亚东生物制药有限公司)

【组成】香菇多糖、茯苓、白术(炒)、山药、鸡血藤、阿胶、地黄、枸杞子。

【功效】健脾补气,益气生津。

【应用】用于治疗气血两虚证。

[生血宝合剂]

(清华德人西安幸福制药有限公司)

【组成】墨旱莲、女贞子、桑椹、黄芪、制何首乌、白芍、狗脊。

【功效】养肝肾,益气血。

【应用】用于治疗肝肾不足之血虚。

[生血片]

(德元堂制药集团)

【组成】绿矾、海螵蛸、紫河车、阿胶、肉桂等。

【功效】益气补血,健脾滋肾。

【应用】用于治疗脾肾气血两虚之髓劳及出血证。

[益中生血片]

【组成】煅绿矾、党参、茯苓、白术、陈皮等。

【功效】健脾和胃,益气生血。

【应用】用于治疗脾胃虚弱、气血两虚所致之黄肿、萎黄等。

[血复生片]
(德元堂制药集团)

【组成】黄芪(炙)、当归、白芍、熟地黄、川芎、女贞子、墨旱莲、茯苓、山药、天花粉、牡丹皮、川牛膝、甘草、大黄(酒制)、猪脾粉。

【功效】益气养血,滋阴凉血,化瘀解毒。

【应用】用于治疗气血两虚证及出血证。

[生血宁片]
(武汉联合药业有限责任公司)

【组成】蚕砂提取物。

【功效】益气补血。

【应用】用于治疗气血两虚所致之黄肿、萎黄及血虚证等。

[生血丸(小蜜丸)]
(天津达仁堂制药厂)

【组成】鹿茸、黄柏、炒白术、山药、紫河车等。

【功效】补肾健脾,填精补髓。

【应用】用于治疗失血血亏以及各种血虚证。

[生血丸(大蜜丸)]
(笔者经验方)

【组成】党参、当归、黄芪、紫河车、补骨脂、鸡血藤、山茱萸、熟地黄、淫羊藿、巴戟天、枸杞子、白芍、川芎、阿胶。

【功效】健脾益气,滋阴补血,益肾填髓。

【应用】用于治疗髓劳、萎黄、黄肿等各种血虚证。

[再障滋补胶囊]
（笔者经验方）

【组成】龟甲胶、熟地黄、女贞子、旱莲草、当归、红芪、人参、麦门冬、五味子、鸡血藤、茜草、紫河车、山茱萸、白术、山楂。

【功效】滋补肾阴,养血填髓。

【应用】用于治疗肾阴虚之髓劳及血虚证。

[再降温补胶囊]
（笔者经验方）

【组成】鹿角胶、肉桂、菟丝子、仙灵脾、肉苁蓉、补骨脂、红芪、当归、白术、人参、鸡血藤、茜草、阿胶、熟地黄、山楂。

【功效】温补肾阳,益髓生血。

【应用】用于治疗肾阳虚之髓劳及血虚证。

三、血瘀证

[大黄䗪虫丸]
（《金匮要略》）

【组成】同治血病方。

【功效】活血破瘀,通经消癥。

【应用】用于治疗血瘀重证。

[云南白药]

【组成】三七、麝香、草乌等。

【功效】化瘀生血,活血止痛,解毒消肿。

【应用】用于治疗瘀血内停伴有出血者。

[血府逐瘀口服液　血府逐瘀颗粒]

【组成】同治血病方。

【功效】活血化瘀,行气止痛。

【应用】用于治疗瘀血内阻之病证。

[桂枝茯苓丸]

（《金匮要略》）

【组成】桂枝、茯苓、桃仁、牡丹皮、芍药。

【功效】活血化瘀，消癥。

【应用】用于治疗妇人宿有癥块，或血瘀经闭等证。

[鳖甲煎丸]

（《金匮要略》）

【组成】同治血病方。

【功效】活血化瘀，软坚散结。

【应用】用于治疗瘀血内停证。

[丹参注射液]

【组成】丹参。

【功效】活血化瘀，通脉养心。

【应用】用于治疗血瘀胸痹证。

[复方丹参注射液]

【组成】丹参、降香。

【功效】活血化瘀，通脉止痛。

【应用】用于治疗血瘀胸痹心痛。

[红花注射液]

【组成】红花。

【功效】活血化瘀，消肿止痛。

【应用】用于治疗血瘀证。

[丹红注射液]

【组成】丹参、红花。

【功效】活血化瘀，通脉舒络。

【应用】用于治疗瘀血闭阻所致的胸痹及中风。

[脉络宁注射液]

【组成】牛膝、玄参、石斛、金银花等。

【功效】清热养阴，活血化瘀。

【应用】用于治疗血瘀中风及脱疽。

[复方川芎注射液]

【组成】川芎、赤芍、丹参、当归。

【功效】活血化瘀,通脉活络。

【应用】用于治疗血瘀中风。

[复方当归注射液]

【组成】当归、川芎、红花。

【功效】活血通经,祛瘀止痛。

【应用】用于治疗血瘀痛经及经闭。

[血塞通注射液　　血栓通注射液]

【组成】三七。

【功效】活血祛瘀,通脉活络。

【应用】用于治疗瘀血阻络所致的中风偏瘫。

[回生胶囊]
（笔者经验方）

【组成】天蓝苜蓿、墓头回、龙葵、紫河车、虎杖、半枝莲、白花蛇舌草、夏枯草、山豆根、赤芍、仙鹤草、白茅根、炙鳖甲、青黛。

【功效】清热败毒,活血化瘀,化痰散结。

【应用】用于治疗邪毒炽盛、痰瘀互结之急劳等病证。

第十七章　血病之食疗

饮食疗法是利用食物或食物中加入药物以预防和治疗疾病的方法,简称食疗。食疗在我国具有悠久的应用历史,是我国劳动人民长期医疗实践的结晶,是中医药学的重要内容之一。深入发掘、研究中医食疗的精华,结合现代研究理论与成果,并与相关学科融会贯通,使食疗与食养有机结合,无病时用于养生,有病时用于治疗,病后则用于康复,强身健体,延年益寿,是当今方兴未艾的一个重要研究课题,具有现实意义与社会意义。

中医血病食疗,历史悠久,代有发挥,源远流长。《黄帝内经》是中医药学的巨著,其中关于食疗的理论颇为系统,为血病食疗的发展奠定了基础。《素问·脏气法时论》云:"五谷为养,五果为助,五畜为益,五菜为充,气味合而服之,以补精益气。"充分体现了药物治病,要适可而止,免伤正气;食疗之法,可扶正祛邪,康复机体的中医食疗思想。汉代张仲景《伤寒杂病论》中就载有"当归生姜羊肉汤"等血病食疗方剂。北周姚僧《集验方》中亦有以"绿矾"治疗小儿"疳气"的记载。唐代孙思邈《备急千金要方》首列"食治"专篇,指出"安身之本,必资于食;救疾之速,必凭于药。不知食宜者,不足以存也;不明药忌者,不能以除病也。斯之二事,有灵之所要也……是故食能排邪而安脏腑,悦神爽志,以资血气,若能用食平疴,释情遣疾者,可谓良医。"强调食疗的重要性。宋代政和中奉敕撰《圣济总录》中,也有用猪肝入药治疗"冷劳"的记载。金代张子和《儒门事亲》提倡"精血不足,当补之以食";"养生当用食补。"突出了"药补不如食补"的中医食疗思想。元代忽思慧《饮膳正要》是我国第一部营养学专著,其中便有以黑牛髓煎(黑牛髓半斤,生地黄汁半斤,白沙蜜半斤共煎为膏),治疗肾弱、骨败、瘦弱的记载。明清时期,名医辈出,促进了中医食疗的发展。如明代李时珍《本草纲目》集明代以前的食物本草之大成,收录谷部、菜部、果部、禽部等食物518种;清代王孟英《随息居饮食谱》载饮食品种327种,简介各种食物的功效宜忌,附以治法。由于血液的化生来源于饮食所化生的水谷精微,故血病的食疗就显得尤为重要,以上典籍中均包含有丰富的血病食疗内容。

近年来,广大血液病工作者在继承和发扬中医药学传统理论的基础上,结合现代临床研究,创立了不少血病食疗的新方法、新配方,极大地丰富了中医血病的治疗方法和治疗途径,有力地促进了中医血病临床疗效的提高。

第一节　应用原则

中医血病食疗的理论核心是根据"辨证论治"的原则,结合藏象、经络、诊法和治则的内容,选择相应的食物对血病进行防治。通过辨证,全面掌握血病患者的整体情况,再结合天时气象、地理环境、生活习惯的影响,遵循扶正祛邪、补虚泻实、寒者热之、热者寒之等治疗原则,确立汗、下、和、温、清、消、补的治疗方法,结合食物的寒、热、温、凉四气和辛、甘、酸、苦、咸五味之特点,制定相应的配方及制作方法,并指导血病患者科学服用。

一、血病食疗遵循的原则

辨证施治是中医治疗疾病的指导原则,即在临床治疗时要根据病情的寒热虚实,结合病人的体质予以相应的治疗。只有在正确辨证的基础上进行选食配膳,才能达到预期的食疗效果。否则,不仅于病无益,反而会加重病情。由于血病食疗是以中医药基本理论为指导,运用食物和药物对血病进行辨证施治的方法,故血病食疗,也应遵循中医辨证论膳的原则。具体而言,可归纳为合理控制饮食、软硬冷热相宜、饮食清洁新鲜、避免饮食偏嗜、规律定时进餐、注意饮食宜忌、调整饮食结构七个方面。

1.合理控制饮食

清代潘为缙《血症经验良方·养病法》云:"病中调摄甚难,饮食最要谨慎,饥固不可,饱亦不宜。"

饮食不当,过饱或过饥均可导致血病的发生,或使病情加重。由于水谷乃气血生化之源泉,饥则机体气血得不到足够的补充,久则气血亏损而为病;而饮食过量,超过了机体的消化功能,就会损伤脾胃,使营血不和,致使血病发生或加重病情。故罹患血病者,须饮食有节,才能促进疾病康复。

2.软硬冷热相宜

明代朱橚《普济方·婴孩诸血痔疾门》云:"又或饮食大饱之后,口受冷物,邪入血分,血得冷而凝,不归经络而妄行。"

清代吴澄《不居集·血症八法扼要总纲》云:"又有五运六气,司天在泉,饮食煎炒椒姜葱蒜,或误食辛窜煿炙动血之品,烟酒太过,又有好食滚热之汤饮,跌打之损伤,或食急哽破咽喉胃脘,或误服草药食毒伤,或衣衾太过,壅热咽道,或飞丝虫鱼误入口中,如此等因,易能枚举,皆能令人失血。"沈金鳌《杂病源流犀烛·六淫门·失血源流》云:"呕血……有饮食过度,负重努力,伤胃而大呕者。"

血病患者,饮食过硬则不易消化,损伤脾胃;脾胃功能较好者,若食物过软,则会影响病人的食欲。故饮食宜软硬适当,根据病情而有所不同选择,分别给流质、半流质、普通饮食等。食物过冷过热,都可对肠胃产生不良刺激,特别是神志不清时,更需注意,以免食物过热引起烫伤;过冷引起腹痛、消化不良等。血病病情不同,要求饮食的冷热也不相同。一般而言,血病证属热者喜冷,而证属寒者则喜热,故临证可随病人之所好适当调节食物的温度。对生活不能自理者,除加强生活调护之外,还应注意食物中不宜有小的骨块、鱼刺等异物,以防发生哽咽、刺卡,或引发出血。

3.饮食清洁新鲜

清代吴贞《伤寒指掌·伤寒类症》云:"疫邪传里,毒攻肠胃,脐腹大痛,下利鲜血或黑臭水……当急治之。"

血病患者,卫外不固,抗病力差,饮食不洁或误食有毒食物,易致胃肠疾患或食物中毒,出现腹痛、吐、泻,甚至严重中毒,危及生命。故罹患血病者,必须注意饮食卫生,严格执行食品卫生规范,保证食物熟透,同时尽量新鲜。

4.避免饮食偏嗜

《素问·奇病论》云:"肥者令人内热,甘者令人中满。"《素问·生气通天论》云:"谨和五味,骨正筋柔,气血以流,腠理以密。"

明代张三锡《医学六要》云:"血证不断酒色厚味,纵止必发,终成痼疾。"秦昌遇《症因脉治·内伤吐血》云:"或积热伤血,血热妄行;或失饥伤饱,胃气伤损;或浩饮醉饱,热聚于中;或盐醋辛辣,纵不忌口;或恼怒叫喊,损伤隔膜,则血从口出,而内伤吐血之症作矣。"

由于食物具有四气五味,各有归经,可影响和调节脏腑气血阴阳,故饮食若偏嗜则可发生多种病证。血病患者,若过食肥甘厚味,则可助湿生痰化热;过食生冷则能损伤脾胃阳气,而致寒气内生;偏食辛辣,可使胃肠积热而使吐血、便血加重等。故罹患血病者,须合理选择饮食,不能有所偏嗜,更不能过度饮酒,以防引发或加重病情。

5.规律定时进餐

战国吕不韦《吕氏春秋·季春纪》云:"食能以时,身必无灾。"

中国古代最早的一部历史文献汇编《尚书·尧典》云:"食哉唯时。"

血病患者,进食无规律、不定时,不但容易造成过饥过饱,而且会使胃肠功能紊乱,影响消化吸收及化生气血,加重病情。对此,必须安排好日常生活时间,以保证规律的进餐时间。如估计某项工作在进餐之前来不及完成时,应在病情许可的情况下,另行安排时间,以免耽误进餐。进餐时间,应根据病情而定,一般血虚而脾胃功能虚弱者,则以少食多餐为宜。

6.注意饮食宜忌

明代王肯堂《证治准绳·幼科·诸失血证》云:"小儿九道出血,何为而然……有在襁褓患此证者,固非七情所伤,皆因乳母执著,不自宽释,及啖辛辣之物,流于乳儿,儿饮之后,停滞不散,郁蒸于内,亦能动血。"朱橚《普济方·婴孩诸血痔疾门》云:"凡儿生七日之内,大小便有出血者,此由胎气热盛之所致也。母食浓酒、细面、炙煿、腌咸等,流入心肺,儿在胎内受之,热毒亦传心肺。"

清代孟文瑞《春脚集·内科》云:"秘制兔血丸:'治吐血……病好后忌房欲、腥辣、生冷百日。'"

血病患者治疗期间饮食禁忌也是十分重要的。某些血病缠绵难愈,或愈而复发,不少是与忽视饮食禁忌有关。对此,古人在长期临床实践中积累了诸多经验。归纳而言,血病饮食禁忌大致可分为以下五类。

(1)生冷类:包括冷饮、部分水果和生冷蔬菜等凉性食物。脾胃虚寒及胃肠功能低下的血病患者应慎用。

(2)辛辣类:包括辣椒、葱、蒜、酒等。各种血病患者,特别是因血热所致的出血、血瘀者,均要特别注意禁忌。

(3)海腥类:包括带鱼、内河鱼、虾、蟹等水产品类食物。出血、血瘀、血虚合并感染者,均应慎用。

(4)发物类:包括芥菜、南瓜、公鸡和海腥类等食物。这类食物性多偏热,多食易诱发旧病,加重病情,故有出血倾向的血病患者要慎用。

(5)油腻类:包括动物、动物油脂和油炸类食物。因其味厚油腻,脾胃功能低下及热性血病病人,都应禁食此类食物。

7.调整饮食结构

明代张三锡《病机部·血病》云:"一切血症、血虚,皆当调理脾胃为主。昧者概用四物,产前病后,脾胃弱而食少,不能运化者,往往增患。"

与其他疾病一样,血病患者也需要足够的营养。对此,应注意调整饮食结构,选择的食物应易于消化,并含有丰富的营养。夏天应注意多补充水分;冬天要保证食物中有足够的热量。烟、酒、咖啡、浓茶均不宜进服,以防影响药物疗效,不利于血病康复。用时切忌盲目"进补",而应依据病情,辨证使用进补之品。食物的营养成分大致可归纳为以下七类。

(1)富含脂类的食物:如肝、鱼类、蛋黄、黄油、大豆、玉米、羊脑、芝麻油、花生油及核桃等。

(2)富含蛋白质的食物:如瘦猪肉、羊肉、牛肉、牛奶、鸡、鸭、鱼、蛋及豆制品等。

(3)富含糖的食物:如白糖、红糖、蜂蜜、甘蔗、萝卜、大米、面粉、红薯、大枣、甜菜及水果等。

(4)富含维生素B族、维生素P和维生素E的食物:如酵母、肝、豆类、花生、小麦、胚芽、糙米、燕麦、玉米、小米、甘薯、棉籽油、卷心菜、胡萝卜及海藻等。

(5)富含维生素C的食物:一般水果及蔬菜中均含有丰富的维生素C。

(6)富含铁质的食物:如豆腐、山药、藕粉、鸡蛋、胡萝卜、芹菜、牛肝、猪肝、桃、梨、花生、黑木耳及新鲜蔬菜等。

(7)富含微量元素的食物:如动物肝脏、肾脏、牡蛎、粗粮、豆制品、鱼肉、菠菜及大白菜等。

二、血病食疗遵循的治法

清代程国彭在《医学心悟》中,根据历代医家对于治法的经验,将治法总结为"汗、吐、下、和、温、清、消、补"八法。在血病食疗中,补益法、温里法、清热法、理血法、消散法应用较多,发汗法、攻下法、理气法、和解法应用较少,而吐法则基本不用。

(1)补益法:是用具有补益作用的食物和药物,以补益人体气血阴阳之不足,或补益某一脏腑、或某几个脏腑之虚损的一种治法。其目的在于通过食物或药物的补益,使人体脏腑或气血阴阳之间的失衡重归于平衡;同时,通过扶助正气,达到扶正祛邪之作用。补益法可分为补气、补血、补阴、补阳以及气血双补、阴阳并补等。

(2)温里法:是用温热食物和药物以补益阳气,祛散寒邪的一种治法。可分为温中散寒、温经散寒、回阳救逆等。多用于寒证或体质偏寒的血病患者。

(3)清热法:是用寒凉食物和药物以清除火热之邪的一种治法。可分为清气分热、清营凉血、气血两清、清热解毒、清脏腑热等。多用于热证或体质偏热的血病患者。

(4)理血法:是用食物和药物调理血分,治疗瘀血内阻和各种出血的一种治法。可分为活血祛瘀法和止血法等。

(5)消散法:是用食物和药物以消导和散结,消除体内积聚之实邪的一种治法。可分为消痞化癥、消痰化瘀、消食导积等。

(6)发汗法:是用食物和药物以发汗、解除表邪的一种治法。多用于血病兼外感之时。

(7)攻下法:是用食物和药物以通泄大便、祛除病邪的一种治法。

(8)理气法:是用食物和药物以调理气机的一种治法。

由于临床上血病的复杂性,故血病食疗中,往往是两种或两种以上的治法配合运用,全面治疗,才能提高血病食疗的临床疗效。

三、血病食疗常用的剂型

血病食疗的配方有多种剂型。选择适宜的剂型，能够符合病情需要和药物特点，从而更好地发挥药效，提高临床疗效。同时，选择适宜的剂型，也能够方便患者，使患者乐于接受。

(1)汤剂：是指将药物或食物用煎煮或浸泡的方法，去渣，取汁，制成的液体制剂。其特点是吸收快，发挥疗效迅速。如龙眼桑椹汤、黄芪银耳汤、补髓汤等。

(2)丸剂：是指用药物或食物细粉，或药物提取物加适宜的黏合剂或辅料制成的球形制剂。其特点是吸收缓慢，药力持久，体积小，服用方便。如红枣绿矾丸、绛枣丸等。

(3)膏剂：是指将药物用水或植物油反复煎熬，去渣取汁，再用微火浓缩而成的一种制剂。有内服、外用之别。血病食疗以应用内服膏剂为主。其特点是用法简单，携带、贮藏方便。如红枣龟胶膏、补髓蜜膏等。

(4)药粥：是指将米同药物或食物煮成稀粥。其特点是吸收完全，安全有效，适合于长期服用。如羊骨粥、红枣羊胫糯米粥、菠菜粳米粥等。

四、血病食疗应注意事项

血病食疗是中医药学基本理论在血液疾病治疗中的具体应用，具有恢复正气，祛除病邪，缓解症状，提高疗效，防止复发的作用。临床上，由于患者体质、病程、病情等的不同，故应用时要注意以下事项。

(1)持之以恒：由于血病多病程迁延，因此，食疗方剂只有较长时间应用，才能发挥疗效。血病食疗一般可以15天左右为1疗程，待间歇10天后，可视患者的症状、体征等情况，进行下一个疗程的治疗。

(2)辨证施食：血病食疗是以中医药基本理论为指导对血病进行治疗的，故临床应用时，应根据患者的症状、体征，四诊合参，分清阴阳、表里、寒热、虚实，辨证施食，从而选择最佳的食疗方剂，以增强针对性，提高临床疗效。

(3)不可完全替代药物疗法：食疗对血病具有一定的治疗作用，而且服用方便，毒副作用小，患者乐于接受。但食疗针对性不如药物治疗准确，作用亦不如药物治疗强，故当病情危重时，当首先采用药物积极治疗，不可单纯依赖食疗，以免贻误病情，变生他证。待病情平稳后，则可食药继用，或单独应用食疗。此亦即《素问·五常政大论》"药以祛之，食以随之"之意。

第二节　常用配方

《素问·脏气法时论》云："五谷为养，五果为助，五畜为益，五菜为充，气味合而服之，以补精益气。"所谓五谷，是指米、麦及其他杂粮类食物的泛称；五果、五菜则分别指古代的五种蔬菜和果品；五畜泛指肉类食品。谷、肉、果、菜这四大类食物，分别提供人体所需要的糖类、脂肪、蛋白质、矿物质、维生素、纤维素等，以满足人体功能活动的需要。兹从"果"与"膳'两方面分而述之。

一、水果类

果,是指某些植物花落后含有种子的部分。其字从田从木。"田"指粮食、果腹之物;"木"指木本植物。田与木联合起来表示树木上面长出来的可以填饱肚子的东西。《素问·脏气法时论》云:"五果为助。"唐代王冰注云:"桃、李、杏、栗、枣"为五果。此处之果,指可食之果,亦称水果,多汁且有甜味,不仅含有丰富的营养,而且能够帮助消化。故水果在血病患者食疗方中最为常用。兹将血病常用水果及用法简介如下。

1.基本原则

每一种水果都有其自身的特性,在选用时不要盲目,需根据血病患者的临床表现辨证选用。如平素内火较重,口舌易于生疮、大便秘结者,宜多食梨、香蕉、柿子、猕猴桃等寒凉类水果;而素体阳虚者则宜食桃子、荔枝、龙眼、樱桃等偏温类的水果。桔子性燥,多食易于上火;梨、香蕉性寒、多食会伤脾胃。

2.注意事项

谚云:"天时虽热,不可食凉;瓜果虽美,不可多食。"五彩缤纷的水果,香气四溢,言之必垂涎欲滴。但是,除龙眼、葡萄、荔枝外,大部分水果性偏凉。因此,血病患者在食用时应有所节制。多数血病患者肠胃功能薄弱,过食会损害阳气,降低消化功能,引起腹泻、呕吐等病症,应引起足够的重视。血病患者在采用水果调养时,还应注意纠正以下食用习惯。

(1)忌吃不卫生的水果:不能食用开始腐烂的水果,以及无防尘、防蝇设备又没彻底洗净消毒的果品,如草莓、桑椹、剖片的西瓜等。

(2)忌用酒精消毒水果:酒精虽能杀死水果表层细菌,但会引起水果色、香、味的改变;酒精和水果中酸的作用,还会降低水果的营养价值。

(3)忌生吃水果不削皮:有人认为,果皮中维生素含量比果肉高,因而食用水果时连皮一起吃。殊不知水果发生病虫害时,往往用农药喷杀,农药会浸透并残留在果皮蜡质中,因而果皮中的农药残留量比果肉中高得多,这对血病患者应绝对禁食。

(4)忌用菜刀削切水果:因菜刀常接触肉、鱼、蔬菜等,清洗不干净时会把寄生虫或寄生虫卵带到水果上,使人感染寄生虫病。尤其是菜刀上的锈和苹果所含的鞣酸会起化学反应,使苹果的色、香、味变差。

(5)忌饭后立即吃水果:饭后立即吃水果,不但不会助消化,反而会造成胀气和便秘。因此,最佳吃水果时间宜在饭后2小时或饭前1小时。

(6)忌吃水果后不漱口:有些水果含有多种发酵糖类物质,对牙齿有较强的腐蚀性,食用后若不漱口,口腔中的水果残渣易造成龋齿。

3.血病水果调养方

(1)栗子

又称板栗,果实秋季成熟时采收,是我国的特产果品之一,有"干果之王"之美誉。栗子生命力强,易存活,并且可以代粮食用,民间常将其与枣、柿并称"铁杆庄稼"或"木本粮食"。

【性味】味甘,性温。

【功效】壮腰健肾,健脾止泻,活血、止血。

【应用】适用于血病属于肾虚者。症见腰膝痠软无力,头晕,耳鸣,尿血,紫癜等。脾胃虚弱者不宜多食。

(2)龙眼肉

"圆若骊珠,赤若金丸,肉似玻璃,核如黑漆。补精益髓,蠲渴肌肤,美颜色,润肌肤,各种功效,不可枚举。"这是明代学者宋钰对龙眼的描写,可谓传神。龙眼,今称桂圆,早在汉代就被列为海南贡品。人工栽培则更早,迄今已有两千多年的历史。

【性味】味甘,性温。

【制作】龙眼可鲜食,肉质鲜嫩,色泽晶莹,鲜美爽口;亦可加工成罐头、龙眼肉、龙眼膏、龙眼干等;还可做八宝饭,或加莲子、大枣等做成粥。

【功效】益智宁心,健脾开胃,补气养血。

【应用】适用于血病属于心脾气虚者。症见心悸不寐,头昏目眩,多梦易醒,神疲肢软,食少乏力,头痛绵绵、尿血、便血、牙龈出血等。

(3)草莓

草莓属蔷薇科多年生草本植物,又叫洋莓,原产于南美洲,我国是在上世纪才引进的。果实鲜红美艳,柔软多汁,甘酸宜人,芳香馥郁,有"水果皇后"之美誉。

【性味】味甘,性凉。

【制作】草莓的食疗方法很多,可根据不同的口味做成草莓酱、草莓粥、草莓蜜茶等风味各异的小食品。

【功效】健脾和胃,滋阴补血。

【应用】适用于血病属于脾胃虚弱者。症见面色萎黄或苍白无华,形寒肢冷,唇甲淡白,周身浮肿,甚则可有腹水,心悸气短,耳鸣眩晕,神疲肢软,大便溏薄或有五更泻,小便清长,舌质淡或有齿痕,脉沉细等。

(4)山楂

山楂果皮鲜红或紫红,果肉松软,果实呈球形,是我国独有的水果品种,北方多有栽种。山楂又名山里红、红果,果实成熟时,漫山遍野一片绯红,煞是壮观。

【性味】味酸甘,性微温。

【制作】生山楂60g,水煎服;小儿脾虚久泻者,可将新鲜山楂肉、淮山药粉分成等份,后加入适量白糖,调匀后蒸熟,冷却后压成薄饼服用;亦可将山楂干果加适量白糖与水提炼成糖浆,每天3次,饭后服用。

【功效】消食健胃,行气活血。

【应用】适用于血病属于痰食阻滞中焦者。症见面目虚浮而无华,肢体水肿,气息短少,神疲懒言,头重肢重,或肢体麻木,痿弱无力,行走不便,舌胖苔腻,脉濡缓等。

(5)芒果

芒果又名"望果",即取意"希望之果"。果实椭圆润滑,果皮呈柠檬黄色,味道甘醇,形色美艳,给人一种温馨亲切之感,充满诗情画意。

【性味】味甘、酸,性凉。

【制作】芒果煎水,代茶饮用,早晚两次服用;或榨成果汁直接饮用。

【功效】清热生津,益胃止呕。

【应用】适用于血病属于阴虚内热者。症见心悸气短,周身乏力,面色苍白无华,唇淡,伴有低热或手脚心热,盗汗,口渴思饮,出血明显,便结,舌质淡,或舌尖红,苔薄,脉细或细数等。

(6)椰子

椰子是棕榈科植物椰子树的果实,未成熟时呈青绿色,成熟时一般呈暗褐棕色,其外皮滑而薄软,可保护果实落地时不致破碎,又可防止水分的侵入。

【性味】椰肉性平;椰子浆味甘,性温。

【制作】椰子汁"清如水甜如蜜",饮之甘甜可口;椰肉芳香滑脆,柔若奶油。椰子是药食两用的佳果,椰肉除作为水果食用外,还可以做成菜或蜜饯。

【功效】椰肉补益脾胃;椰子浆有生津、利水等功能。

【应用】适用于血病属于脾胃虚弱或阴虚者。症见面色萎黄或苍白,神疲乏力,食少便溏,舌质淡,苔薄腻,脉沉细等。

(7)橙子

橙子是世界四大名果之一,品种较多,以脐橙最为多见。

【性味】味酸,性凉。

【制作】橙子制成果汁。

【功效】行气化痰,健脾温胃。

【应用】适用于血病属于脾虚痰阻者。症见胸闷呕恶,肢体水肿,气息短少,神疲懒言,头重肢重,或肢体麻木等。

(8)石榴

石榴形状如瘤,皮内有子,秋季果实成熟时采收食用,其口味大致有酸、甜两种。石榴不仅营养丰富,而且还形色美艳。

【性味】味甘、微酸涩,性平。

【功效】生津止渴。

【应用】适用于血病属于阴血不足者。症见虚烦不眠,多梦健忘,五心烦热,盗汗,耳鸣等。

(9)李子

李子是蔷薇科落叶乔木李的果实,原产于我国,其品种繁多,花色各异。夏、秋果实成熟时,饱满圆润,玲珑剔透,形态美艳,口味甘甜,是人们喜食的传统果品之一。

【性味】味甘酸,性凉。

【功效】清肝涤热,养阴生津。

【应用】适用于血病属于肝郁化火者。症见烦躁易怒,情绪不稳,焦虑不安,失眠多梦,头胀头痛,口干咽干等。

(10)苹果

苹果富含糖类、酸类、芳香醇类和果胶物质,并含有维生素B、维生素C及钙、磷、钾、铁等营养成分。

【性味】味甘、酸,性凉。

【功效】润肺益心,生津。

【应用】适用于血病属于心肺阴虚者。症见咳嗽,咳血,头昏目眩,多梦易醒,神疲肢软等。

(11)梨

梨,自古以来就是广大群众喜爱的水果,营养十分丰富。据测定,梨含有85%左右的水分、6%~9.7%

的果糖、1%~3.7%的葡萄糖、0.4%~2.6%的蔗糖。在每100g可食部分中,约含钙5mg、磷6mg、铁0.2mg、维生素C4mg。此外,梨还含有一定量的蛋白质、脂肪、胡萝卜素、维生素B族及苹果酸等。

【性味】味甘、微酸,性寒。

【功效】润肺凉心,滋阴降火。

【应用】适用于血病属于心肺阴虚火旺者。症见咳嗽,咳血,头昏目眩,多梦易醒,神疲肢软等。

(12)桃

桃的种类很多,有水蜜桃、白桃、蟠桃和雪桃等。桃是一种营养价值很高的水果,含有蛋白质、脂肪、糖、钙、磷、铁和维生素B、C等成分。桃中含铁量较高,在水果中几乎占居首位,故吃桃能防治血虚。桃富含果胶,经常食用亦可预防便秘。

【性味】味甘、酸,性微温。

【功效】补气养血,养阴生津。

【应用】适用于血病属气血两虚者。症见头昏目眩,多梦易醒,神疲肢软,食少乏力,头痛绵绵,面色少华等。

(13)猕猴桃

猕猴桃果实皮薄汁多,酸甜可口。含有维生素B、维生素C、多种氨基酸、碳水化合物,以及钙、镁、钾等矿物质。

【性味】味甘、酸,性寒。

【功效】清热生津,健脾开胃。

【应用】适用于血病属于阴虚者。症见头昏目眩,神疲肢软,虚烦不眠,多梦健忘,五心烦热,盗汗,紫癜,耳鸣等。

(14)香蕉

香蕉是很多人的至爱。其肉质软糯,香味清幽,甜蜜爽口。

【性味】味甘,性寒。

【功效】止渴去烦,润肠通便,填精益髓。

【应用】适用于血病大便带血,大便干燥,痔疮、肛裂等。

(15)葡萄

葡萄果实多汁,以新鲜、味甜者为优,含有丰富的营养成分,主要含蛋白质、脂肪、维生素、糖类、胡萝卜素、硫胺素、核黄素、卵磷脂、烟碱酸、苹果酸、尼克酸、柠檬酸等有机成分,还含钙、磷、铁、钾、钠、镁、锰等无机成分。

【性味】味甘、微酸,性微温。

【功效】补益气血,通利小便。

【应用】适用于血病气血虚弱,肺虚咳嗽,心悸盗汗,风湿痹痛,淋症,浮肿等症。

(16)西瓜

西瓜是一种最纯净、最富有营养、最安全的果品,果肉含有蛋白质、葡萄糖、蔗糖、果糖、苹果酸、瓜氨酸、谷氨酸、精氨酸、磷酸、甜菜碱、蔗糖、萝卜素、胡萝卜素、西红柿烃、维生素A、维生素B、维生素C以及钙、磷、铁等矿物质成分,挥发性成分中含有多种醛类。

【性味】味甘,性寒。

【制作】生食,绞汁饮,煎汤,或熬膏服。

【功效】生津止渴,除烦解热。

【应用】适用于血病热盛津伤,心烦口渴,或心火上炎,舌赤、口疮,或湿热蕴结下焦,小便黄赤不利等。

(17)番茄

番茄别名西红柿、洋柿子,古名六月柿、喜报三元。原产南美洲,在秘鲁和墨西哥,最初称之为"狼桃"。果实营养丰富,具特殊风味。

【性味】味甘、微酸,性寒。

【制作】煎汤或生食。

【功效】生津止渴,健胃消食,凉血平肝。

【应用】适用于血病出血,口渴,食欲不振等。

二、膳食类

膳,指饭食,就是人们的日常饮食。《素问·脏气法时论》云:"五谷为养,五果为助。五畜为益,五菜为充。"明代张介宾《景岳全书·论脾胃》云:"盖人之始生,本乎精血之源;人之既生,由乎水谷之养。非精血,无以立行体之基;非水谷,无以成形体之壮。精血之司在命门,水谷之司在脾胃。故命门得先天之气,脾胃得后天之气也。是以水谷之海本赖先天为之主,而精血之海又必赖后天为之资。"由于饮食与人体气血生化息息相关,加之中国的饮食业是一种文化,不仅用材及品种丰富,制作方法多样,而且讲究色、香、味俱佳,某些食疗方中还可加入药食并用的中药。故药食并用之品在血病患者食疗方中应用最为广泛,也最为重要;血病食疗也最能体现中医食疗特色。兹将常见血病常用食疗方法简介如下。

1.基本原则

从中医角度来看,引起血病的病因病机各不相同,因此,应根据病人临床表现辨证调养,一般分如下三型辨证。

(1)肝火上升型:症见咳嗽,咳血,心悸而烦,急躁易怒,失眠多梦,脉弦细数。此类患者可选用具有清肝泻火作用的食物,如菠菜、油菜、芥菜、冬瓜、苦瓜、竹笋、鲜藕、芹菜、黄花菜、小麦、桑椹、梨、桃、葵花子、绿豆、桂圆、鸡蛋、羊肉、鸭肉、乌骨鸡、蜂蜜等。

(2)气血两虚型:症见心悸失眠,头晕健忘,食欲不振,精神倦怠,脉沉细弱。此类患者可选用具有健脾益气、补血养心作用的食物,如粳米、糯米、小米、黄豆及制品、大麦、胡萝卜、南瓜、西红柿、奶类、人参、鲤鱼、桂鱼、猪肝、猪肚、牛肉、羊心、兔肉、鸽蛋等。

(3)肝肾亏损型:症见心悸不宁,虚烦不眠,健忘,盗汗,腰酸膝软,遗精,脉弦细数。此类患者可选用具有滋阴清热、滋补肝肾作用的食物,如糯米、红枣、百合、酸枣仁、枸杞、银耳、鹅肉、猪肺、猪胰、冬瓜、苦瓜、茄子、鲫鱼等。

2.注意事项

(1)饮食清淡爽口

一般而言,血病患者饮食宜清淡,宜多食营养成分丰富的食物,如鱼类、鸡蛋、牛奶、瘦猪肉、鸡肉、鸭肉,以及维生素含量较高的食物。

出血证患者,进食坚硬、油炸及各种刺激性食物时容易合并齿龈出血、便血甚至吐血。故此类病人应吃容易嚼烂的食物,避免进食生冷之品;避免饮酒;可选择鸡汤、牛肉汤、肉末、面条、馄饨等食物。进食时宜细嚼慢咽。若有吐血、便血的迹象时,应暂时禁食,即去医院就诊。一般出血停止24小时后方能进食流质如米汤、牛奶等。

血虚证患者,应选择高蛋白、高热量、高维生素及低脂饮食,如鱼、鸡、瘦肉、蛋、牛奶等食物。多吃水果如苹果、梨等;多吃蔬菜,既可补充维生素,又可保持大便通畅;避免用力排便时出现肛裂、出血等并发症。

血瘀证患者,应选择具有活血化瘀功效的食物,如山楂、醋、玫瑰花、金橘、油菜、番木瓜等,而肥肉等滋腻之品要少吃。此外,非饮酒禁忌者可以适当饮酒,如黄酒、葡萄酒等,对促进血液循环有益。

服用激素的血病患者,可每天早餐食用牛奶及苏打饼干,或选择含钙高的食物如钙奶饼干、含钙高的牛奶等。配合应用化疗的血病患者,味觉较差,容易出现胃口不好、腹胀等症状,故应选择色香味俱佳且易于消化的食物,多喝一些汤水,如瘦肉红枣汤、西洋菜猪骨汤等。为了促进食欲,每餐还应时常变换花样品种。

(2)注意饮食禁忌

血病属实热者,宜食清凉之品,可以进食绿豆汤、田螺、香蕉、甘蔗、橄榄、藕、冬瓜、丝瓜、兔肉、空心菜、黄花菜、茭白等清热解毒之物;忌食或少食羊肉、胖头鱼、黄花鱼、狗肉、牛肉、鸡肉、驴肉、雀肉、水龟肉、荔枝、杨梅、核桃仁、杏、辣椒、蒿子杆、大蒜、芥菜、榨菜、丁香、花椒、胡椒、茴香菜等性温、辛热之品,以免毒热更盛,加重病情。

血病属虚热者,宜食凉润之品,可以进食菠萝蜜、柿子、空心菜、藕、蚌、银耳、木耳、丝瓜、菠菜、青鱼、黑鱼、甲鱼、干贝、河蟹、水龟肉、银鱼、鸭肉等滋阴凉血之物,以辅助治疗。忌服或慎用温散、燥热、助阳之品,以免发生出血量多、心烦急躁、不得安宁等虚热迫扰之证。

血病属气虚热者,宜食甘温之物,可以进食牛肉、羊肉、鸽肉、蚕豆、栗子、大枣、南瓜、山药、海参、龙眼肉、甘薯、莲子、青梅等益气摄血之品;忌食或少食河蟹、牡蛎、蚌、生菱角、葫芦、苦瓜、茭白、冬瓜、香蕉等性凉、损气之物,以免发生气短、身倦、神疲、血出不止等气不摄血之证。

(3)确保饮食卫生

血病患者应特别注意饮食卫生。在炎热的夏天,不宜吃隔夜的饭菜,否则会引起食物中毒,出现腹泻、腹痛,使虚弱的身体更加虚弱不堪。此外,不应进食变质的食物如变质的蛋、肉、鱼等。每次饭后,食具应洗后煮沸或蒸气消毒。

3.血病常用食疗方

(1)出血证

饮食对于出血证的防治具有重要意义,如果饮食合理,可使出血减少和疾病痊愈;若饮食不当,则可能加重出血,甚至引起严重并发症。因此,出血证患者尤应注意加强饮食保健,做到科学、合理,有利于疾病恢复。

出血证患者首先要增强饮食营养。其饮食营养结构可归纳为"三高一低",即高蛋白,高热量,高维生素和低脂肪。为达到这一营养标准,平日要适当进食如虾、蟹、鸡肉、鱼肉、瘦猪肉、鸡蛋、豆腐等富含优质蛋白质的食物。主食要花色品种多样,除通常的米饭、面条、稀粥外,可进一步加工成饺子、馄饨、八宝粥、花卷、包子等，以刺激食欲，使病人吃好并从中获得足够热量。维生素富含于各种蔬菜及水果中，对出血证病人尤需补充富含维生素K和维生素C的蔬菜及水果，如菠菜中含维生素K较多，而油菜、西红柿、辣椒、桔子、鲜枣、山楂中富含维生素C，可将这些食物作为日常菜蔬调剂和餐后水果食用。脂肪不宜摄入过多，尤其是动物脂肪应加以限制，炒菜时宜使用植物油。

其次，出血证患者要养成良好饮食习惯。一日三餐尽量定时，也可少量多餐，每日4~5餐或在正餐之间吃些水果、点心，切忌一次吃得过多，尤其是吐血、便血的病人尤应做到这点。进餐时速度要慢，细嚼慢咽；饭菜不要过热过凉，特别要禁忌生冷饮食；夏季不要吃剩饭，防止引起腹泻，降低抵抗力而加重病情及诱发出血。另外，病人要避免饮酒，避免坚硬、油炸及各种刺激性食物，防止诱发口腔黏膜出血及吐血、便血。再次，要结合病人实际予以饮食调整。尽量照顾病人口味，精心调配饮食，做到色香味俱全，膳食多样化，并少量多餐，以增进食欲，保证营养需求。出血证患者饮食可根据不同病情选用下列食疗方。

①花生衣红枣汤（膏）

【配方】花生衣30g，红枣10枚。

【制作】每日吃150g左右带皮花生，或将以上二味水煎取汁1000ml；亦可将大枣洗净，加适量水煮熟，取枣留汁；熟枣与花生米一起捣为泥状膏，贮净瓶备用。

【用法】每日1剂，分2次服；或以大枣汤调服膏剂。10日为1疗程。

【功效及应用】健脾益气，养血止血。适用于脾虚气弱所致的出血证。

②二鲜饮

【配方】鲜茅根150g，鲜藕200g。

【制作】以上二味切碎，水煎取汁1000ml。

【用法】每日1剂，分2次服。10日为1疗程。

【功效及应用】清热凉血。适用于各种血热妄行所致的出血证。

③藕柏饮

【配方】生藕节500g，生侧柏叶100g。

【制作】以上二味捣烂取汁。

【用法】加温开水服用，每日3~4次。

【功效及应用】清热凉血。适用于热迫血行所致的出血证。

④赤小豆花生汤

【配方】赤小豆50g，带衣花生米30g，冰糖20g。

【制作】以上三味加水适量，炖至熟烂。

【用法】每日1剂，分2次服。

【功效及应用】清热凉血，益气摄血。适用于热迫血行所致的出血证。

⑤栀子鸡蛋汤

【配方】栀子9g，鸡蛋2个。

【制作】以上二味加水适量，煎汤去渣。

【用法】食蛋喝汤，每日1剂，分2次服。

【功效及应用】清热凉血。适用于热迫血行所致的出血证。

⑥猪皮花生粥

【配方】猪皮50g,带皮花生30g,红糖少许。

【制作】将猪皮切成小块,与带皮花生一同放入铁锅中,加水适量,文火煎煮,待汤汁较稠时,加红糖少许。

【用法】每日1剂,分2次趁热服用,7日为1疗程。

【功效及应用】益气养阴,补血摄血。适用于气阴两虚及气血两虚所致的出血证。

⑦黄花鱼鳔羹

【配方】黄花鱼(鲤鱼或鲫鱼亦可)鳔120g。

【制作】黄花鱼鳔加水适量,文火炖1日,时时搅拌至溶化;再加水适量,煎汤去渣。

【用法】全料分作4日量,每日2次,服用时加热。

【功效及应用】开胃益气止血。适用于气血亏虚所致的肌衄等出血证。

⑧刺菜饮

【配方】鲜刺菜适量。

【制作】鲜刺菜捣汁,或可和少量黄酒。

【用法】每次饮1小杯,每日2~3次。

【功效及应用】清热凉血。适用于热迫血行所致的出血证。

⑨乌梅饮

【配方】乌梅10枚。

【制作】煮水代茶饮。

【用法】每次饮1小杯,每日2~3次。

【功效及应用】清热凉血,益气摄血。适用于肌衄等出血证。

⑩黄花鲜藕饮

【配方】黄花菜60g,鲜藕节60g。

【制作】以上二味加水适量,煎汤去渣。

【用法】每日1剂,每次40~60ml,分2次服。

【功效及应用】清热凉血。适用于热迫血行所致的出血证。

⑪鲜马齿苋饮

【配方】鲜马齿苋500g(或干品150g),红糖150g。

【制作】鲜马齿苋加水适量,煎汤去渣,加入红糖。

【用法】每日1剂,每次40~60ml,分2次服。

【功效及应用】清热凉血。适用于热迫血行所致的出血证。

⑫升麻鳖甲玄参汤

【配方】升麻7.5g,鳖甲50g,玄参25g。

【制作】鳖甲加水适量,水煎30min,再入其余二味,煎煮20~30min,去渣取汁。

【用法】每日1剂,每次40~60ml,分2次服。

【功效及应用】清热泻火,养阴止血。适用于阴虚火旺型肌衄。

⑬酸石榴皮饮

【配方】酸石榴皮15~30g,蜜糖或红糖适量。

【制作】酸石榴皮加水适量,煎汤去渣,冲蜜糖或红糖。

【用法】每日1剂,每次40~60ml,分2次服。

【功效及应用】清热凉血,收敛止血。适用于热迫血行所致的尿血、鼻衄等出血证。

⑭桃仁粥

【配方】桃仁20g,粳米50g。

【制作】桃仁加水适量,煮熟去皮尖,取汁加粳米同煮粥。

【用法】每日1剂,分2次服食。

【功效及应用】活血止血。适用于瘀血内停所致的出血证。

⑮糖煮黑木耳

【配方】黑木耳6g,红糖少许。

【制作】黑木耳及红糖加水适量,煮烂。

【用法】每日1剂,分2次服食。

【功效及应用】补血活血,止血。适用于瘀血内停所致的出血证及血虚证。

⑯生吃栗子

【配方】栗子。

【用法】每日少量生吃。

【功效及应用】活血止血。适用于瘀血内停所致的(除吐血、便血外)出血证。

⑰五汁饮

【配方】鲜藕500g,生梨500g,生荸荠500g,生甘蔗500g,鲜生地500g。

【制作】以上五味,去皮洗净,切碎,捣烂取汁。

【用法】每次1小杯,每日5~6次饮用。

【功效及应用】滋阴清热,凉血止血。适用于阴虚血热,迫血妄行所致的出血证。

⑱甲鱼药膳

【配方】鲜甲鱼1只,生地黄20g,金银花5g,土茯苓5g。

【制作】将鲜甲鱼用开水烫死,去内脏和头、爪,放入锅内,加水适量,武火煮沸后,加入以上三味中药炖熟,去渣。

【用法】吃肉、喝汤,亦可佐餐。连服10剂。

【功效及应用】益气养阴,补血止血。适用于血友病出血。

⑲红枣炖兔肉

【配方】红枣15枚,兔肉250g。

【制作】将上品置瓦锅内隔水炖服熟,亦可加调味品。

【用法】食肉、吃枣、喝汤,亦可佐餐。连服1个月。

【功效及应用】益气健脾,凉血止血。适用于里热所致的出血证。

⑳大枣粥

【配方】大枣15枚,粳米100g。

【制作】上二味洗净,加适量水,煮成稀粥。

【用法】每日早晚食用。

【功效及应用】补气血,健脾胃。适用于脾胃虚弱,气血不足所致的肌衄等出血证。

㉑人参莲草粥

【配方】人参9g,旱莲草9g,粳米60g,白糖适量。

【制作】旱莲草煎汤去渣,入粳米、白糖煮粥;人参另煎,加入粥中。

【用法】每日2次分服。

【功效及应用】益气养血。适用于气不摄血所致的肌衄等出血证。

㉒花生米煲大蒜

【配方】花生米(连衣)100g,大蒜(去皮)100g。

【制作】将花生米、大蒜放入砂锅内煲熟。

【用法】食用。隔日1次,连食5次。

【功效及应用】解毒消肿,健脾止血。适用于脾胃虚弱所致的肌衄等出血证。

㉓仙茜水鱼汤

【配方】茜草9g,仙鹤草9g,水鱼1只,调料适量。

【制作】茜草、仙鹤草煎汤去渣留汁,加入洗净之水鱼,炖熟,加调料,稍煮即可。

【用法】每日2次分服。

【功效及应用】滋阴清热。适用于阴虚火旺所致的肌衄等出血证。

㉔雍菜鸡蛋汤

【配方】雍菜250g,鸡蛋2个,食盐适量。

【制作】将鸡蛋用油煎熟,备用;雍菜用水煮熟后捞出;二者加水至600ml,煮沸,酌加食盐即可。

【用法】食蛋、吃菜、饮汤,每日1次。

【功效及应用】清热凉血解毒,益阴除烦和胃。适用于血热妄行所致的出血证。

㉕莲草鱼鳔汤

【配方】旱莲草30g(包),黄花鱼鳔100g。

【制作】以上二味,加水500ml,文火煎煮,时时搅拌,防止烧焦,至鱼鳔全部炖化,去渣。

【用法】每日分2次热服。

【功效及应用】滋阴益肾,凉血止血。适用于阴虚血热所致的出血证。

㉖红枣龟胶膏

【配方】生地黄、麦门冬、阿胶、龟板胶、冰糖各50g,红枣100g,黄酒20ml。

【制作】生地黄、麦门冬、红枣加适量水煮20min,取浓汁500ml,弃药留红枣另食。将阿胶、龟板胶加水100ml,隔水蒸化,倾入药汁,加冰糖、黄酒,文火收膏,贮净瓶备用。

【用法】每次20ml,每日3次。

【功效及应用】益气养血,滋阴清热。适用于阴血亏虚,血热妄行所致的出血证。

㉗红枣杞果汤

【配方】红枣10枚,枸杞果15g,党参15g(布包),鸡蛋2只。

【制作】以上四味,加水至600ml,于砂锅内同煮,鸡蛋熟后去壳留蛋,再煮片刻。

【用法】食果、吃蛋、饮汤,每日1次。

【功效及应用】健脾补肾,益精填髓。适用于脾肾亏虚所致的出血证。

㉘藕节汤

【配方】藕节30g,柿饼30g,荠菜花15g,蜂蜜10ml。

【制作】藕节、柿饼、荠菜花加水800ml,煮沸20min,取汁,加蜂蜜。

【用法】每日1剂,顿服。

【功效及应用】凉血止血。适用于血热妄行所致的出血证。

(2)血虚证

血虚证患者更应注意饮食调理,应根据导致血虚的不同原因,选择进食富于营养而又易于消化的食物,以保证气血化生。阳虚患者忌食寒凉,宜进食温补类食品;伴阴虚者忌食燥热,宜进食清淡滋润类食物。

萎黄、黄肿病患者宜进食富含铁质且有治疗作用的中药,如人参、黄芪、白术、当归、阿胶、熟地黄、何首乌、黄精、鹿茸、海参等,可以与食品一起烹饪调做药膳食用。食品中富含铁质的有海带、木耳、紫菜、香菇、动物肝脏、肉类、豆类等。虚损性血虚患者应注意合理饮食,多摄取含叶酸及维生素B_{12}较多的食物,并科学烹调,如新鲜蔬菜、水果、动物性食品等。血虚证患者可根据不同病情选用下列食疗方。

①红枣绿矾丸

【配方】红枣500g,黑豆250g,绿矾60g。

【制作】红枣去核,煮熟捣泥;黑豆、绿矾研末。共拌匀和丸。

【用法】每服2g,每日3次。

【功效及应用】健脾养血。适用于萎黄、黄肿病。

②红枣木耳汤

【配方】红枣15枚,黑木耳15g,冰糖适量。

【制作】将红枣、黑木耳以温水泡发,放入碗中,并加水和冰糖适量。将碗置于锅中蒸1h。

【用法】吃红枣、木耳,喝汤。每日2次。

【功效及应用】清热补血。适用于气血两虚之血虚证。

③红枣绿豆汤

【配方】红枣、绿豆各50g,红糖适量。

【制作】红枣、绿豆置于水中,煮至绿豆开花,加入红糖。

【用法】吃红枣,喝汤。每日1剂,15日为1疗程。

【功效及应用】清热补血。适用于血虚兼有热象者。

④龙眼花生汤

【配方】龙眼肉15g,生花生(连红衣)25g。

【制作】上二味,加水至400ml,煎煮。

【用法】吃花生及龙眼肉,饮汤。每日1剂。

【功效及应用】补血生血。适用于各种血虚证及出血证。

⑤猪皮杞果汤

【配方】猪肉皮50g,枸杞子30g,木耳50g,黄酒、葱、姜、盐适量,豆油少量。

【制作】猪肉皮煮烂切块;豆油少量,铁锅内烧热,放入猪肉皮、木耳、黄酒、姜适量,略炒,加水适量;再加入枸杞子,文火煮沸,入盐调味,淋上香油。

【用法】服食。

【功效及应用】滋阴养血。适用于血虚兼阴虚者。

⑥绛枣丸

【配方】绿矾60g,白术、淮山药各20g,黑枣(去核)50g。

【制作】以上四味共研末,制成绿豆大小丸药。

【用法】每次15g,每日3次。

【功效及应用】健脾养血。适用于萎黄、黄肿病兼脾虚者。

⑦动物肝脏粥

【配方】动物肝(猪肝或羊肝、鸡肝、牛肝均可)150g,粳米100g,葱、姜、油、盐各等量。

【制作】洗净的动物肝脏切成小块,与粳米、葱、姜、油盐等一起,加水至700ml,煮至肝熟粥稠即可。

【用法】早晚空腹趁热顿服。

【功效及应用】养血补血。适用于各种血虚证。

⑧菠菜粳米粥

【配方】菠菜100g,粳米100g。

【制作】粳米放入砂锅内,加水1000ml煮粥,粥成后,放入开水烫过并切碎的菠菜,稍沸即可。

【用法】每日早、晚餐顿服。

【功效及应用】益胃,补血,止血。适用于脾胃虚弱之血虚证及出血证。

⑨龙眼桑椹汤

【配方】龙眼肉30g,桑椹15g,蜂蜜适量。

【制作】以上二味,加水800ml,煮沸30min,入蜂蜜适量。

【用法】每日2次分服。

【功效及应用】滋阴养血。适用于血虚兼阴虚者。

⑩参枣汤

【配方】党参15g,大枣(去核)20枚。

【制作】以上两味,加水800ml,文火煮沸40min。

【用法】去渣留枣,每日分2次服食。

【功效及应用】补中益气,养血生津。适用于气血两虚之血虚证及出血证。

⑪猪肝黄豆汤

【配方】猪肝100g,黄豆100g。

【制作】黄豆加水800ml,煮至八成熟,入猪肝,煮熟。

【用法】每日分2次服食。

【功效及应用】补血养血。适用于各种血虚证。

⑫菠菜猪肝汤

【配方】菠菜150g,猪肝50g,食盐适量。

【制作】将菠菜洗净,猪肝切片,放入沸水中煮沸数分钟后,加入食盐调味。

【用法】每日分2次服食。

【功效及应用】养血补血。适用于各种血虚证。

⑬黄芪鸡汁粥

【配方】黄芪15g,粳米100g,母鸡1只(1000~1500g)。

【制作】黄芪水煎,去渣留汁;鸡剖洗干净,浓煎取汁。以黄芪汁、鸡汁、粳米同煮粥。

【用法】早、晚趁热服食。

【功效及应用】益气血,填精髓。适用于气血两虚之血虚证及出血证。

⑭当归羊肉羹

【配方】羊肉500g,当归25g,党参25g,生姜、食盐适量。

【制作】将羊肉切成小块,当归、党参、黄芪以纱布袋装,同放砂锅内,加水2000ml,文火煨煮至羊肉烂时,加生姜、食盐。

【用法】食肉喝汤。

【功效及应用】补血益气。适用于气血两虚之血虚证。

⑮红枣煨肘

【配方】红枣(去核)100g,猪肘1000g,冰糖150g,猪骨数块。

【制作】将冰糖放入砂锅内,炒成深黄色糖汁;加入猪骨,加水至2500ml;放入经常规方法处理的猪肘,烧开,打去浮沫,放入红枣及剩余的冰糖。以微火慢煨,至猪肘熟烂、汁液黏稠。

【用法】单食或佐餐。

【功效及应用】补脾益胃,滋阴养血。适用于脾胃虚弱之阴血亏虚证。

⑯猪骨杞果汤

【配方】猪骨250g,杞果15g,黑豆30g,红枣(去核)20枚,调味品适量。

【制作】猪骨、杞果、黑豆、红枣四味加水至1500ml,炖汤,去骨,入调味品。

【用法】食豆、食果,服汤。每日2次分服,隔日1剂。宜长期服食。

【功效及应用】补肾健脾生髓。适用于脾肾亏虚之髓劳及血虚证。

⑰双补膏

【配方】党参、山药、黄芪、茯苓、龙眼肉各30g,白术、枸杞子各20g,山萸肉、当归各15g,甘草10g,大枣10枚。

【制作】上方加水1000ml,煮至500ml,取汁;再加水500ml,煮至300ml。将两次汁液混匀,文火浓缩至500ml,继加蜂蜜100g,收膏。

【用法】每服20ml,每日3次。

【功效及应用】补气养血,健脾补肾。适用于脾肾亏虚之髓劳及血虚证。

⑱补髓汤

【配方】甲鱼1只,猪骨髓200g,生姜、葱、胡椒粉、食盐、味精适量。

【制作】将甲鱼用开水烫死,揭去鳖甲,去内脏和头、爪,放入锅内,加生姜、葱、胡椒粉、食盐,武火煮沸后,改为文火炖至甲鱼肉煮熟,再放入洗净的猪骨髓煮熟,加味精即可。

【用法】吃肉、喝汤,亦可佐餐。

【功效及应用】滋阴补肾,填精补髓。适用于肝肾阴虚之髓劳及虚劳。

⑲补精生血膏

【配方】鹿茸50g,人参30g,阿胶100g,黄芪250g,当归100g,旱莲草150g,白蜜1500g。

【制作】将鹿茸用米酒浸泡、烘干,人参以慢火烘干,同阿胶共研细末;黄芪、当归、旱莲草加水2500ml,武火煎汁,去渣,加入白蜜炼稠后,入鹿茸、人参、阿胶末,浓缩收膏。

【用法】每服2汤匙,每日2次,温开水送服。

【功效及应用】益气生血,填精补髓。适用于脾肾亏虚之髓劳及血虚证。

⑳补髓蜜膏

【配方】牛骨髓、生山药、蜂蜜各250g,冬虫夏草、紫河车各30g。

【制作】以上五味共研细末,放入瓷罐中,在锅内炖30min。

【用法】每服2汤匙,每日2次。

【功效及应用】补肾健脾,益气养血。适用于脾肾亏虚之髓劳、虚劳及血虚证。

㉑羊骨粥

【配方】新鲜羊骨1000g,糯米100g,精盐、生姜、葱白适量。

【制作】将新鲜羊骨洗净、打碎,加水适量煎汤,取汁代水,加糯米煮粥,待粥将熟时加入精盐、生姜、葱白适量,煮沸即可。

【用法】每日早、晚空腹温服,10~15日为1疗程。

【功效及应用】补肾气,强筋骨,健脾胃。适用于脾肾亏虚之髓劳及虚劳。

㉒野菊花炖猪肉

【配方】野菊花、鲜精猪肉各30g。

【制作】精猪肉炖至将熟,加入菊花,待猪肉熟后,文火煮10min即可。

【用法】去渣,食肉喝汤,每日1剂。

【功效及应用】清热解毒,滋阴养血。适用于阴虚之髓劳及虚劳。

㉓牛骨髓丸

【配方】牛骨髓、当归、何首乌、紫河车、肉桂、龟板胶、鹿角胶、阿胶各等量,蜂蜜适量。

【制作】以上八味,共研细末,加蜂蜜适量,制成丸剂。

【用法】每次10g,每日3次,口服。

【功效及应用】滋阴补阳,补血活血。适用于阴阳两虚之髓劳、虚劳及血虚证。

㉔香薷瘦肉汤

【配方】鲜香薷100g,瘦猪肉丝120g,调味品适量。

【制作】以上二味,加水煲汤,入调味品。

【用法】每日分2次服食。

【功效及应用】益胃生血。适量于胃弱血虚之虚劳。

㉕猪蹄花生大枣汤

【配方】猪蹄2只，花生(连衣)50g，大枣10枚。

【制作】以上三味共煮熟。

【用法】每日分2次服食。

【功效及应用】健脾胃，补阴血。适用于脾胃亏虚、气血不足之虚劳及血虚证。

㉖香薷粥

【配方】香薷60g，粳米60g，熟牛肉末30g，盐、味精、香油适量。

【制作】香薷、粳米、熟牛肉末，加水1000ml煮粥，将熟时放入盐、味精、香油调味。

【用法】每日分2次服食。

【功效及应用】健脾益胃生血。适用于脾胃虚弱、气血不足之虚劳及血虚证。

㉗牛筋血藤汤

【配方】牛筋30g，鸡血藤30g，补骨脂9g。

【制作】以上三味，加水至1000ml，煎煮，牛筋熟后去药，稍煮即可。

【用法】食筋喝汤，每日2次分服。

【功效及应用】补肝养血益气。适用于肝血不足之虚劳及血虚证。

㉘黄芪银耳汤

【配方】黄芪9g，银耳10g。

【制作】以上二味，加水500ml，煎至250ml，去黄芪。

【用法】每日2次分服。

【功效及应用】益气生血。适用于气血亏虚之虚劳及血虚证。

㉙芪枣冲剂

【配方】黄芪、大枣(去核)、茯苓、鸡血藤各30g，白糖、焦蜜适量。

【制作】以上六味，共研细末，做成冲剂。

【用法】每日1剂，1次冲服。

【功效及应用】健脾补肝，益气养血。适用于肝脾亏虚、气血不足虚劳及血虚证。

㉚旱莲草红枣汤

【配方】鲜旱莲草50g，红枣(去核)10枚。

【制作】将旱莲草、红枣加清水2碗，煎至1碗。

【用法】去渣饮服，每日2次。

【功效及应用】补益肝肾，滋阴止血。适用于肝肾不足之血虚证及出血证。

㉛桑寄生黑豆鸡蛋汤

【配方】桑寄生30g，黑豆30g，鸡蛋1个，白砂糖15g。

【制作】黑豆洗净放入瓦锅内，加水适量，煮之将熟；再下桑寄生(洗净)和鸡蛋(煮熟去壳)，文火煮30min。

【用法】去渣，加糖食用。

【功效及应用】补肾养血，消肿。适用于血病属肝肾不足、血虚风动者。症见头晕目眩，心慌失眠，腰痿无力等。

㉜当归黄芪乌鸡汤

【配方】乌鸡肉250g,当归15g,黄芪20g。

【制作】乌鸡肉洗净,切块;当归、黄芪洗净,一齐置瓦锅内,加水适量,文火煮熟。

【用法】去渣,调味服食。

【功效及应用】气血双补,固肾益精。适用于血病属于气血不足者。症见神疲气短,多梦失眠,头昏腰酸,面色苍白等。

㉝山参鹌鹑汤

【配方】山药、党参各20g,鹌鹑1只,精盐适量。

【制作】将鹌鹑洗净,切块,放砂锅中加入山药、党参及适量精盐、清水,用文火炖煮30min即可。

【用法】去渣,食肉,饮汤。

【功效及应用】补益气血,固肾益精。适用于脾胃不足之血虚证。症见食欲不振,消化不良,四肢倦怠等。

㉞山药粥

【配方】鲜山药100g,糯米100g,白糖70g。

【制作】鲜山药洗净剥去外皮,切成丁;糯米淘洗干净。锅内注入清水,放入糯米、山药丁,中火烧开,改用小火慢煮至汤稠,表面有粥油时下入白糖调味即成。

【用法】温热服食。

【功效及应用】健脾养胃。适用于萎黄、黄肿属于脾胃虚弱者。症见神疲乏力,食欲不振,腹泻便溏,苔白,脉细弱等。

㉟红枣煮鸡蛋(鸭蛋)

【配方】红枣10枚,鸡蛋(或鸭蛋)3个。

【制作】加水煮至蛋熟枣烂。

【用法】去枣核及蛋皮,蛋、枣、汤全食,每日1次。

【功效及应用】养血补心。适用于心血亏虚之血虚证。症见面色苍白,体倦乏力,心悸失眠,舌质红,苔少,脉细弱。

㊱猪肝(或牛、羊肝)芥菜汤

【配方】猪(或羊、牛)肝100g,芥菜20g。

【制作】芥菜、肝洗净后切碎,放入适量水中,煮沸数分钟后加入调味品,即可食。

【用法】每日1次,当菜食用。

【功效及应用】补血养血。适用于肝阴亏损之血虚证。症见头晕目眩,两目干涩,胁痛隐隐,舌质红,苔少,脉细数。

㊲佛手柑粥

【配方】佛手柑15g,粳米100g,冰糖适量。

【制作】将佛手柑煎汤去渣,再入粳米、冰糖同煮为粥。

【用法】温热食。可供早晚餐或做点心食。

【功效及应用】健脾养胃,理气止痛。适用于年老血虚胃弱,痰湿阻滞者。症见胸闷气滞,消化不良,食欲不振,嗳气呕吐等。

㊳山金胡萝卜汤

【配方】鲜山药30g,鸡内金10g,新鲜胡萝卜200g,红糖少许。

【制作】将胡萝卜洗净切片,放锅内与山药、鸡内金同煮30min,加红糖少许即可。

【用法】饮汤,食胡萝卜、山药、鸡内金。

【功效及应用】补中益气,健胃消食。适用于血虚证属于脾胃虚弱者。症见困倦纳呆,食后腹胀等。

㊴葫芦双皮汤

【配方】葫芦壳50g,冬瓜皮、西瓜皮各30g,红枣10g。

【制作】将以上四味加水400ml,煎至约150ml,去渣即成。

【用法】饮汤,每日1次。

【功效及应用】健脾利湿,消肿。适用于血虚证属于脾虚湿阻者。症见面目虚浮无华,肢体水肿,小便短少,神疲懒言,头重肢重,舌胖苔腻,脉濡缓。

㊵白茯苓粥

【配方】白茯苓粉15g,粳米100g,味精、食盐、胡椒粉各适量。

【制作】将粳米淘洗干净,加茯苓粉,放铝锅内加水适量,置火上,先用武火烧开,后移文火上,煎熬至米烂,再放入味精、食盐、胡椒粉即成。

【用法】当饭吃饱,常服有效。

【功效及应用】健脾利湿。适用于血虚证属于脾虚湿阻者。症见面目虚浮,肢体水肿,小便短少,神疲懒言,头重肢重,或肢体麻木,痿弱无力,行走不便,闭目难立,舌胖苔腻,脉濡缓。

㊶枣参丸

【配方】大枣10枚,人参3g。

【制作】大枣蒸软去核后,加入人参同蒸至烂熟,捣匀为丸。

【用法】分1~2次服用。

【功效及应用】益气养血。适用于血虚证属于气血两虚者。症见面色苍白,倦怠乏力,头晕心悸,失眠,少气懒言,食欲不振,舌质淡,苔薄,脉细弱。

㊷代参膏

【配方】龙眼肉30g,白糖少许。

【制作】龙眼肉放碗内,加少许水及白糖,蒸至稠膏状。

【用法】用沸水冲服,分3~4次服用。

【功效及应用】滋阴养血。适用于血病属于心肝血虚者。症见头晕目眩,两目干涩,胁痛隐隐,心悸,失眠,舌质红,苔少,脉细数。

㊸桑椹膏

【配方】鲜桑椹1000g(或干品600g),蜂蜜300g。

【制作】鲜桑椹绞取汁液,煎熬成稀膏,加蜂蜜,一同熬至稠厚,待冷备用。

【用法】每次10g,以沸水冲服。

【功效及应用】滋肝补肾。适用于血虚证属肝肾阴虚者。症见头晕目眩,胁痛耳鸣,口干咽燥,五心烦热,腰膝酸软,遗精或月经不调,舌质红,苔少,脉细数。

㊹杞圆膏

【配方】枸杞子、龙眼肉各等份。

【制作】以上二味,加水适量,用小火多次煎熬至枸杞子、龙眼肉无味,去渣继续煎熬成膏。

【用法】每次10~20g,沸水冲服。

【功效及应用】滋肝补肾。适用于血虚证属于肝肾阴虚者。症见头晕目眩,胁痛耳鸣,口干咽燥,五心烦热,腰膝酸软,遗精或月经不调,舌质红,苔少,脉细数。

㊺猪皮红枣羹

【配方】猪皮500g,红枣(去核)250g。

【制作】猪皮去毛,洗净,加水适量,炖煮成黏稠的羹汤;再加红枣煮熟,亦可加冰糖适量。

【用法】随量佐餐食用。

【功效及应用】养血补血。适用于血虚证属于心脾两虚者。症见面色苍白,体倦乏力,心悸失眠,舌质红,苔少,脉细弱。

㊻猪肚干粉

【配方】全猪肚1个。

【制作】将猪肚用盐水抓洗,去净油脂,切碎,置于瓦上焙干,捣碎,研为细末,放于消过毒的瓶子内。

【用法】每日2次,每次15g,可连续服用1月余。

【功效及应用】补虚损,益血脉,补血生精。适用于各种血虚证,特别是脾胃虚弱者。症见面色苍白,体倦乏力,食欲不振等。

㊼羊胫骨粥

【配方】羊胫骨(即羊的四肢长骨)2根,红枣(去核)20g,糯米100g。

【制作】羊胫骨敲碎,加洗净的红枣和糯米煮作粥。

【用法】去渣,每日分2次服,半个月为1个疗程。

【功效及应用】补虚损。适用于髓劳病。症见头晕目眩,胁痛耳鸣,口干咽燥,五心烦热,腰膝痠软,遗精或月经不调,舌质红,苔少,脉细数等。

㊽黑木耳枣汤

【配方】黑木耳15g,大枣(去核)15枚,冰糖10g。

【制作】将黑木耳、大枣用温水泡发并洗净,放入小碗中,加水及冰糖;将碗放置锅中蒸约1h。

【用法】吃枣、木耳,饮汤,一次或分次食用。

【功效及应用】和血养荣,滋补强身。适用于各类血虚证,特别是气血不足者。症见面色苍白,倦怠乏力,头晕心悸,失眠,毛发干脱,爪甲裂脆,舌质淡,苔薄。

㊾当归生姜羊肉汤

【配方】当归15g,羊肉75g,生姜3片,大枣5枚。

【制作】以上四味,加水至2000ml,油盐调味,温火煮熟。

【用法】食肉喝汤,每日2次分服。

【功效及应用】温中补虚,补益气血。适用于血虚有寒者。

(50)人参炖鸡

【配方】人参10g,鸡肉100g,生姜5片,大枣5枚。

【制作】加水至2000ml,油盐调味,温火炖烂。

【用法】食肉喝汤,每日2次分服。

【功效及应用】补气益血。适用于气血两虚之血虚证。

(51)猪血瘦肉粥

【配方】大米100g,猪血50g,猪瘦肉50g,生姜3片。

【制作】大米加水适量煮成粥,加入猪血、瘦猪肉及生姜,油盐调味,煮熟。

【用法】食肉喝粥,每日2次分服。

【功效及应用】滋补阴血。适用于血虚兼阴虚者。

(52)鲫鱼鳔当归汤

【配方】鲫鱼鳔10g,当归10g,红枣(去核)10枚。

【制作】以上三味,加水至1000ml,温火煮汤。

【用法】每日2次,长期食用。

【功效及应用】补益精血。适用于精血亏虚之血虚证及虚劳。

(53)当归猪蹄汤

【配方】当归15g,猪蹄1只,生姜3片,大枣5枚。

【制作】以上加水至2000ml,猪蹄切块,温火炖熟,食盐调味。

【用法】食肉喝汤,每日分2次服用。

【功效及应用】滋补阴血,健脾益胃。适用于脾胃亏虚之血虚证及虚劳。

(54)黄芪当归猪蹄汤

【配方】黄芪30g,当归10g,猪蹄1只,生姜3片,大枣5枚。

【制作】以上五味,加水至2000ml,猪蹄切块,温火炖熟,食盐调味。

【用法】食肉喝汤,每日分2次服用。

【功效及应用】补气益血。适用于气血两虚之血虚证及虚劳。

(55)养血乌发粥

【配方】黑豆30g,黑脂麻10g,花生米15g,枸杞子10g,黑米100g,桑椹15g,大枣(去核)5枚,核桃仁15g,冰糖适量。

【制作】以上八味,加水2000ml,温火炖熟后加入冰糖。

【用法】每日2次,可长期服用。

【功效及应用】益气养血,健脾益胃。适用于阴血亏虚所致的血虚脱发、白发、耳鸣、耳聋等。

(3)血瘀证

血瘀证患者饮食宜清淡,少食肥甘滋腻之品,同时还应保证各种营养物质能够充分均衡的摄入。可进食具有活血化瘀作用的食物及药食两用之品,如山楂、海藻、桃仁、银杏、何首乌、大枣、香菇、大蒜、薤白、洋葱、灵芝、黑木耳、柑橘、柠檬、柚子、金橘、玫瑰花茶、茉莉花茶、米醋、白萝卜、油菜、黑大豆、甲鱼等;适量饮用红葡萄酒能扩张血管,改善血液循环。气滞血瘀体质者宜少吃盐和味精,避免加重血瘀;不宜食甘薯、芋艿、蚕豆、栗子等容易胀气的食物;寒凝血瘀者,不宜食冷饮,避免影响气血运行;各种血瘀证患者,均不宜多食肥肉、奶油、鳗鱼、蟹黄、蛋黄、鱼籽、巧克力、油炸食品、甜食,防止阻塞血管,影响气血运行。血瘀证患者饮食可根据不同病情选用下列食疗方。

①鱼鳔藕粉

【配方】鱼鳔10g,藕粉60g。

【制作】鱼鳔加水,文火慢炖,煮熟烂后,将两者调成糊状。

【用法】每日2次,可长期食用。

【功效及应用】活血化瘀。适用于各种血瘀证。

②山楂粥

【配方】山楂30g,糯米100g。

【制作】山楂加水适量,煎煮30min,去渣取汁,加糯米煮粥。

【用法】每日2次,可长期食用。

【功效及应用】活血化瘀。适用于各种血瘀证。

③桃仁当归粥

【配方】桃仁10g,当归10g,糯米100g。

【制作】桃仁及当归加水适量,煎煮30min,去渣取汁,加糯米煮粥。

【用法】每日2次,可长期食用。

【功效及应用】活血化瘀。适用于各种血瘀证,特别适用于血虚血瘀证。

④赤小豆汤

【配方】赤小豆100g,糖适量。

【制作】赤小豆加水适量,文火煮烂,加糖。

【用法】每日3次食用。

【功效及应用】清热凉血,活血化瘀。适用于血热所致的血瘀证。

⑤清蒸鳜鱼

【配方】鳜鱼1条,生姜、酒少许。

【制作】鳜鱼去鳞、腮、内脏,洗净,加水及姜、酒等调味品,温火煮熟。

【用法】每日2次食用。

【功效及应用】益胃固脾,活血补虚。适用于血瘀证兼见体质衰弱,虚劳羸瘦,脾胃气虚,纳食不香,营养不良者。

⑥阿胶鸡蛋方

【配方】新鲜鸡蛋5个,阿胶粉(牡蛎炒珠,压碎)10g,蜂蜡30g。

【制作】将蜂蜡溶化,入鸡蛋、阿胶粉,拌匀。

【用法】每日2次分服。

【功效及应用】滋阴养血散结。适用于阴血不足,癥瘕积聚之急劳。

⑦长春花粥

【配方】长春花瓣8朵,米仁适量,蜜糖1匙。

【制作】长春花瓣水煎取汁,兑入米仁粥内,加蜜糖。

【用法】服食。

【功效及应用】养血解毒散结。适用于气血亏虚之急劳。

⑧安露散粉剂

【配方】全蝎、僵蚕、土鳖虫、蜈蚣、鸡蛋(或巧克力)等量。

【制作】全蝎、僵蚕、土鳖虫、蜈蚣等量焙干,研粉混匀;蒸蛋或制成巧克力糖剂型。

【用法】每日服2~20g。

【功效及应用】破血逐瘀。适用于瘀血凝滞之真性红细胞增多症。

⑨水蛭粉蒸蛋

【配方】水蛭适量,鸡蛋若干。

【制作】水蛭焙干、研粉;鸡蛋打碎在盆里,放少许盐和味精,加入水蛭粉,一边加水,一边用筷子打匀,后上锅蒸熟。

【用法】每日服5~15g。

【功效及应用】破血逐瘀。适用于瘀血凝滞之真性红细胞增多症。

⑩皮蜜

【配方】柚子1个,陈皮60g,蜂蜜500g,白酒适量。

【制作】将柚子去皮取肉,切碎,与陈皮一起装入砂瓶内,加酒适量,浸泡6h,煮烂,加蜜拌匀。

【用法】每日2次,加水冲服。

【功效及应用】行气化滞。适用于气滞血瘀所致的血瘀腹痛、痛经等。

⑪砂仁猪肚汤

【配方】砂仁10g,三七9g,猪肚100g。

【制作】将猪肚用沸水洗净,刮去内膜,去除气味,与砂仁、三七一起放入锅中,加水适量,烧沸后文火煮约2h,调味。

【用法】吃肉喝汤,每日2次。

【功效及应用】行气醒胃,祛瘀止痛。适用于虚寒性气滞血瘀所致的胃脘痛、腹痛、痛经等。

⑫瓜络茅根饮

【配方】丝瓜络10g,白茅根10g,白糖3g。

【制作】将丝瓜络和白茅根碎为粗末,用沸水冲泡,加入白糖。

【用法】当茶饮用,每日1剂,连用15剂。

【功效及应用】化瘀止血,行气解郁。适用于阴虚火旺、瘀血阻滞所致的血尿、血精。

⑬厚朴三七粥

【配方】厚朴10g,三七粉6g,粳米60g。

【制作】先将厚朴水煎取汁,加入粳米煮烂,调入三七粉。

【用法】每日服食1剂,连用10剂。

【功效及应用】活血行气。适用于气滞血瘀所致的各种疼痛。

⑭三七猪心

【配方】三七粉4g,猪心200g,水发木耳2g,蛋清50g。

【制作】将猪心切成薄片,用蛋清、精盐、胡椒粉、淀粉上浆;再将三七粉、绍酒、酱油、白糖、味精、生姜末加水兑成卤汁;炒勺内放油适量,烧至四五成熟,将猪心片放油中滑开,倒入漏勺内,在原炒勺内放姜末少许,待炒出味后,把滑好的猪心片和木耳倒入,翻炒几下,再加卤汁炒匀煮沸,淋入香油即成。

【用法】佐餐食用,可常食。

【功效及应用】益气生血,活血化瘀。适用于血瘀胸痹。

⑮川芎煮鸡蛋

【配方】鸡蛋2个,川芎90g,黄酒适量。

【制作】锅置火上,加水300ml,放入鸡蛋、川芎同煮。鸡蛋熟后去壳,复置汤药内,再用文火煮5min,酌加黄酒适量,起锅。

【用法】吃蛋饮汤,每日1剂,5剂为1疗程。女性血瘀痛经者,每于经前3天开始服用。

【功效及应用】活血化瘀。适用于各种血瘀证。

⑯黑豆红花饮

【配方】黑豆30g,红花6g,红糖30g。

【制作】将黑豆拣去杂质,洗净,与红花一同放入锅内,加清水适量,用武火煮沸后,再用文火煮,至黑豆熟烂,除去黑豆、红花留汁,加红糖搅匀即成。

【用法】每次服10~20ml,每日2次。

【功效及应用】活血化瘀。适用于各种血瘀证。

⑰桃仁桂鱼

【配方】桃仁6g,泽泻10g,桂鱼100g。

【制作】桂鱼去鳞、腮、内脏,与桃仁、泽泻一起加入葱、姜等佐料,一同炖熟。

【用法】食鱼喝汤,每日1剂。

【功效及应用】活血化瘀,除湿通窍。适用于血瘀证兼有湿象者。

⑱刀豆壳散

【配方】老刀豆壳、黄酒各适量。

【制法】将老刀豆壳焙干研末。

【用法】每次10g,用黄酒调服,可连用5日。

【功效及应用】和中下气,活血散瘀。适用于各种血瘀证。

⑲醋泡小蒜

【配方】小蒜(薤白)、醋、酱油适量。

【制作】将小蒜浸泡于醋及酱油之中,亦可加入适量白糖,腌制5日。

【用法】佐餐食用。

【功效及应用】活血化瘀,软坚散结。适用于各种血瘀证。

⑳大葱拌香菜

【配方】大葱20g,香菜10g。

【制作】将大葱切细丝,香菜切段,加入适量香油、盐、醋、白糖拌匀。

【用法】佐餐食用。

【功效及应用】行气活血。适用于各种气滞血瘀证。

㉑活血养颜汤

【配方】鸡蛋4只(或鹌鹑蛋20只)，益母草30g，桑寄生30g，冰糖适量。

【制作】鸡蛋煮熟去壳，与益母草、桑寄生共同放置锅内，加水适量，文火煮沸30min后放入冰糖，煲至冰糖溶化。

【用法】除去药渣，吃蛋饮汤。妇女宜于经前、经后饮用。

【功效及应用】补肝养血，活血驻颜。适用于妇人血虚血瘀所致的颜面黑斑、容颜早衰等。

㉒当归三七鸡

【配方】乌鸡1只，当归15g，三七5g，生姜少许。

【制作】烧锅内放入乌鸡、当归、三七、生姜及适量食盐，加水1500ml，使淹过乌鸡，烧开之后，上蒸锅水蒸，大火蒸3h即可。

【用法】食用鸡肉。

【功效及应用】活血化瘀，和中补虚。适用于各种血瘀血虚证。

㉓山楂红糖饮

【配方】山楂10枚，红糖适量。

【制作】山楂加水及红糖适量，煎煮30min，去渣取汁。

【用法】每日2次，可长期饮用。

【功效及应用】活血化瘀。适用于各种血瘀证。

㉔归棱羊肉汤

【配方】鲜羊肉150g，当归尾12g，三棱8g，桃仁12g，陈皮10g，红枣10枚。

【制作】羊肉去脂，洗净，斩块；其余用料洗净，陈皮浸渍。将以上用料置入锅内，加清水适量，文火煮2~3h，滤渣，调味。

【用法】食肉饮汤。

【功效及应用】祛瘀活血，消癥散结。适用于血瘀癥块。

㉕毛鸡(鸭)蛋

【配方】未孵出的带毛鸡(鸭)蛋4个，生姜15g，黄酒50ml。

【制作】将带毛鸡(鸭)蛋去壳、毛及内脏，加黄酒、生姜同煮熟，调味。

【用法】月经前每日1剂，连服数日。

【功效及应用】补气益血，活血化瘀。适用于妇人气血两虚之血虚血瘀证。

㉖丝瓜籽汤

【配方】丝瓜籽9g，红糖适量，黄酒少许。

【制作】将丝瓜籽焙干，水煎取汁，加黄酒、红糖。

【用法】月经前每日1剂，连服3~5日。

【功效及应用】补气益血，活血化瘀。适用于妇人气血两虚之血虚血瘀证。

第十八章　血病之防护

　　清代潘为缙《血症经验良方·养病法》云：“抱血症者，须处静室，凝神涤虑，早眠晏起，不可浮躁，亦不可多言。浮躁则肝火易旺，多言则精气易耗，皆于病体有碍。故唯久于静养，其症自然渐愈也。

　　每见己之吐红，未免心中忧惧，郁郁不乐。要知病已临身，一时料难立愈，唯将死生置之度外，百念俱空，万缘皆息，自然心地清凉，病体痊可。所谓有病常如无病是也。

　　病中调摄甚难，饮食最要谨慎，饥固不可，饱亦不宜。清晨宜用生鸡子一个，调匀，用滚豆腐浆冲入，乘热饮之。五更时，或用人乳一盏亦妙，若乳冷，用重汤温服。至于生冷油腻、炙煿五辛酸涩之物俱要忌食。

　　病体之寒暖，亦要得宜，受寒易于增病，大热又助火上行，血亦随之泛溢。务使着衣时，渐增渐减方妙。若骤脱骤着，则气体已虚，风邪易入，既属内伤，又遭外感，不大可虑乎？

　　血来时，不可卧倒，卧倒则血逆上行。须将藤椅靠坐，夜则覆藉以被褥，必血稍止，方可卧。”

　　祖国医学在历代医家长期和疾病作斗争的实践中，充分认识到疾病防护的重要意义。早在《黄帝内经》中就已初步建立了“治未病”的预防医学思想。《素问·四气调神大论》云：“不治已病治未病，不治已乱治未乱，此之谓也。夫病已成而后药之，乱已成而后治之，譬如渴而穿井，斗而铸锥，不亦晚乎！”元代朱震亨《丹溪心法·不治已病治未病》云：“与其救疗于有疾之后，不若摄养于无疾之先。盖疾成而后药者，徒劳而已。是故已病而不治，所以为医家之法；未病而先治，所以明摄生之理。夫如是，则思患而预防之者，何患之有哉？此圣人不治已病治未病之意也。”明确地指出了“未病先防”的重要性。

　　清代徐大椿《医学源流论·治未病论》云：“盖病之始入，风寒既浅，气血脏腑未伤，自然治之甚易；至于邪气深入，则邪气与正气相乱，欲攻邪则碍正，欲扶正则助邪，即使邪渐去，而正气已不支矣。若夫得病之后，更或劳动、感风、伤气、伤食，谓之病后加病，尤极危殆。所以人之患病，在客馆道途得者，往往难治，非所得之病独重也，乃既病之后，不能如在家之安适，而及早治之；又复劳动感冒，致病深入而难治也。故凡人少有不适，必当即时调治，断不可忽为小病，以致渐深；更不可勉强支持，使病更增，以殆无穷之害。此则凡人所当深省，而医者亦必询明其得病之故，更加意体察也。”邹澍《本经续疏》云：“古人重治未病，周官所以列食医于疾医、疡医前也。”

　　由此可见，历代医家在“防病于未然”的思想指导下，提出了“无病先防”、“防重于治”、“有病早治”、“既病防变”、“瘥后调理”、“食养尽之”等诸多切实可行的方法，并沿用至今。

　　明代孙文胤《丹台玉案·诸血门》云：“血乃水谷之精，化于脾，生于心，藏于肝，布施于肺，施于肾。善调摄者，不妄作劳，则血之运于身者，无一息之停，自然肌肤润泽，筋脉和畅，何病之有？后生少年辈，恃其壮盛，恣情酒色；而贫穷劳苦之人，又不暇自惜，涉远负重，奔走于衣食，而无日夜之安宁，其能不伤于血乎？”与其他疾病一样，引起血病的原因众多，而调摄不当及防护不周不仅是引发血病、加重病情的主要原因,而且是致使疾病复发的重要因素。鉴于此,历代积累了丰富的血病防护经验,这些经验不仅记载于医家的著作和其他书籍中,而且还广泛地流传于民间,至今仍为广大人民群众所运用。

兹结合历代医家的论述及经验,将血病的防护归纳为养胎护胎、防病在先,扶正固本、谨避外邪,调畅情志、以和气血,劳逸结合、生活规律,审慎药治、避免伤害,调摄饮食、食养尽之六个方面。

一、养胎护胎　防病在先

明代万全《万氏女科》云:"受胎之后,当宜行动往来,使血气通流,百脉和畅,自无难产。若好逸恶劳,好静恶动,贪卧养娇,则气停血滞,临产多难。"朱橚《普济方·诸血门·婴孩诸血痔疾门》云:"凡儿生七日之内,大小便有出血者,此由胎气热盛之所致也。母食浓酒、细面、炙煿、腌咸等,流入心肺,儿在胎内受之,热毒亦传心肺。且女子之脏,其热即入于心,故小便有之;男子之脏,其热即入于肺,故大便有之。"薛己《保婴撮要·便血尿血》云:"热入大肠,则大便下血;热入小肠,则小便出血。然小儿多因胎中受热,或乳母六淫七情厚味积热,或儿自食甘肥积热、六淫外侵而成……若婴儿以治母为主。"王肯堂《证治准绳·幼科·诸失血证》云:"小儿九道出血,何为而然……有在襁褓患此证者,固非七情所伤,皆因乳母执著,不自宽释,及啖辛辣之物,流于乳络,儿饮之后,停滞不散,郁蒸于内,亦能动血。或居重帷暖阁,火气熏逼,不令常见风日,积温成热,热极则涌泄,或吐,或衄,或大小腑亦多血来者。"

清代何炫《虚劳心传·虚证类》云:"有童子患此者,则由于先天禀受不足……而禀于母气者尤多。"张璐《张氏医通·诸血门·诸血见证》云:"盖缘人之禀赋不无编胜,劳役不无偏伤,其血则从偏衰、偏伤之处而渗漏焉。"罗国纲《罗氏合约医镜·妇科·妊娠失血》云:"血以壅养胎元,或七情六淫,一有所感,则气逆而火上乘,血随而溢也。"唐容川《血证论·胎气》云:"妇人以血养胎,血或不足,或不和,于是有胎气诸证……胎中血足,制气不亢,水血调和,则胎孕无病。"

妊娠是女性生理的一个特殊过程,先天禀赋因素与胎儿及婴幼儿血病之发病息息相关。为了保证孕妇和胎儿的健康,对孕妇的摄生给予一定的指导和调护,是血病防护的重要一环。故凡妇人受妊之后,常应乐意忘忧,内远七情;寒温适宜,外避六淫;饮食有节,戒食生冷;起居有常,严禁房事;动静有度,劳逸结合;讲究卫生,有病早治,庶可使初生小儿,不致于罹患血病。

二、扶正固本　谨避外邪

《素问·刺法论》云:"正气存内,邪不可干。"

宋代严用和《重订严氏济生方·血病门·失血论治》云:"又有感冒,汗后不解,郁结经络,随气涌泄,而成衄血。"

明代张介宾《景岳全书·血证》云:"血主营气,不易损也,而损则为病……损者多由于气,气伤则血无以存……若七情劳倦不知节,潜消暗烁不知养,生意本亏,而耗伤弗觉,则为营气之羸,为形体之敝,此以真阴不足,亦无非血病也。"徐彦纯《玉机微义·血证门》云:"血者,难成而易亏,可不谨养乎?阴气一伤,诸变立至,妄行于上则吐衄,衰涸于中则虚劳,妄返于下则便红,移热膀胱则溺血,渗透肠间则为肠风,阴虚阳搏则为崩中,湿蒸热瘀则为滞下,热极腐化则为脓血。火极似水,色多紫黑;热胜于阴,发为疮疡;湿滞于血,则为瘾疹;凝涩于皮肤,则为冷痹;蓄之在上,则喜忘;蓄之在下,则如狂;跌扑损伤,则瘀恶内聚。"

清代唐大烈《吴医汇讲·石芝医话》云："血之性善降而易凝,和与温,养血之妙法,唯运动调中,善养血者矣。"费伯雄《医方论·卷二·理血之剂》云："水谷之精,聚于中焦,受气变化,然后成血,日生几何?不知调养,而反行耗散,血病多多矣。"其在《医醇賸义·气血亏损治则重在脾胃》中亦云："人苟劳心纵欲,初起始不自知,迨至愈劳愈虚,胃中水谷所入,一日所生之精血,不足以供一日之用,于是营血渐耗,真气日亏,头眩、耳鸣、心烦、神倦、口燥、咽干、食少、短气、腰痠、足软,种种俱见,甚则咳呛失音、吐血、盗汗,而生命危矣。"唐容川《血证论·感冒》云:"血家最忌感冒,以阴血受伤,不可发汗故也。而血家又易感冒,以人身卫外之气,生于太阳膀胱,而散布于肺,血家肺阴不足,壮火食气,不能散达于外,故卫气虚索,易召外邪。"

血病患者,由于出血、血虚、血瘀等因素,均可致机体元气虚弱,抗病力差,易致六淫、疫毒、邪毒等外邪侵入,从而诱发疾病,或致病情加重,或使反复发作,难以康复。对此,宜以扶助正气以抵御外邪的方法进行调理,以增强体质,调动和增强机体的抗病能力。具体有调整脏腑阴阳气血,使之平衡;提高机体抗病能力,扶助正气;补气摄血,防治出血;配合西药化疗,增效减毒等方法。

三、调畅情志　以和气血

《素问·举痛论》云:"怒则气逆,甚则呕血及飧泄。"

宋代陈言《三因极一病证方论·内因衄血证治》云:"积怒伤肝,积忧伤肺,烦思伤脾,失志伤肾,暴喜伤心,皆能动血。"亦云:"病者有所坠堕,恶血留内,或因大怒,汗血淋湿,停蓄不散,两胁疼痛,脚善瘃,骨节时肿,气上不止,皆由瘀血在内。"严用和《重订严氏济生方·血病门·失血论治》云:"思虑伤心,心伤则吐衄。"

明代孙一奎《医旨绪余·论呕血》云:"惊而动血者属心,怒而动血者属肝,忧而动血者属肺,思而动血者属脾,劳而动血者属肾。"朱橚《普济方·婴孩诸血痔疾门》:"气逆则血随气上,故令吐血也。"虞抟《苍生司命·血证》云:"惟夫暴喜伤心则气缓,而心不出血,故肝无所受;或暴怒伤肝则气逆,而肝不纳血,故血无所归。"汪绮石《理虚元鉴·论劳嗽吐血能治不能治大旨》云:"血症……凡患此症者,如心性开爽,善自调养,又当境遇顺适,则为可治;若心性系滞,或善怒多郁,处逆境而冤抑难堪,处顺境而酒色眷恋,又不恪信医药,死何疑焉。""知节"项下亦云:"虚劳之人,其性情多有偏重之处,每不能撙节其精神,故须各就性情所失以为治。其在落而不收者,宜节嗜欲以养精;在滞而不化者,宜节烦恼以养神。在激而不率者,宜节念怒以养肝;在躁而不静者,宜节辛勤以养力;在琐屑而不坦夷者,宜节思虑以养心;在慈悲而不解脱者,宜节悲哀以养肺。此六种,皆五志七情之病,非药而所能疗,亦非眷属所可能,必病者生死切心,自讼自克,自悟自解,然后医者得以尽其长,眷属得以尽其力矣。"

清代肖赓六《女科经纶》引明代方广云:"妇人以血为海……每多忧思忿怒,郁气居多……忧思过度则气结,气结则血亦结……忿怒过度则气逆,气逆则血亦逆。"

血病患者,多数病情较重,证情复杂,有的迁延日久,反复发作,往往出现情绪焦虑不安,或见忧郁,或烦躁易怒等情志异常的表现。久而久之,不仅导致机体阴阳失调,气血不和,血脉阻塞进一步加重,甚至会出现厌世悲观情绪。对此,医者应态度和蔼,与其促膝交谈,并争取亲属配合,动之以情,晓之以理,喻之以例,鼓励其正视现实,振作精神,怡情放怀,树立信心,战胜疾病。

四、劳逸结合 生活规律

《素问·上古天真论》云："上古之人，其知道者，法于阴阳，和于术数，食饮有节，起居有常，不妄劳作。"《素问?宣明五气论》云："久视伤血，久卧伤气，久坐伤肉，久立伤骨，久行伤筋。"

明代虞抟《苍生司命·血证》云："又或酒色过度，以致阴火沸腾，血从火起，故错经而妄行，此衄血、唾血、吐血、呕血、咯血、咳血之症所由起也。"

清代沈金鳌《杂病源流犀烛·六淫门·诸血源流》云："人非节欲以谨养之，必至阳火盛炽，日渐煎熬，真阴内损，而吐衄妄行于上，便溺渗泄于下，精神损而百病生矣。"亦云："有饮食过度，负重努力，伤胃而大呕者……故凡吐衄太多不止者，当防其血晕，急取茅根烧烟，将醋洒之，令鼻嗅气，以遏其势。或蓦然以冷水噀其面，使惊则止。或浓磨京墨汁饮之，仍点入鼻中。如此预防，庶可免血晕之患。"孟文瑞《春脚集·内科》云："秘制兔血丸，治吐血……病好后忌房欲、腥辣、生冷百日。"陈士铎《石室秘录·奇治法》云："如人有足上忽毛孔中血如一线者……此症乃酒色不禁，恣意纵欲所致。"张必禄《医方辨难大成·血证证治》云："唯鼻衄之证，尤有人素多斫丧，为酒色，为情欲，亏败多端，致令真阴过伤。"俞震《古今医案按·血证·吐血》云："外因六淫之邪动血犹轻，内因酒色忧愤动血为重，及不内外因作劳举重、忍饥疾行，皆使失血。"罗定昌《医案类录·吐血衄血便血类》云："若其人贪淫好色，则欲火上腾，元阳亏损……或其人刻意功名，窗下过于用心；或其人专心营运，精神过于耗费……或其人平素无病，因用力过猛，损伤血液，遂致吐血者有之；抑或倾跌扑坠，血瘀不行，因而吐血者亦有之。"唐容川《血证论·劳复》云："失血病因劳动而复发者十之五六，亟宜调息瞑目，以收敛浮动之气，使阴生阳秘，而血乃不复动矣……血复止后，多饮独参汤，熟睡以息之……失血之人，戒劳更能戒怒。""房劳复"项下亦云："若以房劳伤其精血，则水虚而火发，气动而血升，乌有病之不发乎……失血之人，以养息为第一。若不忌房劳，是自促命期，于医何咎？"

血病患者病程多较长，一般而言，疾病急性发作期应卧床休息，恢复期则宜适量运动，但应避免过度劳累，以防导致疾病加剧或复发。具体而言，应养成起居有定时，生活有规律，工作学习有计划，保持劳逸结合，禁忌烟酒，节制房事，改变不良的生活习惯，参加适当的体育活动等措施，均有利于疾病早日康复。

五、审慎药治 避免伤害

《素问·五常政大论》云："大毒治病，十去其六；常毒治病，十去其七；小毒治病，十去其八；无毒治病，十去其九。"

宋代王衮《博济方·血证》云："如曾中药毒，呕逆，黑血至多，不能饮食，服此顺中散，亦能解毒止血。"

明代王纶《明医杂著·发热论》云："凡酒色过度，损伤脾肾真阴，咳嗽吐痰、衄血、吐血、咳血、咯血等症，误服参、芪等甘温之药则病日增，服之过则不可治。"孙一奎《赤水玄珠·论呕血》云："诸见血非寒证，皆以为血热所迫，逆致妄行。热皆复有所挟者，或挟风，或挟湿，或挟气；又有因药石而发者，其本皆然。"汪绮石《理虚元鉴·虚症有六因》云："因医药者，本非劳症，反以药误而成……凡此，能使假者成真，轻者变重，所宜深辨也。"

清代张璐《张氏医通·诸血门·诸血见证》云："亡血虚家不可下,盖戒之于亡失之后也。"亦云："其有诸窍一齐涌出,多缘颠仆骤伤,或药毒所致。"又云："血从目出,乃积热伤肝,或误药扰动阴血所致。"吴澄《不居集·血症八法扼要总纲》云："又有五运六气,司天在泉,饮食煎炒椒姜葱蒜,或误食辛窜煿炙动血之品,烟酒太过,又有好食滚热之汤饮,跌打之损伤,或食急哽破咽喉胃脘,或误服草药食毒伤,或衣衾太过,壅热咽道,或飞丝虫鱼误入口中,如此等因,易能枚举,皆能令人失血。"

随着现代科学技术的发展,部分引发血病的原因虽已明确,但大多数血病的病因尚未完全阐明。故对血病患者,除予以心理、社会等致病因素的预防之外,更应加强对生物、物理、化学等致病因素进行防护。如病毒感染;电、光、噪声、电磁波、温度、湿度、放射性物质以及机械力的损害;以及日常接触的某些有害化学物质,如二氧化碳、二氧化氮、硫化氢、苯、铅、亚硝酸盐、有机磷、化肥、工业废气、废水、某些化妆品、染发剂等。特别是对造血系统有损害的药物,更应慎重应用。

六、调摄饮食　食养尽之

《素问·五常政大论》云："谷肉果菜,食养尽之,无使为之,伤其正也。"《素问·脏气法时论》云"五谷为养,五果为助,五畜为益,五菜为充,气味合而服之,以补精益气。"

明代张三锡《医学六要》云："血证不断酒色厚味,纵止必发,终成痼疾。"《病机部·血病》亦云："一切血症、血虚,皆当调理脾胃为主。"朱橚《普济方·婴孩诸血痔疾门》云："又或饮食大饱之后,脾胃内冷,不能消化所食之物,气血相冲,因伤肺胃,亦令吐血。"龚廷贤《寿世保元·失血》云："诸失血者,止后宜调理也。"梁学孟《国医宗旨·失血病机》云："涎血,痰少而涎中嗽之血出者是。此血出自脾,由厚味炙煿酒毒所致,法宜泻脾火。"赵献可《医贯·绛雪丹书·血症论》云："凡治血证,须按三经用药。心主血,脾裹血,肝藏血。归脾汤一方,三经之方也。"张介宾《景岳全书·血证》云："血从齿缝牙龈中出者,名为齿衄……必其人素好肥甘辛热之物,或善饮胃强者,多有阳明实热之证。"

清代程履新《程氏易简方论·血门》云："总以甘温收补,调理脾胃以建未功,此大法也。"唐容川《血证论·食复》云："失血家……若伤饮食,则中宫壅滞,气与火不得顺利,上冲于肺则为咳嗽,外蒸肌肉则发热,内郁于心则为烦。由是血不得宁,因之复发,名为食复。"

罹患血病者,饮食调摄至关重要。由于血液是由营气和津液组成,而营气和津液都来自所摄入的饮食,经脾和胃的消化吸收而生成水谷精微,以化生气血。举凡饮食不节或不洁,或忽视饮食禁忌,皆可损伤脾胃,导致血病加重或复发。故血病饮食调摄当遵循饮食适量,软硬、冷热相宜,饮食清洁,不宜偏嗜,定时进餐,注意饮食禁忌,以及合理搭配营养等措施,同时尤应注意顾护中焦脾胃。具体而言,出血证患者,一般饮食宜清淡,忌食辛辣、炙煿、烧烤及温热燥性等食物。血虚证患者,应根据导致血虚的不同原因选择食物,宜进食富于营养而又易于消化之食物,以保证气血化生。血瘀证患者饮食应少食肥甘滋腻之品,宜进食具有活血化瘀作用的食物,如山楂、香菇、大蒜、洋葱等。各种血病,伴阳虚者忌食寒凉,宜进温补之品;伴阴虚者忌食燥热,宜选清淡滋润类食物。

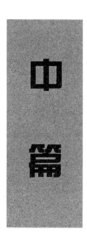

中 篇

各 论

第一章　出血证

第一节　概论

一、概说

出血证是指血液不循常道,或上溢于口鼻诸窍,或下泄于前后二阴,或渗于肌肤所致的一类病证。其范畴,既专指各种出血性疾病,也包指因其他病证而继发的出血症状。

成书于战国时期的《黄帝内经》,对人体血液的生理病理及血病的诊治原则等作了较为全面的阐述,为中医血液学奠定了初步的理论基础。仅以出血而言,《黄帝内经》中就有出血、血流、血溢、血泄、夺血、脱血、见血、上下出血、呕血、唾血、咳唾血、衄、血衊、下血、前后血、便血、尿血、溲血、溺血、赤沃、虾、皻衄、血崩、孙络外溢等病证名记载;《素问·风论》更有"肠风"的记载,都与现代医学中的出血性疾病相似。《素问·腹中论》所述"血枯",即为记载最早的出血病证,并明确指出血枯乃"得之年少时,有所大脱血,若醉以入房,气竭肝伤"而致。其四乌鲗骨一藘茹丸为治出血方之最早记载。此外,《素问·水热穴论》中有关"冬取井荥,春不鼽衄";《灵枢·杂病》中的"衄而不止,虾血流,取足太阳;虾血,取手太阳;不已,刺宛骨下;不已,刺腘中出血"等载述,则属治疗出血证最早的针灸配方。《黄帝内经》指出,自然气候变化、外邪侵袭、脏腑经脉病变皆可导致衄血、唾血;阳气厥逆、大怒气逆可致吐血;邪结阴分、阴络受损可致便血;热淫膀胱、悲哀太甚、阳气内动或少阴脉涩可致尿血,为后世认识出血证机理奠定了基础。《灵枢·百病始生》所载"阳络伤则血外溢,血外溢则衄血;阴络伤则血内溢,血内溢则后血";以及《灵枢·营卫生会》中"夺血者无汗,夺汗者无血"等名训,诚为后世治疗出血证之绳墨。

汉代张仲景著述《伤寒杂病论》,依据《黄帝内经》之基本理论,结合实践经验最先创立了六经辨证论治,广泛而精辟论述外感热病,脏腑经络辨证论治对内科杂病包括某些出血病证提供多种行之有效的治法、方药。如遵《黄帝内经》"夺血者毋汗"之旨,着重阐述了出血证的禁忌及预后,首先提出了太阳病致衄及"下厥上竭"病证,并指出唾血见于厥阴病、阳毒、肺痿。《金匮要略》对阴阳毒病辨证,为紫癜症的辨证论治开创了先河。对出血及出血后血虚,《金匮要略·惊悸吐衄下血胸满瘀血病脉证并治》立专篇论述,创制的黄土汤、赤小豆当归散、侧柏叶汤、泻心汤等,为后世治疗出血证诸方之祖。

南齐褚澄《褚氏遗书·津润》首载"咳血"之名,并有"便血犹可止,咳血不易医";"饮溲溺百不一死,服寒凉则百不一生"之训。隋代巢元方《诸病源候论》对各种出血证候均有详细的描述,并最早使用了"鼻衄"的病名。唐代孙思邈《备急千金要方》、《千金翼方》以及王焘《外台秘要》等方书,则集录了很多至今仍在应用的效方,除方剂应用外,还提出诸多外治措施。其中不乏治疗出血证之名方,如犀角地黄汤、生地黄汁合大黄末等,即首见于《备急千金要方》。

两宋金元时期,对出血证理论治的认识已具规模。宋代王怀隐等《太平圣惠方》、政和中奉敕撰《圣济总录》等方书中保留了大量实用效捷的处方,其中亦有不少治疗出血证的单方验方及食治方。王衮《博济方》首载"咯血"之名,此后咯血渐从吐血中分出,析为咯血、唾血、咳血、嗽血。诸家对此虽已有辨析,但未能判白,直至明清仍有吐血、咯血混淆者。斯时,诸家学派纷呈,刘完素、张子和、朱震亨、朱肱、严用和等,多以火热迫血妄行为失血证的主要病机,宗苦寒泻火为法,但又各有特色。如金代刘完素论血溢主乎火热,元代朱震亨论出血主乎阴虚火邪妄动。宋代朱肱《类证活人书》认为热毒入内,可有瘀血内结,吐血当用抵当、桃核承气汤等,为出血证的治疗另辟蹊径。严用和《重订严氏济生方》据病因及血色鲜暗分便血、肠风、脏毒三门。元代朱震亨《丹溪心法》则强调阳盛由于阴虚,治便血者不可纯以寒凉,必加辛味为佐,久不愈则当取温补,于升举药中酌加酒炒凉药。葛可久《十药神书》旧注中有"留得一分自家之血,即减得一分上升之火,易为收拾"之名句,并创甲字十灰散、乙字花蕊石散等治疗出血证名方。后世治疗出血切忌过用苦寒、顾护脾胃的训诫,则从宋代杨士瀛《仁斋直指附遗方论·血气·血论》所谓"出血诸证,每每以胃药收功"之论发展而来。宋代窦材《扁鹊心书·失血》已认识到七情、酒色损伤五脏可致出血;陈言《三因极一病证方论》发其余蕴,将出血病因归为外因、内因、不内外因,并且首先以排尿疼痛与否区分血淋、尿血,为临证鉴别要点。金代李杲《东垣试效方》则从饮食伤中、起居不节立论,其治疗也偏于温补升举。后世薛己、赵献可等承其绪余,遂开温补之门。

明代医家对出血证治作了较为全面的论析。虞抟《医学正传》首先将各种出血病证予以归纳,并以"血证"概括之。在其所著的《苍生司命·血证》中,认为血随气而升降,治血当加清气之品,吐血之治立正治、急治、从治三法。赵献可《医贯·绛雪丹书·血症论》认识到出血有起于真阳虚而龙雷火动者。其论"血脱益气"之治,有"有形之血不能速生,无形之气所当急固"之名论。汪绮石《理虚元鉴》分吐血为煎厥、薄厥,归之于心火肝郁。王肯堂《证治准绳·幼科·诸失血证》及薛己《保婴撮要》,均认为小儿九道出血既与调护有关,更应注意乳母饮食及情志。孙一奎《赤水玄珠》倡血证必须调气;萧京《轩岐救正论》力主治血贵静等,见解深刻。李用粹《医宗必读》遵前人"血从下出者顺,上出者逆"之旨,倡治出血证,除虚弱者外,皆当"用生地黄、当归、丹皮、丹参、桃仁、大黄之属,从大便导之",使血下行,以转逆为顺。其釜底抽薪之法,至今仍有现实意义。特别要提的是缪希雍、张介宾及程履新三位医家,于出血证治,颇多心得。

缪希雍在《神农本草经疏·续序例》中立"补血"、"清血凉血"、"通血"三法:"血虚宜补之","血热宜清之、凉之","血瘀宜通之。"其治血三法在前人的基础上,比较全面地归纳总结了血证论治之大要,其对血虚之治,不仅善用甘寒、甘平之剂,同时也用酸寒、酸温之剂以生阴血;善用凉血清热之剂以清营血之热;对血瘀的治疗,虽然寒热温凉兼用,但主以辛散,以活血通经。缪氏对血证治疗三法的总结,对后世血证论治有很大影响,如清代唐容川在《血证论》中提出的通治血证四法(止血、消瘀、宁血、补血),其中补血、宁血、消瘀三法,与缪氏的三法是十分一致的。

明代医家治疗吐血往往偏于二端,一则专用苦寒泻火,一则专以人参益气。缪希雍《先醒斋医学广笔记·吐血》中提出吐血三要法:其一,"宜行血,不宜止血"。缪氏指出:"血不循经络者,气逆上壅也。夫血得热则行,得寒则凝,故降气行血则血循经络,不求其止而自止矣。止之则血凝,血凝则发热、恶食,及胸胁痛,病日沉痼矣。"其二,"宜补肝,不宜伐肝。"缪氏认为吐血者,肝失其职。养肝则肝气平而血有所归,伐之则肝虚不能藏血,血愈不止,故当补养肝体,俾肝气平而疏达,则血宁自可止。其三,"宜降气,不宜降火。"缪氏宗丹溪"气有余便是火"之说,认为气降即火降,火降则气不升,血随气行,无溢出之患,而降火必用寒凉,反伤胃气,胃气伤则脾不能统血,而血愈不能归经。缪氏的吐血三要法,被后世奉为血证圭臬。

张介宾《景岳全书·杂证谟·血证》云:"血本阴精,不宜动也,而动则为病;血主营气,不宜损也,而损则为病。盖动者多由于火,火盛则逼血妄行;损者多由于气,气伤则血无以存。故有以七情而动火者,有以七情而伤气者,有以劳倦色欲而动火者,有以劳倦色欲而伤阴者,或外邪不解而热郁于经,或纵饮不节而火动于胃,或中气虚寒则不能收摄而注陷于下,或阴虚格阳则火不归原而泛滥于上,是皆动血之因也。"因而认为"凡治血证,须知其要,而血动之由,惟火惟气耳。故察火者,但察其有火无火;察气者,但察其气虚气实,知此四者而得其所以,则治血之法无余义矣。"

在治疗上,凡火盛而逼血妄行者,以清火为先;凡气逆而错经妄行者,以顺气为先;若火不盛、气不逆而血不止者,宜纯甘至阴之品培养之。在遣方用药上,则集历代医家治血证之大要,加以全面总结。如血虚之治,以熟地黄、当归、枸杞子、鹿角胶、炙甘草为主,山药、山茱萸、杜仲、酸枣仁、菟丝子、五味子为佐。其他如血虚有微热者凉补之,气虚者补其气,气实者行之降之;血证因虚而滞者补而活血;因寒滞不化及火不归原者温之;血有乱动不宁者,清之和之;血有大热者,寒之泻之;蓄而结者,破之逐之;血有陷者,升之举之;血有滑者,涩之止之;血有涩者,利之滑之;血有病因于风湿者,散之燥之。其所举药物十分详细,切于应用。

明末医家程履新,著《程氏易简方论》,治血证分为八法,即降气、破瘀、温中、温散、补气、补益、阻遏、升阳。认为"血循气行,气升则升,气降则降。火气上升,逼于火则血因之上溢;湿气下行,滞于湿则血因之而下渗。故治上溢无如降气,若瘀则破之,寒则温之,而阻遏之方则兼用之;治下渗无如升阳,若虚则补之,热则清之,而阻遏之方则多用之。总以甘温收功,调理脾胃以建末功,此大法也。"

清代,诸医家对出血证的辨证论治日臻完善。景冬阳在《嵩崖尊生书》中,以血证多归于郁立论,指出除怒忧成郁外,六淫袭人、皮毛闭腠、阴虚火旺皆可致郁而引发出血。张璐《张氏医通》除论述血之生理功能而外,对出血病证,亦详论备至,精切实用。吴澄《不居集》则依气虚、气实、气寒、实火、虚火诸因,又立补气温气、补气升气、降气活血、行气行血、引火归元、温表散寒、苦寒泻火、滋阴降火八法,并以八卦为统,强调以气为主,贯通寒热虚实,并指出"诸家之法,均不可废。"罗美《名医汇粹·诸血证》云:"柯韵伯曰:失血之症,关系最重,先辈立论甚详,治法甚备。如血脱益气,见之东垣矣;滋阴清火,见之丹溪矣;安神补血,见之陆迎矣;引血归源,见之吴球矣;攻补迭用,见之伯仁矣;逐瘀生新,见之宇泰矣;辛温从治,见之巢氏矣;先止后补,见于葛氏矣;胃药收功,见之石山矣;宜滋化源,见之立斋矣。无说不通,无治不善。"真可谓汇粹前贤治疗出血证之大成。陈念祖《医学从众录》的"失血脉息"虽只短短四十字,但对出血证的诊断辨证,诚有指导意义。

晚清唐容川对所有血证进行归纳缕析,鉴别论证,著成《血证论》。书中详述三十二种血证和四十余种出血兼证的发病机理、鉴别诊断、治疗法则、选方用药和急救措施。

《血证论·吐血》云:"平人之血,畅行脉络,充达肌肤,流通无滞,是为循经,谓循其经常之道也。"一旦血不循经,溢出于外,即为血证。常见的血证可表现为两种情况,其一是血液溢于体外;其二是血液内溢,积于脏腑、经络、腠理。前者如吐血、衄血等,后者如各种瘀血、蓄血等。唐氏论血证,其病因病机包括:气机阻逆,血随上溢;脾失统摄,血无归附;火热炽盛,逼血妄行;瘀血阻络,血行失常等方面。对于血证的治疗,唐氏提出通治四法,即"止血"、"消瘀"、"宁血"、"补血"。凡遇血证骤作,血溢奔腾,倾吐不止,唐氏指出:"此时血之原委,不暇究治,惟以止血为第一要法。"所谓止血,主要是止业已动跃奔突于经脉之中而尚未外溢之血,"止之使不溢出,则存得一分血,便保得一分命。"血止之后,必然有离经之血溢入体内而成瘀血,不能回复故道,留而不去,必致危害人体,故把消瘀列为第二法。血既止,瘀既消,但在数日间,或数十日后,其血复潮动而吐者,是血不安于经脉之故,必用宁血之法,使血得安,方可免其复发。血证虽常因实邪而发,但"邪之所凑,其正必虚",自出血之后,益增其虚。唐氏认为凡血溢之路,其经脉脏腑皆有隙罅,所以血止之后必用"封补滋养"之法以疗虚补损,修复创伤。纵观四法,都是共同围绕着止血复正的总则。如以止血言,用药往往兼顾到消瘀,而消瘀实寓有宁血之用。在血证治疗中,唐氏又提出"忌汗、禁吐、主下、宜和"四要。尤以和法为第一良法。唐氏认为"补阴以和阳"、"损阳以和阴"、"逐瘀以和血"、"泻水以和气"、"补泻兼施"、"寒热互用",俱是和法。

由于唐氏认识到大多数血证因邪热内盛,气火逆上所致,故止血之法当以泻火降逆为主。他特别推崇治疗阳明气逆、血热上溢的泻心汤。其对大黄一药尤有研究,认为能推陈致新,抑阳和阴,非徒下胃气,且可活血化瘀,有止血而不留邪的功效。以大黄为止血要药,确是唐氏临床实践的心得。此外,唐氏还根据实践经验,指出血脱益气之独参汤,施之二便血泄则可,用之吐衄血溢则否,若必用之则当佐以赭石。清末张锡纯治吐衄诸方多伍以赭石,抑或私淑唐氏。由此可见,唐氏发前人之所未发,补前人之所不逮,除对出血证的论述超出诸家之外,通治血证四大要旨至今仍不失为治疗出血证的要领,其方药运用亦足临床法式。

总之,祖国医学对于出血证的论述内容非常丰富,对出血证的脉因症治、预后、禁忌等各个方面,均形成了完整的理论体系,至今在临床上仍有着十分重要的指导意义。

二、病因

《素问·调经论》云:"夫邪之生也,或生于阴,或生于阳。其生于阳者,得之风雨寒暑;其生于阴者,得之饮食居处,阴阳喜怒。"将疾病病因归纳为阴与阳两大类。汉代张仲景《金匮要略·脏腑经络先后病脉证》云:"千般疢难,不越三条:一者经络受邪,入脏腑,为内所因也;二者四肢九窍,血脉相传,壅塞不通,为外皮肤所中也;三者房室、金刃、虫兽所伤。"明确地把病因分为三类。宋代陈言《三因极一病证方论》在张仲景三类病因的基础上,进一步提出六淫邪气为外因;七情所伤为内因;饮食、劳倦、虫兽、金刃等为不内外因。

出血证的病因亦可分为外因、内因和不内外因三大类,亦如明代赵献可《医贯·绛雪丹书·血症论》所云:"风、寒、暑、湿、燥、火,外因也(过食生冷、好啖炙煿、醉饱无度,外之内也);喜、怒、忧、思、恐,内因也(劳心好色,内之内也);跌仆闪朒,伤重瘀蓄者,不内外因也。"结合临床经验,出血证的原因可归纳为禀赋不足,精血亏损;六淫之邪,损伤血脉;外感疫毒,迫血妄行;内伤七情,血随火升;饮食不调,起居失节;大病久病,脏腑劳损;跌扑闪挫,损伤血络;瘀血内停,血不循经;药物之毒,损伤脏腑九个方面。分述如下。

1.禀赋不足　精血亏损

《素问·刺法论》云:"正气存内,邪不可干。"元代曾世荣《活幼口议·卷之四·议便血》云:"儿生七日之内,大小便有出血者,此由胎气热盛之所致也。母食浓酒、细面、炙煿、醃咸等,流入心肺,儿在胎内,受之热毒,亦传心肺。且女子之脏,其热即入心,故小便有之。男子之脏,其热即入于肺,故大便有之。"明代薛己《保婴撮要·卷八·便血尿血》载一小儿禀父气不足,不时便血,用六味地黄丸、补中益气汤而愈。其云:"然小儿多因胎中受热,或乳母六淫七情厚味积热,或儿自食甘肥积热、六淫外袭而成。"清代何炫

《虚劳心传·虚证类》云："有童子亦患此者,则由于先天禀受不足,而禀于母气者尤多。"张璐《张氏医通·诸血门》云："盖缘人之禀赋不无偏胜,劳役不无偏伤,其血则从偏衰偏胜之处而渗漏焉。夫人禀赋既偏,则水谷多从偏胜之气化,而胜者愈胜,弱者愈弱;阳胜则阴衰,阴衰则火旺,火旺则血随之而上溢;阴胜则阳微,阳微则火衰,火衰则血失其统而下脱。"

父母体质虚弱,精气亏虚,遗传下代,致使禀赋薄弱,诸虚不足。气虚统摄无权而致血液外溢;血虚脉管失养,摄血功能减弱,血液不得循经而溢出脉外;阴虚生内热,热迫血行而使血液渗出脉外;阳虚血液不得固摄而溢出脉外;或因儿在胎中,母失调理,恣纵饮食,热毒流传,致儿受之,及至降生,乃发出血。由此可见,先天禀赋强弱在辨识出血证病因中十分重要。

2.六淫之邪 损伤血络

《灵枢·百病始生》云："夫百病之始生也,皆生于风雨寒暑,清湿喜怒。"宋代朱端章《卫生家宝方·失血叙述》云："夫血犹水也。水由地中行,百川皆理,则无壅决之虞,血之周流于人身荣经府俞,外不为四气所伤,内不为七情所郁,自然顺适。万一微爽节宣,必致壅闭,故血不得循经流注,荣养百脉,或泣,或散,或下而亡反,或逆而上溢,乃有吐衄便利痰诸症生焉。"陈言《三因极一病证方论·外因衄血证治》云："病者因伤风寒暑湿,流传经络,阴阳相胜,故血得寒则凝泣,得热则淖溢,各随脏腑经络涌泄于清气道中。衄出一升一斗者,皆外所因,治之各有方。"明代赵献可《医贯·绛雪丹书·血症论》云："凡血证,先分阴阳,有阴虚,有阳虚……既分阴阳,又须分三因。风、寒、暑、湿、燥、火,外因也。"亦云："六淫中虽俱能病血,其中独寒气致病者居多,何也?盖寒伤荣,风伤卫,自然之理。又太阳寒水、少阴肾水,俱易以感寒,一有所感,皮毛先入。肺主皮毛,水冷金寒,肺经先受。"张介宾《景岳全书·血证》云："暑毒伤人,多令人吐衄失血。"清代吴澄《不居集·血症八法扼要·总论》云："血有咳血、嗽血、咯血、吐血、呛血、呕血、唾血,有痰涎带血,有喷成升斗,有带血丝、血点、血块、血条之不同,又有五运六气,司天在泉……如此等因,曷能枚举,皆能令人失血。"徐大椿《慎疾刍言·吐血》云："盖血症因伤风咳嗽而起者,十之七八;因虚劳伤损而起者,十之一二。"罗定昌《医案类录·吐血衄血便血类》云："盖风寒邪热,壅于经络,必迫血妄行而为衄。衄则热随血散,寒乃解也。"

六淫包括风、寒、暑、湿、燥、火,且有各自的致病特点。在正气内虚的基础上,可由外感六淫而诱发各种出血。六淫之中,惟风、热、燥、火侵犯机体,易耗血伤血、迫血妄行,可致血脉损伤,血液外溢。如感受火热,发热不退,热伤血络易致出血;感受燥邪,煎熬血液,形成血块,阻塞血脉,使血液运行失畅,血不循经,溢出脉外等。风为百病之长,善行而数变,常兼夹他邪而致病,风邪合并火热,可致肌肤发斑;风热入侵,耗血动血,迫血离经。寒邪入内,寒凝血脉,血不循经亦可导致血溢脉外。由此可见,六淫之邪外感,损伤血脉在各种出血证的病因中占有十分重要的地位。

3.外感疫毒 迫血妄行

《素问·至真要大论》载凡太阳、太阴、少阳、少阴司天在泉之年,皆有见血等证。《素问·气交变大论》等篇载凡岁木太过及岁火不及之年,亦有见血等证。汉代张仲景《金匮要略·百合狐惑阴阳毒病证治》云："阳毒之为病,面赤斑斑如锦纹,升麻鳖甲汤主之。"隋代巢元方《诸病源候论·时气衄血候》云："时气衄血者,五脏热结所为。"明代张介宾《景岳全书·痘疹诠·失血》云："疮疹之火由内而发,毒不能达,则燔灼经络而迫血妄行。血随火动,从上而出则为衄为吐;从下而出则为便为溺,阴阳俱伤,则上下俱出。"《景岳全书·血证》亦云："暑毒伤人,多令人吐衄失血。"朱橚《普济方·婴孩诸血痔疾门》云："夫鼻衄者……又有因伤寒温疫诸阳受病,不得其汗,热每停聚五脏,故从鼻而出也。"万全《片玉痘疹·发热症治》云:"人身之血不可妄动,痘疹之火熏灼于内,迫血妄行,随火而动,或从口出,或从大小便出,皆死症也。"吴又可《温疫论》云:"热疫之斑疹发之愈迟,其毒愈重。"清代吴瑭《温病条辨》云:"太阴温病……血从上溢,脉七八至以上,面反黑者,死不治,可用清络养阴法。"清代叶桂《外感温热论》云:"营分受热,则血液受劫,心神不安,夜甚无寐,成斑点隐隐,即撤去气药。"亦云:"入血就恐耗血动血,直须凉血散血。"唐容川《血证论·大衄》云:"大衄者,九窍出血之名也。此非疫疠,即中大毒。"

疫毒之邪,非风非寒,乃天地之间别有一种异气所感。疫毒伤人,传变迅速,发病急促,不经皮毛直入营血,损伤血脉,并败坏血液,出现高热不退,神识昏蒙,并迫血离经,则见全身发斑,吐衄,二便下血等症;或因疟虫损伤血脉,耗损正气,以致血脉空虚,不能统摄血液,血液外溢;或因痘疹之火由内而发,毒不能达,则燔灼经络而迫血妄行等,皆可引发出血。由此可见,外感疫毒,迫血妄行,引发出血,勿容忽视。

4.内伤七情　血随火升

《素问·举痛论》云:"怒则气逆,甚则呕血及飧泄,故气上矣。"宋代陈言《三因极一病证方论·内因衄血证治》云:"积怒伤肝,积忧伤肺,烦思伤脾,失志伤肾,暴喜伤心,皆能动血。"明代孙一奎《医旨绪余·论呕血》云:"惊而动血者属心,怒而动血者属肝,忧而动血者属肺,思而动血者属脾,劳而动血者属肾。"虞抟《苍生司命·血证》:"惟夫暴喜伤心则气缓,而心不出血,故肝无所受;或暴怒伤肝则气逆,而肝不纳血,故血无所归。"赵献可《医贯·绛雪丹书·血症论》云:"凡血症……喜、怒、忧、思、恐,内因也。"张介宾《景岳全书·血证》云:"怒气伤肝,动肝火则火载血上,动肝气则气逆血奔,所以皆能呕血。"清代景冬阳《嵩崖尊生书·血从郁治论》云:"血证多起于郁,人所不知。凡郁皆肝病,木中有火,郁则火不得舒,血不得藏,自生妄行之证。"

七情指喜、怒、忧、思、悲、恐、惊七种情志活动。在正常情况下,是人体精神活动的外在表现,若外界各种精神刺激程度过重或持续时间过长,造成情志的过度兴奋或抑郁时,则可导致人体的阴阳失调,气血不和,血脉阻塞,脏腑功能紊乱,皆可引发出血。如肝藏血,平素肝旺或肝肾阴亏,肝火上扰,血随火升,可致咳血、衄血;郁怒伤肝,肝气横逆犯胃,损伤胃络,迫血上逆而致吐血;情志怫郁,气机阻滞,火不得舒,血不得藏,亦可迫血妄行。由此可见,内伤七情,引发出血亦是出血证病因辨识中的重要一环。

5.饮食不调　起居失节

《灵枢·百病始生》云:"卒然多食饮则肠满,起居不节,用力过度,则络脉伤。阳络伤则血外溢,血外溢则衄血;阴络伤则血内溢,血内溢则后血。"汉代张仲景《金匮要略·惊悸吐衄下血胸满瘀血病脉证治》云:"夫酒客咳者,必致吐血,此因极饮过度所致也。"宋代严用和《重订严氏济生方·血病门·失血论治》云:血"节宣失宜,必致壅闭,遂不得循经流注,失其常度,故有妄行之患焉。"窦材《扁鹊心书·失血》云:"凡色欲过度,或食冷物太过,损伤脾肺之气,故令人咯血……若老年多于酒色,损伤脾气,则令人吐血;损伤肾气,则令人泻血……失血之证……或起于形体之劳,或成于情志之过。由于外感者易治,出于内伤者难瘥。"明代虞抟《苍生司命·血证》云:"……又或酒色过度,以致阴火沸腾,血从火起,故错经而妄行,此衄血、唾血、吐血、呕血、咯血、咳血之症所由起也。"王肯堂《证治准绳·幼科·诸失血证》云:"小儿九道出血,何为而然……有在襁褓患此证者,固非七情所伤,皆因乳母执著,不自宽释,及啖辛辣之物,流于乳络,儿饮之后,停滞不散,郁蒸于内,亦能动血。劳欲过度,肾阴亏损,相火妄动,亦可迫行血妄而成尿血。或居重帏煖阁,火气熏逼,不令常见风日,积温成热,热极则涌泄,或吐或衄,大小腑亦多血来者。"赵献可《医贯·绛雪丹书·血症论》云:"凡血症……过食生冷,好啖炙煿,醉饱无度,外之内也……劳心好色,内之内也。"孙文胤《丹台玉案·诸血门》云:"后生少年辈,恃其壮盛,恣情酒色;而贫穷劳苦之人,又不暇自惜,涉远负重,奔走于衣食,而无日夜之安宁,其能不伤于血乎……由足吐血、衄血、便血、尿血之病作矣。"清代吴澄《不居集·血症八法扼要》云:"饮食煎炒椒姜葱蒜,或误食辛窜煿炙动血之品,烟酒太过……皆能令人失血。"罗定昌《医案类录·吐血衄血便血类》云:"或其人刻意功名,窗下过于用心;或其人专心营运,精神过于耗费……因而致吐血者有之。"

饮食不节,过食辛辣炙煿之品,或烟酒过度,致燥热蕴结于胃肠,郁久化火,扰动血络而外溢,形成吐血、衄血、便血之证;如脾统血,嗜食肥甘,或暴饮暴食,使脾胃升降失司,运化失健,食滞内结,化火损伤胃络,可致吐血;乳母饮食不节,传于饮儿亦可引发出血;劳倦过度,损伤脾气,脾不统血,气失统摄,血无所归,上逆而致吐血、衄血,下泄则为便血;或因烦劳过度,耗伤心阴,心火之盛,热移小肠,迫血下行而致尿血;劳欲过度,肾阴亏损,相火妄动,亦可迫血妄行而成尿血等。由此可见,欲辨识出血证之病因,就必须掌握饮食起居及生活嗜好等因素。

6.大病久病 脏腑劳损

《素问·示从容论》云:"夫伤肺者,脾气不守,胃气不清,经气不为使,真脏坏决,经脉傍绝,五脏漏泄,不衄则呕。"《素问·宣明五气论》云:"五劳所伤,久视伤血,久卧伤气,久坐伤肉,久立伤骨,久行伤筋,是谓五劳所伤。"隋代巢元方《诸病源候论·九窍四支出血候》云:"凡荣卫大虚,腑脏伤损,血脉空竭,因而恚怒失节,惊忿过度,暴气逆溢,致令腠理开张,血脉流散也,故九窍出血。""婴孩诸血痔疾门"项下亦云:"若久嗽气逆,面目浮肿而嗽血者,是肺虚损也。"宋代王怀隐等《太平圣惠方·治肠风下血诸方》云:"夫肠风下血者,由脏腑劳损,气血不调,大肠中久积风冷,中焦有虚热,冷热相攻,毒气留滞,传于下部,致生斯疾也。""治积年肠风下血不止诸方"项下亦云:"夫积年肠风下血不止者,由人气血衰弱,脏腑虚惫,或饮食劳损,或毒气风邪蕴蓄于脏腑,流注于大肠,大肠既虚,下血。致面色萎黄,四肢消瘦,或累日连年,诸医不瘥,故曰积年肠风下血也。"陈自明《妇人大全良方·妇人鼻血方论》云:"妇人气血调和,则循环经络。若劳伤元气,阴虚火动,气逆于肺,则血随鼻而衄,产后尤不可治。"明代朱橚《普济方·诸血门》云:"夫吐血病有三种……二则虚劳之人,心肺内伤,恚怒气逆,肝不能藏血,故令吐血。"周之干《周慎斋医旨·血症》云:"吐血症,因七情所致,或咳嗽日久所致,或伤寒表里不清渐传至心气虚耗,不能藏血,五心烦热,亦能致此。"清代沈金鳌《杂病源流犀烛·诸血源流》云:"有因虚劳,五内崩损,涌出可升斗计者,宜花蕊石散。"

大病久病,或风热燥火伤及肺脏,或嗔怒郁勃激伤肝脏,或劳形苦志耗伤心脾,或恣情纵欲以贼肾脏,皆致脏腑伤损,肺失宣布,心失统领,肝失藏贮,脾失收摄,肾失施泄,致使血不循经,或吐衄妄行于上,或便溺渗泄于下,出血诸证咸出焉。诸如热病之后,耗气伤阴,损伤脏腑,气血生化乏源,气不摄血,血不循经,而发出血;久病热病,阴虚火旺,迫血妄行,血溢脉外,则见衄血、吐血、咳血、尿血;痨虫蚀肺,动热伤阴,阴虚肺燥,虚火内炽,灼伤肺络,则发咳血等。由此可见,大病久病而致的脏腑劳损,与出血证的发生亦息息相关。

7.跌仆闪挫 损伤血络

《灵枢·百病始生》云:"起居不节,用力过度,则络脉伤……肠胃之络伤,则血溢于肠外。"唐代王焘《外台秘要·坠堕金疮等》云:吐血"此病有两种:一者缘堕打损内伤而致此病;一者缘积热兼劳而有此病。"宋代陈言《三因极一病证方论·不内外因证治》云:"或堕车马,跌仆伤损,致血淖溢,发为鼻衄,名折伤衄。"明代张三锡《治法汇·血门·吐血》云:"大凡吐血,须审病因,不可遽投凉药。如用力打仆喊叫,内伤脉络,口鼻出血,是肺胃上脘有损破。"《医贯·绛雪丹书·血症论》云:"凡血症……跌仆闪胁,伤重瘀蓄者,不内外因也。"汪绮石《理虚元鉴·伤寒见血非弱症》云:"有劳倦伤血,瘀积胃络,兼受风寒,寒邪迫血,火不能降,以致吐血衄血,不可以弱症施治。"清代吴澄《不居集·血症八法扼要》云:"又有好食滚热之汤饮,跌打之损伤,或食急哽破咽喉胃脘,或误服草药食毒伤,或衣衾太过,壅热咽道,或飞丝虫鱼误入口中,如此等因,曷能枚举,皆能令人失血。"吴谦等《医宗金鉴·正骨心法要旨》云:"跌打损伤之症,专从血论……或为亡血过多。"

凡跌仆、坠堕、撞击、闪挫、扭捩、压扎、负重、刀刃、劳损等,皆可致脉络损伤,血失常道,而发出血。血失常道的部位,有内外之分,上下之异。如五官及皮肤之脉络损伤可致衄血;肺之络伤乃发咯血;胃肠之络伤多见吐血、便血;房劳损伤则可发尿血等。由此可见,跌仆闪挫也是引发出血的主要病因之一。

8.瘀血内停　血不循经

《素问·调经论》云:"孙络外溢,则经有留血。"宋代陈言《三因极一病证方论·失血叙论》云:"病者诸血积聚,合发为衄,而清气道闭,浊道涌溢,停留胸胃中,因即满闷,吐出数斗至于一石者,名曰内衄。或因四气伤于外,七情动于内,及饮食房劳,坠堕伤损,致荣血聚膈间,满则吐溢,世谓妄行。"亦云:"病者心下满,食入即呕,血随食出,名曰血呕。此由瘀蓄冷血,聚积胃口之所为也。"杨士瀛《仁斋直指附遗方论·血气·血论》云:"人之血脉一或凝滞于经络肠胃之间,百病由此而根矣……其若出血等类,大抵多因蓄热致之。"清代吴瑭《医医病书·溺血论》云:"经云饮食入胃,取汁变化而赤是谓血。心主之,脾统之,肝藏之。由肝下注冲脉,肝郁则血瘀滞,血瘀滞则失其常行之路,非吐血、咳血,即溺血矣。"罗定昌《医案类录·吐血衄血便血类》云:"或其人平素无病,因用力过猛,损伤血液,遂致吐血者有之。抑或倾跌仆坠,血瘀不行,因而吐血者亦有之。"唐容川《血证论·吐血》云:"经隧之中既有瘀血踞住,则新血不能安行无恙,必妄走而吐溢矣。"

各种出血均可引发血瘀,瘀血作为一种病理产物,反过来又能加重各种出血,成为出血证的病因之一。如寒凝血滞,或血受热则煎熬成块,或气滞血瘀,或气虚血运涩滞不畅,或离经之血,未出体外,均可致瘀血阻于经脉,致血行不畅,血不循经,溢于脉外,而致吐血、咳血、便血、尿血、衄血等。由此可见,瘀血阻滞经脉而引发的出血,在出血证的病因辨识中亦不容忽视。

9.药物之毒　损伤脏腑

《素问·五常政大论》云:"大毒治病,十去其六;常毒治病,十去其七;小毒治病,十去其八;无毒治病,十去其九。谷肉果菜,食养尽之,无使过之,伤其正也。"汉代张仲景《伤寒论·辨少阴病脉证并治》云:"少阴病,但厥,无汗,而强发之,必动其血。"宋代张杲《续医说·诸血·血证分寒热》云:"诸血之证,医者便以为热,而以苦寒攻之,至死不悟……吐衄泻皆有此证,当切脉以明之,慎不可例用凉药夭折人命。"明代孙一奎《医旨绪余·论呕血》云:"滑伯仁曰:诸见血非寒证,皆以为血热所迫,遂至妄行。热皆复有所挟者,或挟风,或挟湿,或挟气。又有因药石而发者,其本皆然。"清代张璐《张氏医通·诸血门·诸血见证》云:"其有诸窍一齐涌出,多缘颠仆骤伤,或药毒所致。"吴澄《不居集·血症八法扼要》云:"或误服草药食毒伤……皆能令人失血。"吴贞《伤寒指掌·伤寒变症·衄血》云:"更有温热之症,药宜凉解,误用辛温而动经血,亦能致衄,宜清血分。"

血得寒则凝,得热则行,见黑则止。故凡治血证,若不兼以调气,而纯以寒凉施治,则血愈不归经,且为寒凉所凝滞,虽暂止而复来也。血热火动,固宜滋阴,若血虚起火,误用滋阴之剂,则反激动火怒,使出血加重;伤寒少阴病但厥无汗者,强发之则必致衄血;淋家发汗,可致便血。此外,若误食毒物,也可引发各种出血,甚或大衄。由此可见,诸多疾病及出血证,若误用药物,或误食毒物,亦可致出血不止。

三、病机

《素问·调经论》云:"五脏之道,皆出于经隧,以行血气,血气不和,百病乃变化而生。"《灵枢·百病始生》云:"阳络伤则血外溢,血外溢则衄血;阴络伤则血内溢,血内溢则后血。"

正常情况下,血液是循经脉而行的,若血液溢于脉外,即是出血。当各种原因导致脉络损伤或血液妄行时,就会引起血溢脉外,血上溢于口鼻诸窍,则为咯血、吐血、鼻衄等;下泄于前后二阴则为便血、尿血、崩漏等;渗出于肌肤,则成肌衄。结合历代医家论述及临床经验,出血证的病机可归纳为热灼血络,迫血妄行;阴虚火旺,损伤血络;气虚不摄,血不归经;瘀血阻络,血行受阻四个方面。分述如下。

1.热灼血络　迫血妄行

宋代严用和《重订严氏济生方·吐衄》云:"血之妄行者,未有不因热之所发。"

外感风热燥火,湿热内蕴,肝郁化火等,均可灼伤脉络,迫血妄行而发出血。或因风热之邪外袭,郁于肌表,营卫失调,气血不畅;或因感受燥邪,灼伤肺络;或因湿热内蕴,郁久化火,迫血妄行;或因气郁化火,灼伤阳络,皆致血热妄行,引发出血。血溢肌肤则见肌衄,或见齿衄、鼻衄;燥热伤肺则咳血;热郁胃肠则便血;热聚膀胱,灼伤阴络则见尿血。

2.阴虚火旺　损伤血络

明代戴思恭《金匮钩玄·血属阴难成易亏论》云:"阴气一亏伤,所变之证:妄行于上则吐衄,衰涸于外则虚劳,妄返于下则便红。"

久病邪恋,五脏皆虚,穷必及肾;或房室不节,均可导致肾阴亏损,虚火妄动,损伤血络,血溢于肌肤则见肌衄、齿衄、鼻衄;肺络损伤则痰中带血或咳血,胃络损伤则见吐血。烦劳过度,亦可耗伤心阴,心火亢盛,移热小肠,灼伤脉络,血入膀胱则见尿血。

3.气虚不摄　血不归经

明代张介宾《景岳全书·血证》云:"盖脾统血,脾气虚则不能收摄;脾化血,脾气虚则不能运化,是皆血无所主,因而脱陷妄行。"

饮食劳倦或思虑过度,劳伤心脾,或因罹患他病,导致脾气亏虚,统摄无权,血不归经,血上溢则鼻衄、齿衄、舌衄、目衄,或呕血、咳血,甚则九窍同时出血;血下注则尿血、便血、崩漏;渗于肌肤则肌衄,衰涸于下则虚劳。大量失血,酿成气随血脱,阳气暴脱,血溢络外亦可见肌肤紫黯发斑、呕血、便血。

4.瘀血阻络　血行受阻

清代唐容川《血证论·吐血》云:"经隧之中,既有瘀血踞住,则新血不能安行无恙,终必妄走而吐溢矣。故以去瘀为治血要法。"

凡各种原因所致的气滞血瘀,瘀阻经络,致使离经之血着而不去,新血不能循经运行,血溢于肌肤则见肌衄、齿衄、鼻衄;瘀阻胃络则发吐血、便血。且各种出血,血止之后,离经之血,不能返经,瘀血不除,新血不生,血行受阻,又可再次出血。

四、症状及体征

1.溢出部位

明代虞抟《医学正传·血证》云:"是以从肺而上溢于鼻者,曰衄血;从胃而上溢于口者,曰呕血。夫所谓咯血唾血者,出于肾也;咳血嗽血者,出于肺也;有痰带血丝出者,或从肾或从肺来也。其血出于小便者,曰溺血、曰血淋。出于大便者,曰肠风、痔血,粪前来者曰近血,粪后来者曰远血。流结于肠胃之间而成结者曰血瘕、血蟱。"陈文治《诸证提纲·吐血》云:"又有从汗孔出者,谓之肌衄;从舌出者谓之舌衄,属心与肝也。从委中出者谓之腘衄,属肾与膀胱也。从牙齿缝出者,谓之牙宣,牙属于肾,齿属于手足阳明也。皆血证之类也。"

清代张璐《张氏医通·诸血门·诸血见证》云:"盖出于肺者,或缘龙雷亢逆,或缘咳逆上奔,血必从之上溢,多带痰沫,及粉红色者。其出于心包,亦必上溢,色必正赤,如朱漆光泽。若吐出便凝,摸之不黏指者,为守藏之血,见之必死。出于脾者,或从胃脘上溢,或从小肠下脱,亦必鲜紫浓厚,但不若心包血之光泽也。出于肝者,或从上呕,或从下脱,血必青紫稠浓,或带血缕,或有结块。出于肾者,或从咳逆,或从咯吐,或稀痰中杂出如珠,血虽无几,色虽不鲜,其患最剧。间有从精窍而出者,若气化受伤,则从膀胱溺孔而出,总皆关乎脏气也。其出于胃者,多兼水液痰涎,吐则成盘成盏,汪洋满地,以其多气多血,虽药力易到,不若脏血之笃,然为五脏之本,亦不可忽。其衄血种种,各有所从,不独出于鼻者为衄也。鼻衄皆火乘肺金,亦有阴盛迫其虚阳而脱者。虽经有脏腑诸衄不同,然不离手太阴之经。所以治有从阴从阳、顺治逆治之辨别;证又有久衄暴衄、宜补宜泻之悬殊。其齿衄,有阳明、少阴及风热之辨,但从板齿出者为牙宣,属阳明;齿动摇者为骨病,属少阴;龈肿上壅者,少阳风热也。耳衄则有肝肾二经之殊,但以常有不多不肿不疼者,为少阴之虚;暴出疼肿者,则厥阴经火也。眼衄亦属厥阴,但以卒视无所见者为实火;常流血泪者,素患之风热也。其有诸窍一齐涌出,多缘颠扑骤伤,或药毒所致。若因肝肾疲极,五脏内崩,多不可活。舌衄皆手厥阴心包之火旺,但以舌尖破碎者为虚火,脉大满口者,挟龙雷之势而上侮君主也。涎中见血为唾衄,足太阴经气不约也。汗孔有血为肌衄,足阳明经气不固也……其下行之血见于魄门者,则以便前便后分远近,近则大肠,远则小肠也;以溅洒点滴分风湿,溅则风淫,滴则湿著也;以鲜紫清晦分阴阳,鲜则阳盛,晦则阳衰也。与肠澼之血、痔漏之血、妇人经癸胎产之血无异,虽由二肠,颇关经络,是以随经下趋,各有不同。至于崩淋下脱,倒经上溢,虽下上之歧路攸分,然皆冲脉为病。而崩淋皆脾气下陷,倒经则肝血上逆,以脾为身之津梁,冲为肝之血海,是皆关于脏气。更有肝脾受伤,血虽不下,而气色痿黄,大便稠黄,乃蓄血之征验。为患种种,难以悉陈。"

血自鼻孔出者为鼻衄,其出血重者,鼻血倒流口中,而口鼻俱有血出者为脑衄;血从齿缝或牙龈中溢出者为齿衄;血自舌渗出或如线喷出者为舌衄;血溢于肌肤、黏膜,成片、成斑者为肌衄;血自泪窍溢出者为目衄;血自耳中流出者为耳衄;九窍皆有血同时流出者为大衄;血自毛孔出,色赤污衣者为血汗;血从委中穴出者为腘衄;乳头流血为乳衄;脐中出血为脐血。妇人每当经行前后,或正值经潮时发生吐血、衄血者,为经行吐衄,亦称"倒经"或"逆经";非行经期阴道大量出血,或持续淋漓不止者为崩漏。

鲜血随唾而出者为唾血;咳出痰内有血者为咳血;咯痰其血出者为咯血;血从胃中或食道经口吐出或呕出者为吐血或呕血。以上诸血均经口而出。

血自小便出者为尿血;血从肛门出者为便血;痔疮血从肛门出者为痔血;精液夹血从尿道而出者为

血精;血流结于肠胃之间而成结者为血瘕、血臌。

2.溢出特点

元代朱震亨《丹溪心法·咳血》云:"咳血者,嗽出痰内有血者是。呕血者,呕全血者是。咯血者,每咳出皆是血疙瘩。衄血者,鼻中出血也。溺血者,小便出血也。下血者,大便出血也。"明代梁学孟《国医宗旨·失血病机》云:"吐血,不咳,而吐如倾极多者是……血出于胃,多带痰黄色。呕血,每呕一口全是血者是。此血出自肝,多带青色……咳血者,嗽出痰内有血点者是。此血出自心经,其色鲜红……咯血者,不甚嗽而痰带血丝者是。此血出于肾,多带黑色……涎血,痰少而涎中嗽之血出者是。此血出自脾……衄血者,鼻中血出也。涕中清水多带白色。"

一般而言,各种衄血,多属阳络所伤,血色鲜红,出血倾向多是向上、向外,除鼻衄、脑衄和大衄出血量可能较多之外,其余衄血,出血量一般较少。肌衄之血溢于肌肤之间,皮肤呈现青紫斑点或斑块,形状不一,按压紫斑其色不退,好发于四肢,尤以下肢多见;出血较重者,常伴齿衄、鼻衄。咳血与嗽血,血因咳嗽而出,痰血相兼,或纯血鲜红,间有泡沫。咯血是不经咳、嗽而咯出鲜红血丝、血块者,其血来自喉部,微咯即出。吐血之血从胃中来,撞口而吐出,其色鲜红,血出无声;若血出有声,甚则其声如蛙,血色紫黯,夹有食物残渣者,则为呕血。吐血轻者,血吐一口即了,重者则反复吐血,甚或血如泉涌,或见黑便。唾血之血从口中随唾液而出,其色鲜红或淡红,出血量一般不多。尿血之血从尿道随小便而出,其血成滴成块,或与尿相混而下,随出血量多少不同,小便可呈淡红色、鲜红色、茶褐色或伴血块。便血之血由肛门而下,或先便后血,或血与粪便相杂而下,或纯下血水。先便后血者为远血,血色紫黯,或呈棕褐色,或黑如柏油状,来势较缓;先血后便者为近血,血色鲜红,来势较急。崩漏之血从阴道而出,出血量大,或淋漓不止。

3.伴随症状

鼻衄因风热而致者,病程短,兼见恶寒、发热、头痛,脉浮数;热毒内蕴者,血色鲜红,量多,兼见肌衄,甚则吐血、便血;胃热引起者,常兼齿衄,并有胸闷、口臭、便秘、苔黄;肝火所致者,衄血较多,甚者出血如涌,兼有心烦、头晕、脉弦;肾虚而致者,多兼腰痠耳鸣,颧红,或有遗精,脉细数,一般病程较长;气血亏虚致衄者,出血范围较广,色淡量多,伴有面色不华,头昏、心悸、舌淡、脉虚,病程亦较长。

齿衄因胃肠实火而致者,血色鲜红,量多或如涌泉,伴牙龈肿痛,口渴引饮,大便秘结,脉洪数;胃中虚火者,血色淡红,齿衄与龈糜同见,口干渴而饮水不多,虚火炽盛者,血色则较红;肾虚火旺者,血色淡红,齿衄与牙齿松动相见,兼有头晕,耳鸣,手足心热,腰痠,脉细数;脾不统血者,血色潮红,且伴有少量皮下瘀点瘀斑,兼有面色㿠白,头晕心悸,神疲乏力,舌胖色淡。

舌衄因心火亢盛而致者,舌上出血不止,舌体肿胀,舌尖红绛,或起芒刺,兼见心火内燔之症;肝火上冲者,舌肿木硬,舌苔黄,舌边红绛,并见肝火上炎之症;阴虚火炎者,既有形体瘦弱,头昏耳鸣,少寐健忘,腰膝痠痛,舌红少苔等肾阴亏虚见症,又有舌上渗血,颧红唇赤,五心烦热,潮热盗汗,咽干痛,齿摇动,脉细数等虚火上炎之候;脾不统血者,舌上渗血,血色淡红,舌体胖嫩,质淡苔白,面色不华,并有饮食减少,自汗气短,神疲懒言,四肢倦怠等脾气虚弱的表现。

耳衄因肝火上逆而致者,发作急骤,出血量多,耳部疼痛,并伴有心烦易怒,或胸胁胀痛,口苦,目赤,头痛,小便黄,舌质红,脉弦数有力等肝经实火之见症;阴虚火旺引起者,多呈慢性发作,时作时止,血量不多,耳部不肿痛,且兼有头晕目眩,心悸耳鸣,腰膝痠软,神疲乏力,舌质红,脉细数等肾阴亏损之表现。

目衄因阳明燥热而致者,血色鲜红,伴牙龈肿痛,口渴引饮,大便秘结,脉洪数;肝火上炎者,血色鲜红,伴眩晕头痛,面红目赤,口苦咽干,胸胁疼痛,脉弦数;肾阴亏损者,血色一般淡红,伴头晕耳鸣,手足心热,腰痠,脉细数。

唾血因肝不藏血而致者,血与唾液混杂而出,其色鲜红,或每日初醒,血液满口,唾出即净,翌日又作,兼见头痛、口渴、便秘,舌红苔黄,脉弦;脾不统血者,唾血不止,量不甚多,其色鲜红或淡红,兼有怔忡乏力,虚烦不寐,纳差,舌淡苔薄白,脉缓或濡细;肾虚火旺者,唾血时作,其色鲜红或淡红,量不甚多,兼有头晕耳鸣,腰膝痠软,或午后潮热,舌红少苔,脉细数。

肌衄因热盛迫血而致者,一般发病较急,出血较多,紫斑密度较大,伴发热,口渴,便秘,尿黄,且常伴鼻衄、齿衄,或有腹痛,甚则尿血、便血,舌红苔薄黄,脉弦数或滑数;阴虚火旺者,一般起病缓慢,常伴头晕、乏力、心烦,肌肤作热或手足心热,或有潮热,盗汗,舌红少苔,脉细数;气不摄血者,病程较长,伴神情倦怠,心悸,气短,头晕目眩,食欲不振,面色苍白或萎黄,舌淡苔白,脉弱。

咳血因外感而致者,一般病程短,起病较急,初起均有恶寒,发热,头痛,脉浮等表证;因内伤而引发者,一般病程长,起病较缓,均有脏腑、阴阳、气血虚衰或偏盛之表现。风寒袭肺者,咳嗽痰稀,渐至咳嗽不已,痰中夹血,出血量一般不多;风热犯肺者,咳嗽痰黄,痰中带血,血色鲜红,或伴鼻衄,口渴,咽痛;燥气犯肺者,身热,喉痒咳嗽,痰量不多,痰中带血,咯痰不爽,鼻咽干燥,心烦口渴,舌苔薄白而燥,脉数;肝火犯肺者,咳嗽阵作,痰中带血或咳吐纯血,血色鲜红,兼胸胁疼痛,头痛眩晕,烦躁易怒,口苦而干,舌红苔薄黄,脉弦数;阴虚火旺者,干咳少痰,或痰中带血,或有咯血,血色鲜红,伴骨蒸颧红,潮热盗汗,手足心热,口干咽燥而不欲多饮,消瘦,耳鸣,腰痠,舌红少苔,脉细数;气不摄血者,或咳或不咳,痰中带血或咳吐纯血,或兼见衄血、便血,面色少华,神疲乏力,头晕目眩,耳鸣心悸,舌淡,脉虚细或芤。

吐血因热伤营血而致者,吐血色红,兼见发热烦躁,面红目赤,口干唇红,便秘,小便赤热,舌质红绛,脉洪大;胃中积热者,吐血色红或紫黯,夹有食渣,或大便色黑,伴脘腹胀痛,口臭便秘,舌红苔黄腻,脉滑数;肝火犯胃者,呕吐鲜血,或吐出紫黯血块夹有食物,伴口苦胁痛,寐少梦多,烦躁易怒,舌质红绛,脉弦数;积滞伤胃者,吐血色红,夹有不消化食物,伴胃脘胀满,甚则疼痛,嗳腐吞酸,大便不爽,舌苔厚腻,脉滑;瘀阻胃络者,吐血紫黯,伴胃脘疼痛,痛有定处而拒按,痛如针刺或刀割,舌质紫,脉涩;脾胃虚寒者,吐血色淡不鲜,或色黯,病情缠绵不愈,伴胃痛隐隐,泛吐清水,畏寒纳差,便溏色黑,舌质淡,脉软弱;气虚血溢者,吐血黯黑,伴胃痛隐隐,时作时止,痛时喜按,劳则更甚,气短神疲,怯寒肢冷,舌淡苔薄,脉虚弱。

尿血因风邪犯肺而致者,初起恶风发热,眼睑浮肿,伴咽喉疼痛,咳嗽,舌苔薄白,脉浮;热结膀胱者,尿血鲜红,起病急骤,发热恶寒,身痛,口渴喜饮,少腹作痛,小便灼热,舌红苔黄,脉数;心火亢盛者,尿血鲜红,伴小便热赤,心烦,夜寐不安,面红口干,口舌生疮,舌尖红,脉数;阴虚火旺者,尿血屡发,血色鲜红或淡红,伴头晕目眩,口渴欲饮,耳鸣心悸,腰膝痠软,舌红少苔,脉细数;脾肾不固者,久病尿血,血色淡红,伴面色苍白,神疲纳差,头晕目眩,耳鸣心悸,腰膝痠软,舌质淡,脉虚弱;气滞血瘀者,尿血较黯或有血块,伴少腹刺痛拒按,或可触及积块,时有低热,舌质紫黯或有瘀点瘀斑,苔薄,脉细涩或沉细。

便血因胃中积热而致者,便血色紫黯或紫黑,伴口渴喜冷饮,胃脘胀闷作痛,并有灼烧感,或兼烦躁,头昏目眩,舌燥苔黄,脉弦数或滑数;湿热蕴结者,便血鲜红,伴腹部不适或疼痛,纳差,大便不畅或稀薄,舌苔黄腻,脉濡数;脾胃虚寒者,便血紫黯,甚则色黑,伴脘腹隐隐作痛,痛时喜温喜按,面色不华,畏寒神疲,纳差便溏,舌淡苔薄,脉细;气滞血瘀者,便血紫黯,伴脘腹胀痛,面色黯滞,或有胁下癥块,舌质紫黯,脉弦细或涩。

崩漏因血热而致者,阴道出血量大或淋漓日久不净,色鲜红,伴头晕面赤,口干喜饮,烦躁不寐,便结溲黄,舌红苔黄,脉数大;气虚不摄者,暴崩下血或淋漓不净,色淡质清,伴面色㿠白,肢倦神疲,气短懒言,舌淡苔薄润,边有齿痕,脉缓弱无力;肾阴不足、阴虚内热者,阴道出血量多少不一,色鲜红,伴头晕目眩,耳鸣心悸,五心烦热,两颧红赤,腰膝酸软,舌红少苔,脉细数;肾阳虚衰、冲任不固者,阴道出血色黯质薄,伴面色晦黯,腰痛如折,形寒肢冷,小便清长,舌淡苔白,脉细弱;瘀阻冲任者,时崩时止,淋漓不净,或突然量多,夹有瘀块,伴少腹疼痛拒按,块出痛减,舌质紫黯,或边有瘀点,苔薄,脉沉涩或弦细。

脑衄可兼见头痛头昏,视物不清,甚则可伴高热,头痛如裂,烦躁,或昏狂谵语,或四肢抽搐,恶心呕吐,或卒倒昏迷,舌质红绛,此属危象。

各种出血不止,或出血量大,阳气暴脱,可兼见突发性面色苍白,大汗淋漓,四肢厥逆,脉细微欲绝,亦属危候。

4.出血脉象

《灵枢·邪气脏腑病形》云:"心脉……涩甚为喑;微涩为血溢,维厥,耳鸣,巅疾……肺脉……滑甚为贲息上气;微滑为上下出血。"

汉代张仲景《金匮要略·血痹虚劳病脉证并治》云:"脉弦而大,弦则为减,大则为芤。芤减则为寒,芤则为虚,虚寒相搏,此名为革,妇人则半产漏下,男子则亡血失精。""惊悸吐衄下血胸满瘀血病脉证治"项下亦云:"病人面无色,无寒热,脉沉弦者,衄;浮弱,手按之绝者,下血。"

晋代王叔和《脉经·手检图三十一部》云:"寸口芤,吐血;微芤,衄血。尺中芤,下血;微芤,小便血。"

宋代史堪《史载之方·诊失血》云:"《脉诀》谓芤为失血。芤脉状如按葱管内面,两头有,中间曲而缺,非谓绝也。若心脉肝脉带芤,而肺脉浮以数,又肺脉微弦而紧,则骨蒸咯血。心脉芤,而肺脉软沉,尺脉沉伏,微微带紧,肠风下血。心肺芤,两尺脉紧,膀胱滑,小肠溺血。肝脉芤,而肺脉大浮而促,两手尺泽皆微,喘而咯血。肝心肺脉俱盛,洪大而不甚有骨力,乍开乍合,如流水之状,此金火相传,当吐血。心脉微而紧促,而朝上鱼际,急按,即来迟去促,此为肠风下血……肝脉长而动,下贯尺泽,心脉大而实,三焦血有余,亦当下血。肝脉细微而涩,尺泽微,胃脉濡,大府失血。心脉与肝脉不尽连接,如滴水起头,鼻衄出血。肺脉浮大而散,心脉大,鼻暴衄……六脉浮大有骨力,肝脉弦而长,肺脉大而实沉,与胃相际,胃脉轻弦而滑,此三焦血泛,胃虚下血。六脉如常,心脉动,肾脉搏而沉,又细而数,血泄,或溺血便血。"严用和《重订严氏济生方·血病门·失血论治》云:"大抵脉芤为失血,沉细者易治,浮大者难治。"

元代朱震亨《丹溪手镜·吐衄·不治论》云:"吐、衄、唾血、下血,脉浮大而数者死。吐血,脉紧弦者死。中恶,吐血,脉沉细数者死。脏血,脉俱弦者死。下脓血,脉绝者死;血温身热,脉躁者死。"

清代张璐《张氏医通·诸血门·吐血》云:"失血,脉数大为阳盛,涩细为少血,细数为阴火郁于血中。芤为失血,血虚气不归附也。弦紧胁痛为瘀结,诸血皆属于肝也。脉来寸口大,尺内微,为肺中伏火。尺中盛而寸口虚大,为肾虚阴火。尺滑而疾,为血虚有热。右手虚大,为脾胃之火。左手数盛,为肝胆之火。大抵失血,脉微弱细小而和缓者易治。洪数实大弦急,或虽小按之如引葛,如循刀及衄血身热,脉至而博;呕血胸满引背,脉小而疾者,皆不治。"陈念祖《医学从众录·血证脉息》云:"失血脉芤,或兼涩象。转紧转危,渐缓渐愈。虚微细小,元气不支。数大浮洪,真阴不足。双弦紧疾,死期可决。"

望、闻、问、切四诊是中医诊病的重要方法。切诊又称"按诊",切脉是在经脉这一特定部位上的切诊,故又称"脉诊"。脉为血之府,血液循行于经脉之中,切脉可察知全身脏腑气血的变化情况,前贤通过长期临床实践,亦积累了丰富的临床经验。如右寸之脉为肺所属,其盛则为肺气之失降,气既上升,血随气逆,遂致吐血不止,治当顺其气机,降其气火,不止其血,而血自止。大凡失血之病,芤、小、缓一类的脉象,均显示失血后气血亏虚之征,为气血两虚之候;由于证虚脉亦虚,脉证相应,病易痊愈。至于洪、大一类脉象,非内脏气火之有余,即外淫邪热之过盛,气血受其扰乱,阳络不易宁谧,则出血迁延时日,遂成难愈之证,甚或转为他疾。因脉证相反,治疗亦难,预后堪虑。左关之脉为肝所属,弦乃肝之本脉,劲为气实之征,左关脉弦紧,是气火激动肝阳,鼓血从上而出,故吐血不止。出血证有虚实之不同,脉有不及、太过之各异,若血去两脉浮洪,为阴虚阳亢所致,尤其脉上鱼际,更为亢盛之极,为气血并举而升,阴阳相互为乱,其治非大剂育阴潜阳不可取效。故知审查脉象在出血证的诊治过程中显得尤为重要。

五、治疗原则

1.须知其要　治火治气

明代张介宾《景岳全书·血证》云:"凡治血证,须知其要,而动血之由,惟火惟气耳。故察火者,但察其有火无火,察气者,但察其气虚气实。知此四者,而得其所以,则治血之法,无余义耳。"

(1)治火

明代张介宾《景岳全书·血证》云:"凡诸口鼻出血,多由阳盛阴虚,二火逼血而妄行诸窍也……惟补阴抑阳,则火清气降而血自静矣……火盛逼血妄行者……可以清火为先,火清而血自安矣。"清代陈念祖《医学从众录·血证》云:"凡治血证,以治火为先。然实火、虚火、灯烛之火、龙雷之火,不可不辨。"

属于火热灼伤脉络,迫血妄行而引起的出血,当治火。实火者当清热泻火;虚火者,当滋阴降火。

(2)治气

明代缪希雍《先醒斋医学广笔记·吐血》云:"气有余便是火,气降则火降,火降则气不上升,血随气行,无溢出上窍之患矣。"清代唐容川《血证论·用药宜忌论》云:"降其肺气,顺其胃气,纳其肾气,气下则血下,血止而气亦平复。"

对于实证的出血,尤其是鼻衄、咳血、吐血等,当以清气降火。由于气虚不摄所致的出血,则应益气止血。

2.止血消瘀　宁血补虚

清代唐容川《血证论·吐血》云:"惟止血为第一要法;血止之后,其离经而未吐出者,是为瘀血……故以消瘀为第二法;止吐消瘀之后,又恐血再潮动,则须用药安之,故以宁血为第三法……去血既多,阴无有不虚者矣……故又以补虚为收功之法。四者乃通治血证之大纲。"

凡血证骤作,血溢奔腾,倾吐不止之时,当以止血为第一要务。所谓止血,主要是止业已动跃奔突于经脉之中而尚未外溢之血,以存得一分血,便保得一分命。血止之后,必然有离经之血溢入体内而成瘀血,不能回复故道,留而不去,必致危害人体,故将消瘀列为第二法。血既止,瘀既消,但在数日间,或数十日后,其血复潮动而吐者,是血不安于经脉之故,必用宁血之法,使血得安,方可免其复发。血证虽常因实邪而发,但邪之所凑,其气必虚,自出血之后,益增其虚,故血止之后必用封补滋养之法以疗虚补损,修复创伤。

3.吐血三要　血证圭臬

明代缪希雍《先醒斋医学广笔记·吐血》云:"宜行血不宜止血:血不循经络者,气逆上壅也。行血则血循经络,不求其止而自止矣。止之则血凝,血凝必则热、恶食,病日痼矣。宜补肝不宜伐肝……吐血者,肝失其职也。养肝则肝气平而血有所归,伐之则肝虚不能藏血,血愈不止矣。宜降气不宜降火,气有余即是火,气降则火降,火降则气不上升,血随气行,无溢出上窍之患矣。降火必用寒凉之剂,反伤胃气,胃气伤则脾不能统血,血愈不能归经矣。"

吐血之证,热证多而寒证少,实证多而虚证少,故清热泻火、凉血止血之法最为常用。然降火必用寒凉之剂,虽可暂用,久服则伤中,脾伤则血愈不能归经。对此,宜在制止炎上沸腾之火热的同时,加用降气下气之品,以平息冲上之逆气而收功。大凡吐血,临床所见有偶吐一二口即止者,有来势凶猛倾碗盈盆者,亦有时轻时重、时发时止者。若吐血不止,则血竭气越,危殆立至。对此,当以止血为第一要务,同时适时加用行气活血之品,既防凝滞,又可引血归经,以血行经络而吐血自止。吐血之证,临证所见由于气逆火炎者,不在少数,故清肝泻肝等伐肝之法临床常用。然肝体阴而用阳,伐肝太过,则肝失所藏,血愈不止。对此,应适时加用补肝养肝之品,以使肝有所藏,血有所归,而吐血自止。以上三法虽为吐血而设,但可应用于各种出血,实乃治疗出血证之圭臬。

4.寒热虚实　仔细辨析

明代梁学孟《国医宗旨·失血病机》云:"大凡失血,先辨出于何经,当用此清气之药,然后凉血,审其虚实调治,庶无误矣。"清代吴澄《不居集·血症八法扼要》云:"余历练数十年,见症甚多,务求其要,昼夜苦思,深知根底,立为八法。以气为主,贯通寒热虚实,经纬其间,条分缕晰,开卷了然。"

一般而言,出血证初发,多为实证、热证,常为血热迫血妄行所致,治当以清热凉血为主。其中又有解表清热、解毒清热、清心泻火、凉肝泻火、清胃泻热、清热祛湿、清肺润燥和凉血止血等法。久病体虚而患出血证,或出血证日久不复者,概为虚证。或为阴虚火旺,或为心脾不足,或为肝肾亏虚,或为脾胃虚寒,或为脾肾阳衰,甚则血崩阳脱,九窍出血等等,治宜以补虚为主。其中又有滋阴降火、健脾摄血、益气升提、滋补肝肾、温中健脾、温补脾肾,以及益气固脱等法。

5.权衡主次　标本缓急

明代张介宾《景岳全书·血证》云:"治血之药,凡为君为臣,或宜专用,或宜相兼,病有浅深,方有轻重,其间参合之妙,固由乎人,而性用之殊,当知其类。"孙文胤《丹台玉案·诸血门》云:"治法未见血则宜消宜和,既见血则宜凉宜止,旧血未尽则化其血,新血未尽则补其血,因其势之轻重为缓急之施,则无不中矣。"

出血证临床表现,往往虚实互见,寒热错杂。临证时又当权衡主次,标本缓急,或一法独进,或数法合用。出血证无论新久、虚实,凡见暴血如涌不止者,首先皆当益气固脱,留得气存在,就能生新血。各种出血,血溢脉外,无孔不入,无隙不钻;血止之后,离经之血,不能返经,即可形成瘀血。血虽暂止,而瘀血不除,新血不生,血行受阻,往往还会再次出血。因此,血止之后,应予养血活血,以推陈生新。

6.收功之法　益脾和胃

明代赵献可《医贯·绛雪丹书·血症论》云:"凡治血证,前后调理,须按三经用药。心主血,脾裹血,肝藏血。归脾汤一方,三经之方也。"日本丹波元坚《杂病广要·诸血病》云:"出血诸症,每每以胃药收功。盖心主血,肝藏血,胃者又所以生其血而能使真气归元,故其血自止。"

形成出血证的原因很多,但归纳起来不外虚实两大类。急性者多属实热,慢性者多属虚证。故治急性者多以清热解毒、凉血止血为主,分清胃泻火、凉血止血、泻肝清胃、化瘀止血诸法;治慢性者多以调补为主,分健脾益气、升脾益气、健脾温中、温补脾肾诸法。然治疗急性者不可纯用寒凉,以免伤胃气;慢性者久之不愈,更宜益脾和胃,胃气一复,其血自止。失血之证,毕竟耗血亦伤气,正气亏虚,易致贼邪外侵,故当血止之后,亦应予益气养血,益脾和胃,以扶正气。

7.忌吐忌汗　再动其气

清代陈澈《药性忌宜·吐血咯血鼻衄齿衄耳衄舌上出血》云:"忌升提、发散、下、破血、补气、闭气、破气、温热、辛燥,复忌极苦寒伤胃。"唐容川《血论证·用药宜忌论》云:"汗、吐、攻、和为治杂病四大法,而失血之证,则有宜不宜……故忌吐汗,再动其气。"

治疗出血证,应忌汗忌吐,破气及大辛大热之药均当慎用。肺为娇脏,喜柔润,恶燥热,故用药宜甘寒滋润,保肺生津,忌温热动血之品;血热妄行者,宜降气,忌用升散,以免气火升腾,咳血加重;邪在表,属实火者,应清热解表,润肺止咳,忌用辛温解表,缘大量失血,阴血已耗,如附加发汗,必更伤阴血,甚则阳气随津液外泄,产生亡阳之变;失血之人,气既上逆,而复吐之,则助其逆势,必气上不止,故须病时忌吐,既已愈后另有杂症,亦不得轻用吐药,往往因吐便发出血。故治疗出血证,不仅不可轻用苦寒,不可骤用止涩,不可尚行腻补,更不可妄事攻伐。

六、具体治法

出血证的治疗方法,可归纳为如下二十二法。

1.凉血止血法

适用于热病邪热内陷营血,迫血妄行之吐血、咳血、衄血、尿血、便血等证。外感风热燥火、湿热内蕴、肝郁化火等,均可灼伤脉络,迫血妄行而出血。亦如宋代严用和《重订严氏济生方·吐衄》所云:"血之妄行者,未有不因热之所发。"

唐代孙思邈《备急千金要方》犀角地黄汤为凉血止血法的代表方剂。方中犀角现不能入药,可以水牛角代替。临床上大蓟、小蓟、白茅根、槐花、地榆、茜草、牡丹皮、墓头回等均可选择。但在具体应用时宜遵"不可纯用寒凉"之明训。

2.收敛止血法

适用于出血量多,或吐血、咳血、衄血、便血、崩漏等日久不愈者。出血量多,或日久不愈,则耗气伤血,气伤则摄血无力,血伤则气血更虚,终致病无愈期。亦如清代程履新《程氏易简方论·血门》所云:"一曰阻遏,血色红赤,逢黑即止,水克火之义。久而不止,法以百草霜、京墨、十灰散之类,以控抑之;或花蕊石以消化之,庶不令上溢矣。"

元代葛可久《十药神书》旧注云:"故留得一分自家之血,即减得一分上升之火,易为收拾。"拟定的十灰散为收敛止血法的代表方剂。临床上白及、仙鹤草、百草霜以及其他止血炭药也可选择。但在具体应用时须知十灰散主治热证出血,忌用于虚寒出血;收敛止血法以治标为主,血止之后,还应审证求因。同时还宜遵"不可骤用止涩"、"不可单行单止"等明训。

3.化瘀止血法

适用于瘀血阻滞血脉，或离经之血未排出体外所致的咳血、吐血、衄血、尿血、便血、崩漏等证。气滞日久，或气虚或邪毒内侵阻滞血脉运行，或离经之血着而不去，皆致血不循常道，溢于肌肤或瘀阻脉络而出血。亦如清代唐容川《血证论·吐血》所云："瘀血不行而血不止。"

清代吴谦等《医宗金鉴》桃红四物汤为化瘀止血法的代表方剂。临床上大黄、三七即为活血止血之良药；蒲黄、五灵脂、花蕊石及中成药云南白药亦为临床所常用。但在具体应用时宜遵"不可妄事攻伐"之戒，可"因其势之轻重而为缓急之施"。

4.解表清热法

适用于外感风热，邪热郁表蕴肺，迫血妄行之鼻衄、咳血、咯血、肌衄等证。感受风热之邪，入里化热，蕴于肺经，损伤血络，血溢脉外，而发出血。亦如清代徐大椿《慎疾刍言·吐血》所云："盖血症因伤风咳嗽而起者，十之七八。"

清代吴瑭《温病条辨》桑菊饮或银翘散为解表清热法的代表方剂。若鼻衄者，加白茅根、牡丹皮、藕节；肌衄者，加紫草、赤芍、玄参、茜草；咳血者，加大蓟、小蓟、侧柏叶。具体应用时亦宜遵"不可轻用苦寒"之训。

5.解毒清热法

适用于邪热毒盛，入里化热、化火，迫血妄行之鼻衄、咳血、咯血、肌衄、尿血、便血等证。外感邪毒，由表传里，内犯营血，伤阴动血，迫血妄行，而发出血。亦如清代叶桂《外感温热论》所云："温邪上受，首先犯肺，逆传心包……入营犹可透热转气……入血就恐耗血动血，直须凉血散血。"

清代吴瑭《温病条辨》清营汤或化斑汤为解毒清热法的代表方剂。若出血重者，可兼服三七粉、中成药云南白药之类。具体应用时谨防"恣用苦寒以伤其脾。"

6.清心降火法

适用于心火亢盛，循经上炎，或心热下移小肠之舌衄、尿血等证。舌为心之苗，心火亢盛，热灼血络则舌衄；心与小肠相表里，心热移于小肠，络脉损伤则尿血。亦如宋代陈自明《妇人大全良方·众疾门·妇人小便出血方论》所云："心主于血，通行经络，循环脏腑。若得寒则凝涩，得热则妄行，失其常道则溢，渗于脬，则小便出血也。"

宋代钱乙《小儿药证直诀》导赤散为清心降火法的代表方剂。方中木通改用黄连，出血重者加白茅根、牡丹皮、童便、紫草；尿血伴有血块者，加泽兰、蒲黄、琥珀。同时也应注意"不可纯用苦寒。"

7.清肝泻火法

适用于肝郁化火，肝气横逆所致之目衄、耳衄、鼻衄、吐血、咳血、咯血等证。郁怒伤肝，肝失调达，气机郁滞，日久化热，热灼血络则衄血，木火刑金则咯血，肝气横逆犯胃，热伤胃肠则呕血、便血。亦如清代景冬阳《嵩崖尊生书·血从郁致论》所云："血证多起于郁，人所不知。凡郁皆肝病，木中有火，郁则火不得舒，血不得藏，自生妄行之证。"

金代李杲《兰室秘藏》龙胆泻肝汤为清肝泻火法的代表方剂。郁金亦为临床常用。出血量多者，加三七粉。具体应用时宜遵"宜补肝，不宜伐肝"之旨。

8.清胃泻热法

适用于胃经蕴热，迫血妄行之呕血、吐血、咳血、鼻衄、齿衄、便血等证。饮食积滞，蕴于胃腑，滞而不行,化热化火,损伤胃络,血溢脉外而出血。亦如清代叶桂《临证指南医案·吐血》所云:"酒热戕胃之类,皆能助火动血。"

汉代张仲景《金匮要略》泻心汤合元代葛可久《十药神书》十灰散为清胃泻热法的代表方剂。出血量多者,可兼服三七粉、中成药云南白药。但以上二方宜于暂用,不宜久服,以免伐正伤胃。

9.清金降火法

适用于肺热气逆,火热迫肺所致之咳血、咯血、唾血、鼻衄等证。外感风热,首先犯肺,肺失清肃,气逆作咳,肺窍络伤,乃发咳血、咯血、唾血、鼻衄等。亦如明代秦昌遇《症因脉治·外感嗽血之症》所云:"身发寒热,喘促气逆,咳嗽不止,嗽痰带血……"

宋代政和中奉敕撰《太平惠民和剂局方》苏子降气汤合清代吴瑭《温病条辨》桑菊饮为清金降火法的代表方剂。出血量多者加白茅根、侧柏叶、牡丹皮、藕节。具体应用时应以清肺热为主,降肺气为辅。

10.清肺润燥法

适用于阴虚肺燥,肺络损伤之鼻衄、咳血、咯血等证。感受风热燥邪,损伤于肺,使肺失清肃,肺络损伤,乃发鼻衄、咳血、咯血等。亦如清代叶桂《临证指南医案·吐血》所云:"若夫外因起见,阳邪为多,盖犯是证者,阴分先虚,易受天之风热燥火也。"

清代喻昌《医门法律》清燥救肺汤为清肺润燥法的代表方剂。方中人参可改用沙参,以益气养阴,并可酌加生地炭、藕节炭、旱莲草、十灰散等以凉血止血。清代吴瑭《温病条辨》桑杏汤亦可选择应用。燥热已退而咳嗽不已的咳血、咯血,痰中带血者,当选择沙参麦冬汤(《温病条辨》)以滋阴润肺,宁嗽止血,切不可一味清火。

11.清热祛湿法

适用于湿热壅盛,下迫膀胱之尿血、便血、痔血等证。因于外者,由于感受湿热之邪,或湿浊蕴积,日久化热,蕴结下焦;由于内者,主要由于饮食不慎,聚湿生热,湿热下注,损伤脉络,乃发出血。亦如明代李梴《医学入门·下血》所云:"酒面积热,触动脏腑,以致荣血失道,渗入大肠。"

宋代严用和《重订严氏济生方》小蓟饮子为治疗膀胱湿热尿血的代表方剂;《实用中医内科学》地榆散(验方)合汉代张仲景《金匮要略》赤小豆当归散为治疗湿热蕴蒸便血的代表方剂。出血量多者,可加槐花、旱莲草。亦如清代陈士铎《石室秘录》所云:"血之下也,必非无故,非湿热之相侵,即酒毒之深结。若不逐去其湿热酒毒,而徒当止涩之味,吾未见其下血之能止也。"

12.滋阴降火法

适用于阴虚火旺,虚火上炎之衄血、吐血、咳血,以及尿血等证。如因肾水亏虚,不能承上,则虚火上炎,损伤血络,血溢脉外,乃发出血。亦如明代张介宾《景岳全书·血证》所云:"凡病血者,虽有五脏之辨,然无不由于水亏,水亏则火盛,火盛则刑金,金病则肺燥,肺燥则络伤而嗽血,液涸而成痰,此其标固在肺,而病本则在肾也。"

宋代王怀隐等《太平圣惠方》茜根散为滋阴降火法的代表方剂。尿血明显者,加大蓟、小蓟、白茅根;便血明显者,加地榆、槐花;衄血甚者,加紫草、赤芍、墓头回。具体应用时不可过剂,以防苦寒伤中。中成药知柏地黄丸亦可选择应用。

13.补脾摄血法

适用于心脾两虚,或出血日久,脾气亏虚,不能摄血之一切出血证。脾统血,思虑太过,劳伤心脾,或因罹患他病,导致脾气亏虚,统摄无权,血溢脉外,乃发各种慢性出血。亦如明代张介宾《景岳全书·血证》所云:"盖脾统血,脾气虚则不能收摄;脾化血,脾气虚则不能运化,是皆血无所主,因而脱陷妄行。"

宋代严用和《重订严氏济生方》归脾汤为补脾摄血法的代表方剂。出血明显者,可加服三七粉、中成药云南白药之类。需长期服用者,亦可选择服用中成药归脾丸或人参归脾丸,同时防止滋腻碍脾。

14.益气升提法

适用于气虚不能摄血,血随气陷之便血、尿血,或其他血证而伴有脱肛者。思虑劳倦伤脾,或久病致中气不足,气不摄血,乃发下血,或兼脱肛。亦如元代朱震亨《丹溪心法·下血·肠风脏毒》所云:"久不愈者,后用温剂,必兼升举药中加浸炒凉药。"

金代李杲《脾胃论》补中益气汤为益气升提法的代表方剂,亦可选用归脾汤(《济生方》)以补益心脾,益气养血。出血较多者,可加服三七粉或中成药云南白药、补中益气丸等。

15.滋补肝肾法

适用于出血证日久不复,肝肾亏虚,精血不生之各种慢性出血证。各种虚损,出血病久,皆可穷必及肾,致病无愈期,或加重出血。亦如明代戴思恭《金匮钩玄·血属阴难成易亏论》所云:"阴气一亏伤,所变之证,妄行于上则吐衄,衰涸于外则虚劳,妄返于下则便红。"

清代魏之琇《柳州医话》一贯煎为滋补肝肾法的代表方剂。临证应用时可加用山茱萸、旱莲草。若胁痛脘胀,而舌苔白腻,脉沉者,多因气滞痰凝所致,则忌用本方。

16.温中健脾法

适用于中气虚寒,统血无权之吐血、便血等证。脾胃阳虚,寒郁中宫,中焦更伤,脾虚失摄,乃发吐血、便血。亦如明代赵献可《医贯·绛血丹书·血症论》所云:"胃者,守营之血,守而不走,存于胃中,胃气虚不能摄血,故令人呕吐,从喉而出于口也。"

汉代张仲景《金匮要略》黄土汤为温中健脾法的代表方剂。若出血甚者,可加炮姜炭、艾叶炭、白及;兼瘀者,加三七、花蕊石。然本方性温,对于因热邪所致的便血、崩漏等证,则不宜使用。

17.温补脾肾法

适用于出血日久不愈,脾肾阳衰,不能生血化精之各种慢性出血证。出血既久,脾虚及肾,以致脾肾阳虚,而发出血。亦如清代唐容川《血证论·用药宜忌论》所云:"血证之补法……当补脾者十之三四,当补肾者十之五六,补阳者十之二三,补阴者十之八九。"

汉代张仲景《金匮要略》黄土汤为治疗脾阳虚便血的代表方剂;唐代孙思邈《备急千金要方》无比山药丸为治疗肾阳虚尿血的代表方剂。前方具体应用时宜加温补固涩的仙茅、仙灵脾、补骨脂、菟丝子,以及炮姜炭、花蕊石等;后方具体应用时宜加仙鹤草、小蓟、炮姜炭、艾叶炭、三七粉等。

18.补血止血法

适用于出血日久不愈,血液亏虚,血不载气,气不摄血之各种慢性出血证。血与气相随而行,出血既久,必致血虚,血不载气,气失统摄,乃发出血,致使病无愈期。亦如明代朱橚《普济方·诸血门》所云:"大抵寸口脉微而弱,气血俱虚,则吐血。"

金代李杲《内外伤辨惑论》当归补血汤为补血止血法的代表方剂。具体应用时可加阿胶、白芍、白术、茯苓、大枣等以补益气血;出血量大时,再酌加止血之品。阴虚潮热者忌用。

19.益气养阴法

适用于出血日久不愈,气阴两虚之各种慢性出血证。大病久病,耗气伤阴,气阴两伤,阴虚火旺,血失统摄而出血。亦如明代戴思恭《金匮钩玄·血属阴难成易亏论》所云:"阴气一亏伤,所变之证,妄行于上则吐衄,衰涸于外则虚劳,妄返于下则便红。"

金代李杲《内外伤辨惑论》生脉散合明代张介宾《景岳全书》茜根散为治疗气阴两虚出血的代表方剂。临床应用时若表邪未解者慎用本方,以防"闭门留寇"。

20.益气固脱法

适用于暴血不止,阴竭阳脱之一切出血证。暴血不止,阴血崩溃,阳气无所依附,而奔脱于外;或九窍出血不止,形成阴亡阳脱、阴阳离决之凶险危笃之势。亦如明代孙文胤《丹台玉案·诸血门》所云:"至于五窍出血者,势如潮涌,耳目口鼻一齐逆流,药不及煎,针不及下,死在顷刻间,此犹血症之至极者也。"

元代葛可久《十药神书》独参汤或危亦林《世医得效方》参附汤为益气固脱法的代表方剂。临证可加三七粉、阿胶、童便,以及中成药云南白药或参附注射液以急则治其标。

21.行气活血法

各种出血证,不可纯用止血药,在应用以上诸法时,一般应适当佐以理气活血药物,以防留瘀之弊;或在血止之后,在扶正固本时,亦可稍佐行气活血药物,使旧血得去,新血得生,血循常道,而不妄行。亦如清代唐容川《血证论·吐血》所云:"一切不治之症,总由不善去瘀之故。凡活血者,必先以去瘀为要。"

清代王清任《医林改错》血府逐瘀汤为行气活血法的代表方剂。常用药物有当归、赤芍、白芍、丹参、桃仁、红花、鸡血藤、郁金、川楝子、元胡索、枳壳、柴胡、香附等。具体应用时须依病情及气滞、血瘀的孰轻孰重酌情选择,切忌"不可妄事攻伐"。

22.急症处理

多部位大量出血,如呕血、便血、咯血等,严重时并发脑衄者,急当以止血为第一要务。清代唐容川《血证论·吐血》云:"所谓止血者,即谓此未曾溢出仍可复还之血,止之使不溢出。"当此之时,可选用十灰散(《十药神书》)、三七粉、大黄粉、白及粉以及中成药云南白药等口服。

鼻衄者,用湿毛巾或冰袋冷敷额部及鼻根部,选用百草霜、血余炭等敷于凡士林纱条表面填塞鼻腔。亦如清代唐容川《血证论·鼻衄》所云:"病在肠胃者药到速,病在经脉者药到缓。衄血病在经脉,兼用外治法,亦能取急效。"大咯血者,注意保持呼吸道通畅,清醒者取侧卧位,嘱用力咳嗽,并拍背以助瘀血咯出,并可服白及粉、中成药云南白药。呕血者,可服大黄粉、三七粉或白及粉。

出血证患者突然出现面色苍白,心悸气短,肢冷汗出,神疲乏力,脉细微欲绝者,可急服独参汤(《十药神书》),并静脉注射或滴注中成药参附注射液;轻者亦可选用参麦注射液或生脉注射液静脉滴注。

出血证患者突然出现头痛,恶心呕吐,意识不清,伴见面赤身热,躁扰不宁,舌苔黄腻,脉弦滑而数者,宜选用中成药至宝丹灌服或鼻饲;亦可冲服羚羊角粉,或选用中成药安宫牛黄丸口服,同时可静脉滴注中成药清开灵注射液或醒脑静注射液。伴见面白唇黯,静卧不烦,四肢不温,痰涎壅盛,舌苔白腻,脉沉缓或滑者,宜选用中成药苏和香丸灌服或鼻饲,并可灌服涤痰汤(《重订严氏济生方》)。若伴见目合目张,鼻鼾息微,手撒肢冷,大小便自遗,脉微欲绝者,急以中成药参附注射液静脉注射,继以参附注射液静脉滴注;亦可静脉滴注参附注射液。

七、出血证证型

1.出血证基本证型

(1)血热妄行

症状:起病较急,病情较重,皮肤紫斑,色鲜红或紫红,或鼻衄、齿衄或尿血、便血,烦渴不欲饮,尿赤,便秘或兼发热恶风,头身疼痛,或腹痛,关节肿痛,舌质深红,苔黄,脉滑数或弦数。

病机分析:感受风热之邪,郁于肌表,营卫失调,气血不畅,故见发热恶风,头身疼痛;气郁化火,灼伤阳络,血热妄行,血溢肌肤而见紫斑或见齿衄、鼻衄;热郁胃肠则便血,便秘;热聚膀胱,灼伤阴络则见尿血;热入血分,灼伤阴津则烦渴不欲饮。舌质深红,苔黄,脉滑数或弦数均为风热火邪侵入气血之象。

治法:清热解毒,凉血止血。

方药:犀角地黄汤(《备急千金要方》)加减。

水牛角30g(先煎),生地黄15g,牡丹皮15g,赤芍10g,玄参15g,白茅根30g,茜草10g,仙鹤草30g,大蓟15g,小蓟15g,墓头回15g。

方药分析:方中水牛角清热解毒,凉血止血;生地黄、玄参养阴凉血;赤芍、牡丹皮、茜草散瘀凉血;白茅根、仙鹤草、大蓟、小蓟、墓头回凉血止血。全方合用,对来势较猛的血热妄行之出血,急则治其标,止血不留瘀。

加减:若热盛烦躁,紫斑密集而广泛者,冲服紫雪丹(《太平惠民和剂局方》),或加金银花、连翘、大青叶以解毒凉血;腹痛明显者,加白芍、甘草、五灵脂、蒲黄以行气活血止痛;大便秘结者,加生大黄以通腑泄热;便血者,加槐花、地榆以收敛止血;关节肿痛者,加秦艽、桑枝、忍冬藤以通络止痛;鼻衄甚者,加黄芩、侧柏叶以清热泻火;尿血者,加旱莲草、紫草以凉血止血。亦可选用中药制剂清开灵注射液,以清热解毒,凉血止血。

(2)阴虚内热

症状:起病较缓,病程较长,紫斑时作时止,时有齿衄、鼻衄,口燥咽干,五心烦热,潮热盗汗,腰膝酸软,舌质红少苔或无苔,脉细数。

病机分析:久病不愈,肾阴亏耗,虚火灼伤脉络,血溢于肌肤则见紫斑、齿衄或鼻衄;阴津亏虚则口燥咽干;虚火迫液外泄则见盗汗;阴虚内热则潮热、五心烦热;虚火上扰心神则见心烦;肾阴不足,血脉失养则见腰膝酸软。舌红少苔,脉细数均为阴虚火旺之象。

治法:滋阴降火,凉血止血。

方药:茜根散(《太平圣惠方》)加减。

茜草15g,生地黄15g,黄芩10g,阿胶10g(烊化),侧柏叶15g,旱莲草15g,墓头回15g,龟板15g(先煎),牡丹皮10g,仙鹤草20g,甘草6g。

方药分析:方中茜草、牡丹皮清热凉血,散瘀止血;生地黄、旱莲草养阴滋肾,凉血止血;黄芩清热泻火;侧柏叶、仙鹤草、墓头回收敛止血;龟板滋阴潜阳,益肾养血;阿胶滋补阴血;甘草和中。

加减:若潮热、五心烦热者,加地骨皮、银柴胡、白薇以清虚热;口臭者,加生石膏、玄参、怀牛膝以清泄胃火;盗汗者,加煅龙骨、煅牡蛎以收敛固涩;尿血者,加大蓟、小蓟、白茅根以凉血止血;便血者,加槐花、地榆炭以收敛止血;心烦少寐者,加莲子心、夜交藤、麦门冬以清心除烦;遗精者,加莲须、芡实、桑螵蛸以收涩固精;腰膝痠软者,加狗脊、续断、怀牛膝以壮腰健肾;咽干痛者,加玄参、山豆根、桔梗以清热利咽;头昏目花者,加菊花、山茱萸、枸杞子以滋补肝肾。亦可选服中成药知柏地黄丸以滋阴降火。

(3)肝火犯肺

症状:咯血鲜红,咳嗽气逆,痰中带血,痰稠不爽,胸胁疼痛,烦躁易怒,目赤口苦,舌质红,苔黄,脉弦数。

病机分析:肝火上逆犯肺,木火刑金,肺失清肃,肺络损伤,血溢脉外则咳嗽、咯血;肝火灼液为痰,肺气上逆则咯痰不爽,或痰中带血;肝经循行于胸胁,肝火壅滞,肝经失和,故胸胁疼痛;肝火上炎则口苦、目赤;肝火上扰心神则烦躁易怒。舌红苔黄,脉弦数均为肝火亢盛之象。

治法:清肝泻肺,凉血止血。

方药:黛蛤散(《医宗金鉴》)合泻白散(《小儿药证直诀》)加味。

桑白皮15g,地骨皮15g,青黛10g(包煎),海蛤粉10g(包煎),龙胆草6g,栀子炭10g,生地黄10g,白茅根20g,侧柏叶10g,茜草10g,牡丹皮10g,赤芍10g,甘草6g。

方药分析:方中桑白皮、地骨皮清泻肺热;青黛凉血清肝;海蛤粉清肺化痰;龙胆草、栀子炭清肝泻火,止血除烦,生地黄、白茅根、侧柏叶凉血止血;茜草、牡丹皮、赤芍清热凉血,活血散瘀;甘草清热润肺止咳,养胃和中。

加减:若肝火甚兼头痛、目赤者,加菊花,夏枯草以清肝泻火;出血不止量较多者,可另吞服三七粉或中成药云南白药以化瘀止血。

(4)肝胃郁热

症状:呕血、便血或肌衄,血色鲜红或黯红,或大便色黑,脘胁胀满疼痛,口苦口干,心烦易怒,舌质红,苔薄黄,脉弦数。

病机分析:郁怒伤肝,肝失条达,气机郁滞,日久化热,横逆犯胃,热伤胃肠则见呕血、便血或黑便;血溢肌肤则见肌衄;肝气犯胃,气机失畅,故脘胁胀痛;火性上炎则口苦口干,心烦易怒。舌红苔薄黄,脉弦数均为肝胃郁热之象。

治法:清肝和胃,镇逆降气。

方药:丹栀逍遥散(《内科摘要》)加味。

牡丹皮15g,栀子15g,龙胆草6g,柴胡10g,郁金10g,当归10g,白芍10g,生地黄10g,大黄10g,茜草10g,花蕊石10g(先煎),甘草6g。

方药分析:方中牡丹皮、栀子清肝泻火;柴胡、郁金疏肝解郁;当归、白芍养血和肝;龙胆草、生地黄泻肝养阴;大黄清泻胃热;茜草、花蕊石化瘀止血;甘草和中。

加减:若火邪伤阴者,加麦门冬、石斛、天花粉以养阴生津;出血量多,气阴两亏者,加用生脉散(《内外伤辨惑论》)以益气养阴;兼见胸脘满闷,口渴不欲饮者为有瘀血,可加三七粉调服以化瘀止血。

(5)气不摄血

症状:病程较长,肌肤紫斑,或齿衄、鼻衄反复发作,遇劳则重,面色苍白或萎黄无华,神疲乏力,头晕,心悸气短,纳呆腹胀,大便溏薄,小便清长,舌质淡,苔薄白,脉细数。

病机分析:脾虚失摄,血液外溢则发出血,溢于肌肤为紫斑,溢于胃肠则见呕血、便血或黑便;脾气虚弱,健运失司,中焦气机不畅则脘腹不适,纳呆、便溏;脾虚气血生化乏源,气血不足,失于濡养,故面色苍白或萎黄无华;中气虚弱则神疲乏力,小便清长;心失所养则心悸气短。舌淡苔薄白,脉细弱均为脾气虚弱之象。

治法:健脾养心,益气摄血。

方药:归脾汤(《济生方》)加减。

党参15g,黄芪20g,当归15g,茯苓15g,白术10g,酸枣仁10g,炙甘草10g,木香6g,炮姜炭10g,阿胶10g(烊化),仙鹤草15g。

方药分析:方中党参、茯苓、白术、炙甘草健脾益气;黄芪、当归益气生血;酸枣仁、阿胶养血止血;炮姜炭温阳止血;仙鹤草收敛止血;木香理气醒脾。

加减:若胃脘隐痛者,加白芍、制香附以行气止痛;腹胀者,加大腹皮、陈皮以行气消胀;气损及阳,脾肾阳虚者,加补骨脂、菟丝子以温补脾肾;出血量多者,加服中成药云南白药以加强止血;脾气下陷者,亦可选用补中益气汤(《脾胃论》)以调补脾胃,升阳益气而摄血。

(6)瘀血内停

症状:肌衄、齿衄或鼻衄,久病不愈,腹部肿块,面色紫黯,唇甲青紫,胸或腰腹疼痛,痛有定处,舌质紫黯或有瘀点,脉涩。

病机分析:气滞日久,或气虚或邪毒内侵阻滞血脉运行,或离经之血着而不去,致血不循经,血溢脉外则见紫斑、齿衄或鼻衄;瘀血阻络则面色紫黯,唇甲青紫,胸或腰腹疼痛,痛有定处。舌质紫黯或有瘀点,脉涩均为瘀血内停之象。

治法:活血理气,化瘀止血。

方药:桃红四物汤(《医宗金鉴》)加味。

桃仁10g,红花10g,当归15g,赤芍15g,川芎15g,生地黄15g,丹参15g,鸡血藤15g,郁金15g,三七粉6g(冲服)。

方药分析:方中桃仁、红花、川芎、赤药、丹参、三七粉活血化瘀;当归、鸡血藤养血活血止血;郁金理气化瘀止血;生地黄养阴止血。

加减:若气短乏力者,加黄芪、党参、大枣以补中益气;五心烦热者,加玄参、知母、地骨皮以滋阴清热;发热咽痛者,加金银花、连翘、板蓝根以清热解毒利咽;胃脘疼痛者,加延胡索、蒲黄、五灵脂以活血行气止痛;腹胀者,加陈皮、枳壳以行气消胀;鼻衄者,加白茅根、栀子以凉血止血;咳血者,加侧柏叶、白及以收涩止血;便秘者,加生大黄以通腑导滞;便血者,加槐花、地榆炭以收敛止血;腹中积块者,加鳖甲、牡蛎以软坚散结;出血量多者,另冲服中成药云南白药以加强止血。亦可选用血府逐瘀汤(《医林改错》)加减。

2.出血证主要兼夹证型

(1)阳气暴脱

症状:突然出现全身发黯或紫色斑块,或呕血、便血,或衄血,或长期慢性出血突然加重,并见面色苍白,大汗如洗,身凉肢厥,口开目合,手撒遗尿,舌质淡,苔白,脉微细欲绝。

病机分析:血属阴,气属阳,大量出血致阴气消亡,阳气无所依附而散越则面色苍白,身凉肢厥;阳气暴脱,失于固摄则大汗如洗,口开目合,手撒遗尿;阳气暴脱,血溢络外则肌肤紫黯发斑,呕血或便血。舌淡苔白,脉微细欲绝均为阳气暴脱之象。

治法：大补元气,回阳固脱。

方药：参附汤(《世医得效方》)。

人参15g,炙附子10g(先煎)。

方药分析：方中人参大补元气,炙附子温壮真阳。

加减：可加服中成药云南白药、三七粉、阿胶等以止血。亦可选用中药制剂参附注射液以急救回阳。

(2)失血耗气

症状：长期慢性出血,或衄血,或咳血,或吐血,或尿血,或便血,伴神疲乏力,呼吸气短,语音低微,少气懒言,纳差,舌质淡,苔薄白,脉虚细无力。

病机分析：血为气之母,各种慢性出血,经久不愈,耗伤元气,肺气不足,脾气不运,故神疲乏力,呼吸气短,语音低微,少气懒言,纳差;气为血之帅,元气不足,气不摄血,则可加重各种出血,或使病情缠绵不愈。舌淡苔薄白,脉虚细无力均为失血耗气之象。

治法：益气摄血。

方药：四君子汤(《太平惠民和剂局方》)加味。

人参15g,茯苓10g,白术10g,炙甘草10g,仙鹤草30g,茜草10g,旱莲草10g,阿胶10g(烊化)。

方药分析：方中人参大补元气;茯苓、白术健脾益气;炙甘草补气和中;仙鹤草收敛止血;茜草散瘀止血;旱莲草滋阴止血;阿胶补血止血。

加减：若胃脘隐痛者,加白芍、炙香附以行气止痛;鼻衄者,加白茅根、栀子炭以凉血止血;咳血者,加白及、侧柏叶以收敛止血;吐血者,加蒲黄、三七粉以化瘀止血;尿血者,加大蓟、小蓟以凉血止血;便血者,加槐花、地榆炭以收涩止血;肌衄者,加金银花、紫草以清热消斑。

(3)失血血虚

症状：长期慢性出血,或衄血,或咳血,或吐血,或尿血,或便血,伴面色淡白,或萎黄不泽,头晕眼花,口唇、爪甲色淡,心悸怔忡,舌质淡,脉沉细无力。

病机分析：气主煦之,血主濡之,各种长期慢性出血,损失血液,血虚不能荣润周身,则见面色无华,口唇爪甲色淡;血虚不能上奉于脑则头晕眼花;心血亏虚,心神不宁则心悸怔忡;气血同源,血虚气亦亏,气不摄血,又可致出血不止。舌质淡,脉沉细无力均为血虚之象。

治法：补血养血。

方药：四物汤(《太平惠民和剂局方》)加味。

当归15g,熟地黄15g,白芍10g,川芎10g,阿胶10g(烊化),黄芪20g,酸枣仁10g,仙鹤草20g,炙甘草10g。

方药分析：方中当归养血和血;熟地黄滋阴养血;白芍和营养肝;川芎行气活血;阿胶补血止血;黄芪益气生血摄血;酸枣仁养心安神;炙甘草补气和中;仙鹤草收敛止血。

加减：若兼血热者,加白茅根、大蓟、小蓟以凉血止血;兼血瘀者,加鸡血藤、茜草、牡丹皮以化瘀止血;兼血寒者,加炮姜炭、艾叶炭以温阳止血;气虚明显者,加党参、山药、紫河车以益气补血。

(4)气血两虚

症状：多种出血,伴神疲乏力,呼吸气短,头晕眼花,心悸失眠,纳差,面色苍白无华,手足麻木,爪甲色淡,舌质淡而胖嫩,脉细弱无力。

病机分析：多种出血,失血耗气,气不生血,致使气血两虚,肺脾气虚,肺气不足,脾气不运则神疲乏力,呼吸气短,纳谷减少;气血不足,血不养心则心悸失眠;无以上荣于头目与肢体,则见头晕眼花,面色无华,唇甲色淡;气血两虚,血失统摄,则可使出血加重或缠绵难愈。舌质淡而胖嫩,脉细弱无力均属气血两虚之象。

治法:补益气血。

方药:八珍汤(《正体类要》)加味。

当归15g,熟地黄10g,白芍10g,川芎10g,人参10g,茯苓10g,白术10g,黄芪20g,阿胶10g(烊化),山茱萸10g,紫草10g,炙甘草10g。

方药分析:方中四物汤加阿胶补益阴血,四君子汤加黄芪补益正气,合用以气血双补;山茱萸、紫草收涩止血。

加减:若兼气虚下陷者,可选用补中益气汤(《脾胃论》)加减以补中益气;偏寒者,可选用十全大补汤(《太平惠民和剂局方》)加减以温补气血;偏心血虚者,可选用人参养荣汤(《太平惠民和剂局方》)加减以益气补血,养心安神;心动悸、脉结代者,可选用炙甘草汤(《伤寒论》)加减以益气养血,滋阴复脉。

(5)出血血瘀

症状:各种出血,伴午后或晚间发热,口燥咽干,渴不欲饮,痛如针刺,痛处固定,积包块,面色黧黑,青筋显露,唇舌青紫,脉细涩或结代。

病机分析:离经之血,停着于脏腑组织之间,形成瘀血;瘀血留滞于皮肉腠理之隙,积聚而不消散,积蓄而未清除,致使气血壅遏不通,故见午后及夜间发热,口燥咽干,渴不欲饮,或痛如针刺,痛处固定,或癥积包块,或面色黧黑,青筋暴露,或唇舌青紫,脉细涩或结代等一派瘀血阻滞之象。瘀血阻滞血脉,则又可加重出血。

治法:活血行血,祛瘀止血。

方药:失笑散(《太平惠民和剂局方》)加味。

蒲黄12g,五灵脂12g,当归15g,川芎10g,茜草10g,赤芍10g,牡丹皮10g,郁金10g,三七粉3g(冲服)。

方药分析:方中蒲黄行血止血;五灵脂活血止血,散瘀止痛;当归补血和血;川芎、郁金行气活血;茜草、赤芍、牡丹皮、三七粉散瘀止血。

加减:若气滞明显者,加川楝子、香附以行气消滞;兼寒者,加艾叶炭、炮姜炭以温阳止血;便血者,加槐花、地榆以收涩止血;吐血者,加栀子炭、大黄以化瘀止血;咳血者,加白及、侧柏叶以收敛止血;腹中积块者,加炙鳖甲、牡蛎以软坚散结。亦可选服中成药云南白药以化瘀止血。

(6)亡血目病

症状:骤然出血,见血失气脱之象者,目暗不明,面色㿠白,睑眦内及口唇淡白无华,短气少言,舌质淡,苔白,脉微细数或芤大。

病机分析:各种出血,亡血过多,气随血脱,目失所荣则目暗不明;血虚不荣则面色㿠白,睑眦内及口唇淡白无华;元气耗伤则短气少言。舌淡苔白,脉微细数或芤大均为血失气脱之象。

治法:急固元气,继则益气补血。

方药:速用独参汤(《十药神书》)。

人参15g。

继后用养营汤(《眼科纂要》)加减。

熟地黄15g,菊花15g,黄芪30g,当归15g,白芍10g,草决明10g,枸杞子10g,茯苓10g,旱莲草10g,山茱萸10g。

方药分析:独参汤中人参大补元气,回阳固脱。养营汤中熟地黄养血填精;当归养血和营;菊花、草决明清肝明目;黄芪、茯苓补气健脾;旱莲草、山茱萸收涩止血。

加减:若血虚甚者,加阿胶、龙眼肉以滋阴补血;气虚甚者,加紫河车、山药以补益中气。亦可选服中成药人参归脾丸以益气补血。

第二节 鼻 衄

【定义】

凡血自鼻孔中流出者,称为鼻衄,亦称"衄"、"鼽衄"。鼻衄量多时,又称为"鼻洪"或"鼻大衄"。鼻衄是衄血的一种,即是一种病,又是一种生理性驱邪外出的途径。主要由于肺、胃、肝火热偏盛,迫血妄行,以致血溢清道,从鼻孔流出而成,亦有少数由肾精亏虚或气虚不摄所致。

【源流】

早在《黄帝内经》中就有关于鼻衄的记载,并认为自然界的气候变化或脏腑经脉的病变,均可导致鼻衄。如《素问·五常政大论》云:"少阴司天,热气下临,肺气上从……喘、呕、寒热、嚏、鼽衄、鼻窒。"《灵枢·经脉》云:"大肠手阳明之脉……是主津液所生病者,目黄,口干,鼽衄,喉痹,肩前臑痛,大指次指痛不用。"同时,《黄帝内经》中还有对鼻衄的重危情况的描述,如《素问·大奇论》云:"脉至而搏,血衄身热者,死。"《灵枢·玉版》云:"衄而不止,脉大,逆也。"

汉代张仲景《金匮要略·惊悸吐衄下血胸满瘀血病脉证治》中指出,衄家不可发汗,并从目睛的情况推断衄血的预后。其云:"衄家不可汗,汗出必额上陷,脉紧急,直视不能眴,不得眠。""脉浮,目睛晕黄,衄未止;晕黄去,目睛慧了,知衄今止。"在《伤寒论·辨太阳病脉证并治法》中,则有关于外感病致衄及衄以代汗、鼻衄作解的记载。

隋代巢元方《诸病源候论》最早使用了"鼻衄"的病名,对鼻衄的病因病机作了较为详细的论述,并提出"大衄"病名。其在《妇人杂病诸候·鼻衄候》项下云:"鼻衄者,由伤动血气所为。五脏皆禀血气,血气和调则循环经络,不涩不散;若劳伤损动,因而生热,气逆流溢入鼻者,则成鼻衄也。"认为除劳伤可致鼻衄之外,伤寒、时气、热病、温病等外感疾病均可导致鼻衄,同时强调火热的致病作用。

唐代孙思邈《备急千金要方》、《千金翼方》及王焘《外台秘要》等方书中收载了犀角地黄汤、生地黄汁合大黄末等配伍精当的治衄方剂,同时认为衄血有广义与狭义之别。唐代以前医籍所指的衄血为鼻出血,亦为狭义的衄血;唐代以后的衄血为广义的衄血,是指鼻、齿、耳、目、舌等部位的出血。

宋代王怀隐等《太平圣惠方·治鼻衄不止诸方》云:"腑脏有热,热乘血气,血性得热,即流散妄行,发于鼻者为鼻衄也。"认为鼻衄多由火热所致。在该书"治鼻衄诸方"中所记载的茜根散,是后世治疗出血证的常用方剂之一。

金代刘完素《素问玄机原病式·六气为病》云："衄者,阳热怫郁,干于足阳明而上,热甚则血妄行为鼻衄也。"强调病因中之热及脏腑中之胃,在鼻衄发病中的重要性。元代朱震亨《丹溪心法·衄血》提出鼻衄的治疗原则是"衄血,凉血行血为主,大抵与吐血同。"

明代戴思恭《证治要诀·诸血门·鼻衄》云："诸失血而发热甚者,难治,十仅可一二全者。"指出鼻衄发热甚者难治。李梴《医学入门·血类·衄血》云："衄血热溢肺与胃。"张介宾对鼻衄的辨证论治作了较为详细的论述,颇多心得体会。如《景岳全书·血证·衄血证治》云："衄血之由外感者,多在足太阳经";"衄血之由内热者,多在阳明经,治当以清降为主。"同时对阴虚火旺之鼻衄做了补充,指出"衄血虽多由火,而惟以阴虚者为尤多……但察其脉之滑实有力及素无伤损者,当做火治如前;若脉来洪大无力,或弦或芤或细数无神,而素多酒色内伤者,此皆阴虚之证,当专以补阴为主。若有微火者,自当兼而清之,以治其标。若虽见虚热而无真确阳证,则但当以甘平之剂温养真阴,务令阴气完固,乃可拔本塞源。"

清代林珮琴《类证治裁·衄血》认为鼻衄亦有由阳虚所致者,其云："血从清道出于鼻为衄,症多火迫血逆,亦有因阳虚致衄者。火亢则治宜清降,阳虚则治宜温摄……暴衄则治须凉泻,久衄则治须滋养。"唐容川《血证论·鼻衄》特别重视治肺治肝,其云："不独衄血宜治肝肺,即一切吐咯,亦无不当治肝肺也。肝主血,肺主气,治血者必调气,舍肝肺而何所从事哉。"此外,唐氏还对太阳病衄血与肺的关系作了较为详细的论述,至今对临床仍有重要的指导价值。

综上可知,《黄帝内经》中早已有关于鼻衄病因病机的论述,张仲景着重谈及伤寒衄血的证治。《诸病源候论》最早使用鼻衄的病名,并认为外感及劳伤均可致衄,而外感之衄以"热结五脏"为主要病机。唐、宋时期,认为鼻衄以火热所致者为多,《备急千金要方》等大型方书中收载了许多治疗鼻衄的良方,且沿用至今。明、清之后,对阴虚火旺及阳虚致衄等内伤衄血有了进一步的认识,并对鼻衄的病因病机,治法方药等作了较为全面的论述。

【范围】

现代医学认为,鼻衄可因鼻腔局部疾病或全身性疾病而引起。内科范围的鼻衄,主要见于某些感染性、发热性疾病,血液病(包括紫癜、白血病、再生障碍性贫血),风湿热,高血压病,以及维生素缺乏症,化学药品及药物中毒等所出现的鼻衄,均可参考本篇辨证施治。至于鼻腔局部病变所引起的衄血,不属本篇范围。

【病因病机】

鼻衄之血虽从鼻孔流出,而实与五脏有着极为密切的关系,其证亦有表、里、寒、热、虚、实、阴、阳之分。病机主要为火与虚两个方面。五脏之中以肺、胃、肝火热偏盛,迫血妄行而致者居多,肾阴亏虚或气虚不摄所致者亦有之。

(一)风热犯肺 损伤血络

外感风热、风燥之邪,侵袭肌表,蕴于肺经,肺开窍于鼻,肺热上壅,损伤鼻窍脉络,血溢脉外,发为鼻衄。亦如金代成无己《伤寒明理论·衄血》所云："伤寒衄者,何以明之,鼻中血出者是也……若邪气不得发散,壅盛于经,逼迫于血,则因致衄也。"此外由于风寒化热,或表证误治,亦能致衄。如太阳病误用汗、下，邪壅热迫，亦可引发鼻衄。

(二)热毒内蕴　迫血妄行

多因外感风热，伏于上焦，日久不解；或感受风温毒邪，热在上焦，心肺受戕，波及营血，迫血妄行，而致鼻衄，甚至大衄。热势亢盛，病情沉重者，同时亦可见齿衄、肌衄、咳血、吐血、便血等。亦如隋代巢元方《诸病源候论·小儿杂病诸候·温病鼻衄候》所云："温病则邪先客皮肤，而搏于气，结聚成热，热乘于血，血得热则流散，发从鼻出者，为衄也。"

(三)胃热壅盛　循经上扰

酗酒过度，或喜食膏粱厚味，炙煿辛辣，热蕴于胃；或湿浊化热，停滞于胃，阳明经脉上交鼻頞，胃热壅盛，循经上扰，损伤络脉，迫血外溢，而致鼻衄。亦如明代张介宾《景岳全书·血证·衄血证治》所云："阳热怫郁于足阳明而上热，则血妄行为鼻衄，此阳明之衄也。"

(四)肾精亏虚　虚火上炎

劳倦过度或房室不节，耗伤肾精，肾精亏损，虚火上炎，迫血上逆，以督脉循身之背，上巅顶至鼻頞，血从下而上出于鼻窍，以致鼻衄；或因劳伤过度，阴阳不相为守，虚阳上浮，亦可导致鼻衄。亦如明代张介宾《景岳全书·衄血新按》所云："衄血有格阳证者，以阴亏于下而阳浮于上，但察其六脉细微，全无热证，或脉且浮虚豁大，上热下寒，而血衄不止，皆其证也。"

(五)气血亏虚　统摄无权

忧思劳倦过度，损伤心脾，或房室不节，肾气亏耗，命门火衰，脾失温养，脾虚则无以生化气血，且失统摄，血无所主，渗于脉外，上出鼻窍而致鼻衄。气虚甚者，还可见齿衄、肌衄、便血等。亦如隋代巢元方《诸病源候论·虚劳鼻衄候》所云："血之与气，相随而行，俱荣于脏腑。今劳伤之人，血虚气逆，故衄。衄者，鼻出血也。"

【辨证要点】

(一)辨临床特征

凡因外感内伤而见鼻孔出血者，均可诊断为鼻衄。其中因风热而致者，病程短，鼻衄而兼见恶寒，发热，头痛，脉浮数等症；热毒内蕴所致者，除鼻衄外尚兼皮肤紫斑，甚至吐血、便血等症，血色鲜红，量多；胃热引起者，常兼见齿衄，并有胸闷、口臭、便秘，苔黄等胃热之症；肝火大多由情志内伤引起，衄血较多，甚者出血如涌，并有心烦、头晕，脉弦等症状；肾虚鼻衄，多兼腰痠耳鸣，颧红，或有遗精，脉细数等症，一般病程较长；气血亏虚致衄者，出血范围较广，色淡量多，并有面色不华，头昏，心悸，舌淡，脉虚等气血亏虚之证，病程亦较长。

(二)辨外感内伤

一般而言，感受外邪所致的鼻衄，病程短，起病较急，大多先有恶寒，发热，头身疼痛等表证。内伤引起者，病程较长，伴有胃热、肝火、肾虚或气血亏虚的症状；鼻衄的同时，多有齿衄、肌衄，或妇女月经量过多等。

（三）辨证候虚实

衄血暴发，量多色鲜红，或伴发热，口干口渴，烦躁易怒，舌红苔黄，脉数者为实证。出血缠绵不止，色淡红，或伴有面色㿠白，神倦无力，头昏耳鸣，或伴有头昏目眩，颧红潮热者为虚证。

（四）暴衄多热

因火热所致的鼻衄，以发病急，来势猛，血量多为主要特点。亦如近代秦伯未《清代名医医案精华·叶天士医案》所云："行走多动阳，酒湿多变热，热气上升，犯冒清窍，头蒙聤胀，衄血成流。"

（五）久衄多虚

衄血量多，日久不止，血色淡红，伴头昏目眩，心悸耳鸣者为虚。亦如清代唐容川《血证论·鼻衄》所云："凡衄血，久而不去，去血太过，热随血减，气亦随血亡矣。"

【类证鉴别】

（一）鼻衄与外伤鼻衄

外伤出血多系碰伤，搐鼻，挖鼻，拔牙或其他意外因素所致，一般是在损伤鼻孔的一侧出血，经局部止血治疗后，衄血一般不再出现，同时没有全身的症状。

（二）鼻衄与鼻腔局部病变出血

鼻膜干燥、鼻息肉、鼻渊等病证均可出现鼻衄，应加鉴别。如因天气干燥，以致鼻膜干燥出血者，多发生在气候干燥的季节及地区；鼻息肉有时也能发生鼻衄，但有鼻塞、头昏胀、嗅觉减退等症，且可在鼻腔内看到息肉；鼻渊也可导致鼻出血，但常为鼻涕中带血，且以鼻流浊不止，不闻香臭，常觉鼻中辛酸等为主要症状。以上三种鼻出血，一般均无全身症状。

（三）鼻衄与经行鼻衄

经行鼻衄，又名倒经、逆经。鼻衄的发生与月经周期有密切关系，一般在经行前期或经期出现。多因肝郁化火犯肺，或阴虚肺热，络脉损伤，血随火动，上逆而致鼻衄。

【辨治钩要】

（一）治疗原则

（1）治疗鼻衄，当以止血为主：因鼻衄多由火热迫血妄行所致，故以清热泻火，凉血止血为主要治疗原则。具体应用时应当根据火之虚实，以及所病脏腑的不同，而采取具体的清热泻火的治法。属实火者，当分别清热泄肺、清胃泻火、清肝泻火；属虚火者，则当滋阴降火。鼻衄之由于气虚不摄所致者，则又当用益气摄血，养血止血为治。

（2）急性出血，以止血为先：清代唐容川《血证论》云："存得一分血，便保得一分命"，故大出血者，应以急止其血。一般而论，暴衄多系火热上逆，故以清热降火，凉血止血为主要治则。

（3）活血散血，防其留瘀：离经之血，便是瘀血。瘀血不仅阻碍新血的生化，且会加重经络阻滞，使出血难以停止。故在清热凉血的同时，佐以活血散血，方可提高疗效。

（4）填塞止血：是用药粉，填塞鼻腔压迫止血，或用湿棉条蘸药粉塞入鼻孔，压迫止血。

（5）衄家不可发汗：夺血者无汗，夺汗者无血，汗血同源，故鼻衄者一般不宜发汗。亦如汉代张仲景《伤寒论·辨太阳病脉证并治》所云："衄家不可汗，汗出必额上陷，脉紧急，直视不能眴，不得眠。"故凡鼻衄患者,在治疗用药中均应避免辛、燥、香、窜之品,以防升散;同时也须注意"衄家慎用火灸。"

(6)配合外治:鼻衄不止者,可用湿毛巾或冰袋冷敷额部及鼻根部以止血;或用热水洗脚,引热下行而止血;亦可用大蒜捣泥,做饼,贴敷同侧涌泉穴。

(二)治则与选药

(1)清热止血法:适用于火热迫血妄行所致的鼻衄。证见鼻衄,色红量多,口臭便秘。常用生石膏30g,黄连6g,生地黄10g,牡丹皮10g,大蓟10g,小蓟10g,白茅根20g。

(2)清肝泻火法:适用于肝火上炎,迫血妄行所致的鼻衄。证见鼻衄时发时止,头晕目眩,面红目赤。常用龙胆草6g,栀子10g,牡丹皮10g,菊花15g,赤芍10g。

(3)清热泻肺法:适用于风热袭肺所致的鼻衄。证见鼻衄或涕中带血,发热恶寒,咳嗽咽痛。常用桑叶10g,菊花10g,玄参10g,草河车10g,牡丹皮10g,白茅根20g,黄芩10g。

(4)益气摄血法:适用于气虚不能摄血所致的鼻衄。证见鼻衄,血色淡红,头晕目眩,心悸耳鸣,面色不华。常用党参15g,黄芪30g,当归10g,仙鹤草20g,旱莲草15g。

(5)祛瘀止血法:适用于鼻衄的各种类型。常用三七5g,血余炭6g,花蕊石10g,赤芍10g,茜草10g,牡丹皮10g,大黄5g。

(6)凉血止血法:适用于热迫血妄行所致的各类型鼻衄。常用茜草10g,大蓟15g,小蓟15g,牡丹皮10g,白茅根20g,生地黄15g,水牛角20g,紫草15g。

(7)塞鼻止血法:适用于各种类型的鼻衄。常用血余炭10g,三七10g,生龙骨15g,研末填塞鼻孔压迫止血;或选用中成药云南白药3g,填塞鼻孔压迫止血。

【辨证论治】

(一)风热犯肺

(1)症状:恶寒发热,头痛,周身骨节酸楚,鼻衄或涕中带血,或咽喉疼痛,咳嗽痰少,口干,舌质红,苔白或微黄,脉浮数。

(2)病机分析:风热郁于肌表,邪正相争,营卫不和,则发热恶寒,头痛,周身骨节酸痛;鼻为肺窍,风热壅肺,迫血妄行,循窍而出,以致鼻衄;热壅于肺,肺气失宣,则咳嗽痰少;热蒸气道则咽痛,口干。舌质红,苔白或微黄,脉浮数均为风热之邪侵犯肺卫之象。

(3)治法:清热泄肺,凉血止血。

(4)方药:桑菊饮(《温病条辨》)加减。

桑叶15g,菊花12g,薄荷10g(后下),杏仁10g,芦根10g,黄芩10g,牡丹皮10g,生地黄10g,白茅根20g,茜草10g。

(5)方药分析:方中桑叶、菊花、薄荷疏风解表;杏仁清利咽喉,宣通肺气;芦根清热生津;黄芩清泄肺热,牡丹皮、生地黄、白茅根、茜草凉血止血、兼能化瘀。

(6)加减:若口渴明显者,加麦门冬、天花粉以养阴生津;咽喉疼痛者,加玄参、马勃以清火利咽;咳甚者,加川贝母、百部以宣肺止咳;便秘者,加大黄、栝蒌以通利腑气。

(二)热毒内蕴

(1)症状:初起恶寒发热,继则汗出而身热不退,鼻衄,齿衄,或见有皮肤紫斑以及其他部位出血,如吐血、便血、尿血等,烦躁气急,口干欲饮,或有骨节疼痛,舌质红,苔黄,脉数。

(2)病机分析:多因感冒汗出而热不解,热邪郁于上焦,伤及营血所致。热郁上焦,伤及心肺,心主营,肺主卫,热迫营血,则见鼻衄、齿衄以及其他部位出血;热毒内蕴,热邪熏灼,故见发热、烦躁气急,口干欲饮及骨节疼痛诸症。舌质红,苔黄,脉数均为热入营血,热迫血行之象。

(3)治法:泻火解毒,凉血止血。

(4)方药:黄连解毒汤(《外台秘要》)加味。

黄芩10g,黄连10g,黄柏10g,栀子炭10g,侧柏叶10g,白茅根20g,仙鹤草20g,藕节10g,生地黄10g,牡丹皮10g,麦门冬10g。

(5)方药分析:方中黄芩清上焦之火;黄连泻中焦之火;黄柏泻下焦之火;栀子通泻三焦之火,炒炭则加强止血之效;加侧柏叶、白茅根、仙鹤草、藕节、牡丹皮凉血止血;生地黄、麦门冬凉营养阴。

(6)加减:若热毒内盛,鼻衄而见有其他部位出血,且伴有心烦神昏者,为热毒内燔于血分,可选用清营汤(《温病条辨》)或犀角地黄汤(《备急千金要方》)加减,以清热解毒,清营凉血;神昏谵语者,加服中成药安宫牛黄丸(《医宗金鉴》)或紫雪丹(《太平惠民和剂局方》),以清热开窍;出血重者,亦可兼服三七粉、中成药云南白药之类以加强止血。

(三)胃火上攻

(1)症状:鼻衄量多,血色鲜红,或齿龈红肿疼痛,鲜血由齿缝渗出,口鼻气热、臭秽,渴喜冷饮,胃脘不适,夜卧不宁,不思饮食,大便秘结,舌质红,苔黄,脉洪数。

(2)病机分析:多缘积滞化热,胃热上攻,故见齿龈红肿疼痛,口鼻气热臭秽,渴喜冷饮;胃热下迫大肠,则大便秘结;热蕴于胃,火势上攻,迫血妄行,故发鼻衄,或齿龈溢血,血色鲜红;胃中积热,则胃脘不适,不思饮食,且胃不和则卧不安。舌质红,苔黄,脉洪数均为胃热之象。

(3)治法:清胃泻火,凉血止血。

(4)方药:玉女煎(《景岳全书》)加味。

石膏30g,知母20g,川牛膝10g,生地黄15g,麦门冬10g,栀子10g,黄连10g,牡丹皮10g,茜草10g。

(5)方药分析:方中石膏、知母清泄胃火;麦门冬、生地黄养阴清热,凉血止血;川牛膝引血下行;栀子、黄连清泄胃火,凉血止血;牡丹皮、茜草凉血散瘀。

(6)加减:若大便秘结者,加大黄、栝蒌以通腑泄热;口渴引饮者,加石斛、玄参以养阴生津;食滞重者,加焦山楂、焦麦芽、槟榔以消食导滞;衄血重者,可合用十灰散(《十药神书》)以凉血止血。

(四)肝火上扰

(1)症状:鼻衄色红量多,烦躁易怒,胁肋撑胀,头晕目眩,目干红赤,口苦咽干,或咳呛气急,大便秘结,舌质红,苔黄,脉弦数。

(2)病机分析:肝热化火,肝火上炎,迫血妄行,出于清道,而致鼻衄量多;肝火上扰清窍,则头晕目眩,目干红赤,口苦咽干;上扰心神则烦躁易怒;下迫大肠则大便秘结;肝火犯肺,肺气上逆则咳呛气急;肝气不舒则胁肋撑胀。舌质红,苔黄,脉弦数均为肝火之征。

(3)治法:清肝泻火,凉血止血。

(4)方药:龙胆泻肝汤(《医宗金鉴》)加减。

龙胆草6g,黄芩炭10g,栀子炭10g,柴胡10g,泽泻10g,车前子10g(包煎),当归10g,生地黄10g,赤芍10g,牡丹皮10g,川牛膝10g。

(5)方药分析:方中龙胆草清泻肝火;黄芩炭、栀子炭清热泻火,收敛止血;柴胡疏肝解郁;泽泻、车前子导热下行;生地黄、赤芍、牡丹皮清热凉血止血;川牛膝引血下行,兼能活血;当归养血和血。

(6)加减:若出血重者,加仙鹤草、白茅根以凉血止血;目干赤痛者,加菊花、桑叶以清肝明目;大便秘结,排便不爽者,加大黄、栝蒌以行气导滞;胁肋胀痛甚者,加降香、枳壳以疏肝理气。

(五)虚火上炎

(1)症状:鼻衄,常兼齿衄或其他部位出血,妇女月经过多,头晕耳鸣,视物昏花,潮热盗汗,手足心热,颧红,齿龈肿胀或松动,腰膝痠软,或见遗精,舌质淡红,苔少,脉虚细数。

(2)病机分析:久病不复,五脏皆虚,穷必及肾,肾精亏虚,真阴不足,水不济火,相火妄动,火热扰动阴血,血行于上,而致鼻衄、齿衄或其他部位出血,血色不鲜;血热妄行则经来量多;肾精亏虚,脑海失于濡养,则头晕目眩耳鸣;骨骼失养则齿龈松动,腰膝痠软;阴虚生内热,肾阴不足,虚火内生,故致颧红潮热,手足心热;阴虚不固则盗汗,甚或梦遗。舌质淡红,苔少,脉虚细数均为阴精亏虚,虚火上炎之象。

(3)治法:滋阴降火,凉血止血。

(4)方药:大补元煎(《景岳全书》)加减。

人参10g,熟地黄15g,山药15g,山茱萸10g,杜仲10g,当归10g,枸杞子10g,仙鹤草30g,茜草10,炙鳖甲10g(先煎),地骨皮10g,炙甘草6g。

(5)方药分析:方中人参益气生津,熟地黄、山药、山茱萸补肾益精;杜仲、枸杞子滋补肾阴;当归养血和血;仙鹤草、茜草凉血止血;炙鳖甲、地骨皮滋阴降火;炙甘草益气和中。

(6)加减:若虚火较重者,加知母、黄柏以轻泻相火;眩晕耳鸣,视物昏花,腰膝痠软重者,亦可选用杞菊地黄丸(《医级》)或左归丸(《景岳全书》)之类,以滋阴明目,填精补髓。

(六)气血亏虚

(1)症状:鼻衄,或见齿衄及其他部位的出血,血色淡红,面色不华,头晕目眩,心悸耳鸣,神疲乏力,腰膝痠软,纳差,口淡无味,舌质淡红,苔白,脉沉细。

(2)病机分析:气虚不能摄血,血无所主,血溢于外,从阳络而出则见鼻衄,齿衄,吐血等;从阴络出则见便血,尿血,妇女经来量多等症,且血色淡红;气血虚弱失其荣润则面色不华,头晕目眩,耳鸣;心失所养则心悸不安;脾肾亏虚则神疲乏力,腰膝痠软,纳差且口淡无味。舌质淡,苔白,脉沉细均为气血亏虚之象。

(3)治法:益气摄血。

(4)方药:归脾汤(《济生方》)加减。

党参20g,黄芪30g,当归15g,远志10g,茯苓10g,白术10g,酸枣仁10g,木香6g,阿胶10g(烊化),旱莲草15g,仙鹤草20g,炙甘草10g。

(5)方药分析:方中党参、茯苓、白术、黄芪、炙甘草健脾益气摄血;当归、酸枣仁、远志、阿胶养血安神;木香理脾行气,并防他药滋腻;仙鹤草收敛止血;旱莲草滋阴凉血止血。

(6)加减:若肾阴亏虚,不能蒸发脾阳,而致生化无力,气虚不能摄血者,治当用右归丸(《景岳全书》)加党参、黄芪,以温补脾肾;兼有气虚血瘀者,可加丹参、三七以活血化瘀;纳差者,加砂仁、山药以醒脾助运。

若鼻衄不止,同时兼有其他部位出血,呈现气随血脱之表现者,治疗方法与吐血之血亡阳脱证相同。

【转归及预后】

鼻衄的预后一般较好。属于实证者,多因火盛迫血妄行所致。外感风热引起的鼻衄,一般在表解热退之后,衄血遂止。热毒内蕴致衄者,经过治疗,热毒清解,多数可于近期内痊愈。但少数患者,往往因热毒壅盛,以致高热不退,同时出现全身出血,后果甚为严重。胃热亢盛及肝火内动引起者,经用清热泻火之剂后,火清热退,血得归经,则衄血随之渐止。亦如汉代张仲景《金匮要略·惊悸吐衄下血胸满瘀血病脉证治》所云:"目睛晕黄,衄未止;目睛慧了,知衄今止。"不仅说明衄血病人大多可以出现头昏目眩的症状,并可从这个症状来判断衄血的预后。

由于肝肾阴亏而致衄血者,往往多见于上盛下虚之象,阴虚于下,阳亢于上,迫血上行而致衄血。经临床治疗,或育阴潜阳,或养阴清肝,以纠正阴阳偏胜,则衄血可止。反之,肝肾之阴亏虚,持续不能恢复,则衄血难止。若肾阴涸竭,元阴受损,营气失守,则不仅衄血增多,同时也易出现全身出血,以致预后严重。

气不摄血,血无所主而衄血,轻者经用补气生血、益气摄血治疗后,气旺血生,血得归经,则衄自止。重者衄血久而不止,出血过多,气无所附则气愈亏虚,可见齿衄、紫斑以及尿血、便血等,渐至气血消亡,生命垂危。若气虚卫外不固,复感外邪者,易加重鼻衄。若虚劳、鼓胀等证并发鼻衄者,预后较差。亦如清代高世栻《医学真传·衄血》所云:"夫衄血之病,虽属平常,若出而不止,阴阳离脱,亦有死者。临病施治,常须识此,不可忽也。"指出衄血有预后严重的情况。

【调护】

(一)畅其情志

鼻衄可由于情志抑郁,肝失疏泄,郁而化火,木火刑金,载血上行而发,故对患者应多做疏导工作,安慰病人,避免恐慌及情绪紧张,对治疗衄血有一定的临床意义。

(二)劳逸结合

注意劳逸结合;避免反复外感。

(三)清淡饮食

忌食辛辣之品,以免动火生热,迫血妄行。

(四)配合外治

鼻衄开始量少时,患者应低头位,可及时用湿冷毛巾敷额及鼻根部,或采用填塞方法应急处理。亦如明代吴昆《医方考·血证门》所云:"治衄血者,以凉水拊其后颈,此责其火于太阳经也,皆是良法。"

第三节　齿　　衄

【定义】

血从牙龈、齿缝中溢出者,名曰齿衄,又称"牙衄"。主要由于胃火内炽,阴虚火旺,热毒内蕴,气血亏虚引起。

【源流】

齿衄在《黄帝内经》中属"血溢"、"衄"的范畴。汉代张仲景《金匮要略》则归入"吐衄"专篇；隋代巢元方《诸病源候论》设有"齿间血出候"及"齿根血出候"。其云："手阳明之支脉,入于齿。头面有风,而阳阴脉虚,风挟热乘虚入齿龈,搏于血,故血出也。"亦云："手阳明、足阳明之脉,并入于齿。小儿风气入其经脉,与血相搏,血气虚热,即齿根血出也。"指出齿衄与阳明经有关。唐代孙思邈《备急千金要方·七窍病》中载有"治酒醉,牙齿涌血出方",且为含漱剂。宋代齐仲甫《女科百问·第二十五问》云："阳明之经行络于颐颔,阳明受邪,热血从齿出也。"杨士瀛《仁斋直指附遗方论·齿病证治》中载有"治阴虚牙出鲜血"方,表明阴虚可致齿衄。

明代孙一奎《医旨绪余·论齿衄》云："是知此疾多阳明热盛所至者,缘冲、任二脉皆附阳明,阳明者,多气多血之经也,故一发如潮涌。急则治其标,故投以釜底抽薪之法,应手而愈。要知肾虚血出者,其血必点滴而出,齿或攸攸而疼,必不如此之暴且甚。有余不足,最要详认。"指出齿衄发病既与胃有关,又与肾有关。属阳明热盛者出血暴急,当用釜底抽薪法急则治其标；属肾虚者其血点滴而出,且伴牙齿隐隐作痛。戴思恭《证治要诀》中首先提出"牙宣"病名,并列专篇论述。其云："牙宣有二证,有风壅牙宣,在肾虚牙宣。风壅牙宣,清风散擦之,仍服。肾虚牙宣,以肾主骨,牙者,骨之余,虚而上炎,故宣。"陈文治《诸证提纲·吐血》云："夫血……从牙齿缝出者,谓之牙宣,牙属于肾,齿属于足阳明也。"皆将齿衄称为"牙宣"。张介宾《景岳全书》中始载"齿衄"病名,在"血证·齿衄舌血论治"项下云："血从齿缝牙龈中出者,名为齿衄。此手足阳明二经及足少阴肾家之病。盖手阳明入下齿中,足阳明入上齿中,又肾主骨,齿者,骨之所终也。此虽皆能为齿病,然血出于经,则唯阳明为最。"并在"齿牙论治"项下云："牙缝之血大出不能止,而手足厥冷者,速宜以镇阴煎主之。若误用寒凉,必致不救。"后世医家多遵其旨,认为齿衄主要关乎胃、肾,其病因主要有火与虚两端。

清代陈士铎《辨证录·血症门》中载有治疗齿衄"擦牙、含漱,即止血"的治疗方法。唐容川《血证论·齿衄》云："齿虽属肾,而满口之中,皆属于胃,以口乃胃之门户故也。牙床尤为胃经脉络所绕,故凡衄血,皆是胃火上炎,血随火动,治法总以清理胃火为主。"强调胃火上炎在齿衄发病中的重要性,并提出"冷水漱口"、"醋漱"、"百草霜糁"、"十灰散糁"等诸多行之有效的齿衄外治之法,沿用至今。

【范围】

本篇所指齿衄,不包括以牙龈先肿继而龈肉萎缩,牙根宣露为特点的牙宣出血。

【病因病机】

(一)胃肠实火　损伤血络

过食辛辣之物或醇酒厚味,胃肠积热,热从火化,上烁于齿,损伤血络,乃发齿衄,且为阳、热、实证。亦如明代张介宾《景岳全书·齿衄舌血论治》所云："齿衄……必其人素好肥甘辛热之物,或善饮胃强者,多有阳明实热之证。"

(二)胃中虚火　耗灼胃络

多因胃阴素虚,虚火浮动,上行于齿龈,耗灼胃络,血不循经,乃发齿衄。亦如清代唐容川《血证论·齿衄》所云："胃中虚火,口燥龈糜,其脉细数。"

（三）肾虚火旺　迫血妄行

多见于肾阴素亏，或病后肾阴不足者，齿为骨之余而属肾，肾阴虚不能制火，阴火上腾，致阴血随火浮越而引起齿衄。亦如清代唐容川《血证论·齿衄》所云："亦有肾虚火旺，齿豁血渗，以及唾则流血，醒则血止者，皆阴虚血不藏之故。"

（四）脾不统血　血溢脉外

多因饮食不节，劳累过度，损伤脾胃，使中气虚馁，气不统血，血溢脉外，而发齿衄。亦如明代薛己《保婴撮要·便血尿血》所云："脾胃有伤，荣卫虚弱，行失常道，故上为衄血、吐血，下为尿血、便血。"

【辨证要点】

（一）辨临床特征

齿衄是一个局部症状，主要表现为齿龈出血，多与胃、肾有关。由于引起齿龈出血的原因不同，因而其临床表现除齿衄外，还有其他症状，主要表现在血色、牙齿的松动与否。一般而言，胃肠实火齿衄，血色鲜红，量多或如涌泉，牙龈肿痛，口渴引饮，大便秘结，脉洪数。胃中虚火齿衄，血清淡红，齿衄与龈糜同见，口干渴而饮水不多；若虚火炽盛，血色则较红。肾虚火旺齿衄，血色淡红，齿衄与牙齿松动相见，兼有头晕，耳鸣，手足心热，腰疫等肾阴不足症状，脉细数尤为其特点。脾不统血齿衄，血色潮红，且伴有少量的皮下瘀点瘀斑，兼有面色㿠白，头晕目眩，耳鸣心悸，神疲乏力，语言低怯，舌胖色淡等脾气不足的症状。

（二）辨虚与火

凡属火盛迫血而致齿衄者，一般血色鲜红，量亦较多；因气血或肾虚而致齿衄者，血色一般较黯淡，量亦较前者少，且有齿根浮动。

（三）以脉象变化辨衄血预后

清代张璐《张氏医通·衄血》云："衄血脉浮大数者，为邪伏于经，宜发汗。大而虚者，为脾虚不能统摄，宜补气。小而数者，为阴虚火乘，宜摄火。弦涩为有瘀积，宜行滞。凡衄血之脉，数实或坚劲，或急疾不调，皆难治。"

（四）辨危重证候

齿衄不止，并伴有身热不休及多处出血者，则应从恶候考虑。亦如《素问·大奇论》所云："脉至而搏，血衄身热者死。"

【类证鉴别】

（一）齿衄与舌衄

齿衄与舌衄，其血液均从口而出，但舌衄之血出于舌面，舌上常有如针眼样出血点；齿衄为血液从齿龈或齿缝中溢出。

（二）齿衄与牙宣

牙宣为牙缝中常有血液渗出，但以牙龈先肿继而龈肉萎缩，牙根宣露为特点；齿衄一般无龈肉萎缩，牙根宣露之症状。

【辨治钩要】

(一)治疗原则

1.止血为主

治疗齿衄当以止血为主,同时应根据出血的不同原因辨证施治。胃肠实火者,治当清胃泻火;胃中虚火者,治当养胃阴、清胃火;肾虚火旺者,治宜滋肾阴、降肾火;脾不统血者,当以益气健脾摄血为治。

2.循经选药

上牙属胃经所循,可加升麻为引经药;下齿属大肠经,可加大黄为引经药。

(二)治则与选药

(1)清泻胃火法:适用于胃热循经上扰齿龈所致齿衄。证见齿龈红肿疼痛,血色鲜明,口臭便秘。常选用黄连10g,生石膏30g,大黄6g,金银花15g,牡丹皮10g。

(2)滋阴降火法:适用于阴虚火旺而致的齿衄。证见龈浮齿摇而微痛,齿衄血色淡红。常用生地黄10g,玄参15g,阿胶10g,旱莲草12g。

(3)益气摄血法:适用于气血虚弱不能摄血所致的齿衄。证见齿衄,血量不多,血色淡红,面白唇淡。常用党参15g,黄芪20g,白术10g,当归10g,阿胶10g,桑椹30g。

(4)凉血止血法:适用于热迫血妄行所致的齿衄。证见齿龈红肿,血色鲜明。常用大蓟10g,小蓟10g,牡丹皮10g,生地黄10g,白茅根20g,茜草10g。

(5)收敛止血法:适用于气血虚所致的齿衄。证见齿龈出血色淡,量少。常用白及12g,仙鹤草30g,旱莲草15g,墓头回10g。

【辨证论治】

(一)胃肠实火

(1)症状:齿衄出血如涌,血色鲜红,兼有齿龈红肿疼痛,口气臭秽,口渴欲饮,便秘,舌质红赤,苔黄腻,脉洪数有力。

(2)病机分析:饮酒嗜辛,湿热蕴积阳明,久而化热,火性炎上,循阳明经而入齿中,故见齿衄;火性急迫,故出血如涌,血色鲜红;胃热灼津,则口渴欲饮;胃肠火盛伤阴,阴液不足,故大便秘结;阳明秽浊之气上蒸,因而口臭,齿龈红肿疼痛。舌质红赤,苔黄腻,脉洪数有力均为阳明实热之象。

(3)治法:清胃泻火,凉血止血。

(4)方药:加味清胃散(《兰室秘藏》)加减。

生地黄15g,牡丹皮10g,连翘10g,黄连10g,升麻6g,知母15g,大蓟15g,小蓟15g,白茅根20g。

(5)方药分析:方中生地黄、牡丹皮、大蓟、小蓟、白茅根凉血止血;连翘清热解毒;黄连清泻胃火;升麻为阳明经之引经药,且有清热解毒之功;知母清热养阴生津。

(6)加减:若大便秘结者,加大黄以导热下行;口渴甚者,加石斛、天花粉以养阴生津。

(二)胃中虚火

(1)症状:齿龈出血,血色淡红,兼有齿龈腐烂,但肿痛不甚,口干欲饮,舌质光红少津,苔薄而干,脉滑数无力。

(2)病机分析:胃阴素虚,虚火浮动,循经上行于齿龈,耗灼胃络,则发齿衄,兼见齿龈腐烂,且肿痛不甚;虚火上炎,耗伤津液,则口干欲饮。舌质光红少津,苔薄而干,脉滑数有力皆为胃中虚火上炎之征。

(3)治法:养胃阴,清胃火。

(4)方药:甘露饮《太平惠民和剂局方》加减。

生地黄15g,熟地黄10g,天门冬10g,麦门冬10g,石斛15g,黄芩10g,蒲黄10g(包煎),仙鹤草20g,白及10g,甘草6g。

(5)方药分析:方中生地黄、麦门冬、石斛清热凉血,养阴生津;熟地黄养血滋阴;天门冬滋阴清热;黄芩清热泻火;仙鹤草、白及收敛止血;蒲黄止血散瘀;甘草解毒和中。

(6)加减:若虚火炽盛,血色较红者,可选用玉女煎(《景岳全书》),以引胃火下行,兼滋其阴。

(三)肾虚火旺

(1)症状:齿龈出血,血色淡红,齿摇不坚,或微痛,兼有头晕,耳鸣,腰膝痠软,舌质嫩红,苔少,脉细数。

(2)病机分析:肾主骨,齿为骨之余,肾虚则齿不固而摇;肾火上炎,血随火动,从齿龈或齿缝渗出,以致齿衄;肝肾同源,肾阴亏虚,水不涵木,相火上扰,故头晕目眩,耳鸣;腰为肾之外府,肾虚则腰膝痠软。阴虚火炎,故舌质嫩红,苔少,脉细数。

(3)治法:滋肾阴,降相火。

(4)方药:知柏地黄汤(《医宗金鉴》)加减。

知母20g,黄柏10g,熟地黄12g,山茱萸10g,山药10g,牡丹皮10g,泽泻10g,仙鹤草20g,旱莲草10g,川牛膝10g。

(5)方药分析:方中知母、黄柏滋阴降火;熟地黄滋肾填精;山茱萸滋补肾阴;山药补脾益肾;牡丹皮清热凉血散瘀;泽泻清泄肾火;仙鹤草收敛止血;旱莲草滋阴止血;川牛膝补肾活血,引血下行。

(6)加减:若阳虚于下而虚火上浮者,宜选用金匮肾气丸(《金匮要略》),以引火归元。

(四)脾不统血

(1)症状:齿龈出血,血色潮红,龈肉色淡,全身散在瘀点瘀斑,舌质淡,舌体胖大,苔薄白,脉缓或濡数。

(2)病机分析:脾气虚弱,气虚不能摄血,血无所主,从齿龈渗出,则发齿衄,血量不多,色潮红;发于肌肤则见全身散在瘀点瘀斑;气血虚弱,失于荣润,故龈肉色淡。舌质淡,舌体胖大,苔薄白,脉缓或濡细均为气血亏虚之征象。

(3)治法:健脾益气摄血。

(4)方药:归脾汤(《济生方》)加减。

黄芪30g,党参20g,当归15g,龙眼肉10g,茯苓10g,白术10g,酸枣仁10g,仙鹤草20g,炒侧柏叶10g,阿胶10g(烊化)。

(5)方药分析:方中黄芪、党参、茯苓、白术健脾益气;当归、龙眼肉、酸枣仁、阿胶补血养血;仙鹤草、炒侧柏叶收敛止血。

(6)加减:气虚明显者,党参易人参,加山药以加强补气之功;血虚明显者,加何首乌、白芍以增强补血之力。

【转归及预后】

齿衄的预后一般良好。若齿衄不止,伴有身热不休及多处出血者,预后差;若齿衄并见黄疸、胁下癥块者,预后较差;齿衄若出现在虚劳中,则预后亦差。

【调护】

注意口腔卫生,养成饭后漱口的习惯。少食辛辣食物及酒类。亦如清代杨毓斌《治验论案·齿舌出血立效方》所云:"生枸杞根,和醋少许,煎取之。漱之,漱尽碗许遂止。"

第四节　舌　　衄

【定义】

舌上出血,谓之舌衄,亦称"舌血",或"舌本出血"。主要由于心火亢盛,肝火上冲,阴虚火炎及脾不统血引起。

【源流】

在《黄帝内经》中,舌衄属"衄"的范畴。隋代巢元方《诸病源候论》首载"舌上出血"证名,并列"舌上出血候"。其云:"心主血脉而候于舌,若心脏有热,则舌上出血如涌泉。"在"口舌出血候"项下亦云:"口舌出血者,心脾伤损故也。"宋代政和中奉敕撰《圣济总录·吐血门·舌上出血》分列治疗"心脏有热"、"心脏热盛"、"心经烦热"、"舌上出血,窍如簪孔"以及"舌上忽然血出不止"诸方。《小儿卫生总微论方·血溢论》中还载有"舌上孔穴大,血不止者,仍烧铁烙之"的舌衄外治法。齐仲甫《女科百问·第二十五问》云:"脾气通于口,心气通于舌,心脾二经被伤,血故从舌出也。"亦指出其病变与心脾二脏有关。

明代戴思恭《证治要诀·诸血门》首载"舌衄"病名。张介宾《景岳全书·杂证谟·口舌》云:"舌上无故出血如缕者,以心、脾、肾之脉皆及于舌,若此诸经有火,则皆能令舌出血。"亦云:"治舌上出血如簪孔,用香薷一把,以水一斗,煮取三升,稍稍含漱咽之。"之含漱法。清代陈士铎《辨证录·血症门》云:"人有舌上出血不止者,舌必红烂,其裂纹之中,有红痕发现,血从痕中流出,虽不能一时杀人,然而日加顿困,久亦不可救援也。此症乃心火太炎,而肾中之水不来相济……治法必大补其心肾,使心肾交济,而舌血不断而自止也,方用护舌丹。"指出舌衄之证,亦有危候;证治之法,全不在治舌,但交其心肾,内补心中之液,外填舌窍之孔,实属经验之谈。沈金鳌《杂病源流犀烛·六淫门》云:"有舌硬而出血者,宜木贼煎;有舌肿出血如泉者,宜涂舌丹;有舌上出血,窍如针孔者,宜紫金沙丸。"堪称临床实用。唐容川《血证论·舌衄》云:"舌乃心之苗……则知舌衄皆是心火亢盛,血为热逼而渗出也……舌在口中,胃火熏之,亦能出血……舌本乃肝脉所络,舌下渗血,肝之邪热。"明谓舌衄不仅与心火亢盛有关,而且与胃火及肝之邪热上冲有关,治用导赤饮、玉烛散加银花、四物汤加味、当归芦荟丸、龙胆泻肝汤诸方。至此,舌衄的理法方药已日趋完善。

【范围】

本篇论述之舌衄,指单纯舌上出血,不包括舌疮、舌痈、舌疔等溃破后的脓血并见出血。

【病因病机】

(一)心火亢盛 火迫血溢

舌乃心之苗。五志过极,火自内发;或六淫之邪,内郁化火;或过饮酒醴厚味、辛辣动火之品;或误服及过服温补之品,皆可致心火亢盛,循经上炎,火迫血溢,乃发舌衄。亦如明代张介宾《景岳全书·杂证谟·口舌》所云:"舌上无故出血者,谓之舌衄。此心火之溢也。"

(二)肝火上冲 血随火升

肝经络舌本。情志不遂,郁怒伤肝,肝火内炽,失其藏血之职,循经上冲,血随火升,热迫血涌,均可出现舌衄。亦如清代唐容川《血证治·舌衄》所云:"舌本乃肝脉所络,舌下渗血,肝之邪热。"

(三)阴虚火炎 灼伤舌络

少阴之脉,贯肾系舌本。素体阴虚;或急性热病,灼伤真阴;或误汗、妄攻,淫欲过度,伤精、失血、亡液,皆可致肾阴亏损;肾阴不足,水不制火,相火妄动,循经上炎,灼伤舌络,扰动阴血,迫血外溢,发为舌衄。亦如明代张介宾《景岳全书·血证·衄血论治》所云:"衄血虽多由火,而唯于阴虚者为多。"

(四)脾气虚弱 摄血无权

脾统血,脾健则血有所统。素体虚弱,忧思郁结,劳倦过度,饮食不节,或过服寒凉,损伤脾胃,脾气虚衰,生化乏源,中气不足,摄血无权,则血从舌溢。亦如清代张必禄《医方辨难大成·血证证治》所云:"唯此血证之中,尤有舌血一证……岂知舌固属心,而舌本为少阴之经所系,舌肉为太阴之经所司,于此当有以识舌,更关乎脾于肾也。"

【辨证要点】

(一)辨临床特征

舌衄之血从舌上流出,其发病与心、肝、脾、肾四脏有关。心火亢盛舌衄,舌上出血不止,舌体肿胀,舌尖红绛,或起芒刺,兼见心火内燔之症。肝火上冲舌衄,舌上出血不止,舌肿木硬,苔黄,舌边红绛,并见肝火上炎之症。阴虚火炎舌衄,既有形体瘦弱,头昏耳鸣,少寐健忘,腰膝酸痛,舌红少苔等肾阴亏虚见证,又有舌上渗血,颧红唇赤,五心烦热,潮热盗汗,咽干痛,齿摇动,脉细数等虚火上炎之候。脾不统血舌衄,舌上渗血,血色淡红,舌体胖嫩,质淡苔白,面色不华,并有饮食减少,自汗气短,神疲懒言,四肢倦怠等一派脾气虚衰的表现。

(二)辨虚实

《素问·通评虚实论》云:"邪气盛则实,精气夺则虚。"故心火亢盛、肝火上冲之舌衄为实证;阴虚火炎、脾不统血之舌衄为虚证。

【类证鉴别】

舌衄与舌疮、舌痈、舌疔等,均有舌上出血之见症,但舌疮血自疮面流出;舌痈、舌疔则是在脓已成熟,痈、疔溃破后,流脓出血,脓血并见。

【辨治钩要】

舌衄之治疗原则,亦当以止血为主,同时应根据引起舌衄的原因,审因论治。实证施治虽宜清宜泻,因有心火、肝火之分,故有清心泻火与清肝泻火之别;虚证施治则宜滋宜补,然有肾阴不足和脾气虚衰之分,故有滋阴凉血与补脾摄血之异。

【辨证论治】

(一)心火亢盛

(1)症状:舌上出血不止,舌体肿胀,甚则疼痛,舌尖红绛,或起芒刺,或舌尖生糜点,兼见心中烦热,急躁失眠,口渴欲饮,小便赤涩,甚则时有神昏谵语,脉数有力。

(2)病机分析:心属火,五志过极,火自内发,心火亢盛,则见心中烦热,急躁失眠,脉数有力诸症;火盛伤阴则口渴欲饮,小便赤涩;心主神志,心火过盛则有神昏谵语;心火亢盛,循经上炎,火迫血溢,则发舌上出血不止,舌体肿胀,甚则疼痛诸症。舌尖红绛,或起芒刺,或舌尖生糜点,皆为一派心火亢盛之象。

(3)治法:清泻心火,凉血止血。

(4)方药:泻心汤(《金匮要略》)加味。

大黄6g,黄芩10g,黄连10g,栀子炭10g,白茅根30g,墓头回20g,麦门冬10g,牡丹皮10g,赤芍10g。

(5)方药分析:方中大黄清热凉血,泻火解毒;黄芩泻上焦之火;黄连泻心火兼泻中焦之火;栀子清热泻火,清心除烦,凉血解毒,炒炭又以加强止血;白茅根、墓头回凉血止血;麦门冬养阴清热;牡丹皮、赤芍凉血散瘀。诸药合用,心火得清,热毒得解,则血自可宁谧。

(6)加减:若出血症状严重者,亦可选用犀角地黄汤(《备急千金要方》)加凉血止血之品,犀角易水牛角,用童便冲服,以清热解毒、凉血止血;外用蒲黄散(《圣济总录》)掺舌上以止血。

(二)肝火上冲

(1)症状:舌上出血,舌肿木硬,舌苔黄,舌边红绛,或起芒刺,并见头中热痛,烦热,头晕目眩,面红目赤,口苦咽干,耳鸣耳聋,胸胁疼痛,性急善怒,小便黄赤,大便干燥,甚则昏厥,脉弦数。

(2)病机分析:五志过极,情志不遂,致使肝气郁结;或六淫之邪,内郁化火,循经上冲,故见头中热痛,烦热,头晕目眩,面红目赤,口苦,耳鸣耳聋;肝郁日久,气机不畅,则发胸胁疼痛,性急善怒,甚则可发昏厥;火热伤津,则咽干,小便黄赤,大便干燥;肝藏血,肝火内炽,循经上炎,血随火升,热迫血涌,则见舌衄,舌肿木硬。舌苔黄,舌边红绛,或起芒刺均为一派肝火上冲之征。

(3)治法:清肝泻火,凉血止血。

(4)方药:龙胆泻肝汤(《兰室秘藏》)加减。

龙胆草6g,黄芩10g,栀子10g,当归10g,柴胡10g,白芍10g,泽泻10g,生地黄10g,侧柏叶15g,白茅根20g,牡丹皮10g,甘草6g。

(5)方药分析:方中龙胆草泻肝胆实火;黄芩、栀子清热泻火,凉血解毒;柴胡、白芍疏肝解郁;当归、生地黄活血止血,凉血养阴;泽泻导热下行;侧柏叶、白茅根、牡丹皮凉血止血,兼能散瘀;甘草解毒凉血。

(6)加减:本症亦可配合选用木贼草煎水漱口,或外掺炒蒲黄末以加强止血。

（三）阴虚火炎

（1）症状：舌上渗血，舌红苔少，或舌体瘦瘪而红，颧红唇赤，头晕目花，口干咽燥，耳鸣健忘，虚烦少寐，腰膝痠痛，骨蒸潮热，遗精盗汗，脉细数。

（2）病机分析：素体阴虚，或急性热病、久病，耗伤真肾之阴，肾阴亏损，水不制火，相火妄动，则见颧红唇赤，头晕目花，口干咽燥，耳鸣健忘，虚烦少寐，腰膝痠痛，骨蒸潮热，遗精盗汗诸症；阴虚火炎，灼伤舌络，扰动阴血，迫血外溢，乃发舌上渗血，舌红苔少，或舌体瘦瘪而红，脉细数。

（3）治法：滋阴降火，补肾止血。

（4）方药：六味地黄丸（《小儿药证直诀》）加味。

熟地黄15g，山茱萸12g，山药12g，茯苓10g，泽泻10g，牡丹皮10g，旱莲草15g，怀牛膝10g，生槐米10g。

（5）方药分析：方中熟地黄滋肾填精；山茱萸养肝肾而涩精；山药补脾阴而固精；三药合用，三阴并补；茯苓淡渗脾湿，以助山药之益脾；泽泻清泄肾火，并防熟地黄之滋腻；牡丹皮凉血散瘀；旱莲草滋补肾阴，凉血止血；怀牛膝补肾强筋，活血化瘀；生槐米凉血止血。

（6）加减：本症亦可选用黄连阿胶汤（《伤寒论》）加童便冲服，以滋阴降火，凉血止血。外用五倍子熬浓汁，纱布浸湿紧塞口中；或用槐米末吹于出血处以止血。

（四）脾不统血

（1）症状：舌上渗血，色淡质稀，舌体胖嫩，质淡苔白，面色不华，唇爪淡白，饮食减少，腹胀便溏，自汗气短，四肢倦怠，神疲懒言，或见便血，崩漏，肌衄等，脉细无力。

（2）病机分析：脾统血，脾胃受损，脾气虚衰，生化乏源，血不上荣，则见面色不华，唇爪淡白；脾之运化失职，则饮食减少，腹胀便溏，自汗气短，四肢倦怠，神疲懒言；中气不足，摄血无权，则血从舌溢，或见便血，崩漏，肌衄诸证。舌体胖嫩，质淡苔白，脉细无力均为一派脾气虚衰的表现。

（3）治法：补养心脾，益气摄血。

（4）方药：归脾汤（《济生方》）加减。

黄芪20g，党参20g，当归15g，龙眼肉10g，茯苓10g，白术10g，阿胶10g（烊化），仙鹤草20g，五味子10g，墓头回20g，炒谷芽10g，甘草6g。

（5）方药分析：方中黄芪、党参、茯苓、白术健脾益气；当归、龙眼肉、阿胶补血养血；五味子养心安神；墓头回、仙鹤草收敛止血；炒谷芽健脾消食；甘草和中。

（6）加减：本症亦可外掺文蛤散（《脉因症治》）以止血。

【转归及预后】

舌衄多有火盛动血所致。若舌衄日久不止，邪火伤阴耗气，每由实转虚，出现阴虚或气虚之证。然其一般预后良好。若舌衄量多不止，或伴有多处出血者，预后较差。

【调护】

注意口腔卫生，饭后漱口，忌食辛辣刺激食物及烟酒。亦如明代吴昆《医方考·血证门》所云："每于晚膳后，以茶漱而洁之，则病愈矣。"

第五节　耳　　衄

【定义】

耳窍出血,谓之耳衄。主要由于肝火上逆及阴虚火旺引起。

【源流】

耳衄在《黄帝内经》中属"衄"的范畴。隋代巢元方《诸病源候论》列入"九窍四肢出血候"中论述。宋代史堪《史载之方·伤寒论》云:"伤寒,热毒攻于肝心两脏……甚则耳中眼中皆有血,诊其脉当洪大而炎上,如流水之长,如乍开乍合乍敛乍散,此为失血之候。"明代周之干《慎斋遗书·阴虚》云:"若耳中出血,多由郁怒所伤,干动少阴风热,以致蒸热沸腾,上冲清道,有升无降,致耳出血。"指出郁怒所伤为耳衄的主要病因。龚居中《红炉点雪·痰火失血》云:"耳出血曰衄。"清代陈士铎《辨证录·血症门》云:"人有耳中出血者,涓涓不绝,流三日不止而人死矣。此病世不常有,然而实有其症也。耳者,肾之窍也,耳中流血自是肾虚之病……虽耳窍甚细,不比胃口之大,无冲决之虞,而涓涓不绝,岂能久乎?故必须急止之,方用填窍止氛汤。"说明耳衄与肾虚有关,且不能视为小恙而忽视。张璐《张氏医通·诸血门》始载"耳衄"病名,其云:"耳中出血为耳衄。两关弦数,饮酒人多怒属肝火,柴胡清肝散。尺脉弱而躁,属阴虚,生料六味丸加五味子,更以龙骨烧灰吹入即止。"亦云:"耳衄则有肝肾二经之殊,但以常有不多、不肿不疼者,为少阴之虚;暴出疼肿者,则厥阴经火也。"阐明耳衄有肝肾二经之别,并列举内服外治之效方。唐容川《血证论·耳衄》云:"耳中出血,谓之耳衄……总系实邪,不关虚劳。治法总宜治三焦、胆肝与小肠经,自无不愈。小柴胡汤加五苓散统治之。"创制内服外治之方药,沿用至今。

【范围】

本篇所论之耳衄,指外耳、中耳出血,不包括耳廓因外伤出血及内耳出血。

【病因病机】

(一)肝火上逆　血随火升

多因七情过激,肝失条达,气郁化火,循经上扰耳窍,迫血妄行;或因瘟疫躁怒,火气横行,肆走空窍,乃发耳衄。亦如清代唐容川《血证论·耳衄》所云:"其有血从耳出者……相火旺挟肝气上逆。"

(二)阴虚火旺　迫血妄行

素体阴虚,或热病、久病,耗伤肾阴,肾阴亏损,水不济火,相火上炎,迫血妄行,耳衄乃作。亦如明代龚居中《红炉点雪·痰火失血》所云:"耳中流血自是肾虚之病。"

【辨证要点】

（一）辨临床特征

耳衄之血自耳中流出，其发病与肝、肾二脏密切相关。肝火上逆耳衄，发作急骤，出血量多，耳部疼痛，并伴有肝经实火之见症；阴虚火旺耳衄，多呈慢性发作，时作时止，血量不多，耳部不肿痛，且兼有肾阴亏损之表现。

（二）辨虚实

肝火上逆耳衄为实火，阴虚火旺耳衄为虚火。辨证鉴别要点在于症状发作的缓急程度，全身症状和耳窍局部肿痛与否，以及出血量等。

【辨治钩要】

治疗耳衄，亦当以止血为主，同时根据引起耳衄的不同原因，辨证施治。肝火上逆耳衄，治当清肝泻火，凉血止血；阴虚火旺耳衄，治宜滋阴降火。

【辨证论治】

（一）肝火上逆

(1)症状：血从耳中突然流出，量较多，耳部疼痛，心烦易怒，或胸胁胀满，口苦，目赤，头痛，小便黄，舌质红，脉弦数有力。

(2)病机分析：肝主疏泄，七情过激，肝失条达，则胸胁胀满，心烦易怒；气郁化火，则口苦，目赤，头痛，小便黄，舌红，脉弦数有力；肝经实火，循经上扰耳窍，迫血妄行，则血从耳中流出，出血量多，发病急骤；肝胆火热搏结，每致气血壅滞，则耳部肿痛。

(3)治法：清肝泻火，凉血止血。

(4)方药：犀角地黄汤(《备急千金要方》)加减。

水牛角30g(先煎)，生地黄20g，赤芍15g，牡丹皮10g，仙鹤草20g，侧柏叶10g，旱莲草10g，龙胆草6g。

(5)方药分析：方中水牛角清热解毒，凉血止血；生地黄、旱莲草清热养阴，凉血止血；赤芍、牡丹皮凉血散瘀；仙鹤草、侧柏叶收敛止血；龙胆草泻肝胆实火。

(6)加减：本症可外用龙骨煅灰吹耳中，以加强止血。

（二）阴虚火旺

(1)症状：血从耳中缓缓流出，时作时止，血量不多，耳部不肿痛，头晕目眩，心悸耳鸣，腰膝酸软，神疲乏力，舌质红，脉细数。

(2)病机分析：肾阴不足，水不济火，相火上炎，迫血妄行，则发耳衄，且时作时止，血量不多；肾阴虚则精水不流，脏腑经络孔窍失养，故见心悸、头晕、目眩、耳鸣、腰酸乏力诸肾虚之表现。舌质红，脉细数均为阴虚火旺之象。

(3)治法：滋阴降火，补肾止血。

(4)方药：知柏地黄汤(《医宗金鉴》)加减。

知母20g，黄柏10g，熟地黄15g，山茱萸10g，牡丹皮10g，山药10g，泽泻10g，仙鹤草20g，旱莲草15g。

（5）方药分析：方中知母、黄柏滋阴降火；熟地黄滋肾填精；山茱萸养肝肾之阴；山药滋补脾阴；泽泻清泄肾火；牡丹皮凉血散瘀；仙鹤草、旱莲草收敛止血。

（6）加减：本症亦可选用十灰散（《十药神书》）吹耳中，以加强止血。

【转归及预后】

耳衄的预后一般良好。但肝火上逆耳衄发作急骤，出血量多，亦有危候。亦如明代孙文胤《丹台玉案·诸血门》所云："至于五窍出血者，势如潮涌，耳目口鼻一齐逆流，药不及煎，针不及下，死在顷刻间，此犹血症之至极者也，医者岂可无急治之法？"

【调护】

注意耳部卫生，戒除挖耳习惯。出血期间忌食辛辣刺激及炙煿之品。

第六节 目 衄

【定义】

血从目出，谓之"目衄"，亦称"眼衄"。主要由于阳明燥热，肝火上炎及阴虚火旺引起。

【源流】

目衄在《黄帝内经》中属"衄"的范畴。汉代张仲景《伤寒论·辨少阴病脉证并治》中有血从"目出"的记载，其云："少阴病，但厥，无汗，而强发之，必动其血，未知从何道出？或从口鼻，或从目出者，是名下厥上竭，为难治。"隋代巢元方《诸病源候论·血病诸候·九窍四肢出血候》中有所论及，后世医家多将其归于九窍出血中加以论述。

明代周之干《慎斋遗书·阴虚》云："有人有眼角出血，槐花炒焦煎服。"清代陈士铎《辨证录·血症门》云："人有双目流血，甚至直射而出，妇人则经闭不行，男子则口干唇燥。人以为肝血之妄行也，谁知是肾中火动乎。"指出目衄与肝、肾两脏有关。张璐《张氏医通·诸血门》中首载"眼衄"病名，其云："血从目出，乃积热伤肝，或误药扰动阴血所致。暴病发热见此，栀子豉汤加犀角、秦皮、丹皮、赤芍。误药成坏病见之，虽用独参、保元、生料六味，皆不可救。"指出积热伤肝及误药扰动阴血皆可引发目衄，且误药引发者预后不良。亦云："眼衄亦属厥阴，但以卒视无所见者为实火；常流血泪者，素患之风热也。"林珮琴《类证治裁·血症总论》云："目血为眼衄。"唐容川《血证论》始名"目衄"，其云："泪窍出血，乃阳明燥热所攻发。"亦云："血又肝之所主，故治目衄，肝经又为要务。"指出目衄与阳明经及肝经有关，并阐述目衄与眼科出血的鉴别。

【范围】

本篇所指目衄，不包括白睛溢血、血灌瞳神等眼科范围内的出血。

【病因病机】

(一)阳明燥热　迫血妄行

阳明多气多血,受邪最易化热;恣食辛辣、厚味,或五志过极,化火生热;或外邪化燥化热,皆致阳明燥热,循经上攻,迫血妄行,则发目衄。亦如清代唐容川《血证论·目衄》所云:"泪窍出血,乃阳明燥热所攻发。"

(二)肝火上炎　灼伤络脉

肝开窍于目,情志郁结,气郁化火,火性炎上,循经上扰,灼伤络脉,目衄乃作。亦如清代张璐《张氏医通·诸血门》所云:"血从目出,乃积热伤肝,或误药扰动阴血所致。"

(三)肾阴亏损　相火妄动

房室劳倦,或久病及肾,或热病后期热入下焦,皆致肾阴不足;肾阴亏损,水不制火,相火妄动,扰动阴血,则发目衄。亦如清代陈士铎《辨证录·血症门》所云:目衄发病是由于"肾中火动。"

【辨证要点】

(一)辨临床特征

目衄之血从目窍而出,其血色鲜红或淡红,出血量一般不多。阳明燥热目衄,血色鲜红,伴牙龈肿痛,口渴引饮,大便秘结,脉洪数等症。肝火上炎目衄,血色鲜红,伴眩晕头痛,面红目赤,口苦咽干,胸胁疼痛,脉弦数等症。肾阴亏损目衄,血色一般淡红,伴头晕耳鸣、手足心热、腰痠、脉细数等症。

(二)辨虚实

阳明燥热及肝火上炎目衄属实,其血色多鲜红;肾阴亏损目衄属虚,其血色一般淡红。

【辨治钩要】

目衄之治疗原则,当以止血为主,并根据引起目衄的原因,审因论治。实证当以清、泻为主,虚证应以滋、补为治。

【辨证论治】

(一)阳明燥热

(1)症状:眼部出血,其色鲜红,量不甚多,兼见渴喜冷饮,胃脘疼痛或有灼热感,口秽便秘,牙龈肿痛,舌质红,苔黄,脉数而有力。

(2)病机分析:目下眼皮,只有泪窍,乃阳明经脉所灌注。阳明燥热,循经上扰,迫血妄行,则发目衄,其血鲜红;阳明热盛,则胃脘疼痛或有感灼热;胃气熏蒸,则口渴口臭,或牙龈肿痛。舌红苔黄,脉数有力均为阳明燥热之象。

(3)治法:清胃泻火,凉血止血。

(4)方药:玉女煎(《景岳全书》)加减。

石膏30g,知母20g,麦门冬10g,生地黄15g,川牛膝10g,菊花15g,白茅根20g,牡丹皮10g,槐花15g,甘草6g。

(5)方药分析:方中石膏清胃火之有余;知母助石膏泻火清胃,而无苦燥伤津之虑;麦门冬滋养胃阴;生地黄清热凉血;川牛膝引血下行;菊花清肝明目;白茅根、槐花凉血止血;牡丹皮凉血散瘀。

(6)加减:出血甚者,加大黄以加强止血。

(二)肝火上炎

(1)症状:眼部出血,血色鲜红,或目赤肿痛,兼见眩晕头痛,耳鸣耳聋,面红,口苦咽干,烦躁易怒,失眠多梦,舌边尖红,苔黄,脉弦数。

(2)病机分析:目为肝窍,肝火上炎,灼伤脉络,藏血失职,血随火升,乃发目衄,或目赤肿痛;火扰清空,则眩晕头痛,耳鸣或耳聋;肝火扰心,则烦躁易怒,失眠多梦。舌边尖红,苔黄,脉弦数均为肝火上炎之征象。

(3)治法:清肝泻火,凉血止血。

(4)方药:龙胆泻肝汤(《医宗金鉴》)合犀角地黄汤(《备急千金要方》)加减。

龙胆草6g,黄芩炭10g,栀子炭10g,车前子10g,当归10g,柴胡10g,生地黄15g,水牛角30g(先煎),菊花15g,槐花10g,赤芍10g,牡丹皮10g。

(5)方药分析:方中龙胆草泻肝胆实火;黄芩、栀子清热泻火,炒炭加强止血;车前子清利湿热;当归活血;柴胡疏肝;生地黄凉营养阴;水牛角清火解毒;菊花清肝明目;槐花、赤芍、牡丹皮凉血散瘀。

(6)加减:便秘者,加大黄以通腑泻热,凉血解毒;出血甚者,亦可加服童便以清热凉血,滋阴降火。

(三)肾阴不足

(1)症状:眼部出血,血色淡红,时发时止,兼见头晕眼花,精神不振,腰膝痠软,口干喜饮,潮热颧红,舌质红,少苔,脉细数。

(2)病机分析:肾阴亏耗,虚火上炎,损伤血络,则发目衄,血色淡红,时发时止;腰为肾之府,肾阴不足,则腰膝痠软;精血不能上充,则头晕眼花;阴虚则生内热,故见口干喜饮,潮热颧红。舌红苔少,脉细数均为一派阴虚火旺之象。

(3)治法:滋阴降火,兼以止血。

(4)方药:知柏地黄汤(《医宗金鉴》)加减。

知母15g,黄柏10g,熟地黄10g,山茱萸10g,山药12g,泽泻10g,牡丹皮10g,白茅根20g,仙鹤草20g,槐花10g。

(5)方药分析:方中知母、黄柏清热泻火,熟地黄、山茱萸滋肾填精;山药益脾;泽泻清泄肾火,并防熟地黄之滋腻;牡丹皮、白茅根、仙鹤草、槐花清热凉血、兼能散瘀。

(6)加减:出血已止者,服用中成药知柏地黄丸以滋阴降火。

【转归及预后】

目衄量多且频繁发作者,预后不良。

【调护】

注意眼部卫生,出血期间忌食辛辣刺激食物及烟酒。

第七节　肌　衄

【定义】

肌衄是指血液溢于肌肤之间,皮肤呈青紫斑点或斑块的病症,亦称"紫斑"、"葡萄疫"。以紫斑平摊于皮肤之上,抚之不碍手,按之不褪色为特征,严重时可见鼻衄、齿衄及耳、目、内脏出血。多由于热毒炽盛、阴虚火旺及气虚不摄所致。

【源流】

肌衄在《黄帝内经》中属于"衄"的范畴。如《灵枢·百病始生》云:"阳络伤则血外溢,血外溢则衄血。"

汉代张仲景《金匮要略》中论述的阴阳毒病,与本病颇为相似。如《金匮要略·百合狐惑阴阳毒病证治》云:"阳毒之为病,面赤斑斑如锦纹,咽喉痛,唾脓血";"阴毒之为病,面目青,身痛如被杖,咽喉痛。"阴阳毒病以面赤斑斑如锦纹,身痛,咽喉痛等为主要症状,故后世诸多医家在论述发斑时,即将部分阳证发斑称为阳毒,阴证发斑称为阴毒。

隋代巢元方《诸病源候论》将肌衄称为"发斑",且在"伤寒斑疮候"、"伤寒阴阳毒候"、"时气发斑候"、"时气阴阳毒候"、"温病发斑候"以及"小儿杂病诸候·患斑毒病候"等多种病候里,对发斑做了比较详细的叙述。所述内容除温热病发斑外,包括了内科杂病及儿科所常见的紫斑。在论述病因病机方面,该书"小儿杂病诸候·患斑毒病候"指出,各种原因引起的热毒蕴积于胃,是发斑的主要病机:"斑毒之病,是热气人胃,而胃主肌肉,其热挟毒蕴积于胃,毒气蒸发于肌肉,状如蚊蚤所啮,赤斑起,周匝遍体。"临床症状方面,"伤寒斑疮候"云:"热毒乘虚,出于皮肤,所以发斑疮隐疹如锦纹。重者,喉咽痛、糜粥不下……心腹烦痛、短气、四肢厥逆、呕吐、体如被打发斑,此皆其候。"指出身体发斑为主要临床表现,重者除皮肤之外,口腔黏膜也会因出血而发斑疮。阴阳毒病的患者,在发斑的同时,还可能出现身重背强,咽喉痛,心腹烦痛,呕吐等症状。治疗方面指出忌用发表,"时气发斑候"云:"凡发斑不可用发表药。令疮开泄,更增斑烂,表虚故也。"在关于预后的判断方面,"伤寒阴阳毒候"云:"若发赤斑,十生一死;若发黑斑,十死一生。"认为斑色红者预后较好;斑色黑者预后较差。

宋代史堪《史载之方·伤寒论》将肌衄称为"赤斑",其云:"热毒内伤肝心两脏,肝心失守,不能主血,毒气烦盛,上蒸于肺,血随气行,流入于肌肤,发为赤斑。"认为赤斑系热毒内伤肝心所致。此外,王怀隐等《太平圣惠方》、陈言《三因极一病证方论》等方书中,还收载了诸多治疗肌衄(发斑)的方剂,大多以清热解毒、清泻胃热、凉血消斑及通腑泄热为主要治法,表明对于肌衄的治疗,至此已有了长足的进步。

元代朱震亨明确提出内伤发斑的概念。《丹溪心法·斑疹》云:"内伤斑者胃气极虚,一身火游行于外所致。"朱氏认为,发斑主要由热盛所致。《丹溪手镜·发斑》亦云:"发斑,热炽也。舌焦黑,面赤,阳毒也。治宜阳毒升麻汤、白虎加参汤。"

明代戴思恭《证治要诀》最早提出"肌衄"的病名。陈文治《诸证提纲·吐血》云："又有从汗孔出者,谓之肌衄。"孙文胤《丹台玉案·诸血门》亦云："又有从汗孔出者,为肌衄。"李梴《医学入门·杂病风类》将肌衄(发斑)分为外感、内伤、内伤兼外感三类情况进行治疗。且云："内伤发斑,轻如蚊迹疹子者,多在手足,初起无头疼、身热,乃胃虚火游于外"。进一步指出内伤发斑的患者,初起无头疼、发热等表证。

清代对肌衄的认识和治疗又有了新的进展。尤其是由于温热病学的发展,对于温热病所引起的发斑在理论认识及临床治疗方面,都有了较大的提高。但温热病发斑不属于本篇讨论的内容,在此从略。

由于儿童罹患肌衄的情况不少,所以早在《诸病源候论》里就专门列有"小儿杂病诸候·患斑毒病候"。此后,明代鲁伯嗣《婴童百问》及清代陈复正《幼幼集成》等儿科专书,都论述了儿科肌衄的证治。

本病有时除皮肤表现紫斑外,或无其他特殊症状,因此,在一些中医外科书籍里,也记载着治疗本病的经验。如明代陈实功《外科正宗·葡萄疫》所说的"葡萄疫",与紫斑的病况非常相似。其云："葡萄疫其患多生小儿。感受四时不正之气,郁于皮肤不散,结成大小青紫斑点,色若葡萄,发生遍体头面,乃为腑症,自无表里。邪毒传胃,牙根出血。久则虚人,斑渐方退。初起宜服羚羊散清热凉血,久则归脾汤滋益其内。"以紫斑的青紫颜色与紫葡萄相似,又因感受四时"不正之气"而起,因而称之为葡萄疫。并指出初病和久病的病状常不相同,治疗上初宜清热凉血,久病多宜补益扶正。另外该书还谈到伴有牙龈出血、腐烂者,可配合口腔局部用药。这些都是很宝贵的经验。在清代吴谦等《医宗金鉴·外科心法要诀·葡萄疫》中,亦有类似的记载。但对于发病部位明确指出以下肢为多。其云："发于遍身,惟腿胫居多。"清代余奉仙《医方经验汇编》论葡萄疫时亦云："疫以是名者,乃以其色之青紫相似也……斑迹有如瓜瓣者,有如萍背者,亦有如指甲青钱之大者,累累成片,梭圆不等。"对肌衄的形态做了生动的描述。

综上所述,汉代张仲景《金匮要略》所载的阴阳毒病,似可视为有关肌衄的最早记载。隋代巢元方《诸病源候论》对包括紫斑在内的内科杂病、温热病及儿科疾病的发斑,在病因病理、临床表现等方面做了论述。元代朱震亨《丹溪心法》在以往着重外感引起发斑的基础上,较先明确提出内伤发斑。戴思恭《证治要诀》中最早提出"肌衄"的病名。明代李梴《医学入门》进一步对内伤发斑加以论述。外科书籍,如明代陈实功《外科正宗》、清代吴谦等《医宗金鉴·外科心法要诀》等,将本病称为葡萄疫。在治疗方面,至宋代时,以王怀隐等《太平圣惠方》为代表,已经有了诸多以清热解毒、凉血消斑为主要治则的方剂。明清以后,以《医学入门》为代表,对肌衄的治法及方剂渐趋全面,而《外科正宗》等书对葡萄疫的治疗方法,则进一步丰富了对肌衄论治的内容。

【范围】

多种外感及内伤的原因都会引起肌衄。外感温热病在热入营血、耗血动血时所引起的肌衄,是病情重笃的一种表现。本篇主要讨论内科范围中除温热病以外的其他外邪或内伤所引起的肌衄。

内科杂病范围的肌衄,主要见于现代医学的免疫性血小板减少性紫癜及过敏性紫癜。在继发性血小板减少引起的紫癜中,除了感染性血小板减少性紫癜外,其他如肝病、药物、化学和物理因素等引起的血小板减少性紫癜,以及有些血液病而见有皮下出血者,亦可参照本篇辨证施治。

【病因病机】

肌衄虽然表现在肌肤,但其发生与血脉及脾胃有密切关系。外感及内伤均可引起肌衄。

（一）感受外邪　热盛迫血

感受四时不正之气，尤以风热、风温为主，正邪交争，内犯营血，与血相搏，气血逆乱，血液不循常道，溢出脉外，留著于肌肤之间，乃发肌衄；或外邪入侵，酿成热毒，邪毒与气血相搏，邪郁化热，损伤脉络，血溢肌肤，引发肌衄。亦如元代朱震亨《丹溪手镜·发斑》所云："发斑，热炽也。"

（二）邪毒内蕴　迫血妄行

感受漆毒、苯、药毒等有害毒物，或邪毒内蕴，与气血相搏，气血逆乱；或邪毒内盛，损伤气血，气血两亏；或邪毒内蕴，损伤脏腑，脾肾两亏，气血生化乏源，统摄无权；肝肾俱损，阴虚火旺，灼伤血络等，皆可引发肌衄。亦如宋代史堪《史载之方·伤寒论》所云："热毒内伤肝心两脏，肝心失守，不能主血，毒气烦盛，上蒸于肺，血随气行，流入于肌肤，发为赤斑。"

（三）阴虚火旺　血脉灼伤

由于饮食、劳倦、情志等因素导致脏腑内伤，胃阴、肾精亏虚，虚火内炽，火热灼伤血脉，溢于肌肤之间而发肌衄；或热盛伤阴，或反复出血，精血亏耗，阴虚火旺，血溢肌肤而再发肌衄。亦如明代张介宾《景岳全书·血证》所云："衄血虽多由火，而唯于阴虚者为多。"

（四）脾气亏虚　血失统摄

脏腑内伤，脾气亏虚，不能统摄血液，外溢肌肤而成肌衄；或长期反复出血，耗伤气血，气不摄血，而致肌衄。亦如明代薛己《保婴撮要·便血尿血》所云："脾胃有伤，荣卫虚弱，故上为衄血、吐血，下为尿血、便血。"

（五）湿热风毒　热郁伤络

内蕴湿热与外来风毒相搏，致营卫失调，久郁化热，热蕴血络，血溢脉外，乃发肌衄。亦如宋代严用和《重订严氏济生方·血病门》所云："又有感冒，汗后不解，郁结经络，随气涌泄，而成衄血。"

【辨证要点】

（一）辨病因

肌衄由于病因与疾病性质不同，治疗与预后有较大区别，故临证需详细询问病史，如有无服用有害药物史，有无接触有害放射物质、化学毒物，食物及动植物过敏等诱因。

（二）辨临床特征

肌衄以皮肤有大小不等的青紫斑块，或呈点状或片状，形状不一，按压紫斑其色不褪等临床表现为特征。紫斑好发于四肢，尤以下肢为多见。出血较重者，常伴齿衄、鼻衄，甚至吐血、便血、尿血。

（三）辨紫斑的数量及颜色

肌衄之紫斑面积小，数量少者，出血较少，一般病情较轻；面积大，数量多者，出血较多，一般病情较重。斑色红赤者，病情较轻；斑色紫黑者，病情较重。

（四）辨寒热虚实

肌衄之紫斑色鲜红，伴面红身热，气粗声高，或壮热口渴，渴欲冷饮，舌质红，苔黄，脉滑洪数者，为实证、热证；紫斑色淡或淡黯，伴面色苍白，气短声低，低热自汗，口渴而不欲饮水，舌质淡，苔白，脉细弱者，为虚证、寒证。若斑点紫黯，多为有瘀血。

（五）辨标本缓急

肌衄之紫斑急骤发作，或兼见其他出血证时，以火盛与气逆为标；紫斑隐作或出血已止时，则以气虚血亏，脏腑亏虚为本。

【类证鉴别】

（一）肌衄与出疹

肌衄之紫斑隐于皮肤之内，摸之不碍手，压之不褪色；疹子则高出于皮面，摸之如粟粒碍手，压之色褪，随即复现。亦如清代罗国纲《罗氏会约医镜·论伤寒发斑发疹》所云："斑隐于皮肤之间，视之则得；疹累于肌肉之上，手摸亦知。"

（二）肌衄与温病发斑

温病发斑是在热入营血，耗血动血时出现。发斑之前，一般均有邪犯卫分及气分，热邪炽盛的临床过程。发斑时常呈现一派气血两燔或热甚动血的证候，症见烦躁，高热，神识不清，甚至昏狂谵妄，伴有鼻衄、齿衄、便血、吐血等。肌衄一般不伴随明显的全身症状，或伴有内伤发热、身体虚弱等，或因接触某物而发作，伴有发热、头痛等症。一般神识清楚，也不如温病发斑之急骤。部分肌衄患者还有持续出现或反复发作紫斑的病史。亦如清代吴瑭《温病条辨·上焦篇》所云："太阳温病不可发汗，发汗而汗不出者，必发斑疹，汗出过多者，必神昏谵语。"

【辨治钩要】

（一）治疗原则

1.审因论治

肌衄病因复杂，治疗当结合现代医学实验室检查，审因论治。一般而言，由火热熏灼，血溢脉外所致者，治以清热解毒、凉血养阴为主；风湿热郁发斑者，治宜疏风清热，活血通络。属实火者，当着重清热解毒；属虚火者，当侧重养阴清热。而凉血止血，化瘀消斑的药物，则对实火、虚火都可配伍使用。对于反复发作，久病不愈，以气血亏虚，气不摄血为主要表现者，又当以益气摄血为治疗原则，适当配伍止血、消斑的药物。对于兼见两种证候症状的患者，如既有热盛又有阴虚；或既有阴虚又有气虚，应根据其侧重的不同，两相兼顾。

2.标本缓急

首先需区别肌衄急性发作期与慢性缓解期，以及是否兼有其他出血证。若紫斑发作兼有脏腑出血时，应以止血为要，当降气、降火为首务；缓解期治当以培补气血，补益脾肾为主。又因本证本质上属于本虚标实之证，故治疗中当标本兼顾，时时顾护其本，用药务使不伤其正气。

（二）治法与选药

（1）清热解毒法：适用于热迫血妄行所致的肌衄。证见皮肤出现紫红色的瘀点、瘀斑，以肢体最为多见，伴有鼻衄、齿衄、发热、口渴、便秘等。常用水牛角30g（先煎），牡丹皮10g，生地黄15g，元参15g，黄连10g，金银花10g，白茅根20g，墓头回15g。

（2）凉血消斑法：适用于热迫血溢所致的肌衄。证见皮肤出现紫红色斑点，形状不一，大小不等，甚至互相融合成片。常用茜草10g，生地榆15g，生地黄12g，紫草15g，水牛角30g（先煎），墓头回15g。

(3)凉血消瘀法:适用于热毒入营,热壅血瘀所致的肌衄。证见皮肤出现紫斑、瘀点,日久不消。常用三七粉5g(冲服),牡丹皮10g,赤芍10g,地榆15g,茜草10g。

(4)滋阴降火法:适用于阴虚火旺所致的肌衄。证见皮肤斑点,时轻时重,头晕目眩,五心烦热。常用生地黄12g,阿胶6g(烊化),麦门冬10g,牡丹皮10g,山茱萸10g,旱莲草12g。

(5)益气摄血法:适用于气虚不能摄血所致的肌衄。证见皮肤紫斑色紫黯淡,多呈散在性分布,时起时消,劳则加剧。常用太子参10g,生黄芪15g,当归10g,白术10g,炙甘草10g。

(6)疏风清热活血通络法:适用于风湿热痹所致的肌衄。证见身热,关节疼痛,皮肤呈环形红斑,以下肢为多见。常用忍冬藤15g,防己10g,黄柏10g,苍术10g,生地榆15g,牡丹皮10g,鸡血藤15g。

(7)活血化瘀法:适用于气滞血瘀,血运迟缓,瘀凝成斑所致的肌衄。证见皮肤血丝缕缕,斑色青紫,面色黧黑,腹露青筋。常用三七粉5g(冲服),丹参20g,泽兰叶10g,炙鳖甲15g(先煎),茜草10g,郁金10g。

【辨证论治】

(一)热迫血行

(1)症状:皮肤出现青紫斑点或斑块,以下肢最为多见。紫斑形状不一,大小不等,有的甚至互相融合成片,伴发热,口渴,便秘,尿黄,常伴鼻衄、齿衄,或有腹痛,甚则尿血,便血,舌质红,苔薄黄,脉弦数或滑数。

(2)病机分析:外邪入侵,酿成热毒,邪毒与气血相搏,邪郁化热,热壅脉络,迫血妄行于肌腠之间,发为紫斑;且发作较急,出血较多,紫斑密度较大;热毒损伤鼻、齿、肠、胃等处之脉络,则见鼻衄、齿衄、便血、尿血;内热郁蒸则发热;热伤津液则口渴;热壅肠道则便秘。舌质红,苔黄,脉数均为内热郁蒸,热势亢盛之象。

(3)治法:清热解毒,凉血止血。

(4)方药:清营汤(《温病条辨》)加减。

水牛角30g(先煎),生地黄15g,玄参15g,麦门冬15g,牡丹皮10g,金银花15g,墓头回15g,连翘10g,黄连6g,竹叶10g,茜草15g,紫草15g,甘草6g。

(5)方药分析:方中水牛角、生地黄、玄参、麦门冬滋阴清热凉血;金银花、连翘、黄连、竹叶清热解毒;牡丹皮、茜草凉血散瘀;紫草、墓头回凉血止血;甘草解毒和中。

(6)加减:原方中犀角现不能入药,故改用水牛角。对于热毒炽盛,发热、口干欲饮、烦躁不安、紫斑密集而广泛者可加生石膏、龙胆草,冲服中成药紫雪丹(《太平惠民和剂局方》),以加强清热泻火解毒的作用;合用三七粉或云南白药以加强止血化瘀之功;热邪郁滞胃肠,气血郁滞而见腹痛者,酌加白芍、甘草、五灵脂、蒲黄以缓急止痛;热伤肠络而兼见便血者,可加槐花、地榆以凉血止血;热邪夹湿,阻滞经络,兼见肢体关节肿痛者,可加秦艽、木瓜、桑枝等以舒经通络。

(二)阴虚火旺

(1)症状:皮肤瘀点、瘀斑时发时止,色红或紫红,伴有鼻衄、齿衄,或月经过多,颧红,心烦,口干,手足心发热,舌质红,苔少,脉细数。

(2)病机分析:阴虚火旺,灼伤脉络,则皮肤青紫斑点或斑块时发时止,起病较缓;或鼻衄、齿衄,或月经过多;水亏不能济火,心火扰动,则心烦;虚火上炎,则口干、颧红;阴虚内热,其病在阴分,故手足心发热。舌质红,苔少,脉细数均为阴虚有热之征。

(3)治法:滋阴降火,宁络止血。

(4)方药:茜根散(《太平圣惠方》)加减。

茜草15g,侧柏叶15g,生地黄15g,黄芩10g,阿胶10g(烊化),紫草15g,旱莲草15g,墓头回15g,牡丹皮10g,甘草6g。

(5)方药分析:方中茜草、侧柏叶、黄芩清热凉血止血;生地黄、阿胶滋阴养血止血;旱莲草育阴清热,凉血止血;牡丹皮散瘀止血;紫草、墓头回收敛止血,宁络消斑;甘草解毒和中。

(6)加减:证属胃阴不足,胃火上扰而致者,可选用玉女煎(《景岳全书》)加减,以清胃滋阴,凉血止血;若肾阴亏虚而火热不甚者,可选用知柏地黄丸(《医宗金鉴》)以滋阴补肾,加茜草、紫草、墓头回以凉血止血,化瘀消斑;口渴,舌红少津者,加石斛、麦门冬、玉竹以养阴生津;腰膝痠软,头晕乏力者,加山茱萸、五味子、枸杞子以滋肾养阴。

(三)气不摄血

(1)症状:紫斑色紫黯淡,多呈散在性分布,时起时消,反复发作,过劳则加重,神情倦怠,心悸,气短,头晕目眩,食欲不振,面色苍白或萎黄,舌质淡,苔白,脉弱。

(2)病机分析:气虚不能摄血,故紫斑色紫黯淡,时起时消,反复发作,劳则加重;气虚则血亦虚,气血亏耗,筋脉失于濡养,则神疲乏力;气血不能上荣头目,则头晕目眩;脾虚不能运化水谷,则食欲不振。舌质淡,脉细弱均为气虚之征。

(3)治法:益气摄血,健脾养血。

(4)方药:归脾汤(《济生方》)加减。

黄芪20g,党参15g,当归15g,茯苓10g,白术10g,龙眼肉10g,酸枣仁10g,仙鹤草30g,墓头回15g,紫草15g,炙甘草10g,木香6g,大枣6枚。

(5)方药分析:方中黄芪、党参、茯苓、白术、炙甘草益气健脾;当归、龙眼肉、酸枣仁、大枣补益心脾,养血安神;仙鹤草、墓头回、紫草凉血消斑;木香理气健脾,使补而不滞。

(6)加减:久病气损及阳者,可合用保元汤(《博爱心鉴》)加减,以益气温阳摄血。另可酌加紫草、棕炭、地榆等,以增强止血消斑之功;兼肾气不足,腰膝痠软者,可酌加山茱萸、菟丝子以补益肾气。

(四)风湿热郁

(1)症状:皮肤红斑多呈环形,环形斑中心色淡,周围隆起,多发于四肢,伴关节疼痛,或关节红肿,舌苔黄腻,脉细数。

(2)病机分析:风湿热邪,壅于关节,损伤脉络,则皮肤红斑多呈环形;风湿热邪壅于经络、关节,气血郁滞不通,则关节疼痛,或关节红肿。舌苔黄腻,脉滑数均为风湿热郁之象。

(3)治法:疏风清热,活血通络。

(4)方药:犀角散(《类证活人书》)加减。

水牛角30g(先煎),生石膏30g,防风15g,麦门冬15g,紫苏10g,槟榔10g,生地黄10g,牡丹皮10g,鸡血藤20g,忍冬藤15g,紫草15g,秦艽10g。

(5)方药分析:方中主药犀角现不能入药,改用水牛角代替以清热凉血;生地黄、牡丹皮、麦门冬、紫草凉血止血;生石膏清解里热;防风、紫苏祛风散邪;槟榔祛逐湿浊;鸡血藤活血通络;忍冬藤、秦艽祛风除湿,通络止痛。

(6)加减:若上肢关节肿痛者,加桑枝、羌活以祛风胜湿,通络止痛;下肢关节肿痛者,加川牛膝、独活以祛风胜湿,活血止痛;关节肿痛较甚者,加乳香、没药以活血消肿止痛。

(五)瘀血阻络

(1)症状:紫斑色紫而黯,月经夹有血块,面色黧黑,毛发枯黄,或伴胸闷胁痛,舌质紫黯,或有瘀点瘀斑,脉弦或涩。

(2)病机分析:久病气血亏虚,气虚血虚致瘀,或热毒煎熬血液,耗伤阴液而致血瘀;或久病入络,瘀血阻络,血液不循常道,溢于脉外则发紫斑;瘀血阻滞,血不上荣则面色黧黑,毛发枯黄;气机不畅则胸闷胁痛。舌质紫黯,或有瘀点瘀斑,脉弦或涩均为一派瘀血阻络之象。

(3)治法:活血通络,理气止血。

(4)方药:血府逐瘀汤(《医林改错》)加减。

桃仁10g,红花10g,当归15g,赤芍10g,柴胡10g,川芎10g,生地黄5g,牡丹皮10g,丹参15g,桔梗10g,怀牛膝10g,枳壳10g,郁金10g。

(5)方药分析:方中当归、川芎、赤芍、桃仁、红花活血祛瘀;怀牛膝祛瘀血,通血脉;柴胡疏肝解郁,升达清阳;桔梗、枳壳开胸理气,行气止痛;生地黄、牡丹皮清热凉血;丹参凉血化瘀;郁金行气活血。

(6)加减:腹痛明显者,赤芍易白芍,加甘草以缓急止痛;少腹急痛者,合用失笑散(《太平惠民和剂局方》)以活血祛瘀,散结止痛;腹中癥块者,加三棱、莪术、水蛭以活血消癥;兼见面色少华,气短乏力者,加人参、黄芪、白术、茯苓以扶正固本。

【转归及预后】

肌衄的五种证候临床表现各有区别,但五者之间互有联系,可以互相转化。初病紫斑,以热盛迫血为多见,亦有因风湿热郁引起者。起病较急,热势亢盛,紫斑较多,出血较甚。若病情迁延则多转化为阴虚火旺。此时,热势虽减,但阴精已伤,虚火内生。而热盛迫血及阴虚火旺的肌衄患者,在久病不愈,长期反复出血时,都会产生气血亏虚,心脾不足的病理变化,从而转化为气虚不摄。瘀血作为一种病理产物,既可见于其他证候之中,又可作为独立证候存在,贯穿于疾病始终。由于五种证候之间既有区别,又有联系,故有的患者可以兼见两种证候,只是侧重点不同而已。例如既有热盛,又有阴虚的症状;既有阴虚,又有气虚的症状等。

肌衄的预后一般较好,经过及时恰当的治疗,多数病例可获痊愈。部分患者由于病情缠绵,反复出血,肌衄难以一时消退,甚至演为重疾。如上述五种证候均可兼见衄血、吐血、便血等其他出血证候,甚至可见脑衄。并发脑衄者,五脏六腑俱虚,阴阳失调,气血逆乱,病势危急,亦危及生命。

【调护】

(一)劳逸结合

肌衄较甚者,应卧床休息;一般的肌衄患者,应适当休息,避免劳累。

(二)清淡饮食

饮食应食易消化的食物,避免食生冷、香燥、辛辣及鱼虾腥味等品。

（三）饮食宜忌

部分肌衄患者的发病与进食某种食物有关，因此忌食易于诱发肌衄的食物。

（四）谨防外感

适寒温，以预防感冒。

第八节 大　衄

【定义】

血自口、耳、鼻而出，或自耳、鼻、口、舌、眼五官及前后二阴而出者，名曰"大衄"，又称"血大衄"或"九窍出血"。

【源流】

在《黄帝内经》中，大衄属"衄"的范畴。汉代张仲景《伤寒论·辨少阴病脉证并治法》云："少阴病，但厥，无汗，而强发之，必动其血，未知从何道而出？或从口鼻，或从目出者，是名下厥上竭，为难治。"指出少阴病下厥上竭的难治之证中，可见阳气大伤不能统摄阴血，阴血妄行而随虚阳上涌，或从口鼻，或从目出而成大衄，是为"上竭"。

隋代巢元方《诸病源候论·小儿杂病诸候·鼻衄候》云："凡人血虚受热，即血失其常度，发溢妄行，乃至发于七窍，谓之大衄也。"提出了"大衄"的病证名称，并阐述了其病因病机。唐代孙思邈《备急千金要方·七窍病·鼻病》云："凡时行衄不宜断之，如一二升已上恐多者可断。即以龙骨末吹之。九窍出血者，皆用吹之。"

宋代王怀隐等《太平圣惠方·治鼻大衄诸方》云："其云鼻大衄者，因鼻衄而口耳皆出血，故云大衄。治大衄不止，宜服远志散方。"书中还载有"治九窍四肢指歧出血方"等诸方。史堪《史载之方·伤寒论》云："伤寒，热毒攻于肝心两脏，毒气烦盛，上冲于肺，血随气逆，鼻中衄血，口中吐血，甚则耳中眼中皆有血，诊其脉当洪大而炎上……"认为伤寒热毒攻心，可引发大衄。政和中奉敕撰《圣济总录·鼻衄门》云："治血妄行，九窍皆出，服药不住者，南天竺饮方。"

明代周之干《慎斋遗书·阴虚》云："若七窍中出血者，留淫日久，则阴血不得归经，故从毛窍中出。须开郁清气凉血，如归、芍、乌、附、木花、丹皮之类是也。"孙一奎《赤水玄珠·九窍出血》云："黄金散：'治九窍出血，牛黄、郁金等分，为末。'"孙文胤《丹台玉案·诸血门》云："至于五窍出血者，势如潮涌，耳目口鼻一齐逆流，药不及煎，针不及下，死在顷刻间，此犹血症之至极者也，医者岂可无急治之法……治法，未见血，则宜消宜和；既见血，则宜凉宜止；旧血未尽，则化其血；新血未尽，则补其血。因其势之轻重，而为缓急之治，则无不中矣。"

清代李用粹《证治汇补·血症·血分轻重》云："如九窍出血，而兼身热不能卧者死。唯妇人产后瘀血妄行，九窍出血，有用逐瘀之药而生者，不可遽断其必死。若无故卒然暴厥，九窍出血者死。久病之人，忽然上下见血亦死。"陈士铎《辨证录·血症门》云："人有九窍流血者,其症气息奄奄,欲卧不欲见日,头晕身困,人以为祟凭之,不知此乃热血妄行,散走于九窍也……然而治法仍须治脏腑,而不可止治经络,以脏腑能统摄经络也。方用当归补血汤加味治之。"张璐《张氏医通·诸血门·诸见血证》云："其有诸窍一齐涌出,多缘颠扑骤伤,或药毒所致。若因肝肾疲极,五脏内崩,多不可活。"林珮琴《类证治裁·衄血论治》云："九窍衄,总治侧柏叶散、犀角汤。有中毒者,饮生羊血。颠扑伤者,灌热童便。烦劳伤者,补中益气汤倍参芪。若五脏内崩者不治。有遍体无故血出,五花汤。"沈金鳌《杂病源流犀烛·六淫门·诸血源流》云："九窍出血者,因火盛之极,故卒然大惊,九窍皆溢出血也(宜侧柏散、沈氏犀角地黄汤)。"唐容川《血证论·大衄》云："大衄者,九窍出血之名也。此非疫疠,即中大毒。人身止此九窍,而九窍皆乱,危亡之证,法在不治。惟有猝然惊恐而九窍出血者,可用朱砂安神丸加发灰治之。"至此,大衄的理法方药已日趋完备。

【范围】

现代医学的各种内外出血,以及紫癜、急性弥漫性血管内凝血等,有"大衄"症状,或有大量出血和较紧急的出血及出血倾向者,均可参照本篇急救治疗。

【病因病机】

引起出血的原因甚多,不外邪热所迫、饮食所伤、情志所扰,或劳倦内伤等。因心主血,脾统血,肝藏血,肺主气,故出血为病,多责之心、脾、肝、肺。其实者多由于火,火盛迫血而妄行;虚证多由于气虚,气虚则血失统摄,这对于指导"大衄"的论治,具有实用价值。

【辨证要点】

(一)辨病位及病程

出血部位有衄血(包括鼻、齿、耳、目、舌、肌腠)、咳血、吐血、便血、尿血和崩漏之分。衄血属于五官及皮肤之出血,咳血乃系肺之出血,吐血多属胃出血,便血乃胃肠出血,尿血多属于肾及膀胱出血,崩漏属妇女阴道大量出血,大衄则可见于以上各部位之出血。由于病位之不同,治法常有异,如上溢之血宜降,下行之血宜升;大衄之出血暴急量大,病初起之出血多实,病久之出血多虚,其治法迥异,故必须仔细辨明。

(二)辨病机及病性

由于鼻衄有肺热、胃热、肝火、阴虚之不同;齿衄有胃火炽盛、阴虚火旺之分;咳血有肺热雍盛、肝火犯肺之别;便血有湿热下注和脾胃虚寒之不同;尿血有下焦湿热、阴虚火旺、脾肾两虚之别。故在辨明出血部位及病程的基础上,辨明病机和病性,对指导治疗很有帮助。

【类证鉴别】

(一)大衄与脑衄

明代龚居中《红炉点雪·痰火失血》云："口鼻并出曰脑衄。"清代唐容川《血证论·脑衄》云："脑衄者,口鼻俱出血也;乃鼻血多,溢从口出,非别有一道来血也,亦非真从脑髓中来,此不过甚言鼻衄之重,而因名之曰脑衄耳……脑衄治法,与鼻衄同,但脑衄出血既多,易成虚证,宜参苏饮。"

（二）大衄与倒经

明代李时珍《本草纲目》云："有行期只吐血、衄血或眼角出血者，是谓逆行。"倒经又称"逆经"或"经行吐衄"，指妇女每当经行前后，或正值经潮时，发生吐血、衄血的病证。一般在经行前期或经期出现。多因肝郁化火犯肺，或阴虚肺热，络脉损伤，血随火动，上逆而成。

【辨治钩要】

（一）急则治其标

大衄之出血，多起病急速，出血量大，若救治不及时，常可导致惊厥、气脱等危急之候。故临证首当以止血为第一要务，急则治其标。

（二）掌握辨证要点内容

由于大衄出血的病位多，证候类别多，危急之症多，所以辨病因、识病位、详病性、察病程，以及区别出血之新旧、久暂，均属其重点内容，应予重视。

（三）注意急救用药宜忌

大衄的治疗用药，若属血从上溢的实证，则宜清降，忌用升散，以免气火升腾，加重出血；虚症宜滋补，忌用寒凉尅伐，免伤脾胃之阳，有碍气血之生化。血从下溢，实证宜清化，忌用固涩，以防留邪停瘀；虚证宜固摄，忌用通利，以防耗气伤阴。亦如清代陈澈《药证忌宜·吐血咯血鼻衄耳衄舌上出血》所云："忌升提、发散、下、破血、补气、闭气、破气、温热、辛燥，复忌极苦寒伤胃。"

【辨证论治】

内科急症之大衄，多起病急速，出血量大，若救治不及时，常可导致惊厥、气脱等危急之候。一般根据其出血的病因、病位、病性和病情的不同，均在鼻衄、耳衄、齿衄、舌衄、目衄、肌衄等专篇中分别进行了论述。归纳而言，可分为如下几种类型。

（一）实火上冲

（1）症状：鼻衄，或耳衄、齿衄、舌衄、目衄或肌衄，或吐血、咳血，或便血、尿血，或崩漏，一般出血量较多，血色鲜红，面赤口渴，舌质红，苔黄，脉数有力。

（2）病机分析：肝主疏泄，性喜条达，七情过激，肝火郁结，气郁化火，实火循经上扰清窍；或郁怒伤肝，肝失调达，气机郁滞，横逆犯胃，日久化热生火，肝胃之火循经上炎，灼伤血络；或误食毒物毒药，毒入胃肠，灼伤血络，则发大衄，出血量较多，血色鲜红；火热熏蒸，则面赤；火热消灼阴液，则口渴。舌质红，苔黄，脉数有力均为肝胃实火之象。

（3）治法：泻火降逆，凉血止血。

（4）方药：泻心汤（《金匮要略》）合十灰散（《十药神书》）加减。

大黄10g（后下），黄芩10g，黄连10g，栀子10g，茜草15g，牡丹皮10g，大蓟10g，小蓟10g，白茅根30g，侧柏叶炭10g，三七粉6g（冲服），龙胆草6g，甘草6g。

（5）方药分析：方中龙胆草泻肝胆实火；黄芩、黄连苦寒清胃泻火；大黄清热泻火解毒，凉血活血止血；栀子泻三焦之火，并能凉血解毒；茜草、牡丹皮清热凉血，兼能活血；大蓟、小蓟、白茅根、侧柏叶炭凉血止血；三七活血止血；甘草清火解毒和中。

(6)加减:口渴甚者,加麦门冬、生地黄、天花粉以清热养阴生津;兼头痛者,加菊花、夏枯草以清泄肝火,清利头目;热毒内蕴,且伴有心烦神昏者,选用犀角地黄汤(《备急千金要方》)加减,以清热解毒,清营凉血;神昏者,加服安宫牛黄丸(《温病条辨》)以清热开窍,或静脉滴注中成药清开灵注射液以清热解毒开窍。

(二)热毒内蕴

(1)症状:鼻衄,或耳衄、齿衄、目衄,或肌衄、吐血、咳血、便血、尿血,或崩漏,出血量可多可少,血色鲜红,常发于热病之病程中,伴有身热烦渴,甚或高热,神昏谵语,舌质深红,苔黄少津,脉滑数或细数。

(2)病机分析:感受风热之邪,郁于肌表,营卫失调,气血不畅,气郁化火,灼伤阳络,血热妄行;或外感疫疠之邪,疫毒直入营血,迫血妄行,则发大衄,出血量可多可少,血色鲜红;热灼阴分则身热烦渴,舌干;热扰心神则见高热,神昏谵语。舌质深红,苔黄脉数均为风热火邪侵入气血之象。

(3)治法:清热解毒,凉血止血。

(4)方药:犀角地黄汤(《备急千金要方》)合十灰散(《十药神书》)加减。

水牛角30g(先煎),生地黄15g,牡丹皮10g,赤芍10g,大黄10g(后下),茜草10g,侧柏叶炭10g,白茅根30g,旱莲草15g,大蓟10g,小蓟10g,栀子10g,甘草6g。

(5)方药分析:方中水牛角清热解毒,凉血止血;生地黄、旱莲草养阴生津,凉血止血;赤芍、牡丹皮、茜草凉血止血活血;白茅根、大蓟、小蓟、侧柏叶炭、栀子清热凉血止血;大黄清热解毒,凉血活血止血;甘草解毒和中。

(6)加减:热盛烦渴甚者,加黄连、生石膏、麦门冬以清热养阴生津;出血量多者,加服中成药云南白药或三七粉,以加强止血;伴高热,神昏谵语者,加服中成药安宫牛黄丸(《温病条辨》)或神犀丹(《温热经纬》),或静脉滴注中成药清开灵注射液,以清热解毒,开窍醒神。

(三)阴虚火动

(1)症状:起病较缓,病程较长,鼻衄,或齿衄、耳衄、目衄、肌衄,或吐血、咳血、便血、尿血,或崩漏,出血量不多,血色鲜红,时作时止,伴口燥咽干,五心烦热,潮热盗汗,舌质红,苔少或无苔,脉细数。

(2)病机分析:久病不愈,或温热病后期,肾阴亏耗,水不制火,虚火灼伤脉络,则发大衄,出血量不多,血色鲜红,时作时止;阴津亏虚,则口燥咽干;虚火迫液外泄,则见盗汗;阴虚内热,则见潮热,五心烦热;虚火上扰心神则心烦。舌红少苔,脉细数均为阴虚火旺之象。

(3)治法:滋阴降火,凉血止血。

(4)方药:茜根散(《太平圣惠方》)加减。

生地黄15g,牡丹皮10g,阿胶10g(烊化),龟板胶10g(烊化),女贞子10g,旱莲草10g,黄芩10g,侧柏叶10g,墓头回15g,茜草15g,麦门冬10g,甘草6g。

(5)方药分析:方中生地黄、阿胶、龟板胶、女贞子、旱莲草、麦门冬滋阴清热止血;牡丹皮、茜草、墓头回、侧柏叶凉血止血;黄芩清热泻火;甘草和中。

(6)加减:属肾阴不固者,可选用知柏地黄汤(《医宗金鉴》),加侧柏叶、旱莲草、墓头回以滋阴降火,补肾止血;潮热明显者,加秦艽、地骨皮、炙鳖甲以清虚热;出血量多者,亦可加服中成药云南白药以加强止血,并可服童便以止血。亦如明代龚居中《红炉点雪·痰火失血》所云:"溲溺滋阴降火,清瘀血,止吐衄诸血。"

（四）气不摄血

(1)症状:病程较长,肌肤紫斑,或鼻衄、齿衄、耳衄、目衄,或吐血、咳血、便血、尿血、崩漏,出血量可多可少,血色黯红或淡红,常反复发作,遇劳则重,伴面色苍白或萎黄无华,神疲乏力,头晕心悸,气短懒言,舌质淡,苔薄白,脉虚无力。

(2)病机分析:脾统血,为气血生化之源,脾虚失摄,血液外溢,则发大衄,出血量可多可少,血色黯红或淡红,且常反复发作,遇劳则重;脾虚气弱,气血生化乏源,血不上荣则头晕,面色苍白或萎黄;中气虚弱则见神疲乏力;心失所养则心悸,气短懒言。舌淡苔白,脉细弱均为脾气虚弱之象。

(3)治法:补益心脾,摄血止血。

(4)方药:归脾汤(《济生方》)加减。

党参20g,当归15g,黄芪30g,炒白术10g,龙眼肉10g,阿胶10g(烊化),远志10g,仙鹤草30g,旱莲草15g,木香6g,大枣6枚,炙甘草10g。

(5)方药分析:方中黄芪、党参、当归、炒白术、炙甘草、大枣益气补血,健脾和中;阿胶、龙眼肉、远志补血养心安神;仙鹤草、旱莲草止血;木香理气健脾,使补而不滞。

(6)加减:若肾阳亏虚,不能温煦脾阳,以致气血生化无力,气虚不能摄血而大衄者,治疗当选用右归丸(《景岳全书》)加黄芪、党参,以温补脾肾,益气摄血;若出血同时兼见面色苍白、大汗淋漓者,此为气随血脱,急用独参汤(《十药神书》)以益气固脱;若四肢逆冷者,急用参附汤(《妇人大全良方》),或静脉滴注中成药参附注射液,以益气固脱,回阳救逆;兼有血瘀者,加丹参、三七以活血化瘀止血。

【转归及预后】

大衄起病多急速,出血部位多,特别是出血量大,病情危重者,若救治不及时,则生惊厥、气脱等危急之候。故临床治疗,法当争分夺秒,以防变证出现。只要辨证准确,在防止变证出现的基础上急予止血,并审因论治,方可转危为安,应手取效。亦如明代张介宾《景岳全书·血证》所云:"暴吐、暴衄、失血如涌,多致血脱气亦脱,危在顷刻者,此其内伤败剧而然,当此之际,速宜以气为主,盖有形之血不能即生,无形之气所当急固,但使气不尽脱,则命犹可保,血渐可生。"

【调护】

（一）加强大衄急症病人之监护

(1)保持室内空气流通,保持安静,少动病人。及时清除血迹、血块,多加解说,以解除其恐惧。

(2)无论鼻衄、齿衄、耳衄、目衄患者,不宜穿着过热,可在局部冷敷,如敷脑、额、面等处。

(3)避免情志激动,以防升火,衄血复潮。

(4)保持气道通畅,注意血块阻塞气道,导致窒息。

(5)忌食辛辣刺激炙煿之品,以免动火生热,迫血妄行。

(6)鼻衄出血不止者,宜加用马勃粉棉球塞鼻止血;鼻衄、齿衄不止者,可选用蒲黄炭、槐花末吹拭患处。

(7)咯血不畅,有呼吸障碍者,宜头低足高位,使头之血流增加和便于引流。

(8)密切观察出血量及生命体征,注意防止气随血脱。

（二）掌握出血治疗用药之取舍

（1）上部出血宜加引血下行药，如川牛膝、大黄；胃出血宜加降胃气药，如旋复花、代赭石、降香；肺热咯血宜加苏子、杏仁、陈皮等降气药；下部出血宜加升提药，如柴胡、升麻、荆芥穗。

（2）治疗血热大衄，不宜纯用寒凉药，寒则血凝，防其留瘀；且寒凉易伤胃气，故不宜大量或久用，或以酒炒，可酌用。

（3）失血过多者，宜加补气药，以防气随血脱。

第九节　咳　　血

【定义】

咳血即"欬血"，一般包括"咳血"、"嗽血"和"咯血"。由于其血均来自肺系，经气道咳嗽而出，或纯血鲜红，间夹泡沫，或痰血相兼，或痰中带血，故以咳血一词而概之。主要由于外邪犯肺，肝火上炎，阴虚火旺，或气不摄血等原因，以致肺络损伤，血液妄行，溢入气道而形成。

咳血与嗽血，血均从肺中来，因咳嗽而致肺络损伤，血随气冲经气道而出。其特点是痰血相兼，或纯血鲜红，间有泡沫。细而分之，二者稍有区别。咳血为痰少，难于咳出；嗽血为痰量较多，容易嗽出。

咯血是不经咳、嗽而咯出鲜红色血丝、血块者。其血来自于喉部，多无泡沫，微咯即出，或自觉咽干不适，或有异物之感，一咯而有出血者。

一般而言，咯血轻，咳血、嗽血重。咳血、嗽血和咯血，虽有不同，但在辨证方面，又有相似之处，故合为一起阐述。

【源流】

《素问·至真要大论》云："少阳司天，火淫所胜，则温气流行，金政不平，民病……咳唾血。"《灵枢·经脉》云："肾足少阴之脉……是动则病饥不欲食，面如漆紫，咳唾则有血，喝喝而喘。"可见《黄帝内经》中不仅有"咳唾血"的记载，而且认为外邪侵袭及脏腑病变均可导致咳血。

汉代张仲景《金匮要略》将咳血包括于吐血之内，如在"惊悸吐衄下血胸满瘀血病脉证治"项下云："烦咳者，必吐血；""夫酒客咳者，必致吐血，此因极饮过度所致也。"均指咳血而言。

南齐褚澄《褚氏遗书·津润》始载"咳血"之名，其云："便血犹可止，咳血不易医。"指出咳血之疾，不能速已。

隋代巢元方《诸病源候论·咳嗽脓血候》云："肺感于寒，微者则成咳嗽，嗽伤于阳脉则有血。"指明咳血是阳络损伤的结果。

宋代政和中奉敕撰《圣济总录·吐血门》中，提出了嗽血、咯血的病症名称，并记载了一些治疗方药。王衮《博济方》也载"咯血"病名，此后咯血渐从吐血中分出，析为咯、唾、咳、嗽血。严用和《重订严氏济生方·血病门·失血论治》云："咳血一证，不嗽者易治，兼嗽者为难愈，为肺伤故也。"指出咳血不嗽者易治，兼嗽者难疗。金代张子和《儒门事亲·咯血衄血嗽血》云:"夫男子妇人,咯血、衄血、嗽血、咳脓血,可服三黄丸、黄连解毒汤、凉膈散。"提出了治疗热证咳血的方剂。元代朱震亨《丹溪心法·咳血》指出了咳血的临床特征,其云:"咳血者,嗽出痰内有血者是。"

明代戴思恭《证治要诀·嗽血》云:"热壅于肺能嗽血;火嗽损肺亦能嗽血。壅于肺者易治,不过凉之而已;损于肺者难治,已久成劳也。"指明热壅于肺及火嗽损伤两类咳血的预后各不相同。孙一奎强调清肺降火,开郁消痰在治疗咳血中的重要性,他在《医旨绪余·论咳血》中云:"咳血多是火郁肺中,治宜清肺降火,开郁消痰,咳止而血亦止也。不可纯用血药,使气滞痰塞而郁不开,咳既不止,血安止哉!设下午身热而脉细数,此真阴不足,当清上补下。"其见解对后世治疗咳血有所启发。张介宾《景岳全书·血证》云:"咳血、嗽血皆从肺窍中出,虽若同类而实有不同也。盖咳血者少痰,其出较难;嗽血者多痰,其出较易。""咯血者,于喉中微咯即出,非若咳血、嗽血之费力而甚也。大都咳嗽而出者出于脏,出于脏者其来远;一咯而出者出于喉,出于喉者其来近。"同时,张氏又强调肾水亏虚在咳血病机中的重要性,在"血证·咳血论治"项下亦云:"凡病血者虽有五脏之辨,然无不由于水亏。水亏则火盛,火盛则刑金,金病则肺燥,肺燥则络伤而嗽血,液涸而成痰,此其病标固在肺,而病本则在肾也。"秦景明《症因脉治·嗽血论》明谓"咳血即嗽血。"并将咳血分为"外感嗽血"及"内伤嗽血"两类,分别论述其病因、临床表现及治疗方药。同时亦指出外感咳血易治,内伤咳血难疗。其云:"外感咳血之症,乃是邪壅于肺,择其何邪而施治,则愈矣。故丹溪曰:壅于肺者易治,不过散之清之而已,不比内伤门损于肺者之难治也。"

清代唐容川《血证论·咳血》认为咳血与咳嗽有密切的关系,其云:"人必先知咳嗽之原,而后可治咳血之病,盖咳嗽固不皆失血,而失血则未有不咳嗽者。"唐氏将咳血分为实证及虚证两大类,论述较详,值得参考。

综上所述,早在《黄帝内经》中即有关于咳血的论述,南齐褚澄《褚氏遗书》始载"咳血"之名,但在唐代以前多将咳血包括在吐血之内。元代朱震亨《丹溪心法》首先明确咳血的病证名,并列专篇论述。此后,明清医家在咳血的病因病机、类证鉴别、辨证诊治等方面各有阐述,对咳血的认识渐趋完善。

【范围】

现代医学将咳血称为咯血。本篇讨论杂病范围的咳血,主要见于肺结核、肺炎、支气管扩张、肺癌等肺部疾患,其次是心血管病及血液病引起的咳血。而传染病,如肺出血型钩端螺旋体病、流行性出血热等引起的咳血则属于温热病的范畴,亦可参阅本篇进行辨证论治。

【病因病机】

咳血总由肺络受损所导致。因肺为娇脏,又为脏腑之华盖,喜润恶燥,喜清恶浊,不耐寒热,故当内外之邪干扰及肺,使肺失清肃,则为咳嗽,损伤肺络,血溢脉外,则为咳血。

(一)外邪袭肺 损伤肺络

肺主气,司呼吸,开窍于鼻,外合皮毛,故易受外邪侵袭。外邪袭肺则壅遏肺气,使肺气失于宣降而上逆为咳;损伤肺络,血溢气道,则引起咳血。在外邪之中,以热邪、燥邪引起者居多,寒邪引发者亦有之。亦如清代叶桂《临证指南医案·吐血》所云:"若夫外因起见,阳邪为多,盖犯是证者,阴分先虚,易受天之风热燥火也。至阳邪为患,不过其中之一二耳。"

（二）肝火犯肺　血随气逆

多由肺气素虚，复因情志不遂，肝郁化火，肝火上逆犯肺，损伤肺络而咳血；或因暴怒气逆，致使肝气横逆，气有余便是火，血随火动，肝火上逆犯肺而咳血。亦如晋代王叔和《脉经·肺手太阴经病证》所云："肺伤者，其人劳倦则咳唾血，其脉细紧浮数，皆吐血，此为躁扰嗔怒得之，肺伤气壅所致。"又如明代汪绮石《理虚元鉴·卷上·咳嗽痰中带血珠血丝》所云："此症……多因志节拘滞，预事而忧，或郁怒伤肝，或忧愤伤心，不能发泄而成。"

（三）肺肾阴虚　虚火内炽

肺脏全赖肾水的滋养、津液之濡润才能发挥其清肃制节之权。若肺肾阴虚，虚火上炎，损伤肺络，则致咳血；或因瘵虫蚀肺，动热伤阴，或他病日久，耗伤气阴，以致阴虚肺燥，虚火内炽，皆可灼伤肺络而致咳血。诚如明代戴思恭《推求师意·咳血》所云："肾脉上入肺，循喉咙挟舌本；其支者，从肺出，络心注胸中，故二脏相连，病则俱病，于是皆有咳唾血也。"

（四）气虚不摄　血不循经

或因劳倦过度，或因饮食失节，或因情志内伤，或因外邪不解，均可耗伤人体正气，以致气虚而血无所主，血不循经而错行，从肺络溢出而形成咳血。正如清代张必禄《医方辨难大成·血证论治》所云："或以酒色竭其精，或以情欲伤其气，致令肾中之水火一有不平，皆能使人为咳、为嗽、为唾、为咯，甚则唾血、咯血、咳血、嗽血。"

【辨证要点】

（一）辨病史

咳血患者多有咳嗽、喘证、肺痨等疾患的病史。

（二）辨前驱证候

咳血之前，常有胸闷、喉痒、咳嗽等证候。

（三）辨临床特征

咳血的病位在肺。血由肺来，经咳嗽而出，或纯血鲜红，间夹泡沫，或痰血相兼，或痰中带血。

（四）辨外感与内伤

从引起咳血的原因来看，咳血可分为外感咳血及内伤咳血两大类，两者在临床表现、预后及治疗等方面各不相同，应注意辨识。一般来说，外感咳血病程短，起病较急，初起均有恶寒、发热等表证；内伤咳血则病程长，起病较缓，均有脏腑、阴阳、气血虚衰或偏盛的表现，如肺肾阴虚、正气亏虚或肝火上炎等。

（五）辨属火属虚

咳血虽可分为外感及内伤两类，但其病机主要为火与虚两个方面，故应辨明火之有无及属虚属实。咳血由火热熏灼肺络引起者为多，但火有虚实之别，外感之火及肝郁之火属于实火；阴虚火旺则为虚火。属虚者多由内伤所致，常见为阴虚及气虚，阴虚则火灼肺络，气虚则不能摄血而导致咳血。

（六）辨疾病顺逆

（1）脉象辨顺逆：凡出血之后，脉洪大弦急者，应防有再度出血；脉芤者病重；脉沉细欲绝或细数者，须防出现脱证；脉细弱和缓者，为亡血后气血虚弱；脉证相符者，预后较顺。

（2）面色辨顺逆：凡失血之后，面色黄白有神者为顺；面色青黯无光，或两颧暴赤，唇口如朱者为逆。

（3）呼吸辨顺逆：气喘息粗，或上气咳喘者为逆，呼吸微弱者为顺。

（4）四末辨顺逆：四肢温和者为顺；四肢厥逆或大热者为逆。

（七）辨治疗难易

一般而言，咳血不嗽者易愈，咳血兼嗽者难疗；外感咳血易治，内伤咳血难治。

【类证鉴别】

（一）咳血与吐血

咳血与吐血，二者均是血从口而出，故应加鉴别。咳血之血是由肺或气道而来，随咳嗽而出，痰血相兼，或痰中带有血丝，或纯血鲜红，间夹泡沫，出血前伴有喉痒、胸憋、咳嗽，常有肺痨、久嗽、喘证的病史，大便多为正常色。吐血之血是由胃或食道而来，随呕吐而出，夹有食物残渣，其色深红或黑褐色，出血前伴有胃脘不适或疼痛、恶心呕吐，常有脘痛、黄疸、积聚、鼓胀的病史，大便多呈柏油样便。

（二）咳血与肺痈咳血

咳血与肺痈的咳血，其血虽均是从肺脏而来，随咳嗽而出，但其病变性质、临床证候、治疗方法各异，故需加鉴别。肺痈的咳血为脓血相兼；咳血为痰血相兼。咳血在出血前常伴有喉痒、烦渴、胸痛、咳嗽等证候；肺痈咳血前多伴有壮热寒战、烦渴、胸痛、咳嗽等证候。咳血的病机为感受内外之邪，袭肺损络而致；肺痈的病机为热毒壅肺，热腐成脓，损伤肺络所致。肺痈咳血的治疗以清热解毒、排脓止血为主；咳血则以止血及宁血为主。

（三）咳血与唾血

咳血为血痰相兼；唾血为血与唾沫混杂而出。唾血之血为咽喉、齿龈以及口腔部位出血，出血量较少；咳血之血从肺或气道而出，出血量或多或少。咳血为血随咳嗽而出；唾血为血随唾沫而出，一般无咳嗽。

（四）咳血与咯血

咳血为血随咳嗽而出；咯血以一咯即出为主症。

【辨治钩要】

（一）治疗原则

咳血以由火热熏灼肺络引起者为多，但火有实火、虚火之别。实火者治当清热泻火、凉血止血；虚火者治当滋阴清热、宁络止血。少数由风寒袭肺及气虚不摄所致者，又当分别以疏风散寒、宁络止血及益气摄血之法治之。由于离经之血，有可能停聚体内而形成瘀血，故在止血的同时，必须考虑到活血化瘀，勿使瘀血停留，引起后患。在血止之后，还应该考虑宁络、补血，以及针对出血的原因进行治疗，以防止再度出血。

（二）治法与选药

（1）清宣肺热法：适用于风热犯肺，热伤阳络所致的咳血。证见发热恶寒，咽痛，咳嗽痰黄，痰中夹血，血色鲜红。常用黄芩10g，桑叶10g，浙贝母10g，杏仁10g，牛蒡子10g，连翘10g，竹叶10g，菊花10g。

（2）凉血止血法：适用于热迫血妄行所致的咳血。证见发热或壮热，咳吐黄痰，口干咽燥，大便干燥，痰中带血，血色鲜红。常用茜草10g，白茅根20g，仙鹤草30g，大蓟10g，小蓟10g，黄芩10g，生石膏30g。

(3)化瘀止血法:适用于瘀血阻络或离经之血未出体外所致的咳血。证见胸满、口燥、咳血反复频作,舌质青紫。常用血余炭6g,三七粉5g,花蕊石10g,赤芍10g,大黄5g,中成药云南白药0.5g。

(4)收敛止血法:适用于出血量多,或咳血日久不愈者。常用白及15g,乌贼骨10g,仙鹤草30g,紫草15g,墓头回15g。

(5)泻肝清肺法:适用于肝火犯肺所致的咳血。证见咳嗽,痰中带血或咳吐纯血,胸胁疼痛,烦躁易怒。常用龙胆草6g,栀子10g,青黛6g,茜草10g,黄芩10g。

(6)养阴清热法:适用于阴虚火旺所致的咳血。证见干咳少痰,口干咽燥,午后潮热,痰中带血或反复咳血。常用百合10g,生地黄10g,玄参15g,黄芩10g,知母10g,阿胶6g,麦门冬10g。

(7)养阴润肺法:适用于燥热伤肺所致的咳血。证见身热,鼻燥咽干,咳嗽,咯痰不爽,痰中带血。常用杏仁10g,桑叶12g,麦门冬10g,生石膏30g,沙参15g,生地黄15g。

(8)益气摄血法:适用于气虚不能摄血所致的咳血。证见神疲乏力,面色少华,痰中带血或咳吐纯血,兼见鼻衄、便血。常用人参10g,黄芪30g,仙鹤草30g,阿胶10g,当归10g,墓头回15g。

【辨证论治】

(一)风寒袭肺

(1)症状:初起恶寒,发热,头痛,鼻塞,咳嗽痰稀,渐至咳嗽不已,痰中夹血,出血量一般不多,舌苔白,脉浮或脉缓。

(2)病机分析:病之初起风寒袭表,卫阳被遏,故恶寒,发热,头痛;风寒束闭肺气,肺气不宣,故咳嗽,鼻塞;咳嗽不止,损伤肺络,则痰中带血。舌苔白,脉浮或浮缓均为风寒之邪侵于肺卫之征。

(3)治法:疏风散寒,肃肺止血。

(4)方药:金沸草散(《南阳活人书》)加减。

金沸草15g,前胡10g,荆芥10g,细辛3g,炮姜炭10g,茯苓10g,炙半夏10g,仙鹤草20g,蒲黄10g(包煎),茜草10g。

(5)方药分析:方中金沸草温散降逆,化痰止咳;前胡宣降肺气,化痰止咳;荆芥、细辛疏散风寒,宣肺解表;炮姜炭止血和血;茯苓、炙半夏化痰和中;仙鹤草、蒲黄、茜草止血化瘀。

(6)加减:若咳血多者,加白及、藕节以清肺止血;风寒已解,而咳嗽不止,痰中带血者,可用止嗽散(《医学心悟》)为主方,加仙鹤草、蒲黄、茜草、白及以清肺止咳,化瘀止血。

(二)风热犯肺

(1)症状:初起恶寒发热,咳嗽痰黄,痰中带血,血色鲜红,或伴鼻衄,口渴,咽痛,或头痛,舌苔薄黄,脉浮数。

(2)病机分析:风热袭表,表卫失和故见恶寒发热,或见头痛;风热犯肺,肺失清肃则气逆作咳;邪热灼津,蒸液为痰,则咳嗽痰黄;热伤阳络,血溢于肺,随痰而出,则见咳血或痰中带血,血色鲜红,或肺窍络伤而伴鼻衄;热邪耗津,津液伤,以致口渴;咽为肺胃之通道,风热袭肺,则咽痛。舌苔薄黄,脉浮数均为风热之邪在表之象。

(3)治法:清宣肺热,凉血止血。

(4)方药:银翘散(《温病条辨》)加减。

金银花15g,连翘10g,牛蒡子10g,竹叶10g,荆芥10g,薄荷6g,芦根10g,川贝母10g,杏仁10g,白茅根20g,茜草10g,大蓟10g,小蓟10g,甘草6g。

(5)方药分析:方中金银花、连翘清热解表;竹叶清热透邪;芦根清热生津;牛蒡子、荆芥、茜草、大小蓟凉血止血,兼能化瘀;甘草调和诸药。

(6)加减:原方中之桔梗宣肺升提,不宜用于咳血,故去之。若咳血甚者,加仙鹤草、大黄或加中成药云南白药或三七粉冲服,以清热凉血,化瘀止血;痰热壅肺而见发热,痰多,咯痰黄稠,舌苔黄腻,脉滑数者,加黄芩、鱼腥草,或合千金苇茎汤(《备急千金要方》)以清热肃肺化瘀;若表邪已解而津伤较甚,干咳无痰或痰少而黏,舌红少津者,去荆芥、薄荷,加生地黄、麦门冬、玄参、五味子以养阴润燥;若胸痛者,加栝蒌利气化痰以止胸痛。

(三)燥气犯肺

(1)症状:身热,喉痒咳嗽,痰量不多,痰中带血,咯痰不爽,鼻燥咽干,心烦口渴,舌苔薄黄而燥,脉数。

(2)病机分析:燥气多行于秋令,燥热犯肺,肺失清润,肺络受损,故致喉痒咳嗽,痰中带血;燥胜则干,燥热上灼气道,则致鼻燥咽干;燥热耗津,故见心烦口渴,痰少或咯痰不爽,或有身热。舌苔薄黄,脉数均为燥热之邪伤及肺卫及伤津之象。

(3)治法:清肺润燥,宁络止血。

(4)方药:清燥救肺汤(《医门法律》)加减。

生石膏30g,桑叶15g,杏仁10g,麦门冬10g,阿胶10g(烊化),麻仁10g,枇杷叶10g,沙参10g,川贝母10g,白茅根30g,牡丹皮10g,茜草10g,侧柏叶10g,甘草6g。

(5)方药分析:方中桑叶、杏仁、川贝母、枇杷叶宣肺止咳;石膏、甘草、麦门冬清火生津;阿胶、麻仁滋阴润燥;人参改用沙参,益气养阴;白茅根、牡丹皮、茜草、侧柏叶凉血止血,兼能化瘀。

(6)加减:本证亦可选用桑杏汤(《温病条辨》)为基础方,加入上述止血化瘀药治疗。若咳喘热甚胸痛者,加栝蒌、黄芩、胆南星以清热化痰,祛瘀止痛;咽痛甚者,加生地黄、玄参、板蓝根以清热养阴,利咽止痛,若燥热已退而咳嗽不已,痰中带血,治疗当选用沙参麦冬汤(《温病条辨》)加凉血止血药,以滋阴润肺,宁嗽止血。

(四)肝火犯肺

(1)症状:咳嗽阵作,痰中带血或咳吐纯血,血色鲜红,胸胁疼痛,头痛眩晕,烦躁易怒,口苦而干,舌质红,苔薄黄,脉弦数。

(2)病机分析:肝火炽盛,上炎犯肺,灼伤血络,故咳嗽阵发,痰中带血或咳血鲜红;热势亢盛者则可咳吐纯血;肝之脉络,布于两胁,肝火偏亢,脉络壅滞,故见胸胁胀痛;肝火上扰清空则致头痛、眩晕;上扰心神则烦躁易怒;肝火上炎,则口苦而干。舌质红,苔薄黄,脉弦数均为肝火偏亢之象。

(3)治法:清肝泻肺,凉血止血。

(4)方药:黛蛤散(《医宗金鉴》)泻白散(《小儿药证直诀》)加味。

桑白皮15g,地骨皮15g,青黛10g(包煎),海蛤粉10g(包煎),龙胆草6g,栀子炭10g,生地黄10g,白茅根20g,侧柏叶10g,茜草10g,牡丹皮10g,赤芍10g,甘草6g。

(5)方药分析:方中桑白皮、地骨皮清泻肺热;青黛凉血清肝;海蛤粉清肺化痰;龙胆草、栀子炭清泻肝火,止血除烦;生地黄、白茅根、侧柏叶凉血止血;茜草、牡丹皮、赤芍清热凉血,活血散瘀;甘草清热润肺止咳,养胃和中。

(6)加减:若出血不止量较多者,可另吞服三七粉或中成药云南白药以加强止血;肝火灼肺,火盛迫血,血来盈口,色鲜红者,可选用犀角地黄汤(《备急千金要方》)以清热凉血,活血止血,犀角改用水牛角;肝郁胁痛重者,可选用丹栀逍遥散(《内科摘要》)加减,以疏肝解郁,理气止血;若两足厥冷,可用热水洗足后,再用附子打烂,贴涌泉穴,以引火归元,导血下行。

(五)阴虚火旺

(1)症状:干咳少痰,或痰中带血,或有咯血,血色鲜红,骨蒸潮热,颧赤盗汗,手足心热,口干咽燥而不欲多饮,形体消瘦,纳呆食少,或兼耳鸣,腰膝痠软,舌红少苔,脉细数。

(2)病机分析:肺脏气阴亏虚,肺燥火盛,失于清肃,故干咳痰少,口干咽燥;阴虚火旺,虚火灼伤肺络,则致痰中带血或反复咳血、咯血;肾阴亏虚,不能滋肺,水亏不能济火,火热扰动,逼津液外泄而为盗汗;阴虚生内热,阳气怫郁于外,故致颧红,午后潮热;久病脾胃俱衰,则纳呆食少,形体消瘦;肾开窍于耳,腰为肾之外府,肾阴亏虚,则见耳鸣、腰膝痠软。舌质红少苔,脉细数乃阴虚火旺之象。

(3)治法:滋阴降火,凉血止血。

(4)方药:百合固金汤(《医方集解》引赵蕺庵方)加减。

百合15g,麦门冬10g,玄参10g,生地黄10g,当归10g,白芍10g,川贝母10g,阿胶10g(烊化),白及10g,白茅根20g,茜草10g,藕节10g,甘草6g。

(5)方药分析:方中百合、麦门冬、玄参、生地黄滋阴清热,养肺生津;当归、白芍、阿胶滋阴柔润,养血和血;川贝母、甘草化痰止咳;白及、白茅根、茜草、藕节凉血止血。

(6)加减:原方中桔梗于咳血不利,宜去。若咳咯血重者,加旱莲草、三七或十灰散(《十药神书》)以凉血止血;骨蒸潮热重者,可选加秦艽、炙鳖甲以清退虚热;盗汗甚者,加浮小麦、五味子、生牡蛎收敛固涩;阴虚火旺之由肺痨所致的咳血,可选月华丸(《医学心悟》)为基础方加减治疗,切不可滥用寒凉以除虚火,滋阴则虚火自降,肺脏得宁而咳血可止。

(六)气不摄血

(1)症状:面色少华,神疲乏力,头晕目眩,耳鸣,心悸,或咳或不咳,痰中带血或咳吐纯血,或兼见衄血、便血,舌质淡,脉虚细或芤。

(2)病机分析:禀赋不足,或劳倦过度,或饮食不节,损伤脾胃,或大病之后失于调养,以致正气不足,气血亏虚。气血亏耗,不能上荣于面,则面色少华;筋脉百骸失于濡养,则神疲乏力;脑海失养则头晕、目眩、耳鸣;心失所养则心悸;气虚不能摄血,血无所主而妄行;肺络之血妄行,则痰中带血或咳血纯红;妄行甚者,则可并见衄血、便血。舌质淡,脉虚细均为气虚血弱之象,若出血过多者,则见芤脉。

(3)治法:益气摄血,健脾养血。

(4)方药:拯阳理劳汤(《医宗必读》)加减。

人参10g,黄芪20g,白术10g,当归10g,五味子10g,陈皮10g,熟地黄10g,仙鹤草20g,阿胶10g(烊化),白及10g,茜草10g,甘草6g。

(5)方药分析:方中人参、黄芪益气摄血;白术、甘草健脾益气;当归、熟地黄、阿胶养血和血;陈皮理气和中;仙鹤草、白及、茜草收敛止血。

(6)加减:原方中肉桂温中助阳,宜用于气虚偏寒者,无寒象者可去之。若咳血量多,血色鲜红者,加侧柏叶、三七以活络止血；纳呆食少者，加焦山楂、焦麦芽以健脾消食止血；虚烦不眠者，加茯苓、炒枣仁以养心安神。

【转归及预后】

咳血的转归及预后决定于引起的原因、病情的轻重及咳血量的多少。外感咳血一般预后良好，在祛除外邪之后，咳血即可治愈。但若反复发作或经久不愈，血液亏耗，气阴伤损，则易转为阴虚火旺、气阴亏虚或气不摄血等证候的内伤咳血。内伤咳血则病程较长，多有反复发作的病史，往往需要较长时间才能治愈。而有的病例在咳血停止之后，仍有复发的可能，尤其是在复感外邪或情志内伤时，容易引起咳血。

本证的预后，一般较好，不论外感和内伤，只要及时治疗，亦可少发或不发。若瘀血顽痰，停聚于肺，以及癌瘤所生咳血者，预后较差。若肺痨日久，咳血不止者，预后亦差。

【调护】

(一)稳定情绪

安慰病人，配合治疗。出血较多或暴咳血时，要安慰病人，消除忧虑和恐惧，使病人情绪安定，静卧少动，积极配合治疗，防止病情加重。

(二)加强护理

居处既要保持清洁安静，空气流通，又要注意保暖，防止复感外邪，使咳血加重。饮食宜清淡，忌食辛辣及饮酒吸烟。亦如清代潘为缙《血症经验良方·养病法》所云："抱血症者，须处静室，凝神涤虑，早眠晏起，不可浮躁，亦不可多言。浮躁则肝火易旺，多言则精气易耗，皆于病体有碍。故唯于静养，其症自然渐愈也……病中调摄甚难，饮食最要谨慎，饥固不可，饱亦不宜……至于生冷油腻、炙煿五辛酸涩之物俱要忌食。病体之寒暖，宜要得宜，受寒易于增病，大热又助火上行，血亦随之泛滥。务使着衣时，渐增渐减方妙。若骤脱骤着，则气体已虚，风邪易入，既属内伤，又遭外感，不大可虑乎？"

(三)详细记录

对大咳血患者，除应较准确地记出血量外，还要详察全身状况，以便提供辨证治疗的依据。

第十节　吐　　血

【定义】

吐血亦称"内衄"。凡血从胃中来，撞口而吐出，其色鲜红，血出无声者，为"吐血"。若血出有声，甚则其声如蛙，血色紫黯，夹有食物残渣者，称为"呕血"。由于吐血与呕血，均是血从胃中来，由口而吐出，并常伴脘胁胀闷疼痛，故往往吐血、呕血并称，或用"吐血"一词概之。二者不易区别，其证轻者，血吐一口即了，重者则反复吐血，甚或血如泉涌。临床多以胃中积热，或肝郁化火，脉络瘀滞，逆乘于胃，阳络损伤所致。而久病体虚，脾气虚寒，血失统摄所致者亦有之。

然吐血一证,又并非胃腑本身疾患所独见,往往因其他脏腑病变,而导致胃络损伤或肺经出血过多,逆流入胃中而复吐出者,亦属吐血范畴。

【源流】

《黄帝内经》对吐血一证早有记载,指出其病因为阳气厥逆,或大怒气逆血液妄行所致,且均以"呕血"而名。如《素问·厥论》云:"太阳厥逆,僵仆呕血。""阳明厥逆,喘咳身热,善惊衄,呕血。"《素问·举痛论》云:"怒则气逆,甚则呕血。"

汉代张仲景《金匮要略》首载"吐血"之病名,其在"惊悸吐衄下血胸满瘀血病脉证治"篇中指出,吐血有虚寒及热盛的不同,虽无症状描述,但已提出具体治疗方剂。如"吐血不止者,柏叶汤主之";"心气不足,吐血、衄血,泻心汤主之。"柏叶汤与泻心汤,一寒一温,成为后世治疗吐血的两个常用效方。

隋代巢元方在《诸病源候论·吐血候》中,首先指出吐血是"因伤损胃口",提出吐血的病位在胃,其病因为"皆大虚损及饮酒劳伤所致。"同时,认为吐血往往可以由于他脏的影响,导致胃络受伤而引起。其云:"上焦有邪则伤诸脏,脏伤血下入于胃,胃得血则闷满气逆,气逆故吐血也。"可见,唐宋以前的医家,对吐血的证候分类及病因病机,大多从寒与热两方面去认识。

宋代朱肱《类证活人书》认为热毒入内,可有瘀血内传,吐血当用抵当汤、桃核承气汤,为吐血的治疗另辟蹊径。虽在治疗上比较局限,但其所提出的治疗方药,却一直为后世所沿用,具有较大的临床价值。

金代刘完素指出热甚在吐血发病中的重要作用。如《河间六书·上溢》云"心火热极,则血有余,热气上,甚则为血溢。"由于血因热迫,妄行于上而致吐血。元代朱震亨创"阳常有余,阴常不足"的理论,在《丹溪心法·吐血》中,提出吐血是由于"阳盛阴虚,故血不得下行,因火炎上之势而上出";以"补阴抑火,使复其位"作为治疗原则,有一定的实用价值。

明代李梴认识到脾胃与气血关系的重要性。如在《医学入门·血》中认为"脾胃能统气血",故治"血病每以胃药收功,胃气一复,其血自止。"同时根据血随气行,气行则行,气止则止,气温则滑,气寒则凝的特征,提出"凉血必先清气,知血出某经,即用某经清气之药,气凉则血自归经。若有瘀血凝滞,又当先去瘀而后调气,则其血立止"的治疗原则。张介宾《景岳全书·血证》云"血本阴精,不宜动也,而动则为病";"血动之由,惟火惟气耳。"并进一步阐述其病机,认为"盖动者多由于火,火盛则逼血妄行;损者多由于气,气伤则血无以存。"在治疗上,张氏指出因阳盛阴虚血随气上者,则"惟补阴抑阳,则火清气降而血自静矣。"而火有虚实,故或宜兼补,或宜兼清;而由真阴受损,营气失守而吐血者,则"但宜纯甘至静之品,以完固损伤,则营气自将宁谧,不待治血而自安矣。"汪绮石《理虚元鉴》分吐血为煎厥、薄厥,归之于心火肝郁。缪希雍《先醒斋医学广笔记·吐血》明确提出治吐血有三要诀:"宜行血不宜止血",行血乃使血循经,不致瘀蓄;"宜补肝不宜伐肝",伐肝则损肝之体,使肝愈虚而血不藏;"宜降气不宜降火",气有余便是火,故降气即所以降火。这三项治疗原则,诚为治疗吐血及出血证之圭臬。

清代唐容川《血证论·吐血》中指出吐血当责之于胃,认为"血之归宿,在于血海,冲为血海,其脉丽于阳明,未有冲气不逆上,而血逆上者也。""……阳明之气,下行为顺,今乃逆吐,失其下行之令,急调其胃,使气顺吐止,则血不致奔脱矣。"在治则治法上,提出"止血"、"消瘀"、"宁血"、"补血"四法,认为"四者乃通治血证之大纲",至今仍对临床上治疗吐血具有十分重要的指导意义。

总之,吐血的基本理论源出于《黄帝内经》,通过后世医家的逐步补充,尤其在金元以后,各家不断通过临床实践加以发展而渐趋完善,并且在证候分类、治疗用药等方面已基本形成比较完整的理论体系。

【范围】

吐血主要见于现代医学的上消化道出血,其中以胃、十二指肠溃疡出血及肝硬化所致的食管、胃底静脉曲张破裂最为多见。其次亦见于食管炎、急慢性胃炎、胃黏膜脱垂症等病证,以及某些全身性疾病如血液病、尿毒症、应激性溃疡等引起的吐血。当这些疾病出现吐血时,均可参考本篇进行辨证论治。

【病因病机】

吐血主要属胃的病变。胃为水谷之海,多气多血之腑,若因外邪犯胃或胃本虚弱,均可使胃的脉络损伤,亦可由于他脏影响,导致胃络受伤而引起吐血。

(一)外邪侵袭　热伤营血

多因突受暑热,或风寒化热入里,热伤营血,使气血沸腾,血随胃气上逆而吐血。亦如宋代朱肱《类证活人书·问吐血》所云:"伤寒吐血,由诸阳受邪,热初在表,应发汗而不发汗,热毒入深,结于五脏,内有瘀积,故吐血也。"又如明代秦昌遇《症因脉治·外感吐血》所云:"内有积热,诸经火盛,外有风寒,束其肌表,血络热甚,不得外越,妄行上冲,从口呕出,故外感吐血,责之邪热妄行。"

(二)饮食所伤　热结于胃

多因平素嗜食辛辣炙煿之品,致燥热蕴结于胃,胃火内炽,扰动血络;或因嗜食肥甘,饮酒过多,以致湿热郁结于胃,胃气失和,湿热郁久化火,灼伤胃络,血随胃气上逆;或因暴饮暴食,使脾胃升降失司,运化失健,食滞内结,化火损伤阳络,均可引发吐血。亦如明代秦昌遇《症因脉治·内伤吐血》所云:"或积热伤血,血热妄行;或失饥伤饱,胃气伤损;或浩饮醉饱,热聚于中;或盐醋辛辣,纵口不忌;或恼怒叫喊,损伤膈膜,则血从口出,而内伤吐血之症作矣。"

(三)情志内伤　肝火犯胃

郁怒伤肝,或情志抑郁,肝气郁结,郁而化火,肝火犯胃,损伤胃络,迫血上行;或素有胃热,得因肝火扰动,气逆血奔而上逆,以致吐血。亦如清代罗定昌《医案类录·吐血衄血便血类》所云:"若其人触伤气恼,怒动肝气,气与血并而上冲,肝脏不能容藏,因而致吐。"

(四)劳倦久病　脾气虚弱

劳倦过度,损伤脾胃,或久病脾虚,脾气虚弱则不能统血,血液外溢,上逆而致吐血;或脾胃素虚,复因饮冷,以致寒郁中宫,脾胃虚寒,不能统摄血液,血溢脉外而致吐血。亦如明代赵献可《医贯·绛雪丹书·血症论》所云:"胃者,守营之血,守而不走,存于胃中,胃气虚不能摄血,故令人呕吐,从喉而出于口也。"

(五)气滞血瘀　久病入络

若因气滞血瘀,或久病入络,瘀血内阻,血脉阻滞,运行不畅,致血不循经,亦可发生吐血。亦如清代罗定昌《医案类录·吐血衄血便血类》所云:"或其人平素无病,因用力过猛,损伤血液,遂致吐血者有之。抑或倾跌仆坠,血瘀不行,因而吐血者有之。"

【辨证要点】

(一)辨病史及起病情况

吐血患者常有饮食内伤或胃痛、胁痛等病史,一般发病较急,吐血前多有恶心、胃脘不适、头晕等症。

(二)辨临床特征

吐血的病位主要在胃,以血自口中吐出或呕出为主要临床表现,血色多黯红,并夹有食物残渣。

(三)辨有火无火

火盛迫血妄行或火热灼伤胃络而致的吐血多为有火。有火者,当辨虚火或实火。实火者,多见热伤营血,胃火炽盛,湿热伤胃,肝火犯胃等;虚火者,多为阴虚火旺。无火者即气虚,多有中气虚弱或气血亏虚的症状。亦如明代张介宾《景岳全书·吐血》所云:"凡治血证,须知其要,而血动之由,惟火惟气耳。"

(四)辨证候虚实

新病吐血,大多属实;久病吐血,多属虚证。实证者,证见胃脘部疼痛胀满,出血量多,血色较红或紫黯,夹有血块,舌苔黄,脉数;虚证者,证见脘痛绵绵或不痛,吐血色淡或紫黯不鲜,舌质淡,脉虚。亦如清代唐容川《血证论·吐血》所云:"吐血之证,属实证者,十居六七。"

(五)辨暴吐血与久吐血

凡暴吐血,或吐血量多,连续不断者,常因火热所发;凡吐血缠绵不止,血色黯淡者,常因脾不统血或气不摄血所致。亦如明代周之干《周慎斋遗书·血症》所云:"血鲜属热,血淡属虚。"

【类证鉴别】

(一)吐血与咳血

吐血与咳血之血都经口而出,但咳血是肺络受损所引起的病证,患者多有外邪犯肺,或肺痨、久咳、喘证等病史,咳血前常有喉痒、胸闷等证,其血必经气道咳嗽而出,痰血相兼,或痰中带有血丝,或纯血鲜红,间夹泡沫。而吐血之血是由胃和食道而来,血色多黯红,多夹有食物残渣,并常伴脘胁胀闷疼痛。亦如明代秦昌遇《症因脉治·吐血咳血总论》所云:"胃中呕血名吐血,肺中嗽出名咳血。吐血阳明胃家症,咳血太阴肺家症……咽中胃管呕出名吐血;喉中肺管嗽出名咳血。"

(二)吐血与便血

吐血是指胃或食道出血而言。出血之后随胃气上逆从口而出者,谓之吐血;随胃气下降从便排出者,谓之便血。吐血可兼有便血,便血则不兼有吐血。

【辨治钩要】

(一)治疗原则

1.审证求因 辨证施治

吐血一证,病情较急,尤其是出血多者,往往危及生命。所以临证宜根据证候的不同,审证求因,辨证施治。亦如清代唐容川《血证治·吐血》所云:"存得一分血,便保得一分命。"针对其主要病机,吐血的治疗当以清火降逆、凉血止血、活血化瘀、益气摄血为主要治则。

2.权衡缓急 明辨虚实

一般而言,吐血治法,若吐血鲜红、初发急暴者,多为胃火上壅,火载血升,治宜清胃降气为主,佐以凉血止血;吐血已多,鲜红不止,虚象已现者,又宜急止其血,清热凉血止血,以防虚脱;鲜血暴出如涌,有气随血亡之势者,则当急以参类益气固脱,取"无形之气所当急固"之意。若吐血色黑紫黯,是为旧血,反而吐出为快者,则不可纯用凉药止血,以防留瘀,可用行血化瘀,养血柔肝等法治之。若病久,吐血时发时止,血色较淡,有虚证可察者,又宜益气健脾,以摄血生血法治之。吐血之证,偶发即止,正气不亏者,预后良好;若积劳成损,元气大亏,真阴不守者,预后不良。

3.急性吐血 清胃泻火

无论是胃热或肝火,皆以熏灼脉络迫血妄行为病理改变。气有余便是火,火盛则气逆,气降火亦降,火降则血不溢于上窍,故对急性吐血属火热实证者,应以清胃泻火为先。

4.宜补肝不宜伐肝 宜补气不宜损气

脾统血,肝藏血。若伐肝则损肝之体,使肝愈虚,血无所藏;若攻伐则损伤脾气,脾虚则气不摄血。

5.活血止血 防其留瘀

清代唐容川《血证论·吐血》云:"离经而未吐出者,是为瘀血。"亦云:"经隧之中,既有瘀血踞住,则新血不能安行无恙,终必妄走而吐溢矣。故以祛瘀为治血要法。"因此,在清热凉血的同时,伍用活血止血,以防其瘀。血止之后,也要细察有无瘀血阻滞,适当给予活血化瘀之品,才能巩固疗效。

6.治疗禁忌

一为吐血禁用发汗。因汗血同源,若发汗则阴血重伤,且阳气随汗而泄,从而出现亡阴亡阳之变。亦如汉代张仲景《金匮要略·惊悸吐衄下血胸满瘀血病脉证治》所云:"亡血不可发其表,汗出即寒栗而振。"二为吐血忌用吐法。因吐则伤其胃气,反使气逆而出血更甚。亦如清代唐容川《血证论·用药宜忌论》所云:"吐法尤为严禁。失血之人,气既上逆,若见有痰涎而复吐之,使助其逆势,必气上而不止矣。"三为吐血不可骤用止涩。因止涩可致血止而留瘀。亦如清代林珮琴《类证治裁·吐血》所云:"不可骤用止涩,不可尚行腻补,不可轻用苦寒,不可妄事攻伐。"

7.用药宜忌

一为血热而吐血者,不宜纯用寒凉药,以免寒凝血滞,留有瘀血。二为降气药易损伤正气,故只宜用于血热妄行之初,且不宜久用,以免耗伤正气,亦不可用于血脱之后。三为寒凉滋润之剂,容易碍胃,虽有痰火湿热者,亦不宜久用。四为失血过多者,宜加补气药,以防气随血脱,阴脱阳亡。五为离经之血便是瘀血,治宜行散,活血祛瘀。

(二)治则与选药

(1)泻火止血法:适用于热伤胃络所致的吐血。证见胃脘胀满疼痛,吐血色红或紫黯,口臭便秘。常用黄连10克g,黄芩10g,栀子10g,大黄5g,茜草10g,白及10g。

(2)祛瘀止血法:适用于瘀阻胃络所致的吐血。证见胃脘刺痛或如刀割,吐血紫黯。常用三七5g,血竭1.5g,血余炭6g,花蕊石6g,大黄5g,茜草10g,紫草10g。

(3)收敛止血法:适用于吐血日久不愈,或暴吐血不止。常用仙鹤草30g,地榆炭10g,白及10g,槐花15g,墓头回15g。

(4)回阳救逆法:适用于吐血所致的阳气暴脱。证见上气喘急,手足厥冷,大汗淋漓,脉微欲绝。常用人参10g,炙附子6g,黄芪30g,五味子10g。

(5)益气养阴法:适用于因吐血所致的气阴两伤。证见唇红口干,汗多,气短,头晕,心悸。常用西洋参10g,麦门冬10g,五味子10g,生地黄10g。

(6)益气摄血法:适用于气虚血溢所致的吐血。证见吐血绵缠不止,时轻时重,血色黯淡,体倦神疲。常用党参15g,黄芪30g,当归10g,山药15g,白及10g,仙鹤草30g。

(7)泻肝止血法:适用于肝火犯胃所致的吐血。证见吐血鲜红,口苦胁痛,头晕目赤。常用龙胆草6g,栀子10g,牡丹皮10g,茜草10g,藕节10g,黄连10g,赤芍10g。

(8)温阳健脾止血法:适用于寒郁中宫所致的吐血。证见胃痛隐隐,泛吐清水,吐血淡紫,便溏色黑。常用白术10g,炙附子6g,阿胶10g,生地黄10g,白及10g,侧柏叶10g。

【辨证论治】

(一)热伤营血

(1)症状:发热烦躁,吐血色红,面红目赤,口干唇红,夜不得卧,大便秘结,小便赤热,舌质红绛,脉洪大。

(2)病机分析:突受暑热,或感受风寒入里化热,邪热郁闭气分,故而发热,面红目赤;热盛伤津则口干唇红、便秘、尿赤;心神被扰,故见烦躁,夜寐不安。舌质红绛,脉洪大为热势炽盛,津液受伤之象。

(3)治法:清热解毒,凉血止血。

(4)方药:犀角地黄汤(《备急千金要方》)加减。

水牛角30g(先煎),生地黄15g,赤芍10g,牡丹皮10g,玄参10g,白茅根20g,大青叶15g,紫草15g,侧柏叶10g,荷叶10g,小蓟10g。

(5)方药分析:方中水牛角、大青叶、紫草清热凉血,并能解毒;生地黄、玄参养阴清热,凉血止血;赤芍、牡丹皮和营泄热,凉血散瘀;白茅根、侧柏叶、小蓟凉血止血;荷叶清暑凉血止血。

(6)加减:原方中犀角现不能入药,故改用水牛角。吐血甚者,另服十灰散(《十药神书》)包煎,以凉血止血;若暑热入营,发热烦渴者,用清营汤(《温病条辨》)以凉血泄热;口渴甚者,加石斛、麦门冬以养阴清热;大便干结者,少佐大黄以通便凉血,止血化瘀。

(二)胃中积热

(1)症状:脘腹胀满疼痛,吐血色红或紫黯,夹有食物残渣,或大便色黑,口臭便秘,舌质红,苔黄腻,脉滑数。

(2)病机分析:嗜食辛辣或炙煿之品,燥热蕴积于胃,热伤胃络,迫血上溢,而致吐血色红,若有瘀结则色紫黯;若胃气上逆,则夹有食物残渣;血随胃气下泄,则黑便;热结于胃,胃失和降,则脘腹胀满疼痛;胃热熏蒸,则口臭、便秘。舌质红,苔黄腻,脉滑数均为胃中有积热之征。

(3)治法:清胃泻火,化瘀止血。

(4)方药:泻心汤(《金匮要略》)合十灰散(《十药神书》)加减。

大黄10g,黄连10g,黄芩10g,大蓟15g,小蓟15g,茜草15g,白茅根15g,侧柏叶10g,栀子10g,牡丹皮10g,艾叶炭10g,生姜6g。

(5)方药分析:方中大黄、黄连、黄芩苦寒,清热泻火以治吐血之本;大蓟、小蓟、茜草、牡丹皮清热凉血止血,且有化瘀防瘀之功;白茅根、侧柏叶凉血止血;栀子"最清胃脘之血"(朱丹溪语);艾叶炭和血止血,又可监制上药寒凉之过;生姜和胃止吐。

(6)加减:上方过于寒凉,宜于暂用,不宜久服,以免伐正伤胃。吐血暴急者,十灰散可用炭剂,以增其收涩止血之力;若吐血兼见大便色黑者,兼服三七粉、中成药云南白药,以止血消瘀;胃脘疼痛甚者,加延胡索、蒲黄以理气活血止痛;恶心呕吐明显者,加代赭石、竹茹以降逆止呕;热盛口渴者,加麦门冬、石斛以养阴生津。

(三)肝火犯胃

(1)症状:呕吐鲜血,或吐出紫黯血块夹有食物,口苦胁痛,寐少梦多,烦躁易怒,舌质红绛,脉弦数。

(2)病机分析:暴怒伤肝,肝火横逆,犯脾伤胃,损伤血络,血溢胃中,气载血上奔,故呕吐鲜血;若出血较缓,瘀积于胃,随呕而出,则食血混杂,其色紫黯;肝胆之火上逆,则口苦;肝气郁滞则胁痛;肝火上扰心神,则烦躁易怒,寐少梦多。舌质红绛,脉弦数均为肝火上逆之象。

(3)治法:泻肝清胃,凉血止血。

(4)方药:龙胆泻肝汤(《兰室秘藏》)加减。

龙胆草6g,栀子10g,黄芩10g,当归10g,柴胡10g,生地黄10g,青黛6g(冲服),茜草10g,牡丹皮10g,旱莲草10g,甘草6g。

(5)方药分析:方中龙胆草苦寒,可清泻肝胆之实火,黄芩、栀子泻火止血;生地黄、牡丹皮、旱莲草、茜草凉血止血;青黛清肝止血;当归柔肝养血;柴胡疏肝理气止痛;甘草清热和血。

(6)加减:原方中木通有伤肾之弊,故去之。若吐血不止,兼见胸脘满闷,口渴不欲者,为有瘀血,可合花蕊石散(《十药神书》)加三七粉调服以化瘀止血;大便干结者,加大黄以通便凉血止血。

(四)积滞伤胃

(1)症状:胃脘胀满,甚则疼痛,嗳腐吞酸,吐血色红,夹有不消化食物,大便不爽,舌苔厚腻,脉滑。

(2)病机分析:食滞内阻,脾胃运化失司,故脘腹胀满,甚则作痛;食滞内阻,浊气上逆,故嗳腐吞酸;宿食内停,胃气上逆,胃络受损,则吐血色红,夹有不消化食物;宿食内停,肠道传导失司,故大便不畅。舌苔厚腻,脉滑为食滞内停之候。

(3)治法:消食导滞,和胃止血。

(4)方药:保和丸(《丹溪心法》)合四生丸(《妇人大全良方》)加味。

焦山楂15g,焦神曲15g,莱菔子15g,茯苓10g,炙半夏10g,陈皮10g,连翘10g,生地黄15g,侧柏叶15g,艾叶炭10g,荷叶10g,仙鹤草20g,藕节10g,茜草10g。

(5)方药分析:方中焦山楂、焦神曲、莱菔子消食导滞;茯苓、炙半夏、陈皮化湿和胃降逆;连翘清热除烦;生地黄、侧柏叶、荷叶、仙鹤草、藕节凉血止血;茜草止血消瘀;艾叶炭和血止血。

(6)加减:若胃脘痛甚者,加延胡索、郁金、蒲黄以活血理气止痛;大便不畅者,加大黄以通便止血。

(五)瘀阻胃络

(1)症状:胃脘疼痛,痛有定处而拒按,痛如针刺或刀割,吐血紫黯,舌质紫,脉涩。

(2)病机分析:气滞日久或久病络伤,而致瘀血凝滞;瘀阻胃络,故胃脘疼痛,痛有定处而拒按,痛如针刺或刀割;瘀血内阻,脉络受损,血随胃气上逆,故吐血紫黯。舌质紫,脉涩为血行不畅之征。

(3)治法:理气活血,化瘀止血。

(4)方药:血府逐瘀汤(《医林改错》)加减。

当归10g,桃仁10g,红花10g,柴胡10g,桔梗10g,川牛膝10g,枳壳10g,川芎10g,郁金15g,小蓟15g,茜草10g,蒲黄10g(包煎)。

(5)方药分析:方中柴胡、枳壳疏肝解郁,理气止痛;桃仁、红花、当归、川芎活血化瘀;桔梗开胸膈之气,川牛膝引血下行,一升一降,使气机升降调和;郁金理气化瘀止血;小蓟、茜草、蒲黄凉血止血,散瘀止痛。

(6)加减:若胃脘疼痛甚者,加五灵脂、延胡索以理气活血止痛;吐血明显者,加代赭石、竹茹以降逆止呕;吐血量多者,另冲服三七粉或中成药云南白药以急止其血。

(六)脾胃虚寒

(1)症状:大病日久,或血证久而不愈,吐血色淡不鲜,或色黯,胃痛隐隐,泛吐清水,喜热饮,纳食减少,便溏色黑,形寒畏冷,甚者手足不温,舌质淡,脉软弱。

(2)病机分析:病久体虚,中气虚寒,气血化源不足,脾虚血失统摄而妄行于外,上逆则吐血不鲜或色黯,下注则便血色黑;脾胃阳虚,寒郁中宫,脉络失于温养,水饮停胃,故胃痛隐隐,泛吐清水,纳食减少,且喜热饮;脾主四末,阳虚失于温煦则形寒畏冷,甚则四肢不温。舌质淡,脉软弱均为中虚有寒,脾阳不振之象。

(3)治法:温中补虚,健脾摄血。

(4)方药:柏叶汤(《金匮要略》)合附子理中汤(《太平惠民和剂局方》)加减。

炙附子10g(先煎),炮姜炭10g,炒艾叶15g,侧柏叶15g,人参10g,白术10g,炙甘草10g,白及10g,灶心土10g(包煎)。

(5)方药分析:方中炙附子、炮姜炭、炒艾叶温中散寒止血;人参、白术、炙甘草健脾益气摄血;侧柏叶凉血止血,并防温燥太过;灶心土温中和胃止血;白及收敛止血。

(6)加减:本证以虚为主者,可选用归脾汤(《济生方》)加减以健脾益气摄血;便血明显,色黑而润者,还可选用黄土汤(《金匮要略》)加减以温阳摄血,养血止血。

(七)气虚血溢

(1)症状:胃痛隐隐,时作时止,痛时喜按,劳则更甚,吐血黯黑,大便色黑,气短神疲,或怯寒肢冷,舌质淡,苔薄,脉虚弱。

(2)病机分析:劳倦过度或饮食不节,饥饱失调,损伤脾胃,中气虚弱,胃络失养,则胃痛隐隐,时作时止,痛时喜按,劳则更甚;中气虚弱,气不摄血,血无所主而妄行于外,随胃气上逆则吐血,随胃气下降则便血;中气不足,卫阳不固,故见神疲气怯,或怯寒肢冷。舌淡苔薄,脉虚弱均为气虚之征象。

(3)治法:健脾益气,补气摄血。

(4)方药:归脾汤(《济生方》)加减。

党参15g,黄芪20g,当归15g,茯苓15g,白术10g,酸枣仁10g,炙甘草10g,木香6g,炮姜炭10g,阿胶10g(烊化),白及10g,仙鹤草15g。

(5)方药分析:方中党参、茯苓、白术、炙甘草健脾益气;黄芪、当归益气生血;酸枣仁、阿胶养血止血;炮姜炭温阳止血;白及、仙鹤草收敛止血;木香理气醒脾。

(6)加减:本证亦可选用补中益气汤(《脾胃论》),以调补脾胃,升阳益气而摄血。若吐血暴急,血出如涌者,加中成药云南白药冲服以止其血。

清代吴瑭《医医病书·吐血论》云:"若气不摄血,脉芤者,急急峻补阳气,如独参汤之类犹恐不及,岂可用寒凉与补阴哉！"以上各种吐血,若突然暴血如涌,出血量多,血亡阳脱,证见面色苍白,大汗淋漓,四肢厥冷,脉微欲绝者,宜急服大剂独参汤(《十药神书》),或参附汤(《世医得效方》),或童便冲服炮姜末,均能起到益气温阳,固脱止血之功效,并可加三七粉、中成药云南白药、阿胶等以止血。诚如明代张介宾《景岳全书·厥逆》所云:"血脱者……宜先掐人中,或烧醋炭以收其气,急用人参一二两煎汤灌之,但使气不尽脱,必渐苏矣。然后因寒热徐为调理,此所谓血脱益气也。"亦如《景岳全书·血证·吐血论治》所云:"吐血不能止者,唯饮童便最效。"吐血之后,宜服香砂六君子汤(《医方集解》)之类加减,以善其后。

【转归及预后】

吐血的虚证与实证,在疾病变化的过程中,可以相互转化。初期为火盛气逆,血热妄行;反复吐血之后,精血亏损,则由实致虚。暴吐不止,血去气伤,可出现脱证。虚证的吐血,兼有血瘀、食滞时,可形成虚中夹实的证候。无论虚证或实证,吐血之后,其离经之血未排出体外,或过用寒凉凝涩之品,必致瘀血内阻,血不循经,使吐血加重或缠绵不愈。

吐血的预后,与出血量的多少有密切关系。初起正气未衰,吐血量少者,病情轻,治疗得当,能很快痊愈。若倾盆大吐,量多不止,又见脱证者,为气随血脱,应积极抢救,才能化险为夷。

【调护】

对吐血除应早诊断、早治疗之外,平素应参加体育活动,增强抗病能力。选择易消化富有营养的食物。若素有胃痛的旧疾,更不能饮酒,忌食肥腻难消化及有刺激性之食物。亦如宋代王璆《是斋百一选方·吐血咯血衄血血溅小便血》所云:"唯忌食热面、煎炙、海味、猪、鸡、一切发风之物。酒不宜饮,食不宜饱。常令饥饱得所,自然胸膈空利,气血流顺也。"

(一)饮食宜忌

急性出血期应禁食。血止之后宜给流质或半流质饮食,并少吃多餐,忌食辛辣动火之品,以防再伤胃络而出血。恢复期应多食蔬菜、水果等清淡而富有营养食物。

(二)半卧体位

吐血时应取半卧位,头偏向一侧,这样既可使引流通畅,防止血液流入呼吸道引起窒息,又可保证脑血流量充足。

(三)稳定情绪

吐血患者,尤其是倾盆大吐者,常精神紧张,恐惧不安,心烦躁动,促使出血加重。因此,必须做耐心细致的思想工作,稳定情绪,消除恐惧心理,静卧少动,主动配合治疗,才能转危为安。亦如清代潘为缙《血症经验良方·养病法》所云:"每见已之吐红,未免心中忧惧,郁郁不乐。要知病已临身,一时料难立愈,唯将死生置之度外,百念俱空,万缘皆息,自然心地清凉,病体痊可。所谓有病常如无病是也。"

第十一节　唾　血

【定义】

鲜血从口中随唾液而出者,谓之"唾血"。主要由于肝不藏血,脾失统摄及肾虚火旺引起。

【源流】

"唾血"之名,源于《黄帝内经》。如《素问·脉要精微论》云:"肺脉搏坚而长,当病唾血。"《素问·咳论》亦云:"肺咳之状,咳而喘息有音,甚则唾血。"《灵枢·邪气脏腑病形》云:"心脉急甚者为瘛疭……微缓为伏梁,在心下,上下行,时唾血。"且多咳唾血并称,如《素问·至真要大论》云:"少阳司天,火淫所胜,则温气流行,金政不平。民病头痛……咳唾血……病本于肺。"

汉代华佗《中藏经·论肺脏虚实寒热生死逆顺脉证之法》云:"中热则唾血,其脉细紧浮数芤滑,皆失血病,此由躁扰嗔怒劳伤得之。"明确了唾血之病因。晋代王叔和《脉经·诊百病死生决》云:"唾血,脉紧强者死;滑者生。"指出以脉象定唾血之顺逆。隋代巢元方《诸病源候论·血病诸候》中,首先将"唾血候"列专篇论述,其云:"唾血者,由伤损肺,肺者为五脏上盖,易为伤损,若为热气所加则唾血。唾上如红缕者,此伤肺也。胁下痛,唾鲜血者,此伤肝也。关上脉微芤,则唾血。"提出唾血与肺、肝相关。

宋代王怀隐等《太平圣惠方》以及唐代孙思邈《备急千金要方》、王焘《外台秘要》等大型方书中,收载诸多治疗唾血方。宋代政和中奉敕撰《圣济总录·吐血门·唾血》云:"邪热熏于肺则损肺,恚怒气逆伤于肝则损肝。肺肝伤动,令人唾血。如唾中有若红缕者属肺,如先苦胁下痛而唾鲜血者属肝,可析而治之。"元代朱震亨《丹溪心法·咯血(附痰涎血)》云:"咯血,痰带血丝出者……咯唾,血出于肾……痰涎,血出于脾。"

明代戴思恭《推求师意·咳血》云:"肾脉上入肺,循喉咙挟舌本;其支者,从肺出,络心注胸中,故二脏相连,病则俱病,于是皆有咳唾血也。亦有可分别者:涎唾中有少血散漫者,此肾从相火炎上之血也;若血如红缕在痰中,咳而出者,此肺络受热伤之血也;其病难已……然肝亦唾血,肝藏血,肺藏气,肝血不藏,乱气自两胁逆上,唾而出之。《内经》有血枯症,先唾血,为气竭伤肝也。"以上虽未明确将唾血与咳血、咯血区分,但已说明唾血不仅与肺、肝有关,而且与肾也有十分重要的关系。虞抟《苍生司命·血证》则明谓:"唾血者,鲜血随唾而出,本诸肾经。若紫黑色,由肺气壅遏,瘀血内积,不能下降所致。"瘀血内积,亦可致唾血。张三锡《治法汇·血门·唾血》云:"平时津唾中有血,为唾血。一属肾虚有热,一属上焦实火。有余则泻,加减凉膈加牡丹皮、藕节之类。不足则补,滋肾坎离,或以四物中加盐酒炒栀子、黄柏、肉桂一分许。泻肾火,或加二门、二母。"堪称临床实用。

清代陈士铎《辨证录·血症门》云:"人有唾血不止者,然止唾一口而不多唾,人以为所唾者不多,其病似轻而不知实重。盖此血出于脾,而不出于胃也。"强调唾血之证亦有轻重之别,其发病亦与脾有关。唐容川《血证论·唾血》强调脾与唾血的关系,其云:"知脾不摄津而唾津,则知脾不摄血而唾血也。唾津其常耳,而唾血则又甚焉……脾能统血,则血自循经而不妄动。今其血走泄胃中,为唾而出,是脾之阴分受病,而失其统血之常也。"并分"脾经火重","脾经阴虚","七情郁滞,脾经忧虑"以及"脾之阳气不旺"逐条论述,至今仍对临床具有十分重要的指导意义。

【范围】

本篇所指单纯唾血,不包括舌衄、齿衄等出血,以及途经口中的出血,如吐血、咳血等。其多见于现代医学的口腔黏膜或喉壁毛细血管破裂出血。

【病因病机】

(一)郁怒伤肝　血失归藏

肝主藏血,人卧血归于肝。情志不遂,郁怒伤肝,肝失藏血之职,血液上溢,乃发唾血。亦如明代戴思恭《推求师意·咳血》所云:"然肝亦唾血,肝藏血,肺藏气,肝血不藏,乱气自两胁逆上,唾而出之。"

(二)脾不统血　血溢脉外

脾统血,为气血生化之源。饮食不节或劳累思虑,损伤脾胃,脾气虚弱,统摄无权,血溢脉外,唾血乃成。诚如清代唐容川《血证论·唾血》所云:"脾能统血,则血自循经而不妄动。今其血走泄胃中,为唾而出,是脾之阴分受病,而失其统血之常也。"

(三)肾阴不足　虚火上炎

肾为先天之本,藏真阴而寓元阳;肾脉上入肺,循喉咙挟舌本。劳倦过度,或房事不节,或久病失养,皆致肾之精气耗伤。肾阴不足,虚火上炎,灼伤络脉,而见唾血。亦如清代张必禄《医方辨难大成·血证论治》所云:"或以酒色竭其精,或以情欲伤其气,致令肾中之水火一有不平,皆能使人为咳、为嗽、为唾、为咯,甚则唾血、咯血、咳血、嗽血。"

【辨证要点】

(一)辨临床特征

唾血之血从口中随唾液而出,其血色鲜红或淡红,出血量一般不多。临证有唾血不止者;有偶然唾血,一唾便出者;亦有每早初醒,血液满口,唾出即净,翌日又作者。其发病与肝、脾、肾三脏关系密切。

(二)辨虚实

唾血之属实者,多缘肝失藏血而作;其属虚者,多由脾虚不摄或肾阴不足,虚火上炎而致。

【辨治钩要】

唾血之治疗原则,亦当以止血为主,同时应根据引起唾血之原因,辨证施治。因肝不藏血所致者,治当泻火解毒,凉血止血;脾不统血所致者,治当健脾益气摄血;阴虚火旺所致者,治当滋阴降火。

【辨证论治】

(一)肝不藏血

(1)症状:血与唾液混杂而出,其色鲜红,或每日初醒,血液满口,唾出即净,翌日又作,兼有头痛,口渴,便秘,舌质红,苔黄,脉弦。

(2)病机分析:情志不遂,郁怒伤肝,肝失藏血之职,血液上溢,随唾而出,乃发唾血,其色鲜红;人卧血归于肝,肝不藏血,卧后血不归经,溢出口中,故见每日晨起唾血;情志所伤,肝气郁结,郁而化火,上犯巅顶,则发头痛;火热伤津则口渴,甚或便秘。舌质红,苔黄,脉弦皆为郁怒伤肝之象。

(3)治法:清肝泻火,凉血止血。

(4)方药:当归龙荟丸(《宣明论方》)加减。

当归10g,芦荟10g,龙胆草6g,黄芩6g,黄连6g,青黛3g(冲服),木香6g,仙鹤草20g,棕榈炭10g,白及10g。

(5)方药分析:方中当归养血和血;龙胆草、芦荟泻肝胆实火;黄芩泻上焦之火;黄连泻中焦之火;青黛清热凉血;仙鹤草、棕榈炭、白及收敛止血;木香行气通窍,与诸苦寒之品伍用,有清中寓散之义。

(6)加减:若便秘明显者,加大黄以导热下行;口渴甚者,加知母、石斛以养阴生津。

(二)脾不统血

(1)症状:唾血不止,量不甚多,其色鲜红或淡红,兼有怔忡乏力,虚烦不寐,纳差,舌质淡,苔薄白,脉缓或濡细。

(2)病机分析:饮食不节,或劳倦过度,损伤脾胃,脾虚失摄,则发唾血,量不甚多,其色鲜红或淡红;思虑过度,损伤脾阴,则见怔忡乏力,虚烦不寐,纳差。舌质淡,苔薄白,脉缓或濡细皆为脾虚之候。

(3)治法:补养心脾,益气摄血。

(4)方药:归脾汤(《济生方》)加减。

黄芪20g,党参20g,当归15g,龙眼肉10g,茯苓10g,白术10g,五味子10g,阿胶10g(烊化),仙鹤草20g,棕榈炭10g。

(5)方药分析:方中黄芪、党参、茯苓、白术健脾益气;当归、龙眼肉、阿胶补血养血;五味子养心安神;仙鹤草、棕榈炭收敛止血。

(6)加减:清代唐容川《血证论·唾血》云:"又凡脾经忧抑,则肝木之气遏于脾土之中,不能上达,故清阳不升,郁为内热。不须清热,但解其郁,郁升而火不竭矣,逍遥散(《太平惠民和剂局方》)主之。"

(三)肾虚火旺

(1)症状:唾血时作,其色鲜红或淡红,量不甚多,兼有头晕耳鸣,腰膝痠软,或午后潮热,舌质红,苔少,脉细数。

(2)病机分析:房劳过度或久病失养,肾之精气耗伤,肾阴不足,虚火上炎,灼伤络脉,则发唾血,其色鲜红或淡红,量不甚多;阴虚火旺,虚火上扰,则发头晕耳鸣,或午后潮热;肾气不足则腰膝痠软。舌质红,苔少,脉细数均为阴虚火旺之象。

(3)治法:滋阴降火,凉血止血。

(4)方药:知柏地黄汤(《医宗金鉴》)加减。

知母20g,黄柏10g,熟地黄10g,山茱萸10g,山药10g,牡丹皮10g,泽泻10g,仙鹤草20g,白及10g,川牛膝10g。

(5)方药分析:方中知母、黄柏滋阴降火;熟地黄滋肾填精;山茱萸滋补肾阴;山药补脾益肾;牡丹皮清热凉血散瘀;泽泻清泻肾火;仙鹤草、白及收敛止血;川牛膝补肾活血,引血下行。

(6)加减:若阳虚于下而虚火上浮者,宜用金匮肾气丸(《金匮要略》)以引火归元。

【转归及预后】

唾血预后一般良好。但若唾血量多,反复不止者,亦有危候,切不可视为小恙而忽视之。亦如清代陈士铎《辨证录·血症门》所云:"人以为所唾者不多,其病似轻而不知实重。"

【调护】

注意口腔卫生,避免过食辛辣刺激及炙煿之品,戒烟酒,养成饭后漱口的习惯。

第十二节　尿　　血

【定义】

尿血又称"溺血"、"溲血"、"小便血"或"小便出血"。是指血从小便排出,随出血量多少的不同,尿色因之而有淡红、鲜红、茶褐色,或伴有血块夹杂而下的一种病证。主要由于火热熏灼,肾及膀胱脉络受损,血溢脉外,随尿而出所致。少数亦有脾肾不固或气滞血瘀,血渗于脬所致者。

【源流】

尿血一证,在《黄帝内经》中称之为溲血、溺血。如《素问·气厥论》云:"胞热移于膀胱,则癃、溺血。"《素问·四时刺逆从论》云:"涩则病积溲血。"《灵枢·热病》亦云:"热病七日八日,脉微小,病者溲血。"

汉代张仲景《金匮要略·五脏风寒积聚病脉证并治》首次提出尿血病名,其云:"热在下焦者,则尿血,亦令淋秘不通。"概括指出尿血的病因以热为多,发病部位在下焦。

隋代巢元方《诸病源候论·小便血候》云:"心主于血,与小肠合。若心家有热,热于小肠,故小便血也。"认为尿血与心及小肠有热密切相关。并列"虚劳尿血候"、妇人"妊娠尿血候"、小儿"尿血候"等分别论述。

唐代孙思邈《备急千金要方·尿血》列方十三首,记载了治疗尿血的最早一批系列方剂。王焘《外台秘要·小便赤色如红方三首》云:"忧愁惊恐,心气虚热,客邪气与热搏于心……惊恐动于心,心不受邪,邪即传于小肠,渗入胞中,所以小便赤。"认为情志失常影响心脏,致使心热下移小肠而发生尿血。

宋代王怀隐等《太平圣惠方·治尿血诸方》对尿血的主要病机作了很好的论述。其云:"夫尿血者,是膀胱有客热,血渗于脬故也。血得热而妄行,故因热流散,渗于脬内而尿血也。"又指出尿血与心之关系,云:"小便出血皆因心脏积邪,毒流于小肠。"书中还收载了诸多治疗尿血的方剂。窦材《扁鹊心书·溺血》云:"凡膏粱人,火热内积,又多房劳,真水既涸,致阴血不静,流入膀胱,从小便而出。"指出房劳伤肾亦可导致尿血。陈言《三因极一病证方论·尿血证治》云:"病者小便出血,多因心肾气结所致,或因忧劳、房劳过度,此乃得之虚寒。故《养生》云:'不可专以血得热为淖溢'为说。二者皆致尿血,与淋不同,以其不痛,故属尿血;痛则当在血淋门。"认为尿血亦有由虚寒所致者,不纯全属热,并以疼痛的有无作为尿血与血淋的鉴别要点,沿用至今。

元代朱震亨《丹溪手镜·溺血》认为尿血多属热,其云:"溺血,热也。"又因"房劳过度,忧思气结,心肾不交"所致。

明代李梴《医学入门·血类·溺血》云:"溺血纯血全不痛,暴热实热利之宜,虚损房劳兼日久,滋阴补肾更无疑。"指出实证尿血与虚证尿血的治疗有所不同。周之干《慎斋遗书·尿血》云:"尿血者,精不通行而成血,血不归经而入便。然其原在肾气衰而火旺,治当清肾。"明谓肾虚火旺可致尿血。张浩《仁术便览·溺血》指出尿血治疗用药"不必纯用寒凉药,必用辛温升药,如酒煮、酒炒之类。"龚信《古今医鉴·溺血》云:"溺血者,小便中出血也,乃膀胱所致。"将尿血所属脏腑定位在膀胱。王肯堂《证治准绳·溲血》云:"所尿之血,岂拘于心肾气结者哉?推之五脏,凡有损伤妄行之血,皆得之心下崩者,渗于胞中;五脏之热,皆得如膀胱之移热者,传于下焦。"提出五脏病变均可出现尿血,并非拘于心肾两脏。张介宾《景岳全书·血证·溺血论治》云:"凡溺血证,其所出之血有三,盖从溺孔出者二,从精孔出者一也。溺孔之血,其来近者,出自膀胱。""其来远者,出自小肠"。"精道之血,必自精宫血海而出于命门。"并对尿道和精关的出血作了鉴别。

清代李用粹《证治汇补·溺血》认为尿血的病位虽在肾与膀胱,但其他脏器的病变也可引起尿血。其云:"或肺气有伤,妄行之血,随气化而下降胞中;或脾经湿热内陷之邪,乘所胜而下传水府;或肝伤血枯,或肾虚火动,或思虑劳心,或劳力伤脾,或小肠结热,或心胞伏暑,俱使热乘下焦,血随火溢。"总之,"是溺血未有不本于热者,但有各脏虚实之不同耳。"对尿血的病因病机有了更深入的认识。吴瑭《医医病书·溺血论》云:"溺血一症,今人概用导赤散,不知此症肝郁最多,当活肝络。"指出肝郁亦可导致尿血,对此当以活肝络之法为治。唐容川《血证论·尿血》云:"尿血,治心与肝而不愈者,当兼治其肺。"提出对部分尿血病人需要从肺论治的新论点。唐氏认为,尿血"其致病之由,则有内外二因:一外因,乃太阳、阳明传经之热结于下焦……一内因,乃心经遗热于小肠,肝经遗热于血室。"此外,肺、脾、肾的虚损也为导致尿血的重要原因。清末张锡纯《医学衷中参西录·理血论》附案中云:"中气虚弱,不能摄血,又兼命门相火衰弱,乏吸摄之力,以致肾脏不能封固,血随小便而脱出也。"指出中气不足,不能摄血,命门火衰,阳虚不固亦为尿血产生的重要因素。

综上所述,尿血一证,在《黄帝内经》中称为"溺血"、"溲血",至汉代张仲景《金匮要略》始称为"尿血"。历代医家多有发挥,特别至明清时代,对尿血的病因病机、辨证论治等方面有了比较广泛而深入的研究,取得了一定的成绩。

【范围】

尿血以小便中混有血液为临床特征,古代的尿血一般指肉眼血尿而言。现代医学中对于出血量微,尿色无显著异常者,需用显微镜才能查出的所谓镜下血尿,也应包括在尿血的范围内辨证论治。

现代医学中的尿路感染、肾结核、肾小球肾炎、泌尿系肿瘤,以及全身性疾病,如血液病、结缔组织疾病、心血管疾病等所致的血尿,均可参考本篇辨证论治。

【病因病机】

尿血的发病部位在肾与膀胱,发病原因多为热伤脉络。热蓄肾与膀胱是尿血的主要发病机理,而心、小肠、肝等脏腑之火热,亦能下迫肾与膀胱,损伤脉络,血溢水道而形成尿血。此外,部分尿血是由于气血亏虚,脾肾不固,或气滞血瘀,络阻血溢所致。

(一)邪热炽盛　热迫膀胱

外感之邪,侵入肌表,太阳受病,表邪化热,传经入里,热结膀胱;或过食肥甘酒热之品,脾胃运化失常,积湿生热,湿热下注膀胱;或他脏有热,下移膀胱,膀胱热结,血络受损,均可发为尿血;或烦劳过度,或情志内伤,耗伤心阴,心火亢盛,移于小肠,迫血妄行,亦可引发尿血。亦如《灵枢·热病》所云:"热病七日八日,脉微小,病者溲血。"

(二)阴虚火旺　灼伤脉络

素体阴虚,或热病之后耗伤津液,损及肾阴;或纵情快欲,房劳过度;或失血日久,伤及肾阴;或过服助阳之品,以致肾阴亏耗,皆可致水不济火,相火妄动。肾与膀胱相表里,虚火灼伤肾与膀胱血络,血随尿而出,则成尿血。亦如明代张介宾《景岳全书·溺血论治》所云:"此多以酒色欲念,致动下焦之火而然。常见相火妄动……甚则尿血。"

(三)脾肾不固　血溢脉外

脾主运化,脾胃为气血生化之源,饮食不节,思虑劳倦,损伤脾胃,脾失健运,中气不足,统摄无力,血不循经,血渗膀胱,乃发尿血;房劳过度或久病及肾,肾气亏虚,固摄无力,或肾阳衰微,下元空虚,封藏失职,亦可致血随尿出,而发尿血。亦如清末张锡纯《医学衷中参西录·理血论》附案所云:"中气虚弱,不能摄血,又兼命门相火衰弱,乏吸摄之力,以致肾脏不能封固,血随小便而脱出也。"

(四)气滞血瘀　络阻血溢

情志怫郁,或饮食不节,以致气机阻滞,瘀浊凝聚;或坠堕外伤,手术之后;或尿血过用苦寒药物致血凝不畅;或邪热未清,早用固涩而留瘀为瘀,皆可使瘀血结于下焦,壅阻脉络,络破血溢,血渗膀胱发为尿血。亦如清代吴瑭《医医病书·溺血论》所云:"心主血,脾统之,肝藏之。由肝下注冲脉,肝郁则血瘀滞,血瘀滞则失其常行之路,非吐血、咳血,即溺血矣。"

【辨证要点】

(一)辨临床特征

凡小便中混有血液或血块,小便呈淡红色、鲜红色,或茶褐色者,一般即可诊断为尿血。

(二)辨病位

一般首段血尿,逐渐清晰者,多来自尿道;终末血尿多来自膀胱;小便始终混有血液者,多来自肾脏。

(三)辨外感与内伤

外感尿血,属于实证;内伤尿血,多属虚证。由外感所致者,以热邪为主,发病较急,尿血色鲜红,初起可伴有恶寒发热等表证。由内伤所致者,发病由渐而起,尿血色淡红,一般先有阴阳偏盛,气血亏虚或脾肾虚衰的全身症状。

(四)辨虚实

凡起病急骤,尿血鲜红,尿时尿道灼热,或见发热,口渴喜饮,心烦舌红,脉数者属实证;尿血日久不愈,溲血淡红,尿时无涩滞感者,多属虚证。瘀血内阻属新起者为实;久病致瘀者属虚实夹杂证。

（五）辨血色

尿血是血随尿而出。出血量少者,一般尿色微红;出血量大者,尿色较深;又见尿中夹有血丝、血块者,多属于瘀血内停。此外,火盛迫血者,尿血一般鲜红;气血亏虚,气不摄血者,一般尿血淡红。

（六）辨远血近血

明代张介宾《景岳全书·血证·溺血论治》云:"溺孔之血,其来近者,出自膀胱";"其来远者,出自小肠。"近血尿者,血见于解尿之初或先血后尿,尿色鲜红,且伴有小便频数,解而不畅,滴沥涩痛或排尿中断等症。远血尿者,血、尿相混,色鲜红或淡红,或夹血块,伴腰痛乏力,潮热盗汗,或腰腹部剧痛,或少腹有癥积痞块。亦可认为血来自膀胱者为近血;血来自肾脏者为远血。

【类证鉴别】

（一）尿血与血淋

血淋与尿血均表现为血随尿出,二者易于相混,故应加鉴别。血淋为小便短涩频数,滴沥刺痛,欲出不尽,小腹拘急,痛引腰背;尿血为血随尿出,多无疼痛,或仅有轻度胀痛及灼热感。亦如明代戴思恭《证治要诀·小便血》所云:"痛者为血淋,不痛者为尿血。"

（二）尿血与石淋

石淋亦可有血随尿出,但尿中有时夹有砂石,小便时刺痛窘迫难忍,涩滞不畅,小腹拘急,或见腰部剧烈疼痛;尿血为尿中混有血液,尿时一般无疼痛感。亦如元代朱震亨《丹溪心法·溺血》所云:"尿血,痛者为淋,不痛者为溺血。"

【辨治钩要】

（一）治疗总则

1.治疗大法

尿血的治疗大法当以止血为主,临证以火热灼伤脉络或迫血妄行所致者为多,但火热有虚火、实火之分。外感实火所致者,治宜清热泻火,凉血止血;内伤虚火所致者,治宜养阴清热,凉血止血。无火者多虚,气阴两虚者,治当益气养阴止血;脾肾亏虚者,治当补益脾肾,益气固摄。而对于气滞血瘀所致者,则宜理气化瘀,养血止血。在尿血的治疗中,应重视活血化瘀法的应用,特别是一些反复尿血患者,常有留瘀为患的可能,故可适当配合活血化瘀。

2.用药宜忌

尿血因热盛所致者,宜清热泻火,应慎用温热动火动血之品,以防助火伤络,尿血加重;不宜过用纯用寒凉药,寒则血凝,防其留瘀。属气虚所致者,宜加升提及固涩之药,但不可妄加收敛之品,以防留邪停瘀。离经之血或外伤瘀血,宜行散而使其排出体外。亦如清代程国彭《医学心悟·尿血》所云:"凡治尿血,不可轻用止涩药,恐积瘀于阴茎,痛楚难当也。"

（二）治则与选药

（1）清热利尿法:适用于热迫膀胱所致的尿血。证见小便短少,尿时有灼热感,小便带血,血色多见鲜红。常用竹叶10g,黄柏10g,栀子10g,滑石粉10g,赤茯苓10g,生地黄10g。

(2)凉血止血法:适用于热迫血妄行所致的尿血。证见尿血鲜红。常用白茅根30g,茜草10g,小蓟10g,大蓟10g,牡丹皮10g,草河车12g,旱莲草10g。

(3)清心泻火法:适用于心火移于小肠所致的尿血。证见小便热赤,尿中带血鲜红,心烦,口舌生疮。常用黄连10g,竹叶10g,生地黄10g,栀子10g,通草10g。

(4)滋阴清火法:适用于阴虚火旺,灼伤血络所致的尿血。证见小便色赤带血,头昏目眩,腰背痠困。常用黄柏10g,知母10g,旱莲草10g,生地黄10g,仙鹤草20g。

(5)益气摄血法:适用于气虚不能摄血所致的尿血。证见久病尿血,血色淡红。常用党参15g,黄芪30g,阿胶6g,仙鹤草30g,旱莲草15g。

(6)行气化瘀法:适用于气滞血瘀,络破血溢所致的尿血。证见尿血色较黯,小腹刺痛拒按。常用生蒲黄6g,茜草10g,三七5g,丹参10g,牡丹皮10g,赤芍10g。

(7)益气养阴法:适应于气阴两虚所致的尿血。证见小便色赤带血,头晕目眩,神疲乏力。常用旱莲草15g,阿胶5g,生地黄10g,党参15g,龟板10g。

【辨证论治】

(一)风邪犯肺

(1)症状:小便出血始于恶风发热、眼睑浮肿之后,伴咽喉疼痛,咳嗽,舌苔薄白,脉浮或浮数。

(2)病机分析:风邪外袭,首先犯肺,肺失宣降,通调失常;肺为水之上源,风水相搏,故眼睑面部浮肿;风邪袭表,则恶风发热;风邪化热,则咽喉疼痛;肺失清肃之令,故发咳嗽;热邪下迫,灼伤脉络,故见尿血。舌苔薄白,脉浮或浮数,是风邪袭表之象。

(3)治法:疏风宣肺,清热止血。

(4)方药:越婢加术汤(《金匮要略》)加减。

炙麻黄6g,生石膏30g,白术10g,生姜10g,金银花12g,连翘10g,白茅根30g,生地黄15g,小蓟15g,甘草6g。

(5)方药分析:方中炙麻黄、生姜宣肺解表以行水;白术健脾制水;生石膏清肺胃之郁热;金银花、连翘清热利咽;白茅根、生地黄、小蓟清热凉血止血;甘草调中。

(6)加减:若发病于盛夏伏暑,可合用益元散(《医方集解》)加黄连以清暑热。尿血量多,血色鲜红者,加牡丹皮、仙鹤草、墓头回以凉血止血。

(二)热结膀胱

(1)症状:起病急骤,发热恶寒,遍身骨节痠楚,口渴喜饮,少腹作胀,或腰部痠痛,小便灼热,尿血鲜红,舌质红,苔黄,脉数。

(2)病机分析:外邪袭表,邪正相争,故发热恶寒;邪束肌表,营卫不利,则遍身骨节痠楚;热灼阴液,则口渴喜饮;邪热由表入里,结于下焦,迫及膀胱,故少腹作胀;肾与膀胱相表里,腰为肾府,故见腰部痠痛;热结膀胱,迫血下行,则小便出血而血色鲜红。舌红苔黄,脉数均为邪热内结之征。

(3)治法:清热泻火,凉血止血。

(4)方药:小蓟饮子(《济生方》)加减。

小蓟15g,生地黄15g,滑石10g(包煎),栀子10g,竹叶6g,藕节10g,蒲黄10g(包煎),白茅根20g,当归10g,甘草6g。

(5)方药分析:方中竹叶、栀子清热泻火;滑石、甘草利水导热下行;小蓟、生地黄、藕节、蒲黄、白茅根凉血止血;当归养血活血。

(6)加减:若出血量多者,加血余炭、仙鹤草、侧柏叶以凉血止血;若恶寒发热,表证未解者,加金银花、连翘以清热透表;尿道疼痛甚者,加琥珀粉、旱莲草以清热凉血止血。火毒内蕴,迫血妄行者,可合用黄连解毒汤(《外台秘要》)以泻火解毒,凉血止血。

(三)心火亢盛

(1)症状:小便热赤,尿中带血色鲜红,心烦,夜寐不安,面红口干,口舌生疮,舌尖红,脉数。

(2)病机分析:烦劳则伤心阴,阴虚则心火内积,故见心烦,面红口干;虚火扰及心神,则夜寐不安;心与小肠相表里,小肠与膀胱同属太阳经,其经脉相关,故心有热便移于小肠,下注膀胱,则小便热赤;热灼脉络,络破血溢,则血随尿出,其色鲜红;舌为心之苗,心火上炎则口舌生疮。舌尖红,脉数均为心火内炽之象。

3.治法:清心泻火,凉血止血。

4.方药:导赤散(《小儿药证直诀》)加减。

生地黄15g,竹叶10g,金银花15g,小蓟15g,白茅根15g,牡丹皮10g,赤芍10g,黄连10g,栀子10g,甘草6g。

5.方药分析:方中生地黄、竹叶、甘草清心凉血利尿;金银花、黄连、栀子清心泻火;小蓟、白茅根、牡丹皮、赤芍凉血止血,兼能散瘀。

6.加减:若尿血甚者,可加服童便及大蓟、仙鹤草、旱莲草以凉血止血;心烦少寐者,加麦门冬、夜交藤以清心安神。

(四)阴虚火旺

(1)症状:尿血屡发,血色鲜红或淡红,头晕目眩,口渴欲饮,咽干盗汗,耳鸣心悸,腰膝酸软,舌质红,苔少,脉细数。

(2)病机分析:肾阴亏虚,相火妄动,灼伤脉络,故见尿血鲜红;虚火内动,上扰清空,则头晕目眩;津液不足则口渴喜饮;耳为肾窍,肾虚失于濡养则耳鸣心悸;腰为肾府,肾虚则腰膝酸软。舌红少苔,脉细数均为阴虚火旺之象。

(3)治法:滋阴降火,凉血止血。

(4)方药:知柏地黄汤(《医宗金鉴》)加减。

知母15g,黄柏10g,山茱萸10g,山药10g,泽泻10g,生地黄15g,旱莲草15g,牡丹皮10g,小蓟15g,鹿衔草10g。

(5)方药分析:方中知母、黄柏滋阴降火,兼清虚热;山茱萸滋补肾阴;山药健脾补肾;泽泻渗利湿热;生地黄、旱莲草凉血滋阴;小蓟、鹿衔草凉血止血;牡丹皮凉血散瘀。

(6)加减:本证亦可选用凉血地黄汤(《寿世保元》)加减,以滋阴降火,凉血止血。若尿血经久不愈,排尿不畅,可加琥珀末、车前子、花蕊石以利水通淋,活血化瘀;低热不退,形体日渐消瘦者,加丹参、百部、地骨皮以退虚热;气阴两虚者,加生脉散(《内外伤辨惑论》)以益气养阴;若同时伴有肺痨,可合用月华丸(《医学心悟》)以滋阴润肺。

(五)脾肾不固

(1)症状:久病尿血,血色淡红,面色苍白,食纳减少,神疲乏力,头晕目眩,耳鸣心悸,腰膝酸软,舌质淡,脉虚弱。

(2)病机分析:饮食、劳倦伤及脾肾,脾虚则统血无力,肾虚则不能固摄,以致血溢脉外,渗入水道而成尿血,血色淡红;脾虚运化无力,气血生化乏源,故见面色苍白,体倦食少;气血不能上充,则头晕目眩,心悸;肾虚精气不充,则腰膝酸软,耳鸣。舌质淡,脉虚弱均为脾肾不足,气血亏虚之象。

(3)治法:补益脾肾,益气摄血。

(4)方药:无比山药丸(《备急千金要方》)加减。

山药15g,熟地黄10g,山茱萸10g,怀牛膝10g,肉苁蓉10g,菟丝子10g,泽泻10g,黄芪15g,茯苓10g,仙鹤草15g,紫草10g,阿胶10g(烊化)。

(5)方药分析:方中山药脾肾双补;熟地黄、山茱萸、怀牛膝补肾益精;肉苁蓉、菟丝子温肾助阳;泽泻泄浊;黄芪、茯苓健脾益气;仙鹤草、紫草收敛止血;阿胶养血止血。

(6)加减:偏于脾虚不摄者,可选用补中益气汤(《脾胃论》)加减,以健脾益气摄血;偏于肾虚不固者,可选用蒲黄丸(《太平圣惠方》)加减,以温肾止血;尿血不止者,加白茅根、艾叶炭以加强止血。

(六)气滞血瘀

(1)症状:尿血,血色较黯或有血块,少腹刺痛拒按,或可触及积块,时有低热,舌质紫黯或有瘀点瘀斑,苔薄,脉细涩或沉细。

(2)病机分析:坠堕外伤或反复出血,久病瘀阻,络脉受损而致尿血色黯,或有血块;气滞血瘀,血脉瘀阻不通,则少腹刺痛拒按,或可触及积块;瘀血阻滞,气血不通,壅则发热。舌质紫黯或有瘀点瘀斑,脉细涩或沉细为瘀血在里之象。

(3)治法:行滞化瘀,养血止血。

(4)方药:血府逐瘀汤(《医林改错》)加减。

桃仁10g,红花10g,赤芍10g,川牛膝10g,当归15g,生地黄15g,枳壳10g,柴胡10g,川芎10g,郁金10g,茜草15g,三七粉6g(冲服),甘草6g。

(5)方药分析:方中桃仁、红花、赤芍、川牛膝活血化瘀;当归养血和血;生地黄凉血止血;枳壳、柴胡、郁金、甘草疏肝理气,缓急止痛;川芎为血中气药,能行气活血;茜草、三七粉化瘀止血。

(6)加减:若小便疼痛者,加琥珀粉、石苇以利尿止痛;少腹癥块者,加丹参、莪术、夏枯草以软坚散结消癥;因外伤所致者,加服七厘散(《良方集腋》)以活血化瘀。

【转归及预后】

尿血的转归主要是由实证向虚证的转化。外感所致的尿血,初起多属实证,但尿血日久,则向虚证转化。如热迫膀胱及火毒迫血之尿血,由于热邪易于伤阴耗气,故若尿血反复发作,日久不愈,则火热之势虽去,但气阴已经亏虚。若主要为阴精受损,则可转化为阴虚火旺的尿血;若主要为气血亏耗、脾肾虚衰,则又可转向为脾肾不固的尿血。

尿血是一个以症状为名的病证,其预后决定于引起的原因及病情的轻重。一般来说,外感所致的尿血,大多容易治愈。如热迫膀胱引起的尿血,在热清血止之后,往往不再复发;火毒迫血的尿血大部分亦可及时获得治愈。但若病情危急,伴见高热不退、神昏谵语、衄血、便血者,则预后严重。在内伤尿血中,心火内盛、阴虚火旺、瘀伤气阴、脾肾不固等所致的尿血,虽然需要较长的治疗时间,也易于复发,但经合理地治疗后,常可获得较好的止血效果。气滞血瘀所致之尿血,若已形成癥积包块者,则往往疗效较差,预后欠佳。

【调护】

(一)增强体质

积极锻炼身体,增强体质,改善身体的防御机能,减少外邪的侵入。

(二)讲究卫生

注意清洁卫生,及时治疗感冒及疮疖等皮肤疾患。避免烦劳过度,防止心火偏盛。节制房事;忌烟酒。

(三)劳逸结合

尿血过多或日久不止者,要安慰病人,静卧少动,配合治疗。亦如清代李用粹《证治汇补·溺血》所云:"此病日久中枯,非清心静养,不可治也。"对尿血病人除要细致观察尿血的浓淡,有无血块外,还应察全身状况,如见面色少华,肢冷汗出,气短息微,脉沉细而弱者,为气血亏虚,则须防其气随血脱。饮食宜清淡,多饮水或多食水果,忌肥腻香燥、辛辣动火之品,同时禁房事等。

第十三节　便　　血

【定义】

凡血自大便而下,或血便夹杂而下,或在大便前后下血,或单纯下血,均称为便血。多因脾胃虚寒或胃肠积热,胃肠脉络受损,血液下渗肠道所致。便血又名"血便"、"下血"、"泻血"、"结阴"等。根据出血部位的不同,又有"远血"、"近血"之分;按血色的鲜浊,又有"肠风"、"脏毒"之别。

肠风:出自《素问·风论》。其云:"久风入中,则为肠风飧泄。"宋代严用和《重订严氏济生方·五痔肠风脏毒论治》云:"血清而色鲜者肠风也。"多为风淫大肠,留滞不散,郁积生热,热蒸血溢所致。其证为血清而色鲜,血在便前。

脏毒:出自宋代张锐《鸡峰普济方·血》载黄龙散:"治脾毒脏毒下血。"严用和《重订严氏济生方·五痔肠风脏毒论治》云:"血浊而黯者为脏毒也。"多为热结小肠血分所致。其证为血浊而色黯,多在便后。

结阴:出自《素问·阴阳别论》。其云:"结阴者,便血一升,再结二升,三结三升。"多为寒积下焦,三阴脉络不和,阴气内结,伤及血分所致。其证为血随大便渗出。

远血:出自汉代张仲景《金匮要略·惊悸吐衄下血胸满瘀血病脉证并治》。指出血部位远离肛门,多在小肠与胃,血在便后。

近血:出自汉代张仲景《金匮要略·惊悸吐衄下血胸满瘀血病脉证并治》。指出血部位离肛门近,多在广肠,或在肛门,血在便前。

【源流】

便血之名,首见于《黄帝内经》。《素问·通评虚实论》云:"帝曰:肠澼便血何如?岐伯曰:身热则死,寒则生。"并指出便血的主要病机为邪结阴分,阴络受损。《素问·阴阳别论》云:"结阴者,便血一升,再结二升,三结三升。"《灵枢·百病始生》亦云:"阴络伤则血内溢,血内溢则后血。"

汉代张仲景《伤寒论》将便血称为"圊血";《金匮要略》称为"下血",并依下血与排便之先后不同,分为远血、近血进行辨证论治。《金匮要略·惊悸吐衄下血胸满瘀血病脉证并治》云:"下血,先便后血,此远血也,黄土汤主之。""下血,先血后便,此近血也,赤小豆当归散主之。"开便血辨证论治之先河。华佗《中藏经·论大肠虚实寒热生死逆顺脉证之法》云:"手阳明是其经也……热极则便血。又风中大肠则下血。"指出便血的部位在大肠。

隋代巢元方《诸病源候论·大便下血候》认为,便血是由于"五脏伤损"所致,并有寒热之别。在辨证上属热者"大便下血鲜而腹痛";属寒者"大便血下其色如小豆汁,出时疼而不甚痛。"

宋代严用和《重订严氏济生方·血病门》首先将便血分列"便血"和"肠风脏毒"两门,认为便血"多因过饱饮酒,无度房室"而致;肠风脏毒"皆由饮食过度,房室劳损,坐卧当风,恣餐生冷,或啖炙煿,或饮酒过度,或营卫气虚,风邪冷气,进袭脏腑"而成。提出"风则散之,热者清之,寒则温之,虚则补之"的便血治疗原则,为后世所采用。

元代朱震亨《丹溪心法·下血》云:"下血,其法不可纯用寒凉药,必于寒凉药中加辛味为佐……凡用血药,不可单行单止也。"均属经验之谈。其在"肠风脏毒"项下亦云:"肠风,独在胃与大肠出。"明谓便血之病位在胃与大肠。

明代戴思恭《证治要诀·泻血》中十分重视便血的辨证。其云:"或独泻血,或与粪俱出,当辨其色与所感施治。""血色鲜红者为热,多因热毒入肠胃";"泻血色瘀者为寒,血逐气走,冷气入客肠胃,故下瘀血。"并提出不同的治疗方法,同时以有无里急后重作为便血与痢疾的鉴别要点,堪称临床实用。李梴《医学入门·血类·便血》将便血分为肠风、脏毒和结阴,并认为三者病因不同,临床表现亦异。其云:"自外感得者曰肠风,随感随见,所以色鲜,多在粪前,自大肠气分来也。自内伤得者曰脏毒,积久乃来,所以色黯,多在粪后,自小肠血分来也。"结阴则由于"三阴脉络不和而结聚,血因停留,溢则渗入大肠"所致。张介宾《景岳全书·便血论治》将便血与肠澼作了鉴别,又明确指出远血、近血之部位:"血在便前者其来近,近者或在广肠,或在肛门;血在便后者其来远,远者或在小肠,或在于胃。"但是,以血在便前、便后来分辨血的远近并不可靠,而且在不少情况下血和大便是混杂而下的。然而便血的颜色却可作为判断便血部位远近的参考。一般情况下,便血色鲜红,其来较近;便血色紫黯,其来较远。张氏对便血又有"血箭"之称,谓"因其便血即出有力,如箭射之远也。"在病因病机方面,认为便血总由血之妄行,"大都有火者多因血热,无火者多因虚滑,故治血者,但当知虚实之要。"治疗方面亦列举了诸多行之有效的方药。王肯堂《医镜·诸血》又提出"大便下血,看其色鲜者,宜急止之"等治疗原则。

清代李用粹《证治汇补·便血》从临床出发,以便血之颜色来辨其病机,指出便血以纯下清血,血色鲜红为热;色黯为寒;色黑为瘀,对临床具有一定指导意义。张璐《张氏医通·下血》对便血的治疗,指出"不可纯用寒凉,必加辛散为主。久之不愈,愈理胃气,兼升举药。故大便下血,多以胃药收功,不可徒用苦寒也。"亦为经验之谈。唐容川《血证论·便血》集前贤论治便血之大成,指出便血病位虽主要在胃与大肠,然与脾、肺、肝、肾诸脏腑有关。其云"脏毒者,肛门肿硬,疼痛流血";"肠风者,肛门不肿痛,而但下血耳。"且"脏毒下血多浊,肠风下血多清。"治疗上"必先治肠以去其标,后治各脏以清其源"等,使便血的辨证及治疗更加全面。

综上可见,便血之名,始载于《黄帝内经》,汉代张仲景分为远血、近血,后世医家多有发挥。特别至明、清时代,医家对便血的认识有了进一步发展,辨证更加精细,治则及治法也更加完善。

【范围】

便血以大便下血为临床表现,可见于多种疾病。内科杂病的便血,主要见于现代医学胃肠道的炎症、溃疡、息肉及肿瘤。此外,某些血液病、急性传染病、肠道寄生虫病、中毒及维生素缺乏等疾病,表现大便下血的症状时,亦可参考本篇进行辨证论治。

【病因病机】

便血的病位在胃与大肠,其病机主要为火与虚,火盛则迫血妄行,气虚则血无所摄,血液下渗而成便血之证。

(一)胃中积热　迫血妄行

胃中积热,多自内生,亦可受之于外。生于内者,多因酗酒过度,或暴饮暴食,或过食辛辣炙煿之物,热蕴于胃肠,损伤脉络,迫血外溢,血液下渗大肠而为便血。受于外者,因感受外邪,化热扰胃,胃热化火,损伤胃络,迫血妄行,乃发便血。亦如清代林珮琴《类证治裁·便血》所云:"便血由肠胃火伤阴络,血与便下。"

(二)胃热蕴结　脉络损伤

因于外者,由于感受湿热之邪,或湿浊蕴积,日久化热,蕴结肠道;因于内者,主要由于饮食不慎,恣食肥甘及醇酒厚味,以致脾胃运化失常,聚湿生热,蕴结肠道。无论外盛或内生之湿热,在损伤肠道脉络时,均可使血液外溢而致便血。亦如明代李梴《医学入门·下血》所云:"酒面积热,触动脏腑,以致荣血失道,渗入大肠。"

(三)脾胃虚弱　血失统摄

脾主运化,为气血生化之源,具统血之功。若素体脾胃虚弱,或久病失养,复因劳倦过度,饮食不节,皆可损伤脾胃,以致脾气虚衰,失于统摄,血无所归,离于脉道,溢于肠道,随便而出,遂成便血。亦如清代尤怡《金匮要略心典》所云:"由脾虚气寒,失其统御之权,而血为之不守。"

(四)肝气郁结　脉络瘀滞

肝主疏泄,性喜条达。因忧思恼怒,情志过极,使肝之疏泄失司,肝气郁滞,久则由气及血,气滞血瘀;或久病入络,以致肝经脉络血行瘀滞,肝脉瘀结,日久络破血溢,下渗肠道而致便血。亦如清代唐容川《血证论·便血》所云:"盖肝血上干,从浊道则吐,从清道则衄;肝血下渗,从清道则尿血,从浊道则下血。"

【辨证要点】

(一)辨临床特征

举凡大便下血,无论在大便前、大便后下血,或血便夹杂,或单纯下血,均可诊断为便血。

(二)辨便血的颜色及性状

清代李用粹《证治汇补·便血》云:"纯下清血者,风也;色如烟尘者,湿也;色黯者,寒也;鲜红者,热也;糟粕相混者,食积也;遇劳频发者,内伤元气也;后重便溏者,湿毒蕴滞也;后重便增者,脾元下陷也;跌伤便黑者,瘀也。"

（三）辨寒热

属于热者一般多实,常见胃脘胀闷作痛,口干而渴,喜冷畏热,舌红,脉数有力等证;属于寒者一般多虚,常见倦怠乏力,脘腹隐痛,饮食减退,怯寒肢冷,舌淡,脉细等证。亦如清代张必禄《医方辨难大成·血证证治》所云:"血证有大便来血……其中有寒有热,有痛有不痛,有燥有不燥。血来燥而痛多主热,血来不燥而不痛多主寒。热属逼血以下圊,寒属血滑无收束。"

（四）辨病位

以下血的先后及颜色来测病位。先便后血或血粪夹下,血色黯褐呈柏油状为远血,病在胃与小肠;先血后便,血色鲜红属近血,病在直肠或广肠。亦如明代张介宾《景岳全书·便血证治》所云:"血在便前来者,其来近,近者或在广肠,或在肛门;血在便后来者,其来远,远者或在小肠,或在于胃。"

（五）辨虚实

初起因火热或湿热所致者多属实;下血日久,缠绵不愈者为虚。血色紫黯者多为气虚;血色鲜红者多属实热。口干,口臭,心烦,胃中灼热,肛门热痛,舌燥苔黄,脉数者为邪实;面色少华,头晕目眩,神疲懒言,舌淡,苔薄,脉细弱者为正气已虚。亦如清代罗国纲《罗氏会约医镜·论便血》所云:"故治血者,当以辨虚实为要。或热、或湿、或风、或冷、或虚,及新久之异以治之。"

【类证鉴别】

（一）便血与痢疾

痢疾以下痢赤白脓血为主症,与便血有相似之处,但痢疾的便血是脓血相兼,且有腹痛、里急后重、肛门灼热等症,与便血有异。亦如明代张介宾《景岳全书·便血证治》所云:"便血之与肠澼,本非同类。盖便血者,大便多实,而血自下也。肠澼者,因泻痢而见脓血,即痢疾也。"

（二）便血与痔血

痔漏的便血为便时出血,其势如射、如滴,血色鲜明,肛门疼痛,或肛门觉有异物感。肛门视诊可见各类型外痔,直肠指检可触到内痔。亦如清代顾澄《疡医大全》所云:"近世患痔者多,而痔中出血者亦不少,多有误认为肠风、脏毒,而补泻尽属妄投。及余细审脉证,方知此血实从痔疮中出,痔愈,则血不治而自止。"

【辨治钩要】

（一）治疗原则

1.治疗大法　止血为先

便血的治疗应以止血为先。急性出血,多因火热所致,故以清火凉血,或泻火止血为治疗的基本原则。慢性出血,多为虚寒而发,故以补气摄血,或健脾养血为治则。虚实并见,寒热交错者,又当攻补兼施,寒热并用。亦如明代汪绮石《理虚元鉴·肠风便血不同怯症》所云:"治法如何?曰:不过散其风,燥其湿,宽其肠,行其气,止其血,升其陷而已。"

2.活血散血 引血归经

治疗便血,过用清热止血,寒则血凝,可以致瘀;离经未出之血,便是瘀血。故在止血之同时,适当加用活血化瘀之品,以祛瘀生新,引血归经,使血循经脉,亦是治疗便血的重要一环。

3.治疗禁忌 尤应注意

便血不可妄用汗、吐、下法,误用不仅伤阴,且更伤其阳。正虚邪实者,不宜过早补、涩,否则非但不能止血、补血,反使邪阻气机,血从外溢。亦如清代唐容川《血证论·用药宜忌论》所云:"血证多虚,汗吐且有不可,则攻下更当忌矣。"又如清代陈士铎《石室秘录》所云:"下血之证,其人之血虚,不言可知,似乎宜补其血矣。然而血之下也,必非无敌,非湿热之相侵,即酒毒之深结。若不逐去其湿热酒毒,而徒当止涩之味,吾未见其下血之能止也。"

(二)治则与选药

(1)清胃泻火法:适用于胃热所致的便血。证见便血色紫黯或紫黑,口臭便秘。常用大黄10g,黄连6g,黄芩10g,牡丹皮10g,大蓟10g,墓头回10g。

(2)凉血止血法:适用于热结胃肠所致的便血。证见便血紫黯或鲜红,口臭便秘。常用生地榆15g,紫草15g,大蓟12g,小蓟12g,茜草根12g,槐花15g。

(3)化瘀止血法:适用于瘀血所致的便血。证见便血紫黯,面色黯滞,或胁下有癥块。常用花蕊石10g,三七5g,当归10g,赤芍10g,牡丹皮10g。

(4)益气止血法:适用于气虚不能摄血所致的便血。证见下血紫黯或紫黑,面白唇淡,神疲便溏。常用党参15g,生黄芪30g,白术10g,茯神10g,山药10g。

(5)收敛止血法:适用于便血日久不愈,或暴便血不止。常用槐花15g,白及15g,海螵蛸12g,地榆15g。

(6)温阳健脾法:适用于脾胃虚寒所致的便血。证见便血紫黯或黑,神疲肢冷,大便溏薄。常用白术10g,炙附子6g,灶心土1块,炮姜炭10g。

(7)清化湿热法:适用于湿热蕴结肠道所致的便血。证见便血色不鲜,或紫黑如赤豆汁,胸闷纳减,舌苔黄腻。常用赤小豆10g,槐花10g,苍术10g,黄柏10g,地榆15g,黄连6g。

【辨证论治】

(一)胃中积热

(1)症状:便血色紫黯或紫黑,口渴喜冷饮,胃脘胀闷作痛,并有灼热感,或兼烦躁,头昏目眩,大便秘结或不畅,舌质燥,苔黄,脉弦数或滑数。

(2)病机分析:胃中积热内郁,致使气血逆乱,迫血下行,渗于肠道,则便血色紫黯或紫黑;胃热灼津,则口渴喜冷饮,大便秘结或不畅;热郁中宫,胃气失和,故胃中灼痛;邪热内扰,则烦躁不安;热扰清宫则头昏目眩。舌质燥,苔黄,脉数,均为胃有积热之征。

(3)治法:清胃泻火,凉血止血。

(4)方药:泻心汤(《金匮要略》)合十灰散(《十药神书》)加减。

大黄10g,黄芩10g,黄连6g,大蓟15g,小蓟15g,侧柏叶10g,白茅根15g,茜草10g,栀子10g,牡丹皮10g,地榆10g,三七粉5g(冲服)。

(5)方药分析:方中大黄、黄芩、黄连苦寒,清热泻火以治便血之本;大蓟、小蓟、侧柏叶、白茅根、栀子、地榆清热凉血;茜草、牡丹皮、三七粉凉血散瘀。

(6)加减:若胃热伤津,口干喜饮甚者,加石斛、天花粉以养阴生津;大便秘结者,加玄参、生地黄、麦门冬以增液润燥;出血过多,气阴两亏者,加用生脉散(《内外伤辨惑论》)以益气养阴;肝胃郁热,口苦而烦躁易怒者,可选用丹栀逍遥散(《内科摘要》)加减,以泻肝清胃,凉血止血。

(二)湿热蕴结

(1)症状:便血鲜红,腹部不适或疼痛,饮食减少,大便不畅或稀薄,舌苔黄腻,脉濡数。

(2)病机分析:恣食肥甘厚味,湿热蕴结大肠,久蕴化瘀,脉络损伤,血随便下而便血鲜红;湿热蕴阻,气机不利,则腹部不适或疼痛;湿热中阻,脾运失健,则饮食减少;湿热蕴结大肠,肠道传导失常,则大便不畅或稀薄。舌苔黄腻,脉濡数均为湿热蕴结之象。

(3)治法:清化湿热,凉血止血。

(4)方药:地榆散(《仁斋直指附遗方论》)合槐角丸(《沈氏尊生书》)加减。

地榆15g,茜草10g,黄芩10g,黄连6g,栀子10g,茯苓10g,槐角12g,当归10g,枳壳10g,仙鹤草20g,荆芥炭10g。

(5)方药分析:方中地榆、茜草、槐角凉血止血,兼能行瘀;黄芩、黄连、栀子清热燥湿,泻火解毒;茯苓淡渗利湿;当归养血;枳壳理气行滞;仙鹤草收敛止血;荆芥炭祛风发表,止血和血。

(6)加减:若便血过多,营阴已亏者,加阿胶、生地黄以滋阴清热,养脏止血;下血不止者,加墓头回、白及以收敛止血;热毒内结,便血鲜红,肛门灼热,腹痛口干者,可选用约营煎(《景岳全书》)以清热解毒,凉血止血。

(三)脾胃虚寒

(1)症状:大便下血,其色紫黯,甚则色黑,脘腹隐隐作痛,痛时喜温喜按,面色不华,神疲,怯寒肢冷,饮食减退,大便溏薄,舌质淡,苔薄,脉细。

(2)病机分析:脾胃素虚,或饮食不节,损伤脾胃,以致脾胃虚弱,统血无权,血溢胃肠,随便而泄,故便血紫黯,甚则色黑;脾胃虚寒,气机不利,故脘腹隐痛,喜温喜按;脾阳不振,气血不能上荣,则面色无华;不能外充,则怯寒肢冷;运化失司,则饮食减少,大便溏薄。舌质淡,苔薄,脉细均为虚寒之象。

(3)治法:健脾温中,养血止血。

(4)方药:黄土汤(《金匮要略》)加减。

灶心黄土20g(包煎),炙附子6g(先煎),白术12g,阿胶10g(烊化),生地黄10g,黄芩6g,炮姜炭10g,墓头回10g,白及10g,甘草6g。

(5)方药分析:方中灶心黄土温中止血;炙附子、白术温中健脾;阿胶、生地黄养阴止血;黄芩苦寒坚阴;炮姜炭温阳止血;墓头回、白及收敛止血;甘草和中。

(6)加减:若便血日久,中气不陷,肛门脱坠者,合补中益气汤(《脾胃论》)加减,以益气升提,养血止血;出血较多者,加三七粉或中成药云南白药以化瘀止血;畏寒肢冷甚者,加艾叶炭以温阳止血;大便滑脱不禁者,加补骨脂、五味子以温补固涩。

(四)气滞血瘀

(1)症状:便血紫黯,脘腹胀痛,面色黯滞,或有胁下癥块,舌质紫黯,脉弦细或涩。

(2)病机分析:气滞血瘀,阻于肠道,脉络受损,血溢脉外,血随便泄,则便血紫黯;气血瘀阻胃肠,气机不和,则脘腹胀痛;气血不能上荣,则面色黧滞;气滞血瘀,结于胁下,则胁下癥块。舌质紫黯,脉弦细而涩,均为气滞血瘀之征象。

(3)治法:行气解郁,活血化瘀。

(4)方药:膈下逐瘀汤(《医林改错》)加减。

当归15g,五灵脂15g(包煎),赤芍10g,川芎10g,桃仁10g,红花10g,香附10g,乌药15g,延胡索10g,枳壳10g,郁金10g,三七粉5g(冲服)。

(5)方药分析:方中当归、川芎、赤芍、桃仁、红花、五灵脂活血化瘀;香附、乌药、延胡索、枳壳、郁金疏肝解郁,行气止痛;三七化瘀止血。诸药合用,既能行血分之瘀滞,又能解气分之郁结,活血而不耗血,祛瘀又能生新。

(6)加减:若胁下有癥块者,加炙鳖甲、丹参以活血化瘀,消癥化积;瘀血内停,郁而化热者,加水牛角、生地黄、牡丹皮以凉血止血;出血过多而致气阴两伤者,去五灵脂,合生脉散(《内外伤辨惑论》)以益气养阴。

【转归及预后】

便血初起多为实证,日久由于血去正伤,而易转化成为虚证或虚实夹杂的证候。如胃中积热初起为实证,因热伤血络而便血,日久阴血亏虚而邪热未尽,则成正虚邪实之证。肝气郁结,或久病伤阴,而致阴虚气滞,甚至肝肾不足,阴血亏虚而成虚证。湿热蕴结经过治疗多可使热清湿去而痊愈,但亦有湿热留恋,以致便血反复发作者。至于脾胃虚寒的便血,发作往往与气候变化有关,在寒暑转换时易发。出血日久,则可导致阳气虚衰,正气欲脱而成危象;或脾虚及肾,而致脾肾阳虚。便血的各种证候,在日久不愈时,均可入络而形成血瘀之证。亦如清代高士栻《医学真传·便血》所云:"初便血时,治得其宜,亦可全愈;若因循时日,久则不能愈矣。"

便血的预后,与正气强弱、证候类型、病情轻重及出血量多少等因素密切有关。初病正气尚盛,病情轻,出血量少者,一般预后较好。经过治疗,多可在较短时间内使血止病愈。出血量多者,常吐血与便血并见;由于大量出血,以致形成气随血脱之危候,甚至威胁生命。亦如清代罗国纲《罗氏会约医镜·论便血》所云:"阳败于阴,血色灰黑,此胃气大损,脾元脱竭,危剧证也。"然亦有出血量虽多,但正气尚未衰竭,表现为气虚血亏之证,经过恰当的治疗而逐渐恢复者。

【调护】

(一)节劳戒气

明代汪绮石《理虚元鉴·肠风便血不同怯症》云:"能节劳戒气,贬酒却色,善自调摄,且知起居服食禁忌,自不复发。"故便血患者,应适当休息,避免疲劳;便血量多者应卧床休息。同时给予患者精神上的鼓励和安慰,消除紧张、恐惧的心理。对于便血量较多的患者,应注意观察有无心悸、面色苍白、脉象细数等症,及早防治虚脱。

(二)饮食宜忌

出血期应给软烂少渣、易消化的食物,少食多餐,切忌粗纤维食物及辛辣炙煿之品;戒除烟酒。

(三)增强体质

血止之后宜积极参加体育活动,增强体质。

第十四节　崩　漏

【定义】

妇女在非行经期阴道大量出血,或持续淋漓不止者,称为"崩漏"。一般以来势急,出血量多者为"崩";出血量少,淋漓不净,病势缓者为"漏"。崩与漏的临床表现虽然不同,但其发病机理则一,在疾病发生、发展的过程中,常可互相转化。如血崩日久,气血大衰,可变成漏;久漏不止,病势日进,亦能成崩。故并称"崩漏",亦称"崩中漏下"。发病的主要机理是脏腑、气血功能失调,冲任失固使然。

【源流】

崩漏一证,早在《黄帝内经》中就有论述。《素问·阴阳别论》云:"阴虚阳搏谓之崩。"汉代张仲景《金匮要略》中有"虚寒相搏此名曰革,妇人则半产漏下"及"妇人陷经漏下"等记载,阐述妇人崩漏是因气血虚弱而致。

隋代巢元方《诸病源候论·妇人杂病诸候》云:"血非时而下,淋漓不断,谓之漏下。""忽然暴下,谓之崩中。""漏下者,由劳伤血气,冲任之脉虚损故也。""崩中者,脏腑伤损,冲脉、任脉血气俱虚故也。"亦云:"崩而内有瘀血,故时崩时止,淋漓不断,名曰崩中漏下。"阐明了崩中、漏下的概念及病因病机。唐代孙思邈《备急千金要方》中有"积冷崩中去血不止"及"妇人劳损因成崩中"的记载,说明因寒及劳损亦能产生崩漏之疾。

宋代严用和《重订严氏济生方·崩漏论述》云:"崩漏之疾,本乎一证。轻者谓之漏下,甚者谓之崩中。"对崩漏的定义作了明确的界定。亦云:"治之之法,调养冲任,镇注血海,血海温和,归于有用,内养百脉,外为月事,自无崩中漏下之患矣。"提出了崩漏的治疗原则。陈自明《妇人大全良方》云:"妇人崩中因脏腑伤损,冲任血气俱虚致也。"说明崩中是由于脏腑、冲任、气血的虚损而产生的,并提出相应的治法。金代李杲《东垣十书》云:"妇人血崩,是肾水阴虚,不能镇守包络相火,故血走而崩也。"阐述了肾虚血崩的病机。《东垣试效方·崩漏治验》中载有"调经升麻除湿汤,治女子漏下恶血,月事不调,或崩漏不止"。元代朱震亨《丹溪手镜·崩漏》云:崩漏"宜大补脾胃,升举气血。由肾水真阴虚,不能镇守胞络相火,故血走而崩……宜温之、补之、升之。"

明代方广《丹溪心法附余·崩漏》云:"治崩次第,初用止血,以塞其流;中用清热凉血,以澄其源;末用补血,以还其旧。若止塞其流而不澄其源,则滔天之势不能遏;若止澄其源而不复其旧,则孤子之阳无以立。故本末勿遗,前后闿紊,方可以言治也。"明确了崩漏的治疗原则,至今仍有效地指导着临床实践。万全《万氏妇人科·崩漏》云:"妇人崩中之病,皆因中气虚,不能收敛其血,加以积热在里,迫血妄行,故令经血暴下而成崩中。崩久不止,遂成漏下……治有三法:初止血,次清热,后补其虚,未有不痊者也。"并提出相应的治疗方药。

清代傅山《傅青主女科·血崩》云:"世人一见血崩,往往用止涩之品,虽亦能取效于一时,但不用补阴之药,则虚火易于冲击,恐随止随发,以致经年屡用不能痊愈者有之。是止崩之药,不可独用,必须于补阴之中行止崩之法,方用固本止崩汤。"提出的用药经验及方药沿用至今。张璐《张氏医通·崩漏》云:"暴崩下血腹痛有二:有瘀血,有空痛……瘀血当去,空痛当补。积而腹痛,血通则痛止;崩而腹痛,血住则痛止。"指出瘀血内滞不去,亦可引发崩漏。

由此可见,历代医家在长期的临床实践中,对崩漏的认识在病因病机、辨证施治及立法方药方面,均积累了丰富的实践经验,并取得了良好的治疗效果。

【范围】

崩漏是多种妇科疾病所表现的共有症状,如冲任失调性子宫出血、月经过多、五色带、胎漏、产后血晕、恶露不绝、癥瘕等所出现的阴道出血,都属崩漏范畴。现代医学之功能性子宫出血、女性生殖器炎症、肿瘤等所出现的阴道出血,均可参照本篇辨证施治。

【病因病机】

(一)热伤冲任　迫血妄行

素体阴虚,或感热邪,或过食辛辣助阳之品,或情绪过激,肝火内炽,热伤冲任,迫血妄行,致发崩漏。亦如《素问·痿论》所云:"悲哀太甚,则胞络绝,胞络绝则阳气内动,发则心下崩,数溲血也。"

(二)瘀血内阻　血不循经

经期产后,余血未尽,或夹外感,或夹内伤,或不慎房事,瘀血内阻,恶血不去,新血不得归经,而致崩漏。亦如清代唐容川《血证论·崩带》所云:"带漏虽是水病,而亦有夹瘀血者,以血阻气滞,因生带浊,小调经汤随寒热加减治之。"

(三)脾虚失摄　冲任不固

素体脾虚,或忧思不解,或饮食劳倦,损伤脾气,气虚下陷,统摄无权,冲任不固,致成崩漏。亦如明代万全《万氏女科·崩漏》所云:"妇人崩中之病,皆因中气虚不能收敛其血。"

(四)肾气不足　冲任失摄

素体肾气不足,或因早婚、房劳、多产伤肾,以致封藏不固,冲任失摄,成为崩漏。其中肾阴虚者,为元阴不足,虚火妄动,精血失守所致;肾阳虚者,乃命门火衰,不能蒸腾肾阳化生肾气,致使精血不固而成;肾阴阳俱虚,系肾失封藏,气血不相维系,血随气下,而致崩漏。亦如明代张介宾《景岳全书·妇人规》所云:"崩漏不止……志伤则不能固闭真阴,病在肾也。"

【辨证要点】

(一)辨临床特征

崩漏是指妇女不在行经期间,阴道大量出血,或持续下血,淋漓不断的病证。一般以来势急,出血量多的称崩;出血量少或淋漓不净的称漏。二者常可互相转化,如血崩日久,气血大衰,可变成漏;久漏不止,病势日进,亦能成崩。

(二)辨病机特点

崩漏为病,虽可有血热、血瘀、脾虚、肾虚四端,但其发病的主要机理是脏腑、气血功能失调,冲任失固使然,与肾、肝、脾三脏密切相关,发病原因以内伤七情,饮食劳倦,房室不节者居多,临证当仔细辨析。亦如明代张介宾《景岳全书·妇人规》所云:"崩淋之病……未有不由忧思郁怒,先损脾胃,次及冲任而然者。"

(三)以病程辨虚实

宋代严用和《重订严氏济生方·崩漏论治》云:"崩漏之疾,本乎一证,轻者谓之漏下,甚者谓之崩中。"可见古人虽有"漏轻崩重,漏缓崩急"之说,乃指病势而言,但说理有欠全面。临证常以病程的新久、证型之虚实,作为辨证的依据。若新病而证属热属实,来势虽猛,元气未伤,其病尚轻;若久病正虚,其势虽缓,元气已伤,其病为重。

【类证鉴别】

崩漏与月经虽同属阴道出血,但有明确的不同点。崩漏的出血是不规则的,不时漏下或大下;而月经的出血是有周期的。

【辨治钩要】

(一)治疗原则

崩漏的治疗,当以调节脏腑功能为主,使气血和平,冲任得固,其病自愈。亦如明代张介宾《景岳全书·妇人规》所云:"凡治此之法,宜审脏气,宜察阴阳。"

(二)审因论治

崩漏发生的原因,多系冲任损伤,制约经血机能失常所致,而引起冲任损伤的原因,以肾阴虚、肾阳虚、脾虚、血热、血瘀五证为多见。其治疗,一般分两个阶段,即出血阶段止血治疗,血止后调整周期治疗。前者更应辨证求因,审因论治,不可专事固涩;后者需重在补肾,因本症之由,其本在肾,但要结合求因,不能一味补肾。亦如清代吴谦等《医宗金鉴·妇科心法要诀》所云:"临证之时,须详审其因,而细细辨之。虚者补之,瘀者消之,热者清之,治之得法,自无不愈。"

(三)治疗三法

1.塞流

塞流,即是止血。在崩漏出血多时运用,否则易致虚脱。止血方法,必须辨其证型的寒、热、虚、实。虚者宜补而止之,实者宜行而止之,热者宜清而止之,寒者宜温而止之,非专事止涩而能收效。若猝然下血量多,呈现面色苍白,汗出肢冷,脉微细或芤,是为气随血陷,气虚欲脱之象,治宜补气固脱,急用独参汤(《十药神书》)频频灌服。若现四肢厥逆,大汗淋漓,脉微欲绝者,乃阳虚欲绝之象,急用参附汤(《正体类要》)以回阳救逆。此为急则治标之要着。

2.澄源

澄源,即求因,就是澄清本原之意。因止血在于救急,血止以后,就必须澄源以清其本,但须审证求因以为治。血热者,宜清热凉血;虚寒者,宜温经养血;气虚者,宜固气摄血;血瘀者,宜活血化瘀。切忌不问病因,概投寒凉、温补之剂,致犯虚虚实实之戒。

3.复旧

复旧,即固本,用于澄源之后,调理善后之法。此为病机向愈,只是气血未复,还须培补气血。固本的含义有两个方面:一为先天,一为后天。因经病之由,其本在肾。若出血既久,气血两虚,此时重在调理脾胃以固后天之本,取其后天以养先天之义。若失血伤精后,肾元大亏,不能温煦脾阳者,此时则重在补先天以助后天,使本固血充,则经自调。

(四)因人施治

发生在不同年龄、不同时期的崩漏,其临床特点也表现不一。如发生于青春期,其病多属肾虚,因青春期肾气初盛,天癸始至,冲任之气尚未健全,易受外邪而致冲任失固。若发生于壮年时期,一般以血热者居多,因经、孕、产、乳数伤于血,肝血不足,肝气偏激,或因情志所伤,肝火内炽,搏于冲任,遂致崩漏。若发生在绝经期,则以气虚者为多,每因中气虚弱,脾虚失统所致。亦如金代刘完素《河间六书》所云:"妇人童幼天癸未行之间,皆属少阴;天癸既行,皆从厥阴论之;天癸既绝,乃属太阴经也。"

【辨证论治】

(一)血热崩漏

(1)症状:阴道突然大量出血或出血淋漓,血色深红,日久不净,头晕面赤,口干喜饮,烦躁不寐,便结溲黄,舌质红,苔黄,脉滑数。

(2)病机分析:素体阳盛,或感受热邪及过食辛烈之品,或情绪过激,怒伤肝气,肝火内炽,热扰冲任,迫血妄行,故出血量多,血色深红,日久不净;热邪内炽,津液耗损,故口干喜饮,便结溲黄;热邪上扰,则头晕面赤,烦躁不寐。舌质红,苔黄,脉滑数均为内热炽盛之象。

(3)治法:清热凉血,固经止崩。

(4)方药:清热固经汤(《简明中医妇科学》)加味。

生地黄10g,地骨皮10g,炙龟板10g(先煎),牡蛎15g(先煎),阿胶10g(烊化),藕节10g,棕榈炭10g,炒栀子10g,地榆10g,沙参10g,麦门冬10g,甘草6g。

(5)方药分析:方中黄芩、栀子、地榆清热凉血;生地黄、地骨皮、沙参、麦门冬清热养阴,使热去而不伤津;阿胶养血止血;龟板、牡蛎育阴潜阳;棕榈炭收敛止血;甘草调和诸药。

(6)加减:若七情内伤,五志化火,症见出血量或多或少,淋漓不止,或有血块,胸胁胀满,心烦易怒,舌红苔薄黄,脉弦数者,则为肝经火炽,治宜平肝清热,佐以止血,宜用丹栀逍遥散(《女科摄要》)去煨姜,加益母草、生地黄、炒荆芥、血余炭清血分之热,以安其血。

(二)血瘀崩漏

(1)症状:时崩时止,淋漓不净,或突然下血量多,夹有瘀块,小腹疼痛,拒按,瘀块排出后则疼痛减轻,舌质黯红或舌边尖有瘀点,脉沉涩或弦紧。

(2)病机分析:经期、产后,余血未尽,不慎房事,或兼外感、内伤,瘀血阻滞经脉,新血不守,血不循经,故见时崩时止,淋漓不尽,或突然下血量多,夹有瘀块;离经之血,蓄积胞宫而成血块,胞脉不通,故小腹疼痛拒按;血块排出,瘀滞稍通,故疼痛减轻。舌质黯红或边尖有瘀点,脉沉弦,均为瘀血阻滞之象。

(3)治法:活血化瘀,养血止血。

(4)方药:四物汤(《太平惠民和剂局方》)合失笑散(《太平惠民和剂局方》)加味。

当归15g,熟地黄15g,川芎10g,白芍10g,蒲黄10g(包煎),五灵脂10g(包煎),三七粉5g(冲服),茜草炭15g,阿胶10g(烊化)。

(5)方药分析:方中当归、熟地黄、川芎、白芍养血活血;蒲黄、五灵脂、三七化瘀止痛;茜草炭凉血化瘀止血;阿胶养血止血。

(6)加减:若出血量大者,加炒艾叶、荆芥炭、墓头回以加强止血;小腹疼痛明显者,加丹皮炭、延胡索、川楝子以行气活血止痛。

(三)脾虚崩漏

(1)症状:暴崩下血,或淋漓不净,色淡质薄,面色㿠白或虚浮,身体倦怠,四肢不温,气短懒言,胸闷纳呆,大便溏薄,舌质淡,或舌边有齿痕,苔薄润或腻,脉细弱或芤。

(2)病机分析:脾统血,如素体脾虚,或忧思不解,或久病体虚脾弱,清阳下陷,统摄无权,冲任不固,故出血量多,或淋漓不净;脾气虚弱,血失温煦,故血色淡而质薄;中气不足则气短懒言,身体倦怠;脾阳不运,则四肢不温,面色㿠白或虚浮,胸闷纳呆,大便溏薄。舌质淡,或舌边有齿痕,苔薄润或腻,脉细弱或芤,均为脾虚血少之候。

(3)治法:益气健脾,养血止血。

(4)方药:固本止崩汤(《傅青主女科》)加减。

熟地黄15g,党参15g,白术10g,黄芪30g,炮姜炭10g,升麻10g,山药15g,益母草20g。

(5)方药分析:原方中当归活血,走而不守,故不宜用;党参、黄芪、白术益气固经摄血;熟地黄养血滋阴;炮姜炭温中止血;加益母草活血止血;升麻、山药以助参、芪益气升提之力。全方重在益气举陷,固本止血。

(6)加减:若出血过多,而见怔忡健忘,惊悸失眠,食少体倦,舌淡苔薄,脉细等心脾两虚征象者,治宜补益心脾,方用归脾汤(《济生方》),酌加龙骨、牡蛎以固摄止血。

(四)肾虚崩漏

(1)症状:阴道出血,出血量多少不一,或淋漓不断,色鲜红,头晕耳鸣,五心烦热,失眠盗汗,腰膝瘘软,舌质红,苔少或无苔,脉细数无力。

(2)病机分析:肾主藏精,肾阴不足,冲任失调,故出血量多少不一,或淋漓不断;阴虚生内热,血为热灼,故血色鲜红;阴虚不能敛阳,阳浮于外,则见五心烦热,失眠盗汗;肾精不足,则腰膝瘘软,头晕耳鸣。舌质红,苔少或无苔,脉细数均为肾阴亏损之象。

(3)治法:育阴滋肾,固冲止血。

(4)方药:左归丸(《景岳全书》)加减

熟地黄15g,山药15g,枸杞子10g,山茱萸10g,菟丝子10g,鹿角胶10g(烊化),龟板胶10g(烊化),女贞子10g,旱莲草10g。

(5)方药分析:原方中川牛膝有活血引血下行之弊,故不宜用;熟地黄、龟板胶、女贞子、旱莲草滋肾养阴,除虚热;山药、枸杞子、山茱萸、菟丝子补益肝肾,涩精气;鹿角胶补肾填精,取其阳中求阴之义。

(6)加减:出血量多者,加棕榈炭、益母草以加强止血。

若肾阳虚衰,闭藏失职,冲任不固,而致崩漏,色黯质薄,面色晦黯,腰痛如折,形寒肢冷,小便清长,大便溏薄,舌质淡,苔薄白,脉沉细或微弱者,治宜温肾填精,固冲涩血,方用右归丸(《景岳全书》)去肉桂、当归,加黄芪、赤石脂、禹余粮,以增温肾益气固涩之力。

若肾阴阳俱虚者,可综合上述两法,灵活运用。

以上各种崩漏,若出现虚脱时,可立即针刺人中、合谷,灸百会,并急投独参汤(《十药神书》)以回阳救逆。若出现四肢厥逆,脉微欲绝等症时,可用参附汤(《正体类要》)加炮姜炭,以益气回阳,固脱止血。

临证尚可选用以下单方或针灸疗法以止血:

①仙鹤草、血见愁、墓头回各30g,水煎服,一日三次。适用于血热致崩者。

②补骨脂、赤石脂各等量研细末,一日三次,每次冲服3g。适用于肾气虚寒出血者。

③断红穴:二、三掌骨之间,指端下一寸,先针后灸,留针20min。有减少出血量的作用。

④神阙、隐白穴,艾灸20min,一般10min后,血量即可减少。

⑤耳针:子宫穴、内分泌、皮质下针刺,留针15~20min。

【转归及预后】

崩漏一证,只要辨证准确,用药合理,预后一般良好。亦如明代万全《万氏妇人科·崩漏》所云:"治有三法,初止血,次清热,后补其虚,未有不痊者也。"然临证亦有因血崩而致虚脱者,是为危急重症,故当以救脱为首务,或益气固脱,或益气回阳以固脱,庶无误也。

【调护】

(一)防崩须先治漏

血崩皆以经漏开始,故防崩应先于治经漏,同时根据崩漏成因进行防治,十分必要。

(二)注意情志调节

清代肖赓六《女科经纶》引明代方广语:"故七情过极,则五志亢甚,经血暴下,久而不止,谓之崩中。"故情志调节在防治崩漏中占有十分重要的地位。患者应避免情志激动,避免恐怖焦虑,避免烦劳过度,节制房事,忌烟、酒;饮食应忌辛辣刺激,以及虾、蟹、羊肉等发物,宜多食水果。同时,经漏期应避免长途骑车运动,以防加重经漏,或转血崩。

(三)注重调理冲任

平素注重调理冲任,患病之后及时治疗,防止转变。亦如宋代严用和《重订严氏济生方·崩漏论治》所云:"治之之法,调养冲任,镇住血海,血海温和,归于有用,内养百脉,外为月事,自无崩中漏下之患矣。"

第十五节　其他出血证候

(一)血虚出血

素体血虚,气血亏耗,不能摄血,形成慢性出血;或各种出血日久不愈,失血耗气,血失统摄,溢于脉外,又可加重出血。亦如清代罗美《名医汇粹·血症治要》所云:"反于失血症,不知补血之法,惟以降火为确论,寒凉为定方,至于气绝血凝,犹不悔悟,不深可悯耶。"

其特点是面色无华,头晕目眩,心悸失眠,或伴肌衄、齿衄、鼻衄,或吐血、咯血,或尿血、便血,舌质淡,苔薄,脉细弱。治以养血止血。方用四物汤(《太平惠民和剂局方》)加止血之品。

(二)血瘀出血

多由气滞日久,或气虚,或邪毒内侵阻滞血脉运行,或离经之血着而不去,致血不循常道,溢于脉外则见肌衄、齿衄、鼻衄,或见其他部位出血;瘀血阻络则在出血的同时局部有固定性的疼痛;或出血而兼腹内癥积痞块,且出血反复发作。亦如清代唐容川《血证论·吐血》所云:"经遂之中,既有瘀血踞住,则新血不能安行无恙,终必妄走而吐溢矣。"

其特点是肌衄、齿衄或鼻衄,或见其他部位出血,腹部痞块,久病不愈,伴面色紫黯,唇甲青紫,胸或腰腹疼痛,痛有定处,舌质紫黯有瘀点,脉涩。治以活血理气,化瘀止血。方用桃红四物汤(《医宗金鉴》)加丹参、鸡血藤、三七粉以活血止血;亦可选用血府逐瘀汤(《医林改错》)或身痛逐瘀汤(《医林改错》)加减。

(三)唇衄

清代程杏轩《程杏轩医案·商人某唇衄奇证奇治》云:"唇衄之名,医书未载,而予则亲见之。证治之奇,理不可测。乾隆壬子秋,一商人求诊,据述上唇偶起一疮,擦破血出不止,或直射如箭,已经旬矣。求与止血之药。按唇属脾,必由脾热上蒸,以故血流不止,补用清剂不效,因血流多,恐其阴伤,更用滋水养阴之剂,亦不效。及敷外科金疮各种止血药,又不效。挨至月余,去血无算,形神羸惫,自分必死。忽梦其先亡语曰:尔病非医药能治,可用栗一枚,连壳烧灰,同硫黄等分研末和敷,自愈。醒后根据法敷之,血果止。商人亲向予言,真咄咄怪事也。"

(四)温病热入血分

温病热入血分是指温热之邪深入阴分,邪热迫血妄行而出现耗血动血的证候。常见于温病后期。多由春温伏邪在里,内热本重,或发而失治、误治,邪热里陷血分,或邪盛正虚,发病即在血分,或由暑热之邪入血,上犯阳络,热迫血行,或暑热燔炽,内陷心包所致。亦如清代叶桂《外感温热论》所云:"入血就恐耗血动血,直须凉血散血,如生地、丹皮、阿胶、赤芍等物。"

其特点是身热夜甚,灼热不退,躁扰不宁,口干不渴,斑疹显露,吐衄便血,甚则昏乱狂妄,舌质深绛,脉细数。治以清热解毒,凉血止血。方用犀角地黄汤(《备用千金要方》)加减。

(五)温病气血两燔

温热病中气分邪热仍盛而血分邪热亦盛者,称气血两燔。多由气分热盛,内扰血分,血分为热所逼,妄行于脉外所致。亦如清代吴瑭《温病条辨·上焦篇》所云:"太阴温病,气血两燔者,玉女煎去牛膝,加元参主之。"

其特点是壮热,口渴,斑疹隐隐,或吐血,或衄血,舌质紫绛,苔黄燥,脉数或洪大有力。治以气血两清。方用玉女煎去牛膝、熟地加细生地、元参方(《温病条辨》)。

(六)经行吐衄

月经来潮前一、二天,或正值经行时,出现有规律的吐血或衄血,每伴随月经周期发作,常可导致月经减少或不行,似乎月经倒行逆上,称"经行吐衄",古称"倒经"或"逆经"。

(1)肝热经行吐衄:素性抑郁或恚怒伤肝,肝为刚脏,其性最急,宜顺而不宜逆,顺则气安,逆则气动;且肝为藏血之脏,冲脉丽于阳明而附于肝,经行时冲气旺盛,随肝气上逆,气升血升,上逆而为吐衄。亦如清代林珮琴《类证治裁》所云:"按月倒经,血出鼻口,此由肝火上迫,不循常道。"

其特点是经前或吐血、衄血,量多色红,经期提前而量少,面赤,心中烦热,或见两胁胀痛,口苦咽干,头晕耳鸣,尿黄便结,舌质红,苔黄,脉弦数。治以疏肝清热,降逆止血。方用丹栀逍遥散(《医统》)加减。

(2)肺燥经行吐衄:多因平素过食辛辣之物,或过服、误服辛烈香燥之剂,灼肺伤津,经行冲气旺盛,气火上逆,热伤血络而致吐衄。亦如清代叶桂《叶氏女科证治》所云:"此由过食椒姜辛热之物,热伤其血,则血乱上行。"

其特点是经行提前,甚或不行,喉干口燥,咳嗽气逆,舌质红,苔少,脉虚数。治以养阴润肺。方用百合固金汤(《医方集解》)加减。

(3)阴虚经行吐衄:素体阴虚,肾精不足,复因忧愁思虑,积念在心,则心阴暗耗,心火亢盛,胞脉属心而络于胞中,且胞系于肾,肾水不能上济心火,经行时火随血动,损伤血络而致经行吐衄。亦如民国张山雷《沈氏女科辑要笺正·月事异常》所云:"倒经一证,多由阴虚于下,阳反上冲,非重剂抑降,无以复其下行为顺之常。"

其特点是经期或经后吐血、衄血,经行或先或后,量少或闭而不行,头晕耳鸣,时有潮热,唇红口燥,舌质红,苔少,脉细数。治以滋阴养肺,清热凉血。方用顺经汤(《傅青主女科》)加川牛膝、麦门冬、莲子心以养阴清心,活血止血。

(七)经行便血

每届临经,或正值经行,大便下血,经后即愈,周期性发作者,称"经行便血",又称"错经"或"差经"。

(1)胃肠郁热经行便血:证属实热证,多因嗜食辛辣炙煿或燥血动火之物,热郁伤阴,损伤肠络,致成便血。亦如清代叶桂《叶氏女科证治》所云:"经来大小便俱出,各曰差经,此因食热物过多,积久而成。"

其特点是经前或经期大便下血,色深红或鲜红,或面赤唇干,咽燥口苦,经来量少,色紫红,质黏稠,甚或经闭不行,便干溲黄,舌质红,苔黄,脉滑数。治以清热凉血,调经止血。方用约营煎(《景岳全书》)加减。

(2)脾失统摄经行便血:属虚寒证,多由久患便血,中气受损而致;亦有因饮食劳倦,七情内伤诸因素,损伤中气而致者。亦如清代傅山《傅青主女科·调经》所云:"不知胞胎之系,上通心而下通肾,心肾不交,则胞胎之血,两无所归,而心肾二经之气,不来照摄,听其自便,所以血不走小肠而走大肠也。"

其特点是经期大便下血,血色黯淡,肢倦神疲,少气懒言,面色无华,心悸少寐,或食少便溏,四肢欠温,或经期提前而量多,经色黯淡,舌质淡白或有齿痕,脉细缓无力。治以补气摄血。方用归脾汤(《济生方》)或黄土汤(《金匮要略》)加减。

(八)妊娠尿血

妊娠期小便带血称"妊娠尿血",又称"妊娠小便出血"。

(1)心火亢盛妊娠尿血:常因平素心阴不足,心火偏亢,受孕之后,阴血聚以养胎,不能上秉于心,心火亢盛,下移小肠,渗于膀胱,热扰血分,逼血流溢。亦如清代林珮琴《类证治裁·溺血》所云:"小肠火盛,血渗膀胱。"

其特点是妊娠期间,小便带血,其色鲜红,心烦口渴,夜寐不安,口舌生疮,小便热赤,舌尖红,苔薄黄,脉细数。治以清心泻火,凉血止血。方用导赤散(《小儿药证直诀》)加减。

(2)阴虚火动妊娠尿血:多因肾阴不足,水不济火,相火妄动,热灼脉络,以致小便带血。亦如明代周之干《慎斋遗书·尿血》所云:"尿血者,经不通行而成血,血不归经而入便。然其原在肾气衰而火旺,治当清肾。"

其特点是妊娠期尿血,头晕目眩,耳鸣,腰瘠腿软,神疲,舌质嫩红,无苔,脉细数。治以滋阴清热止血。方用知柏地黄汤(《医宗金鉴》)去牡丹皮,加藕节、琥珀末。

(3)肝经虚热妊娠尿血:多缘素体血虚,复以恚怒火动,扰于血分,迫血妄行,渗溢膀胱而尿血。亦如宋代陈自明《妇人大全良方·妊娠众疾门》所云:"妊娠尿血,内热乘于血分,以致血热流渗于脬,名子淋……因怒动火者,宜小柴胡加山栀。"

其特点是妊娠尿血,心烦口渴,寒热往来,胸胁乳房胀痛,急躁易怒,精神抑郁,不思饮食,善叹息,舌质正常或淡红,脉弦细无力。治以养血柔肝,解郁止血。方用丹栀逍遥散(《医统》),兼服六味地黄丸(《小儿药证直诀》)加减。

(九)胎漏下血

妊娠后,阴道不时下血,量少无腹痛者,称"胎漏下血",又称"胎漏"或"漏胎"。

(1)肾虚胎漏下血:多缘禀赋素弱,先天不足,肾气虚怯,冲任不固所致;亦有房事不节,损伤肾气,胞失所系,胎失所养,而发胎漏。亦如清代陈梦雷《古今图书集成医部全录·妇科》所云:"按大全夫妊娠漏胎者……冲任脉虚,不能约制手太阳少阴之经血故也。"

其特点是妊娠漏下,血色淡黯如黑豆汁,头晕耳鸣,腰膝痠软,夜尿频数,舌质淡黯,苔白,脉沉滑尺弱。治以补肾安胎,固冲止血。方用寿胎丸(《医学衷中参西录》)加党参、白术、艾叶炭。

(2)气血虚弱胎漏下血:素体气血虚弱,或严重恶阻,致气血生化不足,胎元失养,遂发胎漏。亦如清代陈士铎《石室秘录》所云:"胎漏乃气血不足之故。"

其特点是妊娠漏下,血色淡红,面色无华或萎黄,头晕目眩,神疲体倦,舌质淡嫩,苔薄白,脉细弱略滑。治以益气养血,止血安胎。方用胶艾汤(《金匮要略》),或用胎元饮(《景岳全书》)加减。

(3)血热胎漏下血:素体阳气偏旺,孕后外感热病或七情内伤,五志化火,或阴虚内热,扰动胎元,引发胎漏。亦如清代肖赓六《女科经纶》所云:"胎漏多因于血热。"

其特点是因于实热者,证见妊娠漏下,血色深红,面赤心烦,口干欲饮,尿黄便结,唇舌红齿,苔黄而干,脉滑数。治以清热、止血、安胎。方用阿胶汤(《医宗金鉴》)去当归、川芎,加苎麻根以止血安胎。因于血热者,证见妊娠漏下,血色鲜红,五心烦热,少寐,口干不引饮,唇舌红,苔少,脉细滑数。治以养阴清热,止血安胎。方用保阴煎(《景岳全书》)合二至丸(《医方集解》)加减。

(4)外伤胎漏下血:多系跌仆、触撞、坠落、闪挫,或劳累过度,损伤胎气,以致胎漏下血。亦如清代陈梦雷《古今图书集成医部全录·妇科》所云:"有误击触而胎动者。"

其特点是体质虚弱,胎漏下血,腰痠腿软,或小腹坠胀,神疲乏力,舌质淡,脉滑无力。治以扶正养血,安胎止漏。方用圣愈汤(《东垣十书》)合寿胎丸(《医学衷中参西录》)。

(5)癥病胎漏下血:素有癥固瘀阻,孕后不能生新血以养胎元,而致胎漏。亦如汉代张仲景《金匮要略》所云:"妇人素有癥病,经断未及三月,而得漏下不止,胎动在脐上者,为癥痼害。"

其特点是妊娠漏下不止,血色黯黑,胸腹胀满,少腹拘急,皮肤粗糙,口干不渴,舌质黯红或有瘀斑,苔白,脉沉弦滑,治以祛瘀化癥,以达止血安胎之目的。方用桂枝茯苓丸《(金匮要略》)加续断、牡蛎。

(十)产后尿血

产后小便中混有血液,而无疼痛之感者,称"产后尿血",又称"产后小便出血"。

(1)虚热产后尿血:产后亡血伤津,阴虚内热,热伤血络,而致尿血。亦如隋代巢元方《诸病源候论》所云:"夫产伤损血气,血气则虚而挟于热,搏于血,血得热流散渗于胞,故血随尿出,是为尿血。"

其特点是产后小便短赤带血,目眩耳鸣,腰腿痠软,舌质红,苔少,脉细数。治以养阴清热,凉血止血。方用小蓟汤(《万氏女科》)去木通、滑石,加黄芩、麦门冬、白茅根以清热生津止血。若热而夹瘀者,则症见小便尿血而涩痛,可加当归尾、红花、琥珀末以化瘀止血。

(2)气虚产后尿血:产后体虚未复,又加劳倦,伤及脾肾,脾肾失其统藏,气虚失固而发尿血。亦如民国张山雷《沈氏女科辑要笺正》所云:"产后尿血,亦有虚实之异,虚者,中州之气陷。"

其特点是产后小便频数带血,色淡红,神疲纳差,面色萎黄,舌质淡,苔薄,脉虚弱。治以健脾益气,补肾固摄。方用补中益气汤(《脾胃论》)加山茱萸、血余炭、山药、藕节以固肾摄血。

(十一)产后血崩

妇人分娩后,或新产后尚未满月,阴道发生大量出血者,称"产后血崩"。

(1)劳伤冲任产后血崩:多缘产妇素体虚弱,或产程过长,产时疲劳过度,致气虚不能摄血,而致血崩。亦如宋代陈自明《妇人大全良方》所云:"产后血崩,因经脉未复而劳伤。"

其特点是胎衣娩出不久,产道骤然下血如崩,无腹痛,头晕眼花,面色苍白,心悸,气短不能言,肢冷汗出,或两目视物模糊,舌质淡,脉虚数或微细。治以补气摄血,急投独参汤(《十药神书》)。如证见汗多黏冷,烦躁不安,呼吸急促,四肢厥逆,脉微欲绝者,当急投参附汤(《正体类要》)加童便,以急救回阳。证轻者,亦可选用升举大补汤(《傅青主女科》)去黄连之苦寒。

(2)暴怒伤肝产后血崩:产后血气俱虚,复因暴怒伤肝,不能藏血,以致血热暴崩。亦如清代吴谦等《医宗金鉴·妇科心法要诀·产后门》所云:"若因暴怒伤肝血妄行者,宜逍遥散加黑栀、生地、白茅根,以清之。"

其特点是产后暴崩而下,心烦易怒,头胀眩晕,胸闷饱胀,嗳气太息,胸胁疼痛,舌苔薄白,脉弦细。治以平肝清热,固冲止血。方用丹栀逍遥散(《医统》)加旱莲草、生地炭以清热凉血。

(3)瘀血内阻产后血崩:多因产后恶露未净,受寒饮冷,或因残留胎物未出,或服固涩药太早,以致瘀血阻滞,新血不能归经,遂成产后血崩。亦如明代万全《万氏女科》所云:"产后冲任已伤,气血未复……或因恶露未尽,固涩太速,以致停留。"

其特点是产后血崩,血色黯红而有块,小腹疼痛,拒按,舌质紫黯,脉弦涩。治以祛瘀止血,佐以益气。方用生化汤(《傅青主女科》)合失笑散(《太平惠民和剂局方》)加减。

(十二)乳衄

乳头内流出血性液体,称"乳衄"。其即是一个病名,又是一个症状。多由情怀不畅,肝气郁结所致。

盖乳头属肝,肝为刚脏,为纳血之海,最宜固静,而性喜条达。一有怫郁,肝气不舒,郁而生火,火扰于中,肝脏受损,藏血无权,血热妄行,旁走横溢,乃发乳衄。其轻者,可在辨证用药的基础上,配合情志调摄而愈;重者,可见于乳岩等疾病过程之中,实属难治。亦如明代陈实功《外科正宗·乳痈论》所云:"忧郁伤肝,思虑伤脾,积想在心,所愿不得志者,致经络痞涩,聚结成核,初如豆大,渐若棋子;半年一年,二载三载,不疼不痒,渐渐而大,始生疼痛,痛则无解,日后肿如堆栗,或如复碗,紫色气秽,渐渐溃烂,深者如岩穴,凸者若泛莲,疼痛连心,出血则臭,其时五脏俱衰,四大不救,名曰乳岩。凡犯此者,百人必百死。"

其特点是单侧或双侧乳房结块,质地稍硬,疼痛拒按,乳头内流出血水或夹黄水,兼见性情急躁,胸胁胀痛,舌苔薄,脉弦。治以疏肝解郁,凉血止血。方用丹栀逍遥散(《医统》)加香附、青皮、侧柏叶、藕节以理气止血。

(十三)交接出血

妇人每当交合,辄阴道出血,量多少不一,称"交接出血",又称"交接辄血"。

(1)心脾两虚交接出血:多因思虑劳倦,损及心脾,脾虚气弱,心血不足,气血两伤,气虚不能摄血,血虚无以载气,以致统摄无权,而发交接出血。亦如明代李梴《医学入门》所云:"交接出血,乃房室有伤肝脾,虚不藏血。"

其特点是交接出血,量或多或少,面色萎黄,心悸怔忡,健忘失眠,少腹坠胀,神疲乏力,舌质淡,苔薄,脉细弱。治以养心益脾,补气摄血。方用归脾汤(《济生方》)加灶心土、仙鹤草以扶中止血。

(2)肝心妄动交接出血:多由七情内伤,肝气郁结,郁而化火,下扰血海,迫血妄行,而发交接出血。亦如宋代陈自明《妇人大全良方·众疾门》所云:"妇人交接出血,此肝火动而不能摄血。"

其特点是交接出血,量多色红,性躁易怒,口苦咽干,尿黄便结,舌质红,苔黄,脉弦数。治以清肝泄热。方用丹栀逍遥散(《医统》)加生地黄、熟大黄以清热凉血。

(3)冲任损伤交接出血:因经水行时,血室正开,触犯房室,伤及经脉,而致出血。亦如明代张介宾《景岳全书·妇人规》所云:"凡夫人交接即出血者,多由阴气薄弱,肾元不固,或阴分有火而热"。

其特点是交接出血,色黯红有血块,小腹疼痛,舌苔薄白,脉弦涩。治以益气养精止血。方用引精止血汤(《傅青主女科》)加减。

(十四)血精

精液夹血呈红色,称"血精"。

(1)阴虚火旺血精:多由房室不节,或久服辛燥壮阳动火之品,或忍精不泄,致使相火过炽,热扰精室,伤精耗血,而致血精。亦如隋代巢元方《诸病源候论·虚劳精血出候》所云:"肾藏精,精者血之所成也。虚劳则生七伤六极,气血俱损,肾家偏虚,不能藏精,故精血俱出。"

其特点是精液呈鲜红色,阴部有坠胀感觉,或茎中作痛,形体消瘦,腰痠膝软,身倦神疲,或口干,烦热,舌质红,苔少,脉细数少力。治以滋阴降火,佐以理血止血的三七、血余炭、蒲黄、琥珀末、阿胶等。轻者可用知柏地黄汤(《医宗金鉴》),或当归六黄汤(《兰室秘藏》)加减;重者用大补阴丸(《丹溪心法》)加减。

(2)下焦湿热血精:多因湿热内蕴下焦,扰动精室,致令精血俱下,而为血精。亦如明代李中梓《士材三书·赤白浊》所云:"曾见天癸未至,强力好淫,而所泄之精,则继之以血。"

其特点是精液呈红色或黯红,伴腰痛,尿频,茎痒或痛,或阴部抽搐,尿赤,便秘,舌苔黄,脉滑或弦数。治以清热利湿,佐以理血之品。方用龙胆泻肝汤(《太平惠民和剂局方》)加减。

(十五)脐内出血

脐内出血即肚脐出血。亦称"脐血"、"脐出血"或"脐中流血"。

新生儿脐内出血多发生在婴儿出生后第一周,脐带脱落前后脐部有血渗出,多数因断脐不当及扎脐不善所致。无其他全身症状者可进行肚脐局部处理,外用止血药粉掺脐。

(1)血热妄行脐内出血:多在婴儿出生后第一周内发生,缘于乳母失于调摄,血被热耗,乳汁败坏,致热毒蕴积传入胞胎,令儿受邪,结于大、小肠,分娩后热毒妄动,迫血离经,失于常道,乃发脐内出血。亦如清代陈士铎《辨证录》所云:"夫脐之所以出血者,乃大、小肠之火也。"

其特点是婴儿脐部溢血,面赤唇红,烦躁,睡眠不宁,舌质红,指纹红紫。治以清热凉血,宁血止血。方用犀角地黄汤(《备急千金要方》)加减,以水牛角替代犀角。亦可母子同时服药。

(2)肾火偏亢脐内出血:发生于成人,乃素有肾水亏损者,或肝肾阴虚,致肾火偏亢,阴虚内热,迫血妄行,引发脐内出血。亦如清代顾澄《疡医大全·脐中出血门主论》所云:"脐中出血,乃肾火外越也。以六味地黄加骨碎补一钱饮之即愈。"

其特点是肚脐时有渗血,可伴有眩晕,头胀,视物不明,失眠,咽干口燥,五心烦热,性欲亢进,腰膝酸痛,舌质红少津,脉弦细无力。治以滋补肾阴,方用知柏地黄汤(《医宗金鉴》)或左归饮(《景岳全书》)加减。

(十六)白睛溢血

白睛外膜之内,有瘀血溢出络外,俨以胭脂者,称为"白睛溢血"。多因热邪客肺,肺失宣肃,气机郁遏,壅塞目络,血气阻滞,迫溢络外,瘀停白睛;亦可因素体阴虚,或年老精亏,阴虚火炎,上扰白睛,目络受灼,致血外溢,瘀积白睛;或因呛咳剧呕,猛力喷嚏等,振伤目络;也有妇女经期,血热上犯,经逆于目者;或因外伤,眼部手术等,损伤白睛血络,而发本病。亦如明代王肯堂《证治准绳·七窍门》所云:"不论上下左右,但见一片或一片红血,俨似胭脂抹者是也,此血不循经络而来,偶然客游肺膜之内,滞成此患。"

其特点是患者眼无疼痛哆泪,但见白睛外膜有一片鲜红,色似胭脂,大小不一,部位不定,境界清晰。重者白睛遍赤,视力无损;继之色转紫黯,由浓递薄,渐变褐黄,约两周全消,并无后患。但年老者因脉络脆弱,常易反复。

(1)肺热血逆白睛溢血:可兼见面红唇赤,咳嗽气促,痰稠色黄,咽痛口渴,便秘溲黄,舌质红,脉数。治以清肺凉血。方用退赤数(《审视瑶函》)加减。

(2)阴伤气逆白睛溢血:多系小儿为患,呛咳频频,咳时面赤握拳,涕泪交流,口干咽燥,指纹浮紫。治以清肺润燥,降逆止咳。方用清燥救肺汤(《医门法律》)加减。

(3)阴虚火炎白睛溢血:兼见头晕目眩,颧红口干,舌质红,脉细。治以滋阴降火。方用知柏地黄汤(《医宗金鉴》)加减。

(4)妇女逆经、血热瘀滞白睛溢血:病发于月经之际,可兼见面红心烦,舌质红,苔薄黄,脉弦数。治以清热凉血散瘀。方用顺经汤(《眼科纂要》)加减。

(5)撞击外伤白睛溢血:多有外伤或手术史,伴头痛眼胀,舌质微红,苔薄白,脉弦微数。治以止血活血,行气消滞。方用桃红四物汤(《医宗金鉴》)加生蒲黄、仙鹤草以活血止血。

凡此证初起,方中宜选加止血之品,如生蒲黄、侧柏叶、荆芥炭、藕节、仙鹤草之类;二三日后无继续出血者,方中应选加活血消瘀药物,如丹参、赤芍、红花、桃仁之类。此外早期可结合冷敷以止血,后期改用热敷以消瘀。

(十七)血灌瞳神

凡目中之血,不能循经而行,溢于络外,灌入瞳神内外者,称"血灌瞳神"。多因肝胆火炽,迫血妄行,血络破损,灌入瞳神;或因肝肾阴亏,水不制火,虚火上炎,血不循经,溢于络外;亦有因撞击伤目或金针开内障等手术,损及黄仁血络,血溢络外,灌入瞳神,而发本病。亦如清代张璐《张氏医通·七窍门》所云:"此证有三:若肝肾血热,灌入瞳神者,多一眼先患,后相牵俱损,最难得退;有撞损血灌者,虽甚而退速;有针内障,失于拨着黄仁,瘀血灌入者。"

其特点是瘀血停积贯于黑睛与黄仁之间者,自觉眼珠胀痛,甚则头额剧痛,羞明流泪,白睛抱轮红赤或混浊,察视黑睛与黄仁之间,瘀血积滞,色泽鲜红。轻者仅瘀积于瞳神下方,如半月状;甚则全掩瞳神,目力受损;若失治,瘀血难消,则变生他症。瘀血停滞于黑睛与黄仁之后者,自视眼前黑花渐生,或似黑线坠下,或如黑烟袅袅而动,继而似云遮雾蔽,目力骤降。轻者视物如隔绢纱,或眼前时见红光;重则红光满目,或一片漆黑,视物不见,珠外端好,隐隐透见金井之内呈一点殷红或暗红。

(1)肝胆火炽血灌瞳神:可见口苦咽干,舌质红,少苔,脉弦数。治以清肝泻火,凉血止血。方用龙胆泻肝汤(《兰室秘藏》)加白茅根、血余炭、仙鹤草、藕节以凉血止血。

(2)肝肾阴亏血灌瞳神:可见眼痛隐隐,头晕耳鸣,失眠多梦,咽干舌燥,舌质红,苔少,脉细数。治以滋阴降火,凉血止血。方用知柏地黄汤(《医宗金鉴》)加三七粉、花蕊石、丹参以活血止血。

(3)被物所伤血灌瞳神:可有眼珠胀痛,头额疼痛,目力骤降,舌质如常,脉弦。治以清热凉血,活血止血。方用大黄当归散(《银海精微》)加牡丹皮、阿胶、三七粉以活血止血。

若瘀血经久不消者,当活血化瘀,轻者用桃红四物汤(《医宗金鉴》)加减;甚者治以行气破瘀之法,方用血府逐瘀汤(《医林改错》)加三七粉、刘寄奴、三棱、莪术之属。若瞳神内积滞难消,呈现白色条状物者,上方中加软坚散结之品,如昆布、海藻、浙贝母、夏枯草、牡蛎、山楂等。活血化瘀之药,多属攻伐之品,久服易伤正气,可酌加人参、黄芪以益气,或合用杞菊地黄汤(《医级》),以滋补肝肾。

(十八)血翳包睛

赤脉从四周侵入黑睛,结成血翳,日久积厚如赤肉,遮满黑睛者,称"血翳包睛"。常因肝肺风热壅盛,上攻于目;或心火内炽,或三焦积热,热极生瘀,丝脉丛生,日久形成血翳,亦如成书于宋代之后的《银海精微》所云:"皆因心经发热,肝脏虚劳,受邪热,至今眼中赤涩,肿痛泪出,渐有赤脉通睛,常时举发,久则发筋结厚,遮满乌睛,如赤肉之相,故名曰血翳包睛。"

其特点是眼赤涩刺痛,羞明流泪眵多,白睛微红,甚则赤紫通红,赤脉从黑睛四周向中央发展,纵横遍布,障满黑睛,形成血翳,久则赤筋结厚,视物不见,而成痼疾。

(1)肝肺风热壅盛血翳包睛:可见眼赤痛刺痒,畏光紧涩,眵泪稠黏,黑睛血翳满布,口苦咽干,舌质红,苔黄,脉数。治以清肝肺风热。方用当归龙胆汤(《银海精微》)去黄芪、五味子、加牡丹皮、紫草、菊花以凉血活血止血。

(2)心火炽盛、三焦积热血翳包睛:可见眼涩痛羞明,眵泪频流,白睛赤紫,黑睛赤丝拥簇,唇红口干,大便秘结,舌质红,苔黄,脉洪数。治以泻心降火,清利三焦,佐以活血退翳。方用泻心汤(《银海精微》)加红花、牡丹皮、栀子、丹参以活血。

(3)络滞血瘀血翳包睛:可见白睛赤紫通红,黑睛赤筋结厚,厚薄高低不等,舌质红或绛,苔薄白,脉细数或细涩。治以清热活血消瘀。方用破血红花散(《银海精微》)去黄芪。

以上各型均可外用石燕丹(《医宗金鉴》)点眼,一日三次;亦可采用割烙术治之。

(十九)亡血目病

由于失血过多,引起之眼病,统称为"亡血目病"。多因亡血过多,目失所荣而为病;或因妇女临经,经血过多,血室空虚,目失濡养所致;或因外伤出血过多等,均可致目中真血亏乏,化源将绝,目病即生。亦如元代倪维德《原机启微》所云:"手少阴心主血,血荣于目;足厥阴肝开窍于目,肝亦多血,故血亡目病。男子衄血便血,妇人产后崩漏,亡血过多者,皆能病焉。

其特点是亡血之后,目多不能久视,久视则目珠疲痛,羞明瘾涩,启闭无力,眉棱骨及太阳穴疲痛,甚则目昏不明,视力骤减。

(1)证属骤然出血,见血失气脱之象者,目暗不明。面色㿠白,睑睥内及口唇淡白无华,短气少言,舌质淡,苔白,脉微细数,或见芤大。治以急固元气。速用独参汤(《十药神书》)以血脱益气,阳生阴长;继后用当归补血汤(《内外伤辨惑论》)或养营汤(《眼科纂要》)加减,以补气生血。

若妇女临经,去血过多,两目瘆痛,羞涩不爽,不喜睁眼者,治以养血益气,佐以祛风明目。方用圣愈汤(《兰室秘藏》),重用白芍,加荆芥、防风、羌活以祛风。若于亡血后,阴虚有热,证见视物昏矇,午后低热,手足心热,舌质红,苔白,脉细数者,于方中加麦门冬、生地黄、地骨皮以养阴清热。

(2)证属血虚风乘者,多在目为物伤之后,外风乘隙而入,引发亡血目病。治以养血祛风。方用除风益损汤(《原机启微》)加减。

若有出血性疾患者,如吐衄、便血、崩漏之类,在疾病初起,应按出血证急速早治,以防出血过多而损目,是治疗亡血目病于未然之策。又因亡血者多伤血损络,故在治疗时宜酌情调补及清理余邪。饮食方面,宜遵《素问·宣明五气》所云:"咸走血,血病无多食咸"之说。

(二十)伤损出血

清代吴谦等《医宗金鉴·正骨心法要旨·内治杂证法·伤损出血》云:"伤损之证,或患处或诸窍出血者,此肝火炽盛,血热错经而妄行也,用加味逍遥散清热养血。若中气虚弱,血无所附而妄行,用加味四君子汤、补中益气汤。或元气内脱不能摄血,用独参汤加炮姜以回阳;如不应,急加附子。如血蕴于内而呕血者,用四味汤加柴胡、黄芩。凡伤损而犯劳碌,或怒气肚腹胀闷,或过服寒毒等药致伤阳络者,则为吐血、衄血、便血、尿血;伤于阴络者,则为血积、血块、肌肉青黑,此皆脏腑亏损,经隧失职,急补脾、肺二脏自愈矣。"

(二十一)伤损呕吐黑血

清代吴谦等《医宗金鉴·正骨心法要旨·内治杂证法·呕吐黑血》云:"伤损呕吐黑血者,始因跌扑伤损,败血流入胃脘,色黑如豆汁,从呕吐而出也。形气实者,用百合散;形气虚者,加味芎藭汤。"

第二章　血虚证

第一节　概论

一、概说

血虚证为体内血液不足,肢体脏腑百脉失去濡养而出现全身多种衰弱证候的总称,又称营血不足证或血液亏虚证。

成书于战国时期的《黄帝内经》中,关于人体血液生成、运行及生理作用等,均作了较为详细的论述,对血虚证的病因病机阐述、辨证和组方用药治疗,均具有指导意义。血虚之名,即首见于《黄帝内经》。如《素问·调经论》云:"气之所并为血虚,血之所并为气虚。"《素问·举痛论》云:"血虚则痛。"《灵枢·决气》云:"血脱者,色白,夭然不泽,其脉空虚,此其候也。"《灵枢·天年》亦云:"血气虚,脉不通。"提出了面部色泽㿠白、脉充盈不足等血虚证的基本表现。这里所说的"脱血",即指各种原因所造成的血液亡失。由于血液的大量亡失,而致面色苍白,无润泽之象,甚则出现头晕目眩,四肢清冷等一系列症状,其脉象亦见虚弱无力。《素问·脉要精微论》云:"脾脉搏坚而长,其色黄,当病少气;其软而散,色不泽者,当病足胻肿,若水状也。"从其中"色黄"、"少气"、"色不泽"、"足胻肿若水状"、"脉软而散"等症状的描述不难看出,这是血虚重证合并水肿的临床表现。《灵枢·五音五味》云:"妇人之生,有余于气,不足于血,以其数脱血也。"指出妇人气常有余,血常不足。《素问·血气形志》还提出了经脉气血论,认为不同经脉气血有多少之分,诸如阳明多气多血,少阳多气少血,太阳多血少气,太阴多气少血,厥阴多血少气,少阴多气少血等,对于针刺治疗运用补泻手法具有实用价值。《素问·三部九候论》云:"虚则补之。"《素问·阴阳应象大论》云:"因其衰而彰之。""形不足者,温之以气;精不足者,补之以味。"为血虚证治疗用药提出了总的原则,沿用至今。

汉代张仲景在其所著的《伤寒论》及《金匮要略》中,虽然没有专篇论述血虚证的证治,但在继承《黄帝内经》学术思想的基础上,进一步论述了血虚证的病因、病机及临床分类,为血虚证的临床表现及预后补充了新的内容,尤其是创制了一些治疗血虚证的方剂,至今对临床实践仍有指导意义和实用价值。如《金匮要略·血痹虚劳病脉证并治》云:"男子面色薄者,主渴及亡血,卒喘悸,脉浮者,里虚也。"说明血虚严重时,病人常表现面色白而无华,脉浮无力,且稍一动作即突发气喘、心悸等症状。此外,《金匮要略》的"妇人篇"中还提出了妊娠、产后的血虚证一些临床表现,诸如妊娠期间血虚不能养胎而产生胎动不安之候;产后血虚,气机不和则腹中拘急而绵绵作痛;产后失血过多,血虚阴亏虚阳上浮而眩晕、昏冒;或血虚阴亏,筋脉失养,虚风内动而抽搐痉挛;或产后血虚肠道失养而大便难;或产后失血过多,血虚阴亏,孤阳不长,阳气独盛迫津外出而但头汗出等。《金匮要略·脏腑经络先后病脉证》云:"色白者,亡血也,设微赤非时者死。"说明失血过多,血色不能上荣于面,故面色白。若亡血之人面色反现微赤,又不在正常时候出现,表明血去阴伤,阴不涵阳,虚阳上浮之危象也。张氏还针对不同血虚病症及血虚兼夹病症,提出了不同的治疗方药,如肝血不足,心血亦虚,心神不宁而虚烦不眠者,以酸枣仁汤加减治之;月经淋漓不净的漏下,或半产后下血不止者,或妇人妊娠期间,血液下漏不能入胞养胎者,均可以胶艾汤治之等;妇女妊娠血亏,肝脾不和而腹痛者,可用当归芍药散;妇女妊娠,胎动不安者,可用当归散养血安胎;产后血虚腹痛者,可用当归生姜羊肉汤养血补虚,温中止痛;血虚寒凝而四肢不温者,可用当归四逆汤养血散寒,通经活络;气血不足,血脉不充,心神不宁而心动悸、脉结代者,可用炙甘草汤治之等。以上治疗血虚证诸方,至今仍为临床所常用。

隋代巢元方《诸病源候论·虚劳病诸候》提出"五劳"、"六极"、"七伤"中的"血极",即为血虚证的严重表现。其云:"血极,令人无颜色,眉发堕落,息息善忘。"说明了血虚不能荣发而致眉发堕落;血虚不能养心神故善忘。《诸病源候论·虚劳热候》云:"虚劳之人,血气微弱,阴阳俱虚,小劳则生热,热因劳而生,故名之为客热也。"阐明了血虚发热的表现与机制。《诸病源候论·胎疸候》云:"小儿在胎,其母脏气有热,熏热于胎,至生下小儿,体皆黄,谓之胎疸也。"明确地阐述了小儿血虚黄疸之病因病机及临床表现。

唐宋时期,各医家所著方书汇集了前人对血虚证诸多有效的治疗经验和方剂,妇科医家则对妇科疾病血虚证提出了新的见解。如唐代孙思邈《千金翼方·黄疸》中所载治疗"黄疸、足肿、小便赤、食少羸瘦"的"宛转圆";王焘《外台秘要》中所载治疗小儿"疳气"的绿矾,是天然的硫酸亚铁;宋代许叔微《普济本事方》首次提出"黄肿"病名,有"男子、妇人食劳之黄,遍身黄肿,欲变成水"之载,并提出应用紫金丹治疗,其主要成分是硫酸铜。刘翰等《开宝本草》中载铁华粉"安心神,坚骨髓,强志力,除风邪,养气血。"其中养气血,即可治血虚。铁华粉的化学成分亦是硫酸亚铁。四物汤是补血的基本方,该方以前大多认为出自于宋代陈师文等编著的《太平惠民和剂局方》,据查实出于唐代蔺道人所著《仙授理伤续断秘方》,为东汉张仲景《金匮要略》胶艾汤衍化而来。《太平惠民和剂局方》云:"若妊娠胎动不安下血不止者,加艾叶、阿胶一片。"其原用于治疗营血瘀滞,后世则作为补血之通治方,也是妇科养血调经的基本方。全方以养血为主,佐以活血,补中有行,补而不滞,对血虚病证治疗方药的创制具有指导意义。南宋陈自明《妇人大全良方》提出了"妇人以血为基本"的观点,强调了妇人必须气血调和,方能月经正常,容易受孕。其云:"气血者,人之神也。然妇人以血为基本,苟能谨于调护,则血气宜行,其神自清,月水如期,血凝成孕。"陈氏在《黄帝内经》"冲为血海"之理论基础上,重视妇科疾病主要在于冲任的损伤,认为"妇人病有三十六种,皆由冲任劳损所致,盖冲任之脉,为十二经之会海。"冲任损伤实为妇科疾病发生的关键之所在。

金元时期,对血虚证的认识、辨证及治疗,又有了新的发展。元代朱震亨倡导"阳常有余,阴常不足"之说,对杂病论治颇有独到见解。他认为治病不出于气血痰郁,用药之要为治气用四君子汤,治血用四物汤,治痰用二陈汤,治郁用越鞠丸,称之为"治病用药之大要也。"如在《丹溪心法·中风》中,对中风病的证治主张分气虚、血虚、夹火、夹痰论治,指出"中风大率主血虚有痰,治痰为先,次养血行血。"认为气虚者用参芪,血虚者用四物汤,化痰用二陈汤,瘦人阴虚火盛用四物汤加牛膝、黄芩、黄柏、竹沥。《丹溪心法·疸》亦云:"疸……轻者小温中丸,重者大温中丸。"大温中丸、小温中丸方中皆有醋炒针砂,而"醋炒针砂"就是铁剂。罗天益《卫生宝鉴》中记载的胆矾丸,以皂矾、大枣、生姜组成,用治食劳黄;以皂矾为主药的五疳丸,用治小儿疳瘦面黄、好吃泥土。以上诸方皆含有铁剂,再配合健脾养胃之品,配伍精当,相得益彰,有利于铁剂的吸收,至今仍然习用。元末明初医家戴思恭,沿袭朱震亨学术思想,在其所著的

《金匮钩玄》中提出"血属阴难成易亏论"名论,影响深远。他认为血的生成、运行与五脏关系密切,阴血"源源而来,生化于脾,总统于心,藏于脾肝,宣布于肺,施泄于肾,灌溉一身。"阴血之盛衰直接关系到人体生理活动的旺盛或衰退,亦是神志活动的物质基础。人处在气交之中,常动多而静少,故阳气易动而化火,阴血易耗而亏虚。他以女子年龄增长与经水变化的关系为例证,说明血属阴难成而易亏。阴血亏虚,复受阳扰,则百病变生。戴氏还主张血病治疗必用血属之药,处方遣药推崇四物汤随证辅佐,对血虚证临床用药亦颇有指导意义。

至明代,对血虚证的理论、辨证、治疗、用药等方面,有了新的认识和发展。理论发展方面,首推汪绮石所著《理虚元鉴》中提出的"虚证六因",即先天、后天、痘疹、病后、外感、境遇、医药之因,虚证六因与血虚证病因的认识具有一定的相关性。临床症状描述方面,如喻昌《医门法律·虚劳论》云:"虚劳之证,《金匮》叙于血痹之下,可见劳则必劳其精血,营血伤,则内热起,五脏常热,目中昏花见火……营血为卫气所迫,不能内守而脱出于外,或吐或衄,或出二阴之窍,血出既多,火热进入,逼迫煎熬,漫无休止,营血有立尽而已,不死何待耶?"明确指出虚劳与现代医学再生障碍性贫血的主要症状血虚、出血、发热相吻合,从而成为后世中医治疗再生障碍性贫血的重要理论依据。治疗用药发展方面,如孙文胤《丹台玉案》云:"人有病黄肿者,不可误以为黄疸。盖黄疸者,遍身如金,眼目俱黄;黄肿之黄,则其色白,而眼目如故。"亦云:"黄肿症,多因食积、虫积为害……经久不消,脾胃失运化之权,浊气升腾,故面部黄而且浮,手足皆无血色。"以上对黄肿与黄疸的区别论述,对血虚黄肿的辨治,具有十分重要的临床指导意义。黄肿之病,李时珍《本草纲目》等医籍,亦提出用皂矾或绛矾之类,酌情配伍补脾健脾之品进行治疗,疗效确切。

清代医家强调脾肾在血虚证治疗中的重要作用。如张璐《张氏医通·诸伤门·虚损》云:"血之源头在于肾,气之源头在于脾。"吴谦等《医宗金鉴》云:"后天之治本气血,先天之治本阴阳。"沈金鳌《杂病源流犀烛·虚损劳瘵源流》云:"血虚者……心肝二经虚也。"程文囿《医述》引明代张三锡《医学六要》云:"血证有四:曰虚、曰瘀、曰热、曰寒。治法有五:曰补、曰下、曰破、曰凉、曰温。虚者其证朝凉暮热,手足心热,皮肤甲错,唇白,女子则月事前后不调,脉细无力,治宜补之。"均对血虚证的治疗具有十分重要的指导意义。此外,叶桂提出用血肉有情之品治疗精血不足之虚劳,沿用至今。唐容川则集历代医家治疗血虚证之大成,在其所著的《血证论》中列"阴阳水火气血论"专篇,论述气血水火的生理、病理、治法的关系,认为"人之一身,不外阴阳,而阴阳二字,即是水火,水火二字,即是气血。水即化气,火即化血。""火者心之所主,化生血液,以濡周身,火为阳,而生血之阴,即赖阴血以养火,故火不上炎,而血液下注,内藏于肝,寄居血海,由冲、任、带三脉行达周身,以温养肢体……是以男子无病,而女子受胎也。如或血虚,则肝失所藏,木旺而愈动火,心失所养,火旺而益伤阴血。"他认为"治法宜大补其血";"血由火生,补血而不清火,则火终亢而不能生血,故滋血必用清火诸药。"唐氏认为又有火化不及而不能生血者,当用补火生血之法;血乃中焦受气取汁,变化而赤者而来,故治血必以治脾为主;运血统血,皆是补脾等观点,至今仍有效地指导着临床实践。

二、病因

血是维持人体生命活动的一种重要物质,在气的推动下,循着经脉运行全身,内至五脏六腑,外至皮肉筋骨,滋养濡润着全身各器官组织,从而使机体的生理活动得以正常进行。血液的充盛是身体强健的必要条件。血液的生化是与五脏六腑功能活动的正常与协调紧密相关的,举凡能影响血液生化过程任何一个环节的因素,都可以成为血虚证形成的原因。各种不同程度的出血病证,无论急性出血或慢性失血,亦可引发血虚证。由此可见,血虚证的形成原因主要为化源不足与失血过多两个方面造成,而造成化源不足者,又有饮食失调、先天亏虚等因素。分述如下。

1.各种出血　失血过多

《素问·腹中论》云:"有病胸胁支满者,妨于食,病至则先闻腥臊臭,出清液,先唾血,四支清,目眩,时时前后血……病名血枯,此得之年少时,有所大脱血。"宋代杨士瀛《仁斋直指附遗方论·眩晕》云:"凡吐衄崩漏,产后亡阴,肝家不能收摄荣气,使诸血失道妄行,此眩晕生于血虚也。"明代朱橚《普济方·婴孩诸血痔疾门》云:"亡血脾弱必渴,久则血虚。"张介宾《景岳全书·厥逆》云:"血脱者,如大崩、大吐或产血尽脱,则气亦随之而脱。"龚居中《红炉点雪·痰火失血》云:"吐衄咳唾等证,失血过多,虚羸昏倦,精神怯弱。"喻昌《医门法律·虚劳门》云:"血出既多,火热进入,逼迫煎熬,漫无休止,营血有立尽而已,不死何待耶?"清代沈金鳌《杂病源流犀烛·诸血源流》云:"一切去血过多,则必致眩晕闷绝,以虚故也。"叶桂《临证指南医案》云:"痔血久下,肌肤萎黄,血脱气馁……"

失血过多是造成血虚证的主要原因之一。各种不同出血病证的长期慢性失血或急性失血,均可形成血虚或血脱之候。诸如痔血久下、月经过多、崩漏下血、衄血不止、外伤出血等。然失血有缓急之分,有的大吐、大衄、大崩,造成急性大量失血,亦即血脱;有的病情较缓,长期少量失血,日久不愈,则成血虚。

2.饮食失调　化血不足

《灵枢·决气》云:"中焦受气取汁,变化而赤,是谓血。"明代汪绮石《理虚元鉴·阳虚三夺统于脾》云:"若脾胃匀调,形肉不脱,则神气精血次第相生。"清代王三尊《医权初编·治病当以脾胃为先》云:"一切虚证,不问在气在血,在何脏腑,而只专补脾胃,脾胃一强,则饭食自倍,精血日旺,阳生而阴亦长矣。"唐大烈《吴医汇讲·虚劳论》汪缵功云:"盖精生于谷,饮食多自能生血化精……若脾胃一弱,则饮食少而血不生,阴不能以配阳,而五脏齐损。"

饮食失调,营养不充,化源缺乏,亦是造成血虚证的主要原因之一。首先,小儿五脏六腑,成而未全,全而未壮,加之脾常不足,多食则伤胃,过饥则伤脾,故其乳食喂养必须定时定质定量。若因喂养不当,恣食肥甘厚味生冷;或母乳不足,而又未能及时补充添加代乳食品;或母病体弱,乳汁不良;或哺乳期过长,或饮食偏嗜,不喜食蔬菜水果,皆可造成脾胃虚弱,营养不足,生化乏源,气血无以资生,形成血虚。二是脾胃素有疾患,影响饮食受纳腐熟及运化,以至水谷精微无以生化,致使阴阳气血诸不足,精气耗夺,形成形体羸瘦、血枯失荣、色泽无华之血虚证。

3.禀赋薄弱　精血不充

《灵枢·逆顺肥瘦》云:"婴儿者,其肉脆血少气弱。"宋代陈文中《小儿病源方论·卷一》云:"小儿因胎禀怯弱,外肥里虚,面㿠白色,腹中虚响,呕吐乳奶,或便青粪,或头大囟开……宜服长生丸。"明代万全《幼科发挥·卷之一》云:"胎弱者,禀受于气之不足也……子之羸弱,皆父母精血之弱也。"皇甫中《明医指掌》云:"小儿之劳,得于母胎。"清代何梦瑶《医碥·命门说》云:"然而在胎中,未尝饮食,先已有血,可见血为先天之水。"何嗣宗《虚劳心传·虚证类》云:"有童子亦患此者,则由于先天禀受不足,而禀于母气者尤多。"日本丹波元坚《杂病广药·虚劳》云:"虚生百病,实则少病,凡在孩提之时,已有胎气不足,致一脏一腑之偏虚者。"

　　人体之生长发育及体魄健全,依赖于先天元气充沛,脏腑功能完善,气血调和充盛。如若母体素虚,或母孕之时,各种原因致使胎儿先天发育不良,脏腑机能低下,则生后与正常小儿相对而言,其本身气血不足,体质虚弱,易为内外因素影响,而罹患血虚等各种虚损性疾病。另外,先天之毒乃母体通过胎血循环传给胎儿,潜伏不发,潜伏期的长短与机体正气亦有密切的关系,一旦正气虚弱或复受外邪,则可发而为病。可见,小儿禀赋不足,脏气虚损,也是产生血虚的原因之一。

　　4.虫积寄生　吸吮精血

　　明代孙文胤《丹台玉案·黄胆门》云:"黄肿之证,则湿染热未甚,而多因虫积、食积之为害也。或偶吞硬食过多,碍其脾家道路,经久不消,脾失运化之权,浊气上腾,故面部黄而且浮,手足皆无血色。"龚廷贤《寿世保元·诸虫》云:"诸般痞积,面色萎黄,肌体羸瘦,四肢无力,皆言内有虫积。"清代何梦瑶《医碥·黄疸》云:"黄肿多有虫与食积。"林珮琴《类证治裁·黄疸》云:"黄胖多肿,其色黄中带白,疲倦少神,多虫与食积所致。"日本丹波元坚《杂病广要·蛔虫》云:"虫病之人,面黄肌瘦,唇白毛竖,容颜不泽,脸多白印。"亦云:"凡病气血虽虚,有虫有积者,皆须用追虫杀虫之剂。"

　　虫积体内,吸食人体精血,可致血虚。小儿时期,容易被肠道寄生虫所感染,尤以蛔虫、钩虫、绦虫较为常见。虫积肠道或其他部位,迁延日久,未及时治疗,则可影响脾胃运化功能;且虫寓肠内,吸食人体水谷精微,可致精血亏虚,而发精神萎靡之血虚见证。前人描述之"黄肿病"、"黄胖病"、"懒黄病"等,亦与今之钩虫病相类似。

　　5.药毒损伤　生血障碍

　　宋代政和中奉敕撰《圣济总录·治法补益》云:"凡补虚多以燥热,是不知肾恶燥,女子阴虚血不足也;凡补虚多以阳剂,是不知阳胜而阴愈亏也。"明代汪绮石《理虚元鉴·虚症有六因》云:"因医药者,本非劳症,反以药误而成。"张介宾《景岳全书·虚损》云:"疾病误治及失于调理者,病后多成虚损。"日本丹波元坚《杂病广要》引《鸡峰普济方》云:"今人才见虚弱疾证,悉用燥热之药,如伏火金石、附子干姜之类,致五脏焦枯,气血干涸。"

　　素有疾病需久服药物,药物蓄积,损伤气血;或妄投苦寒、金石之品,败伤脾胃,使血之生化乏源;或误用大量药物直接损伤气血;或误食有毒药物耗伤气血;或长期工作或居住在受有毒环境影响之地,如电磁辐射、长期接触某些化学物质及染发剂等,皆可使有毒物质耗气伤血,损及阴阳,中伤脾胃,伤及肾脏,波及骨髓,以致骨髓精血不足,而发血虚。

　　6.湿热毒邪　损伤气血

　　隋代巢元方《诸病源候论·黄病诸候》云:"阳气伏,阴气盛,热毒加之,故但身面色黄,头痛而不发热,名为阴黄。"在"小儿杂病诸候·胎疸候"项下亦云:"小儿在胎,其母脏气有热,熏蒸于胎,至生下小儿,体皆黄,谓之胎疸也。"明代张介宾《景岳全书·黄疸》云:"黄疸一证,古人多言为湿热……阴黄证,则全非湿热,而总由血气之败,盖气不生血,所以血败,血不华色,所以色败。"清代何梦瑶《医碥·卷三·黄疸》云:"病由湿热蒸发……失血后多面黄,或遍身黄,血不荣也……妨食者四君子加黄芪、扁豆,此血虚之阴黄也。"

　　湿热毒邪,侵入机体,损伤气血,可产生气血亏虚之证。如虚黄病人,其主要病机为湿热毒邪侵犯,损伤气血所致。湿热熏蒸肝胆,肝胆疏泄失职,胆汁不循常道而外溢,则白睛、皮肤发黄;湿热下注则尿色浑黄,或呈酱油色。湿热久伤脾胃,气血化源不足,血虚不能上荣则面色萎黄。或感受湿热毒邪,迫及血分,血液妄行,则发出血,失血过多,亦可导致血虚。又如急性髓劳者,常为外感湿热毒邪,直中三阴,损伤肝、脾、肾三脏,以至造成血之生化功能障碍,产生气血亏虚之证。

7.瘀血内阻　新血不足

宋代陈言《三因极一病证方论》云:"瘀蓄于内,使人面黄唇白。"清代唐容川《血证论·瘀血》云:"瘀血不去,新血且无生机,况是干血不去,则新血断无生理。故此时虽诸虚毕见,总以去干血为主也。"周学海《读医随笔·病后调补兼散气破血》云:"盖凡大寒大热病后,脉络之中必有推荡不尽之瘀血,若不驱除,新生之血不能流通,元气终不能复,甚有传为劳损者。"

瘀血指凝结不行之血,是血瘀的病理产物。若正气不足,或邪气太盛,均会造成瘀血内停。如疟母、癥块、积聚等疾患,瘀血停滞于内,新血无以化生,可致面色晦黯,形体消瘦,午后潮热,或见癥积、痰核、瘰疬、骨骼疼痛等血瘀血虚见证。

8.久病不愈　继发血虚

晋代葛洪《肘后备急方·治虚损羸瘦不堪劳动方》云:"凡男女因积劳虚损,或大病后不复,常若四体沉滞,骨肉疼痿,呼吸少气,行动喘慢,或小腹拘急,腰脊强痛,心中虚悸,咽干唇燥,面体少色,或饮食无味,阴阳瘦弱,悲忧惨戚,多卧少起,久者积年,轻者才百日,渐至瘦削。"宋代杨士瀛《仁斋直指附遗方论》云:"凡吐衄崩漏,产后亡阴,肝家不能收摄荣气,使诸血失道运行,此眩晕生于血虚也。"清代李用粹《证治汇补·发热》云:"一切吐衄便血,产后崩漏,血虚不能制阳,阳亢发热者,治宜养血。"吴澄《不居集》云:"百病皆能变虚损,非初起之时即变也,多因病后失调……缠绵日久,有以致之耳。"

诸多慢性疾病,如久泻、久痢、久疟等,久治不愈;或外感时邪,迁延日久,邪毒羁留营分,皆可伤及脾胃,受纳运化失司,气血生化乏源,继发血虚。其临证所见,有原发病证和继发血虚两个方面的表现,久病失治,导致脏腑机能衰退于前,气血生化不足相继于后,故临床除原有的病证外,主要表现为血虚证候,甚至血虚证候掩盖原发病证,致使疾病缠绵、反复,不易恢复。

三、病机

血液是奉养人体的基本物质,血行于脉中,循环于周身,外达四肢百骸,内注五脏六腑,营养全身各个部位。血虚之后,可形成诸多不同病证。分述如下。

1.血液亏虚　失其荣润

《灵枢·营卫生会》云:"……乃化而为血,以奉生身,莫贵于此。"

血液具有营养和滋润全身组织器官的生理作用。血液亏虚不能荣润身体各个不同部位,则可形成各种不同的病证。如血虚不能荣于头目,清空失养,则眩晕,头痛,视物昏华;血虚不能荣于四肢关节,筋脉肌肤失养,则可形成痿证,痹证,身痒,风疹等;妇人以血用事,冲为血海,冲任血虚,经水不调,或胎失所养,则形成月经不调,闭经,痛经,胎动不安及不孕等病证。心主血而藏神,主神志,血舍神而神藏于血液之中,故血虚则神衰,亡血则失神,血虚不能养神,致使神失所养,不能潜藏守舍,可以使人失眠,健忘,胆怯,如人之欲捕等。

2.血不载气　气随血脱

《灵枢·营卫生会》云:"营卫者,精气也;血者,神气也。故血之与气,异名同类焉。"

血为气之母,血能生气,血液不断地为气的生成和功能活动提供物质基础;血能载气,气存于血中,赖血之运载而达全身；血为气之守，气必依附于血而静谧。气即无形之血，血即有形之气，一身气血，不能相离，气中有血，血中有气，气血相依，循环不已。血盛则气旺，血衰则气少。故临床所见，血虚往往伴有气虚。若突然大量出血，则气无所依附，势必随之外脱，形成气随血脱之危候。

3.血液亏虚　化精不足

《素问·痹论》云："荣者，水谷之精气也……乃能入于脉也。"

人的生命起源于精，精是生命的基础。先天之精藏于肾，人体气血来源于后天之精，后天之精能化生气血。血本属阴，如若血虚较轻，或病程较短，则通过机体内的阴阳调节作用，血虚证患者并不导致阴虚之证。如果血虚日久不愈，超越了自身调节作用的范围，体内的津液精气随之消耗，从而导致体内广泛的阴津不足，形成阴虚之证候。在临床上，有的血虚患者，开始表现面色无华、唇舌色淡、头晕眼花，继而出现心烦、手足心热、口干、潮热、盗汗等症状，皆为血虚伤阴之表现。精血同源，血与精有互相生化的关系，久病血虚者，常常伴有精之化源不足，而呈血虚精亏。故血虚日久不愈，在补血的基础上，配伍补肾填精之品，常获显效。

4.血液亏虚　生风化燥

《素问·至真要大论》云："诸风掉眩，皆属于肝。"宋代陈自明《医略十三篇序》云："治风先治血，血行风自灭。"

肝为刚脏，主藏血，体阴而用阳，肝血不足，则阴不潜阳，故风自内生，而出现眩晕、耳鸣、振颤等症状；全身筋脉、关节都依赖血的濡养，若血虚筋脉失养，则出现筋脉拘急、四肢麻木、瘛疭、痉厥等症状。津血同源，凡失血过多，或血虚日久，血虚失于濡养，津亏失于滋润，则出现"燥胜则干"之内燥现象，诸如皮肤憔悴、毛发枯黄、口唇燥裂、舌上无津、口渴咽燥、目涩鼻干等。

血虚之病因病机，除上述之外，血虚还可兼夹其他病邪，形成各种病症。如血虚兼感寒邪，可以形成血虚寒凝证；血虚兼有血流不畅，可以形成血虚血瘀证；血虚兼感表邪，可形成血虚夹表之病证等。

四、症状及体征

明代张介宾《景岳全书·血证》云："凡血亏之处，则必随所在而各见其偏废之病。"清代程文囿《医述》引明代张三锡《医学六要》云："血证有四：曰虚、曰瘀、曰热、曰寒。治法有五：曰补、曰下、曰破、曰凉、曰温。虚者其证朝凉暮热，手足心热，皮肤甲错，唇白，女子则月事前后不调，脉细无力，治宜补之。"血液灌溉人体周身，无所不及，故血虚证可出现在多种疾病中，其临床表现各具一定特点，归纳总结如下。

1.面色无华或萎黄

《灵枢·邪气脏腑病形》云："十二经脉，三百六十五络，其血气皆上于面而走空窍。"

常人面色红黄隐隐，明润含蓄，表明人体精神气血津液充盈与脏腑功能正常。血虚证病人面部色泽表现，前人有许多不同的描述，诸如面色少华、面色淡白、面色㿠白、面色苍白、面白如纸等等，以表示病情的轻重。除此之外，还应注意其光泽。面色淡黄，枯槁无光，称之"萎黄"，常见于脾虚，气血不足者；面黄虚浮，称为"黄胖"或"黄肿"，多见于脾虚湿盛，气血亏虚者；面色白者，为气血不荣之候；面色白而少华，为血虚之轻症；面色苍白而无华者，系血虚之重症。

2.唇甲淡白

《素问·五脏生成》云："脾之合肉也，其荣唇也。"亦云："肝之合筋也，其荣爪也。"

脾化精微,充养肌肉,荣华口唇,从而使肌肉健壮,口唇红润。爪为筋之余,筋爪赖肝之精气的滋养,才能筋健爪荣,运动灵活。唇为脾之外荣,脾为气血生化之源,血虚证病人,应注意观察唇的形态、色泽、润燥等变化。唇色红润为气血调匀,脏腑功能正常的表现。若见唇色淡红或淡白,多为血亏气虚,血不上荣,或大出血之血脱。肝主筋,若肝血不足,其爪甲色白少华,甚则淡白无华,或爪甲薄小,色泽枯槁。

3.毛发稀疏枯槁

宋代政和中奉敕撰《圣济总录·髭发门》云:“眉、髯、髭、发,率本于经络之气血,或黑或绀,或黄或白,可以知盛衰。盖血气在于人犹水之精也,髭发犹津之有形也,津之槁泽,而形随之,则髭发本血气可知也。”

发,即头发,为毛发中之长毛。发为血之余,而为血精之所化,故毛发之荣槁亦可反映脏腑气血之盛衰。毛发黑而浓密光泽者,是精血充足的表现。若中年之人见少量白发或老年白发,不伴有其他病症者,亦属正常生理现象。若发须早白,或头发花白,或头发稀疏脱落,或头发枯槁不泽,或头发大片脱落形成斑秃者,亦可为血虚证的表现。

4.胞睑色白无华

明代王肯堂《证治准绳·杂病》云:“土为五行之主,故四轮亦为脾所包涵,其色黄,得血而润,故黄泽为顺也。”

胞睑即眼睑,是人体最薄的皮肤之一,其血液供应异常丰富。胞睑在脏属脾,脾主肌肉,故称肉轮。脾与胃相表里,故胞睑疾病常与脾胃有关,胞睑色泽能够反映机体气血的盛衰及脾胃的运化功能。正常胞睑色泽应黄润,若胞睑色白少华或淡白无华,亦为血虚证的临床特征之一。

5.发热

明代秦景明《症因脉治·卷一》云:“血分发热之症,昼则安静,夜则发热,唇焦口干,反不饮水,睡中盗汗,此血分发热之证也。血分发热之因,或热病后,热伏血中,或阴血素亏,血虚火旺,二者皆成血分发热也。”

发热是血虚病证常见的一种临床表现,临床上可见有下列不同情况:一是外感发热。大多为血虚患者,兼受风热之邪,肺卫失调所致,症见发热重恶寒轻,或微恶寒,口渴,脉浮数,舌苔薄黄。二是血虚发热。多为血虚,阴阳失调,阳浮于外所致,症见发热或身热不扬,五心烦热,或肌肤壮热,兼见面色无华,唇甲色淡,舌质淡,脉细弱。三是热伤营血。如急性髓劳伴有湿热毒邪,侵入营血,耗伤真阴,迫血妄行,症见发热口渴,手足心热,或高热不退,或头晕目眩,面色无华,斑疹、出血,舌质红绛,脉数。

6.头晕眼花

清代李用粹《证治汇补·上窍门》云:“血为气配,气之所丽,以血为荣。凡吐衄崩漏产后亡阴,肝家不能收摄荣气,使诸血失道妄行,此眩晕生于血虚也。”

头为诸阳之首,清宫之地,精血聚会之所。久病正虚,失血过多,或产后失调,阴血亏虚,血虚不能上奉于头,脑失所养,目失所荣,血虚头晕眼花乃作。症见头痛隐隐,或头空作痛,或头晕目眩,视物昏花,伴面色无华,心悸不寐,唇甲色淡,舌淡脉细等症状。

7.心悸怔忡

元代朱震亨《丹溪心法·惊悸怔忡》云:“惊悸者血虚,惊悸有时,以朱砂安神丸”;“怔忡者血虚,怔忡无时,血少者多。”

所谓惊悸者,蓦然而跳跃惊动而有厥逆之状,有时而作者是也。怔仲者,心中惕惕然动摇而不得安静,无时而作者是也。前者因惊悸而发,病情较轻;后者不因受惊而发,而自觉心悸不安,病情较重。血虚之心悸怔仲者,乃心血不足,血不养心所致。症见心悸怔仲,必烦不寐,兼见面色不华,唇淡爪白,舌质淡,苔薄白,脉细弱。

8.肢体麻木

明代汪机《医学原理·痹门》云:"有因血虚无以荣养筋肉,以至经隧凝涩而作麻木者。"

肢体麻木,是指肌肤、肢体发麻,甚至不知痛痒。血虚不荣麻木,乃血虚经脉空虚,皮毛肌肉失养所致。由于气血不荣部位之不同,麻木之部位亦不同;由于经脉失荣程度轻重之不同,麻木亦有轻重之不同。血虚麻木可见四肢麻木,或半身麻木,或肢体局部麻木,亦可伴有面唇淡白,头目眩晕,失眠健忘,舌淡脉细等症状。

9.失眠

明代张介宾《景岳全书·不寐》云:"无邪而不寐者,必营气之不足也。营主血,血虚则无以养心,心虚则神不守舍。"

失眠又称不寐,是指经常性的睡眠减少,或不易入睡,或寐而易醒,醒后不能再度入睡,甚则彻夜不眠。久病血虚,或产后失血,或年迈血少,皆令心血不足,心失所养,以至心神不安而不寐。血者肝之所藏也,魂者血之所居也。血虚肝旺,亦可产生不寐。血虚失眠者,可见失眠不易入睡,多梦易醒,或难以入睡,多梦易惊,兼见头晕目眩,面色少华,舌质淡,脉细弱。

10.晕厥

明代赵献可《医贯·主客辨疑》云:"有人平居无疾苦,忽如死人,身不动摇,默默不知人,目闭不能开,口噤不能言,或微知人,恶闻人声,但如眩冒,移时方寤。此由出汗过多,血少气并于血,阳独上而不下,气壅塞而不行,故身如死。气过血还,阴阳复通,故移时方寤。名曰郁冒,亦名血厥。"

晕厥是指突然昏倒,不省人事,四肢厥冷,移时方醒的一种症状。血虚晕厥主要由于大崩大吐,产后、外伤失血过多,以致气随血脱,神机不运所致。因出血量大,肝脏既无血可藏,又无所调节,血液不能上达清窍而昏不识人,不能荣于四肢而逆冷,是为血虚厥证。血虚晕厥者,症见突然昏厥,面色苍白,口唇无华,自汗肤冷,呼吸微弱,或四肢震颤,舌质淡,脉芤或细数无力。

11.妇女月经不调

明代薛己《女科撮要·经闭不行》云:"夫经水,阴血也,属冲任二脉主,上为乳汁,下为月水,其为患有因脾虚而不能生血者,有因脾郁伤而血耗损者,有因胃火而血消烁者,有因脾胃损而血少者,有因劳伤心而血少者,有因怒伤肝而血少者,有因肾水不能生肝而血少者,有因肺气虚不能行血而闭者。"

月经是发育成熟妇女所特有的一种生理现象,应每月有规律的来潮。妇人以血为先天,故妇女月经不调也是血虚证的重要临床症状之一。月经后期是指月经周期延后八九天,甚至每隔四五十日一至的病证。血虚月经后期,多因月经过多失治,或产后大出血之后,或大病久病耗血,以至冲任血虚,血海不足使然。血虚月经过少是指每逢经期经来涩滞不爽,经量减少,或经期缩短,甚或点滴即净,为营阴不足,血海空虚所致。血虚痛经,是指妇女在行经前后或正值经期,小腹及腹部疼痛,甚至剧痛难忍,随月经周期发作,因血海空虚,经脉失养而发。血虚闭经,乃月经闭阻不能以时下,为血虚冲任失养,血海不满,渐至闭经。故妇人血虚,症见月经周期退后,血色淡红,血量偏少;或经期、经后,少腹绵绵作痛,少腹空痛;或月经闭阻而不行;或月经过少,均可伴有面色萎黄,心悸眩晕,舌质淡,脉细弱等证候。

12.舌质淡

清代周学海《形色外诊简摩·舌质舌苔辨》云:"舌质有变,全属血分与五脏之事。"

舌为心之苗,足少阴心经之别系舌本;舌为脾之外候,足太阴脾经连舌本,散舌下。脾胃为后天之本,故舌象变化与身之血脉及脾胃化生气血功能有直接的关系。正常舌象是舌体柔软,活动自如,颜色淡红而红活鲜明,大小适中,无异常形态,舌面有干湿适中的薄白苔,舌质呈淡红色。若舌质色泽较正常人的淡红色浅淡,甚至全无血色,称为淡白舌,系阳气不足,生化阴血功能减弱,血液不能充分营运于舌质所致,为气血亏虚的表现;若舌质淡白,舌体胖嫩或舌体瘦薄,亦属气血两亏者。

13.脉细无力

清代周学海《脉简补义·诸脉补真》云:"濡弱微虚,气血俱虚也;芤,血虚也。"

正常的脉象,一息四至,不浮不沉,不大不小,从容和缓,柔和有力,节律一致。血虚证患者,随着疾病过程病情的不同,脉象也会发生相应变化。诸如细脉,亦称小脉,脉细如线,系营血亏虚不能充盈脉道所致;若气不足则无力鼓动血液运行,故脉体细小而软弱无力;芤脉,浮大中空,如按葱管,多为突然失血过多,血量骤然减少,营血不足,无以充脉,血不得充,血失阴伤则阳无气附而散于外,故见芤脉;弱脉,极软而沉细,主气血不足诸证,血虚脉道不充,气虚则脉搏无力;虚脉,三部脉举之无力,按之容虚,亦主气血不足。

五、治疗原则

1.治疗大法　虚则补之

《素问·五常政大论》云:"虚则补之。"

血液是构成人体和维持人体生命活动的基本物质之一。血虚即脏腑经脉血量减少,故治疗血虚证之大法为补血养血。

2.审察病因　血动血损

明代张介宾《景岳全书·血证》云:"血本阴精,不宜动也,而动则为病;血主营气,不宜损也,而损则为病。"

与其他血病一样,引起血虚证之原因,可因于"血动",亦可因于"血损"。因于"动"者,为失血过多;因于"损"者,为脏腑虚损,生血不足。故只有弄清发病原因,立方遣药才有针对性,治疗才能收到良好的效果。以喂养失调所致的小儿血虚证为例,临床所表现出的是一派营养不良的证候。然其病史中必有喂养或太过、或不足的情况。太过者易发生饮食积滞,进而津液亏损,气血不足;不足者则化源缺乏,终则气血方虚。前者以虚中夹实、虚实互见为其主要病机,治疗则采用先攻后补或攻补兼施之法;而后者其病机以虚为主,多采用补虚的治疗原则。又如虫积肠道所致之血虚证,配合驱虫治疗常获显效。

3.明辨脏腑　心肝脾肾

明代张介宾《景岳全书·论肝无补法》云:"补肝血,又莫如滋肾水。水者,木之母也,母旺则子强,是以当滋化源。"清代沈金鳌《杂病源流犀烛·虚损痨瘵源流》云:"气虚者,肺脾二经虚也";"血虚者,心肝二经虚也。"

补血多从心、肝、脾、肾四脏着手,是因为心主血,肝藏血,脾统血,肾为先天之本。肝为木脏,心为火脏,肝为心之母,子虚则补其母,故补肝血能养心血。肾为水脏,肝肾同源,滋水能涵木,滋肾能养肝,故在补肝血同时,又须兼补肾滋阴。肾主藏精,为先天之本,脾为后天之本,系气血生化之源,精血同源,故益肾可滋血,健脾能生血。由此可见,血虚证虽主要表现在心肝二脏,然血之化生实关系到五脏。故治疗血虚之证,除养血宁心、养血柔肝法之外,也需兼顾到补脾、滋肾。由此可见,辨明脏腑虚实也是关系到治疗成败的关键一环。

4.气血阴阳　相互资生

清代周学海《读医随笔·气血精神论》云:"夫生血之气,荣气也。荣盛则血盛,荣衰则血衰。"

血虚证的治疗,还必须注意到气血阴阳之间相互资生的关系。补血应兼益气,一是因为有形之血生于无形之气,气为阳,血为阴,阳生阴长,补阳能助阴;二是因为气为血帅,气能载血,气能运血,气旺则血足,气行则血行。补血应兼理气,是由于补血之品多滋腻碍胃,特别对脾胃虚弱者,更有影响,故在补血同时,应注意理气和胃。同时,补血还应分清补阴还是补阳。由于血虚证亦有阳证与阴证之不同,表现为阴虚之血虚者多伴血分虚热之表现,治宜养阴补血;表现为阳虚之血虚者多伴血分虚寒之表现,治当温阳补血,二者有所区别,不能混同。

六、具体治法

血虚证的治疗方法,可归纳为如下二十法。

1.补血养血法

适用于一切血虚证的治疗。气血乃人体生命活动之物质基础,血虚证主要由化源不足或失血过多所致,故其主要治法为补血养血。亦如《素问·五常政大论》所云:"虚则补之。"

宋代陈师文等《太平惠民和剂局方》四物汤为补血养血法的代表方剂。该方是由汉代张仲景《金匮要略》胶艾汤化裁而成,原载唐代蔺道人《仙授理伤续断秘方》,主治外伤而致瘀血之证。宋代用于治疗妇产科疾患,扩大了其应用范围,流传很广,影响深远,亦如清代汪昂《医方集解》所云:"四物地芍与归芎,血家百病此方通。"然其治疗血虚证,并不是一成不变的,临证需依据血虚证之轻重,兼夹证候而变化。兼血热者,加黄芩、黄连以清热凉血;兼血瘀者,加桃仁、红花以活血行瘀;兼气虚者,加黄芪、党参以补气生血;血虚寒者,加肉桂、炮姜以温中散寒;若用于止血,则宜去川芎;用于行血,白芍改用赤芍。

2.补气生血法

适用于大出血之后,血脱病情危笃;或长期慢性失血而见血虚之候;或血虚证兼有气虚证,而成气血两虚;亦可用于单纯血虚证的治疗。气为阳,血为阴,气能生血,血能载气,气血相依,阳生阴长,有形之血生于无形之气。亦如明代赵献可《医贯·绛雪丹书·血症论》所云:"有形之血不能速生,无形之气所当急固,无形自能生有形也。"

金代李杲《内外伤辨惑论》当归补血汤为补气生血法的代表方剂。《兰室秘藏》圣愈汤亦为临床所习用。但在具体应用时,须根据证情决定当归、黄芪的用量;兼有气滞中满见证者,宜配伍陈皮、山药等健脾理气之药同用,方能获得较好的疗效。

3.滋肾补血法

适用于血虚证或血虚兼有阴虚证的治疗。血为阴,精血互生互化,血虚甚者,可有不同程度的阴亏,兼有阴虚之证,或进一步发展可成为阴虚证。亦如清代吴谦等《医宗金鉴·删补名医方论》所云:"精血既亏,相火必旺,真阴愈竭,孤阳妄行,而痨瘵、潮热、盗汗、骨蒸、咳嗽、咯血、吐血等证悉作。"

明代张介宾《景岳全书》大补元煎为滋肾补血法的代表方剂。若阴血不足,内生虚火,虚火上炎者,当酌情配伍黄柏、知母以滋阴降火;有低热者,加鳖甲、地骨皮以滋阴清热;兼气虚者,加党参、黄芪以补气生血;胃纳差者,加陈皮、香附以理气健脾。

4.温肾补血法

适用于血虚证或血虚兼有阳虚证的治疗。气阳血阴,阳生阴长,气血亏虚日久不愈,损伤阳气或不兼夹阳虚证候者,通过温肾或温补脾肾,化生气血,血虚亦渐康复。亦如清代唐容川《血证论·吐血》所云:"肾中之阳,达于肝,则木温而血和;达于脾,则土敦而谷化。"

汉代张仲景《金匮要略》肾气丸为温肾补血法的代表方剂。亦可选用明代张介宾《景岳全书》右归丸益火之源,扶阳以配阴。临证时常与补血药配伍,以阳旺而阴血生。

5.补肝生血法

适用于肝血虚证的治疗。肝为藏血之脏,人卧血归于肝。血所以运行周身者,赖冲、任、带三脉以管领之,而血海胞中,又血所转输归宿之所,肝则司主血海,冲、任、带三脉,又肝之所属。亦如清代唐容川《血证论·吐血》所云:"补血者,总以补肝为要。"

宋代陈师文等《太平惠民和剂局方》四物汤加何首乌、阿胶、鸡血藤为补肝生血法的代表方剂。肝阴虚者,可选用清代吴谦等《医宗金鉴》补肝汤以滋阴养肝;肝肾阴虚者,可选用清代汪昂《医方集解》河车大造丸以补益肝肾,滋养阴血;肝脾血虚者,则选用四物汤加白术、陈皮、山药、扁豆以健脾强胃而助运化。

6.养心生血法

适用于心血虚证的治疗。心为君火,主生血,心血不足,营血亏损,血脉不充则心烦而悸,惊惕不安。亦如清代李用粹《证治汇补·惊悸怔忡》所云:"人之所主者心,心之所养者血。心血一虚,神气失守,神去则舍空,舍空则郁而停痰,痰居心位。"

宋代严用和《济生方》归脾汤加阿胶、鸡血藤、熟地黄为养心生血法的代表方剂。心脾两虚者,加山药、薏苡仁、扁豆、陈皮以健脾和胃;心肝血虚者,可选用元代危亦林《世医得效方》天王补心丹合宋代陈师文等《太平惠民和剂局方》四物汤加减,以养血宁心,安神定惊。

7.健脾生血法

适用于脾血虚证的治疗。脾主统血,运行上下,充周四体,为后天之本,气血生化之源,五脏皆受气于脾。亦如清代唐容川《血证论·吐血》所云:"故凡补剂,无不以脾为主。"

宋代严用和《济生方》归脾汤为健脾生血法的代表方剂。脾虚发热者,加牡丹皮、炒山栀子以清血热;脾肾阳虚者,可选用宋代阎孝忠《阎氏小儿方论》附子理中汤合明代张介宾《景岳全书》右归丸加减,以温补脾肾。

8.活血生血法

适用于瘀血阻滞,新血不生之血瘀血虚证的治疗。血虚日久,血少运行不畅,则内生瘀血;或慢性失血,血溢生瘀,皆致血虚血瘀。亦如清代唐容川《血证论·男女异同论》所云:"瘀血不行,则新血断无生理。"

清代吴谦等《医宗金鉴》桃红四物汤为活血生血法的代表方剂。血虚较甚者,尚可加炙首乌、鸡血藤、枸杞子、阿胶等补血养血,切不可攻伐太过。

9.填精补血法

适用于多种血虚证的治疗。依据精血互生之理,血虚证者可以使用血肉有情之品,达到滋补精血之作用。亦如清代林珮琴《类证治裁·血症总论》所云:"如治血虚,甘温为主,宜人乳、鹿胶、阿胶……又如天真丸、海参胶、乌骨鸡丸、河车膏、燕窝饮,皆血肉有情补法。"

填精补血法主要指使用血肉有情之品以滋补精血,而血肉有情之品主要来源于动物体内的各种精华物质。一是髓类,如牛骨髓、猪骨髓、羊骨髓等;二是血液类,如猪血、蛇血、鹅血、鳖血等;三是胶类,如龟板胶、阿胶、鹿角胶、鱼鳔胶等。此外,还有紫河车、胎肝、鹿茸粉等均可选择应用。但在具体应用时谨防滋腻碍脾。

10.补铁生血法

适用于虚劳、黄肿、黄胖等血虚证的治疗。该类疾病类似于现代医学的缺铁性贫血,多由先天禀赋不足,饮食不节,长期失血,劳倦过度,妊娠失养,病久虚弱等引起脾胃虚弱,摄入铁量不足或贮存铁消耗过多所致。亦如清代吴澄《不居集·上·卷十》所云:"虚劳日久,诸药不效,而所赖以无恐者,胃气也。盖人之一身,以胃气为主。胃气旺则五脏受荫,水精四布,机运流通,饮食渐增,津液渐旺,以至充血生精,而复其真阴之不足。"

补铁生血法的主要药物为皂矾、醋煅针砂。其中皂矾主要成分为天然硫酸亚铁,醋煅针砂即醋酸亚铁。临证时常根据不同病情与其他药物配伍使用,再配合大枣、神曲、山药等健脾养胃之品,既顾护胃气,又促进吸收,相得益彰。

11.养血解表法

适用于血虚兼表证的治疗。病后阴血亏虚,或失血之后,或产后血虚,感受外邪,不能单用汗解,汗之恐无汗或汗出而重伤阴血,治必养血以充汗源,发汗透邪而解外邪,以解表而不伤正,发汗而不伤血。亦如明代张介宾《景岳全书·论伤寒无补法》所云:"表邪不解,屡散之而汗不出者,中虚无力,阴气不能达也。不知汗生于阴,补阴最能发汗。"

唐代王焘《外台秘要》葱白七味饮为养血解表法的代表方剂。若恶寒重者,加黄芪、荆芥、防风以散寒解表;发热重者,加金银花、连翘以清热解表。但不宜发汗太过,以防津血更耗。

12.养血通便法

适用于阴血亏虚,肠道失润而便结的治疗。血者,阴液也,大肠者,以通为用。年老之人或妇人产后,阴血亏虚,大肠失润,肠道干涩,腑气不通,则大便干结。亦如元代朱震亨《丹溪心法·燥结》所云:"燥结血少不能润泽,理宜养阴。"

清代沈金鳌《杂病源流犀烛》润肠丸为养血通便法的代表方剂。若血虚有热者,加何首乌、知母、玉竹以生津清热;若津液已复而大便仍干燥者,可选用元代危亦林《世医得效方》五仁丸以润滑肠道。

13.养血止痛法

适用于血虚兼有头痛、骨节疼痛、产后腹痛等证的治疗。头者,诸阳之首,清宫之地,精血汇聚之所也。久病正虚,失血过多,或产后失调,阴血亏虚,血虚不能上荣于头,脑失所养,则血虚头痛作矣。血气衰弱,为风寒湿所侵,血气凝涩,不得流通关节,诸肌肉筋脉骨节无以滋养,则致骨节疼痛。素体血虚,或产后失血过多,血海空虚,则胞宫挛缩而少腹疼痛。亦如清代刘恒瑞《经历杂论·诸痛》所云:"风痛者,善走窜,痛无定处,血虚人多患此。"

宋代陈师文等《太平惠民和剂局方》四物汤加味为养血止痛法的代表方剂。血虚头痛者,四物汤加菊花、蔓荆子以养血补血止痛;血虚兼风寒湿痹痛者,加防风、羌活、秦艽、鸡血藤以养血止痛,祛风胜湿;产后血虚腹痛者,加益母草、川楝子、延胡索以养血和血,行气止痛。

14.养血安神法

适用于血虚而心神不宁的治疗。心者,君主之官,神明出也。心血亏虚,神明失养,心神不宁,则惊悸、怔忡、健忘、不寐诸证丛生。亦如明代孙文胤《丹台玉案·怔忡惊悸健忘》所云:"总之,要在调养心血,和平心气而已。"

明代金銮珂《体仁汇编》柏子养心丸为养血安神法的代表方剂。血虚不寐者,可选用金代李杲《医学发明》朱砂安神丸加减,以养血滋阴,清心安神;血虚惊悸怔忡者,可选用宋代严用和《济生方》归脾汤化裁,以养血安神,益气健脾。

15.养血调经法

适用于血虚所致月经不调的治疗。血是月经的物质基础,平素气血不足,或大病久病之后,冲任虚衰,血海空虚,则致月经失调,经水色淡或涩少,或经水延期而行,或经行腹痛,甚则经闭。亦如清代沈又彭《女科辑要》所云:"血者,水谷之精气,和调五脏,洒陈六腑,在男子则化为精,在女子则上为乳汁,下为月水。"

养血调经法的主要药物有当归、白芍、熟地黄、枸杞子、阿胶等养血之品。若血虚气滞痛经者,配伍香附、艾叶、乌药、益母草以养血调经,行气止痛;血虚寒凝痛经者,配伍肉桂、吴茱萸、干姜、附子以养血调经,散寒止痛;血虚血瘀经闭者,配伍丹参、泽兰、赤芍、牛膝以养血和血,祛瘀通经。

16.养血安胎法

适用于血虚胎动不安或胎漏的治疗。妇人妊娠,气血亏虚,胎宫不固,胎元失养,以致胎动不安甚或流产;若禀赋不足,体虚多病,气血亏虚,不能固血养胎,则致胎漏。亦如清代刘恒瑞《经历杂论·安胎论》所云:"有因外感六淫邪气害正,胎无好气好血以养之者。"

养血安胎法的主要药物有当归、白芍、熟地黄、枸杞子、阿胶、桑椹子、山茱萸等养血之品。胎动不安者,配伍黄芩、白术、续断、桑寄生以安胎;胎漏出血不止者,配伍仙鹤草、益母草、藕节炭、乌梅炭、苎麻根以止血。

17.养血通乳法

适用于血虚乳汁不行的治疗。产妇素体气血不足,复因产后劳伤气血,或屡产阴血枯涩,致使血虚无以化乳,产后乳汁不下。亦如隋代巢元方《诸病源候论·妇人产后病诸候》所云:"妇人手太阳、少阴之脉,下为月水,上为乳汁。妊娠之人,月水不通,初以养胎,既产则水血俱下,津液暴竭,经血不足者,故无乳汁也。"

养血通乳法的主要药物有当归、生地黄、阿胶、白芍。临证常配伍路路通、穿山甲、王不留行、漏芦、通草以通乳,亦可配合猪蹄、鲫鱼等食疗。

18.养血明目法

适用于血虚兼目内障等眼疾的治疗。目为肝之窍,五脏六腑之精血皆上注于目。若年老体弱,气血不足,目失荣养,则形成双目昏矇、晶珠混浊,或眼前蝇翅黑花飘浮,或视力渐降,昏渺蒙昧不清,或视力降至盲无所见。亦如金代张子和《儒门事亲·目疾头风出血最急说》所云:"血亦有太过不及也,太过则目壅塞而发痛,不及则目耗竭而失明……要知无使太过不及,以血养目而已。"

养血明目法的主要药物有当归、熟地黄、白芍、枸杞子、制首乌、阿胶等养血之品。临证常配伍密蒙花、青葙子、茺蔚子、决明子以明目。兼有肝肾阴虚者,配伍山茱萸、桑椹子、黄精、麦门冬以滋补肝肾。

19.养血止痒法

适用于血虚兼有皮肤瘙痒等病证的治疗。多病久病之体,或年老患者,气虚血弱,皮肤失于温煦滋养则瘙痒,此乃血虚生风作痒。亦如宋代陈自明《妇人大全良方》所云:"古人有云:'医风先医血,血行风自灭。'"

清代吴谦等《医宗金鉴》当归饮子为养血止痒法的代表方剂。亦可选用清代王洪绪《外科证治全生集》养血润肤饮,以养血滋阴,润燥祛风。

20.养血止血法

适用于各种急、慢性出血而致血虚证的治疗。大量出血,失血过多,阴血亏耗;或各种慢性出血,阴血暗耗,皆可形成出血血虚证。亦如清代唐容川《血证论·吐血》所云:"邪之所凑,其正必虚,去血既多,阴无有不虚者矣。"

急性出血血虚者,选用元代葛可久《十药神书》独参汤,或元代危亦林《世医得效方》参附汤加味,以大补元气,益气固脱;慢性出血血虚者,选用宋代陈师文等《太平惠民和剂局方》四物汤为基本方,辨证加入止血之品以补血止血。

七、血虚证证型

1.血虚证基本证型

(1)急性血虚证

症状:突然出现咯血,或吐血,或便血,或衄血,或崩漏等大出血症状;或长期慢性出血,突然出血加重,伴面色淡白或苍白无华,头晕眼花,心悸怔忡,或四肢清冷,大汗淋漓,气微而短,甚则昏厥不省人事,舌质淡,脉空虚或芤,或微细欲绝。

病机分析:大量出血,失血过多,阴血亏耗,营血不能充养肌肤各部,则面色淡白或苍白无华,舌质亦呈淡白色;血虚血脱,血不养心,则心悸怔忡,甚则心气厥逆,以致昏厥不省人事;气为血之帅,血为气之母,大量失血之血脱,致气无所依,气随血脱,故见气微而短,四肢清冷,大汗淋漓;血脱血不充脉,则脉芤或微细欲绝。

治法:大补元气,益气固脱。

方药:独参汤(《十药神书》)或参附汤(《世医得效方》)加味。

人参15g,炙附子10g。

方药分析:方中人参大补元气,炙附子温壮真阳,两药相伍,最能振奋阳气,益气固脱。亦如《景岳全书·厥逆》所云:"血脱者……宜先掐人中,或烧醋炭,以收其气,急用人参一二两,煎汤灌之,但使气不尽脱,必渐苏矣。"

加减:气随血脱者,除针刺、汤药救治外,还可使用中成药人参注射液、参附注射液、四逆汤注射液等静脉滴注进行急救。

(2)慢性血虚证

症状:久病体弱,或各种慢性出血,面色淡白,或萎黄不泽,头晕眼花,口唇、爪甲色淡,心悸怔忡,舌质淡,脉细。

病机分析:血虚不能荣润周身,则面色无华,口唇爪甲色淡;血虚不能上奉于脑,则头晕眼花;心血亏虚,心神不宁,则心悸怔忡。舌质淡,脉细均为血虚之明征。

治法:四物汤(《太平惠民和剂局方》)加味。

当归15g,熟地黄12g,白芍12g,川芎10g,炙首乌10g,山茱萸10g,阿胶10g(烊化),炙甘草6g,大枣5枚。

方药分析:方中当归补血和血;熟地黄滋阴养血,填精益髓;白芍和营养肝;川芎活血引滞;炙首乌补益精血;山茱萸补益肝肾;阿胶滋阴补血;炙甘草补脾益气;大枣养血安神。诸药合用,补中有通,补而不滞,故为补血活血的基本方。

加减:若兼血热者,加黄芩、黄连以清热凉血;兼血瘀者,加桃仁、红花以活血行瘀;兼气虚者,加黄芪、党参以补气生血;兼寒者,加肉桂、炮姜以温阳驱寒。

(3)肝血虚证

症状:头晕目眩,两目干涩,目昏眼花,面色无华,爪甲不荣,失眠多梦,惊惕不安,遇劳则胁痛隐隐,肢体麻木,筋脉拘急,手足震颤,妇女月经不调或经闭,舌质淡,苔白,脉虚弱或细数。

病机分析:肝开窍于目,肝血亏虚,目窍失于濡养则头晕目眩,目昏眼花,两目干涩;肝藏魂,肝血不足,故失眠多梦,惊惕不安;足厥阴之脉布胸胁,血虚失养则胁痛隐隐,遇劳尤甚;肝血不足,冲任二脉不充,故月经不调或经少、经闭;肝主筋,其华在爪,肝血不足则爪甲失荣,或枯脆、反甲,肢体麻木,筋脉拘急,手足震颤;面色无华,舌质淡,苔白,脉虚弱或细数均为血虚不能上荣外充之见证。

治法:补血养肝。

方药:四物汤(《太平惠民和剂局方》)加味。

熟地黄15g,当归15g,白芍15g,川芎10g,何首乌15g,鸡血藤15g,阿胶10g(烊化)。

方药分析:方中熟地黄、白芍养血生血;当归、川芎养血行血,相互配合,补而不滞;加何首乌、阿胶、鸡血藤养血滋阴,增强其补血之功。

加减:若肢体麻木者,加伸筋草、天麻、木瓜、僵蚕以柔筋活络;眩晕耳鸣者,加女贞子、磁石以滋肝潜阳;失眠多梦者,加夜交藤、合欢花、炒酸枣仁以养心安神;惊惕不安者,加龙齿、远志以安神镇惊;胁痛者,加柴胡、郁金以疏肝理气;食少纳呆者,加党参、白术、茯苓、鸡内金以健脾消食;内有瘀血者,加丹参、鳖甲以活血化瘀而不伤正。

(4)心血虚证

症状:心悸怔忡,少寐多梦,易惊健忘,面色苍白无华或萎黄,口唇、爪甲及肌肤淡白无华,舌质淡,苔白,脉细弱或结代。

病机分析:心主血脉,心血不足,心失所养,故见心悸怔忡;心之华在面,血虚失荣,则面色、唇甲及肌肤淡白无华;心主藏神,心血不足,神失所依,故少寐多梦,易惊健忘。舌质淡,苔白,脉细弱均为血虚失荣之象,血虚气少则见脉结代。

治法:养血宁心。

方药:归脾汤(《济生方》)加减。

党参15g,黄芪20g,当归15g,炒酸枣仁10g,茯苓10g,白术10g,远志10g,龙眼肉10g,阿胶10g(烊化),

熟地黄10g,鸡血藤10g,木香6g。

方药分析:方中党参、黄芪、白术益气以生血;当归、龙眼肉、阿胶、熟地黄养血和营;鸡血藤补血活血;茯苓、炒酸枣仁、远志养心安神;木香利气快脾,使补而不滞。

加减:若失眠多梦较重者,加夜交藤、合欢皮以养心安神;心悸明显者,加磁石、龙骨以潜阳镇静;食少便溏,脘腹作胀者,加山药、薏苡仁、扁豆以健脾淡渗;兼见头昏、目眩、视物昏花者,加枸杞子、山茱萸、菊花以滋补肝肾,清肝明目。

(5)脾血虚证

症状:头晕乏力,精神倦怠,面色、口唇、爪甲及肌肤苍白无华,食少纳呆,食后脘腹作胀,大便不爽或大便干结,妇人月经量少或经闭,舌质淡,苔白,脉沉细无力。

病机分析:脾为气血生化之源,脾虚血少,头面及爪甲失养,故见头晕乏力,面色、口唇、爪甲及肌肤苍白无华;血为气之母,血虚则气弱,故见精神倦怠,乏力;脾失健运则食少纳呆,食后作胀;脾虚则气血生化乏源,故见妇人月经量少或经闭。脾血虚,舌脉失养,则见舌质淡,脉沉细无力。

治则:健脾生血。

方药:归脾汤(《济生方》)加减。

党参15g,黄芪20g,茯苓10g,白术10g,当归15g,白芍10g,龙眼肉10g,远志10g,阿胶10g(烊化),木香6g,炙甘草10g,大枣6枚。

方药分析:方中党参、茯苓、白术、炙甘草健脾益气;黄芪、当归益气生血;龙眼肉、远志、阿胶、大枣、白芍滋补阴血;木香理气醒脾。

加减:若纳呆食少者,加鸡内金、炒麦芽、炒谷草以消食健胃;腹胀者,加砂仁、香附以行气消胀;大便溏薄者,加薏苡仁、山药以健脾止泻;大便干结者,加肉苁蓉以润肠通便。

(6)肾血虚证

症状:面色苍白,唇甲色淡无华,耳鸣、耳聋,毛发脱落,腰膝痠软,足跟疼痛,男子不育,女子月经不调,甚或不孕,舌质淡,苔白,脉沉细弱。

病机分析:肾开窍于耳,肾血亏虚,耳窍失养,可致耳鸣、耳聋;肾血虚,血不华色则面色苍白,唇甲色淡无华;肾之华在发,发为血之余,肾血虚少则须发早白,毛发脱落;肾主骨,腰为肾之府,肾虚失养则见腰膝痠软,足跟疼痛;肾主生殖,肾血不足,冲任失养,经血乏源,可致男子不育或女子月经不调,甚或不孕。肾精血不足则舌质淡,脉细弱。

治法:益肾滋血。

方药:左归丸(《景岳全书》)加减。

熟地黄15g,何首乌15g,鹿角胶15g(烊化),龟板胶15g(烊化),山茱萸10g,山药10g,白芍10g,枸杞子10g,黑脂麻10g,紫河车10g,怀牛膝10g,菟丝子10g。

方药分析:方中熟地、山药、山茱萸、枸杞子、龟板胶补养肾阴;鹿角胶、菟丝子温补肾阳;何首乌、紫河车、白芍、黑脂麻填精补血;怀牛膝补益肝肾,强筋健骨。

加减:若耳鸣、耳聋者,加磁石、石菖蒲以益肾聪耳;腰膝痠软者,加川断、桑寄生以补肝肾,强筋骨;遗精者,加芡实、莲须、牡蛎以收敛固涩;潮热、口干、咽痛者,加银柴胡、地骨皮以清虚热。

(7)缺铁血虚证

症状:可有月经过多、痔疮出血、便血等慢性出血病史,面色少华或萎黄,唇甲色淡,疲倦乏力,心悸失眠,头晕眼花,舌质淡,苔薄,脉细。

病机分析:各种长期慢性失血,或长期胃病及胃病术后,或虫积肠中,均可致铁剂摄入不足或丢失过多,引发斯证。血虚不能养心,心神不宁则心悸、失眠、多梦;气血亏虚,不能外荣,则面色少华或萎黄,唇甲色淡;血虚不能上荣于脑,故头晕眼花;气血相依,血虚日久,必兼气虚,故疲倦乏力。舌质淡,脉细均为血液亏虚之表现。

治法:健脾养血,补铁生血。

方药:四物汤(《太平惠民和剂局方》)合绛矾丸(《医方考》)加减。

熟地黄15g,当归15g,白芍10g,川芎10g,黄芪15g,苍术10g,厚朴6g,陈皮6g,大枣6枚,皂矾1g(冲服)。

方药分析:方中熟地黄甘温滋阴养血,补肾填精;当归补血和血;白芍和营养肝;川芎活血引滞;黄芪补气生血;皂矾补铁生血;苍术、厚朴、陈皮理脾和中;大枣补血和中。

加减:若气虚明显者,加党参、茯苓、白术以补气生血;虫积所致者,加使君子、苦楝皮、槟榔以杀虫消积。

(8)髓劳血虚证

症状:面色无华或萎黄,唇甲色淡,心悸气短;或手足心热,或低热、潮热,甚则高热不退;或衄血、肌肤瘀点瘀斑;或疲倦乏力,形寒肢冷,舌质淡白,苔薄,脉沉细小。

病机分析:肾为先天之本,主骨生髓而藏精,若先天禀赋不足,后天失于充养,则精亏髓减,精血不生,伤及于气,气血交亏,累及他脏,故见疲倦乏力,形寒肢冷;若阴血先伤,阴虚生内热,故见手足心热,或低热、午后潮热,甚则阴虚内热,迫血妄行,则见衄血,或肌肤瘀点瘀斑;若复感外邪,形成正虚邪盛,则高热不退,甚则出血不止;脾肾亏虚,精血不足,不能荣养上奉,则见面色无华或萎黄,唇甲色淡;心血不足,心失所养则心悸气短。舌质淡白,苔薄,脉沉细小皆为脾肾亏虚,精血不足之象。

治法:补益脾肾,益气养血。

方药:十全大补汤(《太平惠民和剂局方》)加减。

人参15g,黄芪20g,当归15g,白芍15g,熟地黄15g,五味子10g,茯苓10g,白术10g,肉桂10g,远志10g,鸡血藤10g,炙甘草10g,菟丝子10g,鹿角胶10g(烊化)。

方药分析:方中人参大补元气;黄芪、茯苓、白术、炙甘草益气补中,健脾养胃;当归、熟地黄、白芍、五味子、远志滋补阴血;肉桂补火助阳,以阳中求阴;鸡血藤行血补血;菟丝子、鹿角胶温补肾阳,填充精血。

加减:若偏阳虚者,加补骨脂、肉苁蓉、紫河车以温阳填髓;偏阴虚者,加山茱萸、枸杞子、龟板胶以填精补髓;有瘀血者,加川芎、郁金以行气活血;热毒重而出血者,加水牛角、赤芍、牡丹皮以清热解毒,凉血止血。

(9)虚黄血虚证

症状:目黄,或晨间尿色深黄如酱油色,或如葡萄酒色,或肢体浮肿,或胁下痞块,头晕乏力,面色萎黄,心悸,舌质淡,苔薄白或淡黄,脉细小。

病机分析:多因饮食、药毒所伤,导致血气败坏,气血不足;或因禀赋不足,脾肾亏虚,气血不足;或由外邪侵袭,营血郁热,损伤气血,熏蒸肝胆,胆汁外泄所致。血气败坏,胆汁增多,不及排泄,潴积于全身,则发黄疸;或湿热毒邪,蕴结肝胆,胆汁外溢,浸淫肌肤而发黄疸;气血不足,血不上荣,则头晕乏力,面色萎黄;血不养心则心悸;阴血亏虚,阳气衰弱,则血流不畅,瘀结不散则胁下痞块。舌质淡,苔薄白或淡黄,脉细小均为血虚之征象。

治法:益气养血,健脾化湿。

方药:黄芪建中汤(《金匮要略》)加减。

黄芪30g,当归15g,白芍15g,桂枝10g,茵陈20g,茯苓10g,白术10g,鸡血藤10g,丹参15g,阿胶10g(烊化),大枣6枚,炙甘草10g。

方药分析:方中黄芪、炙甘草补气生血;当归、白芍、大枣、阿胶滋补阴血;桂枝温阳,使水行气化;鸡血藤、丹参补血活血,通滞散结;茵陈清热利湿退黄;茯苓、白术健脾利湿。

加减:若黄疸明显者,加栀子、大黄以清热利湿解毒;气血两虚者,重用黄芪,加党参、山药以补气生血;偏阴虚者,加何首乌、女贞子、旱莲草以滋阴补肾;偏阳虚者,加制附子、仙灵脾、菟丝子以温肾助阳;血瘀明显者,加鳖甲、莪术以软坚散结。

2.血虚证主要兼夹证型

(1)血虚风动证

症状:面色无华,唇甲色淡,心悸失眠,四肢拘急,肢体颤抖及抽搐,或肢体麻木或瘙痒,或头晕眼花,舌质淡,苔薄,脉细。

病机分析:肝血不足,筋骨失养,虚风内动,血虚生风;肝主筋,肝血不足,筋失荣养,故四肢拘急,或肢体麻木,或瘙痒;肝血不足,血虚生风,虚风内动,故肢体颤抖及抽搐;血虚不荣,则面色无华,唇甲色淡,舌质淡,脉细。

治法:养血熄风。

方药:四物汤(《太平惠民和剂局方》)加味。

当归15g,熟地黄15g,白芍10g,川芎10g,鸡血藤10g,钩藤15g,阿胶10g(烊化),白僵蚕10g,菊花10g。

方药分析:方中当归、熟地黄、阿胶、白芍滋补阴血;川芎活血祛风;鸡血藤养血行血,舒筋活络;菊花、钩藤平肝熄风;白僵蚕熄风止痉。

加减:若风动甚者,加全蝎、地龙、蜈蚣、羚羊角以搜剔熄风;阴虚明显者,加牡蛎、鳖甲、龟板以潜阳熄风;兼夹瘀血者,加赤芍、丹参以活血化瘀;兼夹风痰者,加天竺黄、胆南星以化痰熄风。

(2)血虚风燥证

症状:面色苍白,头晕目眩,皮肤粗糙肥厚,干燥脱屑,或枯皱皲裂,毛发失荣、脱落,皮肤瘙痒,舌质淡,苔薄而干,脉濡。

病机分析:血燥阴伤,津血枯涩,皮肤失养则粗糙肥厚,干燥脱屑,或枯皱皲裂;发乃血之余,血虚生风化燥,津血枯涩,无以营养毛发,故见毛发失荣、脱落;血虚不荣,则面色苍白,头晕目眩,舌质淡,苔薄而干,脉濡。

治法:养血滋阴,润燥祛风。

方药:生血润肤饮(《医学正传》)加减。

熟地黄15g,生地黄10g,当归15g,黄芪15g,天门冬10g,麦门冬10g,五味子10g,升麻10g,天花粉15g,黄芩10g,桃仁10g。

方药分析:方中熟地黄、生地黄、天门冬、麦门冬、天花粉滋阴润燥;黄芪、当归补气养血;升麻、黄芩清热;桃仁活血祛风;五味子生津收敛。

加减:若偏风热者,加蝉衣、防风、金银花、连翘以搜风清热,败毒止痒;偏风湿者,加天麻、荆芥、苍术、独活以宣通腠理,疏风祛湿;偏湿热者,加黄柏、苍术、薏苡仁、栀子以清热利湿;偏血热者,加赤芍、牡丹皮、丹参以凉血清热,消风止痒;偏燥者,加玄参、知母、阿胶以滋阴润燥;有瘀血者,加红花、丹参、川芎以活血养血,熄风止痒。

(3)血虚发热证

症状:面色淡白无华,唇甲色淡,心悸头晕,午后或夜间潮热,低热或五心烦热,甚则高热,舌质淡,苔薄,脉细数。

病机分析:各种失血或病后失调,而致血少阴亏,津液耗伤,阴血既伤,虚阳独盛故发热;午后夜间属阴,阴血既虚,阴不敛阳,故发热以午后及夜间为甚;血不营心则心悸;血不上充则头晕;血少不能荣于肌肤及脉络,故见面色淡白无华,唇甲色淡,舌质淡,苔薄,脉细数。

治法:益气补血。

方药:圣愈汤(《兰室秘藏》)加味。

黄芪30g,人参10g,当归15g,熟地黄15g,白芍10g,川芎10g,山药10g。

方药分析:方中黄芪、人参益气生血;当归补血和血;熟地黄滋阴养血,填精补髓;白芍和营养肝;川芎活血引滞;山药健脾和胃。

加减:若血虚兼感外邪发热者,可选用葱白七味饮(《外台秘要》)加减,以滋阴养血,解表清热;大出血之后呈急性血虚夹热,热势较高,壮若白虎汤证者,选用当归补血汤(《内外伤辨惑论》)加味,以阳生阴长,营卫和则热解;兼有瘀血停滞者,加大黄、桃仁、牡丹皮以活血化瘀。

(4)血虚寒凝证

症状:面色无华,手足厥冷,四肢骨节冷痛,或腹部拘急疼痛,或妇女少腹冷痛、痛经,舌质淡,苔薄白,脉细涩或弦细,或脉微欲绝。

病机分析:多系血虚之体,复感寒邪;或阳虚内寒,复因失血而血虚,造成气血不利,血液凝滞所致。血虚寒凝,不能温差四肢则四肢厥冷;机体气血虚弱,复感寒邪,邪与气血相结,致使筋脉凝滞,血气不流而四肢骨节冷痛;若冲任血虚,复感寒邪,气血不和,则妇女少腹冷痛或痛经。面色无华,舌质淡,脉细涩,均为血虚之征兆。

治法:温经散寒,养血通脉。

方药:当归四逆汤(《伤寒论》)加减。

当归15g,桂枝10g,白芍10g,熟地黄10g,炮姜10g,炙甘草10g,大枣5枚。

方药分析:方中当归、熟地黄补血养血;桂枝、炮姜通血脉、散寒邪;白芍养血和营;大枣、炙甘草补脾气而调和诸药。

加减:若素体气血亏虚,外感寒邪或风湿合邪,闭阻经络,形成痹证者,可合三痹汤(《妇人大全良方》)或独活寄生汤(《备急千金要方》)加减化裁,以祛风湿,止痹痛,益肝肾,补气血;妇女少腹冷痛或痛经者,可选用温经汤(《金匮要略》)加减,以温经散寒,养血祛瘀。

（5）血虚夹瘀证

症状：面色无华或淡而黯，爪甲色淡或紫而黯，肢体关节疼痛或麻木，痛有定处；或妇女月经不调，夹有血块，或少腹疼痛如刺；或妇女少腹癥块，漏下不畅，色紫有块，舌质淡而夹瘀点瘀斑，脉弦细或细涩。

病机分析：风寒湿痹日久不愈，气血运行不畅，血脉瘀阻，日久则气血伤耗，形成血虚夹瘀血留滞，故见肢体关节疼痛或麻木，痛有定处；妇女月经过多，或产后失血过多，而成血虚，出血则血溢脉外，留滞于内，可兼夹瘀血；或素有癥块，兼有漏下而血虚，故见瘀血停滞之少腹疼痛如刺，或腹中触之积块，或经水夹有瘀块诸证。舌质淡而夹瘀点瘀斑，脉弦细或细涩均为血虚夹瘀之象。

治法：养血活血。

方药：桃红四物汤（《医宗金鉴》）加减。

熟地黄15g，当归15g，赤芍10g，川芎10g，桃仁10g，红花10g，鸡血藤10g，丹参20g，郁金10g。

方药分析：方中熟地黄滋阴养血，填精益髓；当归补血养肝，和血调经；赤芍、川芎活血引滞；鸡血藤补血活血；桃仁、红花、丹参活血化瘀；郁金行气化瘀。

加减：若血虚较甚者，加何首乌、枸杞子、阿胶以补血养血；血瘀刺痛者，加姜黄、延胡索以活血定痛；血瘀而结成积块者，加三棱、莪术以活血消积；产后血虚夹瘀者，可选用生化汤（《傅青主女科》）加减，以活血祛瘀，温经止痛。

（6）心肝血虚证

症状：面色无华，妇女月经量少色淡，爪甲不荣，心悸健忘，失眠多梦，两目干涩，视物模糊，或眩晕耳鸣，或肢体麻木拘急，舌质淡，苔薄白，脉细弱。

病机分析：心血不足，心失所养，心神不宁，则心悸、健忘、失眠、多梦；肝血不足，头目失养，则眩晕、耳鸣、两目干涩、视物模糊；肝主筋，其华在爪，肝血不足，筋脉失于濡养，故爪甲不荣，肢体麻木拘急；女人以血为本，心肝血虚，冲任失养，则月经量少色淡。舌质淡，苔薄白，脉细弱，均为营血亏虚，舌脉失养与不充所致。

治法：补血养血，宁心柔肝。

方药：四物汤（《太平惠民和剂局方》）合酸枣仁汤（《金匮要略》）加减。

熟地黄15g，当归15g，白芍10g，川芎10g，酸枣仁15g，知母10g，茯苓10g，阿胶10g（烊化），鸡血藤10g，炙甘草10g。

方药分析：方中熟地黄、白芍、阿胶养血生血；当归、川芎、鸡血藤养血行血；相互配合，补而不滞；酸枣仁养肝血安心神；茯苓宁心安神；知母清热除烦；炙甘草调和诸药。

加减：若心悸健忘明显者，加远志、柏子仁、大枣以养心安神；失眠多梦明显者，加合欢花、夜交藤、龙齿以镇静安神；两目干涩，视物模糊明显者，加菊花、决明子以清肝明目；肢体麻木拘急明显者，加木瓜、天麻、钩藤以平肝熄风。

（7）肝脾血虚证

症状：面色苍白或萎黄，爪甲不荣，头晕眼花，失眠多梦，筋骨痠痛，四肢关节活动不便，食少倦怠，大便溏薄，妇女月经量少或经闭，舌质淡，苔白，脉虚弱。

病机分析：肝脾血虚，土不荣木，故面色苍白或萎黄；肝开窍于目，肝血虚不能上荣，故头晕眼花；肝不藏血，则魂不归舍，故失眠多梦；肝血不足，不能荣养筋脉，脾血不足，不能滋养肌肉，故筋肉痠痛，关节不利,爪甲干枯;肝血虚少,脾不健运,气血生化乏源,则冲任二脉不充,故经少或经闭;脾失运化,故食欲不振,大便溏薄;气虚血亏,故神疲倦怠。舌质淡,苔白,脉虚弱皆为肝脾血虚之象。

治法:补血养肝,健脾和胃。

方药:四物汤(《太平惠民和剂局方》)加味。

熟地黄15g,当归15g,白芍10g,川芎10g,鸡血藤10g,陈皮10g,党参10g,山药10g,扁豆10g,大枣6枚。

方药分析:方中熟地黄、白芍、大枣养血生血;当归、川芎、鸡血藤养血行血;党参补气生血;山药、陈皮、扁豆健脾强胃而助运化。

加减:若血虚明显者,加阿胶、何首乌以滋补阴血;失眠多梦明显者,加酸枣仁、远志、夜交藤以养心安神;内有瘀血者,应予补养气血的同时,加大黄䗪虫丸(《金匮要略》)以祛瘀生新。

(8)心脾血虚证

症状:面色萎黄,唇甲不华,心悸健忘,少寐多梦,食少倦怠,腹胀便溏,气短神怯,或皮下出血,妇女月经不调,色淡量多,或崩漏,舌质淡嫩,苔白,脉细弱。

病机分析:思虑过度,饮食不节,或病后失调,慢性出血等,皆可致心血耗伤,脾胃生化乏源;气血两亏,不能上奉于心,故心悸健忘,少寐多梦;脾失健运,气血化生不足,故食少倦怠,腹胀便溏,气短神疲;心脾虚弱,心不主血,脾不统血,故皮下出血,妇女月经不调,色淡量多,或崩漏;血虚不荣不充,故面色萎黄,唇甲不华,舌质淡嫩,苔白,脉细弱。

治法:补益心脾。

方药:归脾汤(《济生方》)加减。

黄芪20g,党参15g,当归15g,酸枣仁10g,茯苓10g,白术10g,龙眼肉10g,远志10g,熟地黄15g,木香6g,大枣6枚,炙甘草10g。

方药分析:方中黄芪、党参补气健脾以生血;当归、龙眼肉、熟地黄养血和营;茯苓、白术、木香健脾理气,使补而不滞;远志、酸枣仁养心安神;大枣、炙甘草和胃健脾,调和营卫。

加减:若血虚明显者,加阿胶、何首乌以滋补阴血;食少纳差者,加山药、山楂、炒麦芽以健胃消食;妇女月经淋漓不尽者,加山茱萸、五味子以养肝收敛止血;血崩有寒者,加艾叶、炮姜炭、血余炭以温中止血。

(9)气血两虚证

症状:面色无华,唇甲色淡,头晕眼花,心悸失眠,精神疲惫,少气乏力,纳谷减少,呼吸气短,妇女月经量少,色淡质稀,舌质淡而胖嫩,舌边有齿痕,脉细弱无力。

病机分析:多为饮食劳倦内伤,或久病不愈,或失血耗气,气不生血,乃致气血两虚。肺脾气虚,肺气不足,脾气不运,则神疲乏力,呼吸气短,纳谷减少;气血不足,血不养心,故心悸失眠;气血不足,无以荣润头目与肢体,故头晕眼花,面色无华,唇甲色淡;气血不足,冲任亏虚,故妇女月经量少色淡。舌质淡而胖嫩,脉细弱无力,均为气血两虚之象。

治法:补益气血。

方药:八珍汤(《正体类要》)加减。

当归15g,熟地黄15g,白芍10g,川芎10g,党参15g,茯苓10g,白术10g,黄芪15g,阿胶10g(烊化),炙甘草6g。

方药分析:方中当归、熟地黄、阿胶滋补阴血;白芍和营养肝;川芎活血引滞;黄芪、党参补气生血;

白术健脾燥湿;茯苓淡渗利湿,健脾和胃;炙甘草补气和中。

加减:若眩晕甚者,加天麻、钩藤、僵蚕以平肝熄风;心悸、不寐明显者,加酸枣仁、远志、龙齿以宁心安神;畏寒肢冷者,加肉桂、炙附子以温阳散寒。

(10)精血亏虚证

症状:面色萎黄,眩晕耳鸣,腰膝瘆软,两足痿弱无力,心悸失眠,神疲健忘,男子性功能减退,甚则早泄、阳痿,女子月经量少,衍期,甚则闭经、不孕,或婴儿发育不良,智力迟钝,或成人早衰,舌质淡,苔薄白,脉沉细。

病机分析:多缘先天禀赋不足,或年老体衰精少,或久病伤耗,后天失养所致。肾主藏精,为先天之本,主生殖及生长发育。先天肾精不足,则小儿发育迟缓,成人生殖机能衰退,故发男子阳痿不举,或精关失固而遗精早泄,女子精血不足而闭经、不孕;腰为肾之府,肾之精血不足则腰膝瘆软,或两足痿弱无力;脑为髓海,肾主藏精而生髓,肾精不足则脑海空虚,致使小儿智力迟钝或成人记忆力减退;精血同源,精盈则血充,精亏则血虚,肌肤失血之充养则面色萎黄;心血不足,心神不宁,故心悸失眠,眩晕耳鸣。舌质淡,脉沉细均为精血亏虚之象。

治法:补精益肾,养血生血。

方药:左归丸(《景岳全书》)加味。

熟地黄15g,鹿角胶10g(烊化),龟板胶10g(烊化),山药15g,枸杞子15g,山茱萸10g,川牛膝10g,菟丝子10g,茯苓10g,炙甘草6g。

方药分析:方中熟地黄滋补阴血,益肾填髓;鹿角胶、龟板胶补督任之元;山药补脾;山茱萸补肝;枸杞子补精;菟丝子补肾中之气;川牛膝补血活血;茯苓渗湿以清精府;炙甘草益气和中。

加减:若血虚明显者,加当归、阿胶以滋补阴血;兼虚热者,加知母、黄柏以清泄虚火;兼气虚者,加黄芪、党参以补气生血;纳差食少者,加炒麦芽、神曲、山楂以健胃消食。

(11)冲任血虚证

症状:妇人经行延后,经血量少,经水闭止,孕育不能,面色苍白无华或萎黄,神疲乏力,唇甲色淡,舌质淡,脉细弱无力。

病机分析:冲为血海,系气血汇聚之所;任主胞胎,乃人体妊养之本。冲脉血盛,任脉气通,月经能按时而下,女子则能受孕生育。若冲任血虚,血海不能按时满盈,则经血减少或延迟而至,或闭止不行,甚或并发孕育不能。舌质淡,脉细弱无力皆为冲任血虚之象。

治法:调补冲任。

方药:当归地黄饮(《景岳全书》)加味。

当归15g,熟地黄15g,山茱萸15g,杜仲15g,山药15g,阿胶12g(烊化),川牛膝10g,炙甘草10g。

方药分析:方中当归、熟地黄滋补阴血;山茱萸、杜仲滋补肝肾;山药、炙甘草健脾和中,以资化源;川牛膝调血通经;再加以补血养血、填补血海之阿胶,则更有相得益彰之妙。

加减:若血虚明显者,加何首乌、枸杞子以养血;气虚明显者,加人参、黄芪以补气;腹痛者,加白芍以缓急止痛;经量过少或经闭者,加鸡血藤以补血活血。

第二节　血虚感冒

【定义】

感冒是因风邪侵袭人体而引起的疾病。临床上以头痛、鼻塞、流涕、喷嚏、恶寒、发热、脉浮等为主症。一般病程3~7天,在整个病程中很少传变。

感冒亦称"伤风"、"冒风"。若病情较重,并在一个时期内广泛流行,证候多相类似者,称作时行感冒。

血虚感冒属虚证感冒的范畴,是以头痛,身热,微寒,无汗或汗少,面色不华,唇甲色淡,心悸头晕,舌淡脉浮或细为主要特征的病证。

【源流】

《素问·骨空论》云:"风者百病之始也……风从外入,令人振寒汗出,头痛,身重,恶寒。"其描述符合感冒之特点。

汉代张仲景《伤寒论·辨太阳病脉证并治》云:"脉浮紧者,法当身疼痛,宜以汗解之。假令尺中迟者,不可发汗,何以知然? 以荣气不足,血少故也。"指出太阳伤寒,营血不足者,禁用汗法,为后世治疗血虚感冒奠定了理论基础。隋代巢元方《诸病源候论·虚劳病诸候》云:"血气虚弱,其腠理虚疏,风邪易侵,或游移皮肤,或沉滞脏腑,随其所感,而众病生焉。"论述了血虚感冒之病因病机。

宋代杨士瀛《仁斋直指附遗方论·诸风》在"伤风方论"项下论述《太平惠民和剂局方》参苏饮时云:"治感冒风邪,发热头疼,咳嗽声重,涕唾稠粘。"首次提出"感冒"之病名。陈无择《三因极一病证方论·叙伤风论》主张以六经为纲进行辨证施治。元、明以来,认识到感冒与风寒或风热之邪袭肺有关,提出用辛温或辛凉之剂以疏风解表。张介宾《景岳全书·伤风》云:"故凡气体薄弱,及中年以后血气渐衰者,邪必易犯,但知慎护此处,或昼坐则常令微暖,或夜卧则以衣帛之密护其处,勿使微凉,则可免终身伤风咳嗽之患,此余身验切效之法,谨录之以告夫惜身同志者。"明谓机体气血虚弱者,易患感冒,并以亲身体会提出防护之法,具有实用价值。

清代李用粹《证治汇补·伤风》云:"有平昔元气虚弱,表疏腠松,略有不慎,即显风症者,此表里两因之虚症也。"这些论述,足以说明感冒除风邪侵袭之外,还与体虚和不同素质有关。唐容川《血证论·感冒》亦云:"血家最忌感冒,以阴血受伤,不可发汗故也。然血家又易感冒,以人身卫外之气,生于太阳膀胱,而散布于肺,血家肺阴不足,壮火食气,不能散达于外,故卫气虚素,易召外邪,偶有感冒,即为头痛、寒热、身痛等证。若照常人治法,而用麻、桂、羌、独,愈伤肺津,肺气益束而不能达,不惟涸血分之阴,愈以助气分之邪矣。治惟和解一法,为能补正祛邪,宜先生其津,使津足而火不食气,则肺气能达于皮毛,而卫气充矣。次宜疏理其气,使血分和,则不留邪为患,而外邪自解矣。"失血之人,气血虚弱,易患感冒,和解之法,扶正祛邪,堪为良策,至今仍对临床具有指导意义。

【范围】

现代医学所称的上呼吸道感染属于感冒的范围,流行性感冒属于时行感冒的范围,若有血虚见证者,均可参考本篇内容进行辨证施治。

【病因病机】

(一)素体血虚　风邪外袭

素体脾胃虚弱,化源不足;或大病久病,中气受伤,脾不健运,皆致气血生化乏源;气虚血亏,卫外不固,风邪外袭,而致感冒。亦如明代李中梓《医宗必读·医论图说》所云:"气血者,人之所赖以生者也,气血充则百邪外御,病安从来?气血虚弱,则诸邪辐辏,百病丛集。"

(二)失血之后　卫外不固

失血之后,或产后失血,营血亏虚,气随血脱,卫外不固,风邪侵袭,乃发感冒。亦如清代唐容川《血证论·感冒》所云:"血家又易感冒,以人身卫外之气,生于太阳膀胱,而散布于肺,血家肺阴不足,壮火食气,不能散达于外,故卫气虚素,易召外邪。"

【辨证要点】

(一)辨病史

血虚感冒患者多有久病血虚、失血等病史。

(二)辨临床特征

血虚感冒之临床特征除具头痛,身热,微汗,无汗或汗少,脉浮等普通表证表现之外,并见面色不华,唇甲色淡等血虚之候。

(三)辨虚实

血虚感冒,多为本虚标实、虚实夹杂之证,血虚为本,复感外邪为标;且风寒风热,治法迥异,故临证须详辨所感外邪偏于风寒还是偏于风热,再辨感邪与血虚孰重而随证治之。

【类证鉴别】

(一)血虚感冒与气虚感冒

两者均属虚证感冒,均有恶寒、发热,脉浮等表现。但血虚感冒除见血虚症状之外,一般感受风寒之邪偏多,时时形寒为其主要特征。气血双虚感冒则兼有以上两种特征。

(二)血虚感冒与阴虚感冒

两者均属虚证感冒,均有恶寒,发热,脉浮等表现。但血虚感冒除见血虚症状之外,病程迁延数日不愈,往往心悸、眩晕更甚,甚至出现脉象结代;阴虚感冒则常见偏于风热之证,在感冒时其阴虚之象更为明显,甚者可见痰中带血丝。

【辨治钩要】

(一)正解处理祛邪与扶正的关系

治疗血虚感冒,一般不重用发汗解表之剂,不可过于辛散,亦不可单纯祛邪,因血虚之人,汗源不足,如发汗太多,则津血益耗,故治当扶正达邪,在疏散药中酌加补血之品,掌握扶正而不碍邪,祛邪而不伤正之要领。

(二)灵活掌握辛温与辛凉的治则

风热宜辛凉,风寒宜辛温;血虚感冒属于外感风寒之邪化热而寒邪未尽者,可在辛凉解表的同时,略佐辛温透邪之品,温凉相配,灵活应用。

【辨证论治】

(1)症状:头痛,身热,微寒,无汗或汗少,面色不华,口唇色淡,爪甲苍白,心悸,头晕,舌质淡,苔白,脉细,或浮而无力,或脉象结代。

(2)病机分析:素体血虚,或失血之后,或产后血亏,除见头痛,身热,微寒,脉浮等普通表现之外,并见面色不华,口唇色淡,爪甲苍白,心悸头晕等血虚之征。由于血虚,汗源不足,一般无汗或汗少;血虚感冒,数日不愈,更伤阴血,血液不足,失于滋养,则心悸,眩晕更甚,甚至出现脉象结代。

(3)治法:养血解表。

(4)方药:葱白七味饮(《外台秘要》)加减。

葱白连须1根,葛根15g,淡豆豉10g,麦门冬10g,生姜6g,熟地黄15g,当归15g,防风10g。

(5)方药分析:方中葱白辛温解表,温通血脉;淡豆豉、葛根、生姜、防风解表;熟地黄、麦门冬、当归滋阴养血。

(6)加减:若恶寒重者,加黄芪、荆芥以益气固表,祛风宣散;发热重者,加金银花、连翘以清热解毒;脉结代者,加桂枝、红花、丹参以通阳活血宣痹。

【转归及预后】

血虚感冒,经及时治疗,一般预后良好;若反复发作,则正气耗散,气血更虚,致缠绵难愈,甚或变生他疾。故应有病早治,切不能认为其为小恙而忽视。亦如清代郑树珪《七松岩集·发热》云:"凡感冒之病,以为轻浅,忽略不治,又兼饮食不节,荤酒不戒,以至轻病变重,重病必危。养生者无论病之大小,宜早为调治。"

【调护】

(一)治疗原发病

积极治疗原发疾病血虚。

(二)应谨防重感

注意气候变化,及时增减衣服,避免感寒受热,在睡眠时,避免对流风直吹。

(三)饮食宜清淡

生活要有规律,饮食有节,忌油腻辛辣燥热之物;起居有常,夜卧早起,避免着凉。

第三节 血虚发热

【定义】

以内伤为病因,脏腑功能失调,气血阴阳亏虚为基本病机的发热,称为内伤发热。血虚发热属内伤发热的范畴,起病较缓,病程较长,以低热多见,常伴有头晕眼花,身倦乏力,心悸不宁,面色少华,唇甲色淡,舌淡脉细等症状。

【源流】

《素问·调经论》云:"阳虚则外寒,阴虚则内热。"说明内伤发热是由于机体的阴阳失调所引起。

汉代张仲景《金匮要略·血痹虚劳病脉证并治》云:"虚劳里急,悸衄,腹中痛,梦失精,四肢疼痛,手足烦热,咽干口燥⋯⋯"具体地指出了阴阳失调所产生的虚热症状。由此可见,血虚发热证在较早的文献中也多包涵在阴虚发热之中。

隋代巢元方《诸病源候论·虚劳客热候》云:"虚劳之人,血气微弱,阴阳俱虚,小劳则生热,热因劳而生,故名客热也。"说明血气虚弱,阴阳俱虚,稍有劳倦,则可发热。后世"劳伤发热"与之相类似。唐代孙思邈《备急千金要方》、王焘《外台秘要》及宋代王怀隐等《太平圣惠方》中,也记载了脏腑阴阳失调所致的内伤发热及治疗方药。元代朱震亨《丹溪心法》中,提出以四物汤为主治疗阴虚发热,沿用至今。

明代秦景明《症因脉治》中最早提出"内伤发热"一词,并拟定血虚柴胡汤治疗"血虚发热。"王肯堂《证治准绳·杂病·发热》云:"若劳心好色,内伤真阴,阴血既伤,则阳气偏胜而变为火矣,是为阴虚火旺劳瘵之症,故丹溪发阳常有余阴不足之论,是四物汤加黄柏、知母补阴而火自降,此用血药以补血之不足者也。"其在总结前人经验的基础上,对血虚发热有了更进一步的认识。

清代李用粹《证治汇补·发热》将外感发热之外的发热根据病因分为十一种类型,对血虚发热的病因病机及治法作了明确的阐述,其云:"血虚发热,一切吐衄便血,产后崩漏,血脱不能配阳,阳亢发热者,治宜养血。"从而使其血虚发热的理论更加完善。唐容川《血证论·发热》云:"失血家阳气郁于血分之中,则身热郁冒,但头汗出,身热者,火闭于内,而不得达于外故也。"对因失血引起血虚发热的病机作了详细阐述。日本丹波元坚《杂病广要·内因类》云:"有每遇夜身发微热,病人不觉,早期动作无事,饮食如常,既无别证可疑,只是血虚,阴不济阳,朝用加味逍遥散,暮用六味丸,有应,用当归补血汤、加味八味丸。"至今仍有临床指导意义。

【范围】

血虚发热可见于现代医学的功能性发热、慢性感染性疾病、结缔组织病、血液病、肿瘤、结核病等,以发热作为主证,且伴血虚见证者。

【病因病机】

(一)脾胃虚弱　血失濡养

脾胃为气血生化之源,素体脾胃偏虚,或饮食不节,损伤中焦;或久病中气损伤,皆可使脾胃受纳、运化失常,不能承受水谷,气血化源不足,血虚失于濡养而发热。亦如金代李杲《脾胃论·卷下》"升阳散火汤"方后注所云:"男子妇人四肢发热,肌热,筋痹热,骨髓中热,发困,热如燎,扪之烙手,此病多因血虚而得之。或胃虚过食冷物,抑遏阳气于脾土,火郁则发之。"

(二)各种失血　阴不配阳

罹患各种出血之证,如吐血、衄血、便血、崩漏等,暴出之后未能如法救治,或长期失血未能有效控制,皆可致血虚不能配阳而发热。亦如明代李用粹《证治汇补·发热》所云:"一切吐衄便血,产后崩漏,血虚不能配阳,阳亢发热者,治宜养血。"

(三)心肝血虚　无以敛阳

气属阳,血属阴,心主血,肝藏血,心肝久病不愈,可致阴血耗伤,阴血不足,无以敛阳,则可引起发热。亦如明代张介宾《景岳全书·火证》所云:"阴虚者能发热,此以真阴亏损,水不制火也。"

【辨证要点】

(一)辨病史

血虚发热患者可有久病、失血等病史。

(二)辨临床特征

血虚发热多为低热,其起病较缓,病程较长,常伴有头晕眼花,面色无华,失眠,心悸等症状。妇女可见月经量少或过多。

(三)辨兼证

血虚发热可兼阴虚、气虚。兼阴虚者可见咽干口燥,舌红苔少等;兼气虚者可见气短、自汗等。

【类证鉴别】

(一)血虚发热与外感发热

血虚发热属于内伤发热。内伤发热一般起病缓,病程长,多为低热,或自觉发热,不恶寒,或虽有怯冷,但得衣被则温,常兼头晕,神疲,自汗,盗汗等;外感发热一般起病急,病程短,热势大多较高,初起多伴恶寒,得衣被不减,常兼头痛,身热,鼻塞,流涕,咳嗽等。

(二)血虚发热与阴虚发热

两者皆为虚热,且血属阴,故发热多在午后。血虚者小有烦劳则加重,常兼有神疲,头晕,心悸等;阴虚者多伴有烦躁,口干,咽燥,盗汗,舌红,少苔,脉象细数等。

(三)血虚发热与气虚发热

两者均为虚热。气虚发热多在劳累后发作或加剧,常伴有倦怠乏力,气短懒言,自汗等。

【辨治钩要】

(一)辨别虚实

虚证总由阴阳气血亏损而成,实证责之于气滞血瘀或湿热郁滞。虚实不同,治法迥异。诚如明代张介宾《景岳全书·火证》所云:"实火宜泻,虚火宜补,固其法也。然虚中有实者,治宜以补为主,而不得兼乎……若实中有虚者,治宜以清为主而酌兼乎补。"

(二)顾护胃气

治疗血虚发热,不可任意使用苦寒泻火之剂,亦不可滋腻太过。因脾胃为后天之本,气血生化之源,今气血已虚,若苦寒太过,则损伤中阳,滋腻太过,则阻碍中焦,或化燥伤阴,皆可使病情加重。亦如清代林珮琴《类证治裁·血症》所云:"不可峻行腻补,不可轻用苦寒。"

(三)适当补气

气为血之帅,血为气之母,气旺则能生血。故血虚发热在补血的同时要适当补气。亦如清代李用粹《证治汇补》所云:"所以有脱血益气,阳生阴长之法,使无形生出有形来,此千古传心之法。"

【辨证论治】

(1)症状:发热,热势或低或高,但以低热多见,头晕眼花,身倦乏力,心悸不宁,面色无华,唇甲色淡,舌质淡,脉弱。

(2)病机分析:血本属阴,血虚不能濡养,阴衰阳盛,阳气外浮而见发热;头晕眼花,身倦乏力,心悸,面色无华均系血虚失于濡养所致;唇甲色淡,舌质淡,脉弱为血虚失养,血脉不充之象。

(3)治法:益气养血。

(4)方药:当归补血汤(《内外伤辨惑论》)。

黄芪50g,当归10g。

(5)方药分析:气虚则身寒,血虚则身热。方中当归气味俱厚,为阴中之阴,故能养血;黄芪质轻而味微甘,故能补气。方中黄芪多于当归数倍,以气统血,取有形之血生于无形之气故也。

(6)加减:心脾两虚症状明显者,亦可选用归脾汤(《济生方》)以健脾养心。发热较甚者,加银柴胡、白薇以清退虚热;血虚较甚者,加熟地黄、枸杞子、制首乌以补益精血;慢性失血所致血虚,仍见少许出血者,酌加三七粉、仙鹤草、茜草以止血。

【转归及预后】

一般而言,血虚发热,大多迁延日久,病程缠绵,不容易在短时间内治愈。气为血之帅,血为气之母,血虚发热日久,必兼气虚,而转化成为气血两虚之发热。这也是造成治疗上比较困难,病程缠绵不愈的因素之一。

【调护】

(一)劳逸结合

适当休息,不宜过劳。出血或血虚重症者,更应卧床休息。

（二）清淡饮食

饮食应清淡而富有营养。脾虚不运者,尤应注意食物选择,宜清淡爽口,富于营养,易于消化。

第四节　血虚眩晕

【定义】

眩即眼花,晕是头晕,两者常同时并见,故统称为眩晕。其轻者闭目即止;重者如坐车船,旋转不定,不能站立,或伴恶心、呕吐、汗出,甚则昏倒等症状。血虚眩晕是以头晕目眩,动则加剧,遇劳则发,面色㿠白,心悸少寐,舌淡脉细弱等表现为主要特征的病证。

【源流】

眩晕最早见于《黄帝内经》。称为"眩冒"、"眩"。认为其病因有外邪及正虚两端,其发病与运气及肝有关。如《灵枢·海论》云:"髓海不足,则脑转耳鸣,胫痠眩冒。"《灵枢·卫气》云:"上虚则眩。"

汉代张仲景《金匮要略》有"冒眩"、"癫眩"之记载。

隋代巢元方《诸病源候论·风头眩候》云:"风头眩者,由血气虚,风邪入脑,而引目系故也。"从风邪立论,气血虚为本。唐宋医家多从风邪立论。宋代陈言《三因极一病证方论》始称"眩晕"。

明清两代对眩晕的论述日臻完善。如明代徐春甫《古今医统大全·眩运门》以虚实分论,提出虚有气虚、血虚、阳虚之分;实有风、寒、暑、湿之别。并认为"吐血或崩漏,肝家不能收摄营气"是眩晕发病之常见原因。徐彦纯《玉机微义》对《黄帝内经》"上盛下虚"之论作了进一步阐述,认为"下虚乃气血也,上盛乃痰涎风火也"。张介宾《景岳全书·眩晕》强调"无虚不能作眩。""凡治上虚者,犹当以兼补气血为最。"指出血虚在眩晕发病中的重要性。清代李用粹《证治汇补》中,对血虚眩晕分条论述。章楠《医门棒喝·虚损论》云:"血不养肝,肝风上冒而头眩。"冯兆张《冯氏锦囊秘录·方脉头眩晕合参》云:"夫头痛、头眩者乃病之标,必治其病之本而痛方已。如产后眩晕,只补其血;脾虚眩晕,只补其气,即所谓治其病之本也。"唐容川《血证论·晕痛》云:"肝虚则头晕……肝血不足则生风,风主动,故掉眩。失血之人,血虚生风者多,逍遥散加川芎、青葙子、夏枯草治之……由于血虚,则风动而眩,火动而晕。"为后世认识及治疗眩晕奠定了基础。

【范围】

现代医学认为,眩晕是多个系统发生病变时所引起的主观感觉障碍。高血压、低血压、低血糖、贫血、美尼尔氏综合征、脑动脉硬化、椎基底动脉供血不足等,临床表现以眩晕为主者,均可按眩晕辨证论治。血虚眩晕可见于上述任一疾病的过程中。

【病因病机】

(一)忧思劳倦　伤及心脾

思虑过多,损伤心脾,心血暗耗;或饮食失节,损伤脾胃,脾失健运,生化乏源,皆致营血亏虚,不能上荣于头而发眩晕。亦如金代李杲《脾胃论》所云:"思虑劳倦则伤心脾,脾为气血生化之源,今血虚不能上荣于脑,则眩晕矣。"

(二)失血久病　血虚风动

久病不已,耗伤气血;或失血之后,或产后失血,气随血耗,气虚则清阳不振,清气不升;血虚则肝失所养,肝风内动,乃发眩晕。亦如清代李用粹《证治汇补·眩晕》所云:"血为气配,气之所丽,以血为荣,凡吐衄崩漏,产后亡阴,肝家不能收摄荣气,使诸血失道妄行,此眩晕生于血虚也。"

(三)年老体衰　血不养窍

年老之人,精血渐亏,气血不足,不能濡养清窍,则发眩晕。亦如清代李用粹《证治汇补·眩晕》所云:此为"年老精血亏损,不能上承头目所致。"

【辨证要点】

(一)辨病史

血虚眩晕患者多有久病血虚、失血等病史。

(二)辨临床特征

血虚眩晕临床除以头晕目眩为主要特征之外,可伴有恶心,呕吐,汗出,面色无华,心悸少寐,舌淡脉细弱等症状,且多因过劳诱发或加剧,常反复发作。

(三)辨兼证

血虚眩晕可伴有气虚、阴虚。兼气虚者可见气短神疲,自汗乏力等;兼阴虚者则见五心烦热,低热,咽燥口干,舌红少苔,脉细数等。

【类证鉴别】

(一)血虚眩晕与气虚眩晕

两者皆为虚证。血虚者常伴有心悸神疲,难于入寐,面色无华,唇甲色淡,脉象细数;气虚者多兼有少气乏力,头倾喜卧,倦怠懒言,耳鸣,纳差便溏等。

(二)血虚眩晕与肾精不足眩晕

两者亦皆为虚证。肾精不足眩晕多伴有神疲健忘,耳鸣眼花,腰膝痠软,遗精阳痿,尺脉细弱等,且常经久不愈。

【辨治钩要】

(一)治病求于本

血虚眩晕属于虚证,以眩晕为标,血虚为本,故治当以补血养肝为主,临证不能脱离辨证论治精神,去追求一方一药之疗效,如一见眩晕,便投以天麻、钩藤、菊花之类,鲜能中病。亦如清代冯兆张《冯氏锦囊秘录·方脉头眩晕合参》所云："如产后眩晕,只补其血,脾虚眩晕,只补其气,即所谓治其病之本也。"

（二）注意兼夹证

血虚眩晕可单独出现,亦可与气虚、肾精不足、肝阳上亢等证并见,故临证须详察病情,辨证施治。

（三）顾及原发病

因跌仆外伤、吐衄、妇女血崩、漏下等失血而致的血虚眩晕,临床亦不少见,故治疗血虚眩晕,还应考虑治疗原发病。亦如近代蔡陆仙《中国医药汇海·眩晕》所云："寻致病之因,随机应变,其间以镇坠下行为最,不可妄施汗下。"

【辨证论治】

（1）症状:头眩目眩,动则加剧,劳累即发,面色㿠白,心悸少寐,唇甲色淡,舌质淡,苔薄白,脉细弱。

（2）病机分析:营血亏虚,血不上荣,脑失所养,故头晕目眩,活动劳累后加剧,营血不足,心神失养,故必悸少寐;血虚不荣则面色㿠白,唇甲色淡,舌质淡,脉细弱。

（3）治法:补血养肝。

（4）方药:补肝汤（《医宗金鉴》）加减。

当归15g,熟地黄15g,川芎10g,白芍10g,酸枣仁10g,麦门冬10g,阿胶10g(烊化),黄芪30g,枸杞子10g,炙甘草10g。

（5）方药分析:方中当归、熟地黄、白芍、阿胶滋补阴血;川芎活血引滞;酸枣仁养心安神;黄芪补气生血;麦门冬、枸杞子益气养阴;炙甘草和中。

（6）加减:若气血两虚者,可选用归脾汤（《济生方》）以补益气血,健运脾胃。若眩晕由失血引起者,当查清失血原因而治之。血虚甚者,可加紫河车粉(冲服)、何首乌以滋补阴血;暴失血而突然晕倒者,可急用针灸法促其复苏,内服六味回阳饮（《成方切用》）,重用人参,以取血脱益气之意。

【转归及预后】

眩晕由于病程较长,又多为本虚标实,故常可见到虚实之间的相互转化。如实证中的痰浊中阻、瘀血内阻,或阴阳失调之肝阳上亢可转化为虚证的气血亏虚;反之,虚证的气血亏虚也可能转化为实证的痰浊中阻、瘀血内阻。此外,在虚证与实证相互转化的过程中,又可出现虚实夹杂的证候。如气血亏虚兼痰或兼瘀。故临证当辨识血虚眩晕的各种转化关系和兼夹证候,才能取得较为理想的治疗效果。血虚眩晕的预后,一般来说,与病情轻重有关。若病情较轻,治疗护理得当,则预后多属良好;反之,若病久不愈,发作频繁,发作时间长,症状重笃,则难于获得根治。少数血虚眩晕者,可因肝血耗竭,耳目失其荣养,而发为耳聋或失明病证。亦如清代鲍相璈《验方新编·头脑晕眩》所云："晕眩虽小症,然而大病皆起于晕眩。眼目一时昏花,卒致猝倒而不可救者也。宜早治之。"

【调护】

（一）应注意休息

血虚眩晕者气血俱虚,更应注意休息,以免过劳更耗气血。居住室温宜暖,防止外袭乘虚而入;体位变化时动作宜缓,防止晕倒。

（二）宜营养饮食

饮食宜富于营养易于消化,忌食生冷。

（三）治疗原发病

积极治疗原发病证。

第五节　血虚头痛

【定义】

头痛是病人自觉头部疼痛为特征的一种常见病证。血虚头痛属虚证头痛,是临床以头痛而晕,心悸不宁,遇劳而重,神疲乏力,面色㿠白,舌质淡,苔薄白,脉沉细而弱为主要特征的病证。

【历史沿革】

头痛一证,首载于《黄帝内经》。如《素问·五脏生成》云:"头痛巅疾,下虚上实,过在足少阴、巨阳,甚则入肾。"奠定了血虚头痛论治的理论基础。

汉代张仲景《伤寒论》中论及太阳、阳明、少阳、厥阴病均有头痛之见证,并对症用药,为血虚头痛的辨证论治提供了依据。

宋代陈言《三因极一病证方论·头痛证治》云:"原其所因,有中风寒暑湿而疼者,有气血食饮厥而疼者,有五脏气郁厥而疼者,治之之法,当先审其三因,三因既明,则所施无不切中。"严用和《重订严氏济生方·头痛论治》亦云:"凡头痛者,血气俱虚,风、寒、暑、湿之邪伤于阳经,伏留不去者,名曰厥头痛。"以上对头痛病因的推究,堪称允当,血虚在头痛发病中的地位勿容忽视。

金代李杲《兰室秘藏·头痛门》首载"血虚头痛"一词,其云:"血虚头痛,当归、川芎为主。"明代朱橚《普济方》云:"气血俱虚,风邪伤于阳经,入于脑中,则令头痛。"徐春甫《古今医统大全·头痛》亦云:"头痛自内而致者,气血痰饮,五脏气郁之病,东垣论气虚、血虚、痰厥头痛之类是也;自外而致者,风寒暑湿之病,仲景伤寒、东垣六经之类是也。"阐述了血虚头痛的病因病机。李中梓《医宗必读·头痛》又云:"血虚痛者,善惊惕,其脉芤。"描述了血虚头痛的症状。

清代唐容川《血证论·晕痛》云:"头晕痛虽是两病,失血之人,往往兼见二证。由于血虚,则风动而眩,火动而晕。吾谓不分晕痛,亦不分治肝治肾,总以四物汤加元参、枸杞、肉苁蓉、玉竹、天麻、细辛、知母、黄柏、山茱萸、牛膝。"指出失血之人由于血虚往往出现头晕头痛,治当以四物汤加味。日本丹波元坚《杂病广要·头痛》亦云:"血虚头痛,必有烦躁、发渴、身热等候,其脉必涩而虚,产后金疮失血者多有之,虽宜补血,又必兼养其气,以血非气不生也。"既描述了血虚头痛的症状表现,又说明了血虚头痛多兼多虚,治疗上宜补血补气,值得临证效法。

【范围】

现代医学偏头痛、周期性偏头痛、紧张性头痛、丛集性头痛及慢性阵发性偏头痛,均可按头痛辨证论治。血虚头痛以紧张性头痛、慢性阵发性头痛为多。

【病因病机】

(一)脾胃虚弱　脑失所养

素体脾胃虚弱,或饮食伤中,或久病中气受伤,或过用苦寒损伤中焦,脾失健运,气血生化乏源,脑失所养,发为头痛。亦如明代张介宾《景岳全书·头痛》所云:"阴虚头痛,即血虚之属也,凡久病者多有之。"

(二)失血久病　脑髓失充

久病气血受伤,或产后及各种出血之证失于治疗,营血亏损,脑髓失充,脉络失荣,则发头痛。亦如宋代严用和《重订严氏济生方·头痛论治》所云:"偏正头风,妇人气盛血虚,产后失血过多,气无所主,皆以头痛。"

【辨证要点】

(一)辨病史

血虚头痛患者多有久病血虚、失血等病史。

(二)辨临床特征

血虚头痛者病程较长,时轻时重,可反复发作,疼痛多为隐痛、钝痛,痛势悠悠,常兼有面色萎黄无华,头晕乏力,心悸健忘,舌质淡红,脉细等。

(三)辨兼证

血虚头痛可兼气虚、阴精亏损。兼气虚者可见气短神疲,自汗乏力等;兼阴精亏损者则见头晕耳鸣,腰膝痠软,脉细等;阴虚内热者更见五心烦热,咽干口渴,舌红苔少,脉细数等。

(四)辨头痛的所属部位

大抵太阳头痛,多在头后部,下连于项;阳明头痛,多在前额部及眉棱等处;少阳头痛,多在头之两侧,并连及耳部;厥阴头痛,则在巅顶部位,或连于目系。明乎此,则循经用药,可奏事半功倍之效。

【类证鉴别】

(一)血虚头痛与气虚头痛

两者皆为虚证。血虚者头痛隐隐而作晕,常伴有心悸神疲,面色无华,唇甲色淡,脉象细弱;气虚者头痛绵绵,时发时止,多兼有少气乏力,倦怠懒言,劳则加重,纳差便溏等。

(二)血虚头痛与肾虚头痛

两者亦皆为虚证。肾虚者头痛且空,每兼眩晕,常伴有畏寒肢冷,耳鸣,腰膝痠软,遗精带下,舌苔薄,脉沉细无力等。

【辨治钩要】

(一)补血勿忘补气

气为血之帅,血为气之母。血虚头痛常兼气虚,治疗时除补血之外,更应注重补气,以益气生血。亦如日本丹波元坚《杂病广要·头痛》所云:"血虚头痛……虽宜补血,又必兼养其气,以血非气不生也。"

(二)慎投辛散之剂

治疗头痛,常用风药以引经,但血虚头痛属虚证头痛,治疗当以养血为主,风药多为辛散之剂,故应审慎使用。亦如明代王肯堂《证治准绳·头痛》所云:"所以头痛皆用风药,总其大体而言。然头痛者,血必不足,风药最能燥血,故有愈治而愈甚者,此其要尤在养血,不可不审也。"

【辨证论治】

(1)症状:头痛隐隐而作晕,遇劳加重,面色无华,心悸怔忡,唇甲色淡,舌质淡,苔薄,脉细弱。

(2)病机分析:血虚而脑髓失养,故头痛隐隐而作晕,遇劳加重;血虚不荣于面,则面色少华;血虚心失所养,则心悸怔忡;血不外荣,则唇甲色淡。舌质淡,苔薄,脉细弱均为血虚之象。

(3)治法:滋阴养血。

(4)方药:加味四物汤(《金匮翼》)加味。

当归15g,熟地黄15g,白芍10g,川芎10g,蔓荆子10g,菊花10g,党参10g,鸡血藤10g,大枣5枚,炙甘草6g。

(5)方药分析:方中当归、熟地黄、白芍、大枣养阴补血;鸡血藤补血活血;川芎、蔓荆子、菊花清头目以止痛;党参、炙甘草健脾益气养血。

(6)加减:若心悸失眠明显者,加茯神、远志、酸枣仁以养心安神;兼气虚者,加黄芪、白术以益气养血;若血不养肝而致肝血不足,阴不敛阳,肝阳上扰,往往头痛并见耳鸣,腰膝酸软及五心烦热等症,宜用上方去川芎、鸡血藤,加石决明、牡蛎、女贞子、钩藤之属,以平肝潜阳;气血两虚头痛者,可选用八珍汤(《正体类要》)加减,以双补气血。

【转归及预后】

血虚头痛,多为时较久,临证所见,既有虚证,亦可虚中夹实,故其治当分标本主次,找其所属主因,辨证施治,常可获效。亦如明代张介宾《景岳全书·头痛》所云:"所以暂病者,当重邪气;久病者,当重元气,此因其大纲也。然亦有暂病而虚者,久病而实者,又当因脉因证而详辨之,不可执也。"

【调护】

(一)劳逸结合

注意休息,不宜过度劳累,卧时枕头不宜过高,环境宜宁静。

(二)营养饮食

加强饮食护理,饮食宜清淡而富于营养,忌食辛辣刺激及生冷之品。

(三)审因论治

积极治疗原发病证。

第六节　血虚心悸

【定义】

心悸是指心中急剧跳动,惊悸不安,不能自主为主要表现的一种病证。常伴气短,胸闷,甚则眩晕,喘促,晕厥,脉象或数,或迟,或节律不齐。

心悸有"惊悸"、"怔忡"之不同。惊悸常因情绪激动、惊恐、劳累而诱发,时作时辍,不发时一如常人,其证较轻;怔忡则终日觉心中悸动不安,稍劳尤甚,全身情况较差,病情较重。惊悸日久不愈,可发展为怔忡。

血虚心悸是指以心中悸动不宁为主证,同时伴有面黄少华、头晕目眩,失眠,健忘,舌质淡红,脉细等症状的病证。血虚心悸轻者为惊悸,重者为怔忡。

【源流】

《黄帝内经》中虽无惊悸、怔忡的病证名称,但有关于其临床证候及脉象的一些论述。如《素问·三部九候论》云:脉"参伍不调者病。"《素问·平人气象论》亦云:"脉绝不至者死,乍数乍疏曰死。"

汉代张仲景《金匮要略》列"惊悸吐衄下血胸满瘀血病脉证治"篇,惊悸连称,并有"动即为惊,弱则为悸"的记载,认为因惊乃脉动,因虚乃心悸。《伤寒论》治疗心动悸,脉结代的炙甘草汤,沿用至今。

唐代孙思邈《备急千金要方·心脏脉论》云:"阳气外击,阴气内伤,伤则寒,寒则虚,虚则惊,掣心悸,定心汤主之。"提出对因虚致悸的认识。

宋代严用和《重订严氏济生方·惊悸怔忡健忘门》云:"夫怔忡者,此心血不足也。"亦云:"真血虚耗,心帝失辅,渐成怔忡。"认为怔忡因心血不足所致。

元代朱震亨《丹溪心法·惊悸怔忡》云:"惊悸者血虚,惊悸有时,以朱砂安神丸";"怔忡者血虚,怔忡无时,血少者多。有思虑便动,属虚。"认为惊悸与怔忡均由血虚所致。

明代孙文胤《丹台玉案·怔忡惊悸健忘》云:"治之之法,怔忡者,与之逐水消饮之剂;惊悸者,与之豁痰定惊之剂;健忘者,与之定志安神之药。总之,要在调养心血,和平心气而已。"至此,惊悸、怔忡的病因病机及治疗方法,渐趋完备。

清代沈金鳌《杂病源流犀烛·怔忡源流》云:"怔忡,心血不足也……心血消亡,神气失守,则心中空虚,快快动摇不得安宁,无时不作,名曰怔忡。"阐明了血虚心悸的机理。唐容川《血证论·怔忡》云:"凡思虑过度,及失血家去血过多者,乃有此虚证。"对因失血导致的血虚心悸作了补充。

【范围】

现代医学之各种原因引起的心律失常,心力衰竭,心肌炎、心包炎及一部分神经官能症等,有本病表现者,可参考心悸辨证治疗。血虚心悸可出现在上述任何一病证的病程之中,但以各种早搏、室上速、心房颤动与扑动、神经官能症多见。

【病因病机】

(一)脾虚血弱　心失所养

素体脾胃虚弱,或饮食不节,伤及中焦,或久病脾胃受伤,运化失常,水谷失于摄纳,气血化源不足,心失所养,发为心悸。亦如元代朱震亨《丹溪心法·惊悸怔忡》所云:"人之所主者心,心之所养者血,心血一虚,神气不守,此惊悸之所肇端也。"

(二)思虑太过　真血耗伤

忧愁思虑太过,营血暗耗,心失所养,心神不宁,乃发心悸。亦如明代戴思恭《证治要诀·惊悸怔忡》所云:"久思所爱,触事不忘,虚耗真血,心血不足,遂成怔忡。"

(三)各种出血　气血不足

吐衄、便血、崩漏、外伤出血等各种出血证久治不愈,或失血过多,皆可致气血不足,心血亏虚,心失所养而发为心悸。亦如清代唐容川《血证论·惊悸》所云:"失血家多是气血虚悸。"

【辨证要点】

(一)辨临床特征

血虚心悸以心悸不宁,动则加重为主症,可兼见面色无华,头晕目眩,多梦健忘,唇舌色淡,脉细弱等症状。

(二)辨兼证

血虚心悸可兼见气虚、阴虚,甚或阳虚,亦可兼夹痰浊、血瘀等病邪,而呈虚实夹杂之候。兼气虚者可见头晕乏力,自汗,动则悸发,静则悸缓等;兼阴虚者可见五心烦热,盗汗,舌红少津,脉细数等;若出现便溏腹胀,腰痠阴冷,畏寒肢冷等症状,则为阳虚之候;久病多瘀,血虚心悸兼有胸痛,舌紫等为血瘀之征象;如兼有心胸痞闷胀满,痰多,食少腹胀,或恶心,舌苔白腻,脉弦滑,多为兼夹痰浊之象。

【类证鉴别】

(一)血虚心悸与阴虚心悸

两者同属心虚证。共同症状是心悸,心烦,易惊,失眠,健忘。不同点是心血虚者兼有眩晕,面色不华,唇舌色淡,脉细弱;心阴虚者兼有低热,盗汗,五心烦热,口干,舌红少津,脉细数。

(二)血虚心悸与气虚心悸

两者均属心虚证。心血虚者,动则加重,伴有面色无华,唇甲色淡,头晕目眩等;心气虚者,心悸,短气,自汗,活动或遇劳加重,兼见面色㿠白,体倦乏力,舌质淡,舌体胖嫩,苔白,脉虚。

(三)血虚心悸与心阳不振心悸

两者亦均属心虚证。心阳不振者心悸短气,自汗,活动或遇劳加重,兼见形寒肢冷,心胸憋闷,面色苍白,舌质淡或紫黯,脉微弱或结代。

【辨治钩要】

（一）注重诊察脉象

心悸一病诊察脉象十分重要,大体而言,其脉有快慢及参伍不调之异,但血虚心悸的脉象一般以细为主,或有结代。若细弱而结代者,为气血亏虚之象;细而数者为阴血不足,虚热内扰之证。此外,若在急性出血之后,或血虚严重时,还可见到芤脉。

（二）明辨病情虚实

血虚心悸虽以虚为主,但可见虚中夹实。如血虚失于充养,血脉不畅,可致气血瘀滞,当在补血方中加强活血散瘀之力,如重用当归、川芎,或酌加丹参、红花等。血虚之体,亦可兼夹痰浊内扰,当于养血之中加入半夏、竹茹、茯苓等。诸如此类,应详审证候而施治,不可拘泥于"虚"而一味补血。

（三）治心兼顾他脏

心悸一证,病在心脏本身,夹杂症少者病情相对较轻;若病及他脏,或多脏受病,证情复杂者,病情则较重。血虚心悸除心血不足之外,常可累及肝肾脾诸脏,临证须仔细审查。肝肾受累时,多为精血亏虚,应加用女贞子、枸杞子、麦门冬等滋补肝肾精血;脾病者多为气虚不运,或有痰湿内停,当加用陈皮、半夏、茯苓等加强健脾化湿。

（四）酌伍安神之品

治疗血虚心悸除补血养心之外,还宜酌情配合养心安神或镇心安神之品,如酸枣仁、柏子仁、龙齿、珍珠母等,可以提高临床疗效。

【辨证论治】

（1）症状:心悸不宁,动则加重,头晕目眩,面色不华,倦怠无力,舌质淡红,脉象细弱。

（2）病机分析:心主血脉,其华在面,心血不足,不能养心,故心悸不宁,动则加重;血虚失于濡养,故面色不华,心血亏损不能上荣,故头晕目眩;血亏气亦虚,故倦怠无力。舌为心之苗,心主血脉,心血不足,故舌质淡红,脉象细弱。

（3）治法:补血养心,益气安神。

（4）方药:归脾汤(《济生方》)加减。

人参10g,黄芪20g,当归15g,龙眼肉10g,酸枣仁10g,茯神10g,远志10g,炙甘草10g,阿胶10g(烊化)木香6g,大枣5枚。

（5）方药分析:方中当归、龙眼肉、阿胶、大枣补养心血;人参、黄芪、炙甘草益气健脾,以资生血之源;酸枣仁、茯神、远志安神定志;再辅木香行气,使之补而不滞。

（6）加减:若心动悸而脉结代者,乃气虚血少,血不养心之故,宜用炙甘草汤(《伤寒论》)益气养血,滋阴复脉;若热病后期,损及心阴而致心悸者,则用生脉散(《备急千金要方》)以益气养阴。

【转归及预后】

血虚心悸之预后与其血虚之程度及辨证治疗是否妥当有密切的关系。一般而言,本病发生初期,若能及早治疗,避免外界影响,其症状便可消失。倘若病情发展,引起其他脏腑功能失调,病情严重,则非短时内可以治愈。

【调护】

(一)避免劳累,注意休息

亦如清代罗国纲《罗氏会约医镜·论怔忡惊悸恐惧健忘》所云:"患此者,速宜节劳苦,戒酒色,养气养精以培根本,犹可及也。"

(二)饮食有节　富于营养

饮食有节,且宜富于营养,忌食辛辣与浓茶等兴奋动火劫阴之品。

(三)原发病证　及早治疗

积极治疗原发病证,治疗及调养期间坚持遵嘱服药,以固疗效。

第七节　血虚心痛

【定义】

心痛是指心脏本身病损所致的一种病证,以"两乳之中,鸠尾之间",即膻中部位以及左胸部疼痛为主要临床表现。有"卒心痛"、"久心痛"与"真心痛"之分。多由心脏阴阳气血偏虚以及寒凝、热结、痰阻、气滞、血瘀等因素而引起。

血虚心痛属虚证心痛,是临床以心胸隐痛阵作,心悸不安,头晕目眩,多梦健忘,面色不华,体倦神疲,舌质淡,脉细弱为主要表现的病证。

【源流】

历代医家对血虚心痛的论述较少。心痛之名首见于《黄帝内经》。如《素问·标本病传论》云:"心病先心痛。"《素问·举痛论》云:"寒气客于背俞之脉则脉泣,脉泣则血虚,血虚则痛,其俞注于心,故相引而痛。"为血虚而致心痛奠定了理论基础。

汉代张仲景《金匮要略·胸痹心痛短气病脉证治》云:"即胸痹而痛,所以然者,责其极虚也。"将胸痹与心痛分而述之,并指明因虚可致胸痹。

宋代王怀隐等《太平圣惠方·治心痹诸方》云:"夫思虑烦多则损心,心虚故邪乘之,邪积不去,则时害饮食,心中愊愊如满,蕴蕴而痛,是谓之心痹。"杨士瀛《仁斋直指附遗方论》云:真心痛乃"气血痰水所犯"而起。认识到心血虚与心痛发病有关。

明代徐彦钝《玉机微义·心痛》中特别提出本证之属于虚者:"然亦有病久气血虚损,及素作劳羸瘦之人患心痛者,皆虚痛也。"补前人之未备。秦昌遇《症因脉治·心痹》云:"心痹之因,或焦思劳心,心气受伤,或心火妄动,心血亏损,而心痹之症作矣。"说明心血亏损,亦可导致心痹。

【范围】

血虚心痛以心胸隐痛阵作为特点。根据本证的临床特点,可见于现代医学冠状动脉粥样硬化性心脏病,心肌梗死引起的心绞痛。其他如心包炎等疾病引起的心前区疼痛,其临床表现与本证的特点相符者,均可参照血虚心痛辨证论治。

【病因病机】

(一)思虑伤脾　心脉失养

思虑伤脾,脾乏生化之能,致阴血亏乏,心脉失于濡养,拘急而痛,心痛乃作。亦如清代沈金鳌《杂病源流犀烛·心病源流》所云:七情之中除"喜之气能散外,余皆足令心气郁结而为心痛也。"

(二)失血之后　心血不足

失血之后,血脉不充,心血不足,心失所养,乃发心痛。亦如《素问·举痛论》所云:"血虚则痛"。

【辨证要点】

(一)辨临床特征

血虚心痛以心胸隐痛阵作,心悸不安,伴头晕目眩,多梦健忘,面色不华,舌淡苔薄,脉细弱为临床特征。

(二)辨病变虚实

心痛的病因病机较为复杂,归纳起来,其本虚可有阳虚、气虚、阴虚、血虚,且又多阴损及阳,阳损及阴,可见气阴不足、气血两虚、阴阳两虚,甚或阳微阴竭,心阳外越;其邪也有痰、饮、气滞、血瘀之不同,同时又有兼寒、兼热的区别。而痰浊可以引起或加重气滞、血瘀,痰瘀可以互结;阴虚与痰热常常互见,痰热也易于伤阴;阳虚与寒痰、寒饮常常互见,寒痰、寒饮又易损伤阳气等等,复杂多变。临床必须根据症候变化,详察细辨。血虚心痛证属虚,临床以心胸隐痛阵作,心悸不安为主要特征;病程过程中可兼实邪,而显本虚标实之病机特点。

(三)辨心痛性质

心痛证属血虚者,心胸隐痛阵作,痛无定处,伴心悸不安;属心气不足者,心胸隐痛而闷,由动引发,伴气短心慌;属火热所致者多为灼痛;属血脉瘀涩者多为刺痛;属寒凝心脉者多为绞痛。

【类证鉴别】

(一)血虚心痛与胃脘痛

在历代医籍中往往把心痛与胃脘痛混称为心痛,二者实则有别。血虚心痛病位在心,以心胸隐痛阵作,心悸不安为主证;胃脘痛病位主要在胃脘部,多有胃脘或闷或胀,或呕吐吞酸,或不食,或便难,或泻痢,或面浮黄、四肢倦怠等证。亦如清代叶桂《临证指南医案·心痛》所云:"情况似一,而症实有别……心痛与胃痛不得不各分一门。"

(二)血虚心痛与胸痛

凡歧骨之上的疼痛称为胸痛,可由心肺两脏的病变所引起。胸痛之因肺者,其疼痛特点多呈持续不解,常与咳嗽或呼吸有关,而且多有咳唾,发热或吐痰等。血虚心痛的范围较局限,且心悸与心痛同时出现,心痛缓解,则心悸亦随之而减。故心痛是胸痛症状中之一种,胸痛可以包括心痛。

（三）血虚心痛与心气不足心痛

两者皆为虚证。心气不足者心胸阵阵隐痛，胸闷气短，动则喘息，心悸且慌，倦怠乏力，或懒言，面色白，或易汗出，舌淡红胖，边有齿痕，苔薄，脉虚细缓或结代。

（四）血虚心痛与心阴不足心痛

两者皆为虚证。心阴不足者，心胸疼痛时作，或灼痛，或兼胸闷，心悸怔忡，心烦不寐，头晕，盗汗口干，大便不爽，或有面红升火之象，舌红少津，苔薄易剥，脉细数，或结代。

【辨治钩要】

（一）明辨虚实

血虚心痛，虽属虚证，但疾病过程中也易兼有邪实，虚实夹杂，变化多端。当此之时，应明辨虚实，克服一方一药统治心痛的倾向，辨证施治，加之患者若能遵医嘱，善于摄养，一般都能得到有效控制或缓解。诚如清代张璐《张氏医通·诸血门》所云："但证有虚中挟实，治有补中寓泻，从少从多之治法，贵于临证处裁。"

（二）防止传变

血虚心痛，多突然发生，忽作忽止，迁延反复。日久之后，正气益虚，加之失治或治疗不当，或不善调摄，每致病情加重，甚至受某种因素刺激而卒然发生真心痛，严重者可危及生命。治疗应根据患者的不同表现，把握病情，分别进行处理，以求症情缓解。亦如明代虞抟《医学正传·胃脘痛》所云："有真心痛者……医者宜区别诸证而治之，无有不安之理也。"

【辨证论治】

（1）症状：心胸隐痛阵作，心悸不安，头晕目眩，多梦健忘，面色无华，饮食无味，体倦神疲，舌质淡，苔薄，脉细弱。

（2）病机分析：思虑伤脾，气血生化乏源，阴血亏乏，心脉失于濡养；或失血之后，血脉不充，心血不足，心失所养，故心胸隐痛阵作，心悸不安；心血不足，不能上荣，故头晕目眩，多梦健忘；心脾血虚，故饮食无味，体倦神疲；气血不能外荣则面色不华，舌质淡，苔薄，脉细弱。

（3）治法：益气补血。

（4）方药：归脾汤（《济生方》）加减。

黄芪30g，当归15g，茯神10g，白术10g，人参10g，龙眼肉10g，酸枣仁10g，熟地黄10g，川芎10g，炙甘草10g，木香6g。

（5）方药分析：方中人参、黄芪、白术、炙甘草健脾益气以生血；茯神、酸枣仁、龙眼肉补心益脾；当归、熟地黄滋阴养血；川芎活血行滞；木香行气舒脾，使之补而不滞。

（6）加减：若心血不足明显者，加白芍、阿胶以养心血；心痛胸闷明显者，加丹参、三七、郁金、五灵脂以活血通络止痛；若疾病过程中兼夹寒凝、热结、气滞、痰阻、血瘀等"实邪"时，应分别配合温通、清热、疏利、化痰、导瘀之品。

【转归及预后】

血虚心痛以心胸隐痛阵作为主要特征,部分患者忽作忽止,迁延反复,日久之后,正气益虚,加之失治或治疗不当,或不善调摄,每致病情加重;个别患者甚至受某种因素刺激而卒然发生真心痛,严重者可危及生命。故只要积极治疗,并善摄养,持之以恒,大多能得以有效控制和缓解。偶有发展为真心痛者,病情危重,尤须倍加注意。

【调护】

(1)注意调摄精神,避免情绪激动。
(2)注意生活起居,做到寒温适宜。
(3)注意饮食调摄,营养搭配均匀。
(4)注意劳逸结合,防止过劳伤心。

第八节　血虚健忘

【定义】

健忘又称"喜忘"、"善忘"、"多忘"。是指记忆力减退,遇事善忘的一种病证。血虚健忘为其常见的证型之一,以健忘,头晕,心悸,失眠,面色少华,舌淡等为临床特征。

【源流】

本病之最早记载,见于《黄帝内经》。如《灵枢·大惑论》云:"上气不足,下气有余,肠胃实而心肺虚,虚则营卫留于下,久之不以时上,故善忘也。"

隋代巢元方《诸病源候论·多忘候》云:"若风邪乘于血气,使阴阳不和,时相并隔,乍虚乍实,血气相乱,致心神虚损而多忘。"指出血气虚少或逆乱可引起健忘。

宋代政和中奉敕撰《圣济总录·心脏门·心健忘》云:"健忘之病,本于心虚,血气衰少,精神昏愦,故志动乱而多忘也。盖心者,君主之官,神明出焉,苟为怵惕思虑所伤,或愁忧过损,惊惧失志,皆致是疾,故曰愁忧思虑则伤心,心伤则喜忘。"强调了心虚、血气虚衰对本病的影响,并列安神定志人参汤等方以治之。严用和《重订严氏济生方·健忘论治》对本病之定义及病因病机亦有发挥,治疗重视调理心脾。其云:"夫健忘者,常常喜忘是也。盖脾主意与思;心亦主思。思虑过度,意舍不清,神官不职,使人健忘。治之之法,当理心脾,使神意清宁,思则得之矣。"拟定归脾汤治疗本病。

明代龚廷贤《寿世保元·健忘》云:健忘"治之必须先养其心血,理其脾土,凝神定智之剂,日以调理。"强调调养心血在治疗血虚健忘中的重要作用。

清代何梦瑶《医碥·健忘》云:"思虑过度,心血耗散,不任思索,每一追忆,心火即动,如油竭之灯,倏然焰大,即涤虑凝神,收敛久之,乃略宁息,归脾汤。"生动地阐述了血虚健忘的成因及治法。唐容川《血证论·健忘》云:"此由思虑过多,心血耗散,而神不守舍;脾气衰惫,而意不强。二者皆令人猝然忘事也。"亦云:"失血家心脾血虚,每易动痰生火,健忘之证尤多。"指出失血之后,心脾血虚,多致健忘。

【范围】

血虚健忘可见于现代医学之神经衰弱、脑动脉硬化等疾病出现健忘症状,属后天失养、脑力渐致衰弱者。先天不足,生性愚钝的健忘则不属于此范围。

【病因病机】

(一)思虑太过　心脾受伤

脾主思藏意,心主神志,思虑太过,则伤心脾,脾气久郁而受伤,气血生化乏源,心神失养,神志不宁,则发健忘。亦如明代聂尚恒《奇效医术》所云:"思虑过多,伤于心则血耗散,神不守舍;伤于脾则胃气衰败而虑愈深,二者遇皆令人事则卒然而遂忘也。"

(二)体质虚弱　气血亏虚

先天禀赋不足,或年老体弱,脏气衰弱,气血亏虚,心神失养,可致健忘。亦如清代刘仕廉《医学集成·健忘》所云:"健忘者,陡然而忘其事也。年老由精枯髓涸,年少由思虑劳心,宜养心肾,培脾土,和气血,安神定志。"

(三)出血久病　正气亏损

久病之后,正气亏虚,或患血证,久出不止,或为大量出血,皆可致气血不足,心脑失养,而为健忘之证。亦如清代唐容川《血证论·健忘》所云:"失血家心脾两虚……健忘之证尤多。"

【辨证要点】

(一)辨临床特征

血虚健忘以记忆力差,遇事易忘,同时伴有面色萎黄无华,头晕心悸,舌淡脉细等为特征。亦如清代林珮琴《类证治裁·健忘》所云:"陡然忘之,尽力思索不来。"然健忘很少孤立出现,临床多伴见其他证候。血虚健忘者多伴心脾两虚之临床证候。

(二)辨兼夹证

血虚健忘者,可兼有气虚、阴虚,亦可夹有痰浊、瘀血。兼气虚者可见精神倦怠,肢软无力,气短声低等;兼阴虚者可见手足心热,脉象细数等;夹痰者神志不敏,表情呆滞,舌苔白腻;夹瘀者舌紫黯,或有瘀点,脉象细涩等。

【类证鉴别】

(一)血虚健忘与肾精亏虚健忘

两者同属虚证。血虚健忘常伴头晕,心悸,面色萎黄无华,舌淡脉细等血虚证表现;肾精亏虚者多兼有腰痠乏力,眩晕耳鸣,滑精早泄,齿浮动摇等表现。

(二)血虚健忘与心肾不交健忘

心肾不交者常兼有虚烦不眠,心悸怔忡,腰膝痠软,多梦遗精,潮热盗汗等。

（三）血虚健忘与血虚痴呆

两者皆因血少气弱而成。血虚痴呆以精神呆滞，沉默不语，或语无伦次，或神志恍惚，告知不晓为主要表现，与血虚健忘之善忘前事不同，其根本不晓其事。

【辨治钩要】

（一）详审病因

引起血虚健忘之原因较多，凡劳心过度者之健忘，缘心脾血虚之故；忧思太过，操劳过度者，以后天受损，脾虚精血不足居多；而久病体虚，或失血之后，亦可致气血不足，心脑失养而为健忘，故临证当仔细分辨。

（二）明辨虚实

健忘之证，属虚者十之八九，属实者十之一二。血虚健忘属虚，临证须详加辨析，随证施治，不可以"补脑"之法统治之。

（三）用药宜忌

明代缪希雍《神农本草经疏》谓治疗本病"忌升、燥热，复忌苦寒、辛散，宜益脾阴兼补气、酸敛、甘温、甘寒、辛平以通窍。"可供临证参考。

【辨证论治】

（1）症状：遇事善忘，精神倦怠，头晕心悸，多梦少寐，面色少华，舌质淡，苔白，脉细弱。

（2）病机分析：心脾不足则神志失藏，故遇事善忘；心血不足，故精神倦怠，头晕心悸，多梦少寐；血虚外不荣于面，故面色少华；舌淡苔白，脉细弱均为气血亏损之征。

（3）治法：补血养心。

（4）方药：归脾汤（《济生方》）加减。

人参10g，黄芪30g，当归15g，白术10g，茯神10g，龙眼肉10g，酸枣仁10g，远志10g，大枣5枚，炙甘草10g，木香6g，石菖蒲10g。

（5）方药分析：方中人参、黄芪、白术、炙甘草健脾益气生血；当归、龙眼肉、大枣养血和营；茯神、远志、酸枣仁养心安神；石菖蒲开窍；木香调气，使诸药补而不滞。

（6）加减：若血虚甚者，加阿胶、熟地黄以滋补阴血；兼阴虚者，加麦门冬、生地黄、五味子以滋阴；夹痰者，加半夏、陈皮以化痰；夹瘀者，加丹参、川芎以活血化瘀。

【转归及预后】

清代张璐《张氏医通·健忘》云："因病而健忘者，精血亏少，或为痰饮、瘀血所致，是可以药治之。若生平健忘……岂药石所能疗乎？"对健忘预后的分析，颇为中肯。若劳心过度而健忘者，必须清心节劳，徒恃药力亦难奏效。至于年迈之人健忘，属生理现象，治疗殊非易事。

【调护】

(一)加强饮食调养

注意饮食调养,视脾胃状况适当进食营养丰富又易于消化的食物。

(二)注意清心节劳

注意清心节劳,亦如明代龚廷贤《寿世保元·健忘》所云:"当以幽闲之处,安乐之中,使其绝于忧虑,远其六欲七情,如此渐安矣。"

第九节　血虚不寐

【定义】

不寐即失眠,又称"不得眠"、"目不瞑"、"不得卧"。是指经常性的睡眠减少而言,或不易入睡,或寐而易醒,醒后不能再度入睡,甚或彻夜不眠为特征的一种病证。血虚不寐以不易入睡,多梦易醒,心悸健忘,面色少华,脉细而弱为临床特征。

【源流】

不寐在《黄帝内经》中称为"目不瞑"、"不得眠"、"不得卧"。如《灵枢·营卫生会》云:"老者之气血衰,其肌肉枯,气道涩,五脏之气相搏,其营气衰少而卫气内伐,故昼不精,夜不瞑。"论述了老年人气血衰弱而致不寐的病因病机。《灵枢·邪客》对"目不瞑"更提出了具体的治法和方药。其云:"补其不足,泻其有余,调其虚实。"至今仍有一定的指导意义。

汉代张仲景《金匮要略·血痹虚劳病脉证并治》云:"虚劳虚烦不得眠,酸枣仁汤主之。"沿用至今。

隋代巢元方《诸病源候论》分立"虚劳不得眠候"及"大病后不得眠候"进行专篇论述。唐代王焘《外台秘要·卷一·伤寒不得眠方四首》云:"虽复病后仍不得眠者,阴气未复于本故也。"进一步阐述了热病后阴血耗损是引起不寐的常见病因。

宋代许叔微《普济本事方·卷一》云:"平人肝不受邪,故卧则魂归于肝,神静而得寐。今肝有邪,魂不得归,是以卧则魂扬若离体也。"说明肝经血虚,魂不守舍,影响心神不安而发不寐。

明代张介宾《景岳全书·不寐》云:"不寐证虽病有不一,然唯知邪正二字则尽之矣。盖寐本乎阴,神其主也,神安则寐,神不安则不寐,其所以不安者,一由邪气之扰,一由营气之不足耳。有邪者多实,无邪者皆虚证。"明确地提出以邪正虚实作为本病辨证的纲要。亦云:"劳倦思虑太过者,必致血液耗亡,神魂无主,所以不眠。"阐述了血虚不寐的病因病机。李中梓《医宗必读·卷十·不得卧》对不寐的病因和治法论述亦颇具体而实用。其云:"愚按《内经》及前哲诸论,详考之而知不寐之故大约有五……一曰阴虚,血少心烦,酸枣仁一两,生地黄五钱,米二合,煮粥食之。"

清代林佩琴《类证治裁·不寐》云:"思虑伤脾,脾血亏损,经年不寐。"指出心脾不足造成的血虚,会导致经年不寐。唐容川《血证论·卧寐》云:"不寐之证有二,一是心病,一是肝病。心病不寐者,心藏神,血虚火妄动则神不安,烦而不寐,仲景黄连阿胶汤主。"论述了心脾两虚及血虚肝旺均可引发不寐。日本丹波元坚《杂病广要·不眠》云:"凡病后及妇人产后不得眠者,此皆血气虚而心脾二脏不足。"更详尽地论述了血虚不寐的病因病机及治法,至今对临床仍有指导意义。

【范围】

不寐是以失眠为主要表现的一种病证。现代医学的神经官能症、高血压、脑动脉硬化、肝炎、更年期综合征以及某些精神病等,凡有失眠及血虚表现者,均可按本篇进行辨证论治。

【病因病机】

(一)思虑劳倦 伤及心脾

思虑劳倦太过,伤及心脾,心伤则阴血暗耗,神不守舍,脾伤则食少纳呆,生化乏源,营血亏虚,不能上奉于心,以致心神不安,不寐乃作。亦如日本丹波元坚《杂病广要·不眠》所云:"凡人劳心思虑太过,必至血液耗亡,而痰火随炽,所以神不守舍,烦数而不寐也。"

(二)病后产后 气血虚弱

病后体衰,或妇人产后失血,或妇人崩漏日久,以及老年人气虚血少等,均可导致气血不足,无以奉养心神而致不寐。亦如明代张介宾《景岳全书·不寐》所云:"无邪而不寐者,必营血之不足也,营主血,血虚则无以养心,心虚则神不守舍。"

(三)血虚肝旺 魂不守舍

情志郁结,暗耗肝血,或失血过多,或久病之后失于调理,阴血亏虚,血虚肝旺,魂不守舍,不寐乃作。亦如清代唐容川《血证论·卧寐》所云:"肝病不寐者,肝藏魂,人寤则魂游于目,寐则魂返于肝。若阳浮于外,魂不入肝则不寐。"

【辨证要点】

(一)辨临床特征

血虚不寐以不易入睡,多梦易醒,心悸健忘,头晕目眩,肢倦神疲,面色少华,脉细而弱等为特征。

(二)辨兼夹证

血虚不寐证属虚证,其既可单独出现,亦可与头痛、眩晕、心悸、健忘等证同时出现,疾病过程中亦可兼夹痰火,而呈虚中夹实,故临证当分清主次,明辨虚实。亦如日本丹波元坚《杂病广要·不眠》所云:"虽有痰火,亦不宜过于攻治,仍当以补养为君,而略作以清痰火之药。"

【类证鉴别】

(一)血虚不寐与血虚肝旺不寐

前者纯属虚证,后者则属虚中夹实。两者均有血虚之临床表现,如入睡困难,多梦心悸等。前者虽能入睡,但睡间易醒,醒后不易再入睡,舌淡苔白,脉象缓弱;后者入睡后易于惊醒,平时喜惊易怒,或胸胁胀满,善叹息,舌质红,脉弦数。

（二）血虚不寐与阴虚火旺不寐

两者同属虚证。阴虚火旺者心烦失眠，不易入睡，又有心悸，口舌溃烂，夜半口干，舌红少苔，脉细数等。

【辨治钩要】

（一）注重精神治疗

血虚不寐一般病程较长，故消除顾虑及紧张情绪，保持精神舒畅，在治疗中具有重要作用。

（二）施以安神镇静

不寐的关键在于心神不安，故安神镇静为治疗不寐的基本法则。但具体应用时必须在平衡脏腑阴阳气血，亦即辨证论治的基础上进行。血虚不寐常用的安神方法为养血安神。

（三）注意用药宜忌

日本丹波元坚《杂病广要·不眠》云："不得眠，属心血虚有热，忌升、辛燥、热，宜敛、养阴血、清热。"可供临证时参考。

【辨证论治】

（1）症状：不易入睡，或睡中多梦、易醒，醒后再难入睡，兼见心悸，健忘，头晕目眩，肢倦神疲，饮食无味，面色少华，舌质淡，苔薄，脉细弱。

（2）病机分析：心主血，脾为生血之源，心脾亏虚，血不养心，神不守舍，故见失眠、多梦、醒后不易入睡，健忘心悸；气血亏虚，不能上奉于脑，清阳不升，故头晕目眩；血虚不能上荣于面，故面色少华，舌色淡；脾失健运，则饮食无味；血少气虚，故肢倦神疲，脉象细弱。

（3）治法：补益心脾，养血安神。

（4）方药：归脾汤（《济生方》）加减。

人参10g，黄芪30g，白术10g，当归15g，远志10g，茯神10g，酸枣仁10g，龙眼肉10g，炙甘草10g，阿胶10g（烊化），陈皮10g，木香6g，大枣5枚。

（5）方药分析：方中人参、黄芪、炙甘草补心脾之气；当归、龙眼肉、阿胶、大枣养心脾之血；白术、木香、陈皮健脾畅中；茯神、酸枣仁、远志养心安神。

（6）加减：若心血虚明显者，加熟地黄、白芍以养心血；不寐较重者，酌加五味子、柏子仁以养心宁神，或加合欢花、夜交藤、龙骨、牡蛎以镇静安神；兼见脘闷纳呆，舌苔滑腻者，加半夏、厚朴以健脾理气化痰。病后血虚肝旺者，亦可选用酸枣仁汤（《金匮要略》）加柴胡，以疏肝理气，养血安神。

【转归及预后】

血虚不寐的转归及预后，当视具体病情而定。病程不长者，病因比较单纯，在治疗上又能突出辨证求本，迅速消除病因者，则疗效较好；病程长者，证见虚实夹杂，特别是血虚难以骤复而邪实又不易遣去者，则病情往往易于反复，治疗效果则欠理想。

【调护】

(一)注意精神调摄

血虚不寐属心神的病变,故尤应注意精神调摄,做到喜怒有节,心情舒畅,消除其紧张与疑虑,按时作息,居处宜安静,每日也应有适当的运动锻炼。

(二)睡前免饮浓茶

明代张介宾《景岳全书·不寐》云:"饮浓茶则不寐……而浓茶以阴寒之性,大制元阳,阳为阴抑,则神索不安,是以不寐也。"故不寐病人睡前应尽量避免饮用浓茶等刺激之品,戒烟酒,饮食宜清淡且富于营养。

(三)重视服药方法

宋代许叔微《普济本事方·卷一》提出治疗不寐"日午夜卧服"的服药方法,对临床确有指导意义。昼为阳,夜为阴,气属阳,血属阴,为了使中药达到血内一定的浓度,起到安神镇静入睡的目的,治疗血虚不寐一般以早晨或上午不服药,只在午后或午休及晚上临睡前各服一次,验之临证,确有实效。

第十节　血虚麻木

【定义】

麻木是指肌肤、肢体发麻,甚或全然不知痛痒的一类疾患。血虚麻木以四肢麻木而无疼痛,抬举无力,伴面色无华,头晕失眠,心悸健忘,舌淡脉细等为临床特征。

【源流】

《黄帝内经》中"不仁",即后世所称之"麻木"。如《素问·逆调论》云:"荣气虚则不仁,卫气虚则不用,荣卫俱虚,则不仁且不用。"指出"不仁"的病因病机主要是营卫之气之虚弱与不行。汉代张仲景《金匮要略》中,将"不仁"隶属于"痹"、"中风"等病范畴。

隋代巢元方《诸病源候论·风不仁候》认为"不仁"是由"荣气虚,卫气实,风寒入于肌肉,使血气不宣流"而致,且"其状搔之皮肤,如隔衣是也。"

唐宋时期,《备急千金要方》、《外台秘要》、《太平圣惠方》等方书汇集前人之说,仍以"不仁"作为痹证、中风、脚气、麻风等多种疾病的一个症状,惟于治法方药,广搜博采,较之前人更加丰富。"麻木"一词,似亦最先见于唐宋方书中,如许叔微《普济本事方·卷一》云:"风热成历节,攻手指,作赤肿麻木。"

金元时期,不同的医学流派对麻木的病因、病机、治法,多所阐发,各有见地。此期著作,开始以"麻木"一词代替"不仁",或合称之为"麻木不仁"。朱震亨《丹溪手镜·不仁》云:"不仁……由气血虚少,邪气壅盛,正气不能通行而致也。"《丹溪心法》亦云:"曰麻曰木,以不仁中而分为二也。"认为气血虚少可致不仁,麻木与不仁同义,且麻与木应有区别。

明代以来,诸家以"麻木"作为病名,多宗丹溪之说,认为麻与木应当有所区别。如叶文龄《医学统旨》云:"麻为木之微,木为麻之甚。"汪机《医学原理·痹门》认为麻木虽是邪在肌肤,但"有气虚不能导血荣养筋脉而作麻木者,有因血虚无以荣养筋肉,以致经隧凝涩而作麻木者。"孙一奎《赤水玄珠·麻木》亦云:"亦有气血俱虚,但麻而不木者;亦有虚而感湿,麻木兼作者;又有因虚而风寒湿之气乘之,故周身麻木掣痛并作者。"阐述了血虚麻木的病因病机及类证鉴别。

迨至清代,诸多医家认为,麻木多属本虚标实之证,而且多为因虚而致实,即在气血先虚的情况下,风寒湿邪乘虚而入乃发斯证;在治疗上,一般多主张以补助气血为培本之要,俾气行血畅,顽麻自除,不可专用消散。在证候分类上,林珮琴《类证治裁·卷五·麻木论治》既按气虚、血虚、气滞、死血等辨证论治,又分别发病部位(手足、手指、肌肉、面等)选方,从而使血虚麻木的辨证与治疗更加明晰。日本丹波元坚《杂病广要·痹》云:"有因血虚无以荣养肌肉,以致经隧涩而作麻木,又不可专执汗、灸、针三法,当要分辨气虚、血虚、痰饮、瘀血而疗。"对血虚麻木的治疗,具有十分重要地指导意义。

【范围】

麻木是以症状命名的疾病,现代医学中的结缔组织疾病,营养障碍疾病、代谢及内分泌障碍疾病等,在疾病过程中所发生的多发性神经炎之周围神经损害,以及周围血管疾病、高血压病等,以麻木作为主证或兼证,且以四肢麻木而无疼痛,抬举无力,伴血虚见证者,均可按血虚麻木进行辨证论治。

【病因病机】

(一)素体血虚　经脉失养

劳倦失宜,或吐泻伤中,或大病久病之后,失于调理,皆可致脾胃虚弱,气血生化乏源,经脉空虚,皮毛肌肉失养,而发麻木。亦如明代汪机《医学原理·痹门》所云:"血虚无以荣养筋肉,以致经隧凝涩而作麻木。"

(二)失血之后　脉络空虚

失血过多,或久病慢性失血,或产后,均致气血虚弱,脉络空虚,四肢无有所秉,遂可发生麻木,抬举无力。亦如南齐褚澄《褚氏遗书·津润》所云:"血……充四肢则举动强。"

【辨证要点】

(一)辨临床特征

血虚麻木以四肢麻木而无疼痛,抬举无力,伴面色无华,头晕目眩,心悸健忘,爪甲不荣,舌淡脉细等为特征。

(二)辨兼夹证

血虚麻木者,可兼气虚,亦可兼夹风寒湿邪及痰、瘀。兼气虚者可见面㿠白,心慌气短,自汗畏风,舌淡脉弱等。夹风寒湿邪者,往往麻木与疼痛兼见,其中风湿多上肢麻木不举;寒湿多腿脚木重;痰湿多头昏头重,胸痞腹胀;风痰多见口舌麻木;瘀血之麻木而有定处。

【类证鉴别】

(一)血虚麻木与气虚麻木

两者同属虚证。血虚麻木常伴面色无华,形瘦色苍,头晕目眩,舌淡脉细等;气虚麻木多兼有面色㿠白,心慌气短,易于感冒,舌淡脉细等。

(二)血虚麻木与瘀血阻滞麻木

前者属虚,后者属实或虚中夹实,前者可转化为后者。瘀血阻滞麻木日久,或固定一处,或全然不知痛痒,舌质紫黯或有瘀点瘀斑,脉沉涩。

【辨治钩要】

(一)明辨虚实

血虚麻木以血的病变为主,并可涉及气,多属虚证或虚中夹实证,故其治疗,当以调补气血,助卫和营为主。但由于其与外邪、瘀血、痰湿有关,特别是久麻久木,不知痛痒者,多属因虚而致实,前人已明确指出是湿痰瘀血为患,有形之邪,阻于经隧,故又当以疏通为先,待邪有消退之机,气血渐趋流通之时,再施调补为宜。正虚邪实,则补泻合剂,相机而施。因此,在治疗上应注意区分新久虚实、标本缓急,全面考虑,根据具体情况辨证施治,不可拘于一法一方。

(二)谨防中风

中年以上,形体丰盛之人,如见中指食指发麻,多为中风先兆。亦如明代张三锡《中风专辑》所云:"中年人但觉大指时作麻木,或不仁,或手足少力,或肌肉微掣,三年内必有中风暴病。"清代沈金鳌《杂病源流犀烛·麻木源流》云:"至人有大指次指麻木不仁者,三年内须防中风,宜一切预防,常服十全大补汤,加羌活秦艽。"清代王清任《医林改错》中记载的中风先兆症状,亦有肢体麻木。当此之时,不可滥用祛风发表,以免损伤真气;可用桑枝膏丸(《中医临证备要》),以滋养肝肾,活血通络。

(三)用药禁忌

明代皇甫中《明医指掌·痹证》云:"善治者,审其所因,辨其所行,真知其在皮肤、血脉、筋骨、脏腑浅深之分而调之,斯无危痼之患矣,若一概混作风治而用风燥热药,谬矣!"清代沈金鳌《杂病源流犀烛·麻木源流》亦云:"治之之法,总须以补助气血为培本之要,不可专用消散,切记切记。"故治疗血虚麻木,不可专用消散,亦不可过用风燥热药,以免再伤阴分。

【辨证论治】

(1)症状:手足麻木而无疼痛,抬举无力,形瘦色苍,面色无华,眩晕心悸,失眠健忘,爪甲不荣,舌质淡,苔薄白,脉细。

(2)病机分析:血虚脉络空虚,经脉失于濡养,故手足麻木,抬举无力,爪甲不荣;血虚无以上滋头目,故见眩晕,面色无华;血不荣心,则心悸失眠、健忘。舌质淡,脉细均为血虚经脉失养之象。

(3)治法:养血和营。

(4)方药:四物汤(《太平惠民和剂局方》)加味。

当归15g,熟地黄15g,白芍15g,川芎10g,黄芪20g,鸡血藤15g,红花10g,丹参20g,木瓜10g,大枣5枚

(5)方药分析：方中当归、熟地黄滋补阴血；白芍、大枣养血和营；黄芪益气生血；红花、丹参活血化瘀；鸡血藤养血活血；川芎辛温通气而行血；木瓜舒筋活络。

(6)加减：血虚明显者，加阿胶、何首乌以滋补阴血；血虚而兼风寒者，可选用当归四逆汤（《伤寒论》），以温经活血；血虚兼风湿者，可选用神应养真丹（《三因极一病证方论》），以养血通络；病在上肢者，加桑枝以祛风通络；病在下肢者，加川牛膝以引血下行；气血两虚者，宜选用黄芪桂枝五物汤（《金匮要略》）加减，以益气温经，和营通痹。

【转归及预后】

麻为木之始，木为麻之甚。此证初起，多以麻为主证，如未能及时治疗或治疗不当，则可由麻而致木，由木而致行动不便，甚则瘫痪不起，不可不慎。故须见微知著，注重早期治疗。

【调护】

清代李用粹《证治汇补·中风》云："平人手指麻木，不时晕眩，乃中风先兆，须预防之，宜慎起居，节饮食，远房帏，调情志。"故对血虚麻木患者，应注意按时作息，做致饮食有节，保持心情愉快，避免忧思恼怒。尤其不可过食肥甘厚味，以免酿痰动风。亦如汉代华佗《中藏经·论肉痹》所云："肉痹者，饮食不节，膏粱肥美之所为也……宜节饮食以调其脏，常起居以安其脾，然后依经补泻以求其愈尔。"

第十一节　血虚便秘

【定义】

便秘是大便秘结不通，排便时间延长，或欲大便而艰涩不畅的一种病证。血虚便秘属虚证便秘范畴，是以大便燥结难下，伴面色无华，头晕目眩，心悸失眠，唇舌淡白，脉细涩等为特点的病证。

常人每日排便1次，个别人也可以1天排便2次或2天排便1次，无任何临床症状。亦如明代李梴《医学入门》所云："一日一便为顺，三四日不便为秘，一日便三四次为利。"本证在古典医籍中名目繁多，有"大便难"、"后不利"、"脾约"、"闭"、"阴结"、"阳结"、"大便秘"、"大便燥结"、"便闷"、"肠结"、"风秘"、"热秘"、"寒秘"、"虚秘"、"气秘"、"湿秘"、"热燥"、"风燥"等等，血虚便秘证属"虚秘"。

【源流】

《黄帝内经》称便秘为"后不利"、"大便难"，认为与脾受寒湿侵袭有关。汉代张仲景则称"脾约"、"闭"、"阴结"、"阳结"，认为其病与寒、热、气滞有关。在《金匮要略·妇人产后病脉证治》中云："新产妇人有三病，一者病痉，二者病郁冒，三者大便难。"指出血虚便秘是妇人产后最为常见的病证之一。

元代朱震亨《丹溪心法·燥结》云："燥结血少不能润泽，理宜养阴。"认为便秘是由于血少所致。

明代戴思恭《证治要诀·大便秘》云："又有老人津液干燥，是名虚证。妇人分产亡血，及发汗利小便，病后血气未复，皆能作秘，俱宜麻仁丸。"指出血虚便秘的病因及治法。虞抟《医学正传·秘结》云："又有年高血少,津液枯涸,或因有所脱血,津液暴竭,种种不同,固难一例而推焉。"充实了血虚便秘之病因。治疗上"理宜滋养阴血,使阳火不炽,金行清化,脾土健旺,津液入胃,大小肠润而通矣。"张介宾《景岳全书·便结》亦云:"老人便结,大都皆属血燥,盖人年四十而阴气自半,则阴虚之渐也,此外则愈老愈衰,精血日耗,故多有干结之证,治此之法无他,惟虚者补之,燥者润之而尽之矣。"阐述了老年人血虚津亏便秘之病机及治则。

清代何梦瑶《医碥·大便不通》云:"有血秘,老人、产妇,血液干枯,或病后血虚,或发汗利小便,以致津涸,均宜润剂,苁蓉润肠丸、更衣丸、四物汤、麻仁、杏仁辛润之品……老人气血多虚,察其脉浮虚者,气虚也;沉虚者,血虚也。"沈金鳌《杂病源流犀烛·大便秘结源流》云:"本病只宜滋养阴血,使阳火不炽为上。宜当归润燥汤、苁沉丸、润肠丸。"林珮琴《类证治裁·二便不通证治》亦云:"由血虚秘结者,益血润肠丸……由病后气血未复,及老人津液衰少,产后去血多者,八珍汤倍当归,加苁蓉、苏子、杏仁、阿胶、黑芝麻……老人血秘,苏麻粥、三仁粥。"唐容川《血证治·便闭》又云:"失血家血虚便燥,尤其应得,四物汤加麻仁主之。"极大地丰富了血虚便秘的治疗方法,且沿用至今。

【范围】

便秘之证,可见于现代医学之习惯性便秘,全身衰竭致排便动力减弱引起的便秘,肠神经官能症、肠道炎症恢复期肠蠕动减弱引起的便秘,肛裂、痔疮、直肠炎等肛肠疾患引起的便秘,以及药物引起的便秘。血虚便秘属于习惯性便秘的范畴,大多数习惯性便秘表现为血虚便秘,但不完全是血虚便秘,少数习惯性便秘还可见有或夹杂有阳虚便秘、气虚便秘、气滞便秘等证候。

【病因病机】

(一)产后失血　血虚津少

经产失血或新产失血过多,血虚津少,大肠失其滋润,以致大便秘结,排便困难。亦如宋代严用和《重订严氏济生方·秘结论治》所云:"妇人新产亡血,走耗津液,往往皆令便秘。"

(二)年老津亏　津血不足

年老体弱,津血不足,肠道失其濡润,大肠传导功能失职,乃致便秘。亦如明代虞抟《医学正传·秘结》所云:"又有年高血少,津液枯涸,或因有所脱血,津液暴竭,种种不同。"

(三)久病体虚　气血亏虚

久病体弱,气血亏虚,气虚则大肠传送无力,血虚则大肠濡润失调,故致便秘。亦如明代李中梓《医宗必读·大便不通》所云:"病后血气未复,皆能秘结。"

(四)妄用攻下　津血耗损

误投或妄用峻下之品,亦可致津血耗损,肠道失润而便秘。亦如元代朱震亨《丹溪心法·燥结》所云:"如妄以峻利之药逐之,则津液走,气血耗,虽暂通而则即秘矣,必更生他病。"

【辨证要点】

(一)辨临床特征

血虚便秘以大便秘结难下,或大便干燥如枣栗,排便时间延长,经常三五日或七八日排便1次,有些患者一二天1次,但粪质干燥量少色黑,质硬难排,兼见面色淡白无华,必悸健忘,头晕目眩,唇舌淡白,脉细等症状。

(二)辨兼夹证

血虚便秘者,可兼夹燥热,或阴亏,或气虚,或血瘀等不同证候。兼燥热者,烦热口渴,心烦不安,口臭生疮,腹部胀满疼痛;兼阴虚者,五心烦热或低热,咽干口燥;兼气虚者,排便乏力,挣时汗出,神疲肢倦。

【类证鉴别】

(一)血虚便秘与阳虚便秘

两者均属虚证。前者兼有面色淡白无华,心悸健忘,头晕目眩,唇舌淡白,脉细等血虚表现;后者谓之冷秘,可兼有畏寒肢冷,面色㿠白,腹中冷痛,腰膝痠软,小便清长等阳虚之候。

(二)血虚便秘与阴虚便秘

两者均属虚证。后者大便干结,形体消瘦,或见颧红,眩晕耳鸣,心悸怔忡,腰膝痠软,大便如羊屎状,舌红少苔,脉细数。

(三)血虚便秘与气虚便秘

两者均属虚证。后者以面色㿠白,神疲气怯,临厕努挣乏力,甚则汗出短气,大便并不干硬,舌嫩苔薄,脉虚为特点。

【辨治钩要】

(一)注意兼夹证

血虚便秘,有时单一出现,有时与气虚、阴虚、阳虚等证相兼而至,故治疗时应四诊合参,辨证论治。如证属气血两虚者,治宜益气养血,润肠通便;血虚而兼烦热者,则宜养血润燥,佐以泻热通腑之法等。

(二)勿妄用攻下

元代朱震亨《丹溪心法·燥结》云:治疗便秘"如妄以峻利药逐之,则津液走,气血耗,虽暂通则即秘矣。"清代何梦瑶《医碥·大便不通》云:"虚者,补而行之,不宜破者,人参多用。"故治疗血虚便秘,应审证求因,不能机械地统用通下之法。

(三)参合外治法

关于便秘的治疗,除内服药物之外,古人还积累了诸多行之有效的外治法。如汉代张仲景《伤寒论》中的蜜煎导、猪胆汁导等外用药塞肛通便法;清代沈金鳌《杂病源流犀烛》中的提盆散塞肛法;清代李用粹《证治汇补》中的火熨法,对血虚便秘皆可选择应用。

(四)配合导引术

清代沈金鳌《杂病源流犀烛·大便秘结源流》云:"保生秘要曰:以舌顶上腭,守悬雍,静念而液自生,俟满口,赤龙搅动,频漱频吞,听降直下丹田,又守静咽数回,大肠自润,行后功效。"以上导引术对虚秘、冷秘,亦堪称实用。

【辨证论治】

(1)症状:大便秘结难下,或大便干燥如枣栗,面色无华,头晕目眩,心悸失眠,唇舌淡白,脉细涩。

(2)病机分析:血虚津少,不能下润大肠,故大便秘结难下,或干燥如枣栗;血虚不能上荣,故面色无华;心失所养则心悸失眠;血虚不能滋养于脑,故头晕目眩。唇舌淡白,脉细涩,均为阴血不足之象。

(3)治法:养血润燥。

(4)方药:润肠丸(《沈氏尊生书》)加味。

当归15g,生地黄15g,麻仁10g,桃仁10g,枳壳10g,白芍10g,麦门冬10g,酸枣仁10g。

(5)方药分析:方中当归、白芍、酸枣仁滋养阴血;生地黄、麦门冬滋养阴津,与麻仁、桃仁同用,兼能润燥通便;枳壳引气下行。

(6)加减:若因血少而致阴虚内热,出现烦热、口干、舌红少津者,可加生首乌、知母以清热生津;若津液已复而大便仍干燥者,可用五仁丸(《世医得效方》)以润肠通便。

【转归及预后】

血虚便秘日久,脉道气机阻滞,可有腹胀痛,脘闷嗳气,食欲减退,甚则腹痛呕吐。浊阴不降,清阳不升,往往引起头晕,头胀痛,失眠,烦躁易怒等。大便干燥,亦可引起痔疮、肛裂,以致便血,加重血虚。排便过度用力努挣,还可诱发疝气。

【调护】

(一)注意配合饮食调摄

宜多食纤维素较多的蔬菜与水果,如菠菜、油菜、白菜、芹菜及香蕉、梨等,油脂类食物、蜂蜜、凉开水均有助于便秘的防治。此外,以黑芝麻、松子仁、胡桃肉等研末冲蜂蜜服,对阴血不足之便秘,亦颇有功效。

(二)合理安排工作生活

适当参加体育活动,尤其是久坐少动及精神高度集中的脑力劳动者,适当的体育锻炼有助于胃肠功能的改善。

(三)养成良好排便习惯

定时登厕,建立良好的排便规律;排便的环境和姿势尽量方便,以免破坏排便习惯。对便秘十数天,而且年老体弱者,尤其要注意细心护理,防止过度用力努挣引起虚脱。

第十二节　血虚经乱

【定义】

月经不按周期来潮,或先或后,称为经乱,又称"月经先后无定期"、"月经愆期"、"月经紊乱"。血虚经乱属虚性经乱的范畴,是以月经或先期或后期,经量或多或少,色淡质清,伴头晕心悸,面色无华,舌淡苔薄,脉虚细等血虚证候为特点的病证。

【源流】

《黄帝内经》认为月经的来潮以肾气的充盛、天癸至,以及冲任二脉之通盛为前提。如《素问·上古天真论》云："女子七岁，肾气盛，齿更发长；二七而天癸至，任脉通，太冲脉盛，月事以时下。"可知肾气、天癸、冲任是产生月经的关键之所在。

汉代张仲景《金匮要略·妇人杂病脉证并治》云："妇人之病，因虚、积冷、结气……在下未多，经候不匀。"指出妇人杂病的病因，不外乎虚、积冷、结气三个方面，因其造成的病变，往往涉及上、中、下，引起的常见病证就有36种之多。"虚"是气血虚少；"在下"则专为妇人杂病。由于妇人以冲、任为事，冲为血海，任主胞胎，故妇人杂病三因在下主要是引起月经病变，而表现为月经失调，或多，或少，或前，或后不一。从而为血虚经乱的诊治提供了理论基础。

隋代巢元方《诸病源候论·月水不调候》云："妇人月水不调，由劳伤气血，致体虚受风冷。"指出劳伤气血是导致妇人月水不调的根本之所在。

宋代齐仲甫《女科百问·第六问》云："经候或前或后，多寡不定者，何也？当和其阴阳，调其气血，以平为福。"指出调理气血是治疗血虚经乱的主要原则。

明代万全《万氏妇人科·调经》云："苟或不及期而经先行者，或过期而经后行者，或一月而经再行者，或数月而经一行者，或者闭不行者，或崩者，或漏下者，此皆失其常候，不可不调也。"亦云："大抵调治之法，热者清之，冷者温之，虚则补之，滑则固之，下陷则举之，对证施治，以平为期。"张介宾《景岳全书·妇人规》列"血虚经乱"专篇进行论述，其云："然先期而至，虽曰有火，若虚而挟火，则所重在虚，当以养营安血为主……后期而至者，本属血虚……故调经之要，贵在补脾胃以资血之源，养肾气以安血之室，知斯二者，则尽善矣。"详细阐述了妇人血虚经乱的治则治法。

清代叶桂《叶氏竹林女科》云："经来或先或后，名曰愆期，此由脾胃虚弱，冲任损伤，气血不足。"可谓要言不烦，至今对妇科临床血虚经乱的诊治仍有十分重要的指导意义。

【范围】

血虚经乱可见于月经先期，月经后期，月经过多、过少，经闭，经漏及现代医学功能性子宫出血等疾患。月经证候不一致，或前或后，或少或多，或两月一行，或一月两行，类似更年期的"乱经"，但年龄不在更年期。

【病因病机】

（一）脾胃虚弱　冲任损伤

多因素体脾虚，或为饮食劳倦所伤，或为肝气犯脾，以致脾虚气弱，血液化源不足，冲任受损，则月汛失常，潮无定时，经乱乃作。亦如清代叶桂《叶氏竹林女科》所云："经来或先或后，名曰愆期，此由脾胃衰弱，冲任损伤，气血不足。"

（二）多产流产　失血过多

多产或流产，失血过多，而致冲任损伤，经血失调，经乱乃发。血海未满而先溢者，则月经先期而至；若血海无余而不下者，则月经后期。亦如清代吴谦等《医宗金鉴·妇科心法要诀》所云："若过期不至，并不胀痛者，乃无血可行，是血虚也。"

（三）大病久病　阴血内耗

大病久病，耗血伤阴；或阴虚内热，迫血先期而下，经行先期；或阴血内耗，以致冲任血虚，血海失时满溢,而见经行后期。亦如清代肖赓六《女科经纶·月经门》所云:"妇人有先病而后致月经不调者,有因经不调而后生诸病者。如先因病而后经不调,当先治病,病去则经自调;若因经不调而后生病,当先调经,经调则病自除。"

【辨证要点】

(一)辨临床特征

血虚经乱以月经或先期或后期,经量或多或少,色淡质清为特征,伴头晕心悸,面色无华,舌淡苔薄,脉虚细等症状。

(二)辨兼夹证

血虚经乱者,可兼夹气虚,或肾虚,或肝郁等不同证候。兼气虚者可见神疲肢软,心悸气短,或纳少便溏,或小腹空坠,舌淡苔薄,脉弱无力等;兼肾虚者可见头晕耳鸣,腰痠如折,或小腹空坠,夜则溲多,大便不实,舌淡苔薄,脉沉弱等;兼肝郁者可见经行不畅,胸胁、乳房、少腹胀痛,胸闷不舒,时欲叹息,苔薄脉弦等。

【类证鉴别】

(一)血虚经乱与肾虚经乱

两者同属虚证。前者兼有头晕心悸,面色无华,肌肤不润,爪甲色淡,舌淡苔薄,脉虚细等血虚证候;后者可兼有头晕耳鸣,腰痠如折,或小腹空坠,夜则溲多,大便不实,舌淡苔薄,脉沉弱等肾虚见证。

(二)血虚经乱与气虚经乱

两者同属虚证。后者兼有神疲肢软,心悸气短,纳少便溏,或小腹空坠,舌淡苔薄,脉弱无力等脾虚见证。

(三)血虚经乱与血虚月经先期及血虚月经后期

三者皆属虚证。血虚月经先期者,证见经行提前,量多色淡,质地清稀,疲倦乏力,心悸气短,小腹空坠,舌淡苔薄,脉虚细;血虚月经后期者,证见汛期推迟,量少色淡,小腹空痛,面色无华,爪甲不荣,头晕心悸,舌质淡,脉虚细。

【辨治钩要】

(一)调经勿忘舒肝

清代傅山《傅青主女科·经水先后无定期》云:"妇人有经来断续,或前或后无定期,人以为气血之虚也,谁知是肝气之郁结乎?"妇人以肝为主,以血用事,肝藏血而司血海,肝气疏泄太过与不及,均可使血海蓄溢无常。故治疗血虚经乱,除益气养血之外,舒肝更不能忽视,以期养血则血充,气顺则血和,冲任得养,血海蓄溢有时,经期自有定期。

(二)调经更须补肾

明代张介宾《景岳全书·妇人规》云:"凡欲念不遂,沉思积郁,心脾气结致伤冲任之源,而肾气日消,轻则或早或迟,重则渐成枯闭,此宜兼治心脾肾。"肾主藏精,为月经之本,肾虚封藏失职,则血海蓄溢无时,故治疗血虚经乱,除益气养血之外,补肾调经,更为重要,以期精充则血足,精血俱旺,则经病自愈。

(三)慎用寒凉之品

明代张介宾《景岳全书·妇人规》云:"凡经有不调,而值此不足之论,皆不可妄行克制及寒凉等剂,再伤脾胃,以伐生气。"脾为后天之本,气血生化之源,主统血,脾虚则生化、统血失司,冲任功能失调而致经期紊乱。故治疗血虚经乱,应慎用苦寒及克伐之品,以免更伤脾胃,致病无愈期。

【辨证论治】

(1)症状:月经或先期或后期,经量或多或少,色淡质清稀,头晕心悸,面色无华,肌肤不润,爪甲苍白,舌质淡,苔薄,脉虚弱。

(2)病机分析:素体脾虚,或为饮食劳倦所伤,或因多产流产,大病久病,耗损阴血,冲任受损,则月汛失常,潮无定时,经量或多或少,色淡质清稀;血虚失荣,则头晕心悸,面色无华,肌肤不润,爪甲苍白。舌质淡,苔薄,脉虚弱细均为一派血虚之象。

(3)治法:益气养血。

(4)方药:归脾汤(《济生方》)加减。

当归10g,黄芪30g,党参15g,熟地黄15g,龙眼肉15g,酸枣仁10g,茯苓10g,白术10g,远志10g,郁金10g,山茱萸10g,菟丝子10g。

(5)方药分析:方中当归、熟地黄、龙眼肉养血补血;黄芪益气生血;党参、白术、茯苓补中益气,以资生化之源;酸枣仁远志宁心安神;郁金舒肝解郁;山茱萸、菟丝子补肾气,调冲任。

(6)加减:若气虚明显者,党参易人参,加黄精以补气固经;兼肾虚者,加鹿角胶,龟板胶以滋冲任,补肾气;兼肝郁者,加柴胡、白芍以疏肝解郁。血虚月经先期者,可选用圣愈汤(《东垣十书》)以补气摄血;血虚月经后期者,可选用人参养荣汤(《太平惠民和剂局方》)以补血益气;月经量多不止者,加血余炭、棕榈炭、龙骨、牡蛎以固涩止血;月经量少者,亦可选用人参滋血汤(《产宝百问》)以益气养血,兼补化源。

【转归及预后】

血虚经乱只要辨证准确,合理治疗,绝大多数可取得明显的治疗效果。但也有少数患者,反复发作,甚或各趋极端,亦可衍变成为血崩或经闭,治疗亦难。

【调护】

(一)适寒温

清代沈金鳌《妇科玉尺》云:"若经来时,饮冷受寒,或吃酸物,以致凝积,血因不流。"经水为血所化,血得热则行,得寒则凝。若遇经行,受寒饮冷,或冒雨涉水、游泳,或过服苦寒之剂,血为寒凝,瘀阻胞中,血行不畅而致经水后期;又如适逢经行,感受热邪,或炎暑高温作业,或过食辛烈香燥之物、辛温暖宫之剂,冲任蕴热,迫血妄行,可致经水先期或月经过多。故血虚经乱者,尤应适寒温。

(二)调情志

清代肖赓六《女科经纶》引明代方广云:"妇人以血为海……忧思过度则气结,气结则血亦结……忿怒过多则气逆,气逆则血亦逆。气血结逆于脏腑经络,而经于是乎不调矣。"妇人正值经期或经前,阴血下注冲任,阳气偏盛,情志易于波动,七情所伤,致使血气错乱或血气不调,冲任不能相资,则月事因而不调。故血虚经乱者,更应畅情志。

(三)慎劳逸

元代朱震亨《丹溪心法》云:"若劳动过极,脏腑俱伤,冲任之气虚,不能制约其经血,故忽然而下。"劳则气耗,气不摄血,可致经水过多,或致经乱。故血虚经乱者,经行时宜避免过度疲劳和剧烈运动。

(四)禁房事

清代肖赓六《女科经纶》云:"若经适来而不禁房室,则败血不出,积精相射,致有诸证,此人之最易犯者。"经行期间,血室正开,络脉皆张,若房事不禁,伤及肾气,致使冲任功能紊乱,血海蓄溢失常,而经行先后不定。故血虚经乱者,应严禁房事,以"不治已乱治未乱"。

第十三节　血虚痛经

【定义】

痛经亦称"经行腹痛"。是指妇女在经期或经期前后,出现周期性小腹疼痛,或痛引腰骶,甚至剧痛晕厥者。血虚痛经属虚性痛经范畴,是以经期或经后小腹隐痛,伴有月经量少而色淡,面色萎黄无华,或头晕、心悸、失眠,舌淡脉细等血虚证候为特点的病证。

【源流】

《黄帝内经》中虽无血虚痛经的记载,但有血虚致痛的论述。如《素问·举痛论》云:"血虚则痛。"为血虚腹痛的辨证奠定了理论基础。

汉代张仲景《金匮要略·妇人杂病脉证并治》中载有"带下经水不利,少腹满痛。"谓因瘀血而致经水不利者,可有少腹满痛的症状。

隋代巢元方《诸病源候论·月水来腹痛候》云:"妇人月水来腹痛者,由劳伤血气,以致体虚……其经血虚,受风冷,故月水将下之际,血气动于风冷,风冷与血气相击,故令痛也。"阐述了血虚痛经的病变机理。

唐代孙思邈《备急千金要方》在"九痛"中有"经来即腹中痛"的论述。

元代朱震亨《丹溪心法·妇人》云:"经候过而作痛,血气俱虚。"论述了血虚痛经的病变机理。

明代虞抟《医学正传·妇人科》云:"凡妇人经候不调,皆当以四物汤为主治。如经候过而腹中作痛,绵绵无休息者,属血虚,本方倍当归、熟地黄。"张介宾《景岳全书·妇人规》云:"经行腹痛,证有虚实……虚者,有因血虚,有因气虚……虚痛者,于既行之后,血去而痛未止,或血去而痛益甚。大都可按可揉者为虚。"提出了血虚痛经辨证之要领。

清代汪元兰《医门筏》云:"血虚则气行疾,疾则前气未行,而后气又至,亦令郁滞而痛。"吴谦等《医宗金鉴·妇科心法要诀》云:"凡经来腹痛,在经后痛,则为气血虚弱;经前痛,则为气血凝滞。"值得借鉴。

【范围】

现代医学将痛经分为原发性痛经和继发性痛经两种。原发性痛经常见于初潮后6~12个月内,盆腔不伴有病理情况;继发性痛经常发生在月经初潮后2年,常并发于一些妇科疾病如子宫内膜异位症,子宫腺肌病,子宫内膜息肉,盆腔感染,宫腔粘连,盆腔充血,或放置宫内节育器后等。相对而言,血虚痛经中以原发性痛经为多见,但兼肾虚者亦不在少数;继发性痛经也有虚中夹实者,如夹瘀血,或兼寒湿等。

【病因病机】

(一)素体虚弱　冲任不足

禀赋虚弱,肝肾本虚,精亏血少,冲任不足;或素体脾胃虚弱,化源不足,阴血虚少,皆致经行后冲任更虚,胞脉失养,痛经乃作。亦如明代王肯堂《胎产证治》所云:"经止而复腰腹痛者,血海空虚气不收摄也。"

(二)大病久病　胞脉失养

大病久病,耗伤精血,冲任血少,经行之后,血海空虚,不能濡养胞脉,发为痛经。亦如元代朱震亨《丹溪心法·妇人》所云:"经候过而作痛者,气血俱虚也。"

(三)房劳多产　精亏血少

摄生不慎,房劳过度;或堕胎多产,损及肝肾,耗伤津血,冲任不足,胞脉失养,行经之后,精血更虚,冲任胞宫失于荣濡,故发痛经。亦如清代汪波《医林纂要》所云:"妇人产子,血既大破矣,而用力已劳,气亦耗泄,故产后多属虚寒。"

【辨证要点】

(一)辨临床特征

血虚痛经以经来量少色淡,经期或经净后腹痛绵绵,喜揉喜按为特征,伴面色萎黄无华,头晕心悸,失眠多梦,唇甲色淡,舌淡脉细等症状。

(二)辨兼夹证

血虚痛经者,可兼夹气虚,或肾虚,或气滞,或血瘀,或寒,或热等不同证候。兼气虚者可见神疲肢软,面色苍白,气怯乏力等;兼肾虚者可见腰痠耳鸣,面色晦黯,小便清长等;兼气滞者可见经前乳胀,经期小腹胀痛,经行不畅等;兼血瘀者可见经血中夹有小瘀块,块下痛减等;兼寒者可见腹冷畏寒,面色青白等;兼热者可见小腹灼热,经血紫红等。

【类证鉴别】

(一)血虚痛经与虚寒痛经

两者同属虚证,均以经期或经后小腹隐痛喜按为特征。但前者兼有面色萎黄无华,唇甲色淡,头晕心悸,舌淡脉细等血虚之候;后者可兼形寒肢冷,腰骶冷痛,面色苍白,脉象沉迟等阳虚之象。

(二)血虚痛经与肝肾亏损痛经

两者同属虚证。后者亦有经来色淡量少,经后少腹隐痛等证,但可伴腰脊痠楚,头晕耳鸣,舌淡红,苔薄,脉沉细等。

【辨治钩要】

(一)首辨疼痛性质

明代张介宾《景岳全书·妇人规》云:"经行腹痛,证有虚实……但实中有虚,虚中亦有实,此当于形气禀质兼而辨之,当以察意,言不能悉也。"血虚痛经虽属虚证,但临床上亦可见虚中夹实,或实中夹虚之证,故痛经的辨证,首当识别疼痛之属性,根据疼痛发生的时间、部位、性质及程度,辨其寒、热、虚、实,从而拟定相应的治法和方药,做到有的放矢。古人主张经前腹痛多实,经后腹痛多虚,诚可作为辨证的一个方面,但亦不尽然。血虚痛经未必都在经后,经期或经前亦可见此,故临证亦不可拘泥。

(二)切忌滥用通利

清代陈素庵《陈素庵妇科补解·调经门》云:"妇人经行后腹痛者,是气血两虚也。法当大补气血,以固脾胃为主,或余血未尽,加行滞药一二味,可服三才大补汤。"根据"通则不痛"的原理,痛经的治疗原则主要是以通调气血为主,然血虚痛经证属虚证,故临证宜以补为通,调补兼施,切忌滥用通利,致虚者更虚,经行更痛。只有在虚中有滞,或虚中夹实之候时,方可补中求通,于大队补血药中少佐通行之品,如香附、延胡索、乳香、没药之类,使气血流通,经血畅行,自无疼痛之忧。

(三)注重标本缓急

明代戴思恭《证治要诀·经事不调》云:"经事来而腹痛者,经事不来而腹亦痛者,皆血之不调故也。欲调其血,先调其气。"治疗痛经,应掌握经期调血止痛治标,平时辨证求因治本的原则,适时服药,方能见效。一般而言,经前或经期腹痛者,多在经前一周连续服药,以"迎而夺之","急则治其标",见经后即停药;经后腹痛者,特别是血虚痛经者,宜在见经第一天起服药,服至症状消失,平日可予丸剂缓调,"缓则治其本",以接续药力,如此连续治疗三个周期,则可无虞。

【辨证论治】

(1)症状:经来量少色淡,经期或经后腹痛绵绵,喜揉喜按,面色萎黄无华,唇甲色淡,头晕心悸,失眠多梦,舌质淡,苔薄白,脉细。

(2)病机分析:气血不足,血海空虚,胞脉失养,故小腹绵绵作痛,喜揉喜按;气血虚弱,血失温煦,故经水量少,色淡质清;血虚不能上荣,则面色萎黄无华;血虚失于濡养,则头晕心悸,失眠多梦;血虚不荣于外,则唇甲色淡。舌质淡,脉细均为血虚之象。

(3)治法:补血止痛。

(4)方药:圣愈汤(《兰室秘藏》)加味。

党参15g,黄芪20g,当归15g,熟地黄15g,白芍10g,川芎10g,阿胶10g(烊化),鸡血藤10g,香附10g,甘草6g。

(5)方药分析:方中党参、黄芪健脾补中,益气生血;当归、川芎、鸡血藤活血调经;熟地黄、阿胶养血;香附理气;白芍、甘草缓急止痛。

(6)加减:血虚气弱明显者,党参易人参,加白术以补益中气;兼肾虚者,加菟丝子、枸杞子、续断、桑寄生以强腰补肾;血虚气滞者,加延胡索、乌药、枳壳以理气止痛;兼寒者,加吴茱萸、小茴香以温经止痛;兼热者,加牡丹皮、生地黄以养阴清热。

【转归及预后】

血虚痛经的治疗,应掌握调血止痛以治标,平时辨证求因以治本的原则,适时服药,多能见效。然其病程多长,若临时服药,恐难奏效,故平素调补以治其本之法极为重要。只要辨证准确,持之以恒,预后一般良好。

【调护】

(一)注意经期调养摄生

明代薛己《校注妇人良方》云:"若遇经行,最宜谨慎,否则与产后证相类。"经行之际,宜注意保暖,禁止涉水、冒雨、游泳、冷水浴等;忌食生冷寒凉之品,避免寒冷刺激。同时,经期卫生保健亦十分重要,应保持外阴清洁,禁房事;注意休息,尽量减少剧烈运动;注意精神调摄,保持良好心态。此外,落实计划生育措施,减少孕产次数等,对血虚痛经的防治均具有十分重要的意义。

(二)慎用寒凉破血之品

明代张介宾《景岳全书·妇人规》云:"凡经行之际,大忌寒凉等药,饮食亦然。"除生活饮食调摄之外,慎审药治对于血虚痛经的防治亦十分重要,临证及平素用药均应慎用寒凉、破血之品,以防寒凝气滞,虚者更虚,经行更痛。

第十四节　血虚闭经

【定义】

发育正常的女子,一般在十四岁左右月经来潮,若超过十八岁月经初潮未至,或经行后又中断三个月以上者,称"闭经",又称"经闭"。闭经有虚实之分,血虚闭经属虚性闭经的范畴,是以月经停闭不行,伴有面色萎黄,头晕目眩,心悸怔忡,少寐多梦,舌淡脉细等血虚证候为特点的病证。

【源流】

本病之最早记载,见于《黄帝内经》。如《素问·阴阳别论》云:"二阳之病发心脾,有不得隐曲,女子不月。"指出由于所思不遂,谋虑怫逆,则心脾之营阴暗耗而成不月之病。汉代张仲景《金匮要略·妇人杂病脉证并治》中亦有"妇人经水不利下"等记载。

隋代巢元方《诸病源候论·月水不通候》云:"妇人月水不通者,由劳损血气,致令体虚受风冷,风冷邪气客于胞内,损伤冲任之脉,并手太阳、少阴之经,致胞络内绝,血气不通故也。"亦云:"先经唾血,及吐血、下血,谓之脱血,使血枯,亦月事不来也。"阐述了由于失血,或劳损血气而致血虚闭经的机理。

金代李杲《兰室秘藏·妇人门》云:"妇人脾胃久虚,或形羸气血俱衰,而致经水断绝不行……病名曰血枯经绝。宜泻胃之燥热,补益气血,经自行矣。"论述了思虑劳倦而致血枯闭经的病机及治法。

明代武之望《济阴纲目》引朱震亨云:"经不通,或因堕胎及多产伤血,或因久患潮热销血,或因久发盗汗耗血,或因脾胃不和饮食少进而不生血,或因痢疾失血。治宜生血补血,除热调和之剂,随证用之。"详尽阐述了引起血虚闭经的病因及治则。张介宾《景岳全书·妇人规》有"血枯"、"血隔"之论。其云:"凡妇女病损至旬月半载之后,则未有不闭经者。正因阴竭,所以血枯。枯之为义,无血而然,故或以羸弱,或以困倦,或以咳嗽,或以夜热,或以食饮减少,或以亡血失血,及一切无胀无痛,无阻无隔,而经有久不至者,即无非血枯经闭之候。"血虚闭经属于血枯之范畴。

清代叶桂《叶氏女科证治》云:"心为气血之主,而脾为气血之本也。若忧虑伤心,心气虚耗,不能生血,脾乃心之子,脾失所养,则不嗜饮食,绝生化之源矣。"指出血虚闭经的主要病变部位在心脾。

民国张山雷《沈氏女科辑要笺正·月事不来》云:"血不足而月事不至。"明确指出阴血不足是引发闭经的主要原因之一,可谓一语见地。

【范围】

现代医学将闭经分为原发性与继发性两种,凡年过18岁仍未行经者为原发性闭经;月经初潮后又闭止超过3个月以上为继发性闭经。本篇主要讨论功能失调所致的血虚闭经,经药物调理,能收到治疗效果者,可见于现代医学子宫发育不良,子宫内膜损伤如刮宫过深等,垂体损伤如席汉综合征等,消耗性疾病及营养不良等造成的闭经,但不能完全等同。至于妊娠期、哺乳期停经,以及古人所谓"居经"、"避年"、"暗经"等,均不属闭经的范畴。

【病因病机】

(一)禀赋不足　血海失盈

先天禀赋不足,肾气尚未充盛,冲任精血虚少,无以化为经血,血海失盈,乃致闭经。亦如明代虞抟《医学正传·妇人科》所云:"月经全借肾水施化,肾水既乏,则经血日以干涸。"此为少女经闭的主要原因。

(二)失血过多　血海空虚

经期产后,失血过多,或多产堕胎,屡耗阴血,使血海空乏,无血可下,乃发闭经。亦如民代张山雷《沈氏女科辑要笺正·月事不来》所云:"血不足而月事不至。"

(三)大病久病　血海涸竭

病后血虚,或大病久病,或数脱于血,或哺乳过久,或虫积噬血,皆可导致营血暗耗,使冲任亏败,血海涸竭,源断其流,闭经乃作。亦如明代张介宾《景岳全书·妇人规》所云:"凡妇女病损至旬月半载之后,则未有不闭经者。"

(四)劳伤心脾　营血匮乏

忧思过度,饮食劳倦,伤及心脾,脾虚化源不足,冲任虚衰,经血无以化生,血海不能满盈,遂致经闭不行。亦如金代李杲《兰室秘藏·妇人门》所云:"妇人脾胃久虚,或形羸气血俱衰,而致经水断绝不行。"

【辨证要点】

(一)辨临床特征

血虚闭经以月经逐渐后延,量渐减少,经色淡红,质稀薄,渐致闭经为特征,并可兼见头晕眼花,心悸怔忡,少寐多梦,肌肤失润,面色萎黄,舌淡苔少,脉细等症状。

（二）辨兼夹证

血虚闭经者，可兼夹肾虚，或气虚，或阴虚，或气滞，或寒凝血瘀等不同证候。兼肾虚者可见腰痠耳鸣，面色晦黯，性欲淡漠，小便频数等；兼气虚者可见神疲气短，肢软乏力等；兼阴虚者可见潮热盗汗，咳嗽唾血，脉细而数等；兼气滞者可见小腹胀痛，精神抑郁，烦躁易怒等；兼寒凝血瘀者可见小腹冷痛，形寒肢冷等。

【类证鉴别】

（一）血虚闭经与阴虚血燥闭经

两者同属虚证。血虚闭经常伴头晕眼花，心悸怔忡，少寐多梦，肌肤失润，面色萎黄，舌淡脉细等血虚证表现；阴虚血燥闭经多兼有五心烦热，颧赤盗汗，骨蒸劳热，或咳嗽唾血，舌红苔少，脉细数等阴虚火旺证候。

（二）血虚闭经与血虚夹瘀闭经

前者属虚，后者证属虚中夹实，俗称"干血痨"，以经闭不行，下腹部隐痛，或有积块，局部自汗或夜间盗汗，倦怠乏力，甚则潮热骨蒸，肌肉瘦削，皮肤枯燥，脉细涩或细数为特征。

【辨治钩要】

（一）辨虚实为首要

明代张介宾《景岳全书·妇人规》云："欲其不枯，无如营养；欲以通之，无如克之。但使雪消，则春水自来，血盈则经脉自至，源泉滚滚，又孰有能阻之者。"闭经一证，病因多端，病机复杂，但不外血滞、血枯两端，临证须以辨清虚实为首要，实者宜通，虚者宜补，乃治疗闭经之大法。故血虚闭经之治法为养血调经。

（二）切忌滥用通利

明代张介宾《景岳全书·妇人规》云："奈何今之修治者，不论有滞无滞，多兼开导之药，其有甚者，则专以桃仁、红花之类通利为事。岂知血滞者可通，血枯者不可通也。血既枯矣，而复通之，则枯者愈枯，其与榨干汁者何异？为不知枯字之义耳！为害不小，无或蹈此弊也。"闭经一证，临床以虚证为多见，多由脏腑亏虚而致冲任血少，经血匮乏，无血可下使然。故治当以补血养阴为主，重在滋养经血之源，充盈血海，满溢胞宫。切忌急切图功，不问虚实，妄行攻破通经，误犯虚虚实实之戒，以误病机，差之毫厘，谬之千里。

（三）顾及兼夹之证

清代肖赓六《女科经纶》引叶以潜所云："血滞亦有虚热，血枯亦有虚热，故滞者不宜过于宣通，通后又须养血益阴，使津血流通。血枯者不可峻行补益，恐本身无力，而辛热之剂，反燥精血矣。"血虚闭经虽属虚证，亦可虚中夹实，故临证须细审病机，分清虚实之兼夹，寒热之错杂，或寓攻于补，或先补后攻，或攻补兼施等，灵活掌握，以平为期，才能收到良好效果。且大凡血虚闭经，病程较长，取效亦非一日之功，故宜守方投用，或汤丸并进，或丸剂缓图，以收全功。

【辨证论治】

(1)症状：月经由后期量少而渐至停闭，面色萎黄，头晕眼花，心悸怔忡，少寐多梦，肌肤失润，舌质淡,苔少,脉细。

(2)病机分析:因先天禀赋不足,或经产失血,或病后血虚,或虫积噬血,或思虑劳倦伤脾,均可引发营血亏虚,致使血海不充,故月经由量少色淡而渐至停闭不行;血虚不荣于外,则面色萎黄,肌肤失润;血虚不能上荣于脑,则头晕眼花;血少心失所养,则心悸怔忡,少寐多梦。舌质淡,苔少,脉细均为一派营血亏虚之象。

(3)治法:养血调经。

(4)方药:小营煎(《景岳全书》)加味。

当归15g,熟地黄15g,白芍10g,山药15g,枸杞子15g,鸡血藤15g,阿胶10g(烊化),炙甘草10g。

(5)方药分析:方中当归补血活血调经;熟地黄、枸杞子、白芍、阿胶填精养血;山药、炙甘草健脾生血;鸡血藤活血以通经。

(6)加减:若兼肾虚者,加菟丝子、紫河车以补肾填精;兼气虚者,加人参、黄芪、白术以补气生血,待气血渐复后,再酌情加泽兰、茺蔚子、丹参、山楂、牛膝等活血通经;若血虚日久,阴虚血燥者,加生地黄、麦门冬、知母、地骨皮以养阴清热;若因产后大出血所致闭经,可见神情淡漠,阴道干涩,毛发脱落,性欲减退等症者,加鹿茸、鹿角霜、紫河车等血肉有情之品,大补冲任精血,久服为宜。

【转归及预后】

血虚闭经多数从月经后期或月经量少逐渐加甚而成,故临证须防患于未然,在初发现月经后期及月经量少时当治愈之。同时还应注意巩固疗效,无论血滞血枯,在经下之后均应不同程度地予以滋阴养血生津之品,以取得远期疗效。

【调护】

(一)注意调摄养生

清代沈金鳌《妇科玉尺·月经》云:"若经来时,饮冷受寒,或吃酸物,以致凝积,血因不流。"经行之际,忌食生冷寒凉之物,以保养脾胃;产后或人流后要注意休息,加强营养;平素注意饮食调摄,增强体质;不提倡盲目节食减肥,以免造成营养不良,而致经闭难复。

(二)提倡晚婚晚育

明代武之望《济阴纲目》引朱震亨云:"经不通,或因堕胎及多产伤血⋯⋯"晚婚晚育、计划生育,均可防止闭经的发生。尽量避免减少人工堕胎,房事不宜过度;同时积极治疗月经后期、月经过少等有闭经趋向的疾病。

(三)解除精神压力

明代方广《丹溪心法附余》云:"人之气血周流,忽有忧思忿怒,则郁结不行。"故保持心情舒畅,解除精神压力,对于闭经的治疗和防止复发,均有重要的作用。

第十五节　血虚不孕

【定义】

女子婚后,夫妇同居三年以上,有正常性生活,配偶健康而不受孕,或曾有孕育又间隔三年以上未再受孕者,称为不孕。前者称"全不产",即原发性不孕;后者称"断绪",即继发性不孕。血虚不孕属虚性不孕的范畴,是以久不孕育,伴有月经量少,色淡质薄,面色无华,头昏眼花,心悸失眠,舌淡脉细等血虚证候为特点的病证。

【源流】

早在《黄帝内经》中,就有"不孕"的记载。如《素问·骨空论》云:"督脉为病……其女子不孕,癃痔遗溺嗌干。"

晋代王叔和《脉经·平带下绝产无子亡血居经证第四》云:"师曰:脉微弱而涩,年少得此为无子,中年得此为绝产。"论述了无子的脉证。

隋代巢元方《诸病源候论》从"月水不利"、"月水不通"、"子脏冷"、"带下"、"结积"等方面论述了"无子"。其在"无子候"项下云:"然妇人挟疾无子,皆由劳伤血气,冷热不调,而受风寒……故无子也。"论述了气血损伤,可致不孕。

唐代孙思邈《备急千金要方》云:"凡人无子,当为夫妻俱有五劳七伤,虚羸百病所致。"明确指出不孕症有男女双方的原因。

宋代陈自明《妇人大全良方·产宝方序论》云:"然妇人以血为基本,苟能谨于调护,则血气宣行,其神自清,月水如期,血凝成孕。"认识到血气在嗣育中的重要性。

元代朱震亨《丹溪心法·妇人》云:"人之育胎,阳精之施也,阴血能摄取之,精成其子,血成其胞,胎孕乃成。今妇人之无子者,率由血少不足以摄精也。"阐述了血虚不孕的病机。

明代张介宾《景岳全书·妇人规》云:"疾病之关于胎孕者,男子则在精,女人则在血,无非不足而然。"说明血虚是引起女子不孕的一个重要因素。

清代陈士铎《石室秘录》对女子不孕有十病之论。其云:"十病为何?……一气血虚而不能摄也。"陈梦雷等《古今图书集成医部全录》云:"今妇人无子者,率由血少不足以摄精也。血之少也,固非一端,然欲得子者,必须补其精血,使无亏欠,乃可以成胎孕。"以上对血虚不孕病因病机及治则的论述,至今仍有效指导着临床实践。

【范围】

现代医学将不孕症分为原发性不孕和继发性不孕两种。原发性不孕即婚后从未妊娠过;继发性不孕指有妊娠史,而后又未再妊娠者。血虚不孕可表现于任何因素所导致的不孕,一是属于先天性生理缺陷,有螺、纹、鼓、角、脉五种,古称"五不女",此非药物所能奏效;二是属于病理性不孕,为本篇讨论之重点,其中以卵巢因素为多,如重度营养不良、维生素缺乏等影响卵巢功能;或卵巢功能早衰影响卵巢激素分泌和排卵功能。此外,子宫因素中的子宫发育不良,或免疫性不孕等,都可出现血虚表现,不能一概等同。血虚不孕亦可兼夹肾虚或肝郁之证。

【病因病机】

(一)素体血虚　不能摄精

禀赋体弱,阴血不足,冲任脉虚,胞脉失养,不能摄精成孕。亦如元代朱震亨《格致余论·妇人》所云:"今妇人之无子者,率由血少不足以摄精也。"

(二)大病久病　阴血耗伤

大病久病,阴血耗伤;或经产失血,营阴衰少;或房事不节,堕胎多产,以致冲任不足,血海空虚,血少不能摄精或孕。亦如明代万全《万氏妇人科·种子章》所云:"如瘦怯性急之人,经水不调,不能成胎,谓之子宫干涩无血,不能摄受精气。"

(三)饮食劳倦　冲任匮乏

饮食不节,或劳倦过度,损伤脾气,脾胃虚弱,则化源不济,营血亏少,冲任匮乏,以致不能摄精成孕。亦如民国张山雷《沈氏女科辑要笺正·求子》所云:"求子全赖气血充足,虚衰即无子。"

【辨证要点】

(一)辨临床特征

血虚不孕以婚后久不孕育,月经延后,量少色淡,质薄为特征,伴形瘦体弱,肌肤不润,面色无华,头晕目眩,心悸少寐,舌淡脉细等症状。

(二)辨兼夹证

血虚不孕者,可兼夹虚热,或肝郁,或血瘀等不同证候。兼虚热者可见五心烦热,或午后潮热,舌红苔少或无苔,脉细数等;兼肝郁者可见经前乳房、胸胁胀痛,心烦易怒,脉弦细等;兼血瘀者可见经行涩滞不畅,有小瘀块,小腹疼痛,脉弦涩等。

【类证鉴别】

(一)血虚不孕与肾阳虚不孕

两者同属虚证。前者兼有形瘦体弱,面色无华,肌肤不润,头晕目眩,心悸少寐,舌淡脉细等血虚证候;后者可兼有腰痛如折,腹冷肢寒,性欲淡漠,小便频数,舌淡脉沉迟等肾阳虚见证。

(二)血虚不孕与肝肾不足不孕

两者同属虚证。后者可见于原发或继发不孕,证见月经愆期,量少色淡,头晕目眩,面色萎黄,心悸少寐,舌淡苔薄,脉细软等肝肾阴虚见证。

【辨治钩要】

(一)注意阳中求阴

元代朱震亨《格致余论·秦桂丸论》云:"血之少也,固非一端,然欲得子者,必须补其阴血,使无亏欠,乃可推其有余以成胎孕。"血虚不孕,固以养血益精、调补冲任为主,然阴阳互根,且可相互转化,故阳中求阴更能达到阴血充盛之目的。临证之时,宜在纯补精血方中加入几味补肾助阳之品,如巴戟天、肉苁蓉、续断、菟丝子等,则可阴得阳升而源泉不竭。

(二)种子必先调经

清代吴本立《女科切要》云:"妇人无子,皆由经水不调。"引起不孕的原因不一,而月经不调则是其中最重要的因素,故调理月经是治疗不孕的关键。而调经之法,以针对月经周期气血阴阳变化用药为宜,故调理月经周期法是临床普遍运用的有效方法。血虚不孕的周期疗法大体是:经后期以养精血,滋养胞脉为主,用养精种玉汤(《傅青主女科》)等;经间排卵期则加用温润助阳之药,以暖宫种子,如仙茅、仙灵脾、巴戟天、肉苁蓉之类,并维持至经前;月经将行之际,适当配合行气疏肝之品,如香附、柴胡等;经水既行,则根据月经情况因势利导,调理气血,以通畅为要。

(三)辨病辨证结合

明代张介宾《景岳全书·妇人规》云:"种子之方,本无定轨,因人而药,各有所宜。"不孕症原因复杂,即使同样表现为血虚型不孕,但往往由于不同病因所导致,而使其在治疗上存在较大的差异,故辨病与辨证相结合尤为重要。如属子宫发育不良者,宜在补血方中加入补肾养精,血肉有情之品;排卵功能障碍者,则需加用活血行气,温肾助阳之药;抗精子抗体阳性属免疫性不孕者,多有阴虚火旺之象,宜加滋阴降火之类,辨病选药。

(四)用药不可偏激

明代武之望《济阴纲目·求子门》云:"丹溪曰:妇人无子者,多由血少不能摄精。俗医悉谓子宫虚冷,投以辛热之药,煎熬脏腑,血气沸腾,祸不旋踵。"血虚不孕,对大苦大寒、大辛大热之品,尤当慎用。因辛、热、苦、寒,伤津耗血,易损生机。故宜以温润填精,甘咸柔养为主,以调其之气,资其生化之源,则生育可待。

【辨证论治】

(1)症状:婚后久不孕育,月经延后,量少色淡,质稀,形瘦体弱,肌肤不润,面色无华,头晕目眩,心悸少寐,舌质淡,苔薄,脉细。

(2)病机分析:素体羸弱,或失血过多,或脾胃两虚,致使阴血虚少,血海不足,故见形瘦体弱,月经延后,量少色淡,质地清稀;阴虚血少,冲任不足,不能摄精,则发不孕;血虚失荣,故肌肤不润,面色无华,头晕目眩,心悸少寐;舌质淡,苔薄,脉细均为血虚之象。

(3)治法:养血益精,调补冲任。

(4)方药:养精种玉汤(《傅青主女科》)加味。

当归15g,熟地黄15g,白芍10g,山茱萸10g,党参15g,何首乌10g,紫河车10g,炙甘草6g。

(5)方药分析:方中当归、白芍养肝和血;熟地黄、山茱萸滋肝肾,益精血;党参益气生血;紫河车补精养血益气;何首乌滋补阴血;炙甘草和中。

(6)加减:若兼肾阴亏虚者,加女贞子、旱莲草以滋肾养阴;兼阴虚火旺者,加牡丹皮、地骨皮、龟板以滋阴降火;兼肝郁气滞者,加柴胡、香附以疏肝解郁;兼血瘀者,加川芎、桃仁、红花以活血调经。

【转归及预后】

明代万全《万氏女科》云:"女人无子多因经候不调,药饵之辅,尤不可缓,若不调其经候而与之治,徒用力于无用之地。"血虚不孕临床多见,故欲嗣育,贵在聚精养血,务使经血调匀,气血和平,则生育可待。然临证亦可见本体既虚而又有病碍于孕育的患者,病因虚实夹杂,治疗效果亦较缓慢,此时治疗,须治病与补虚统筹兼顾,同时又要分清主次,辨证用药,一般连服三个月,第一个月每天服药一剂,第二、三个月隔天服药一剂,以渐取效。

【调护】

(一)保持情志舒畅

清代孙德润《医学汇海·求嗣》云:"求嗣之法甚多,不外调补血气,更兼保护精神,设非养心寡欲,节饮食,节劳欲,然服药亦无济也。"婚后久不孕育,特别是求子心切之人,更应消除紧张和焦虑情绪,夫妇双方要做到互相理解,互相关心,保持情志舒畅,将有利于受孕。

(二)注意生活调摄

隋代巢元方《诸病源候论·妇人杂病诸候》云:"子脏冷无子者,由将摄失宜,饮食不节,乘风取冷,或劳伤过度,致风冷之气乘其经血,结于子脏,子脏则冷,故无子。"血虚不孕者,应做到食饮有节,劳逸结合;经其忌食生冷寒凉之品及辛辣香燥之品,以防胞宫寒冷及辛燥灼伤阴血;同时注意个人卫生,经行之际禁忌房事。

(三)男女皆可致病

明代张介宾《景岳全书·妇人规》云:"疾病之关于胎孕者,男子则在精,女人则在血,无非不足而然。凡男子之不足,则有精滑、精清、精冷者……若此者,是皆男子之病,不得尽诿之妇人也。"血虚不孕,有因男方而致者,也有因女方而致者,并非女子独病,故临证自当明察,不能一味责之女方。

第十六节　血虚胎动

【定义】

妊娠胎动不安又称"胎气不安",是指妊娠期间,自觉胎动下坠,腰痠腹痛,或伴有阴道少量出血为主要表现的病证。血虚胎动属于虚证胎动不安的范畴,是以胎动下坠或出血,伴头晕眼花,心悸失眠,面色萎黄,舌质淡,脉细滑等血虚证候为特点的病证。

【源流】

"胎动"一词,最早见于汉代张仲景《金匮要略·妇人妊娠病脉证并治》。其云:"胎动在脐上者,为癥瘤害。"亦云:"妇人妊娠,宜常服当归散主之。"论述了血虚胎动不安的治法。

隋代巢元方《诸病源候论》首载"胎动不安"病名,并列专篇论述。其云:"胎动不安者,多因劳役气力,或触冒冷热,或饮食不适,或居处失宜。轻者止转动不安,重者便致伤堕。"认识到本证进一步发展,可形成堕胎。

宋代陈自明《妇人大全良方·妊娠疾病门》云:"妊娠胎动不安者,由冲任经虚,受胎不实也。"认为冲任血虚是引发血虚胎动不安的主要原因之一。亦云:"妊娠将养如法,则气血调和,胎得其所,而产亦易。"指出气血调和在妊娠养胎中的重要性。元代朱震亨《格致余论》云:"阳施阴化,胎孕乃成,气血虚弱,不足营养,其胎自堕。"亦认为血虚可致胎动,甚者形成堕胎。

明代万全《广嗣五种备要·胎动不安》云:"胎动不安者,盖因子宫久虚,气血两虚,不能摄之养胎,致令不安欲堕。"阐述了血虚胎动的病机。《万氏妇人科·胎前章》云:胎动"法当四君子以补其气,四物汤以补其血。"张介宾《景岳全书·胎孕类》亦云:"凡胎孕不固,无非气血损伤之病,盖气虚则提摄不固,血虚则灌溉不周,所以多致小产。故善保胎者,必当专顾血虚,宜以胎元饮为主而加减用之;其次则芍药芎归汤;再次泰山磐石散,或千金保孕丸,皆有夺造化之功,所当酌用者也。"提出血虚胎动的具体治法。

清代林珮琴《类证治裁·胎前论治》云:"胎动不安,势必下堕……须早服养气血,护胎元之剂。加减八珍汤,添续断、陈皮、杜仲、砂仁。"论述了补养气血可防治血虚胎动,验之临证,确有实效。

【范围】

胎动不安属现代医学先兆流产的范畴。血虚胎动只是其中表现之一,且常兼有肾虚或气虚等证候。

【病因病机】

(一)母体虚弱 阴虚血少

胎居母腹,赖母体阴血以濡养而发育成熟。若其母素体虚弱,阴血不足,或久病伤阴,阴虚血少,冲任、胞宫失于育养,胎系无力,则致胎动不安。亦如明代万全《广嗣五种备要·胎动不安》所云:"胎动不安者,盖因子宫久虚,气血两虚,不能摄之养胎,致令不安欲堕。"

(二)脾虚气弱 胎失所养

饮食不节,或劳倦过度,以致脾虚气弱,化源匮乏,血亏则胎失所养,胎元不固而胎动不安。亦如明代万全《万氏妇人科·胎动不安》所云:"脾胃虚弱不能管束其胎,气血素衰不能滋养其胎。"

(三)多产房劳 胎元不固

多产堕胎,损伤冲任,或孕后房事不节,肾精耗伤,精血不足,冲任不固,阴血下漏,胎失所系,故发胎动不安。亦如宋代齐仲甫《产宝百问》所云:"妊娠成形,胎息未实,或因房劳惊触,劳力过度,伤动胞胎。"

【辨证要点】

(一)辨临床特征

血虚胎动以妊娠期腰部疫痛,小腹疼痛,或下坠,或阴道少量出血,色淡红,质清稀为特征,伴面色萎黄,唇色淡白,头晕眼花,心悸不眠,舌淡苔少,脉细滑等症状。

（二）辨兼夹证

血虚胎动者,可兼夹气虚,或肾虚,或虚热,或瘀血等不同证候。兼气虚者可见神疲乏力,肢软气短,面色苍白等;兼肾虚者可见耳鸣膝软,小便频数或曾屡有堕胎者;兼虚热者可见心烦少寐,咽干口渴等;兼瘀血者可见胸腹胀痛,少腹拘急,渴不欲饮,或宿有癥积等。

【类证鉴别】

（一）血虚胎动与虚热胎动

两者同属虚证,均有腰痠腹痛,胎动下坠或阴道出血等症状。但前者血色淡红而质稀薄,并兼有头晕眼花,心悸失眠,面色萎黄,舌淡苔少,脉细滑等血虚证候;后者血色鲜红而质稠,兼有口渴心烦,手足心热,舌红少苔,脉细滑而数等阴虚血热的证候。

（二）血虚胎动与气虚胎动

两者同属虚证。后者多因孕妇体质羸弱,或脾胃素虚,中气不足,或孕后罹疾,损伤正气,气虚不能载胎、护胎,以致冲任不固,胎动不安,必兼见面色㿠白,气短懒言,畏寒,舌淡脉弱等气虚证候。

【辨治钩要】

（一）辨母疾与胎病

隋代巢元方《诸病源候论·妊娠胎动候》云:"若其母有疾以动胎,治母则胎安;若其胎有不牢固者,致动以病母者,治胎则母瘥。"胎动不安之证,属虚者多,属实者少。血虚胎动的治法,原则以养血与安胎并举,但临证时还须视其母疾与胎病之先后,而在治疗上有所侧重,针对不同病因,采用相应治法。如母体有病者应以先去其病为主,安胎为辅;若胎气不固致母体为病者,则着重安胎,胎安则母病自愈。

（二）辨可安不可安

明代武之望《济阴纲目》云:"若终不能安者,则可下之,免害妊妇也。"血虚胎动不安,有可安者,有不可安者,务当细辨,分别处理。如流血多,出血时间长,血色由鲜红而至黯红,腰腹疼痛阵阵加剧,痛连骶骨,为胎已频于坠也,则安之无益,反而影响母体健康。此时则不若下之,以免他患。

（三）注意培补脾肾

明代张介宾《景岳全书·妇人规》云:"胎气有虚而不安者,最费调停。然有先天虚者,有后天虚者,胎元攸系尽在于此。"血虚胎动不安的治疗,除养血之外,还需注重培补脾肾,方可尽收全功。

【辨证论治】

(1)症状:妊娠期腰部痠痛,小腹疼痛,或下坠,或阴道少量出血,色淡红,质清稀,面色萎黄,唇色淡色,头晕眼花,心悸不眠,舌质淡,苔少,脉细滑。

(2)病机分析:血虚不能养胎,以致胎动不安,或见下血,量少质清,色淡红;血虚失于濡养,灌溉不周,而致冲任不固,胎失所载,则腰部痠痛,或小腹疼痛;血虚不能上荣,故面色萎黄,唇色淡白,头晕眼花;阴虚血少,心失所养,故心悸不眠。舌质淡,苔少,脉细滑均为血虚之象。

(3)治法:补血固冲安胎。

(4)方药:苎根汤(《妇人大全良方》)加味。

熟地黄15g,当归15g,苎麻根15g,白芍10g,阿胶10g(烊化),黄芪30g,艾叶炭10g,陈皮10g,甘草6g。

(5)方药分析:方中当归、熟地黄、白芍补血和血;黄芪益气生血;阿胶、苎麻根、艾叶炭养血止血安胎;陈皮、甘草理气和中,并防止他药补而不滞。

(6)加减:若气血两虚者,可选用胎元饮(《景岳全书》)加黄芪、阿胶以补气益血,固肾安胎;兼肾虚者,加续断、桑寄生以补肾固冲安胎;兼阴虚而热迫血行者,加生地黄、旱莲草、地榆炭以滋阴凉血止血;宿有癥积者,可试用桂枝茯苓丸(《金匮要略》)以消瘀化癥,使瘀去血止。

【转归及预后】

血虚胎动的治法,原则以养血与安胎并举,施治的同时,还应密切观察病情变化。若尚无堕胎之征时,可大胆投药遣方,力求保胎;若胎死腹中,或胎堕难留者,则宜及时处理,以免延误病情,变生不测。同时,"预培其损"是预防和治疗血虚胎动不安的重要且有效的方法,即在未孕之前先行调理,或一见怀孕,马上用药,使血气充足,肾气旺盛,冲任稳固,可保孕后无坠胎之虞。

【调护】

(一)注意生活调摄

明代张介宾《景岳全书·妇人规》云:"胎气有虚而不安者……后天虚者,由于人事,凡色欲、劳倦、饮食、七情之类,皆能伤及胎气。治此者,当察其所致之因,因病而调,仍加戒慎可也。"血虚胎动不安者,只有做到起居有节,劳逸适度;饮食富有营养,易于消化;情绪稳定,解除紧张和焦虑;同时保持外阴清洁等,则可有效预防胎动不安的发生。

(二)防治妊娠恶阻

清代沈金鳌《妇科玉尺·胎前》云:"若知已有胎,而恶心呕吐,不思食,唯宜养血安胎,理气健脾,此为要着。"妊娠恶阻太甚,呕吐伤阴,加之化源不足,均可致阴血亏损而胎动不安。故采用养血安胎,理气健脾之法,不仅可以治疗妊娠恶阻,而且可以有效防治血虚胎动不安的发生。

(三)严禁孕后房事

清代张曜孙《产孕集·孕忌》云:"怀孕之后,首忌交合,盖阴气动而外泄,则分其养孕之力,而扰其固孕之权。"故忌房事为防治血虚胎动不安之要着,尤其在妊娠早期和七个月以后要严禁交合,以防小产、难产之虞。

第十七节 血虚皮肤瘙痒

【定义】

皮肤瘙痒,是皮肤产生痒感而欲搔抓,但又无原发皮肤损害的一种自觉症状。又称"风瘙痒"、"风痒"、"痒风"。血虚皮肤瘙痒属于虚证,是以皮肤干燥,瘙痒,反复发作,痒如虫行,发无定处,夜间尤甚,皮肤不润泽而萎黄,面色少华,身体虚弱,或见心慌,失眠,舌质淡,苔薄,脉细弱等血虚证候为特点的病证。其多见于久病体弱及老年患者,起病缓慢,秋冬易患,反复瘙痒搔抓,皮肤增厚,间有抓痕,或覆细薄鳞屑。

【源流】

早在《黄帝内经》中,就有对本证病因、病机的认识。如《素问·至真要大论》云:"诸痛痒疮,皆属于心。"指出瘙痒多由心火血热所致。

隋代巢元方《诸病源候论·妇人杂病诸候·风瘙痒候》云:"风瘙痒者,是体虚受风,风入腠理,与血气相搏,而俱往来于皮肤之间,邪气微,不能冲击为痛,故但瘙痒也。"认识到瘙痒之因,不离乎风,其中内风与血关系密切。

宋代陈自明《妇人大全良方》云:"医风先医血,血行风自灭。"对于血虚皮肤瘙痒证的治疗,具有十分重要的指导意义。

元代朱震亨《脉因证治·痹》云:"亦有痰在血分痒者,血不营肌腠。"指出血虚不营肌腠,可致皮肤瘙痒。其在《丹溪心法》中又云:"痒证不一,疥癣作痒,当求疥疮证。血虚皮肤燥痒者,宜四物汤,加防风七钱。如以四物汤半帖,水二盏调消风散一钱亦可。"指出血虚皮肤瘙痒的治法,以及与疥癣作痒的区别。

明代薛己《医宗摘要·养血顺气》云:"风自火出,当补脾肺滋肾水,则风自愈,热自退,痰自清,即养血灭风之意也。"嗣后历代医家对本证陆续有所论述,不少医家认为,风瘙痒总的病因不外乎风,外风可有风热、风湿,内风可有血热生风、血虚生风和血瘀生风等。从而使其辨证论治内容日趋丰富。

【范围】

本证相当于现代医学所称的"皮肤瘙痒证"。至于疥疮、癣疾、鹅掌风等皮肤病引起的瘙痒,则不属于本篇范围。

【病因病机】

(一)气血虚弱　风邪外袭

素体气血虚弱,卫外不固,风邪乘虚袭入肌肤络脉,与血气相搏,形成皮肤瘙痒。亦如隋代巢元方《诸病源候论》所云:"风瘙痒者,是体虚受风,风入腠理,与血气相搏……故但瘙痒也。"

(二)多病久病　血虚生风

多病久病之体,或失血较多之人,气虚血弱,肌肤失于温煦滋养;或年迈体弱,精血亏虚,精血无以充养肌肤,形成血虚生风作痒。亦如明代陈实功《外科正宗·油风》所云:"血脉不能荣运肌肤,虚痒发生。"

(三)七情内伤　化热伤阴

思虑劳心,恼怒忧虑,五志化火,灼伤阴血,致使血虚肝旺,化热生风,风胜则燥,风动则痒,往复于皮肤之间,瘙痒乃作。亦如明代陈实功《外科正宗·病有三因受病主治不同论》所云:"内因者,皆起于七情蕴结于内,又兼厚味膏粱熏蒸脏腑,房欲劳伤亏损元气,乃五脏受之,其病由此内发者。"

【辨证要点】

(一)辨临床特征

血虚皮肤瘙痒以皮肤干燥,瘙痒反复发作,痒如虫行,发无定处,夜间尤甚为特征,伴皮肤不润泽而萎黄,面色少华,身体虚弱,或见心慌,失眠,舌质淡,苔薄,脉细弱等症状。其多见于久病体弱及老年患者,起病缓慢,秋冬易患,反复瘙痒搔抓,皮肤增厚,间有抓痕,或覆细薄鳞屑。

(二)辨兼夹证

血虚皮肤瘙痒者,可兼见血瘀、阴虚、血热等不同证候。兼血瘀者,可见瘙痒久治不愈,夜间为甚,皮肤抓痕累累,紫褐色痕迹遍布,面唇晦滞,舌质黯或有瘀斑点等;兼阴虚者可见皮肤干燥增厚,鳞屑较多,口干乏津等;兼血热者可见心烦,口渴,热盛痒剧,搔抓过重则溢血后痒止等。

(三)辨病变部位

血虚皮肤瘙痒除见全身性皮肤瘙痒之外,还可局限于某一部位,以肛门、外阴为多见。肛门瘙痒者,多见于中年男性,女性及有蛲虫的患儿亦可发生,瘙痒感局限于肛门及周围皮肤,亦可向前后蔓延;阴囊瘙痒者,或"肾囊风"、"绣球风",多见于中年男性,常因局部多汗,疏于清洁,内裤太紧,摩擦等所致;女阴瘙痒者,多见于中年女性,多由局部病变及外用避孕工具等引起。此外,还有头部瘙痒、腿部瘙痒、掌跖瘙痒等。

【类证鉴别】

(一)血虚皮肤瘙痒与肝肾亏虚皮肤瘙痒

两者同属虚证。前者兼有面色萎黄或少华,心悸头晕,夜寝不安,瘙痒以夜间为甚,皮肤不润,舌淡脉细等血虚证候;后者兼有瘙痒呈慢性经过,皮肤肥厚、粗糙,色黯或色沉,伴有脱发,腰膝痠痛或足跟痛,遇劳加重,舌红少苔,脉细数或弦细等肝肾不足的见证。

(二)血虚皮肤瘙痒与高热伤阴皮肤瘙痒

两者均因阴血不足,津血亏虚不能濡养肌肤所致,皆有肌肤干燥,粗糙,瘙痒不适之见证。后者以皮肤脱屑干燥为特征。

(三)血虚皮肤瘙痒与脾虚皮肤瘙痒

两者同属虚证,且同呈慢性过程。后者皮肤损表现以四肢或躯干为主,搔抓后有少许黏性渗液,兼有神疲肢冷,腹胀或痛,大便溏薄,舌淡苔白,脉濡而迟等脾虚见证。

【辨治钩要】

(一)治风先治血

宋代陈自明《妇人大全良方》云:"医风先医血,血行风自灭。"皮肤瘙痒症之病因,无外乎外风扰血,或由血病生风,因此治疗需从"风"、"血"着眼,在两者的关系上又多侧重于血。故无论何型,均宜用血分药,或在治血的基础上,兼以祛风、清热、利湿;或在清血、养血、活血之剂中兼以消风,治血祛风并进,收效乃著。

（二）病证相结合

清代许克昌《外科证治全书》云："遍身瘙痒，并无疮疥，瘙痒不止。"明确地说明了皮肤瘙痒症之证候特点。而临床所见的风疹块、疥疮、虫蛟症、药疹等，亦以皮肤瘙痒为主要症状，但此类疾病多为有原皮疹伴有瘙痒，与血虚皮肤瘙痒之无皮疹疥疮而痒不难区分，治法亦迥异。故临证需细审之。

【辨证论治】

（1）症状：起病缓慢，皮肤干燥，瘙痒，反复发作，痒不太甚，状如虫行，发无定处，夜间尤甚，皮肤不润泽而萎黄，面色少华，身体虚弱，心悸失眠，舌质淡，脉细。多见于老年患者，秋冬易患，春夏转轻，反复瘙痒搔抓，皮肤增厚，间有抓痕，或覆细薄鳞屑。

（2）病机分析：体质虚弱之人，或年老体弱者，气虚血少，血不养肤，血虚生风，风动则痒，故发皮肤瘙痒；血属阴难成而易亏，血虚难复，则瘙痒反复发作，夜间尤甚；邪毒较少，故其痒不甚；风性善行而数变，故痒如虫行，发无定处；肤干、面黄、心悸、失眠、舌质淡、脉细等，皆为血虚之象。秋冬气候渐转严寒，风邪客于皮肤，邪不得泄，郁于腠理，故而瘙痒易患；经年累月，搔之不断，则皮肤增厚，间有抓痕，或覆细薄鳞屑。

（3）治法：养血润燥，祛风止痒。

（4）方药：养血润肤汤（《外科证治》）加减。

黄芪20g，当归15g，天门冬10g，麦门冬10g，生地黄10g，熟地黄10g，何首乌10g，升麻10g，红花10g，鸡血藤10g。

（5）方药分析：方中黄芪益气生血；当归、熟地黄、何首乌滋补阴血；天门冬、麦门冬、生地黄滋阴润燥；升麻清热；鸡血藤养血活血；红花活血祛风。

（6）加减：若兼脾气虚弱者，加太子参、茯苓、白术以健脾益气；兼有风邪客肤者，加荆芥、防风、白蒺藜以祛风；兼血瘀者，加桃仁、丹参、赤芍以活血凉血；兼有热灼津液者，加天花粉、玄参、玉竹以养阴清热。

【转归及预后】

血虚皮肤瘙痒多见于体质虚弱患者，尤其是老年及失血较多者易得，常反复发作，经久不愈。久治不愈，可兼见抓痕累累，紫褐色痕迹遍布，面色晦黯等血瘀证候；或皮肤干燥增厚，鳞屑较多等阴血证候。故临证当审证求因，悉心辨治，且用药时间宜长，方可取效。

【调护】

（一）避免过度搔抓

血虚皮肤瘙痒以全身瘙痒为主要症状，过度搔抓，皮肤常有条条抓痕、血痂、滋水渗出等，日久可呈浸淫疮、疥癣类样变化，患处皮肤可呈黯褐色。故此类患者切忌过度搔抓。

（二）注意生活调摄

明代陈实功《外科正宗·杂忌须知》云："恼怒急暴，多生痞满；饮食太过，必致脾呆；疮愈之后，劳役太早，乃为羸症；入房太早，后必损寿；不避风寒，复生流毒；不减口味，后必疮痒无度。"故对血虚皮肤瘙痒患者，生活调摄尤为重要。应做到适寒温，避免外邪侵袭；畅情志，防止肝火灼伤阴血；调饮食，忌酒类等刺激性食物，少食鱼虾等动风发痒之食，多食蔬菜水果，保持大便通畅，且应节饮食，以免脾胃更伤；

生活要有规律,按时休息,禁饮浓茶及咖啡等物。

第十八节　血虚瘾疹

【定义】

瘾疹是皮肤出现红赤色或白色的疹块,以突然发作,痒而不痛,时隐时现,消退后不留任何痕迹为特征的一种过敏性皮肤病。可发生于任何年龄、任何季节,男女皆可患病。本病因其遇风易发,时隐时现,故称"瘾疹"、"风瘾疹"、"风丹"等,俗称"风疹块"或"鬼风疙瘩"。如发生于眼睑、口唇等处,水肿特别明显,则称"游风"、"赤白游风"。血虚瘾疹多见于慢性瘾疹,发病相对较缓,反复发作,缠绵难愈,每由劳累诱发,伴面色少华,心悸乏力,体倦失眠等血虚证候。

【源流】

早在《黄帝内经》中就有对本病的记载。如《素问·四时刺逆从论》云:"少阴有余,病皮痹隐轸。"将本病称之为"隐轸"。

汉代张仲景《金匮要略·中风历节病脉证并治》云:"邪气中经,则身痒而瘾疹"。最早提出"瘾疹"病名。并在"水气病脉证并治"项下云:"脉浮而洪,洪则为气。风气相搏,风强则为瘾疹,身体为痒……"指出了本病的病因病机及"汗出乃愈"的治疗方法。

隋代巢元方《诸病源候论·小儿杂病诸候》云:"……风入腠理,与血气相搏,结聚起相连成隐胗,风气止在腠理浮浅,其热微,故不肿不痛,但成隐胗搔痒耳。"指出本病不仅与风气有关,还与"血气"有着密切的关系。

宋代陈言《三因极一病证方论》称瘾疹之白者为"婆膜",赤者为"血风"。

清代祁坤《外科大成·瘾疹》云:"若风热内淫,血虚作痒者,又当凉血润燥。"从血虚方面论治瘾疹,补充了前贤之不足。顾练红《疡医大全·斑疹》对阴虚血热、阳虚血热、气血两虚而虚热郁盛者,认为是由于"三焦无根之火乘气血之虚而空发于上,怫郁于皮毛血脉之中。"归之为阴虚属里之证,强调本病必须辨别阴阳虚实,初则"宜清解",次则"或清补"、"或温补"的治疗大法。吴谦等《医宗金鉴·外科心法要诀》云:"此证俗名鬼饭疙瘩。由汗出受风,或露卧乘凉,风邪多中表虚之人。初起皮肤作痒,次发扁疙瘩,形如豆瓣,堆累成片。日痒甚者,宜服秦艽牛蒡汤;夜痒重者,宜当归饮子服之。外用烧酒浸百部,以蓝布蘸酒擦之,谨避风凉自效。"至此,祖国医学对血虚瘾疹病因病机、辨证治疗的理论已经形成且完善。

【范围】

瘾疹相当于现代医学中的"荨麻疹"。现代医学根据病程将其分为急性和慢性。血虚瘾疹多见于慢性荨麻疹。

【病因病机】

(一)病后血虚　虚风内生

外伤后、疮后、经后或新产后失血过多,血亏津少;或虚风内生,肌肤失养;或外风乘虚而入,郁于肌肤腠理,皆可发为瘾疹。亦如隋代巢元方《诸病源候论·风病诸候下》所云:"夫人阳气外虚则多汗,汗出当风,风气搏于肌肉,与热气并,则生蓓瘤。"

(二)素体亏虚　血虚风燥

素体虚弱或久病之后,气血虚弱,风邪乘虚内潜血分,郁而化热化燥,暗耗阴血,而致血虚风燥,肌肤失养,则生瘾疹。血虚则可生风,且肌腠失于濡养,营卫乖和,亦易受邪而患本病。亦如清代祁坤《外科大成·瘾疹》所云:"若风热内淫,血虚作痒者,又当凉血润燥。"

【辨证要点】

(一)辨诱因

瘾疹大多有较明显的诱发因素,如迎风受邪,饮食,情志,便秘,特殊气味等等,血虚瘾疹更是遇劳诱发或加重。故详辨诱因是血虚瘾疹辨证的一个重要环节。

(二)辨临床特征

血虚瘾疹以全身皮肤上出现大小不一的风团,时隐时现,可相互融合成片,消退迅速,不留痕迹,发无定处,瘙痒不适,且反复发作,绵延数月或数年,每由劳累诱发或加重为特征,伴面色无华,神疲乏力,头晕眼花,心悸失眠,舌质淡红,苔薄白,脉细等血虚见证。

(三)辨兼夹证

血虚瘾疹常伴气虚,可兼有恶风,自汗,气怯乏力,舌体胖大等气虚的见证。

【类证鉴别】

(一)血虚瘾疹与风寒瘾疹

两者风团颜色均较淡,发病相对较缓,但前者风团反复发作,入夜或午后尤甚,兼见头晕眼花,体倦失眠,心悸,面色无华等血虚证候;后者每如接触冷水或遇寒后加重,得暖则缓,常伴风寒表证。

(二)血虚瘾疹与卫气不固瘾疹

两者同属虚证,病程均较长,易反复发作。后者之风团较小,多不融合,多因汗出着风或表虚恶风诱发,常伴恶风,自汗等表虚之征。

【辨治钩要】

(一)首辨寒热虚实

宋代陈言《三因极一病证方论·瘾疹证治》云:"世医论瘾疹……内则察脏腑虚实,外则分寒暑风湿,随证调之,无不愈。"瘾疹有实证、虚证、虚实夹杂等不同,血虚瘾疹证属虚证,在慢性瘾疹患者中较为多见。故临床应区别新久,虚实及受邪之不同而采取相应的治疗措施。

(二)治风当先治血

汉代张仲景《金匮要略·水气病脉证并治》云:"风气相搏,风强则为瘾疹,身体为痒……"瘾疹总由内风或外风所引起,故治疗当以祛风为首务。然要达到祛风之目的,又须根据外邪的兼夹,病情的虚实及脏腑气血的不同而灵活掌握治疗方法。血虚瘾疹在治疗时宜加用疏风之品,其他类型瘾疹在选方用药时更宜加用治血之剂,以"治风先治血,血行风自灭。"

【辨证论治】

(1)症状:疹块反复发作,绵延数月或数年,每由劳累诱发,面色无华,神疲乏力,头晕眼花,心悸失眠,舌质淡红,苔薄白,脉细。

(2)病机分析:阴虚血少,风自内生,故发风团而缠绵不愈;血虚则失于濡养,故面色无华,神疲乏力,头晕眼花;阴虚血少,心神失养,故心悸失眠。舌质淡红,苔薄白,脉细均为血虚之象。

(3)治法:养血祛风止痒。

(4)方药:当归饮子(《医宗金鉴》)加味。

当归20g,熟地黄15g,白芍15g,川芎10g,黄芪30g,荆芥15g,白蒺藜15g,何首乌10g,鸡血藤10g,蝉衣10g,甘草6g。

(5)方药分析:方中当归、熟地黄、白芍、何首乌养血;黄芪益气生血;荆芥、白蒺藜、蝉衣祛风止痒;川芎、鸡血藤养血活血;甘草和中。

(6)加减:若气虚明显者,加党参、茯苓、白术以健脾益气;兼风热者,加牛蒡子、赤小豆、桑叶以清热祛风;兼阴虚燥热者,加牡丹皮、地骨皮、黄柏以清热凉血,养阴润燥;瘾疹久发,顽固不愈者,酌加蜈蚣、全蝎、僵蚕以活血化瘀,祛风搜剔,同时重用生黄芪以益气固表。

【转归及预后】

罹患瘾疹之人,其体质壮者多为实证易治,体质弱者多为虚证难愈。血虚瘾疹主要因为血亏津少或体弱久病气血不足,或由于血虚滋生内风,或由于风邪乘虚侵袭,以致肌肤失养所致。气血虚弱易招致外邪,外邪久郁易化热化燥,耗伤气血,致气血益虚,使病情反复发作,缠绵难愈,且每遇劳累后加重。故临证当结合脉证与体质情况而判别预后。

【调护】

(一)避免接触诱发因素

凡因接触某种食物、某种特异气味等等引起动风发疹者,尤应注意避免接触。

(二)注意四时气候变化

瘾疹患者,特别是素体血虚者,更应适时调摄寒温,避免感受外邪,预防本病发作。

(三)进行预防性的治疗

慢性瘾疹,特别是血虚瘾疹患者,在缓解期间要坚持治疗,调整阴阳,益气养血,恢复脏腑气血正常功能,可望减少、减轻或制止发作。

第十九节　血虚白疕

【定义】

白疕，又称"松皮癣"、"干癣"、"风癣"、"白壳疮"、"疕风"、"牛皮癣"、"银钱风"。是皮肤上起白色厚屑，伴有瘙痒的一种顽固性皮肤损害。以皮肤上出现大小、形状不一的红斑，其上覆以多层银白色鳞屑，去之又生，刮去鳞屑可见一透明薄膜，除去薄膜，可有筛状出血为临床特征。血虚白疕多见于久病或体弱者，或白疕日久反复发作者。

【源流】

隋代巢元方《诸病源候论·干癣候》云："干癣，但有匡郭，皮肤索痒，搔之白屑出是也。皆是风湿邪气，客于腠理。复值寒湿，与血气相搏所生。"称白疕为"干癣"，并认为风寒湿气与气血相搏是其主要病机。

明代陈实功《外科正宗》中有"紫白癜风"及"白屑风"的记载，并列举内服及外搽等治法。

清代祁坤《外科大成》始载"白疕"之病名，并列专篇论述。其云："白疕，肤如疹疥，色白而痒，搔起白疕，俗呼蛇风，由风邪客于皮肤，血燥不能荣养所致。宜搜风顺气丸、神应养真丸加白蛇之类。"认识到血虚生风化燥，不能荣养肌肤是其发病之主因。肖晓亭《疯门全书》对本病的症状有更详细的描述。其云："块如钱大，内红外白，刺之无血，色白如银，先发于身，后面部。"吴谦等《医宗金鉴·外科心法要诀·白疕》云："白疕之形如疹疥，色白而痒多不快，固由风邪客皮肤，亦由血燥难荣养"所致。治疗方法为"初服防风通圣散，次服搜风顺气丸，以猪脂、苦杏仁等分共捣，绢包擦之俱效"。至次，祖国医学对血虚白疕的认识及治疗日趋完善。

【范围】

白疕相当于现代医学的银屑病，通常将其分为寻常型、脓疱型、关节病型和红色病型，其中以寻常型最为常见。血虚白疕多见于寻常型银屑病的静止期和退行期。

【病因病机】

（一）风燥日久　伤阴耗血

本病初期，多为素体血分蕴热，加之复感风邪而起。反复发作，日久不愈，耗伤阴血，生风化燥，肌肤失养，致病无愈期。亦如清代祁坤《外科大成》所云："白疕……由风邪客于皮肤，血燥不能荣养所致。"

（二）情志不遂　血虚风燥

情志不遂，郁而化热，亦可耗伤阴血而致血虚风燥。由于营血不足，燥邪内盛，血行涩滞不畅，停而为瘀，阻于肌表而致皮肤增厚，顽固难愈。亦如清代石寿棠《医原·百病提纲论》所云："阴血虚则营养无资，而成内燥。"

【辨证要点】

(一)辨临床特征

白疕之病,以皮肤上出现大小、形状不一的红斑,其上覆以多层银白色鳞屑,去之又生,刮去鳞屑可见一透明薄膜,除去薄膜,可有筛状出血为特征性症状。其皮肤有呈地图状、点滴状或蛎壳状等,分布于躯干、四肢伸面、头面等处,亦可发生于黏膜。

血虚白疕,多见于久病或体弱者,或白疕日久反复发作者,病程日久,皮损渐进性进展后,不再扩大;或局部皮损较薄,色紫黯、暗红或淡红,覆大量干燥鳞屑,剥去鳞屑,基底色不鲜,出血不明显;或皮肤呈硬币状,或大片融合,有的干燥易裂,伴轻重不一的瘙痒。常伴面色无华,唇淡,体倦乏力,头晕眼花,心悸健忘,少眠多梦,舌质淡,苔少或净,脉弦细或沉细等血虚症状。

(二)辨兼夹证

血虚白疕可兼夹燥热、血瘀之证。兼燥热者可见咽干唇燥,大便干结,五心烦热等;夹瘀血者可伴口干不欲饮,皮损较厚,舌质黯或有瘀点瘀斑等。

【类证鉴别】

(一)血虚白疕与血燥白疕

两者均与血不润肤,肌肤失养有关。后者皮损经久不消,散布于全身各处,色暗红、红褐或淡红,干燥易裂,鳞屑干燥,或厚或薄,不易脱落,常伴咽干唇燥,口干不多饮,大便干结等燥热内盛证。

(二)血虚白疕与血瘀白疕

两者病程均较长,反复发作。后者皮损较厚,少数或呈蛎壳状,鳞屑少,不易脱落,伴口干不欲饮,舌质紫黯。

(三)血虚白疕与血热白疕

前者为虚,后者为实。后者起病多急,初发或复发不久,皮疹发展迅速,新疹不断出现,色鲜红或深红,剥去鳞屑后,基底出血明显,常伴血热之证。

【辨治钩要】

(一)灵活辨证施治

白疕的病机主要表现在血分,即血热、血燥、血瘀。早期主要表现为血热,后期主要表现为血燥与血瘀,其中血热为其主要病机。血热日久,病情反复发作,耗伤营血,化燥而成血燥;或营血不足,经脉不畅,血行滞塞,停而为瘀。故其治疗不外清热凉血、养血润燥、活血化瘀三端。初期多因血热外受风邪所致,故多佐疏风之品;进行期多为血热,宜清热凉血;静止期和退行期多为血燥或血瘀,宜养血润燥或活血化瘀。

(二)酌伍活血化瘀

白疕之证,治疗时无论初期还是后期均可适当伍以活血之品,特别在后期,病情反复发作,耗伤阴血,生风化燥,血行迟滞,易停而为瘀,致使皮肤肥厚难以消退,此时伍以活血化瘀之品可祛瘀生新,润肤消疹。但应注意血虚之体,活血化瘀亦不可太过,以防更伤阴血,加重病情。

【辨证论治】

(1)症状:皮肤上起白色厚屑,伴发瘙痒,反复发作,缠绵难愈,皮损较薄,色紫黯、暗红或淡红,面色无华,唇甲色淡,体倦乏力,头晕眼花,心悸健忘,少眠多梦,舌质淡,苔少或净,脉弦细或沉细。

(2)病机分析:素体血分蕴热,复感风邪,乃发白疕,瘙痒无度;反复发作,耗伤阴血,生风化燥,肌肤失养,致病缠绵难愈;血虚不能荣润滋养,故面色苍白,唇甲色淡,头晕眼花,心悸健忘,少眠多梦;血虚气亦虚,故体倦乏力。舌质淡,苔少或净,脉弦细或细均为血虚不荣之象。

(3)治法:养血润肤。

(4)方药:养血润肤饮(《外科证治》)加减。

当归15g,黄芪15g,生地黄15g,熟地黄15g,天门冬10g,麦门冬10g,桃仁10g,红花10g,天花粉15g,草河车10g,板蓝根15g,白蒺藜10g,甘草6g。

(5)方药分析:方中当归养血润肤;黄芪益气生血;生地黄、熟地黄、天门冬、麦门冬、天花粉养血生津润肤;桃仁、红花活血;草河车、板蓝根、白蒺藜解毒;甘草解毒和中。

(6)加减:若瘀血征象明显者,加鸡血藤、丹参以活血化瘀;燥热甚者,加牡丹皮、胡麻仁、知母、防风以清热祛风,滋阴润燥。

【转归及预后】

血虚白疕,证属顽疾,多经久不愈,反复发作,故其治当细审病因,明查病机,及时治疗,方可向愈。同时应内外合治,坚持用药,切忌病急乱投医。

【调护】

(一)加强生活调摄

注意休息,劳逸结合,慎避外感,调畅情志,树立信心,战胜疾病。

(二)注意饮食宜忌

饮食应富有营养,尤其应加强蛋白的摄入,忌辛辣、发物及腥荤动风之品。亦如明代陈实功《外科正宗·紫白癜风》所云:"忌动风发物、海腥、煎炒、鸡、鹅、羊肉、火酒等。"

第二十节 血虚脱发

【定义】

脱发,既指症状,又指病证。脱发症状,指的是头发脱落的现象。脱发证,是指以脱发为主要症状的一种皮肤病,包括脱发症状及其他的自觉或他觉症状。通常脱发伴头皮痒、麻、白屑,头发干枯,口干,心烦,失眠,纳呆等。在正常情况下,每人每天有数根至数十根头发脱落,属生理现象,称之为生理性脱发;如每天脱发超过百根以上者为病理现象,称为病理性脱发。血虚脱发属虚性脱发范畴,是以脱发呈渐进性加重,头发呈稀疏状或斑片脱落,头发干燥、枯黄,缺乏光泽为特征,伴头皮麻木,头晕眼花,心悸乏力,舌质淡,苔薄白,脉细弱等血虚证候为特点的病证。

【源流】

《黄帝内经》中对脱发的记载颇多,有"发堕"、"发落"、"发秃"等。如《素问·上古天真论》云:"女子……五七阳明脉衰,面始焦,发始堕。"

隋代巢元方《诸病源候论》列"须发秃落候"、"鬼舐头候"专论脱发,同时另列赤秃、白秃所致脱发,以资鉴别。如《诸病源候论·须发秃落候》云:"若血气衰弱,经脉虚竭,不能荣润,故须发秃落。"论述了血虚脱发的病机。在"鬼舐头候"项下亦云:"人有风邪在于头,有偏虚处,则发秃落,肌肉枯死。或如钱大,或如指大,发不生,亦不痒,故谓之鬼舐头。"形象地描述了后世所谓油风脱发的病因病机及症状表现。

金代张子和创"发甲落"之病名,其在《儒门事辛·目疾头风出血最急》中云:"大热病汗后,劳病之后,皆发多脱落。"指出大病久病,劳伤气血,可致脱发。

明代王肯堂《证治准绳》云:"血盛则荣于头发,故须发美;若气血虚,经脉虚竭,不能荣润,故须发脱落。"创制治疗气血虚弱脱发的八珍益母丸,沿用至今。陈实功《外科正宗》创"油风"之名,其云:"油风乃血虚不能随气荣养肌肤,故毛发根空,脱落成片,皮肤光亮,痒如虫行。此皆风热乘虚攻注而然。"阐述了血虚脱发的病因病机。

清代王维德《外科证治全生集》称脱发为"发蛀癣"。冯兆张《冯氏锦囊秘录》云:"发乃血之余,焦枯者,血不足也;忽然脱落,头皮多痒,须眉并落者,乃血热生风,风木摇动之象;病后疮后、产后发落者,精神耗损,无以荣养所致也。"指出脱发有内外二因,有虚实两证。唐容川《血证论·瘀血》云:"凡系离经之血,与荣养周身之血,已暌绝不合……此血在身,不能加于好血,而反阻新血之化机……瘀血在上焦,或发脱不生。"阐述了瘀血不去,新血不生,血不养发而致脱落。王清任《医林改错》云:"伤寒、温病后头发脱落,各医书皆言伤血,不知皮里肉外血瘀,阻塞血路,新血不能养发,故发脱落。无病脱发,亦是血瘀。"充实和完善了血虚血瘀脱发的内容,至今仍有效地指导着临床实践。

【范围】

现代医学将脱发分为斑秃、脂溢性脱发、早秃、先天性秃发、损伤性秃发、疤痕性秃发等。本篇主要论述前两种脱发有血虚证候表现者,其他均不在本篇讨论之列。中医学所指的脱发,通常包括油风脱发和发蛀脱发。前者相当于现代医学的斑秃。

【病因病机】

(一)久病热病　耗伤气血

大病久病,或热病之后,耗伤气血;或温补太过,阴血耗损;或思虑太过,阴血暗耗等,均可导致气血不足,不能上充,毛发失养而脱落。亦如金代张子和《儒门事亲·目疾头风出血最急》所云:"太热病汗后,劳病之后,皆发多脱落。"

（二）风盛血燥　发失所养

头部汗出,肌热当风;或冷水淋头,复感外邪,入侵毛孔,皆致风邪乘虚而入,束堵毛孔;头为诸阳之会,外邪入侵,阳气被郁,化热化燥,耗伤阴血,风盛血燥,发失所养而脱落。亦如隋代巢元方《诸病源候论·鬼舐头候》所云:"人有风邪在于头,有偏虚处,则发秃落。"

（三）瘀血阻滞　新血不生

血燥或血虚日久,血行滞涩,停而为瘀,日久瘀血不去,新血不生,致使毛发失去血之濡养,日益枯焦脱落,加重病情。亦如清代王清任《医林改错·通窍活血汤所治之症目》所云:"皮里肉外血瘀,阻塞血路,新血不能养发,故发脱落。"

【辨证要点】

（一）辨临床特征

血虚脱发以头发脱落呈渐进性加重,头发呈稀疏状或斑片脱落,头发干燥、枯黄、缺乏光泽为特征,伴头皮麻木,头晕眼花,心悸乏力,舌质淡,苔薄白,脉细弱等症状。

（二）辨油风脱发与发蛀脱发

血虚脱发可见于油风脱发与发蛀脱发之中。前者多见于青壮年,常在无意中发现一块或数块斑片状脱发,起病突然,境界清楚,严重时可出现头发全部脱落,称为全秃;甚至眉毛、睫毛、腋毛等体毛尽脱,称为普秃,有自愈倾向,可复发。后者头发呈弥漫性、均匀性、渐进性脱落,头发日渐稀疏,尤以头顶区域为显著,头发油腻明显,有的头发干枯,柔细缺少光泽,常伴白屑风,无自愈倾向。

【类证鉴别】

（一）血虚脱发与肝肾不足脱发

两者均属虚性脱发。前者兼见面色不华,唇白,心悸,气短,嗜睡,头昏,舌淡脉细弱等血虚之症状;后者常伴面色㿠白,畏寒肢冷,头晕耳鸣,腰膝酸软,舌苔少或无苔等肝肾不足之象。

（二）血虚脱发与瘀血阻滞脱发

两者均由血不养发而致。后者可见头发部分或全部脱落,或须眉俱落,日久不长,常伴有头痛,口渴欲饮不欲咽,面色晦黯,口唇红紫,舌质黯兼有瘀斑,脉细涩等瘀血征象。

（三）血虚脱发与气血两虚脱发

两者均属虚性脱发,均发病缓慢,病程较长。前者毛发纤细柔弱,油亮光泽明显,无断发现象,脱发多发生在头顶或两额角,头皮油脂多,或脱屑发痒,且多见于壮年人,经常脱发,渐成秃顶;后者毛发纤细柔弱,干焦无泽,常有断发残存,全头皮毛发稀疏散在,偶见经常摩擦处如枕后部位头发脱失显著,且可见于任何年龄,每于久病或产后开始脱发,日渐稀疏。

【辨治钩要】

（一）治疗脱发　首辨虚实

大凡实证多发病突然,起病急,进展快;虚证多病势缓,病程长,且呈进行性加重。实证有血热、血瘀;虚证有气血虚、肝肾虚。实证以清通为治,虚证以补摄为要。故临证须详问病史,四诊合参,辨证论治,方可取效明显。

(二)无病脱发　亦是血瘀

临证体会,血虚脱发,在养血生发的同时,佐以活血化瘀之剂,常获显效。凡查无明显病因,又非血热、阴亏、气血虚弱所致者,则辨为瘀血阻滞脱发;脱发日久,经多方治疗不效者,亦可按瘀血论治,遵《素问·阴阳应象大论》"血实宜决之"之旨,方选通窍活血汤(《医林改错》)化裁,亦获显效。

(三)丸剂缓图　内外结合

血虚脱发,病程较长,常呈渐进性加重,且新发生长,亦非一日之功,故治疗须有耐心。需长期服药者,可酌加益脾护胃之品,以免滋腻碍脾,亦可丸剂缓图;油风脱发者,更宜配合局部外治。

【辨证论治】

(1)症状:头发细软干燥少华,呈稀疏状或斑片脱落,渐进性加重,头皮麻木,头晕眼花,心悸乏力,舌质淡,苔薄白,脉细弱。

(2)病机分析:发为血之余,阴血亏耗,不能荣润,故须发脱落;血虚不能上荣,则头皮麻木,头晕眼花;血不养心,故心悸乏力。舌质淡,苔薄白,脉细弱皆为血虚不荣之象。

(3)治法:养血生发。

(4)方药:四物汤(《太平惠民和剂局方》)加味。

当归15g,熟地黄15g,白芍15g,川芎10g,何首乌15g,桑椹10g,黑芝麻10g,龙眼肉10g,大枣6枚。

(5)方药分析:方中当归养血活血生发;白芍、熟地黄、大枣、龙眼肉养血生发;川芎活血;何首乌、桑椹、黑芝麻补益精血,乌须生发。

(6)加减:兼气虚者,加黄芪、党参、茯苓以健脾益气生血;兼肝肾不足者,加枸杞子、女贞子、山茱萸以滋补肝肾;兼血瘀者,加桃仁、红花、鸡血藤以活血化瘀;血虚风燥者,亦可选用当归饮子(《医宗金鉴》)以养血祛风。

【转归及预后】

血虚脱发多见于久病、体弱、产后、大失血后等患者,脱发呈渐进性加重。若属油风脱发者,则预后较好;发蛀脱发者,治疗较难,需持之以恒。

【调护】

(一)畅情志

血虚脱发者宜保持心情舒畅,忌恼怒、抑郁,同时注意劳逸结合。

(二)调饮食

饮食宜清淡而富有营养,少食糖类及辛辣肥甘之品。

(三)勤梳头

多梳头,以木梳为佳,尽量少用塑料梳。

第二十一节　血虚目干涩

【定义】

血虚目干涩是指眼部赤肿不显而只觉目干灼少津,滞涩不爽,易感疲劳的一种慢性眼病,一般见于外障眼病,常双眼发生,亦可仅患一眼,伴羞明怕热,瞻视疲劳,痛痒并作等症状者亦多见。血虚目干涩是以目内干涩不舒,白睛、黑睛缺少光泽,视物不耐久,伴面黄肌瘦,头晕乏力,舌淡,苔白少津,脉细等为特点的病证。

【源流】

本证在《黄帝内经》中早有记载,命之曰"夺精"。如《灵枢·口问》云:"目者,宗脉之所聚也,上液之道也……故悲哀愁忧则心动,心动则五脏六腑皆摇,摇则宗脉感,宗脉感则液道开,液道开故泣涕出焉。液者,所以灌精濡空窍者也,故上液之道开则泣,泣不止则液竭,液竭则精不灌,精不灌则目无所见矣,故命曰夺精。"

隋代巢元方《诸病源候论·目涩候》云:"若悲哀内动腑脏,则液道开而泣下,其液竭者,则目涩。"指出阴亏血虚所致的"液竭",可致目涩。

明代王肯堂《证治准绳·七窍门》中载有"干涩昏花",即目干涩与昏花并见。但血虚目干涩仅觉眼内干涩不舒而无视物昏花。傅仁宇《审视瑶函·白痛》称其为"白涩症",认为"白涩症,不肿不赤,爽快不得,沙涩昏朦,名曰白涩,气分伏隐,脾肺湿热"。

清代黄庭镜《目经大成》云:"干涩昏花多因劳瞻过度,耽酒恣欲,五火煞伤神水所致。"吴谦等《医宗金鉴·眼科心法要诀》云:"干涩昏花肝肾病,酒色劳瞻思虑伤,四物五子车前子,覆盆枸杞菟丝当,熟地川芎芍地肤,五胆膏宜外点良。"提出治疗血虚目干涩的四物五子丸方及外治法。

【范围】

目干是眼科临床上的一个常见症状,可由多种原因引起,现代医学一般分为干眼病、干性结角膜炎和干燥病。此外,老年人可因泪液分泌减少或泪液中理化性质的改变而常有眼干涩的主诉。血虚目干涩可见于上述疾病之中。

【病因病机】

(一)年老体虚　精血亏虚

年老体弱,精血亏虚,阴血不足,目失濡润,乃发干涩。

(二)目疾日久　精血不荣

椒疮、天行赤眼、暴风客热等目疾失治、误治或治疗不彻底,致眼络闭塞,血行障碍,精血不荣于目,而目干涩。

（三）玄府壅塞　目窍失养

久处风沙，向日劳作，近火烟熏，致玄府壅塞，目窍失养，目乃干涩。

（四）久视伤血　阴亏血虚

读书用目太过，久视伤血，阴血不足，则目干少津，滞涩不爽，视物疲劳，干涩乃作。

【辨证要点】

血虚目干涩的临床特征为眼目干涩，频频眨眼，不耐久视，畏光羞明，白睛不赤不肿，或微赤，表面干燥，或黑睛隐隐生翳，多有泪液分泌过少表现，可兼见面黄肌瘦，头晕乏力，舌质淡，苔白少津，脉细等症状。

【类证鉴别】

（一）血虚目干涩与风热伤津目干涩

两者均有眼目干涩少津，磣涩不爽之感。但前者可兼有睑内色苍白，白睛、黑睛缺少光泽，视物不能持久，面黄少华，舌淡苔白少津，脉细等血虚表现；后者可兼有怕热羞明，抱轮微红或白睛微赤或黑睛星翳，或伴有口干鼻燥，干咳少痰，舌红，苔薄黄少津，脉浮等风热外袭、津液耗损之表现。

（二）血虚目干涩与湿热伤阴之目干涩

两者均为阴血亏虚，目失濡养所致。后者可见目昏睑重，滞涩不爽，白睛虽无红肿，睑内较红，甚者增厚粗糙如粟米等特征。

【辨治钩要】

（一）辨虚实

明代傅仁宇《审视瑶函》云："神水将枯，其症有二：有阴虚证，有阳虚证，不可混治。阴虚以补肾丸治之，阳虚以调中益气汤疗之。"故治疗目干涩，需辨虚实之不同。虚证多从肝虚血少、肝肾阴虚和脾胃虚弱三方面入手；实证多与外感风热毒邪和肺脾实火上攻有关。虚实不同，治法迥异，临证自当详辨。

（二）审标本

明代傅仁宇《审视瑶函》云："神水消渴者，盖水枯结热，蒸烁不清，先治其源，而流自清矣。"故治疗血虚目干涩，宜兼顾标本，以养血活血，滋补肝肾之法为主，切不可妄用攻伐之剂。

（三）慎点眼

明代傅仁宇《审视瑶函·论点服药》云："病有内外，治各不同，内疾已成，外证若无，不必点之，点之无益。惟以服药内治为主。"血虚目干涩，多系阴亏血虚，目失濡养所致，故其治当以内服药物为主，至于点眼，自当慎用，以防激发其邪，变生他证。

【辨证论治】

（1）症状：目内干燥少津，滞涩不爽，白睛、黑睛缺少光泽，视物易感疲劳，面黄肌瘦，头晕乏力，舌质淡，苔白少津，脉细。

（2）病机分析：《灵枢·邪气脏腑病形》云："十二经脉，三百六十五络，血气皆上注于面而走空窍，其精阳气上走于目而为精。"阴血亏虚，目失濡养，故目内干涩少津，滞涩不爽，白睛、黑睛缺少光泽；久视伤血，故血虚之体视物易感疲劳；血虚不荣，则面黄肌瘦，头晕乏力。舌质淡，苔白少津，脉细，均为阴血亏虚之象。

（3）治法：养血活血，滋补肝肾。

（4）方药：四物五子丸（《医宗金鉴》）加减。

当归15g，熟地黄15g，白芍10g，川芎10g，覆盆子10g，枸杞子10g，菟丝子10g，车前子10g（包煎）决明子10g，菊花10g。

（5）方药分析：方中当归补血和血；熟地黄、白芍滋补肝肾阴血；枸杞子、覆盆子、菟丝子滋补肝肾；车前子、决明子、菊花清肝明目，并防他药滋腻。

（6）加减：若肺经有热，睑内微红者，加桑白皮、黄芩以清肺泻热；肝经有热，睑眩赤烂者，加龙胆草、青葙子以清肝泻热；肺阴不足，咽喉干燥者，加沙参、麦门冬以滋养肺阴；胃阴不足，口唇干燥者，加石斛、天花粉滋胃养阴；肾阴不足，阴道干燥者，加龟板、鳖甲以滋养肾阴。

【转归及预后】

明代傅仁宇《审视瑶函·论点服药》云："欲无其患，先制其微。盖言疾之初起，即当治疗也。"血虚目干涩多由老年阴血不足、椒疮等眼疾治疗不当、风沙烟雾等刺激，以及过劳等原因所致，其病程一般较长，且易反复发作，故应及时发现，早期治疗，疾病方可向愈。否则形成痼疾，贻害终生。

【调护】

（一）合理饮食

血虚目干涩者，宜多食富含胡萝卜素的蔬菜及维生素A的食物，如牛奶、肝、鱼等，忌食辛辣刺激及炙煿之品。亦如明代戴思恭《证治要诀》所云："有因茹素，致目光少，或成雀目。盖食能生精，亏之则目无所资而减明。"

（二）劳逸结合

养成良好的生活习惯，劳逸结合，避免过劳。同时针对病因，积极治疗。亦如明代傅仁宇《审视瑶函》所云："内则清心寡欲，外则惜视缄光。盖心清则火熄，寡欲则水生，惜视则目不劳，缄光则膏常润，脏腑之疾不起，眼目之患即不生，何目疾之有哉。"

第二十二节　血虚目痒

【定义】

凡目内外作痒，甚或若虫爬行，痒极难忍的眼病，称为目痒，亦称"痒极难忍外障"（《秘传眼科龙木论》)、"痒极难任"(《世医得效方》)、"眼内风痒"(《银海精微》)、"痒若虫行证"(《证治准绳》)、"眼痒"(《医宗金鉴》)。若目中偶尔作痒或因外障眼疾导致目痒者,不属本病证范围。血虚目痒属虚证目痒,以双目发痒,痒作轻缓,揉试则止,止后又痒,伴双眼干涩不适,面色少华,头晕目眩,舌淡脉细为临床特征。

【源流】

在《黄帝内经》中虽无"目痒"的记载,但有血虚目痒的相关论述。如《素问·五脏生成》云:"目得血而能视。"《灵枢·决气》云:"气脱者,目不明。"《素问·太阴阳明论》亦云:"伤于风者,上先受之。"以上论点,为后世"血虚生风"、"风胜则痒"奠定了坚实的理论基础。

"目痒"病名,首见于唐代王焘《外台秘要》。

成书于元、明时代的《银海精微·痒极难忍》云:"痒极难忍者,肝经受热,胆因虚热,风邪攻充,肝含热极,肝受风之燥动,木摇风动,其痒发焉。故诸痒属虚,虚则痒;诸痛属实,实则痛。"指出肝经血虚,可致目痒。

明代朱橚等《普济方·眼目门》云:"夫肝经虚,风邪乘之,则目痒。"王肯堂《证治准绳·七窍门》云:"病源非一,有风邪之痒,有血虚气动之痒,有虚火入络,邪气行动之痒,有邪退火息,气血得行,脉络通畅而痒。"傅仁宇《审视瑶函·目痒》云:"痒者有因风、因火、因虚者。"至此,血虚目痒的病理机制亦日臻完善。

清代吴谦等《医宗金鉴·眼科心法要诀》撰"眼痒歌"论述目痒,并提出目痒的症状特点为"或在睑边眦内,甚则痒连睛珠,痒极难忍。"治疗上外以广大重明汤熏洗,内服驱风一字散,疏散风邪。

【范围】

现代医学认为,目痒只是眼科临床的一个常见症状,可因多种眼疾引起。血虚目痒与现代医学之春季卡它性结膜炎、慢性结膜炎、沙眼、眦部结膜炎、睑缘炎等眼疾有关。

【病因病机】

(一)血虚之体　目失濡养

年少体虚,气血不足,卫外不固,易感外邪,风湿热客于眼部而发痒,且易反复发作;更年期或经期妇女,精血亏虚,亦致目失濡养而发痒;或疾病失治、误治,更耗阴血,血不养目,故生目痒。

(二)眼病后期　血行不畅

椒疮、瞳神紧小、全疳、火疳、天行赤眼等眼病后期,未彻底治疗,病邪耗伤气血,局部供血障碍,或眼部长期点用某种药物,日久阻滞眼络,气血运行障碍,均可导致目痒。

【辨证要点】

(一)辨临床特征

血虚目痒以眼痒日久,时作时止,眼内干涩不爽,眼无红痛眵泪,睑肤粗糙而干,或有鳞屑,甚或若虫爬行,痒极难忍,伴头晕目眩,面色少华,舌质淡,苔少,脉细等为特征。

（二）辨兼夹证

血虚目痒可兼夹风热、气虚或血瘀等不同证候。兼外感风热者,可见目痒转甚,灼痛沙涩,眵多泪热,白睛红赤,胞睑皮肤潮红等症状;兼气虚者,可见少气懒言,胞睑内色苍白,胞睑时欲垂闭等症状;兼瘀血者,可见睑肤粗糙明显等表现。

【类证鉴别】

（一）血虚目痒与风邪侵袭目痒

两者均有目痒涩感,时作时止,均无眼灼热感。后者目痒遇风更甚,或兼沙涩畏光、流泪,或兼眼睑浮肿,睑内微红赤,舌质淡红,苔白脉浮等症。

（二）血虚目痒与风热上犯目痒

两者均有目痒伴睑肤粗糙。后者自觉双眼奇痒,痒极难忍,有灼热感,畏光流泪,多发于青少年,每逢春夏病势加剧,舌苔薄白,脉浮数等。

（三）血虚目痒与湿热夹风目痒

后者痒极难忍,少有休止,伴睑弦赤烂,或睑肤粗糙渗水、潮红,或睑肤起疹起疤。

【辨治钩要】

（一）辨风辨火辨湿辨虚

目痒之病症,需辨风、火、湿、虚之不同。目痒难忍,痒如虫行,多为风邪肆虐,治用驱风一字散(《普济方》)加减以驱风散邪,凉血止痒;痒而目赤肿痛眵泪,多为风热时邪或疫毒害目,治用驱风散热饮子(《审视瑶函》)以驱风清热,凉血止痒;痒而睑肤湿烂,多为湿热夹风邪犯目,治用除湿汤(《眼科纂要》)化裁以清热除湿,祛风止痒;眼内灼痒刺痛,睑内红赤,多为血热壅滞于目,治用归芍红花散(《审视瑶函》)化裁以凉血解毒,疏风止痒;干痒时作,眼内干涩不爽,眼无红赤眵泪,多为血虚所致,治用当归补血汤(《内外伤辨惑论》)或四物汤(《太平惠民和剂局方》)加味,以养血滋阴,熄风止痒。此外,无风不作痒,无论辨为何证,临证遣药组方时,风药不可不用,以“治风先治血,血行风自灭。”故目痒之治,更应注意理血,宜加用补血、凉血、行血之品。

（二）治脾治心治肺治肝

目痒之病证可累及胞睑、两眦、白睛、黑睛。据五轮学说理论,胞睑内应于脾,两眦内应于心,白睛内应于肺,黑睛内应于肝。故胞睑痒甚,可以脾论治,酌情选用党参、白术、山药等健脾益气之品;病程日久,可选用半夏、陈皮、甘草等健脾化痰之品;两眦部痒甚,可据病症不同而选用泻心火或补心血的方药治疗;白睛痒甚,可采取泻肺、宣肺、补肺等方法治疗;黑睛痒甚则可选用清肝、平肝、养肝、泻肝等方法处理。

（三）酌加通络散结之品

血虚目痒多病程较长,睑肤粗糙而干,或增厚,或有鳞屑,此为血虚不润,推动无力,眼部络脉受阻的表现,治宜选用乌梢蛇、全蝎、白附子、桃仁、地龙等通络散结之品,使瘀结散,脉络通,血流顺畅,缓解眼部缺血表现,从而减轻目痒症状。

【辨证论治】

(1)症状:双目发痒,痒作轻缓,揉拭则止,止后又痒,双眼干涩不适,睑肤粗糙而干,头晕目眩,面色少华,舌质淡,脉细。

(2)病机分析:血虚生风,故双目发痒,且以时痒时止,或揉拭则止,止后又痒,反复发作为其特点;血不养目,故双眼干涩不适;血不润肤,故睑肤粗糙而干;血不上荣,故晕目眩,面色少华。舌质淡,脉细均为血虚之象。

(3)治法:养血活血,熄风止痒。

(4)方药:四物汤(《太平惠民和剂局方》)加味。

当归15g,熟地黄15g,白芍10g,川芎10g,防风15g,白芷10g,全蝎3g(研末吞服),蝉蜕10g,黑脂麻10g,白蒺藜10g。

(5)方药分析:方中当归补血;熟地黄、黑脂麻滋补精血;白芍养血敛阴;川芎活血祛风;防风、白芷、蝉蜕祛风解表;全蝎息风通络;白蒺藜祛风明目。

(6)加减:若心神失养而心烦、睡眠不佳者,为心神失养,加酸枣仁、柏子仁、夜交藤以养心安神;经期乳胀,月经不调者,为血虚肝郁,加柴胡、香附、益母草以解郁调经;大便秘结者,为阴虚肠燥,加生首乌、肉苁蓉、柏子仁以润肠通便。

【转归及预后】

血虚目痒,病程多长,然经过合理治疗,绝大部分病人可得到治愈。对于原发性眼疾而引起目痒者,还应积极治疗原发疾病。此外,眼无病而痒,是眼病之前兆症状,若经治疗后,症状渐减而目痒,是邪退正复,气血得行,眼病将愈之征;若眼病日久而未加施治,眼部出现痒症,则痒一番而病重一番。这对于血虚目痒的转归及预后判断十分重要。

【调护】

(一)注意眼部卫生

不要用脏手揉眼睛,避免过敏物质或有毒物质接触眼部。

(二)清淡营养饮食

对容易引起过敏的食物,应避免食入。亦如元代危亦林《世医得效方·眼病禁忌》所云:"眼乃一身之主,不能忌口,药亦无功,自陷此身也。"

(三)做到劳逸结合

适当参加体育活动,增强体质。

(四)治疗眼部疾病

有眼部炎症者,应尽早诊治,并治疗彻底,以免造成慢性炎症,经久不愈。

第二十三节　血虚昏渺

【定义】

目昏渺,俗称"眼花",是指眼外观如常,不红不肿,而反有视物不清,昏朦不明而言。血虚昏渺是指因体内血液亏虚或供给眼部的血液匮乏所引起的以视物昏朦为主症,并伴有睑内色淡白,视物易疲劳,双目少神或干涩,兼见面色少华,心悸失眠,唇舌色淡,脉细等特征的病证。

【源流】

《黄帝内经》中虽无目昏渺病症名,但有"目瞑"、"目眛"、"目不明"等类似病证名。如《素问·脏气法时论》云:"肝病者,两肋下痛引少腹,令人善怒,虚则目无所见。"指出肝血虚可致目昏渺。

隋代巢元方《诸病源候论·目暗不明候》云:"夫目者,五脏六腑阴阳精气,皆上注于目。若为血气充实,则视瞻分明;血气虚竭,则风邪所侵,令目暗不明。"其在"目茫茫候"项下云:"视瞻不分明,谓之茫茫也……若心气虚,亦令目茫茫。"指出目昏渺与心肝血气虚弱有关。

唐代孙思邈《备急千金要方》称之为"眼昏暗";金代刘完素《素问玄机原病式》中称为"目昏";《黄帝素问宣明论方》中称为"眼暗"。

明代王肯堂《证治准绳·七窍门》首次提出"视瞻昏渺"病名。其云:"目内外别无证候,但自视昏渺朦昧不清也,有神劳、血少,有元气弱,有元精专职而昏渺者,致害不一。"明确指出血气虚少,可致视瞻昏渺。傅仁宇《审视瑶函》一书总结了前人论治目昏的有关内容,将诸多内障眼病俱归结于"目昏"类,论述较为详细。其云:"夫血化为真水,在脏腑而津液,升于目而为膏汁。得之则真水足光明,眼目无疾;失之则火邪盛而昏朦,翳障即生。"楼英《医学纲目》云:"盖目主气血,气血盛则元府得利,出入升降而明;虚则元府无以出入升降而昏,此则必用参芪四物等剂,助气血运行而明也。"阐述了血虚昏渺的病机及治法。

清代罗国纲《罗氏会约医镜》云:"凡在腑为表,当除风散热;在脏为里,当养血安神。如暴赤肿痛,昏涩翳膜,眵泪斑疮,皆表也,风热也,宜表散以去之。如昏弱不欲视物,内障见黑花,瞳人散大,皆里也,由血少神劳,肾虚也,宜养血、补水、安肾以调之。久则有瘀,当以破血生新之味兼用。"详细阐述了血虚昏渺的病机及鉴别诊断。

【范围】

现代医学中目昏只是作为临床上病人的一种自觉症状,而非疾病名,目昏的程序往往以视力作为衡量的指标。凡视网膜及供给视网膜营养的脉络膜所发生的部分病变,以及视神经疾病的一部分,有血虚症状者,均可按血虚昏渺进行辨证论治。

【病因病机】

(一)年老体弱　精血不足

年老体弱,精血不足,肝肾亏虚,精血不能上承,眼目失却正常濡养,则发昏渺。亦如宋代杨士瀛《仁斋直指附遗方论》所云:"目者,肝之外候也。肝取木,肾取水,水能生木,子肝母肾,焉有子母能相离者哉?故肝肾之气充,则精采光明,肝肾之气乏,则昏朦晕眩。"

(二)心脾两伤　目失所养

饮食内伤或七情失调,致心脾两伤,气血生化不足;脾主运化水谷精微,化生气血,脾虚则血液生成乏源;心主血脉,心气推动血液在脉管中正常运行,心气虚则血液运行无力;心脾两虚,则目失所养,神光衰微。亦如金代李杲《东垣试效方》所云:"凡医者不理脾胃及养血安神,治标不治本,是不明正理也。"

(三)失治误治　更伤气血

发病后未能及时诊治,病邪耗伤气血,或病久本虚,反用攻伐之剂,更伤正气,以致目失润养而生昏朦。亦如明代傅仁宇《审视瑶函》所云:"有目病失治,其中寒热过伤,及开导针烙炮熨失当而损其血气,耗其精华而昏者。"

(四)失血过多　脉道空虚

亡血过多,外伤失血、咯血、呕血、产后失血等多种原因导致体内血液大量丧失,脉道空虚,目失所养,故发昏渺。亦如元代倪维德《原机启微》所云:"缪刺论曰:冬刺经脉,血气皆脱,令人目不明。由此推之,目为血养者明矣。手少阴心生血,血荣于目,足厥阴肝开窍于目;肝亦多血,故血亡目病,男子衄血便血,妇人产后崩漏,亡血过多者,皆能病焉。"

(五)劳伤阴血　目失润养

体力脑力或目力的过度疲劳,以及房劳等致气血耗伤,阴精亏损,目失濡养,而发昏渺。亦如隋代巢元方《诸病源候论·虚劳目暗候》所云:"肝候于目而藏血,血则荣养于目,脏腑劳伤,血气俱虚,五脏气不足,不能荣于目,故主目暗也。"

【辨证要点】

(一)辨临床特征

血虚昏渺一般起病缓慢,以一眼或双眼发病,不红不肿,不痛不痒,只觉视物昏渺,眼前似有云雾或黑影遮挡,双目干涩,遇劳更甚,睑内色淡白等为特征,兼见面色少华,心悸失眠,妇女月经量少色淡或月经后期,舌质淡红,苔白,脉细等血虚证候。

(二)辨兼夹证

血虚昏渺者,可兼夹阴亏,或气虚,或血热,或血瘀等不同证候。兼肝肾阴亏者,可见眼干涩昏花,容易疲劳,头晕耳鸣,腰膝酸软,五心烦热等;兼气虚者,可见头晕乏力,气短,神疲肢倦,眼欲垂闭等;兼血热者,可见眼内灼热,或伴衄血、吐血等;兼血瘀者,可见眼部刺痛等。

【类证鉴别】

(一)血虚昏渺与风热壅盛昏渺

两者均有视物模糊表现,但前者属虚证,后者属实证。后者兼有目赤疼痛,眼痒梗涩,畏光流泪,胞睑红肿,黑睛翳障,瞳神紧小,舌红苔薄黄,脉弦浮等风热上犯的证候。

(二)血虚昏渺与肝郁昏渺

两者均由目失血液润养所致。后者兼有目昏目胀,头晕口苦,精神抑郁,两胁作痛,舌红苔白,脉弦数等肝郁气滞的表现。

【辨治钩要】

(一)分清虚实　辨证辨病

目昏渺之证治,首当明确诊断,分清虚实,既重视辨证,也要顾及辨病。古人认为,本病的发生主要由神劳、血少、元虚、精亏等所致,强调补虚培元。现代临床研究证实,本病眼部表现多种多样,结合全身辨证,则有虚有实,可因湿热、痰火、气血亏虚、气滞、血郁等引起,故祛邪、理血、补虚、解郁、明目为目昏渺常用治法。血虚昏渺之治当以补血调血明目为主,临床治疗除辨证用药外,往往还根据具体眼部表现加用相应药物。如眼底水肿明显者,可加黄芩、栀子、茺蔚子、车前子之类,以消退水肿;眼底渗出物较多者,可选加黄连、牛膝、胆南星之类,以促进渗出物吸收;视神经炎患者,可加用僵蚕、全蝎、石菖蒲、远志、地龙等,以通络开窍。

(二)缓急轻重　治肝治肾

近代秦伯未《中医临证备要·目证状》云:“目眩,眩是视物昏花迷乱的意思……俗称眼花……本证轻者属肝,沈金鳌所谓‘血气衰而肝叶薄,胆汁减’;重者属肾,朱丹溪所谓‘目疾所因,不过虚实,虚者昏花,由肾经真水之亏’”。肝开窍于目,肝受血而能视,肝血亏虚则视物昏花,肝血充足则两目神彩光明,故具有补血作用又入肝经的药物,为治疗血虚昏渺的常用药物。肾藏精,精血互化,肝肾同源,肝得肾精之滋养才可维持正常的视觉功能,故在治疗血虚昏渺后期及预防复发时,往往加用滋补肝肾之品,收效良好。

【辨证论治】

(1)症状:视物昏渺,双目干涩,遇劳更甚,睑内色淡白,面色少华,心悸失眠,舌质淡红,苔白,脉细。

(2)病机分析:肝藏血,心主血,肝血虚则血不能上濡目窍;心血不足,心营亏损,血不养睛,神光耗散,故视物昏渺;目失血养,故双目干涩,遇劳更甚;血不荣外,故睑内色淡白,面色少华;心血不足,心神失养则心悸失眠。舌质淡红,苔白,脉细均为血虚之象。

(3)治法:补血明目。

(4)方药:四物汤(《太平惠民和剂局方》)加味。

当归15g,熟地黄15g,白芍10g,川芎10g,茯苓10g,黄芪20g,怀牛膝10g,甘草6g。

(5)方药分析:方中当归补血活血;熟地黄滋阴补血;白芍养血柔肝;川芎活血行气止痛;茯苓养血安神;黄芪补气生血;怀牛膝补益肝肾,活血化瘀;甘草调和诸药。

(6)加减:若妇女产后血虚昏渺者,加香附、夏枯草以行气调经;血虚有热者,加柴胡、黄芩以清虚热；血虚兼肝肾阴虚者，加枸杞子、菊花以滋补肝肾；若视物极易疲劳，眼底血色淡红，或反复出血者，可加党参、白术、鸡血藤、何首乌、桑椹以气血双补。

【转归及预后】

血虚目昏渺病程缓慢，外眼正常，故其证治首当明确诊断，分清虚实，辨证用药，方可使目昏渺之疾速去。应辨清视力有否下降，是急性视力下降，还是缓慢下降；是近视力减退，还是远视力减退；或是远近视力均下降；有无视野改变；是全身性疾病所致目昏渺，还是眼部病变致目昏渺；辨清是外障眼部疾病所致，还是内障眼病所致等等，均是判断其转归及预后的重要因素。故对血虚目昏渺宜早发现，及时诊治，否则易造成永久性视力损伤。

【调护】

（一）慎避六淫

《素问·上古天真论》云："虚邪贼风，避之有时。"六淫之邪皆能伤目而导致眼疾。血虚昏渺患者，对六淫时气、风沙烟尘，要避之有时，不要久处烟火湿地，烈日暴晒，贪凉着寒，向火取暖，冒涉风霜，迎风疾走等使目更受其害。

（二）调和七情

清代吴谦等《医宗金鉴·眼科心法要诀》云："内障之病皆因七情过伤……脏腑内损，精气不上注于目。"故保持七情调和，不使太过或不及，使五脏之气充和，六腑之气调畅，精气充，血气旺，皆上注于目，则血虚昏渺等眼目之疾不生。

（三）爱养身心

唐代孙思邈《备急千金要方》云："生食五辛，接热饮食，热食面食，饮酒不已，房室无节，极目远视，数看日月，夜视灯火，夜读细书，月下看书，抄写多年，雕镂细作，搏弈不休，久处烟火，泣泪过多，刺头出血过多，右十六件并是丧明之本，养性之士宜熟慎焉。"故爱养身心，慎于房事，保精强身，戒除烟酒，调理饮食，惜视缄光等，均是防治血虚昏渺的重要一环。

第二十四节　血虚耳鸣耳聋

【定义】

耳鸣是指病人自觉耳内鸣响，如闻蝉声，或如潮声；耳聋是指不同程度的听觉减退，甚至消失。耳鸣为耳聋之渐，耳聋为耳鸣之甚；耳鸣可伴有耳聋，耳聋亦可由耳鸣发展而来。二者临床表现和伴发症状虽有不同，但在病因病机上却有许多相似之处，不可绝对划分，故合并论述。血虚耳鸣、耳聋证属虚证，以耳鸣如蝉，时轻时重，甚则耳聋，面色无华，唇甲苍白，舌质淡，苔薄，脉细无力为临床特征。

【源流】

耳鸣、耳聋之证的记载最早见于《黄帝内经》,在《素问·六元正纪大论》《至真要大论》以及《灵枢·经脉》等篇中均有论述,明确指出主要原因有气不足、肾精脱、髓海虚、客邪胜、经气厥。可见远在战国时期,耳鸣、耳聋在病因上已可区别为外感、内伤,在辨证上也有虚实的不同,为后世认识本病奠定了基础。

汉代张仲景《伤寒论·辨少阳病脉证并治》中有"少阳中风,两耳无所闻"之说,应属感受外邪所致的暴聋。

隋代巢元方《诸病源候论·耳病诸候》认为耳鸣、耳聋虽有内伤、外感之别,但无不与肾虚有关。且"劳伤甚者,血气虚极,风邪停滞,故为久聋。"认识到血气虚弱之极可致久聋;并认为"耳鸣不止,则变成聋。"

唐代孙思邈《备急千金要方·耳》对耳聋分类较为详细,有劳聋、风聋、虚聋、毒聋、久聋等等。

宋代政和中奉敕撰《圣济总录·耳门》云:"久聋者,肾脏虚,血气不足,风邪停滞故也。"亦认为血气不足可致久聋。

明代赵献可《医贯·耳病证治》云:"血气不足,宗脉乃虚,风邪乘虚,随脉入耳,气与之搏,故为耳鸣。"指出血气不足,可致耳鸣。方隅《医林绳墨·耳》云:"体虚不足而久聋者,宜以养血滋阴降火为要。"指出体虚久聋当以养血滋阴降火为治。

清代何梦瑶《医碥·耳》云:"耳鸣……薛立斋云:若血虚有火,四物汤加山栀、柴胡;气虚,补中益气汤;血气俱虚,八珍加柴胡……午后甚者,阴血虚也,四物加白术、茯苓。"至此,中医对血虚耳鸣、耳聋的认识及辨证论治理论体系也日趋完善。

【范围】

耳鸣、耳聋包括现代医学很多疾病,五官科方面的有外耳病变、鼓膜病变、中耳病变;内科方面的有急性传染病、中枢性病变、药物中毒、烟酒中毒,以及贫血、高血压、内耳性眩晕等。以上各种疾病出现耳鸣、耳聋伴血虚症状时,均可参照血虚耳鸣、耳聋辨证施治。

【病因病机】

(一)脾胃虚弱 化源不足

脾胃为后天之本,气血生化之源,素体不足,或劳累过度,致使脾胃虚弱,气血生化之源不足,经脉空虚,血液不能上奉于耳,乃致耳鸣、耳聋。亦如明代张介宾《景岳全书·耳证》所云:"若劳伤血气,精脱肾惫,必至聋聩。"

(二)失血久病 耗伤阴血

失血过多,或久病耗伤阴血,耳失濡养,耳鸣、耳聋乃作。亦如南齐褚澄《褚氏遗书·津润》所言:"血充目则视明,充耳则听聪。"

【辨证要点】

(一)辨临床特征

血虚耳鸣、耳聋以耳鸣如蝉,时轻时重,耳失聪敏,劳累或午后加重为特征,伴有眩晕,面色无华,唇甲苍白,舌质淡,苔薄,脉细无力等症状。

(二)辨兼夹证

血虚耳鸣、耳聋属虚证,虚证耳鸣、耳聋宜分气、血、肝、肾。亦如清代程文囿《医述·耳》所云:"虚聋由渐而成,必有兼证可辨,如面颊黧黑者精脱;少气嗌干者肺虚;目眩善恐者肝虚;心神恍惚烦躁者心虚;四肢懒倦眩晕少食者脾虚。"临证俱当分辨之。

(三)辨耳鸣与耳聋

清代王洪绪《外科证治全生集》云:"耳鸣者,耳中有声,或若蝉鸣,或若钟鸣,或若火熇熇然,或若流水声,或若簸米声,或睡着如打战鼓,如风入耳。"清代沈金鳌《杂病源流犀烛》云:"耳聋者,音声闭隔,竟一无所闻者也,亦有不至无闻,但闻之不真者,名为重听。"生动详细地描述了耳鸣与耳聋的症状表现。但耳鸣为耳聋之渐,耳聋为耳鸣之甚,两者不可绝对划分。

【类证鉴别】

(一)血虚耳鸣耳聋与聋哑

血虚耳鸣、耳聋多发生于成年人,耳虽聋而无口哑。聋哑则多发生于幼儿,因热病后遗,亦有先天所致者,一般先耳聋而后口哑,口哑必有耳聋。

(二)血虚耳鸣耳聋与耳菌、耳痔、耳挺

耳鸣、耳聋可兼有耳道疼痛或流脓,而无肿块阻塞耳道或突出耳外。耳菌、耳痔、耳挺均属于肿块阻塞耳道而致耳鸣、耳聋,因肿块的形状不同而有不同的病名。形如蘑菇者,名耳菌;形如樱桃、羊乳者,名耳痔;形如枣核者,名耳挺。

【辨治钩要】

(一)首辨虚实

耳鸣、耳聋实证者耳聋暴发,耳鸣声响大,多呈低音调;虚证则听觉逐渐下降,耳鸣呈高音调,如蝉鸣。实证暴聋者多因风、热、湿邪所致;虚证渐聋者多因脏腑虚损而成。一般而言,虚证多而实证少,暴病者易治,久病者难医。故治疗耳鸣、耳聋,邪实治标,正虚治本,本虚标实者,当以标本同治。

(二)需分新久

明代王肯堂《证治准绳·七窍门·耳》云:"耳鸣、耳聋,须分新久。"突然出现耳聋者为暴聋,亦称卒聋或称卒耳聋,多属外感或痰热;逐渐出现听觉减退,或由耳鸣转化而来者,称为久聋,多属肾虚。一般而言,耳鸣、耳聋暴起者以标实为主,耳鸣、耳聋长久不愈者以本虚为主;久聋久鸣而又突然加重者,则多属本虚标实。

(三)治肝治肾

肾开窍于耳,主藏精而主骨髓,脑为髓海,肾精充沛,髓海得濡,则听觉正常;若肾精耗损,则髓海空虚,发为耳鸣、耳聋。故虚证耳鸣、耳聋的发生,多因肾虚,病变部位在肾。然耳内通于脑,为十二经宗脉所灌注,血液不足,经脉空虚,不能上奉于耳所致的耳鸣、耳聋,亦不少见,故临证当分辨病位,区分肝虚、肾虚或肝肾同病。肝血虚者,滋补肝血;肾阴虚者,滋补肾阴,纳气潜阳;肾气虚者,温肾壮阳;肝肾亏损者,补益肝肾,而不能囿于肾虚一端。

【辨证论治】

(1)症状:耳鸣如蝉,听觉欠聪,劳累或午后加重,伴眩晕,面色无华,唇甲苍白,舌质淡,苔薄,脉细无力。

(2)病机分析:阴血素亏,耳失濡养或劳伤气血,宗脉空虚,不能滋养耳窍,而致耳鸣如蝉,听觉失聪,或伴眩晕,面色无华,唇甲苍白。舌质淡,脉细无力,均为阴血亏损之征。

(3)治法:补益气血。

(4)方药:八珍汤(《太平惠民和剂局方》)加味。

人参10g,黄芪20g,白术10g,茯苓10g,甘草10g,当归15g,熟地黄15g,白芍10g,川芎10g,鹿角胶5g(烊化),龟板胶5g(烊化)。

(5)方药分析:方中人参、黄芪、白术、茯苓、甘草健脾益气;当归、熟地黄、白芍、川芎养血补血;鹿角胶、龟板胶补阳益阴,滋生血液。

(6)加减:若心血不足者,加龙眼肉、益智仁、酸枣仁、麦门冬以补益心血;肝血不足者,加木瓜、阿胶、山茱萸以补肝养肝;血虚有热者,加柴胡、栀子以清虚热。

【转归及预后】

耳鸣、耳聋的预后应视病因而异,暴聋患者若治疗及时得当,预后较佳;久聋患者则多不易治愈。血虚耳鸣可发展为耳聋。故出现耳鸣时应及早进行治疗,防止传变。老年人出现耳聋,部分属生理性衰退的表现,应予区分。

【调护】

(一)增强体质

注意寒温,增强体质,预防风热、风毒侵袭而发暴聋。

(二)畅其情志

怡神养心,少怒气和,以达经气平和,不致上逆,防止暴聋。

(三)避免过劳

避免劳倦,节制房事,以使肾精充沛,气血充和,防止久聋的发生。

第二十五节　其他血虚证候

(一)出血血虚

各种出血,诸如痔血久下,月经过多,崩漏下血,衄血不止,外伤及手术出血等,失血过多,日久不愈,皆可形成血虚;更有大吐、大衄、大崩者造成急性大量出血,便可形成血脱之危候。亦如明代张介宾《景岳全书》所云:"血脱者,如大崩、大吐或产血脱,则气亦随之而脱。"

其特点是肌衄、鼻衄,或齿衄,或吐血、咯血,或尿血、便血,伴面色萎黄,肢倦神疲,头晕目眩,失眠多梦,心悸怔忡,舌质淡,苔薄,脉细弱。出血量多者,可见面色青白,心慌气短,汗出肢冷,脉细数无力。治以益气摄血,补血止血。方用归脾汤(《济生方》)加减。气随血脱者,当急用独参汤(《十药神书》)益气固脱,或参附汤(《世医得效方》)回阳固脱,并可加三七粉、阿胶等止血养血。

(二)血瘀血虚

素有疟母、癥块、积聚等血瘀宿疾,瘀血停滞于内,新血无以化生,乃发血虚。亦如清代唐容川《血证论·瘀血》所云:"瘀血不去,新血且无生机,况是干血不去,则新血断无生理,故此时虽诸虚毕见,总以去干血为主也。"

其特点是面色晦黯,形体消瘦,午后潮热,或见癥积、痰核、瘰疬、骨痛,伴头晕心悸,失眠倦怠,舌质紫黯,苔少或薄,脉艰涩或细弱。治以化瘀生血。方用桃红四物汤(《医宗金鉴》)加人参、炙附子、生姜、大枣以生血。

(三)血虚嘈杂

多由素体脾虚,或思虑过度,劳伤心脾;或因失血过多,皆致营血不足,使胃失濡润,心失所养,致嘈杂萌生。亦如明代张介宾《景岳全书·嘈杂》所云:"又有误用消伐等药,以致脾胃亏损,血少嘈杂,中虚则烦杂不饥,脾弱则食不运化,此宜专养脾胃。"

其特点是嘈杂而兼面黄唇淡,心悸头晕,睡眠梦多,记忆力弱,舌质淡,苔薄白,脉细弱。治以益气养血,补益心脾。方用归脾汤(《济生方》)加减。

(四)血虚血痣

清代吴谦等《医宗金鉴·外科心法要诀·发无定处·血痣》云:"血痣形如紫疥疮,痛痒时作血多伤,证因风热闭腠理,消风散服功最强。"

(五)血虚月经过少

多缘久病或大病之后,阴血不足;或饮食劳倦伤脾,生化之源不足,以致冲任失养,血海不充,而致经行量少。亦如明代万全《万氏女科》所云:"瘦人经水来少者,则其血虚也。"

其特点是经来量少色淡,或点滴即净,小腹空痛,头晕眼花,心悸怔忡,面色萎黄,舌质淡,苔薄,脉细弱。治以益气养血,兼补化源。方用人参滋血汤(《产宝百问》)。若经事过少,点滴即止者,则去川芎,加枸杞子、山茱萸以补精益血,使精充血足,则经自调。

(六)血虚月经后期

多因久病体弱,或长期慢性失血,或产乳过多,数伤其血,或饮食劳倦伤脾,生化之源不足,营血衰少,致冲任血虚,血海不能按时满盈,经水因而后期。亦如元代朱震亨《丹溪心法》所云:"过期而来,乃是血虚。"

其特点是经期延后,量少色淡,质地清稀,头晕眼花,或心悸少寐,面色苍白或萎黄,舌质淡,苔少,脉虚细。治以补血益气。方用人参养荣汤(《太平惠民和剂局方》)。

(七)妊娠血虚腹痛

多系素体血虚,妊娠以后血聚养胎,阴血益感不足,血少则气行不利,以致胞脉受阻,因而腹痛。亦如清代唐容川《血证论·胎气》所云:"孕妇少腹痛……谓胞中阴血与阳气阻隔也。重则用肾气丸,轻则用胶艾四物汤。"

其特点是妊娠小腹绵绵作痛,按之痛减,面色萎黄,头晕目眩,心悸怔忡,舌质淡红,苔薄,脉细滑。

治以养血行气,缓急止痛。方用当归芍药散(《金匮要略》)去泽泻。

(八)妊娠血虚子烦

清代唐容川《血证论·胎气》云:"子烦者,血虚也。血者心之所主,血足则心不烦。胎既耗血,胎中之火又上与心火相合,火扰其心,是以虚烦不得眠,酸枣仁汤治之,朱砂安神丸亦治之。"

(九)妊娠血虚子痫

清代唐容川《血证论·胎气》云:"子痫者,血分之风也。其证忽然昏冒,卒倒无知,手足抽掣,过时则醒,口噤反张。乃孕妇血虚,风邪入肝之所致。法宜补血祛风,四物汤加钩藤、防风、茯神、桑寄生、独活、羚羊角、逍遥散、小柴胡,皆可借治。"

(十)妊娠血虚子悬

清代唐容川《血证论·胎气》云:"子悬之证,有孕七八月,产母血虚,胎无所养,上行求食者,但用下降之药,不能活也。宜大补其血,炙甘草汤去桂枝,加淮药、枣仁治之,圣愈汤加白术、云苓、甘草亦治之,甘麦大枣汤皆宜。又当美其饮食,用黄芪、人参、山药、白芷、芡实、猪蹄炖服,最佳。"

(十一)妊娠血虚胎漏

清代唐容川《血证论·胎气》云:"血统于脾而藏于肝,肝主疏漏,故漏血,治以归脾汤加柴胡、山栀、阿胶,于法尤合。"

(十二)产后血虚发热

由于产时失血过多,阴血暴虚,阳无所附,以致阳浮于外而发热。亦如民国张山雷《沈氏女科辑要笺正》所云:"新产发热,血虚而阳浮于外者居多。"

其特点是产后失血较多,身有微热,自汗,头晕目眩,心悸少寐,腹痛绵绵,手足麻木,舌质淡红,苔薄,脉虚稍数。治以补血益气。方用八珍汤(《证治准绳》)去川芎,加黄芪以补气。

(十三)产后血虚腹痛

由于产时伤血,冲任空虚,胞脉失养;或因血少气弱,运行无力,以致血流不畅,迟滞而痛。亦如清代吴谦等《医宗金鉴·妇科心法要诀》所云:"产后腹痛,若因去血过多而痛者,为血虚痛。"

其特点是产后小腹隐隐作痛而软,喜按,恶露量少,色淡,头晕耳鸣,便燥,舌质淡红,苔薄,脉虚细。治以补血益气。方用胶宁汤(《傅青主女科》)。

(十四)产后血虚眩晕

多缘平素血虚气弱,复因产后失血过多,或过度劳倦,以致营血下夺,孤阳上冒而致眩晕,甚则气随血脱,出现脱证。亦如清代陈士铎《石室秘录·自运》所云:"产后血燥而运,不省人事,此呼吸危亡时也。盖因亡血过多,旧血既出,新血不能骤生,阴阳不能持续,以致如此。"

其特点是产后失血过多,时时昏晕,面色苍白,心悸愦闷,恶心呕吐,神志昏不识人;气随血脱者,则眼闭不开,手撒肢冷,冷汗淋漓,舌质淡,无苔,脉微细或浮大而虚。其气脱者,治以回阳固脱,方用独参汤(《十药神书》)或参附汤(《世医得效方》);血脱者,治以养血固脱,方用当归补血汤(《内外伤辨惑论》);气血两脱者,治以气血双补,方用救运至圣丹(《石室秘录》)或白薇汤(《普济本事方》)。

(十五)产后血虚身痛

由于产时失血过多,四肢百骸空虚,筋脉、关节失于濡养,以致肢体麻木,甚或疼痛。亦如民国张山雷《沈氏女科辑要笺正》所云："此证多血虚,宜滋养,或有风寒湿三气杂至之痹,则养血为主,稍参宣络,不可峻投风药。"

其特点是产后遍身关节疼痛,肢体酸楚、麻木、头晕心悸,舌质淡红,苔少,脉细无力。治以养血益气,温经通络。方用黄芪桂枝五物汤(《金匮要略》)加秦艽、当归、鸡血藤以养血通络。

(十六)产后血虚痉证

多因产后失血伤津,营阴耗损,血少津亏,不能濡养筋脉,以致抽搐拘急。亦如汉代张仲景《金匮要略·妇人产后病脉证治》所云："新产血虚,汗出喜中风,故令病痉。"

其热点是骤然发痉,头项强直,牙关禁闭,四肢抽搐,面色苍白或萎黄,舌质淡红,无苔,脉虚细。治以滋阴养血,柔肝熄风。方用三甲复脉汤(《温病条辨》)加天麻、钩藤、石菖蒲以熄风止痉。

(十七)血虚肠燥肛裂

多由老人阴虚,产后血少,或恚怒伤肝,气郁化火,血虚生燥,以致津涸肠枯,肛门皮肤失于濡养,便秘燥结,擦破肛管而成。

其特点是大便时疼痛,流血,大便秘结,不易排出,口舌干燥,心烦失眠,午后潮热,舌质红,苔少,脉细数。治以凉血养血,润燥通便。方用麻仁丸(《伤寒论》)或济川煎(《医宗金鉴》)。外敷生肌玉红膏(《外科正宗》)。

(十八)血虚生风肛门瘙痒

多由血虚生风化燥,肛门皮肤失养而成。亦如清代吴谦等《医宗金鉴·外科心法要诀·臀部》所云："此证一名风疳,生于臀腿之间,形如蚕豆,色红作痒,甚则火欣痛,延及谷道,势如火燎。"

其特点是肛门奇痒,皮肤干燥,失去光泽及弹性,皲裂如蛛网,累及阴囊或阴唇,伴有口舌干燥,消瘦,夜不能寐,舌质红,脉细数。治以养血熄风,滋阴润燥。方用当归饮子(《证治准绳》),亦可选用祛风换肌丸(《医宗金鉴》)。

(十九)血虚皮肤瘙痒

多见于老年人,秋冬尤剧,春夏转轻。由于气血两虚,血不养肤,血虚风燥,乃发此证。亦如隋代巢元方《诸病源候论·风行身体如虫行候》所云："夫人虚,风邪中于荣卫,溢于皮肤之间,与虚热并,故游弈遍体,状若虫行也。"

其特点是皮肤干燥,遍布抓痕,经常搔抓处可呈苔藓样改变,皮肤脱屑如糠秕状,或遍布血痂,伴有面色无华,心悸失眠,头晕眼花,舌质淡,苔净,脉弦细。治以养血润燥,祛风止痒。方用养血润肤饮(《外科证治》)加减。

(二十)血虚风燥皮肤皲裂

多见于以撑船、推车、打鱼、木工、瓦工等为职业之人。因其经常摩擦、破伤、浸渍、触冒风寒所致。亦如明代陈实功《外科正宗·手足破裂》所云："手足破裂,破裂者干枯之象,气血不能荣养故也。"

其特点是皮损常发生于手掌、手背、指尖、足跟等处,呈线状或沟状裂隙,轻者自觉皮肤干燥不适,重者可伴表面出血和疼痛,裂隙长短不一,深浅亦有差异,裂隙常发生于在肥厚坚硬之皮上,病程缓慢,寒冷季节加剧,气候转暖时可减轻或自愈,舌质淡白,脉细弱。治以养血、熄风、润燥。方用当归饮子(《证治准绳》),外涂润肌膏瞷(《外科正宗》)。

（二十一）血虚目

多因久视伤血，或亏血过多等，致使肝血虚亏，阴血不足，血虚生风所致。亦如明代傅仁宇《审视瑶函·脾病》所云："睥轮振跳症，此症谓目睥不待人之开合，而自率拽振跳也。乃气之病，属肝脾二经络之患，人皆呼为风，殊不知血虚而气不和顺，非纯风也。"

其特点是眼皮频频跳动，不能自止，目干涩时痒，面色无华，唇舌淡白，脉细。治以养血疏风。方用当归活血汤（《审视瑶函》）加全蝎以祛风搜剔。

（二十二）伤损血虚作痛

清代吴谦等《医宗金鉴·正骨心法要旨·内治杂证法·血虚作痛》云："伤损之证血虚作痛者，其证则发热作渴，闷闷头晕，日晡益甚，此阴虚内热之证。宜八珍汤加丹皮、麦冬、五味子、肉桂、骨碎补治之。"

第三章　血瘀证

第一节　概论

一、概说

"瘀"，同"淤"。凝滞、停滞之意。东汉许慎《说文解字》云："积血也。"清代段玉裁《说文解字》注云："血积于中之病也。"唐代颜师古注西汉史游《急救篇》云："瘀，积血之病也。"

血瘀，是指血液运行迟缓涩滞、死血壅塞血脉、血脉闭阻不通、血液离经停积等四种病理状态，属于病机的范畴。瘀血，是指凝结不行之血，是血瘀的病理产物。二者之间有严格的区别。另一方面，血瘀是产生瘀血的病因，瘀血既成之后，又必然影响血液的正常运行，从而可导致和加重血瘀的病理状态，二者又存在着互为因果的关系。

血瘀证系指血行不畅，甚至停滞凝聚，或离经之血积于体内，影响气血运行所产生的各种临床表现的概称。

成书于战国时期的《黄帝内经》，认为血液和经脉在维持人体生命活动过程中起着极其重要的作用，尤其强调血贵冲和流行，脉贵通和畅达。如《灵枢·本脏》云："血和则经脉流行，营复阴阳，筋骨劲强，关节清利矣。"《素问·调经论》云："五脏之道，皆出于经隧，以行血气。血气不和，百病乃变化而生。"《黄帝内经》中虽无"血瘀"一词，却有"恶血"、"衃血"、"留血"、"血涩"、"血菀"、"血凝涩"、"脉不通"、"血不流"等名，均寓有血行缓涩，或血瘀阻滞，或脉络不通之意，与血瘀无异。

在血瘀证病因病机方面，《黄帝内经》首先强调因寒致瘀。如《素问·举痛论》云："寒气客，则脉不通。"《素问·离合真邪论》亦云："夫邪之入于脉也，寒则血凝泣。"《素问·调经论》云："寒独留，则血凝泣，凝则脉不通。"其次，注意外伤致瘀。如《灵枢·邪气脏腑病形》云："有所堕坠，恶血留内。"《素问·刺腰痛》亦云："得之举重伤腰，衡络绝，恶血归之。"其三，注意到因怒致瘀。如《素问·生气通天论》云："大怒则形气绝，而血菀于上，使人薄厥。"《灵枢·五变》云："怒则气上逆，胸中蓄积，血气逆留……血脉不行。"《素问·举痛论》云："寒气客于脉外，则脉寒，脉寒则缩蜷，缩蜷则脉绌急，绌急则外引小络，故卒然而痛。"亦云："寒气客于肠胃之间，膜原之下，血不得散，小络急引，故痛。"认为脉络缩蜷急引，血瘀阻滞不利是痛证产生的直接原因。《素问·举痛论》云："寒气客于小肠膜原之间，络血之中，血泣不得注入大经，血气稽留不得行，故宿昔而成积矣。"《灵枢·百病始生》亦云："肠胃之络伤，则血溢于肠外，肠外有寒，汁沫与血相搏，则并合凝聚不得散，而成积矣。"认为癥积的主要病机是恶血留内，凝血蕴裹。此外，《黄帝内经》还认为血凝瘀滞，脉涩不利为痹证的主要病机；血泣不行，热胜肉腐成痈；消瘅与"血气逆留"；厥证与"血凝"、"血菀"有关等等。

在血瘀证治疗方面,首先强调对于血滞、血涩者要和血,即疏通经络,调节气血。如《素问·至真要大论》云:"疏其血气,令其条达,而致和平。"对于恶血,则主张清除之。如《素问·针解》云:"菀陈则除之者,出恶血也。"其他如"血实宜决之"、"结者散之"、"留者攻之"、"实则泻之"、"虚则补之"、"必先去其血脉,而后调之"等,均寓有去除恶血,通络活血之意。此外,《黄帝内经》还认为消除瘀血,当用温法。如《素问·调经论》云:"血气者,喜温而恶寒,寒则泣不能流,温则消而去之。"等等。此外《黄帝内经》中共载方13首,其中治疗血枯经闭的"四乌鲗骨一蘆茹丸",和治疗尸厥之"左角发酒"均有活血化瘀作用。从而为血瘀学说的形成奠定了理论基础。

1972年11月在甘肃省武威柏树乡下五畦村旱滩坡地带出土的东汉早期墓葬中,有记载医方之简牍92枚,其中有30余个医方比较完整,有药物、剂量、服法齐全之"瘀方",是由当归、川芎、牡丹皮、漏芦、桂、蜀椒、虻虫7味药组成。约成书于东汉时期的《神农本草经》,是我国最早的一部药物学专著,共载药365种,其中具有"消瘀血"、"逐恶血"、"通血脉"、"除血痹"功效的药物70余种,如大黄、水蛭、桃仁、蒲黄、丹参、芍药、牛膝等。为血瘀学说奠定了药物学基础。

东汉末年张仲景《伤寒论》详细阐述了"蓄血证",认为其病机为热邪与瘀血相结,临床表现为发热、身黄、少腹急结、大便色黑等,治疗用桃核承气汤、抵当汤,为活血化瘀治疗外感热病开创了先河。《金匮要略》对血瘀学说有诸多发挥,其首次将瘀血作为一种独立病证加以论述,总结了血瘀证的辨证论治规律,创制了一批疗效确切的方剂,如大黄蟅虫丸、鳖甲煎丸、桂枝茯苓丸等,开创了寓补于攻、缓中补虚、虚劳从瘀血论治之先河,并广泛运用了动物类药。《伤寒论·辨太阳病脉证并治》云:"太阳病中风,以火劫发汗,邪风被火热,血气流溢,失其常度。两阳相熏灼,其身发黄,阳盛则欲衄,阴虚小便难。"虽论述太阳中风误用火劫的变证及预后,但其中"血气流溢,失其常度",实为对血瘀病机的高度概括。总之,张仲景全面系统地总结了治疗血瘀病证的规律,拓宽了活血化瘀的临床应用,创制了一批疗效可靠的活血化瘀方剂,是血瘀理论与实践相结合的典范,对促进血瘀学说发展具有重要贡献。

隋代巢元方《诸病源候论》认为许多疾病之病机在于瘀血阻滞。如《诸病源候论·落床损瘀候》云:"血之在身,随气而行,常无停积。若因堕落损伤,即血行失度……皆成瘀血。"阐明血液之正常生理状态是"随气而行,常无停积";若"血行失度",则成血瘀,与仲景理论不谋而合,是对血瘀理论之高度概括。

唐代孙思邈《备急千金要方》中创制了数十首活血化瘀的方剂,如犀角地黄汤、丹参丸、桃仁散等,对后世影响极大,成为治疗温病血瘀,热入血室之主方。

金代李杲对于血瘀理论及活血化瘀法亦不凿古法,而独具匠心,理法方药自成体系。在其诸多著作中自创方剂300余首,其中活血化瘀为主或兼有活血化瘀功效者80余方,约占四分之一,共使用活血化瘀药35味,对发展血瘀学说做出了巨大贡献。

元代朱震亨以"滋阴"著称于世,同时注重解郁散解,创气、血、湿、痰、食、热六郁,其中以气、血之郁为基本。其所言之"血郁",实为早期或轻症之血瘀。如《丹溪心法·六郁》云:"气血冲和,万病不生。一有怫郁,万病生焉。故人生诸病,多生于郁。苍术、抚芎总解诸郁,随症加入诸药。"《丹溪心法·心痛》亦云:"心痛即胃脘痛……有死血在中,桃仁承气汤下之……脉涩有死血……有瘀血留滞胃口作痛者,用破血药。"同时在"胁痛"、"腰痛"、"腹痛"、"水肿"、"块"、"肠痈"、"疝"等疾病的治疗过程中,均以活血化瘀为主,或加用活血化瘀之品。同时,他还十分重视痰瘀互结,认为"痰挟瘀血,遂成窠囊。"并以此理论为指导治疗咳嗽、胁痛、肠痈等疾病。

明代张介宾在治疗血瘀证方面颇有心得。如《景岳全书·血证》云:"血有蓄而结者,宜破之逐之,以桃仁、红花、苏木、元胡、三棱、蓬术、五灵脂、大黄、芒硝之属。""血有涩者,宜利之,以牛膝……益母草之属。""血有虚而滞者,宜补之活之,以当归、牛膝、川芎、熟地、醇酒之属。"并认为"补血行血无如当归";"行血散血无如川芎。"凡"气逆而血留"、"气虚而血滞"、"气弱而血不行"者,"因血必由气,气行则血行,故凡欲治血,或攻或补,皆当以调气为先。"

清代傅山以妇科擅长,《傅青主女科》为其代表作。其辨证多从肝、脾、肾立论,制方大抵不出健脾益气,调肝养血,补肾填精之法,以处处照顾精、气、血为其理论核心,在辨治妇科血瘀证方面亦充分体现了这一特点。他认为"补气以生血,新血生而瘀血自散";"气旺上升,而瘀浊自降。"故在治疗跌闪瘀血的方剂中,除单纯祛瘀之外,加有益气养血之品。他认为"新血既生,则旧血难存";"新血生而瘀难留。"故治疗产后瘀血证多以养血为主,辅以活血之剂。如治正产胞衣不下之送胞汤、正产败血攻心晕狂之安心汤、产后少腹疼痛之散结定痛汤,以及在《傅青主女科·产后篇》中运用最广之生化汤等,均以当归、川芎补血养血为主,佐以益母草、乳香、生蒲黄、桃仁等活血化瘀。

叶桂在发展血瘀学说方面具有特殊贡献。他认为外感热病至热入血分阶段容易致血热瘀血,治当用凉血活血解毒法,多以犀角地黄汤加丹参、桃仁、琥珀之属。这一学术观点及用药经验对后学者影响颇深。时至今日,凡现代医学之流行性出血热、流脑暴发型败血症,急性、亚急性重症肝炎等病发展至热入血分阶段者,无不按此法此方论治。另外,他倡导"病久入络"、"久病瘀血"之说,认为病久则邪气深入脏腑经络,病位较深,病理损害较重,势必形成瘀血阻滞。这一论断不但发展和丰富了瘀血学说理论,而且拓宽了活血化瘀法的临床应用。实践证明,日久不愈、病程较长之诸多慢性疾病无不具有瘀血症状和体征。在辨证论治基础上,酌情选用活血化瘀法治疗,对提高疗效确有积极意义。

王清任著《医林改错》,在发展血瘀学说方面成就卓著,不愧为集活血化瘀之大成者。他重视气血理论,认为气血为人体最重要的生命物质,诊治疾病首先要辨清气血之虚实。其在《医林改错》中提出,气虚之结果必然是瘀血,即瘀血多由气虚所致。如《医林改错·论抽风不是风》中云:"元气即虚,必不能达于血管。血管无气,必停留而瘀。"故治疗这种瘀血病证,必以补气为主兼以活血,方"能使周身素之气通而无滞,血活而不瘀,气通血活,何患疾病不除。"若"专用补气者,气愈补而愈瘀。"单用活血药,只能气愈耗而血愈枯。在上述理论指导下,他首创补气活血法及补气活血方剂。《医林改错》共载方33首,除抽葫芦酒、刺猬皮散、小茴香散、木耳散4方为单味药组成,玉龙膏为外治方外,其余28方中,具有活血化瘀作用的达22方之多,占78.6%,在一部书中自创活血化瘀方剂如此之多,所占比例如此之大,前所未有。而这些方剂绝大部分临床效果显著,一直被后来医家所推崇,至今仍为临床广泛应用。

唐容川在其《血证论》中对气与血,气滞与瘀血,瘀血与新血,祛瘀与止血之关系论述精辟,对血瘀病证之治疗也多有独到见解,为发展血瘀学说贡献颇著。关于瘀血的概念,他认为,离经之血是为瘀血。如《血证论·吐血》云:"其离经而未吐出者,是为瘀血。"《血证论·瘀血》中更加明确指出:"世谓血块为瘀,清血非瘀,黑色为瘀,鲜血非瘀,此论不确。盖血初离经,清血也,鲜血也。然既是离经之血,虽清血鲜血,亦是瘀血。"关于瘀血与新血的关系,他认为瘀血阻滞必然影响新血之化生,只有祛除瘀血,使经脉通畅,血运旺盛,脏腑得养,自能化生新血。亦如《血证论·吐血》所云:"旧血不去,则新血断然不生……瘀血之去,乃新血日生。"同时也认识到,只有新血得生,血气旺盛,才有利于瘀血之消除,尤其是因气虚而瘀血、阴虚而瘀血、血枯而瘀血者。

近代张锡纯著《医学衷中参西录》,对血瘀理论多有创见,运用活血化瘀法颇具发挥。该书174首医方中,具有活血化瘀作用的方剂共27首,其中使用乳香、没药者18首,使用三棱、莪术者7首。

综上所述,血瘀学说有一套完整的理论体系和临床应用规律,《黄帝内经》《神农本草经》为其分别奠定了理论基础和药物学基础,又经历代医家不断予以充实、提高和发展,至明清时期渐臻完善。

二、病因

清代怀远《医彻·蓄血》云:"其人或劳倦,或跌扑,或闪挫,或郁怒,皆足以阻其血,而停蓄成瘀。"程文囿《医述》引明代罗赤诚论云:"凡瘀血之证,今人但知闪挫则有瘀血,不知有因火载血上行,或吐或衄,病者自忍,而蓄滞于中;或因医药寒凉,而冰凝于内;或因忧思过度,而致营血郁滞不行;或因怒伤血逆,上不得越,下不归经,而留积于胸膈之间者。此皆瘀血之因也。亦有跌扑闪挫,当时不觉,至于气衰之际,不时举发,医见吐血,妄为虚损,反用补药,气得其助,病虽暂缓,气日愈衰,病日愈深,致成窠囊,不治矣。"

血在脉中周流不息,担负着灌溉营养全身的作用,以维持机体各种正常机能并濡养各脏腑和经脉肌肤。血液的正常循行,与心、肝、脾等脏腑有密切关系,与正气及阴津亦有关。当各种原因损伤脏腑及血脉、气、津时,就会影响血液的正常运行,使血行不畅,甚至瘀塞而发生血瘀证。分述如下。

1.跌仆闪挫　损伤血脉

《素问·刺腰痛》云:"得之举重,伤腰,衡络绝……恶血归之。"《灵枢·贼风》云:"若有所堕坠,恶血在内而不去。"宋代政和中奉敕撰《圣济总录·伤折门》云:"脉者,血之府,血行脉中,贯于肉理,环周一身……若因伤折,内动经络,血行之道不得宣通,瘀积不散,则为肿为痛,治宜除去恶瘀。"明代龚信《古今医鉴》云:"大凡跌打扑损坠堕,或刀斧所伤,皮未破而内损者,必有瘀血停积。"陶华《伤寒全生集》云:"凡跌仆损伤,或被人踢打,或物相撞,或致闪胁,一时不觉,过至半日或一二三日而发者有之,十数日或半月一月而发者有之。一般寒热交作,其心胸胁下小腹满痛,按之手不可近者,此有瘀血也。"清代沈金鳌《杂病源流犀烛·跌扑闪挫源流》云:"忽然闪挫,气必为之震,震则激,激则壅,壅则气之周流一身者,忽因所壅而凝聚一处,是气失其所以为气矣。气运乎血,血本随气以周流,气凝则血亦凝矣,气凝在何处,则血亦凝在何处矣。夫至气滞血瘀,则作肿作痛,诸变百出。"

脉为血之府。各种外伤如跌打损伤,撞踢受伤,堕坠碰伤,水火烫伤,金刃所伤,闪挫扭伤,虫兽咬伤,手术创伤等,均可损伤血脉,使血溢脉外,或脉络受损,血脉运行失畅,而致血瘀证。

2.各种出血　血溢脉瘀

《素问·调经论》云:"孙络外溢,则经有留血。"《灵枢·百病始生》云:"肠胃之络伤,则血溢于肠外,肠外有寒汁沫与血相搏,则并合凝聚不得散,而成积矣。"宋代政和中奉敕撰《圣济总录·妇人血积气痛》云:"若月水不通,产后恶露不尽,或因他病使血不行,皆致气血凝滞。"明代缪希雍在《先醒斋医学广笔记·吐血》中谈到止血不当的结果是"止之则血凝,血凝则发热、恶食,病日痼矣。"龚廷贤《寿世保元·吐血》云:"一切诸失血症……瘀者,不可用京墨及十灰散、三七等劫药阻塞,唯清凉引血归元,补益滋阴降火,乃为良策也。"清代唐容川《血证论·瘀血》云:"吐衄便漏,其血无不离经……此血在身,不能加于好血,而反阻新血之化机。故凡血证,总以去瘀为要……盖血初离经,清血也,鲜血也,然既是离经之血,虽清血、鲜血,亦是瘀血。离经既久,则其血变作紫血。"其在"吐血"项下亦云:"血止之后,其离经而未吐出者,是为瘀血,既与好血不相和,反与好血不相能。"

各种出血证,已离经脉而未排出体外之血,即是瘀血。瘀血不去,蓄积于内,还可损伤周围络脉,导致出血再发或加重出血。同时,治疗出血证时,不究根源,或专事止涩,或过用寒凉,使已离经之血凝而不能排出体外,未离经之血郁滞不畅,亦可形成或加重血瘀;妇人经血排出不畅或闭阻,以及产后恶露未尽,停瘀于少腹,亦可形成血瘀证。

3.寒邪凝滞　血络不畅

《素问·调经论》云:"血气者,喜温而恶寒,寒则泣不能流,温则消而去之。"亦云:"寒独留则血凝泣,凝则脉不通。"《素问·举痛论》云:"寒气客于脉外则脉寒,脉寒则缩蜷,缩蜷则脉绌急,绌急则外引小络,故卒然而痛。"汉代张仲景《金匮要略·妇人杂病脉证并治》云:"血寒积结,胞门寒伤,经络凝坚。"隋代巢元方《诸病源候论·月水不通候》云:"血性得温则宣通,得寒则涩闭。"清代程文囿《医述》引罗赤诚论云:"或因医药寒凉,而冰凝于内……此皆瘀血之因也。"王清任《医林改错·膈下逐瘀汤所治之症目》云:"血受寒则凝结成块。"

寒为阴邪,主收引,性凝滞。六淫之"外寒",或"内寒"作用于血脉,一方面使血脉收引挛缩,血脉拘挛则其管径变细变窄,血流量必然减少;另一方面使血液凝滞,血行缓慢,血络不畅而成血瘀证。

4.热蕴血分　灼伤血络

《灵枢·痈疽》云:"大热不止,热胜则肉腐,肉腐则为脓。"汉代张仲景《金匮要略·肺痿肺痈咳嗽上气病脉证治》云:"热之所过,血为之凝滞。"宋代政和中奉敕撰《圣济总录·伤寒统论》云:"热毒内瘀,则变为瘀血。"清代吴瑭《温病条辨·上焦篇》云:"温毒者,诸温夹毒,秽浊大甚也。"陈平伯《外感温病篇》云:"热毒内壅,络气阻遏。"雷少逸《时病论》云:"温热成毒,毒即火邪也。"程文囿《医述》引罗赤诚论云:"凡瘀血之证,今人但知闪挫则有瘀血,不知有因火载血上行,或吐或衄,病者自忍,而蓄滞于中……此皆瘀血之因也。"周学海《读医随笔·自啮狂走是气血热极非祟也》云:"津液为火灼竭,则血行愈滞。"王清任《医林改错·论痘非胎毒》云:"受瘟疫至重,瘟毒在内烧炼其血,血受烧炼,其血必凝,血凝色必紫,血死色必黑。"在"膈下逐瘀汤所治之症目"项下亦云:"血受热则煎熬成块。"近代张锡纯《医学衷中参西录》云:"因痨瘵而成瘀血者……流通于周身者必然迟缓,血即因之而瘀,其瘀多在经络。"何廉臣《重订广温热论·清凉法》云:"热之所过,血为之凝滞。"

热为阳邪,其性炎上,易耗气伤血,灼伤血络,迫血妄行,亦可热壅血腐,发为疮痈。此热,包括温邪、热邪、火邪、温疫毒邪等。热蕴血分,最易造成血瘀。温邪内蕴,则消灼阴液成瘀;热迫血行,血溢脉外而致瘀;热盛壅遏气机,气滞而血瘀;火热疫毒之邪与血胶结,亦可成瘀。此外,阴虚内热,痨瘵致瘀,也是临床常见的一种病因。故临证当注意分清是外感邪热还是内生邪热。

5.气机阻滞　血凝成瘀

《素问·生气通天论》云:"大怒则形气绝,而血菀于上,使人薄厥。"《灵枢·百病始生》云:"内伤于忧怒,则气上逆,气上逆则六俞不通,温气不行,凝血蕴里而不散。"宋代陈言《三因极一病证方论》云:"因于大怒……血停著不散,两胁痛,皆由瘀血在内。"明代龚廷贤《寿世保元》云:"盖气者,血之帅也,气行则血行,气止则血止,气温则血滑,气寒则血凝,气有一息之不运,则血有一息之不行。"清代沈金鳌《沈氏尊生书》云:"气运乎血,血本随气周流,气凝则血亦凝矣。"程文囿《医述》引罗赤诚论云:"或因忧思过度,而致营血郁滞不行;或因怒伤血逆,上不得越,下不归经,而留积于胸膈之间者,此皆瘀血之因也。"

周学海《读医随笔·平肝即舒肝非伐肝说》云:"凡病之气结、血凝、痰饮……皆肝气之不能舒畅所致也。或肝虚而力不能舒,或肝郁而力不得舒,日久遂气停血滞。"唐容川《血证论·吐血》云:"气结则血凝。"

人体血液的运行主要依靠气的推动作用。气机的调达舒畅是血液正常运行的条件之一。肝主疏泄,性喜条达,若因情志失调,或所欲不遂,或所愿不能,或忧思不解,或曲意不达,或忧愁悲哀,或愤懑恼怒,均可致肝气郁结,气滞不行;气机不畅,则血行郁滞,久则成瘀。

6.气虚无力　血行涩滞

《灵枢·营卫生会》云:"夫血之与气,异名同类。"《灵枢·经脉》云:"手少阴气绝则脉不通。少阴者,心肺也;心者,脉之合也。脉不通则血不流;血不流则色不泽。故其面黑如漆紫者,血先死。"汉代张仲景《金匮要略·血痹虚劳病脉证并治》云:"五劳虚极羸瘦……经络营卫气伤,内有干血,肌肤甲错,两目黯黑。缓中补虚,大黄䗪虫丸主之。"元代朱震亨《格致余论·经水或紫或黑论》云:"血为气之配……气升则升,气降则降,气凝则凝,气滞则滞。"明代龚廷贤《寿世保元·血气论》云:"夫血者譬则水也,气者譬则风也。风行水上,有血气之象焉。盖气者血之帅也,气行则血行,气止则血止,气温则血滑,气寒则血凝,气有一息之不运,则血有一息之不行。"清代王清任《医林改错·论抽风不是风》云:"元气既虚,必不能达于血管,血管无气,必停留而瘀。"周学海《读医随笔·承制生化论》云:"气虚不足以推血,则血必有瘀。"唐容川《血证论·脉证生死论》云:"载气者血也,运血者气也。"

气为血之帅,血为气之母,气盛则血行滑疾,气虚则无力推动血液运行,而致血流迟缓,运行涩滞,脉络瘀痹,形成血瘀证。

7.营血亏损　脉道涸涩

《素问·脉要精微论》云:"夫脉者,血之府也。"《灵枢·本脏》云:"经脉者,所以行血气而营阴阳,濡筋骨,利关节者也。"明代张介宾《景岳全书·胁痛》云:"凡人之气血犹源泉也,盛则流畅,少则壅滞。故气血不虚则不滞,虚则无有不滞者。"清代姜天叙《风劳臌膈四大证治》云:"人之一身,经脉贯串为之脉。脉者,血之隧道也。血随气行,周流不停。"韦协梦《医论三十篇》云:"辟如江河之水,浩浩荡荡,岂能阻塞,惟沟浍溪谷水浅泥淤,遂至壅塞。"张秉成《成方便读》论四物汤项下云:"夫人之所以赖以生者,血与气耳……然血虚多滞,经脉隧道不能滑利通畅。"

血液循行于脉管之中,除了气的推动、脉管完整及阳气的温煦之外,还必须有充足的血量以灌注脉道。营血充盈,津液和调,则脉道流利,血行畅达,流布全身,环周不休,运行不止。若营血亏损,血枯不荣,则脉道涸涩,尤如干涸的河床,血行不利,日久可致血滞局部而成瘀。

8.阳虚内寒　血失温煦

《素问·阴阳应象大论》云:"阴阳者,血气之男女也。"明代马莳《黄帝内经素问注证发微》注云:"万物生于阳成于阴,而自人言之,血为阴,气为阳。"隋代巢元方《诸病源候论·虚劳积聚候》云:"积聚者,脏腑之病也……虚劳之人,阴阳伤损,血气凝涩,不能宣通经络,故积聚于内也。"元代王好古《阴证略则·论阴证始终形状杂举例》云:"身如被杖者,阳气尽而血脉凝涩,不能荣于身也。"亦云:"阳气不能营运于四肢,身表经络遏绝,气欲行而不得行,及其得行而遽止之,故行处微紫色,不得行而止处不青则黑也。所以身如被杖,有有处,有无处也。遍身俱黑,阳气全无也。"清代周学海《读医随笔·中风有阴虚阳虚两大纲》云:"而总须重佐之以活血。何也? 阳虚血必凝,非此无以拨其机。"

血液在阳气的温煦作用下,通过气的推动作用,循环不已,灌溉全身。若脏腑阳气不足,则温煦鼓动无力,血液运行不畅,且阳虚则生内寒,寒则血凝,从而形成血瘀证。

9.阴液不足　热灼血凝

《灵枢·百病始生》云:"凝血蕴里而不散,津液涩渗,着而不去,而积皆成矣。"隋代巢元方《诸病源候论·虚劳热候》云:"虚劳而热者,是阴气不足,阳气有余,故内外生于热,非邪气从外来乘之。"其在"虚劳积聚候"项下亦云:"虚劳之人,阴阳伤损,血气凝涩,不能宣通经络,故积聚于内也。"元代王好古《阴证略例·论狂言若有所失》云:"阴证伤寒,指甲面色青黑,六脉沉细而疾,心下胀满,躁渴,虚汗不止,或时狂言,四肢逆冷,咽喉不利,腹疼痛。"清代王维德《外科证治全生集》云:"阴疽之证,皮色皆同,然有肿与不肿,有痛与不痛,有坚硬难移,有柔软如绵,不可不为之辨……此等证候尽属阴虚,无论平塌大小,毒发五脏,皆曰阴疽。"周学海《读医随笔·自啮狂走是气血热极而非祟也》云:"夫人身之血,如胭脂然,有色有质,可粉可淖,人血亦可粉可淖者也。其淖者,津液为之合和也。津液为火灼竭,则血行愈滞。"其在"中风有阴虚阳虚两大纲"项下亦云:"阴虚血必滞,非此无以通其道也。"

津血同源,精血同源,互生互化。若由于房劳过度,或七情郁结,暗耗阴精,或热病后期,阴津枯竭,一方面化血不足,血液不充,滞而不行;另一方面,阴虚生内热,热灼血液,血受热煎而凝,从而形成阴亏血瘀之证。同时,还必须认识到,阴液不足也是诸多致瘀因素的病机枢纽。就五脏而言,任何一脏的阴亏,均可导致血瘀证的发生。

10.痰湿阻络　痰瘀互结

《素问·调经论》云:"孙络外溢,则经有留血。"《灵枢·百病始生》云:"肠外有寒汁沫与血相搏,则合并凝聚不得散而积成矣。"清代程文囿《医述》引罗赤诚论云:"或问痰挟瘀血,何以验之?予曰:子知有痰挟瘀血,不知有瘀血挟痰。如先因伤血,血逆则气滞,气滞则生痰,与血相聚,名曰瘀血挟痰。患处按之则痛而少移,其证或吐,或衄,或大便黑;其脉轻举则滑,重按则涩。治宜导痰破血……若素有郁痰,后因血滞,与痰相聚,名曰痰挟瘀血。患处则痛而少移,其证或为胀闷,或为寒热;其脉轻举则芤,重按则滑。治宜先破其血,而后消痰;或消痰破血者兼治。"唐容川《血证论·瘀血》云:"血积既久,亦能化为痰水。"

湿浊、痰饮、瘀血均为人体疾病过程中的病理产物,属有形之邪,可相互影响。痰浊是人体津液不化而形成,随气血流行,内而脏腑,外而筋肉。痰饮的停滞与流动,必然影响气血运行,因而导致血阻不行,停为瘀血;另一方面,瘀血既成,亦可导致痰饮。且痰浊与瘀血相结,形成痰瘀,阻塞脉络,还可使血瘀加重。

11.污秽入血　血行失度

《灵枢·邪气脏腑病形》云:"有所堕坠,恶血留内。"《素问·五脏生成》云:"多食咸,则脉凝泣而色变。"《灵枢·针解》云:"菀陈则除之者,出恶血也。"明代王肯堂《证治准绳·蓄血》云:"夫人饮食起居一失其宜,皆能使血瘀滞不行,故百病由污血者多。"其在"杂病"项下亦云:"污秽之血为瘀血。"戈维城《伤寒补天石·蓄血》云:"蓄血者,瘀血蓄结于内也。或当汗不汗,或不当汗而汗,皆能致此也。大要热能燥血,故血不流行,而蓄结于内耳。"清代吴瑭《温病条辨·上焦篇》云:"温疫者,厉气流行,多兼污浊……温毒者,诸温夹毒,秽浊大甚也。"王清任《医林改错·论痘非胎毒》云:"受瘟毒至重,瘟毒在内,烧炼其血,血受热炼,其血必凝。"

体内外污秽之物进入血液,可损伤血脉,并附着于脉管,使脉道阻涩,血行失度而为瘀血;或与血相结,血滞不行,甚至死血壅塞血脉,使血脉闭阻终成瘀血。外界污毒侵入血分,最常见者为瘟疫毒邪,其不仅灼竭津液,改变血液成分,使血变稠而易凝,而且可灼伤血络,并迫血妄行,使血离经而为血瘀证。

三、病机

明代王肯堂《证治准绳·蓄血》云:"夫人饮食起居一失其宜,皆能使血瘀滞不行,故百病由污血者多。"

形成血瘀证的原因较多,瘀血既是其他病因导致的病变结果,又是进一步引起血瘀证的致病原因,所以血瘀证所涉及的范围相当广泛,其病理机制也比较复杂。归纳而言,不外乎如下四点。

1.血行迟缓　涩滞为瘀

《素问·痹论》云:"皮肤不营,故为不仁。"明代张介宾注云:"不营者,血气不止也;痹……在于脉则血凝而不流。"《素问·举痛论》云:"经脉流行不止,环周不休,寒气入经而稽迟,泣而不行。客于脉外则血少,客于脉中则气不通,故卒然而痛。"《灵枢·痈疽》云:"寒气客于经络之中则血泣,血泣则不通。"隋代巢元方《诸病源候论·虚劳体痛候》云:"阴阳俱虚,经络脉涩,血气不利。"其在"风痹手足随候"项下亦云:"风寒客于皮肤,初始为痹,后伤阳经,随其虚处而停滞,与血气相搏,血气行则迟缓,使机关驰纵,故风痹而复手足不随也。"明代王肯堂《证治准绳·蓄血》云:"夫人饮食起居一失其宜,皆能使血瘀滞不行。"

血行迟缓涩滞,是指血液由于凝聚、阻滞或推动无力等,在脉道中运行失其正常速度;是中医对血瘀证的最基本认识。以上所述"血滞不通"、"血凝不流"、"内结为瘀"、"血泣不行"、"血气行则迟缓"、"脉涩不利"、"血泣不通"等,是对血瘀的病理生理过程的描述。由此可见,血瘀证作为一种临床综合征,其共同的基本病理生理特点,既不单纯在血,也不单纯在脉,而是血在脉中的循环,即由血和脉共同构成的"血行"。其病理表现为"血行失度",即血在脉中的循行失去其正常之度,结果使身体组织和器官或血液灌流不足,失其濡养;或血滞局部,形成瘀血,从而引起相应的病理改变。

现代医学研究表明,此类血瘀多与血液流变学改变有关。常见于血液黏稠度增高、黏滞性增强、血细胞聚集性增加、血脂增高所致的高凝血症、高黏血症、高酯血症、真红细胞增多症、原发性血小板增多症等;也可见于因心脏射血功能减弱或血流动力学障碍,如血管外周阻力增大而致的血液流动缓慢。也有属血液微循环障碍者。

2.死血壅塞　不通为瘀

《素问·调经论》云:"寒独留,则血凝泣,凝则脉不通。"《灵枢·痈疽》云:"寒气客于经络之中,则血泣,血泣则不通。"唐代孙思邈《备急千金要方》云:"脉不通则血不流,血不流则血先死。"清代何梦瑶《医碥·痹》云:"热盛则血枯,死血壅塞经隧,则亦不通而痹矣。"

死血壅塞血脉之血瘀,多是由血液性质或成分发生改变,如痰瘀互结、血液污秽等,致使血液变黏变稠,凝结于血脉之中,形成死血,死血壅塞,血脉不通而为瘀;也可因脏腑病变,如心气衰竭、肺气不足等,使血液异常凝结为死血,阻塞脉络,则脉络不通成瘀。医籍中所载之"死血"、"留血"、"凝血"等均属此类。

此类血瘀与现代医学之血栓形成、血栓栓塞相似。临床多见于血栓性疾病如冠心病心绞痛、心肌梗死、脑梗死、血栓闭塞性脉管炎、深部静脉栓塞、视网膜中央动静脉栓塞等。其瘀血的形成与血小板的形态及功能改变、凝血活性增强、抗凝血活性降低密切相关。而心脑血管疾病如心肌梗死、心绞痛、脑梗死、老年血管性痴呆等均以动脉粥样硬化为基础,通过动脉壁脂质沉积、管壁平滑肌细胞过度增生或血小板凝集造成管腔狭窄,出现血运不畅的血瘀证。

3.脉道闭阻 不行为瘀

《素问·举痛论》云:"寒气客,则脉不通。"《素问·痹论》云:"心痹者,脉不通。"《素问·玉机真脏论》云:"脉道不通,气不往来。"《灵枢·经脉》云:"经脉者,所以能决死生,处百病,调虚实,不可不通。"亦云:"脉不通,则血不流。"宋代陈言《三因极一病证方论·失血叙论》云:"血之周流于人身荣经腑俞,外不为四气所伤,内不为七情所郁,自然顺适,万一微爽节宣,必致壅闭。"

血脉是血液循行的通道。血脉闭阻,则血不流通,血不流通,则停积而为瘀血。血脉闭阻是因血脉本身发生病变而致闭阻不通,如寒邪外客则血脉挛缩;热毒内燔则灼伤血脉;跌仆外伤也可损伤血脉等。血脉既伤,则痹塞不通;血不流行,则形成血瘀。血脉闭阻亦可因污秽之血黏着于血脉,使脉络变细变窄,粗糙不利,日久终致闭阻不通,血不流行。

血脉闭阻不通与现代医学之血管闭塞相似。常因血管炎、血管硬化、血管痉挛、血管狭窄、血管闭塞等血管病变,而致机体某段动脉管腔阻塞,局部组织的动脉血流完全停止。结合现代医学对血瘀证的认识,"污秽之血"可由各种致病性微生物,如细菌、病毒、螺旋体、细菌内毒素等损伤血管内皮细胞,激活凝血因子Ⅶ,启动内源性凝血系统等,从而引起播散性血管内凝血;也可由代谢产物在血中的堆积引起的病理改变,或在变态反应及自身免疫性疾病过程中,抗体生成增多,免疫复合物沉积于血管床引起血管炎症等。

4.离经之血 停积为瘀

《灵枢·百病始生》云:"肠胃之络伤,则血溢于肠外,肠外有寒汁沫与血相搏,则并合凝聚不得散,而积成矣。"隋代巢元方《诸病源候论·落床损瘀候》云:"因堕落损伤,即血行失度……若流入腹内,亦积聚不散,皆成瘀血。"宋代陈言《三因极一病证方论》云:"病者或发汗不彻,及吐衄不尽,瘀蓄在内。"清代唐容川《血证论·吐血》云:"其离经而未吐出者,是为瘀血。"在其"瘀血"项下亦云:"既是离经之血,虽清血鲜血,亦是瘀血。"

所谓血液离经而停积,是指在诸多病因作用下,血液流溢于血脉之外,停着于脏腑组织之间,留滞于皮肉腠理之隙,积聚而不消散,积蓄而未清除。此种血瘀亦可称"蓄血"、"积血"、"聚血"等。大凡各种出血性疾病,在出血之后,所表现的各种肿块、积块、紫斑、黑便、疼痛、发热、脏腑组织功能紊乱等,皆属此种血瘀证。

此类血瘀临床多见于现代医学的各种空腔脏器出血(如胃肠、子宫等不能排除的积血,以及胸腔、心包腔、腹腔、盆腔、脑等脏器出血而形成的积血)、堕落、外伤、外科大手术及组织严重破坏等致的凝集状态。此外,还有妇科的宫外孕、子宫内膜异位症、子宫肌瘤、功能性子宫出血、产后恶露不尽等疾患。其特点是血液流出血管之外,失去正常的功能,瘀积于血管周围组织之间造成积血、血肿、瘀块、紫斑等。

四、瘀血的性质

清代唐容川《血证论·吐血》云:"凡有所瘀,莫不壅塞气道,阻滞生机,久则变为骨蒸、干血、痨瘵,不可不急去之也……一切不治之证,总由不善去瘀之故。"

瘀血是在疾病过程中形成的病理产物,同时又是加重疾病和引起疾病转化的重要因素。瘀血一旦形成之后,不仅失去了正常血液的濡养作用,而且反过来影响人体脏腑及气血津液的正常功能及运行,引起诸多病理改变。就瘀血的性质而言,总结起来共有如下几点。

1.瘀血有形　其性属阴

"瘀",东汉许慎《说文解字》云:"积血也。"清代段玉裁《说文解字》注云:"血积于中之病也。"明代李梴《医学入门·外科·痈疽总论》云:"盖阳气有形,阴血有质,必湿热泣血,而后发为痈疽。"张介宾《景岳全书·积聚》云:"诸有形者,或以饮食之滞,或以脓血之留,凡汁沫凝聚,旋成癥块者,皆积之类,其病多在血分,血有形而静也。"清代叶桂《临证指南医案·癥瘕》云:"夫癥者征也,血食凝阻,有形可征,一定而不移。"

气属阳,血属阴,阳之性动,阴之体静,阳气无形,阴血有质。血之在身,随气而行,常无停积。若因堕落损伤,即血行失度,坠伤之处即停积,若流入腹内,亦积聚不散,皆成瘀血。且血凝于肤者则为痹,凝于脉者则为泣,凝于足者则为厥;湿热泣血,而后发为痈疽;积聚痼结,久则癥瘕即成。凡此诸疾,皆有形之瘀血作祟。也就是在内外病因的作用下,机体心脏、血管、血液组织学、生理、生化、生物、物理学的改变,致使血液黏滞,血流缓慢,或血液凝结,血管被阻;或血管闭塞,血流停滞;或血液流溢于血管之外,瘀积于组织间隙之中,而发生相应的病变。

2.瘀血为患　致病广泛

《素问·调经论》云:"五脏之道,皆出于经隧,以行血气,血气不和,百病乃变化而生。"明代张介宾《景岳全书·血证》云:"或壅瘀于经络,则发为痈疽脓血;或郁结于肠脏,则留为血块血癥;或乘风热,则为斑、为疹;或滞阴寒,则为痛、为痹,此皆血病之证也。"清代王清任《医林改错·方叙》云:"立通窍活血汤,治头面四肢、周身血管之症;立血府逐瘀汤,治胸中血府血瘀之症;立膈下逐瘀汤,治肚腹血瘀之症。"

血液循行于脉道,内而脏腑组织,外而皮内膜外,无处不在。所阻之处,则导致相应脏腑组织的病理改变。病变脏腑组织不同,所表现的临床症状各异。如瘀血阻于心之脉络,则致心痹;瘀血在经络脏腑之间,则结为癥瘕;血蓄下焦,与热邪相搏,则形成下焦蓄血证等。同时,瘀血还易与气滞、痰湿、郁热等邪交互为患,而更生变证。如瘀血与寒、湿等邪痹阻肢体经络,则为寒痹;瘀血阻于肝络,则致肝络凝瘀胁痛;瘀血阻络,日久可致癥积、黄疸、中风等变证。故瘀血为患,临床见证复杂多端,对诸多疾病病程较长或他法治之无效时,皆可考虑从瘀血论治。

此外,局部脉络瘀阻,也导致该脉络所濡养之脏腑失养,从而使相应脏腑组织丧失其生理功能。若瘀血阻滞肢体脉络,使血不得行,肢端失去濡养而表现为坏疽、无脉症等。若瘀血阻滞重要脏腑脉络,则可危及生命。如脑络血瘀,或血溢脑脉之外,脑失所养,功能失常,轻则癫狂健忘,半身不遂;重者神昏谵语,甚则丧生。若瘀血阻于心脉,导致心脉痹阻,心失所养,轻则可时发心痛;重者形成"真心痛",甚至死亡。若瘀血乘肺,使肺络瘀阻,而不得"朝百脉"、"司呼吸",表现出"咳逆喘促,鼻起烟煤,口目黑色"。肝脾血瘀,则两胁癥积,或吐衄便血终至臌胀腹水。肾络瘀阻,水溢肌肤,轻则水肿;重者肾失代谢,水毒不得外泄,上扰心神,形成关格。胞宫瘀血,可致瘀血阻滞,经水难下而成闭经或痛经,也可致血不归经,而成崩漏,或瘀久成积。

3.病久血瘀　瘀久可虚

《素问·痹论》云:"病久入深,荣卫之行涩。"《灵枢·营卫生会》云:"血之与气,异名而同类。"《灵枢·痈疽》云:"津液和调,变化而赤为血,血和则孙脉先满溢,乃注于络脉,皆盈,乃注于经脉。"隋代巢元方

《诸病源候论·虚劳精血出候》云："精者,血之所成也。"宋代杨士瀛《仁斋直指附遗方论·血滞》云："人之一身不离乎气血,凡病经多日疗治不痊,须当为之调血。血之外证:痰呕、烦渴、昏愦、迷忘、常喜汤水漱口,不问男女老少,血之一字,请加意焉。用药川芎、蓬术、桃仁、灵脂、生地黄、北大黄为要,呕甚者多加生姜。以此先利其宿瘀。"清代唐容川《血证论·吐血》云："旧血不去,则新血断然不生;而新血不生,则旧血亦不能自去也。"其在"脉证生死论"项下亦云:"载气者血也,运血者气也。"

气血相互依存,彼此为用。各种疾病病久之后,正气亏虚,不能推动血液的运行,则发生血瘀。瘀血阻滞,则血不载气,气滞不行;气滞不行,则血不生气,其气必虚,故致瘀血加重气虚。

营血亏损,血枯不荣,则脉道涩涩,发生血瘀。瘀血阻滞,则新血不生,终致血愈瘀而血愈虚,血愈虚则血愈瘀。

肝藏血,肾藏精,肝肾同源,精血互生。若瘀血阻滞,脉道不通,则血难化精,久则阴精亏虚,不能濡养脏腑,可致全身阴精不足。

血中有津,津血同源,津血同行。若瘀血阻滞,则津液不行,津液停滞,则渗于脉外,津液大量外渗,则脏腑组织所需之津液匮乏。此外,由于瘀血阻滞,气化不行,可致津液生成不足,发生津液亏虚,血黏成瘀。

4.病久入络　瘀久成积

《素问·举痛论》云:"寒气客于小肠膜原之间,络血之中,血泣不得注入大经,血气稽留不得行,故宿昔而成积矣。"《灵枢·百病始生》云:"卒然外中寒,若内伤于忧怒,则气上逆,气上逆则六俞不通,温气不行,凝血蕴里而不散,津液涩渗,著而不去,而积皆成矣。"明代李梴《医学入门·外科·痈疽总论》云:"气为邪郁,津液为痰为饮,积久渗入脉中,血为之浊,此阴滞于阳而为痛;血为邪郁,隧道或溢或结,积久溢出脉外,气为之乱,此阳滞于阴而发疽。"清代叶桂《临证指南医案·积聚》云:"初为气法在经,久则血伤入络";"乃由经脉继及络脉。"

凡病经多日而不痊,必有瘀血阻滞,且多为病久入络致瘀。穷其原因,一则病久不愈,必然耗损正气,以致气血亏损,气虚则鼓动无力,血行迟缓;血亏则脉道不利,血流艰涩,从而形成瘀血阻络之势。二则人体之血脉由经脉和络脉构成,按其分布深浅而论,浮络(阳络)居体表头面,位置表浅;脏络、腑络(阴络)在脏腑隶下,位深属里;而经脉则介于二者之间,构成了浮络、经脉、脏络和腑络三个层次。由此决定了邪气由表入里,将按一般顺序由浮络至经脉,再至脏络、腑络,最后乃至脏腑,渐次深入。病初,邪气主要在经,经脉较脏络、腑络分布表浅,形态粗直,此时机体病理损害较轻,故不易形成瘀血阻滞;病久,病邪主要在脏络、腑络,位深属里,且形态细微曲折,此时气血津液之病理变化日趋显著,势必造成瘀血阻滞。血瘀阻滞,日久不去,瘀血与汁沫相搏,或与痰浊相结,日积月累,渐次增大,或横亘于心下,或盘踞于腹中,或停积于两胁,或聚结于少腹,坚硬如石,如杯如盘,推之不移,按之则痛,癥积乃作。

5.气滞血瘀　血瘀碍气

《素问·玉机真脏论》云:"脉道不通,气不往来。"明代张介宾《景岳全书·妇人规·血癥》云:"或恚怒伤肝,气逆而血留;或忧思伤脾,气虚而血滞;或积劳积弱,气弱而不行。"亦云:"血必由气,气行则血行,故凡欲治血,则或攻或补,皆当以调气为先。"清代沈金鳌《杂病源流犀烛·跌扑闪挫源流》云:"气运乎血,血本随气以周流,气凝则血亦凝矣。夫至气滞血瘀,则作肿作痛,诸变百出。"龚廷贤《寿世保元·血气论》云:"若夫血有败瘀滞泥诸经,壅遏气之道路,经所谓去其血而后调之,不可不通其变矣。"唐容川《血证论·吐血》云:"凡有所瘀,莫不壅塞气道,阻滞气机。"

气为血之帅,血为气之母,气行血亦行,气滞则血止。血瘀不行,脉络痹塞,则气道不畅,气不得随血流行,停而为气滞。血瘀气滞,脉络不通,不通则痛,此为实痛,而非气血不足,经脉失养之虚痛。其特点是疼痛拒按,按之痛甚,或如锥刺,或如刀绞,或痛甚于胀,不走不窜,固定不移,且伴有血瘀之其他症状体征。可见,气滞、血瘀二者相互影响,互为因果。

6.瘀血阻滞　痰水互生

汉代张仲景《金匮要略·水气病脉证并治》云:"血不利,则为水。"隋代巢元方《诸病源候论·水肿病诸候》云:"夫水之病……寻其病根,皆由荣卫不调,经脉痞涩,脾胃虚弱,使水气流溢,盈散皮肤,故令遍体肿满。"其在"痰饮候"项下云:"痰饮者,由血脉闭塞,津液不通,水饮气停在胸府,结而成痰。""诸痰候"项下亦云:"诸痰者,此由血脉壅塞,饮水积聚而不消散,故成痰也。"明代李梴《医学入门·臌胀》云:"凡胀初起是气,气不走则阻塞血行,血不行,久而成水。"清代唐容川《血证论·咳嗽》云:"须知痰水之壅,由瘀血使然。"

痰浊水饮是人体津液代谢的病理产物。痰浊内阻,血脉不通,从而可产生瘀血,故痰浊也是瘀血产生的一个重要原因。另一方面,瘀血阻滞,血脉痹阻,而使津液代谢失常,水湿痰饮内生。津液为血液的重要组成部分,血中有津,津血同行,血中的一部分渗出脉外则为津液,以润泽肌肤,濡养脏腑,滋润孔窍,滑利关节,补益脑髓,此皆其正常的生理作用。若血脉瘀阻,血不流行,津液亦随之而停滞,并从经脉之中大量外渗,积聚于皮肉之间,从而形成水肿。反之,诸多水肿不消,当责之于血瘀阻滞;顽痰、老痰为患,亦可考虑痰瘀的存在。

7.瘀血壅积　易化热毒

《灵枢·痈疽》云:"营卫稽留于经脉之中,则血泣不行,不行则卫气从之而不通,壅遏不得行,故热。大热不止,热胜则肉腐,肉腐则为脓……故命曰痈。"明代朱橚《普济方·婴孩诸血痔疾门》云:"病瘥后唾血、咯血、下血者,此热毒积瘀,犀角地黄汤主之。"陶华《伤寒全生集·瘀血发热类伤寒论》云:"或一时伤重,就发寒热,瘀血上冲,则昏迷不省,如死之状,良久复苏。"喻昌《医门法律》云:"血痹则新血不生,并素有之血,亦瘀积不行,血瘀则荣虚,荣虚则发热。"清代周学海《读医随笔·瘀血内热》云:"腹中常自觉有一段热如汤火者,此无与气化之事也。非实火内热,亦非阴虚内热,是瘀血之所为也……血之热积而独厚,其体燔灼。"陈平伯《外感温病篇》云:"热毒内壅,络气阻遏。"王清任《医林改错·血府逐瘀汤所治之症目》云:"身外凉,心里热,故名灯笼病,内有瘀血。认为虚热,愈补愈瘀;认为实火,愈凉愈凝。"

热毒有内外之分,外则由感受温热火毒疫疠之邪,内则为血瘀化热,毒由内生。一方面,热毒之邪深入血分,损伤血脉,烁炽津液,迫血妄行,而致血瘀;另一方面,尤其是离经而停积之瘀血和壅塞血脉之死血,壅积留滞,不能及时清除,极易化热成毒,形成瘀、热、毒三者互结之势。如脑卒中脑络出血、真心痛包络壅塞、产后恶露不下等,均可出现发热不退,神昏谵妄,吐血便血,舌质紫黯或有瘀斑瘀点等瘀血与热毒互结之证。且邪气稽留日盛,正气耗伤益剧,正虚邪实并存,寒热虚实夹杂,瘀毒滞于络脉,气血失于流畅,生化乏源日甚,可致病情突然加剧,甚或出现多脏器损伤的危重状况。

8.血证多瘀　脉瘀血溢

《素问·调经论》云:"孙络外溢,则经有留血。"宋代政和中奉敕撰《圣济总录·妇人血积气痛》云:"若月水不通,产后恶露不尽,或因他病使血不行,皆致气血凝滞。"陈言《三因极一病证方论·失血叙论》云:

"病者心下满，食入即呕，血随食出，名曰血呕。此由瘀蓄冷血，聚积胃口之所为也。"清代罗定昌《医案类录·吐血衄血便血类》云："抑或倾跌扑坠，血瘀不行，因而吐血者有之。"吴瑭《医医病书·溺血论》云："肝郁则血瘀滞，血瘀滞则失其常行之路，非吐血、咳血，即溺血也。"唐容川《血证论·吐血》云："经隧之中既有瘀血踞住，则新血不能安行无恙，终必妄走而吐溢矣。"

脉瘀血溢，主要指瘀血阻滞，脉络不通，血不循经，而致血液外溢，造成各种出血证。瘀血阻脉，则影响新血运行，溢于脉外，出血乃作。此类出血证之瘀，多系各种出血证失治、误治而成。常见情况有四：一则离经之血未能及时清除，则留而为瘀。举凡吐血、衄血、便血、溲血、咳血及外伤出血、崩漏下血等，均为离经之血，除溢出体外部分，尚有一部分留滞于脏腑组织间隙，由于治不及时，瘀血不化，败瘀蓄积，可损伤周围络脉，导致出血再发。二则对于出血证，不究其机，专事止血，则瘀血内结，新血不得循经，溢于脉外，从而加重出血证。大凡出血证皆当以止血为先，但止血之法应根据病因而定，并注意祛瘀止血，以达到止血而不留瘀之目的。倘若不究根源，不加辨证，专门使用收敛固涩之品，或大量使用炭剂止血，势必血难止而瘀已留。三则对血热出血之证过用寒凉，则血凝致瘀。热迫血妄行是出血证的一个重要病机，但若重用苦寒之品，孟浪投剂，势必导致冰伏寒凝，瘀血留者。四则当泻而不得泻，则血蓄积而为瘀、为邪。如妇女经行不畅，产后恶露不绝，皆为当去其血，使当泻之血迅速排出体外，不致停滞而为瘀血。

五、瘀血的特点

清代李用粹《证治汇补·血证》云："血瘀者，其症在上则烦躁，漱水不咽；在下则如狂，谵语，发黄，舌黑，小腹满，小便自长，大便黑而少，法宜下之；在女子则经停腹痛，产后小腹胀痛，手不可按，法宜破之。"

血瘀证，由于瘀阻部位不同，可产生不同的症状。如瘀阻于心，可见胸闷心痛，口唇青紫；瘀阻于肺，可见胸痛咳血；瘀阻肠胃，可见呕血、便血；瘀阻于肝，可见胁痛痞块；瘀乘于心，可致发狂；瘀阻于胞宫，可见少腹疼痛，月经不调，痛经，经闭，经色紫黑有块，或见崩漏；瘀阻于肢体局部，可见局部肿痛或青紫等。血瘀证虽然繁多，但其临床表现有共同特征，如刺痛，癥积包块，出血发斑，面色黧黑，青筋暴露，蟹爪缕纹，唇舌青紫，脉细涩或结代；女子痛经，经色紫黑有块等。分述如下。

1.疼痛

《素问·举痛论》云："经脉流行不止，环周不休，寒气入经而稽留，泣而不行，客于脉外则血少，客于脉中则气不通，故卒然而痛。"明代陶华《伤寒全生集》云："一般寒热交作，其心胸胁下小腹满痛，按之手不可近者，此有瘀血也。"戈维城《伤寒补天石·蓄血》云："上焦蓄血，胸中手不可近而痛者，犀角地黄汤。中焦蓄血，中脘手不可近而痛者，桃仁承气汤。下焦蓄血，小腹手不可近而痛者，抵当汤。"李梴《医学入门》云："瘀血痛有常处，或忧思逆郁，跌仆伤瘀，或妇女经来产后，恶瘀不尽而凝，四物汤去地黄，加桃仁、大黄、红花。"张三锡《医学六要》云："血瘀者，其证在上则烦躁，漱水不欲咽；在下则如狂，谵语，发黄，舌黑，小腹满，小便长，大便黑，法宜下之；女子则经停腹痛，产后小腹胀痛不可按，法宜破之。"王清任《医林改错·膈下逐瘀汤所治之症目》云："凡肚腹疼痛，总不移动，是血瘀。"唐容川《血证论·瘀血》云："瘀血在经络脏腑之间，则周身作痛……瘀血在上焦……或骨膊胸膈顽硬刺痛……在中焦则腹痛、胁痛、腰脐间刺痛……在下焦则季胁少腹胀满刺痛。"

瘀血为有形之邪，一旦形成，多固定不移，故其痛多部位固定，拒按，按之痛甚，或如锥刺，或如刀割，或痛甚于胀,不走不窜,夜间痛甚。临床大凡头痛、胸痛、脑痛、腹痛、腰痛、肢体关节疼痛等症,凡有上述特征性病状者,皆应注意是否有瘀血的存在。瘀血致痛属实痛之范畴,总因血瘀阻滞,脉络不通所致。

2.出血

宋代陈言《三因极一病证方论·失血叙论》云:"病者诸血积聚,合发为衄,而清气道闭,浊道涌溢,停留胸胃中,因即满闷,吐出数斗至于一石者,名曰内衄。或因四气伤于外,七情动于内,及饮食房劳,坠堕伤损,致荣血留聚膈间,满则吐溢,世谓妄行。"亦云:"病者心下满,食入即呕,血随食出,名曰血呕。此由瘀蓄冷血,聚积胃口之所为也。"杨士瀛《仁斋直指附遗方论·血气·血证》云:"人之血脉一或凝滞于经络肠胃之间,百病由此而根矣……其若出血等类,大抵多因蓄热致之。"清代吴瑭《医医病书·溺血论》云:"血……由肝下注冲脉,肝郁则血瘀滞,血瘀滞则失其常行之路,非吐血、咳血,即溺血矣。"罗定昌《医案类录·吐血衄血便血类》云:"抑或倾跌扑坠,血瘀不行,因而吐血者亦有之。"

瘀血阻滞,血不循经,溢于脉外,则发各种出血。此血均为离经之血,离经之血难以完全排出,继留为瘀血;瘀血内阻,又可加重出血。瘀血所致出血其血色多紫黯不鲜,或呈紫黑色,甚或全黑如柏油样,或出血以血块为主。瘀血久留则色黯,或凝聚成块。

3.肿块

《灵枢·痈疽》云:"寒邪客于经络之中则血泣,血泣则不通,不通则卫气归之,不得复反,故痈肿。"汉代张仲景《金匮要略·妇人杂病脉证并治》云:"妇人少腹如敦状,小便微难而不渴,生后者,此为水与血俱结在血室也。大黄甘遂汤主之。"清代王清任《医林改错·膈下逐瘀汤所治之症目》云:"结块者,必有形之血也。血受寒则凝结成块,血受热则煎熬成块。"

凡"积块"、"癥积"、"痃癖"、"痞块"以及妇人"石瘕"、"肠覃"等,皆属肿块的范畴。虽然瘀血不是形成肿块的唯一原因,但绝大多数肿块的形成与瘀血有关,瘀血阻滞是其主要病机。瘀血引起的肿块多固定不移,在体表则局部青紫肿胀;在体内则多为积块,触之有形,质地坚硬,部位固定不移,且多伴有疼痛。

4.不仁或偏枯

《素问·痹》云:"痹在于骨则重,在于血则凝而不流,在于筋则屈不伸,在于肉则不仁。"《素问·血气形志》云:"经络不通,病生于不仁。"隋代巢元方《诸病源候论·风不仁候》云:"风不仁者,由荣气虚,卫气实,风寒入于肌肉,使血气行不宣流。"明代李梴《医学入门·卷四·痹风》云:"木者,不痒不痛,按之不知,搔之不觉,如木之厚。常木为瘀血,间木为湿痰。"清代张璐《张氏医通·麻木》云:"麻则属痰属虚,木则全属湿痰死血一块,不知痛痒,若木然是也。"王清任《医林改错》指出"中风半身不遂,偏身麻木"是由"气虚血瘀"而成。张秉成《成方便读》云:"经络中一有湿痰死血,既不仁且不用。"唐容川《血证论·吐血》云:"血瘀于躯壳之间者,或病偏枯,或化痈脓。"

不仁又称麻木,是指肌肤、肢体发麻,甚或全然不知痛痒的一类疾患。多因气虚失运,血虚不荣,风湿痹阻,痰瘀阻滞所致。瘀血阻滞之不仁,常为半身肢体麻木,伴头痛,头晕,头胀,脉弦等证。半身麻木多为中风之先兆。偏枯又称半身不遂,即一侧肢体痿废不用,为中风之后遗症,是瘀血阻滞脑络,真气不达,脑髓失养所致。

5.发狂或如狂

《灵枢·经脉》云:"胃足阳明之脉……是主血所生病者,狂、疟……"汉代张仲景《伤寒论·辨太阳病脉证并治》云:"太阳病六七日……其人发狂者,以热在下焦,少腹当硬满,小便自利者,下血乃愈。所以然者,以太阳随经,瘀热在里故也,抵当汤主之。"亦云:"太阳病,身黄,脉沉结,少腹硬……其人如狂者,血证谛也,抵当汤主之。"清代叶桂《外感温热论》云:"瘀血与热为伍,阻遏正气,遂变如狂发狂之证。"其在《三时伏气外感篇》中亦云:"暑热邪伤,初在气分,日多不解,渐入血分……夏日热久入血,最多蓄血一证,谵语、昏狂。看法以小便清长,大便变黑为是。"王清任《医林改错·癫狂梦醒汤》云:"癫狂一证,哭笑不休,詈骂歌唱,不避亲疏,许多恶态,乃气血凝结,脑气与脏腑气不接,如同做梦一样。"

神志失常,狂躁刚暴,骂詈不避亲疏,斗殴无畏死生,或登高而歌,或弃衣而走,妄作妄动,逾垣上屋,谓之发狂。若素无他疾,因病而致发狂、如狂者,则为血瘀证的一种特异症状,其病机主要为血瘀阻滞,影响脑络,脑髓失养,机灵失职,神明混乱所致。在外感热病过程中所出现的发狂、如狂,乃由热结血瘀所致,是伤寒蓄血必有之证。

6.大便色黑

明代戈维成《伤寒补天石·蓄血》云:"蓄血者,瘀血蓄结于内也……凡伤寒有热,小腹硬满,小便反利者,蓄血证也。甚者喜怒如狂,屎黑,身黄。通用抵当丸、桃仁承气汤。"明代吴又可《温疫论·蓄血》云:"不论伤寒时疫,尽因失下,邪热久羁,无由以泄,血为热搏,留于经络,则为紫血;溢于肠胃,腐为黑血,便色如漆。"清代张璐《张氏医通·诸血门》云:"更有肝、脾受伤,血虽不下,而气色萎黄,大便稠黑,乃蓄血之征验。"魏之琇《续名医类案》云:急黄"目黄继而身目皆黄,小便赤,临殁下瘀血数升。"唐容川《血证论·血臌》云:"血臌之证,胁满少腹胀,满身上有血丝缕,烦渴漱水,小便赤,大便黑,腹上青筋是也……气热则结,而血不流矣。"

大便色黑,指大便胶腻黑漆,如柏油之样,是血瘀证特异症状之一。其不但是伤寒蓄血证之主要症状,同时也是温病热结血瘀之重要指征。临证在急黄、臌胀、血瘀胃痛等多种疾病过程中均可出现大便色黑。

7.少腹急结

汉代张仲景《伤寒论·辨太阳病脉证并治》云:"太阳病,身黄,脉沉结,少腹硬……其人如狂者,血证谛也,抵当汤主之。"《金匮要略·疮痈肠痈浸淫病脉证并治》云:"肿痈者,少腹肿痞,按之即痛如淋……脓未成,可下之。"其在"妇人杂病病脉证并治"项下云:"妇人年五十所,病下利数十日不止……少腹里急,腹满……瘀血在少腹不去……当以温经汤主之。"亦云:"妇人少腹满如敦状,小便微难而不渴,生后者,此为水与血俱结在血室也,大黄甘遂汤主之。"清代李用粹《证治汇补·血证》云:"血瘀者,其症在上则烦躁,漱水不咽;在下则如狂谵语,发黄,舌黑,小腹满,小便自长,大便黑而少,法宜下之。在女子则经停腹痛,产后小腹胀痛,手不可按,法宜破之。"

少腹急结,又称"少腹硬满"。是指脐以下部位坚硬胀满的症状。"急"是少腹部紧绷、紧缩之状态,按压时有紧张、抵抗之感;"结"为结聚所成有形之物,如肿块、硬块、腹肌痉挛等,与"少腹满"、"少腹肿痞"、"少腹里急"等相类似。均为瘀血和邪热互结,阻滞于少腹部;或因膀胱气化失常,水停下焦所致。前者属蓄血证,小便通利;后者属蓄水证,小便不利。蓄血证之少腹急结为特异性之血瘀腹证。

8.紫黑或瘀斑

《灵枢·经脉》云:"血不流,则髦色不泽,故其面黑如紫柴者,血先死。"战国时期秦越人《难经·二十四难》云:"脉不通,则血不流,血不流,则色泽去,故面黑如黧,此血先死。"元代朱震亨《丹溪手镜·发斑》云:"发斑,热炽也。舌焦黑,面赤,阳毒也。"明代虞抟《医学正传》云:"血活则红,血瘀则黑,爪甲黑者,血瘀而不散也。"清代李用粹《证治汇补·血证》云:"血瘀者……在下则如狂谵语,发黄、舌黑……"王清任《医林改错·通窍活血汤所治之症目》云:"血瘀牙床紫;血死牙床黑。"唐容川《血证论·瘀血》云:"瘀血乘肺,咳逆喘促,鼻起烟煤,口目黑色。"亦云:"被杖数日,色变青黑,可知离经既久,其血变作紫黑也。"

机体气血充盈,畅流上荣,布达四肢,则面色红润有神,口唇、爪甲淡红充润;若气血虚馁,不能上承润面,布达四肢,则面色、口唇及四肢苍白无华或萎黄不润。而瘀血为污秽之血,其色紫黑,随血蓄于颜面、口唇、爪甲,则见面色紫黯,口唇、爪甲青紫;严重者灰滞霉黑,晦黯不泽,即所谓面色黧黑,是为血瘀证的典型见证,瘀血阻滞是其形成的主要原因。瘀血阻滞,气血不能达于四末也是造成爪甲青紫的病理机制。口唇、牙龈的紫黑,亦多是由于久病不愈,瘀血阻络,气血不能上荣所致。此外,皮肤表面出现紫红色皮疹,其点大成片,有触目之形,而无碍手之质,压之不褪色者为斑,系血液离经溢于肌肤所致,可见于多种疾病过程中,亦为血瘀病证的重要体征之一。

9.肌肤甲错

汉代张仲景《金匮要略·血痹虚劳病脉证并治》云:"五劳极伤,羸瘦腹满……内有干血,肌肤甲错,两目黯黑,缓中补虚,大黄䗪虫丸主之。"明代吴昆《医方考》云:"面黄肌错者,血病则不能荣养其容,濡泽其肤,故令萎黄甲错耳。"徐彬《金匮要略论注》云:"若其人内有血在伤时溢出于迴薄之间,干而不去,故使病留连其外,证必肌肤甲错。甲错者,如鳞也。"清代唐容川《血证论·瘀血》云:"瘀血在经络脏腑之间,被火气煎熬,则为干血……其证必见骨蒸痨热,肌肤甲错。"

肌肤甲错乃皮肤干燥粗糙,触之棘手,形似鱼鳞蟾皮,触之可落屑,多发于双下肢胫部。由血瘀阻滞,气血不能外荣肌肤所致。临证多见于肝积及臌胀。

10.血丝赤缕

明代喻昌《寓意草·议郭召尹将成血蛊之病》云:"人但面色萎黄,有蟹爪纹路……外症尚未显,然内形已具,将成血蛊之候也。"清代陈士铎《辨证录·臌胀门》云:"初起之时,何以知其是虫臌与血臌也,吾辨之于面焉,凡面色淡黄之中,而有红点或红纹者是也。"张璐《张氏医通·诸血门·诸血见证》云:"蓄血成胀,腹上青紫筋见,或手足有红缕赤痕……大便黑。"唐容川《血证论·血臌》云:"血臌之证,胁满小腹胀,满身上有血丝缕,烦躁漱水,小便赤,大便黑,腹上青筋是也。"

血丝赤缕即在皮肤上出现红点,大如米粒,或如小豆,其周围有放射状血丝缕,其末梢有时尚有分枝,外观形如蜘蛛、螃蟹,故又名蜘蛛痣、蟹爪纹路。以尖锐之物压迫其中心,则周边血丝缕当即消失;除去压迫,则红色向其周围逐渐扩散,不高出皮肤,数量不一。胸、颈、面、前臂、手部为其好发部位。由血瘀血热所致,多见于肝积及臌胀。

11.腹露青筋

《灵枢·水胀》云:"鼓胀何如?岐伯曰:腹胀身皆大,大与肤胀等也,色苍黄,腹筋起,此其候也。"清代张璐《张氏医通·诸血门·诸血见证》云:"内伤发黄,鼓胀喘满,腹大青筋,及产后败血流于经络,皆蓄血致病。"沈金鳌《杂病源流犀烛·肿胀源流》云:"此臌胀亦气分病,故与腹胀相似,惟腹有筋起为异……但脐突出,肚见青筋,皮光如油,皆不治。"王清任《医林改错·通窍活血汤所治之症目》云:"青筋暴露,非筋也;现于皮肤者,血管也;血管青者,内有瘀血也。"近代秦伯未《清代名医医案精华·丁甘仁医案》云:"始则里热口干,继而大腹胀硬。夏季至秋,日益胀大。今已脐突青筋显露,纳谷衰少,大便色黑,小溲短赤,舌灰黄,脉弦数,此血臌之重症也。"

腹壁青筋显露乃肝脾血瘀,瘀血阻于肝脾脉络之中,隧道不通,致水气内聚而腹大坚满,按之不陷而硬,胁腹攻痛,青筋怒张,为鼓胀之重要体征,多与腹胀、血丝缕、大便色黑等症并存。

12.发热

汉代张仲景《伤寒论·辨太阳病脉证并治》云:"病人无表里证,发热七八日……合热则消谷善饥,至六七日不大便者,有瘀血,宜抵当汤。"明代陶华《伤寒全生集·瘀血发热类伤寒论》云:"凡跌仆损伤,或被人踢打,或物相撞,或致闪肭,一时不觉,过至半日或一二三日而发者有之,十数日或半月一月而发者有之。一般寒热交作,其心胸胁下小腹满痛,按之手不可近者,此有瘀血也。"清代尤怡《金匮翼》云:"瘀血发热者,其脉涩,其人但嗽水而不欲咽,两脚必厥冷,少腹必急结……但通其血,则发热自止。"王清任《医林改错·气血合脉说》云:"若血瘀,有血瘀之证可查……后半日发热,前半夜更甚,后半夜轻,前半日不热,此是血府血瘀。"俞根初《通俗伤寒论》云:"瘀血在腠理则作寒作热。"唐容川《血证论·瘀血》云:"瘀血在腠理,则荣卫不和,发热恶寒……是以寒热如疟之状;瘀血在肌肉,则翕翕发热,自汗盗汗……"周学海《读医随笔·瘀血内热》云:"腹中常自觉有一段热如汤火者,此无与气化之事也。非实火内热,亦非阴虚内热,是瘀血之所为也。其证口不干,而内渴消水。"

发热亦是血瘀证常见的一个症状。瘀血发热的特点是无表证,无里证,而兼有瘀血的其他特异性症状和体征。

13.月经不调、痛经、经闭、色黑有块

明代方广《丹溪心法附余·月经病论》云:"妇人经病……不通中有血枯者,有血滞者;血滞宜破,血枯宜补也。疼痛中有常时作痛者,有经前经后作痛者;常时与经前为血积……"张介宾《景岳全书·妇人规》云:妇人月经"后期而至者,本属血虚,然亦有血热而燥瘀者,不得不为清补。有血逆而留滞者,不得不为疏利。"亦云:"若血瘀不行,至滞无虚者,但破其血,宜通瘀煎主之。"清代何梦瑶《医碥·血》云:"亦有火盛血瘀而色紫黑者。"沈金鳌《妇科玉尺·月经病论》云:"若经来时,饮冷受寒,或吃酸物,以致凝积,血因不流,当以辛温活血行气药通之,此经闭也……至如痛经一症,乃将行经而少腹腰腿俱痛,此瘀血,当于临经时血热气滞也,宜以通利活血药调之。"唐容川《血证论·经闭》云:"实证经闭者,妇人少腹如敦状,小便微难而不渴,此为水与血结在血室也,大黄甘遂汤主之。"近代张锡纯《医学衷中参西录》云:"血瘀冲任则可闭经。"

妇女月经不调,或经行后期,或月经过少;或经行腹痛,经前期或经期小腹疼痛;或为胀痛,或为绞痛,痛处拒按,按之痛甚;月经血色紫黑,或夹有血块,血块排出后,其痛自减;或经闭数月不行,小腹胀满疼痛。不论原始病因或为寒凝,抑或为气滞,其直接原因则为瘀血阻滞胞络。

14.舌质红绛、紫黯,舌体瘀点、瘀斑

汉代张仲景《金匮要略·惊悸吐衄下血胸满瘀血病脉证并治》云:"病人胸满,唇萎,舌青……为有瘀血。"隋代巢元方《诸病源候论·卒破损瘀血候》云:"夫有瘀血者,其人喜忘,不欲闻物声,病人胸满唇萎,舌青口燥。"清代叶桂《外感温热论》云:"其热传营,舌色必绛。"亦云:"热传营血,其人素有瘀伤宿血在胸膈中,挟热而搏,其舌色必紫而黯,扪之湿。"吴瑭《温病条辨》云:"邪居血分,故舌之肉色绛也。"章楠《医门棒喝·舌诊论》云:"其有舌本红紫杂现,而色不匀者,营血瘀滞也。"周学海《形色外诊简摩·舌质舌苔辨》云:"又见患胃气痛者,其舌质常见通体隐隐蓝色,此皆瘀血阻于胃与包络之脉中,使真气不能上潮,故光滑不起软刺,是血因寒而瘀也;通体隐兰,是浊血满布于细络也。故舌质既变,即当察其色之死活。活者,细察柢里,隐隐犹见红活,此不过血气之有阻滞,非脏气败坏也;死者,柢里全变干晦枯痿,毫无生气,则脏气不至矣,所谓真脏之色也。"近代曹炳章《辨舌指南》云:"舌边色青者,有瘀血郁阻也……舌青口燥,漱水不欲咽……内有瘀血也。"

舌质紫黯、红绛,舌体瘀斑、瘀点及舌下络脉曲张是瘀血表现于舌的特征。绛者,深红也。舌质红绛是外感热性病热入营血的标志,由热结血瘀所致。在内伤疾病过程中,舌质红绛是血热血瘀之征象。舌质紫黯是瘀血内阻的重要体征。若有瘀斑瘀点,则瘀血之证更加明显。在外感热性病过程中,舌质紫黯,多为素有宿瘀,复加邪热入血,热结血瘀,阻滞脉络所致。舌质瘀斑、瘀点往往是脏腑有宿瘀的确症,是脏腑瘀血阻滞局部络脉的表现。此外,灰苔多是瘀血夹痰;产后见灰黑苔,则要考虑瘀血内结。舌下络脉增粗曲张,充盈饱满,纡曲盘旋,或呈葡萄串囊泡状,其色青黑,舌腹面有瘀点瘀斑,或有多量细网状瘀血丝或树枝状、祥状瘀血丝者,亦均为瘀血阻滞之重要体征。

15.脉沉、迟、弦、涩、结、代、细或无脉

《素问·脉要精微论》云:"夫脉者,血之府也。"汉代张仲景《伤寒论·辨太阳病脉证并治》云:"太阳病,身黄,脉沉结,少腹硬,小便不利者,为无血也;小便自利,其人如狂者,血证谛也,抵当汤主之。"亦云:"二阳并病,汗出不彻……何以知汗出不彻,以脉涩知也。"晋代王叔和《脉经》云:"脉迟则在脏……迟则为寒。寸口脉迟,上焦有寒,心痛咽酸。关脉迟,胃中寒。尺脉迟,下焦有寒。"亦云:"弦急疝腹……弦而紧胁痛,脏伤有瘀血。"唐代孙思邈《备急千金要方》云:"寸口脉沉大而滑,沉即为血实,滑即为气实,血气相搏,入脏即死,入腑即愈。"宋代陈言《三因极一病证方论》云:"沉重而直,前绝者为瘀血。"亦云:"弦紧为恶寒,为疝瘕,为癖;弦而钩,为胁下刺痛,弦而长为积,随左右上下为瘀血。"元代滑寿《诊家枢要》云:"结,阴脉也……阴独盛而阳不能相入也,为癥结,为积聚,为七情所郁……又为气为血为饮为食为痰;盖先以气寒脉缓,而五者或一,有留滞于其间,则因之而为结。"崔嘉彦《脉诀》云:"瘀血内蓄,却宜牢大,沉小涩微,反成其害。"明代徐春甫《古今医统大全》云:"迟为阴盛气血凝泣……寸迟少气,迟血不给。"张介宾《景岳全书》云:"迟脉乃阴盛阳亏之候,为寒,为虚。血寒则凝滞。"亦云:"沉脉为阴……为阳郁之候,为寒为水,为气为郁,为停饮,为癥瘕……"李中梓《诊家正眼》云:"沉涩血结。"清代郭治《脉如》云:"弦兼洪,为火炽。"亦云:"结为阴邪固结之象……凡寒饮死血,吐利,腹痛,癫痫,蛊积等气郁不调之病,多有结脉。"黄宫绣《脉理求真》云:"结是气血渐衰,精力不继,所以继而复续,续而复断。"周学海《脉义简摩》云:"迟为阴脉,主脏病,多属虚寒,或血脉凝泣,或癥瘕沉痼;气寒则不行,血寒则凝滞。"

脉为血之府。血液瘀滞不畅,则脉象表现异常。由于瘀滞部位、程度及兼邪情况不同,临床常见沉、迟、弦、涩、结、代、细或无脉等脉象。沉涩之脉皆为气血不充,气滞血瘀,脉道不利之证;迟脉主瘀血,多为寒凝血瘀之证;弦脉之瘀血亦多为气滞血瘀之证;结脉为痰气阻滞,气郁血凝,气血循行失畅,经络滞塞不通的表现。其脉沉而结者,为痰饮、积气、瘀血阻滞气血流行;脉缓而结者,为阳虚不能温血,气虚不能运血,故血滞而为结。代脉主瘀血,多为瘀血阻滞,气血不复之重症。无脉症之瘀血早期多与邪毒相兼为患,后期则可闭阻脉道,使脉道所供应的脏腑组织气血不荣而为病。总之,瘀血脉象多为复合脉象,是瘀血与其他致病邪气相兼为患的指征,临证当结合其他症状综合判断。

血瘀病证除以上主要特点之外,临床还常出现如善忘、怔忡、口渴、脱发等症状,这些症状既非血瘀证所特有,亦非血瘀证应悉俱;其既可由血瘀引起,亦可因他病而起,故临证应根据具体情况,结合病史,其他症状、体征综合分析。若在特异性血瘀症状和体征的基础上,兼见上述症状,则可视为血瘀证。

此外,临床上判断是否有血瘀证存在,除了掌握上述临床表现特点之外,凡发病前有外伤、出血、分娩等病史和病程已久,屡治无效者,均可考虑血瘀证的存在。

六、五脏与血瘀

《灵枢·本脏》云:"血和则经脉流行,营复阴阳,筋骨劲强,关节清利矣。"《素问·调经论》云:"五脏之道,皆出于经隧,以行血气。血气不和,百病乃变化而生。"金代张子和《儒门事亲·凡在下者皆可下式》云:"《内经》一书,惟以气血流通为贵。"

血液是五脏发挥其正常生理功能的物质基础,同时,五脏在血液的生成、输布、运行、调节、贮藏等诸多环节均起着重要作用。血液运行迟涩或脉道瘀阻,血不养脏,可导致相应脏腑的病变。五脏之中,脾胃为气血生化之源;心主血脉;肺朝百脉;肝藏血,主疏泄;脾统血;肾藏精以化血。气血冲和,则经脉流行。五脏与血瘀可相互影响,现分别论述如下。

1.心与血瘀

《素问·灵兰秘典论》云:"心者,君主之官。"《素问·痿论》云:"心主身之血脉。"《灵枢·经脉》云:"手少阴气绝,则脉不通,脉不通则血不流,血不流则髦色不泽,故面黑如漆紫者,血先死。"

心居胸中,位两肺之间,为神之舍,脉之宗,在五行属火,为阳中之阳。心为五脏六腑之大主,在人体生命活动中发挥着重要作用。心明则安,主不明则十二官危。心的主要生理功能有二:一是主血脉,二是藏神。其开窍于舌,在体合脉,其华在面,在志为喜,在液为汗。

心主血脉是指心气推动血液在脉中运行,流注全身,发挥营养和滋润作用。心与脉直接相连,互相沟通;血液在心和脉中不停地流动,循环往复,如环无端。心、脉、血三者共同组成了一个循环于全身的密闭系统。在这个系统中,心的推动与主持功能起主导作用。因为只有在心气的推动下,血液才能在脉中流动,是谓"气推血行"。在正常情况下,心气充沛,血流畅行,能够濡养脏腑组织,则面色红润,舌色淡红,滋润而有光泽,脉缓和而有力,胸部舒畅;若心气虚,推动无力,则血行迟缓,缓则易在络脉中瘀滞。若心气衰竭,则血全然不行,血停为瘀,五脏六腑皆失其养,则生命终结。临床可见面色与舌色均较黯,甚至青紫,舌上可见到紫色瘀斑,脉象涩而不流利,或见结代。胸闷心痛,轻者少顷即止;重者绞痛难忍,面青,唇舌俱紫,大汗如珠,甚至可导致死亡。此类情况多见于真心痛。

心在体合脉,脉道的畅通与否,也是影响血液正常运行的一个重要环节。若脉道迂曲扩张,则血行迟缓涩滞,甚则瘀阻脉道,使脉道失养而溃烂。若秽污之物阻塞脉道,使瘀阻水溢,亦可形成水肿。

此外,情志不遂,感受寒邪,痰浊痹阻,水饮内停等致邪痹阻血脉,或久病阳气亏虚,血运无力,均可导致瘀血阻络,影响心血供应,使心失所养,引起心悸、胸痹、心痛等病。

胸痹心痛的发生更与瘀血密切相关。在阴阳两虚的基础上,气滞、痰浊、寒凝、血瘀相互交结,痹阻心脉,导致心血不畅,心脉失养是其最基本的病机。若瘀血完全阻塞心脉,使心无血供,则可发生真心痛,甚者危及生命。

心主神明,为五脏六腑之大主。瘀血阻滞,神窍失养,则神明不安,可致痴呆,癫痫等病。

总之,心主血脉,为血液正常运行的原动力;而另一方面,心为十二官之主,瘀血阻滞,心失所养,可导致"主不明则十二官危。"可见瘀血是导致心系疾病发生的一个重要病理因素。

2.肝与血瘀

《素问·五脏生成》云:"故人卧血归于肝。"唐代王冰注云:"肝藏血,心行之,人动则血运于诸经,人静则血归于肝藏。何者? 肝主血海故也。"《素问·生气通天论》云:"大怒则形气绝,而血菀于上,使人薄厥。"《灵枢·五变》亦云:"怒则气上逆,胸中蓄积,血气逆留……血脉不行。"此即对因怒致瘀的阐述。清代唐容川《血证论·脏腑病机论》云:"木气冲和调达,不致遏瘀,则血脉得畅。"

肝位于腹腔,横膈之下,右胁之内。其主要生理功能是主疏泄和藏血。肝在体合筋,其华在爪,在窍为目,在志为怒,在液为泪,在五行中属木,为阴中之阳。

肝藏血,是指肝有贮藏血液,调节血流及防止出血的功能。肝为"血之府库",即血贮存于肝内,以供机体各脏腑组织功能活动之所需。调节血量,是指肝对于调节人体各部位血量的分配,特别是对外周血量的调节起着重要作用。肝藏血的另一个含义是收摄血液,即肝有将血液收摄于血脉之中,使之不溢出脉外的作用。元代朱震亨《丹溪心法·头眩》云:"吐血漏崩,肝家不能收摄荣气,使诸血失道妄行。"即是说,肝气虚弱,收摄无力而致吐衄漏崩之证。此外,肝藏血功能失常,则血液疏调失节,致血液不藏于肝而瘀于脏腑组织,形成脏腑血瘀。

肝主疏泄,是指肝具有保持全身气机疏通畅达,通而不滞,散而不郁的作用。肝的疏泄功能是调畅全身气机,推动血液和津液运行的一个重要环节。肝的疏泄功能正常,则气、血、津液输布也随着气机的畅达而通行无阻,经络通畅,脏腑器官的功能活动也正常和调。若肝失疏泄,则气机的疏通和发散无力,呈"肝气郁结"征象;进而气机郁滞,血液运行障碍,则可形成血瘀,而出现胸胁刺痛,情志不畅后加重,或为癥积。另一方面,气机郁滞,也可造成津液输布代谢障碍,或聚而为痰,使痰浊、瘀血与气滞交互为患,则更生变证。

"木曰曲直",肝以升动、发散为顺。然肝之疏泄太过,肝气暴逆,或肝阳暴亢,使气血逆乱而为患。反之,木气调达冲和,则血脉畅通,不致遏瘀。

肝系疾病与情志因素密切相关。情志舒畅,则肝之疏泄正常,气机调畅,血液运行正常;若情志抑郁,恼怒,或长期的忧思,均可影响到肝的疏泄功能。肝失疏泄,气机不畅,可进一步影响到血液的运行、津液的代谢,从而导致气滞血瘀,气滞水停之证。故情志因素常是肝系疾病发生、发展的一个重要因素,在一定程度上通过气机影响血液的循环。若瘀血内留,阻塞肝络,气机不行,"不通则痛",从而导致胁痛的发生。如清代叶桂《临证指南医案·胁痛》云:"久病在络气血皆窒。"元代朱震亨《丹溪心法·胁痛》云:"胁痛,肝火盛,木气实,有死血,有痰流注。"明代秦昌遇《症因脉治·胁痛》亦云:"内伤胁痛之因……或死血停滞胁肋。"指出了"死血"是导致胁痛的一个原因。现代实验表明,对于慢性肝炎气滞血瘀型,肝炎病毒的持续存在,免疫调节失控及微循环障碍是其气滞血瘀的本质。

鼓胀一病最早见于《灵枢·水胀》。是因肝脾受伤,疏泄运化失常,气血交阻致水气内停,以腹胀大如鼓、皮色苍黄、脉络暴露为主要临床表现。在肝脾肾三脏功能失调的基础上,气滞、瘀血、水饮互结腹中是其病理机制。其中,瘀血内阻是气滞进一步发展的结果,同时又是加重水饮生成的病理因素。瘀血的程度直接关系到鼓胀的转归和预后。清代唐容川《血证论·血臌》云:"血臌之证,胁满小腹胀,满身上有血丝红缕,烦躁漱水,小便赤,大便黑,腹上青筋是也……气热则结,而血不流矣。"是对瘀血鼓胀的描述。后期因瘀血阻滞,血不归肝,而致吐血、便血等症。现代研究表明,对肝硬化患者适当使用活血化瘀药可扩张肝脏血管,增强肝脏血液循环和肝血流量,减少病变部位缺血,改善营养及氧气供应,防止肝细胞的坏死,加速病灶的吸收和修复,使白蛋白升高,球蛋白下降,提高细胞免疫作用。

另外,脏腑气血亏虚,湿热瘀毒互结于肝,可致癥积形成,表现为两胁疼痛,上腹部肿块等症状。瘀血与他邪兼夹为患,是形成癥积的一个重要原因。对于肝郁血瘀之证,清代傅山认为"肝主藏血,气结而血亦结",治之并不专事行气活血,而重在养血柔肝,稍佐疏肝解郁,以达到不治瘀而瘀自消的目的。

总之,肝气疏泄,冲和为贵,一有怫郁,百病丛生。肝以血为体,以气为用,血以资肝,气助肝用,气血平和,疏泄适度,肝用有常,此为其生理状态。若肝失疏泄,藏血不力,则可导致气病、血病。

3.脾与血瘀

《灵枢·决气》云:"中焦受气取汁,变化而赤,是谓血。"《灵枢·营卫生会》云:"中焦亦并胃中,出上焦之后,此所受气者,泌糟粕,蒸津液,化其精微,上注于肺,乃化而为血。"清代唐容川《血证论·脏腑病机论》云:"血之运行上下,全赖乎脾。脾阳虚则不能统血,脾阴虚又不能滋生血脉。"

脾的主要生理功能是主运化、升清和统摄血液。脾为气血生化之源、后天之本。

脾的运化功能包括运化水谷和运化水液两方面。所谓运化水谷,即是对水谷的消化及精微物质的吸收和输布作用,是化生血液的重要过程。脾胃化生功能正常,则气血生成有源,血液充盈脉道。脾胃生成血液功能减弱,血减少则脉道不充,血行迟缓,易形成血虚血瘀;或脾胃气虚,无力推动血行,则可导致气虚血瘀。所谓运化水液,是指脾有吸收、输布水液的作用。

人体所摄入的水液需经过脾的吸收和转化以布散全身,发挥其滋养、濡润作用;同时,脾又将各组织器官利用后的多余水液及时地转输给肺和肾,通过肺肾的气化化为汗和尿排出体外。脾主运化水液实际上是指脾在人体水液代谢过程中起到推动和调节作用,从而保障人体水液代谢的相对平衡。在脾运化水液的过程中,血液和脉道是其发挥作用的重要途径。"津血同源",血渗脉外而为津液,津液回转脉内则可充盈血液。如果脾胃运化水液的功能失常,水液不得布散而停滞于体内,就可产生湿、痰、饮等病理产物,如阻于脉道,或停滞于局部组织,则可影响血液的正常流动;痰与血相结,可形成痰瘀之邪而阻脉道;若大量津液外渗,势必造成营阴亏竭。营阴亏则血稠,血行涩滞,继而形成瘀血阻络。亦如清代周学海《读医随笔·中风有阴虚阳虚两大纲》所云:"阴虚血必滞。"

脾统血是指脾气有统摄全身血液,使之正常运行于经脉之中,使血液各归其经的作用。脾不统血是因脾气虚弱,"气不摄血"之故。脾虚统血无力,血液不循常道而溢于脉外,形成离经之血。离经之血出于体外,则形成各种血证,如吐血、尿血、便血、崩漏等。离经之血溢于肌肉组织及皮下,不得及时消散,则形成"死血",日久即为"干血",此皆属瘀血。另一方面,脾气虚血行迟缓,瘀阻络脉,可表现为唇黯、舌紫等血瘀征象。一般多见于慢性脾胃功能障碍的患者。

瘀血既是疾病过程中的病理产物,又是影响疾病发生发展的重要因素。在脾胃疾病中,若因肝气郁结,气滞血瘀,瘀血阻滞胃络,或久患胃疾,胃阴亏虚,瘀热内结,均可导致胃脘刺痛拒按,食后痛甚,或见呕血黑便,舌质紫黯,脉弦涩等瘀阻胃络之象;或因饮食不节,内伤脾胃,脾虚不运,痰湿内生,加之情志失畅,使痰、气、瘀交阻为患,可致咽食梗阻不畅,饮食难下,或朝食暮吐之噎膈病;脾胃虚寒,胃失温养,络脉失和,气机阻滞,瘀血内阻,可致寒凝血瘀之胃痛;肝郁脾虚,气滞痰阻,日久影响胃络,气痰交阻可致胃脘癥积。

总之,脾主运化、升清和统摄血液,为后天之本。脾胃功能正常,则气血生化有源,并通过脾气统摄血液,使之正常循行于经脉之中。反之,若脾运失司,脾不统血,肝气犯脾,则可引发血瘀证。

4.肺与血瘀

《素问·经脉别论》云："食气人胃,浊气归心,淫精于脉,脉气流经,经气归于肺,肺朝百脉,输精于皮毛……"《素问·灵兰秘典论》云："肺者,相傅之官,治节出焉。"《素问·经脉别论》云："饮人于胃,游溢精气,上输于脾,脾气散精,上归于肺,通调水道,下输膀胱,水精四布,五经并行。"

肺位居胸中,上通咽喉,开窍于鼻。其主要生理功能是主气而司呼吸,通调水道,宣散卫气,朝百脉,主治节。

肺主气而司呼吸,通过肺气的宣发和肃降来完成肺的功能。肺通过宣泄作用,吸入自然界清气,呼出体内浊气,将津液敷布全身,外达皮毛,宣发卫气,将代谢后的津液化为汗液排出体外,同时将汇聚于肺的血液重新输布全身。若肺的宣发功能障碍,可使体内浊气排出不畅,停滞血内而成秽浊之物,使血液不同程度的变为污秽之血,是为坏血、瘀血;或肺失宣发,不得将汇聚于肺的血液布散全身百脉,而使血瘀肺脏,形成喘咳、胀满之证。临证表现为血色紫黯,面色口唇紫瘀。同时,肺无力将血液汇聚,而使血液瘀滞于脏腑组织之间,可影响血液循环。

肺为水之上源而通调水道。肺气的宣发和肃降不但能使水液运行的道路通畅,而且在维持机体水液代谢平衡中发挥着重要作用。瘀血阻肺影响肺的宣发肃降,不仅可致喘咳、胸闷,还可造成水液代谢失常而发水肿。

《素问·灵兰秘典论》所云"相傅之官,治节出焉"即是指肺辅佐心脏以助血液循环。明代张介宾《景岳全书》云："肺与心皆居膈上,位高近君,犹之宰辅,肺主气,气调则营卫脏腑所不致乱。"可见肺气宣发肃降功能正常与否直接关系到"心主血"的功能,直接关系到"营卫脏腑"血液的正常运行。故病理上,肺失宣发肃降,不仅可导致心血瘀滞,还可导致"营卫脏腑"的血液循环障碍。这就是临床上肺病日久及心,并影响他脏的病理基础。

另一方面,肺之气血是肺发挥生理功能活动的物质基础和动力来源。肺之气血充沛,则肺的各种功能活动正常而有力,呼吸均匀,卫气充足,水道通调,血行流畅,且全身治节有度;若肺之气血不足,则可见呼吸少力,气短声低,自汗、感冒、水肿,或助心行血无力,在气短的同时,可因血瘀而见面唇青紫。

临床上,邪热郁肺,蒸液成痰,邪阻肺络,血滞为瘀,而致痰浊与瘀血互结,蕴酿成痈,而成肺痈。汉代张仲景《金匮要略·肺痿肺痈咳嗽上气病脉证治》云："热之所过,血为之凝滞,蓄结痈脓。"清代柳宝饴《柳选四家医案·环溪草堂医案·咳喘门》云："肺痈之病,皆因邪瘀阻于肺络,久蕴生热,蒸化成脓。"可见瘀血是导致肺痈的一个病理基础,当然,必与邪热互结为患。

肺痿一病,病位在肺,以阴虚火旺为主,阴虚可致津亏,火旺可煎熬血液,肺痿日久,出现咯血,紫黯成块,伴胸胁掣痛者,多是由于阴虚燥热,灼伤肺络,瘀血阻络之故。现代医学研究表明,对肺痿病程较长,病灶多呈纤维收缩,干酪坏死,周围淋巴管瘀塞不畅,结核难以修复者,适当给予活血化瘀药可改善血脉运行,促使结核硬结钙化或空洞闭合。

此外,瘀血也是肺胀发展过程中的一个重要病理因素。久咳、久喘、久哮等慢性肺系疾患,日久损伤肺之气阴,使肺呼吸功能紊乱,气壅于胸,滞留于肺,痰瘀阻结肺管之道,使肺不得敛降而致肺胀。肺胀日久,病及于心,可致血行涩滞,循环不利,血瘀肺脉,肺气更加壅塞,造成肺心同病之疾。可见,瘀血对肺胀的转归及愈后有很大的影响。

正气内虚,邪毒入侵,痰浊内聚,气滞血瘀,诸多病理因素阻结于肺,使肺失肃降而形成肺系癌肿。

清代沈金鳌《杂病源流犀烛·积聚癥瘕痃癖痞源流》云:"邪积胸中,阻塞气道,气不宣通,为痰、为食、为血,皆得与正相搏,邪既胜,正不得而制之,遂结成形而有块。"说明肺中积块的产生与正虚邪侵,气机不通,痰血搏结有关。可见瘀血与他邪相结,也是导致肺癌发生的一个重要原因。

总之,肺通过宣发肃降作用来调节血液运行,肺病则可影响血行,产生各种血瘀症状;另一方面,瘀血与他邪相搏,又可阻塞于肺,影响肺的正常功能,甚至由肺及心,导致心血瘀阻,心不行血之血瘀证。

5.肾与血瘀

《素问·上古天真论》云:"肾者主水,受五脏六腑之精而藏之。"清代王清任《医林改错·论抽风不是风》云:"元气既虚,必不能达于血管,血管无气,必停留而瘀。"

肾位于腰部,脊柱之两侧,左右各一。肾的主要生理功能是藏精、主水和纳气,是人体全身阴阳之根本。在五行中属水,属阴中之阴,是人体最重要的脏器之一。在血液代谢过程中,肾所藏精可化生为血,肾主骨,骨也是血液化生的主要场所之一。如清代何梦瑶《医碥》所云:"混精为血。"亦如明代张介宾《类经·藏象》所云:"精足则血足。"说明精可转化成血。

肾藏精,精化气,通过三焦布散至全身,从而发挥促进机体生长、发育和生殖,以及调节人体代谢和生理功能活动的作用。肾为先天之本,肾气可分为肾阴和肾阳,肾阳促进全身之阳,肾阴加强全身之阴。肾阴肾阳是全身五脏六腑阴阳之根本。肾阴肾阳平衡,则全身阴阳平衡;若肾阴肾阳发生偏盛偏衰,就会导致全身阴阳平衡失调而引起疾病。在津血的代谢过程中,肾阴有促进津液分泌和血液生成,以及滋润濡养津血的作用。肾阴旺,则津血充足;肾阴亏,则津枯血少。同时,肾阴亏虚可导致肝、肺、心等脏腑阴亏,阴亏则血不足而黏,血黏不行则易滞而为瘀血。另外,阴亏则阳亢,阳亢则可消灼津血,也是导致血黏不行的一个因素。肾阳主要有促进机体的温煦、运动、兴奋和气化的功能。肾阳充盛,则可加强肺之呼吸和脾之运化功能,从而使气血生化有源。同时,肾阳的温煦作用是温化血液,加快其运行的动力。若肾阳亏虚,下元虚冷,则可导致肺肾气虚,脾肾阳虚,从而影响气血生化。另一方面,阳虚寒凝,血失温养,血行迟涩缓滞,导致血瘀的形成。

肾主水液,是指肾有主持和调节人体津液代谢的作用。肾阳的蒸腾气化作用将水液中大部分有用成分重新化为津液,而将少数代谢废物化成尿液排出体外。肾阳不足,蒸腾气化无力,则可致有用之水液排出体外,而致津亏。若水液潴留体内,泛溢肌肤则为肿,水停则血行迟涩,从而加重水肿。此即某些水肿过程中兼夹有瘀血存在的原因。水邪上逆,心阳被遏,瘀血内阻而成水饮凌心、心阳欲脱之证。

明代张介宾《景岳全书·癃闭》云:"或以败精,或以槁血,阻塞水道而不通也。"说明"槁血"即瘀血阻塞,是导致癃闭的一个病因。

腰为肾之府,瘀血阻于肾经脉络,不通则痛,可致腰背痹痛,痛有定处。

总之,血液是以营气和津液为物质基础,在脾的生化及统血、肝之疏泄、心主血、肺治节、肾气化等五脏共同作用下来完成其正常的代谢。五脏任何一脏的病变,都有血瘀的可能。同时,瘀血阻滞五脏不同部位可导致相应脏腑的病变。

七、治疗原则

1.治疗大法　活血化瘀

明代张介宾《景岳全书·血证》云:"血有蓄而结者,宜破之逐之……血有涩者,宜利之……血有虚而滞者,宜补之活之……"

活血化瘀是治疗血瘀证的基本原则。活血化瘀治法具有调畅血行,活血通络,祛除瘀滞的作用。单独以血瘀为病机的血瘀证,治以活血化瘀即可,但必须有相应的血瘀症状和体征。除血瘀外,兼有其他致病原因或病理变化者,则需将活血化瘀治法按具体情况配合其他治法,才能更有效地治疗各种类型的血瘀证。

2.清除病源　先其所因

《素问·至真要大论》云"必伏其所主,而先其所因。"

血瘀之因,不外乎外邪入侵、情志所伤、饮食、劳逸及外伤等,概括起来有寒热虚实四端。凡因寒凝而血瘀者,温散寒邪,则瘀血自散;因热结而血瘀者,清热凉血,则瘀血自消;因气滞而血瘀者,疏瀹气机,则瘀血自行;因气虚而血瘀者,益气补虚,则瘀血自祛;因痰阻而血瘀者,祛痰消浊,则瘀血自化。若病因不除而一味攻破,往往徒劳而无功,甚至适得其反。如因血虚而血瘀者,不补血养血,只化瘀攻伐,则血愈虚而瘀愈笃;因阳虚而血瘀者,不益肾助阳,而孟浪投剂,只能斫伤正气,而于化瘀无补。由斯观之,治疗血瘀证首当清除病因,病因祛除,则瘀血易祛。

3.谨守病机　伏其所主

《素问·至真要大论》云:"谨守病机,各司所属,有者求之,无者求之,盛者责之,虚者责之,必先五胜,疏其血气,令其条达,而致和平。"

严密观察和掌握血瘀证的病因、病位、病性、病势之变化机制,对血瘀证的治疗具有重要的意义。欲辨别血瘀证之病因,首当详细询问其病史,包括外伤史、手术史、出血史、受寒史、高热史、精神创伤史、月经异常史,或久病不愈等,同时对其症状和体征应详加分析;再根据脏腑解剖位置,脏腑所联系的组织、器官,以及经络循行部位三方面明确病位,辨明血瘀证的寒、热、虚、实病性;审察疾病发展转变之趋势,并在辨病的基础上进行辨证,将辨病论治和辨证论治有机的结合,而制伏其主要病理改变,解决其主要矛盾,才能做到有的放矢。

4.治病求本　权衡缓急

汉代张仲景《金匮要略·脏腑经络先后病脉证治》云:"夫病痼疾,加以卒病,当先治其卒病,后乃治其痼疾也。"

血瘀与瘀血二者既有区别,又有联系。血瘀是指血液运行迟缓涩滞、死血壅塞血脉、血脉闭阻不通、血液离经停积等四种病理状态,属于病机之范畴。瘀血是指凝固不行之血,是血瘀的病理产物,二者之间有严格的区别。另一方面,血瘀是产生瘀血的病因,瘀血既成之后,又必然影响血液的正常运行,从而可导致和加重血瘀的病理状态,二者又存在着互为因果的关系。故对血瘀病证,必须通过综合分析四诊所搜集的资料,透过现象,辨清疾病的本质,识别疾病的根本病因,从而进行针对性的治疗,或急则治其标,缓则治其本;或标本兼顾,标本同治。灵活掌握标本转化规律,始终抓住疾病的主要矛盾,做到治病求本。

5.整体治疗　统筹兼顾

《素问·疏五过论》云:"必知天地阴阳,四时经纪,五脏六腑,雌雄表里,刺灸砭石,毒药所主,从容人事……审于分部,知病本始。"

人体是一个统一的整体,每个脏腑组织和器官的生理功能是整体活动的一个组成部分。由于各脏腑、组织和器官在生理功能方面互相联系,在病理反应方面互相影响。因此,血瘀证立法论治,不能只单纯着眼于血瘀,而应考虑到与气、精、津液的关系;不能只单纯治疗某脏的血瘀,而应顾及该脏对其他脏腑和其他脏腑对该脏的影响;必须根据具体病情,或者通过治疗局部病变,以消除全身症状,或者通过调节整体功能,以促进局部病变得以恢复。同时,还必须考虑天时、地理、体质等诸多因素,做到因时、因地、因人制宜。

八、治法

血瘀证的治疗方法,可归纳为如下二十法。

1.和血法

适用于血瘀证之轻证的治疗,具有调和血气,疏通脉络之效。所用之药必活血兼养血,活血兼调气,不寒不热,不壅不破。亦如《素问·至真要大论》所云:"疏其血气,令其调达,而至和平。"

宋代陈师文等《太平惠民和剂局方》四物汤为和血法的代表方剂。方中当归活血养血;川芎行气活血;熟地黄滋补阴血;白芍和营理血。四药相合补血而不壅滞,活血而不攻破,温运而不燥,凉润而不凝,活血、养血兼顾,故为和血之方。若以生地黄易熟地黄,赤芍易白芍,则活血行血之力略强于补血养血之用,尤为和血之良方。临证若以此方为主加减化裁,治疗各种"血不和"病证,无不应手取效。

2.活血法

适用于各种血行迟缓涩滞的"血涩"、"血滞"、"血不活"病证的治疗,具有活血行血之效。是临床应用最为广泛的一种活血化瘀法。亦如《素问·阴阳应象大论》所云:"血实宜决之。"

清代吴谦等《医宗金鉴》桃红四物汤为活血法的代表方剂。方中以四物汤调和血气,疏通经络;再加活血之红花和破血之桃仁,则活血化瘀之力大增。此方可作为活血法之基础方,临证根据血瘀证病因和兼证之不同随证加减。如清代王清任《医林改错》中血府逐瘀汤、膈下逐瘀汤、活血解毒汤、会厌逐瘀汤等方均由此方化裁而成。

3.破血法

适用于瘀血内阻,坚结难消,脉络痹阻,癥积不化等血瘀重证的治疗,具有破血逐瘀,攻坚消积之效。亦如日本丹波元坚《杂病广要·诸血病》所云:"一曰破瘀,缘上膈壅热积瘀,紫黑成块,胸中满痛,法以熟大黄、桃仁、丹皮、枳实之类导之使下,转递为顺矣。"

汉代张仲景《伤寒论》抵当汤为破血法的代表方剂;《金匮要略》下瘀血汤亦为典型的破血方。破血法常用的药物有水蛭、虻虫、三棱、莪术、血竭、桃仁、干漆、䗪虫等。临证应用时须注意,由于本法逐瘀之力峻猛,易伤正气,故非血瘀重证不可单独运用。亦如清代顾靖远《顾氏医镜》所云:"然亦可暂不可久。"

4.补气活血法

适用于因气虚所致的各种血瘀证及瘀证日久而有气虚表现者之治疗,具有补气活血之效,是一种以补气药为主,活血药为辅的复合活血化瘀法。本法重用补气药,意在消除病源,增强血行之动力,促进瘀血之消散;辅以活血药,使已瘀之血得化,已滞之血得行,二者相合,则可使气足而鼓动有力,瘀消而血行流畅。亦如明代萧京《轩岐救正论·治血贵静》所云:"气行则血亦行,气止则血亦止;气盛则血亦盛,气衰则血亦衰;气热则血燥,气寒则血凝。"

清代王清任《医林改错》补阳还五汤为补气活血法的代表方剂。方中主药黄芪之剂量高达4~8两,辅药当归、赤芍、川芎、桃仁、红花、地龙6药之总量不过7钱半,共奏补气活血通络之效,使气旺以促血行,活血而不伤正,并须长期服用,方能奏效。

5.行气活血法

适用于因气滞所致的血瘀或因血瘀而碍气之病证的治疗,具有行气活血之效,是一种行气药与活血药相配伍的复合活血化瘀法。因气滞而血瘀者,重用行气之品;因血瘀而碍气者,则重用活血之剂。亦如明代张介宾《景岳全书·妇人规·血癥》所云:"或恚怒伤肝气逆而血留,或忧思伤脾气虚而血滞,或积劳积弱气弱而不行……故凡欲活血,则或攻或补,皆当以调气为先。"

清代王清任《医林改错》血府逐瘀汤为行气活血法的代表方剂。该方系由桃红四物汤(《医宗金鉴》)合四逆散(《伤寒论》)加桔梗、牛膝成方,体现了活血祛瘀与行气药相配伍的特点,既可行血分之瘀滞,又能解气分之郁结,从而使气行而血活。其中活血祛瘀寓养血之义,俾祛瘀而不伤正气;行气之中又兼升降气机之功,使胸膈瘀血证治更具有针对性,故被誉为活血化瘀、行气化瘀的代表方剂。

6.养血活血法

适用于因血虚所致的血瘀证之治疗,具有养血活血之效,也是一种复合的活血化瘀法,多见于出血之后而又有瘀血留着者。血虚偏甚者,重用养血补血之药;血瘀偏甚者,则重用活血化瘀之品。亦如明代张介宾《景岳全书·胁痛》所云:"凡人之气血犹源泉也,盛则畅流,少则壅滞。故气血不虚不滞,虚则无有不滞者。"

金代李杲《兰室秘藏》圣愈汤及清代吴谦等《医宗金鉴》桃红四物汤均为养血活血法的代表方剂。前者由四物汤加党参、黄芪而成,益气养血作用为佳,适用于血虚血瘀之血虚偏甚者;后者由四物汤加桃仁、红花而成,活血化瘀的作用较强,适用于血虚血瘀之血瘀偏甚者。

7.温阳活血法

适用于阳气虚衰,运血无力的阳虚血瘀证之治疗,具有温阳活血之效。因肾阳为人身之元阳,故主要配以温补肾阳的药物。亦如《素问·调经论》所云:"血气者,喜温而恶寒,寒则气不能流,温则消而去之。"

清代王清任《医林改错》急救回阳汤为温阳活血法的代表方剂。具有温阳益气,活血化瘀之功效。汉代张仲景《金匮要略》温经汤及清代王清任《医林改错》少腹逐瘀汤亦可选择应用。

8.滋阴活血法

适用于阴液亏损,血脉不充,以致血液运行不畅的阴虚血瘀证之治疗,具有滋阴活血之效。多见于温热病及杂病中阴津亏虚而血行瘀滞者,又因瘀血阻滞,妨碍阴精的化生,亦可导致阴虚血瘀。亦如清代周学海《读医随笔·自啮狂走是气血热极非祟也》所云:"津液为火灼竭,则血行瘀滞。"

金代李杲《兰室秘藏》通幽汤为滋阴活血法之代表方剂。若阴虚血瘀而又有低热、手足心热或午后潮热等表现者,亦可选用明代武之望《济阴纲目》秦艽散。

9.补肾活血法

适用于因肾虚所致的血瘀证之治疗,具有补肾活血之效。肾为先天之本,元气之根,内寓元阴元阳,肾气亏损,则元气不足;元气不足,则瘀血阻滞。亦如清代王清任《医林改错·论抽风不是风》所云:"元气既虚,必不能达于血管,血管无气,必停留而瘀。"

明代张介宾《景岳全书》左归饮(丸)、右归饮(丸)均为补肾活血法的代表方剂。其中左归是育阴以涵阳,右归是扶阳以配阴;用饮者取其急治之意,用丸者取其缓治为功。临证应用当依肾之阴阳偏胜偏衰,或温补肾阳,使元阳得归其原;或滋阴补肾,使阴精得归其原,并按瘀血症状轻重,加入活血化瘀之品。

10.解毒活血法

适用于外感热性病,热入血分,瘀热互结证之治疗;也可治疗因热毒内蕴,热灼血瘀,热毒蕴结的其他病证,具有解毒活血之效。是一种清热解毒药与活血化瘀药相配伍的复合化瘀法。亦如宋代政和中奉敕撰《圣济总录·伤寒统论》所云:"热毒内瘀,则变为瘀血。"

清代王清任《医林改错》解毒活血汤为解毒活血法的代表方剂。宋代陈自明《妇人大全良方》仙方活命饮亦可选择应用。

11.凉血活血法

适用于感受温热病邪,病情严重,热入营血,血因热瘀所致之血瘀证的治疗,具有凉血活血之效。亦如清代王清任《医林改错·论痘非胎毒》所云:"受瘟疫至重,瘟毒在内烧炼其血,血受烧炼,其血必凝。"

唐代孙思邈《备急千金要方》犀角地黄汤为凉血活血法的代表方剂。邪热深入营血,无论煎灼营血成瘀,抑或迫血离经致滞,必兼夹不同程度的瘀血存在。故治疗上若纯用清营凉血,则有冰伏邪热或寒滞留瘀之弊。方中犀角清热凉血、止血、化斑、解毒,现用水牛角代替;伍以芍药、牡丹皮,既活血祛瘀,防止热与血结,又凉血散血,针对残留的离经之血,俾瘀血去而热无所附,邪热清而瘀无所成。若将白芍改为赤芍,其清热凉血,活血祛瘀之攻尤著。

12.泻热通瘀法

适用于热结血瘀于下焦的"瘀热在里"证之治疗,具有泻热通瘀之效,亦称通腑泻热逐瘀法,属于破血法范畴。其法泻热通腑与破血逐瘀并施,使热毒与瘀血由下而解,达到"下血乃愈"的目的。亦如清代何梦瑶《医碥·血》所云:"盖瘀败之血势无返于经之理,不去则留蓄为患,故不问人之虚实强弱,必去无疑,虚弱者加入补药可也。"

汉代张仲景《伤寒论》治疗下焦蓄血的桃核承气汤、抵当汤、抵当丸;《金匮要略》治疗肠痈的大黄牡丹皮汤,以及治疗干血著脐下的下瘀血汤等,均为泻热通瘀法的代表方剂。

解毒活血法与本法相比,均为治疗热毒瘀结之法,但前者瘀热弥漫于整个血分,治之当清热解毒,行血散瘀,使瘀热化于无形;而后者瘀热局限于下焦,治之通过泻下通腑,破血逐瘀,使瘀热由下而除。

13.温经活血法

适用于因寒邪入侵,阴寒内盛而引起的血瘀证之治疗,具有温经活血之效,以达到温运通达的目的。亦如《灵枢·痈疽》所云:"寒邪客于经络之中,则血泣不通。"

汉代张仲景《金匮要略》温经汤为温经活血法的代表方剂。临证多选用温阳散寒之剂与活血化瘀之品相伍。

14.活血祛风法

适用于正气内虚,复感外邪,邪阻血瘀,经络阻滞引起的痹证之治疗,具有祛风除湿,活血通络,消瘀止痛之效。亦如宋代陈自明《妇人大全良方》所云:"古人有云'医风先医血,血行风自灭'是也。"

清代王清任《医林改错》身痛逐瘀汤为活血祛风法的代表方剂,亦为治疗痹证之良方。方中当归、川芎、桃仁、红花活血祛瘀;乳香、没药、香附行气止痛;牛膝、地龙疏通经络;秦艽、羌活祛风除湿;甘草调和诸药。

15.活血利湿法

适用于湿瘀互阻证之治疗,具有活血利湿之效。水湿内停,阻碍血行而成瘀;瘀血阻滞,津液外渗而为湿;湿瘀互为因果,终致湿瘀互阻。治之当活血利湿,使湿祛瘀化,诸证得安。亦如清代沙玉书《医原纪略·湿病》所云:"凡病之有形者,非痰则血,亦有湿瘀也。"

汉代张仲景《金匮要略》当归芍药散为活血利湿法的代表方剂。其不仅可以治疗因血瘀湿停所致之妊娠腹痛,小便不利,浮肿,下利,月经不调,带下等妇科病证,同时也可用以治疗因瘀血阻滞,脾虚湿胜的其他内科杂证。

16.活血祛痰法

适用于痰瘀互结证之治疗,具有活血祛痰之效。痰瘀二者互为因果,痰浊之邪,深入血分,阻滞脉络,则形成瘀血;若瘀血久积,津液不行,则积聚为痰。亦如清代唐容川《血证论·咳嗽》所云:"须知痰水至壅,由瘀血使然。"

清代王清任《医林改错》癫狂梦醒汤为活血祛痰法的代表方剂。方中重用桃仁、赤芍活血化瘀;辅以半夏、陈皮、青皮、桑皮、苏子理气化痰;佐以柴胡、香附、大腹皮、木通理气解郁。故可用于治疗痰气郁结,气滞血瘀所致之癫狂证。

17.活血止血法

适用于各种出血病证之治疗,具有活血止血之效。各种出血,若不止血,则恐出血过多,以致血竭气脱;若单纯止血,必有瘀蓄之弊,日久则衍为沉疴;若单纯活血,又恐加重出血。当此之时,须用活血止血之法,以求化瘀止血,并行不悖。亦如清代唐容川《血证论·吐血》所云:"瘀血不行则血不止。"

传统中成药云南白药为活血止血法的代表药物。单味中药大黄、三七等均是活血止血之良药。

18.活血通窍法

适用于血瘀头面,清窍不荣证之治疗。头部外伤或头疾经久不愈,血瘀于头面,使血行不畅,清窍不荣,或脑海失养,则可发头痛,目痛,白睛紫赤,或脱发,健忘,眩晕,癫狂,痫证等。治之当活血通络,化瘀通窍。亦如《灵枢·厥病》所云:"头痛不可取于前者,有所击堕,恶血在于内。"

清代王清任《医林改错》通窍活血汤为活血通窍法的代表方剂。方中桃仁、红花、川芎、赤芍活血化瘀;白芷易麝香加葱白活血通窍;姜、枣健脾和中。亦可选用《医林改错》血府逐瘀汤为基础方进行治疗。

19.搜剔通络法

适用于瘀血阻滞,日久不愈之疟母、癥积、痹痛、久痛等多种病程冗长,络瘀严重的病证之治疗,具有活血化瘀,搜剔通络之效,多用虫类药与活血化瘀药相配伍。亦如清代叶桂《临证指南医案》所云:"取虫蚁有四,意谓飞者升,走者降,灵动迅速,可追拨沉混气血之邪。"

汉代张仲景《金匮要略》鳖甲煎丸为搜剔通络法的代表方剂。方中除用鳖甲软坚散结之外,又选蜣螂、䗪虫、蜂窠、鼠妇与大黄、芍药、桃仁、丹参、紫葳等活血化瘀药相伍,起到搜剔通络之作用。

20.活血软坚法

适用于久结不化,坚硬如石的癥瘕积聚、疟母,以及瘿气、瘰疬等病症之治疗,又称活血软坚散结法,具有活血化瘀,软坚散结之效。亦如清代叶桂《临证指南医案》所云:"结聚血分成形,张仲景有缓攻通络方法可宗。"

清代沈金鳌《沈氏尊生书》鳖甲丸为活血软坚法的代表方剂。方中鳖甲、三棱、莪术、海粉软坚散结;

桃仁、红花活血化瘀;香附、青皮行气散结;麦芽、神曲消食化积;附子"主破癥坚积聚血瘕"(《神农本草经》)。诸药合用,共奏活血化瘀,软坚散结之功。

九、血瘀证证型

1.血瘀证基本证型

(1)寒凝血瘀

①寒凝血瘀　痹阻心脉

症状:卒然心痛如绞,形寒,甚则手足不温,得温痛减,冷汗自出,舌质紫黯或有瘀点、瘀斑,脉沉紧。

病机分析:寒为阴邪,其性收引凝聚,寒邪袭脉,血寒凝滞,故形寒,甚则手足不温,冷汗自出;痹阻心脉,血行不畅,心失温养,不通而痛,故卒然心痛如绞,得温痛减。舌质紫黯或有瘀点、瘀斑,脉沉紧均为寒凝血瘀之象。

治法:活血化瘀,温经散寒。

方药:冠心Ⅱ号方(《中国中医科学院经验方》)加味。

丹参30g,赤芍15g,红花15g,川芎10g,降香10g,桂枝10g,炙甘草10g。

方药分析:方中丹参、赤芍、红花活血化瘀通络;川芎、降香活血化瘀定痛,兼能辛温散寒;桂枝温经散寒;炙甘草补中缓急。

加减:若寒邪较甚,心脉瘀阻严重以致心痛彻背,背痛彻心,四肢厥冷者,可合乌头赤石脂丸(《金匮要略》),以振奋阳气,峻逐阴邪。且方中川乌、附片宜从较小剂量开始,且需久熬,以防中毒。寒凝血脉较甚,心痛剧烈者,亦可合用中成药复方丹参滴丸或冠心苏合丸,以芳香温通,温散寒邪。

②寒凝血瘀　阻滞经络

症状:肢体关节疼痛不移,局限一处,遇寒痛甚,得热则减,皮色苍白或紫黯,脉沉弦而紧。

病机:分析外感寒邪,侵袭经络,寒凝血涩成瘀,气血运行不畅,故肢体关节疼痛不移,遇寒痛甚,得热则减。皮色苍白或紫黯,脉沉弦而细,均为寒凝血瘀之象。

治法:活血化瘀,温经通络。

方药:身痛逐瘀汤(《医林改错》)加减。

桃仁10g,红花10g,当归15g,五灵脂10g(包煎),川牛膝10g,地龙10g,羌活10g,桂枝10g,干姜10g,炙附子6g(先煎)。

方药分析:方中桃仁、红花、当归、五灵脂活血化瘀,通络止痛;川牛膝、地龙通利经络;羌活祛风散寒,胜湿止痛;桂枝、干姜、炙附子辛温助阳,温经散寒。

加减:若疼痛剧烈者,加川乌、细辛以温经散寒,通络止痛;痹痛日久,兼气血不足者,加黄芪、白术、鸡血藤以补益气血。

③寒瘀互结　阻于胞宫

症状:妇女产后恶露不净,经血伴有瘀块,小腹冷而坠痛,疼痛拒接,痛处有块,形寒畏冷,舌紫黯,脉沉涩。

病机:分析多由产后气血亏虚,复受寒邪侵袭,寒凝瘀阻胞宫,寒瘀互结,恶露不下而致。寒凝血脉,故形寒畏冷;恶露为寒所凝,故量少色黯,伴有瘀块;瘀结不下,小腹有块,冷而坠痛,疼痛拒按。舌紫黯,脉沉涩亦为寒凝血瘀之征。

治法:活血行瘀,散寒止痛。

方药:温经汤(《金匮要略》)加减。

吴茱萸15g,桂枝10g,当归15g,川芎10g,赤芍10g,牡丹皮10g,干姜10g,人参10g,鸡血藤10g,炙甘草10g。

方药分析:方中吴茱萸、桂枝、干姜温经散寒;当归、川芎、赤芍、牡丹皮、鸡血藤活血行瘀;人参、炙甘草健脾益气,和中缓急。

加减:若畏寒明显者,加炙附子、干姜以温经散寒;小腹坠痛甚者,加延胡索、艾叶以理血中之气而止痛。

(2)热壅血瘀

①热壅血瘀　酿生痈疡

症状:发热,病变部位疼痛,持续性加剧,见于肺痈、肠痈、乳痈、肌肤痈等疾患。

病机分析:邪热郁肺,蒸液成痰,邪阻肺络,血滞为瘀,热壅血瘀,蕴酿成肺痈;肠道积热,热壅血瘀,阻滞肠络,则可酿生肠痈;乳汁失畅,热壅血瘀,阻滞乳络,可致乳痈。诸疾皆因热蓄为患,血为之凝,故见发热,不通则痛,血败肉腐而成痈脓。

治法:清热解毒,化瘀消痈。

方药:解毒活血汤(《医林改错》)加减。

金银花15g,连翘15g,柴胡10g,枳壳10g,桃仁10g,红花10g,当归15g,赤芍10g,牡丹皮10g,甘草6g。

方药分析:方中金银花、连翘清热解毒,消痈散结;柴胡、枳壳行气化瘀;桃仁、红花、当归、赤芍、牡丹皮活血化瘀;甘草解毒和中。

加减:若肺痈者,加苇茎、鱼腥草、金荞麦以解毒化瘀,消痈排脓;肠痈者,加桃仁、薏苡仁、败酱草以解毒消痈;乳痈者,加益母草、泽兰、川芎以活血消痈;肌肤痈肿者,亦可选用仙方活命饮(《妇人大全良方》)加减以清热解毒,活血化瘀。

②瘀热互结　阻滞胞宫

症状:月经量多,或月经淋漓不尽,或月经提前,一月数行,经色紫黯,质黏稠有块,舌质红,苔黄,脉数。

病机分析:冲为血海,任主胞宫,皆隶属于肾。邪热内盛,热迫血溢,故下血量多;热灼血结,瘀热互结,故经色黯,质稠有块。舌质红,苔黄,脉数皆为血热内盛之象。

治法:泻热逐瘀。

方药:桃核承气汤(《伤寒论》)加减。

桃仁10g,红花10g,大黄6g(后下),赤芍10g,桂枝6g,甘草6g。

方药分析:方中桃仁、红花破瘀缓急;赤芍凉血散瘀;大黄下瘀泄热;桂枝温通血脉,并防他药苦寒太过;甘草调胃和中。

加减:若伴身热明显者,加金银花、连翘以清热解毒;少腹硬满而疼痛拒按者,加失笑散(《太平惠民和剂局方》)以化瘀止痛;瘀血块较多者,加益母草、茜草以活血止血;月经持续不净者,加血余炭,牡丹皮以止血消瘀。

③瘀热互结　下焦蓄血

症状:发热,身黄,少腹硬满急结,大便色黑,善忘,如狂或发狂,舌有瘀斑,脉沉实有力。

　　病机分析:在表之邪循经入腑,热结膀胱,热伤血络,蓄血于内,则下焦蓄血,瘀热搏结,故发热;湿热瘀阻,故身黄;病在膀胱血分,故少腹硬满疼痛;"血在上善忘,血在下如狂",故善忘,如狂或发狂。大便色黑,舌有瘀斑,脉沉实有力均为瘀热互结之征象。

　　治法:泻热通腑,活血化瘀。

　　方药:吴氏桃仁承气汤(《温疫论补注》)加味。

　　桃仁10g,牡丹皮10g,赤芍10g,当归15g,大黄6g(后下),芒硝10g(冲服),甘草6g。

　　方药分析:方中桃仁、牡丹皮、赤药、当归活血化瘀;大黄、芒硝通腑泄热,攻下瘀结;甘草缓急和中。

　　加减:若热与血结之较重者,则可用俞根初桃仁承气汤(《重订通俗伤寒论》)。该方在张仲景桃核承气汤(《伤寒论》)的基础上,去桂枝之辛温,而合用清热解毒,凉血散瘀的犀角地黄汤(《备急千金要方》)及失笑散(《太平惠民和剂局方》)而成,与上方相比较,清热解毒及活血化瘀之力均有所增加。方中犀角易水牛角。

　　④湿热伤肝　血瘀成积

　　症状:腹中或胁下积块,固定不移,疼痛拒按,皮肤有赤丝缕纹,甚则腹壁青筋暴露,或有腹泻甚或久泻,或大便色黑,舌质紫黯,脉沉涩。

　　病机分析:肝脾失和,气滞血瘀,久而瘀结成积;因疾病及脏腑的不同,其癥积或在腹中,或下胁下;积块日久,脉络瘀阻加剧,故致皮肤有赤丝缕纹,甚至腹壁青筋显露;脾胃运化失常,则致腹泻甚或久泻。黑便,舌质紫黯,脉沉涩均为血瘀之象。

　　治法:活血行气,软坚消积。

　　方药:荆蓬煎丸(《卫生宝鉴》)加味。

　　三棱10g,莪术10g,木香6g,青皮10g,小茴香10g,枳壳10g,槟榔10g,丹参20g,炙鳖甲15g(先煎),甘草6g。

　　方药分析:方中三棱、莪术、丹参活血软坚消积;木香、青皮、小茴香、枳壳、槟榔理气散结;炙鳖甲软坚散结;甘草缓急和中。

　　加减:若血瘀成积兼有气血不足者,可选用三棱汤(《慎斋遗书》)以活血消积,兼补气血;瘀积较甚者,则宜用膈下逐瘀汤(《医林改错》)以活血祛瘀,理气止痛;亦可兼服鳖甲煎丸(《金匮要略》)或化癥回生丹(《温病条辨》)以消癥散积。

　　(3)气滞血瘀

　　①肝郁气滞　瘀血阻络

　　症状:两胁肋胀痛,走窜不定,或固定不移,痛势日增,每因情志改变而加剧,胸闷,善太息,舌质紫黯,脉弦。

　　病机分析:情志抑郁,肝失疏泄,气机不畅,故致胁痛,往往走窜不定;若气滞日久,影响血运,则血滞为瘀;瘀为有形之邪,阻于肝络,则加重胁痛,且固定不移,痛如针刺。舌质紫黯为血瘀;脉弦为气郁之征象。

　　治法:活血化瘀,理气止痛。

　　方药:血府逐瘀汤(《医林改错》)。

　　桃仁10g,红花10g,当归15g,生地黄10g,川芎10g,赤芍10g,川牛膝10g,桔梗10g,柴胡15g,枳壳10g,甘草6g。

　　方药分析:方中桃仁、红花、当归、川芎、生地黄、赤芍、川牛膝养血活血,化瘀通络;柴胡、枳壳、甘草理气解郁。方中柴胡、桔梗和川牛膝、枳壳是两对升降药,气机升降调和,有利于血瘀之解除。

　　加减:若胁痛明显者,加郁金、延胡索以行气化瘀止痛,亦可选用复元活血汤(《医林改错》)活血祛瘀,疏肝通络;气滞不甚而以血瘀为主者,可加服三七粉、中成药复方丹参片以加强活血化瘀之效。

　　②肝郁气滞　瘀阻胞宫

　　症状:经行不畅,腹痛拒按,或下血量少,色黯有块,块下则疼痛减轻,舌紫黯,舌边或有瘀点,脉沉涩。

　　病机分析:厥阴肝经气机不利,气滞血瘀内阻胞宫,导致胞宫血行不畅,故经水当下不下而腹痛拒按;由滞而瘀,则经色紫黯有块,块下则瘀滞稍通,故疼痛暂减。舌紫黯,脉沉涩均为气滞血瘀之象。

　　治法:理气活血,逐瘀止痛。

　　方药:膈下逐瘀汤(《医林改错》)。

　　当归15g,川芎10g,赤芍10g,桃仁10g,红花10g,枳壳10g,延胡索10g,五灵脂10g(包煎),牡丹皮10g,乌药15g,香附15g,甘草6g。

　　方药分析:方中枳壳,乌药、香附理气止痛;当归、川芎、赤芍、桃仁、红花、牡丹皮活血行瘀;延胡索、五灵脂化瘀止痛;甘草和中缓急,调和诸药。

　　加减:若气滞偏重者,则重用枳壳、香附、乌药以行气为主;若偏血瘀者,则重用桃仁、红花、五灵脂、延胡索以活血化瘀为主;若滞而兼热,症见经色深红而有块,苔黄脉数者,方选清热调血汤(《古今医鉴》)以清热凉血,化瘀止痛。

　　③气瘀互结　胞宫积块

　　症状:妇人小腹宿有积块,坚硬疼痛,固定不移,拒按,面色晦黯,肌肤乏润,情志抑郁,舌边瘀点,脉沉涩。

　　病机分析:人至中年,肝肾渐衰,气血不充,瘀血内阻而成块;若情志抑郁或恼怒,气机不畅,气滞血瘀交互为患,则腹痛拒按;气机被阻,血瘀不行,故积块坚硬不移;脉络不通,血运失常,不能外荣,故面色晦黯,肌肤不润。舌边瘀点,其脉沉涩,均属瘀血内阻,脉络不通之征。

　　治法:行气活血,破瘀消癥。

　　方药:桂枝茯苓丸(《金匮要略》)加味。

　　桂枝10g,茯苓10g,牡丹皮10g,赤芍10g,桃仁10g,青皮10g,枳壳10g,川楝子10g,延胡索10g,郁金15g,甘草6g。

　　方药分析:方中桂枝温经、行气、通阳;牡丹皮、桃仁活血祛瘀;赤芍开阴散结;茯苓益脾渗湿;青皮、枳壳、川楝子、延胡索、郁金行气导滞,散结止痛;甘草缓急和中。

　　加减:若偏于气滞者,加香附、柴胡以疏肝理气;偏于血瘀者,加三棱、莪术、丹参以活血化瘀消积;疼痛明显者,可合用失笑散(《太平惠民和剂局方》)以活血定痛;若邪实正盛,肌肤甲错者,亦可选用大黄䗪虫丸(《金匮要略》)以逐积消坚,祛瘀生新。

　　(4)气虚血瘀

　　①元气耗伤　脑络瘀阻

　　症状:中风半身不遂,口舌㖞斜,言语謇涩或不语,偏身麻木,面色㿠白,气短乏力,汗出心悸,舌质淡黯,脉沉细或细缓,或细弦。

病机分析:多因年老体弱,或久病气血亏损,元气耗伤,气虚运血无力,血流不畅,致脑络瘀滞不通,脑脉失养,故发不仁、口喝、语謇、偏瘫诸症;元气耗伤,故面色㿠白,气短乏力,汗出心悸。舌质淡黯,脉沉细或细缓,或细弦均为气虚血瘀之象。

治法:益气活血。

方药:补阳还五汤(《医林改错》)。

黄芪30g,当归15g,桃仁10g,红花10g,川芎10g,赤芍10g,地龙10g。

方药分析:方中重用黄芪益气扶正以助血行;桃仁、红花、当归、川芎、赤芍、地龙活血化瘀通络。

加减:若气虚甚者,加党参、茯苓、白术以补益正气;偏瘫明显者,加桑寄生、鸡血藤、秦艽、威灵仙以养血活血,舒经通络;亦可加服中成药偏瘫复元丸。

②心气大虚　血瘀心脉

症状:心悸怔忡,胸胁满痛,胁下癥积,疼痛不移,两颧紫红,唇甲青紫,颈部青筋暴露,面色青滞,气短乏力,舌质紫黯,脉沉涩或结代。

病机分析:多系久病心气大虚,气虚无力推动血行,血瘀心脉,形成气虚血瘀交互为患,故见胸胁满痛,胁下癥块,疼痛不移,面青滞颧紫红,唇甲青紫,颈部青筋暴露,气短乏力诸证。舌紫黯,脉沉涩或结代均为气虚血瘀之征。

治法:大补元气,活血化瘀。

方药:急用独参汤(《十药神书》)益气固脱;或参附汤(《世医得效方》)益气回阳固脱。

人参15g,炙附子10g(先煎)。

继用补阳还五汤(《医林改错》)加味。

人参15g,黄芪30g,桂枝10g,炙附子10g(先煎),丹参30g,当归15g,川芎10g,赤芍10g,白术10g,桃仁10g,红花10g,地龙10g,炙甘草10g。

方药分析:方中人参、黄芪、白术、炙甘草补益心气;炙附子、地龙、桂枝开痹通脉;丹参、当归、川芎、赤芍、桃仁、红花活血化瘀以助心脉畅通。

加减:若气虚而兼见面浮足肿者,加茯苓、薏苡仁以健脾渗湿;心胸刺痛明显者,加郁金、三七、苏木以活血定痛;胁下癥块疼痛明显者,加炙鳖甲、三棱、莪术以软坚散结。

(5)血虚血瘀

症状:面色萎黄,神疲乏力,心悸易惊,头晕眼花,或经闭不行,或身体某部刺痛不移,或有血瘀积块,舌质淡,或有瘀斑瘀点,脉细涩。

病机分析:多见于出血之后而有瘀血留着者;也见于因瘀血阻滞,妨碍新血生长;或本有血虚,又由其他原因引起血瘀者。除头晕眼花,心悸失眠,面色萎黄等血虚证候外,随血瘀病位的不同,而有相应病变部位疼痛如刺,固定不移,或有血瘀积块等体征。

治法:养血活血。

方药:圣愈汤(《兰室秘藏》)加味。

党参15g,黄芪30g,当归15g,川芎10g,赤芍10g,熟地黄10g,鸡血藤15g。

方药分析:方中党参、黄芪益气生血;熟地黄滋补阴血;当归、鸡血藤补血活血;川芎、赤芍活血化瘀。

加减:若血虚较盛者,加制首乌、阿胶、枸杞子以补血养血;血瘀刺痛者,加姜黄、郁金、延胡索以活血定痛;血瘀而结成积块者,加三棱、莪术、丹参以活血消积;血瘀偏盛者,亦可选用桃红四物汤(《医林改错》)以活血化瘀。

(6)阴虚血瘀

①肺阴虚损　痨虫瘀结

症状:咳嗽,咯痰,痰中带血或血块,色鲜红或紫黯,胸部刺痛,午后潮热,颧红,骨蒸盗汗,日久不愈,面色黯红,舌质紫黯,苔少,脉细或涩。

病机分析:痨虫侵袭肺脏,腐蚀肺叶,致使肺失清肃,故发咳嗽,咯痰;痨虫致病,最易伤阴动血,阴虚生内热,故潮热颧红,骨蒸盗汗;火旺可灼血,均致血黏不行,瘀阻肺络,络伤出血,血色鲜紫相杂,胸部刺痛。舌质紫黯,面色黯红,均为瘀血内阻之象。

治法:滋阴杀虫,活血化瘀。

方药:月华丸(《医学心悟》)加减。

沙参12g,麦门冬10g,天门冬10g,生地黄10g,百部10g,山药10g,川贝母10g,三七粉5g(冲服),当归15g,桃仁10g。

方药分析:方中沙参、麦门冬、天门冬、生地黄滋阴清热润肺;山药补脾益阴;川贝母润肺化痰;百部杀虫润肺;三七粉、桃仁活血化瘀;当归补血活血。

加减:若骨蒸盗汗明显者,加地骨皮、秦艽以养阴清热;胸痛明显者,加郁金、苏木以化瘀止痛;血瘀征象明显者,加红花、赤芍以活血化瘀。

②肝肾阴虚　瘀血内结

症状:腹大坚满,内有痞块,脉络怒张,胁痛隐隐,身目黯黄,面色瘀滞,颈胸有血痣,齿衄,鼻衄,心烦口渴,口干不欲饮,或大便色黑,尿少,唇紫,舌红绛少津,脉细数。

病机分析:肝病病久不愈,肝脾两伤,进而伤肾,以致水气停留不化,瘀血不行,故腹大坚满,甚则青筋暴露;阴虚内热,故口干不欲饮,心烦口燥;阴虚火旺,血热妄行,故齿鼻出血;气虚则血滞,经脉不畅,故脉络怒张,胁痛隐隐;瘀阻肝脉,故身目黯黄,面色瘀滞,颈胸有血痣,唇紫。舌红绛少津,脉细数均为肝肾阴亏,热扰营血之象。

治法:滋养肝肾,凉血化瘀。

方药:一贯煎(《柳洲医活》)合桃红四物汤(《医宗金鉴》)加减。

沙参15g,麦门冬10g,生地黄10g,当归15g,枸杞子10g,桃仁10g,红花10g,赤芍10g,牡丹皮10g,生牡蛎15g(先煎),穿山甲1.5g(研末冲服),白术10g。

方药分析:方中沙参、麦门冬、生地黄、枸杞子滋肝肾,养阴血;当归补血活血;桃仁、红花活血化瘀;赤芍、牡丹皮凉血化瘀;生牡蛎、穿山甲软坚破瘀;白术健脾行气利水。

加减:若内热口干,舌绛少津者,可加玄参、石斛以养阴清热;午后潮热者,加柴胡、地骨皮以退热除蒸;小便短赤者,加猪苓、白茅根、通草以养阴利水;齿鼻衄血者,加茜草炭、黄芩炭、仙鹤草以凉血止血。

③阴虚血瘀:瘀阻心络

症状:心胸疼痛时作,或灼痛,或兼胸闷,心悸怔忡,心烦不寐,头晕,盗汗口干,肢麻面赤,舌质红少津,脉细数或结代。

病机分析:素体阴虚,或思虑劳心过度,耗伤营阴,或火热、痰火灼伤心阴,以致心阴亏虚,心失所养,虚火内炽,营阴涸涩,瘀阻心络,心脉不畅,故心胸灼痛,或兼胸闷,心悸怔忡,脉细数或结代;阴不敛阳,心神不宁,故心烦不寐,面赤;阴虚火劫则盗汗;虚火上扰则头晕;心火伤津则口干;经脉不利故肢麻。

治法:滋阴养心,活血化瘀。

方药:炙甘草汤(《伤寒论》)加减。

炙甘草15g,人参15g,生地黄15g,阿胶10g(烊化),丹参20g,麦门冬10g,当归15g,桂枝10g,川芎10g,红花10g。

方药分析:方中炙甘草养阴复脉;生地黄、阿胶、麦门冬滋阴补血,以养心阴;人参补气生血;桂枝温通心阳;当归补血活血;丹参、川芎、红花活血行瘀。

加减:若心烦少寐者,加炒酸枣仁、知母以清热除烦安神;阴虚较甚者,加黄精、玉竹、龟板胶以滋阴清热;心胸疼痛明显且频发者,可合用中成药复方丹参滴丸以行血通脉,宣痹止痛。

④阴虚阳亢　瘀阻血脉

症状:头晕,头痛,目涩,胸痛,舌麻,或四肢麻木,手足心热,形气较实,面色微赤,舌质正常或黯赤,苔白或薄黄,脉弦。

病机分析:肝肾阴虚,肝阳上亢,故头晕、头痛、面色微赤,手足心热,形气较实;肝开窍于目,肝阴不足,肝血瘀滞,故目涩;血瘀痹阻,心脉不畅则胸部疼痛;肝风内动则舌麻,或四肢麻木;脉弦主肝;舌质黯赤,乃瘀滞之征。

治法:平肝潜阳,活血化瘀。

方药:天麻钩藤饮(《杂病证治新义》)合桃红四物汤(《医宗金鉴》)加减。

天麻10g,钩藤15g,石决明20g(先煎),杜仲10g,川牛膝10g,益母草15g,桃仁10g,红花10g,当归15g,赤芍10g,川芎10g,熟地黄10g。

方药分析:方中天麻、钩藤、石决明平肝熄风;川牛膝、益母草、桃仁、红花、当归、川芎、赤芍活血化瘀;杜仲、熟地黄补益肝肾。

加减:若肝火盛者,加龙胆草、夏枯草、牡丹皮以清肝泻火;肝阳亢甚者,加代赭石、龙骨、牡蛎以平肝潜阳;阴虚明显者,加玄参、何首乌、白芍以滋补肝阴;疼痛甚者,可酌加虫类搜剔之品,如全蝎、蜈蚣、五灵脂、地龙等以熄风镇痛。

⑤阴虚津耗　瘀阻胃肠

症状:噎膈,反胃,饮食难下,口干舌燥,便秘,舌质黯,苔干少津,脉细涩。

病机分析:病久气、痰、瘀交结不化,阻塞食道、胃脘,耗伤阴津,故饮食噎膈难下;瘀血阻滞,胃失和降,故朝食暮吐,反胃乃作;胃肠阴亏,肠失濡润,故口干舌燥,便秘。舌质黯紫,苔干少津为阴亏血瘀之征;脉细涩乃血脉不畅之象。

治法:行气活血滋养津液。

方药:润肠化瘀汤(《罗氏会约医镜》)加减。

当归15g,生地黄15g,大黄6g(后下),枳壳10g,陈皮10g,桃仁10g,红花10g,麦门冬10g,韭汁1盏,甘草6g。

方药分析:方中生地黄、麦门冬、当归滋阴养血;桃仁、红花破结行瘀;大黄泻下攻积,活血祛瘀;枳壳、陈皮行气以活血;韭汁和胃消瘀;甘草益脾和中。

加减:若阴虚症状明显者,加知母、天花粉、玄参以生津润燥;瘀血征象明显者,加三七、丹参、五灵脂以祛瘀通络;兼气虚者,加党参、黄芪以补中益气;用药后大便已通者,去大黄。

(7)阳虚血瘀

①心阳不振　瘀阻心络

症状:心悸气短,动则更甚,胸脘痞满,神疲乏力,形寒肢冷,或小便短少,下肢浮肿,舌质淡或紫黯,苔薄白,脉细弱而数。

病机分析:久病之后,心气虚弱,心阳不振,或患风湿痹痛,邪气乘虚而侵犯心脏,致使心阳受伤,血液运行障碍,心失所养,故见心悸诸症;气血俱虚,静卧尚感不支,动则气耗,故动则悸喘愈甚;阳气亏虚,无以温煦,故见神疲乏力,形寒肢冷,小便短少,或发下肢浮肿;血瘀心络,故舌质紫黯;心阳不振,则舌苔薄白,脉细弱而数。

治法:温阳益气,活血化瘀。

方药:急救回阳汤(《医林改错》)加味。

党参20g,炙附子10g(先煎),干姜10g,白术10g,桃仁10g,红花10g,川芎10g,炙甘草10g。

方药分析:方中党参、白术、干姜、炙甘草益气健脾,温中散寒;炙附子温阳散寒;桃仁、红花、川芎活血化瘀。

加减:若伴有心胸刺痛者,加丹参、延胡索以活血化瘀,通络定痛;面黯乏力及脉迟者,加淫羊藿、补骨脂、巴戟天以温补肾气;下肢水肿明显者,可合五苓散(《伤寒论》)或五皮饮(《中藏经》)以健脾利水。

②冲任虚寒　瘀阻胞宫

症状:妇女崩漏,出血不止,血色紫红或紫黑,夹有血块,小腹冷痛,拒按,舌质紫黯,脉沉细弦。

病机分析:冲任、胞宫隶属于肾,冲任虚寒,多由肾阳不足所致。阳虚生内寒,则冲任更寒,寒凝血瘀,阻滞胞宫,经脉失调,故崩漏下血不止;瘀阻胞宫,则血色紫红或紫黑,夹有血块,舌质紫黯;寒凝瘀阻下焦,气机不畅,故小腹冷痛而拒按。脉沉细弦乃冲任虚寒之象。

治法:温肾止血,活血化瘀。

方药:右归丸(《景岳全书》)加减。

熟地黄15g,鹿角胶10g(烊化),枸杞子10g,杜仲10g,菟丝子10g,炙附子10g(先煎),肉桂10g,当归15g,蒲黄10g(包煎),三七粉5g(冲服)。

方药分析:方中熟地黄、枸杞子补肾养血;炙附子、肉桂、杜仲、菟丝子、鹿角胶温补冲任;当归养血活血;蒲黄、三七粉化瘀止痛。

加减:若下血较多者,加益母草、艾叶炭、禹余粮、赤石脂以温肾固涩、化瘀止血;小腹疼甚者,加乳香、没药、五灵脂以活血化瘀止痛。

十、血瘀证主要兼夹证型

(1)痰瘀交阻

①痰瘀阻肺　肺体胀满

症状:咳嗽痰多,色白或呈泡沫状,喉间痰鸣,喘息不能平卧,胸部膨满,憋闷如窒,面色灰白而黯,唇甲青紫,舌质紫黯,舌下瘀筋增粗,苔腻或浊腻,脉弦滑。

病机分析:肺胀、久咳、久喘、久哮等慢性肺系疾患反复发作,肺之体用俱损,呼吸失畅,气壅于胸,痰阻于肺,故咳嗽痰多,色白或呈泡沫状,喉间痰鸣;肺与心脉相通,肺气辅助心脏以行血脉,肺虚治节失职,则血行涩滞,循环不利,故喘息不能平卧,胸部膨满,憋闷如窒;血瘀肺脉,则痰浊、气滞、瘀血三者相互为患,导致肺体胀满,张缩无力,肺失肃降,而成肺胀,症见面色灰白而黯,唇甲青紫,舌质紫黯,舌下瘀筋增粗。舌苔腻或浊腻,脉弦滑皆为痰瘀内阻之象。

治法:宣肺化痰,活血化瘀。

方药:气管逐瘀汤(《实用中医内科学》)。

丹参20g,川芎10g,桃仁10g,红花10g,赤芍10g,桔梗10g,板蓝根15g,黄芩10g,紫花地丁10g,连翘10g,紫菀10g,杏仁10g,陈皮10g,百部10g,生地黄10g。

方药分析:方中丹参、川芎、桃仁、红花、赤芍活血化瘀;桔梗、紫菀、杏仁、陈皮、百部化痰止咳,宣肺平喘;板蓝根、紫花地丁、黄芩、连翘清热解毒;生地黄滋阴润燥。

加减:若瘀血征象明显者,加苏木、降香以加强活血化瘀;兼气滞者,加柴胡、郁金以行气化瘀;无热象者,去板蓝根、黄芩、紫花地丁、连翘;肺虚有寒者,加肉桂、干姜以温阳散寒;喘甚痰壅者,加紫苏子、白芥子以祛痰利气,宣肺平喘;喘甚汗出者,加服参蛤散(《中医方剂临床手册》)以益气固脱。

②痰瘀交结　酿成肺积

症状:咳嗽不畅,咯痰质黏或带血块,色黯,胸闷胸痛,如锥如刺,纳呆便溏,神疲乏力,舌质黯或有瘀斑,苔白腻或黄厚腻,脉弦滑或细涩。

病机分析:肺积之因,多责虚实两端,虚以阴虚、气阴为多见,而实不外乎气滞、血瘀、痰凝、毒聚诸般;正气内虚之体,邪毒入侵,痰浊内聚,气滞血瘀,阻结于肺,肺失肃降,则咳嗽不畅,咯痰质黏或带血块,色黯;痰凝血结,瘀阻肺络,故胸闷胸痛,如锥如刺,日久形成肺部积块;痰瘀毒互结,耗伤正气,故神疲乏力,纳呆便溏。舌质黯或有瘀斑,苔白腻或黄厚腻,脉弦滑或细均为一派痰瘀交结之征象。

治法:化痰逐瘀,扶正祛邪。

方药:补阳还五汤(《医林改错》)加味。

黄芪60g,当归15g,赤芍10g,地龙10g,川芎10g,桃仁10g,红花10g,丹参30g,夏枯草15g,半枝莲30g,白花蛇舌草30g,土贝母15g,百部10g。

方药分析:方中黄芪大补脾胃之元气,使气旺以促血行,祛瘀而不伤正;当归补血活血;丹参、赤芍、川芎、桃仁、红花活血化瘀消积;地龙通经活络;半枝莲、白花蛇舌草清热解毒;夏枯草、土贝母、百部化痰散结。

加减:若咳血不止者,加生地黄、白茅根、仙鹤草以凉血止血;瘀滞化热,暗伤阴津者,加沙参、天花粉、百合、玄参以清热养阴生津;咳嗽咳痰明显者,加栝蒌、胆南星、紫菀、马兜铃以止咳化痰;体质尚可耐攻者,加莪蒁、皂角刺、穿山甲、三棱、莪术以散结。

③痰瘀交阻　心脉不畅

症状:胸闷如窒,心胸隐痛,如针刺或绞痛阵发,可伴有倦怠乏力,纳呆便溏,口黏,舌质黯红或紫黯,有瘀斑,舌下瘀筋,舌苔白腻或白滑,脉结代或涩。

病机分析:多见于胸痹。形体肥胖,或平素恣食肥甘厚味,损伤脾胃,运化失司,聚湿成痰,上犯心胸清旷之区,清阳不展,气机不畅,心脉痹阻,瘀血内生,痰浊瘀血交互为患,故发胸闷如窒,心胸隐痛,如针刺或绞痛阵发,或伴倦怠乏力,纳呆便溏,口黏诸症。舌质黯红或紫黯,有瘀斑,舌下瘀筋,舌苔白腻或白滑,脉结代或涩均为痰瘀闭阻心脉之征象。

治法:宣痹豁痰,化瘀止痛。

方药:栝蒌薤白半夏汤(《金匮要略》)合丹参饮(《时方歌括》)加减。

栝蒌15g,薤白10g,半夏10g,丹参30g,檀香10g,砂仁10g,陈皮10g,茯苓10g,川芎10g。

方药分析:方中栝蒌开胸利气,化痰散结;薤白通阳宣痹,平冲降逆;半夏逐饮降逆;丹参、川芎活血化瘀止痛;檀香、砂仁理气温中,行气止痛;陈皮、茯苓化痰理气和中。

加减:若痰瘀交阻,胸痛较甚者,加三七粉、延胡索、五灵脂以活血化瘀,行气止痛;痰浊化热者,加竹茹、黄连、胆南星以清化热痰;心下痞塞胀满者,加枳实、厚朴、木香以行气消痞;痰热伤津者,加麦门冬、芦根、石斛以清热生津。

④痰瘀阻膈　噎膈不通。

症状:吞咽梗阻,胸膈疼痛,食不能下,甚则滴水难进,进食即吐,泛吐黏痰,大便坚硬如羊屎,或吐下如赤豆汁,或便血,面色晦黯,形体羸瘦,肌肤甲错,舌质红或带青紫,舌上少津,脉细涩。

病机分析:痰瘀内结,阻于食道或胃口,道路窄狭,甚则闭塞不通,故胸膈疼痛,食入即吐,甚则滴水难进;阴伤肠燥,故大便干结,坚如羊屎;痰热伤络,血渗脉外,则吐下如赤豆汁,或便血;长期饮食不入,化源告竭,故形体羸瘦;肌肤甲错,面色晦黯,为瘀血内阻之征。舌质红,或带青紫,舌上少津,脉细涩,均为血亏瘀结之象。

治法:祛瘀破结,滋养阴血。

方药:通幽汤(《兰室秘藏》)加减。

熟地黄15g,当归15g,桃仁10g,红花10g,升麻10g,三七粉5g(冲服),五灵脂10g(包煎),栝蒌10g,川贝母10g,炙甘草10g。

方药分析:方中熟地黄、当归滋阴养血;桃仁、红花、三七粉、五灵脂破结行瘀;栝蒌、川贝母化痰软坚;升麻升清降浊;炙甘草益脾和中。

加减:若瘀血征象明显者,加丹参、赤芍、刘寄奴以祛瘀通络;痰浊内阻明显者,去炙甘草,加昆布、海藻、郁金以化痰软坚;气虚者,去五灵脂,加党参、黄芪以补气;瘀血阻滞,大便秘结者,可选用滋血润肠丸(《医学统旨》)以逐瘀通便;兼痰热内阻者,加吞服中成药六神丸以清热化痰,解毒消肿;如服药即吐,难于下咽者,可先服中成药玉枢丹(《片玉心书》)以开膈降逆,随后再服煎药。

(2)瘀血内阻

①血瘀头面　清窍不荣

症状:头痛,目痛,白睛紫赤,或头发脱落,或健忘,眩晕,或少寐多梦,或作癫狂,或发痫证,舌有瘀点、瘀斑,脉弦涩。

病机分析:血瘀于头面,使血行不畅,清窍不荣,或脑海失养,故头痛,目痛,白睛紫赤,或头发脱落,或健忘,眩晕,或少寐多梦,恒致癫狂或发痫证;或因头部外伤之后,也常因血瘀而致斯证。舌有瘀点、瘀斑,脉弦涩皆为血瘀之征象。

治法:活血通络,化瘀通窍。

方药:通窍活血汤(《医林改错》)加减。

桃仁10g,红花10g,赤芍10g,川芎10g,生姜10g,大枣6枚,葱白10g,白芷10g。

方药分析:方中桃仁、红花、川芎、赤芍活血化瘀;葱白、白芷活血通窍;生姜、大枣健脾和中。

加减:若以癫狂为主要表现者,可选用癫狂梦醒汤(《医林改错》),以活血化瘀,理气解郁;痫证发作者,酌加竹沥、石菖蒲、胆南星、全蝎、僵蚕、远志、郁金等以豁痰熄风,镇痉安神。

②瘀阻胸肺　络损血溢

症状:外伤之后,咳嗽胸背牵引疼痛,咳血,血色紫黯,或呈块状,胸闷如窒,转侧不利,舌质紫红,脉细涩。

病机分析:胸部外伤,损伤肺络,血溢络外而致瘀,瘀阻肺络,络损血溢,故咯血色黯有块;瘀血内停,气道不利,肺失宣降,则胸闷如窒。舌质紫红,脉细涩皆为瘀血之象。

治法:活血化瘀,理气止痛。

方药:血府逐瘀汤(《医林改错》)加味。

桃仁10g,红花10g,当归15g,川芎10g,赤芍10g,川牛膝10g,生地黄10g,柴胡10g,枳壳10g,桔梗10g,白及粉6g(冲服),甘草6g。

方药分析:方中桃仁、红花、当归、川芎、赤芍、川牛膝养血活血,化瘀通络;柴胡、枳壳理气止痛;生地黄、白及粉凉血止血;桔梗止咳化痰;甘草和中缓急。

加减:若咳嗽剧烈者,加百部、紫菀、款冬花以止咳化痰;咯血明显者,加三七粉、白茅根、蒲黄以止血化瘀;胸闷胸痛甚者,加栝蒌、蒲黄、五灵脂以理气化瘀止痛。

③瘀痹心脉　血行涩滞

症状:心胸剧烈疼痛,如刺如绞,痛有定处,甚则心痛彻背,背痛彻心,或痛引肩背,唇甲青紫,伴有胸闷不适,每因疲劳、暴怒而加重,舌质黯红或紫黯,有瘀斑,舌下瘀筋,苔薄,脉弦涩或结代或促。

病机分析:由于寒凝、热结、痰阻、气滞、气虚等因素,皆可致血脉郁滞而为瘀血。瘀血停着不散,心脉不通,故作疼痛如刺如绞,而痛处不移,甚则心痛彻背,背痛彻心,或痛引肩背;血为气之母,瘀血痹阻,则气机不运,故见胸闷不适;劳损过度则气耗血虚,暴怒伤肝则气瘀交阻,故可因疲劳、暴怒而使心痛加重。痛则脉弦,唇甲青紫,舌质紫黯有瘀斑,舌下瘀筋均为瘀血之候;瘀血蓄积,心阳阻遏则脉涩或结代或促。

治法:活血化瘀,通脉止痛。

方药:血府逐瘀汤(《医林改错》)加减。

桃仁10g,红花10g,当归15g,赤芍10g,川芎10g,柴胡10g,枳壳10g,桔梗10g,川牛膝10g,乳香6g,没药6g,炙甘草10g。

方药分析:方中桃仁、红花、当归、赤芍、川芎、川牛膝、乳香、没药活血化瘀,通络止痛;柴胡、枳壳、桔梗调畅气机,开胸通阳,行气而助活血;炙甘草补中缓急。

加减:本证中由于致瘀原因有别,故活血化瘀药的选择,应随临床证候表现的不同而有所区别。如寒凝或阳气虚兼血瘀者,宜选用温性活血之品;热结、阴虚火旺兼血瘀者,宜选用凉性活血之品;气血不足而兼血瘀者,宜选用养血活血之品;痰瘀互结者,又需根据寒痰、痰热(火)、风痰等不同而分别选用不同性味的活血药,凡此,均应仔细斟酌。同时,还可配合服用中成药复方丹参滴丸或冠心苏合丸,亦可静脉滴注中药注射剂丹红注射液或复方丹参注射液,以活血化瘀止痛。

④瘀血内阻　肝血瘀滞

症状:面色青黑不华,右胁疼痛如针刺,尤以夜晚为甚,或伴有腹胀,体倦乏力,胁下痞块,手可触及,舌质绛,边有瘀斑,苔白,脉弦而涩。

病机分析:多见于癥积、臌胀等病。气病及血,血脉瘀阻,故右胁疼痛如针刺,入夜为甚;肝血瘀滞,气血失荣,故面色青黑不华;肝血瘀滞,脾运失健,可见腹胀,胁下痞块。舌质绛而有瘀斑,脉弦而涩皆为肝血瘀滞之象。

治法:活血化瘀,消积止痛。

方药:化瘀汤(《实用中医内科学》)。

丹参20g,当归15g,桃仁10g,红花10g,牡丹皮10g,赤芍10g,穿山甲10g(先煎),牡蛎15g(先煎),白术10g,青皮10g,泽泻10g。

方药分析:方中丹参、当归、桃仁、红花养血活血;牡丹皮、赤芍凉血化瘀;穿山甲、牡蛎软坚破瘀;白术、青皮、泽泻健脾行气利水。

加减:若疼痛剧烈者,可合用失笑散(《太平惠民和剂局方》)以消瘀止痛;胁下癥积痞块明显者,加炙鳖甲、泽兰以消癥散结;腹胀甚者,加砂仁、木香、厚朴以行气消胀。

⑤瘀阻胁下　络破血溢

症状:跌打损伤之后,胸胁腹部刺痛,痛处固定不移,拒按,舌质瘀紫,脉涩或结代或弦。

病机分析:跌打损伤,络破血溢,留滞胸胁肌腠之间,乃为瘀血;瘀血阻滞,气机不畅,故胸胁腹部刺痛;瘀血固着不移,则痛处固定而拒按。舌质瘀紫,脉涩均为瘀血内阻之征象。

治法:活血化瘀,疏肝通络。

方药:复元活血汤(《医学发明》)加味。

柴胡10g,天花粉12g,当归15g,桃仁10g,红花10g,穿山甲10g(先煎),酒炙大黄10g,郁金10g,甘草6g。

方药分析:方中柴胡引诸药入肝,疏肝理气,使气行血活;酒炙大黄荡除积瘀败血,引瘀血下行;二者一升一降,以加强活血化瘀通络之功效;当归能行血中之气,使血各归其经;穿山甲可逐络中之瘀,使血各从其散;桃仁、红花、郁金活血祛瘀;天花粉清浊火之内蕴;甘草泻火缓中。

加减:若胸胁腹部刺痛较甚者,加三七粉、蒲黄、五灵脂以活血通络止痛;亦可选用膈下逐瘀汤(《医林改错》)加减,以活血祛瘀,理气止痛。

⑥气血郁滞　瘀结少腹

症状:少腹胀满疼痛,或有积块,或有淋浊,小便短少,甚至癃闭,或尿血颜色紫黯夹块,舌质紫黯或有瘀点、瘀斑,脉弦或涩。

病机分析:气血郁滞,结于少腹,以致少腹胀满,疼痛或有积块;当血瘀阻滞而使膀胱气化不利时,则出现淋浊、小便不利甚至癃闭;瘀阻脉络,血液外溢,则致尿血紫黯夹块。舌质紫黯或有瘀点、瘀斑,脉弦或涩皆为瘀血之征。

治法:活血化瘀,理气止痛。

方药:少腹逐瘀汤(《医林改错》)加减。

当归15g,川芎10g,赤芍10g,蒲黄10g(包煎),五灵脂10g(包煎),没药10g,延胡索10g,肉桂6g,干姜6g。

方药分析:方中当归、川芎、赤芍、蒲黄、五灵脂、没药、延胡索活血祛瘀,理气止痛;肉桂、干姜温经散寒。

加减:本方适用于少腹血瘀之属于寒证者。若见发热、口渴、舌红、苔黄、脉数等热证表现者,宜去肉桂、干姜,加金银花、连翘、蒲公英以清热解毒;小便不利甚至癃闭者,去干姜、肉桂,加琥珀、马鞭草、白茅根以利尿通淋;尿血者,去干姜、肉桂,加大蓟、小蓟、藕节、白茅根以凉血止血。

⑦瘀血阻络　络伤血溢

症状:伤处肿痛,疼痛难忍,患处皮肤青紫,舌质紫黯,脉弦或涩。

病机分析:外伤损伤络脉,络伤血溢,留滞于局部肌腠之间,形成瘀血;瘀血内停,气机不畅,不通则痛,故局部肿痛难忍;瘀血凝聚不散,则患处皮肤青紫。舌质紫黯,脉弦或涩,乃瘀血阻滞之象。

治法:活血化瘀,通络止痛。

方药:活络效灵丹(《医学衷中参西录》)加味。

丹参30g,当归15g,乳香10g,没药10g,三七粉6g(冲服),苏木10g,郁金10g,甘草6g。

方药分析:方中丹参、乳香、没药、三七粉、苏木活血化瘀,消肿止痛;当归养血活血;郁金行气活血止痛;甘草缓急和中。

加减:若伤处肿痛明显者,加血竭、自然铜以加强活血消肿止痛之功,还可吞服中成药云南白药或跌打丸;患处局部可用云南白药气雾剂喷涂,或用中成药正红花油外搽,以活血祛瘀,消肿止痛。

⑧血瘀经络　阻塞气机

症状:肢体疼痛、麻木,或肢体活动障碍,出现偏瘫、截瘫或单瘫,手足不温,肤色青紫或苍白,舌质紫黯,脉象细涩。

病机分析:经络为气血运行之通道,血瘀经络,气血不能外达,四肢肌肤、筋骨失其濡养,故肢体疼痛、麻木、活动障碍;血脉瘀滞不通,不能温运四末,故致手足不温,肤色青紫或苍白。舌质紫黯,脉细涩均为瘀血阻滞之象。

治法:活血化瘀,通经活络。

方药:桃红四物汤(《医宗金鉴》)加味。

桃仁10g,红花10g,当归15g,赤芍10g,川芎10g,生地黄10g,黄芪30g,鸡血藤15g,川牛膝10g,金毛狗脊10g,地龙10g。

方药分析:方中桃仁、红花、赤芍、川芎、川牛膝活血化瘀;黄芪、当归、鸡血藤养血活血;金毛狗脊补肝肾,强腰膝;地龙搜风通络。

加减:若以肢体疼痛、麻木为主要表现者,亦可用调荣活络饮(《症因脉治》)去大黄,以活血通络,散寒除湿止痛;以肢体活动不利,表现为单瘫、偏瘫或截瘫者,可用活络效灵丹(《医学衷中参西录》)加黄芪、鸡血藤、补骨脂、杜仲等,或服用中成药偏瘫复元丸,以活血通络,益气养血,补养肝肾。

⑨肝郁血瘀　瘀血黄疸

症状:目青面黑,小腹满,额上黑,大便黑而时溏,舌尖红,苔黄腻,脉沉弦而涩。

病机分析:黄疸日久,由气郁而血瘀,瘀血留着,胆汁受阻,而发为黄疸;肝开窍于目,肝郁则目青;肝郁不舒则小腹满;肝郁脾虚则大便黑而时溏。舌尖红,苔黄腻,脉弦而涩均为肝郁血瘀之象。

治法:活血通瘀,疏肝退黄。

方药:鳖甲煎丸(《金匮要略》)加减。

炙鳖甲15g(先煎)，大黄6g(后下)，桃仁10g，䗪虫10g，柴胡10g，厚朴10g，赤芍10g，牡丹皮10g，瞿麦10g，石苇10g，党参15g，阿胶10g(烊化)。

方药分析：方中炙鳖甲软坚散结通络；大黄、䗪虫、桃仁、赤芍、牡丹皮破血攻瘀，疏通肝经络脉之瘀滞；柴胡、厚朴行气开郁，调达肝气之郁结；瞿麦、石苇利水除湿退黄；党参、阿胶益气养血。

加减：若伴有胸胁刺痛，入夜尤甚，固定不移者，加川楝子、延胡索以理气通络止痛；气虚血瘀，兼见倦怠乏力，少气懒言者，党参易人参，加黄芪以益气行血；瘀积化热，口干低热，入夜尤甚，不欲饮水者，加水牛角、大青叶、玄参以凉血化瘀清热。

第二节　血瘀发热

【定义】

发热是临床最为常见的症状之一。发热成因很多，一般分外感发热、内伤发热两类。以内伤为病因，脏腑功能失调，气血阴阳亏虚为基本病机的发热，称为内伤发热。通常外感发热起病急，热势高；内伤发热起病缓，常见低热。血瘀发热属内伤发热范畴，是以午后或夜晚发热，或自觉身体某些部位发热，口燥咽干，但欲漱水不欲咽，肢体或躯干有固定痛处或肿块，面色萎黄或晦黯，皮肤粗糙甚至肌肤甲错，舌质青紫或有瘀点、瘀斑，脉弦或涩为临床特征的一种病证。

【源流】

血瘀发热早在《黄帝内经》中，即有类似记载。如《灵枢·痈疽》云："营卫稽留于经脉之中，则血泣而不行，不行则卫气从之而不通，壅遏而不得行，故热。"为后世辨治血瘀发热奠定了基础。

汉代张仲景《伤寒论·辨太阳病脉证并治》云："病人无表里证，发热七八日……合热则消谷善饥，至六七日不大便者，有瘀血，宜抵当汤。"指出血瘀内伤发热的病机及治法。

明代陶华《伤寒全生集·瘀血发热类伤寒论》云："凡跌扑损伤，或被人踢打，或物相撞，或致闪肭，一时不觉，过至半日或一二三日而发者有之，十数日或半月一月而发者有之。一般寒热交作，其心胸胁下小腹满痛，按之手不可近者，此有瘀血也。"论述了血瘀证见有寒热症状者，不可误认为伤寒。

清代喻昌《医门法律·虚劳门·虚劳论》云："血瘀则荣虚，荣虚则发热。"指出血瘀发热与血虚有关。李用粹《证治汇补·发热》认为发热除外感外，劳倦、劳色、气郁、火郁、夹瘀等皆可引起发热。尤怡《金匮翼》云："瘀血发热者，其脉涩，其人但嗽水而不欲咽，两脚必厥冷，少腹必急结……但通其血，则发热自止。"描述了血瘀发热的症状及治法。王清任在继承前人经验的基础上，对血瘀发热的认识有很大突破。如其在《医林改错·气血合脉说》中载有血府血瘀之症，其特点是"后半日发烧，前半夜更甚。后半夜轻，前半日不烧。""血瘀之轻者，不分四段，惟月落前后烧两小时，再轻者或烧一时。"其他尚有"身外凉，心里热"；"晚发一阵热"等等血瘀特点的描述，均有助于对血瘀发热的辨证。周学海《读医随笔》列"瘀血内热"，对血瘀发热作专篇论述。其云："腹中常自觉有一段热如汤火者，此无与气化之事也，非实火内热，亦肺阴虚内热,是瘀血之所为也。其证口不干,而内渴消水。"俞根初《通俗伤寒论》云:"瘀血在腠理则作寒作热。"唐荣川《血证论·瘀血》亦云:"瘀血在腠理,则荣卫不和,发热恶寒……是以寒热如疟之状;瘀血在肌肉,则翕翕发热,自汗盗汗……"丰富了血瘀发热辨证施治的内容。

【范围】

血瘀发热可见于现代医学的功能性低热、肿瘤、血液病、结缔组织病、慢性感染性疾病所引起的发热,以及某些原因不明的发热。

【病因病机】

(一)跌仆损伤 瘀血阻滞

跌仆损伤,血脉受损,瘀血阻滞,气血不通,壅而为热,及发斯证。亦如明代陶华《伤寒全生集·瘀血发热类伤寒论》所云:"凡跌仆损伤,或被人踢打,或物相撞,或致闪肭……一般寒热交作……此有瘀血也。"

(二)寒凝气滞 瘀血内结

气滞不行,或寒凝经脉,皆致瘀血内结;瘀血停积于体内,使气血不通,营卫壅遏,而引起发热。亦如清代周学海《读医随笔·瘀血内热》所云:"其因或寒热病后,或由渴极骤饮冷水,或由大怒,或由用力急遽,或由劳后骤息,或由伤食日久,或由嗜食炙煿太过,在妇人或由经水不尽,治之必兼行瘀之品。"

(三)各种出血 瘀血内郁

各种出血,血溢脉外,虽清血鲜血,亦是瘀血,瘀血内郁化热,乃成此证。亦如清代唐容川《血证论·瘀血》所云:"瘀血在肌肉,则翕翕发热。"

【辨证要点】

(一)辨病史

血瘀发热起病缓慢,病程较长,一般可有情志抑郁、寒凝血脉、跌仆损伤、积聚包块、久病、出血等病史。

(二)辨临床特征

血瘀发热以午后或夜晚发热为主要症状,或自觉身体某些部位发热,其热多为低热,少数可以表现为高热,一般发热不恶寒;兼见口燥咽干,但欲漱水不欲咽,肢体或躯干有固定痛处或肿块,肌肤甲错,舌质青紫或有瘀点、瘀斑等瘀血内结的症状为临床特征。

【类证鉴别】

(一)血瘀发热与外感发热

清代吴谦等《医宗金鉴·内伤外感辨似》云:"内伤外感皆发热,内伤之发热,热在肌肉,以手扪之,热从内泛,不似外感之发热,热在皮肤,以手扪之,热自内轻也。"血瘀发热属内伤发热;外感发热因感受外邪而起,发病较急,病程较短,发热时常伴有恶寒,其寒虽得衣被而不减。

(二)血瘀发热与血虚发热

清代喻昌《医门法律·虚劳门·虚劳论》云:"血瘀则荣虚,荣虚则发热。"指出血瘀发热与血虚有关。两证虽均见于午后或夜间潮热,热象都为低热,但病因病机迥异。后者多由素体阴虚或汗、吐、下、亡血、亡津液之后,阴亏气燥,虚火上炎所致,其特征为午后潮热,兼见颧红,五心烦热,盗汗,舌红脉细数等虚火上炎的症状。

【辨治钩要】

(一)首选活血化瘀

血瘀发热,治当以活血化瘀为主要治则。亦如清代周学海《读医随笔·瘀血内热》所云:"治之必兼行瘀之品,如桃仁、红花之属,或吐紫块,或下黑粪乃止。"

(二)注意用药宜忌

治疗血瘀发热,应慎用发散、苦寒、滋补之剂。对血瘀发热而言,发散易于耗气伤津,苦寒易伤败胃气或化燥伤阴,滋补则易于碍脾,均可使病情加重。亦如清代周学海《读医随笔·瘀血内热》所云:"若误以为实火而用寒清,以为阴虚而用滋补,则瘀血益固,而将成干血证也。"

【辨证论治】

(1)症状:午后或夜晚发热,或自觉身体某些部位发热,口燥咽干,但欲漱水不欲咽,肢体或躯干有固定痛处或肿块,面色萎黄或晦黯,皮肤粗糙甚至肌肤甲错,舌质青紫或有瘀点、瘀斑,脉弦或涩。

(2)病机分析:瘀血阻滞,气血不通,壅而为热,乃发斯证。瘀血病在血分,属阴,故多在午后或晚间发热;瘀血阻滞,气血运行不畅,水津不能上承,以致口燥咽干,但欲漱水不欲咽;经络阻滞,气血瘀滞不通,则有固定痛处或出现肿块;瘀阻脉络,肌肤失于濡养,故见面色萎黄、晦黯,皮肤粗糙甚至肌肤甲错。舌质青紫或有瘀点、瘀斑,脉弦或涩,均为瘀血内结之象。

(3)治法:活血化瘀。

(4)方药:血府逐瘀汤(《医林改错》)加味。

当归15g,桃仁10g,红花10g,赤芍10g,川芎10g,川牛膝10g,牡丹皮10g,炙大黄10g,柴胡10g,枳壳10g,桔梗10g,甘草6g。

(5)方药分析:方中当归、桃仁、红花、赤芍、川芎、川牛膝、牡丹皮、炙大黄活血化瘀,兼以养血生新;柴胡、枳壳、桔梗理气行气;甘草调和诸药。

(6)加减:若热势较甚者,加秦艽、白薇以清热凉血;对于因跌仆损伤而引起的血瘀发热,亦可选用复元活血汤(《医学发明》)或大成汤(《外科正宗》),以活血化瘀,消肿止痛。

【转归及预后】

血瘀发热一证,病程往往较长,有的可延续数年或反复发作,因此必须认真细致地观察、辨证,以冀逐步取得疗效。临证体会,诸多血瘀发热,经过适当的治疗可以获得较好的疗效,但部分患者,尤其是兼杂多种证候,如阴虚夹瘀血,气虚夹瘀血,血虚夹瘀血等病情复杂者,则疗效较差。

【调护】

(一)畅情志

保持精神愉快,避免过度劳累。

（二）调饮食

注意调节饮食,宜进清淡、富于营养,而又易于消化之品。

（三）避外感

明代陶华《伤寒全生集·瘀血发热类伤寒论》云:"内伤瘀血证,必自汗。"血瘀发热患者的住所,应注意避风,安静,寒温适度,防止感受外邪,对有自汗、盗汗者,尤当注意。

第三节　血瘀头痛

【定义】

头痛是病人自觉头部疼痛为特征的一种常见病症,可单独出现,亦可出现于多种急慢性疾病之中。血瘀头痛属实证头痛,是临床以头痛经久不愈,痛处固定不移,如锥如刺,舌有瘀斑,脉细或细涩为主要表现的病证。

【源流】

头痛一证,首载于《黄帝内经》,有"真头痛"、"脑痛"之称。如《灵枢·厥病》云:"真头痛,头痛甚,脑尽痛,手足寒至节,死不治。"亦云:"头痛不可取于前者,有所击堕,恶血在于内。"奠定了血瘀头痛的理论基础。

汉代张仲景《伤寒论》六经辨证对血瘀头痛的辨证论治提供了依据,后世医家多有发挥。

明代王肯堂《证治准绳·头痛》云:"头象天,三阳六腑清阳之气,皆会于此;三阴五脏精华之血,亦皆注于此。于是天气所发六淫之邪,人气所变五贼之逆,皆能相害。或蔽覆其清明,或瘀塞其经络,因与其气相搏,郁而成热则脉满,满则痛。"对瘀血头痛之病因病机颇多阐发。

清代何梦瑶《医碥·头痛》云:"实者其人血气本不虚,为外邪所犯,或蔽覆其清明,或壅塞其经络,或内之实必上炎,因而血瘀涩滞,不得通行而痛,其痛必甚,此为实。虚者其人气血本虚,为外邪所犯,或内之浊阴上干,虽亦血瘀涩滞,不能通行,而搏击无力,其痛不甚,此为虚。"明确指出辨别血瘀头痛,须分内外虚实。叶桂对血瘀头痛的证治积累了丰富的经验,《临证指南医案·头痛》邹时乘按云:"观先生于头痛治法,亦不外此。如阳虚浊邪阻塞,气血瘀痹而为头痛者,用虫蚁搜逐血络,宣通阳气为主。"亦云:"大凡阳气先虚,清邪上入,气血瘀痹,其痛流连不息。法当宣通清阳,勿事表散。"药随证转,值得效法。沈金鳌《杂病源流犀烛·头痛源流》云:"六淫五贼之邪,皆能犯上为逆……但邪外袭,则血凝涩而脉挛缩,收引小络而痛,得温则痛减。"阐述了寒邪侵袭,血瘀脉挛头痛的病因病机。王清任《医林改错·方叙》云:"立通窍活血汤,活头面四肢周身血管血瘀之症。"丰富了祖国医学对血瘀头痛论治的内容,且沿用至今。

【范围】

头痛可见于现代医学内、外、神经、精神、五官等各科疾病中。内科常见之头痛,可见于传染性及感染性发热之疾病、高血压、颅内疾病、神经官能症、偏头痛等疾病中。血瘀头痛以外伤头痛、经久不愈的头痛最为多见。

【病因病机】

(一)头部外伤　脉络瘀阻

跌仆挫击,头部外伤,血溢于经脉之外,而为离经之血;离经之血阻塞脉络,脉络不通,故而头痛。亦如《灵枢·厥病》所云:"头痛不可取于前者,有所击堕,恶血在于内。"

(二)外邪侵袭　血瘀脉挛

起居不慎,坐卧当风,风寒之邪侵袭于经络,上犯于巅顶,清阳之气受阻,气血为之凝滞,脉络为之挛缩,故致头痛。亦如清代沈金鳌《杂病源流犀烛·头痛源流》所云:"但邪外袭,则血凝涩而脉挛缩,收引小络而痛。"

(三)痰浊上蒙　阻塞脉络

平素嗜食膏粱厚味,恣食肥甘,体胖多湿,湿聚生痰,痰浊上蒙,阻塞脉络,脉络瘀痹,则发头痛。亦如清代叶桂《临证指南医案·头痛》所云:"阳虚浊邪阻塞,气血瘀痹而为头痛。"

【辨证要点】

(一)辨临床特征

血瘀头痛以头痛经久不愈,痛处固定不移,如锥如刺,舌有瘀斑,脉细或细涩为临床特征。亦如清代王清任《医林改错·血府逐瘀汤所治之症目》所云:"查患头痛者,无表症,无里症,无气虚、痰饮等症,忽犯忽好,百方无效,用此方一剂而愈。"

(二)辨头痛之属外感或内伤

血瘀头痛因外感而致者,多因寒邪,起病较急,常伴恶寒症状;因内伤而致者,其痛反复发作,痛如锥刺;因外伤而致者,则具有明显的头部外伤病史。

【类证鉴别】

(一)外伤血瘀头痛与内伤血瘀头痛

外伤血瘀头痛多属实证,具有明显的头部外伤病史;内伤血瘀头痛多属本虚标实,症见头痛经久不愈,其痛如锥如刺,多因久病入络,血瘀络痹之故。

(二)瘀血阻络头痛与痰浊上蒙头痛

二者皆属实证。前者多因久痛入络,血滞不行,或有外伤,瘀血结于脉络,不通则痛;后者多因平素饮食不节,脾胃运化失调,痰浊内生,痰浊为阴邪,上蒙清窍则昏沉作痛,阻于胸脘则满闷吐涎。然痰浊上蒙,亦可阻塞脉络,形成痰夹瘀血之头痛,又为血瘀头痛之一种,症见头痛剧烈,痛不可近,忽发忽止,反复无常。

【辨治钩要】

(一)久病头痛宜活血化瘀

头痛病因繁多,外感、内伤、外伤等均可引发。故凡头痛经久不愈,则应考虑久病入络、血瘀络痹之故,无论何种原因引起,酌加活血化瘀之剂常可获效。亦如清代叶桂《临证指南医案·头痛》邹时乘按所云:"今久痛有高突之状,似属客邪蒙蔽清华气血……大凡阳气先虚,清邪上入,气血瘀痹,其痛流连不息。"

(二)重视血瘀并顾及气虚

血瘀头痛应用活血化瘀药治疗,若效果不显时,审其病机若系气虚瘀阻,则当益气化瘀,可选用当归补血汤(《兰室秘藏》)合通窍活血汤(《医林改错》)出入化裁。亦如宋代严用和《重订严氏济生方·头痛门》所云:"凡痛者,血气俱虚,风、寒、暑、湿之邪伤于阳经,伏留不去者,久曰厥头痛。"

(三)循经用药可事半功倍

头为诸阳之会,手足三阳经均循头面,厥阴经亦上会于巅顶,由于脏腑经络受邪之不同,头痛的部位亦异。大抵太阳头痛,多在前额及眉棱等处;少阳头痛,多在头之两侧,并连及耳部;厥阴头痛,则在巅顶部位,或连于目系。明乎此,则循经用药,可奏事半功倍之效。亦如元代朱震亨《丹溪心法·头痛》所云:"头痛须用川芎,如不愈,各加引经药。"

【辨证论治】

(一)外伤血瘀

(1)症状:头部有跌仆挫击等外伤病史,自觉头痛剧烈,痛有定处,痛无休止,头昏头胀,时重时轻,舌质紫黯或边尖有瘀斑瘀点,苔滑腻,脉弦涩。

(2)病机分析:头部外伤,脉络受损,血溢脉外,瘀血阻滞,脉络不通,故头痛剧烈,痛有定处,痛无休止,头昏头胀,时重时轻。舌质紫黯或有瘀斑瘀点,脉弦涩均为瘀血内停之象。

(3)治法:活血化瘀,通络止痛。

(4)方药:通窍活血汤(《医林改错》)加减。

白芷15g,桃仁10g,红花10g,赤芍10g,川芎10g,生姜6g,老葱3段,大枣6枚。

(5)方药分析:方中白芷替代原方中价格昂贵之麝香,以芳香通窍活络;桃仁、红花、赤芍、川芎活血化瘀;老葱通阳活络;佐以生姜、大枣调和营卫。

(6)加减:可饮酒者,加入黄酒1盅与上药同煎,则辛温通阳、活血止痛之效更佳。此外,还可选用中成药跌打丸或云南白药,以活血化瘀,通络止痛。

(二)风阻络瘀

(1)症状:偏侧或两侧头面痛,其痛暴发,痛势剧烈,或如刀割,或如电击,局部抽搐,或左或右,连及齿目,寒冷不适,痛不可近,触之痛甚,昼夜不宁,忽然痛止,一如常人,反复发作,缠绵难愈,舌质淡黯或边尖有瘀点瘀斑,脉沉涩。

(2)病机分析:风者善行而数变,"高巅之上,唯风可到",风邪内客,瘀阻脉络,则头痛阵作,反复无常,痛势剧烈,痛不可近。舌有瘀点瘀斑,脉沉涩,均为血瘀阻滞之象。

(3)治法:活血祛风,通络止痛。

(4)方药:桃红四物汤(《医宗金鉴》)加减。

当归15g,川芎15g,赤芍10g,桃仁10g,红花10g,防风15g,荆芥10g,地龙10g,蜈蚣2条,天麻10g,细辛3g。

(5)方药分析:方中桃红四汤去熟地黄以活血化瘀;防风、荆芥、细辛祛风止痛;地龙、蜈蚣、天麻搜风通络。

(6)加减:若以抽痛剧烈,喜热喜熨,面肌紧缩,四末欠温,舌质淡,苔白,脉象以迟紧为主,证属血瘀者,加炙附子、桂枝以温阳祛寒;以痛如火燎,或胀痛如裂,得凉痛减,遇热痛甚,渴喜冷饮,面红目赤,便干溲黄,舌红苔黄,脉数为主,证属风热内阻,脉络瘀痹者,加生石膏、黄芩、黄连、大黄以清热;以抽搐疼痛,日久不愈,颧红潮热,失眠健忘,腰痠,急躁易怒,舌红少苔,脉象细数为主,证属阴虚火旺,脉络瘀阻者,加生地黄、知母、黄柏以滋阴降火。

(三)风夹痰瘀

(1)症状:头痛如裹,或为跳痛或刺痛,痛有定处,伴眩晕,肢体麻木,胸闷胸痛,舌质黯淡或有瘀斑瘀点,苔厚腻,脉沉涩。

(2)病机分析:恣食膏粱厚味,嗜食肥甘,肥胖多湿,湿聚成痰,痰阻脉络,瘀血内停,风夹痰瘀,上蒙清窍,故致头痛,眩晕;风痰瘀阻滞心包络则胸痛胸闷;阻滞肢体经络则肢体麻木。舌质黯淡或有瘀斑瘀点,苔厚腻,脉沉涩均为风痰瘀内阻之象。

(3)治法:化痰行瘀,熄风通络。

(4)方药:双合汤(《杂病源流犀烛》)加减。

桃仁10g、红花10g、当归15g、川芎15g、赤芍10g、陈皮10g、茯苓10g、半夏10g、白芥子10g、羌活10g、天麻10g、钩藤15g、甘草6g。

(5)方药分析:方中桃红四物汤去熟地黄以活血祛瘀;二陈汤合白芥子涤痰通络;加羌活祛风胜湿;天麻、钩藤平肝熄风。

(6)加减:若偏痰者,可选用二陈汤(《太平惠民和剂局方》)加苍术、白术、桃仁、红花以化痰通络,兼活血化瘀,少佐白芷以引经;偏瘀者,亦可选用四物汤(《太平惠民和剂局方》)加陈皮、茯苓、羌活、红花、苏木以加强活血化瘀,化痰通络;兼胸痛闷者,加栝蒌、薤白以化痰通阳,行气止痛;伴肢体麻木者,加全蝎、蜈蚣以搜剔通络。

【转归及预后】

凡头痛经久不愈,其痛如针刺者,则因久病入络,血瘀络痹之故。故血瘀头痛,经采用活血化瘀之剂治疗后,亦多易奏效。血瘀偏头痛屡发不愈,往往可引起同侧目疾,或两目俱损,不可不慎。清代张璐《张氏医通·诸痛门》"用黑锡丹,灸百会穴,猛进参、附,可救十中之一"之说,可供参考。可见血瘀真头痛不易图治。

【调护】

(一)避免劳累

注意休息,特别是头部外伤所致的为血瘀头痛,则更应卧床休息。居住环境宜宁静,避免精神刺激。

(二)饮食调摄

食宜清淡,禁忌烟酒,禁食动风动血之品及肥甘厚味。

第四节　血瘀中风

【定义】

中风又名"卒中"。多由忧思恼怒,饮食不节,恣酒纵欲等因,以致阴阳失调,脏腑气偏,气血错乱所致。临床表现以卒然昏仆,不省人事,伴口眼㖞僻不遂,半身不遂,语言不利,或不经昏仆而仅以㖞斜为主症的一种疾病。因本病起病急剧,见症多端,变化迅速,与风性善行数变的特征相似,故以"中风"名之。但与汉代张仲景《伤寒论》所称"中风"名同实异。血瘀中风或因气滞血不畅行,或因气虚运血无力,或因感寒收引凝滞,或因热灼阴伤,液耗血滞而成。

【源流】

《黄帝内经》中虽无"中风"病名,但有对其症状的记述。如卒中昏迷期间有"仆击"、"大厥"、"薄厥"之称;半身不遂期间有"偏枯"、"偏风"、"身偏不用"、"痱风"等称谓。《素问·生气通天论》云:"阳气者,大怒则形气绝,而血菀于上,使人薄厥。"《素问·调经论》亦云:"血之与气,并走于上,则为大厥。"以上记载与血瘀中风的症状描述相类似。

汉代张仲景《金匮要略·中风历节病脉证并治》除指出"夫风之为病,当半身不遂"的主症外,还首先提出中络、中经、中腑、中脏的证候与分类方法,为后世辨证论治血瘀中风奠定了理论基础。华佗《中藏经》云:"人病中风偏枯,其脉数而面干黑黧,手足不遂,言语謇涩。"指出中风偏枯者可见"面干黑黧"的血瘀症状。

元代朱震亨《丹溪心法·中风》云"半身不遂,大率多痰,在左属死血瘀血,在右属痰有热,并气虚。"亦云:"治风之法,初得之即当顺气,及日久即当活血,此万古不易之理。"明谓血瘀可致中风,且中风日久,则应活血化瘀。

清代尤怡《金匮翼·中风统论》中立有中风八法,其中"七曰通窍燧"中寓意活血化瘀之法。沈金鳌《杂病源流犀烛·中风源流》云:"肥人多中风。河间曰:人肥则腠理致密而多郁滞,气血难以通利,故多卒中也。"既指出体质类型是本病发病的重要因素,又说明气滞血瘀是中风发病的重要病机之一。叶桂《临证指南医案·中风》华岫云按云:"若肢体拘挛,半身不遂,口眼㖞斜,舌强言謇,二便不爽,此本体先虚,风阳夹痰火壅塞,以致营卫脉络失和,治法急则先用开关,继则益气养血,佐以消瘀清火、宣通经隧之药,气充血盈,脉络通利,则病可痊愈。"对血瘀中风的症状、病机、治法及预后都进行了详细阐述。王清任《医林改错》中更明确指出"中风半身不遂,偏身麻木"是由"气虚血瘀"而成,并提出"审气血之荣枯,辨经络之通滞"的对半身不遂的辨证大纲,至今仍有效地指导着临床实践。

【范围】

现代医学所称的脑卒中,与本病大体相同。脑卒中包括出血性脑血管病和缺血性脑血管病两大类。

出血性脑血管病中主要有高血压性脑出血;缺血性脑血管病中主要有脑血栓形成、脑栓塞和暂时性脑缺血发病等。以上疾病过程中有血瘀表现者,均可按血瘀中风进行辨证论治。

【病因病机】

(一)阳热化风　脑络破损

暴怒暴喜,五志过极,或用力过猛,或过于疲劳,或酒食不节,感受寒邪而诱发;阳热化风,迫血上涌,直冲脑络,致使脑络破裂,血溢络外,脑腑血瘀,闭塞元神,乃发中风。亦如清代唐容川《血证论·瘀血》所云:"既是离经之血,虽清血鲜血,亦是瘀血。"

(二)血脉不利　脑络瘀阻

素体禀赋不足,或劳倦内伤而至气血内虚,血脉不畅;或因嗜食肥甘,酒食无节,痰浊内生,阻滞经脉;每因情志不遂,气候不适等诱因,致使脏腑功能失调,气血逆乱于脑,脑络瘀阻而发中风。亦如清代沈金鳌《杂病源流犀烛·中风源流》所云:"河间曰:人肥则腠理致密而多郁滞,气血难以通利,故多卒中也。"

【辨证要点】

(一)辨先兆症状

中风未发之前,多有先兆症状,其中眩晕和肢体一侧麻木,为常见之发病先兆。亦如明代李用粹《证治汇补》所云:"平人手指发麻,不时晕眩,乃中风先兆,须预防之。"

(二)辨发病年龄

中风多发生在中年以上,老年尤多。亦如明代王履《医经溯洄集》所云:"凡人年愈四旬气衰之际……多有此疾。"但近年来中风的发病年龄有提早的趋向。

(三)辨临床特征

血瘀中风脑络破损型大多起病急骤,多发生于清醒之时,或因暴怒暴喜,五志过极;或用力过猛,或过于疲劳,以致头痛,呕吐,突然仆倒,半身不遂,口眼㖞斜;病情进展迅速,很快陷入昏迷,一二日内病情达到高峰。脑络瘀阻型起病较缓,多发生于睡眠或安静休息之时,开始发现肢体活动不灵,口眼闭合不全,渐至半身不遂,口眼㖞斜,多数不一定出现昏迷。

【类证鉴别】

(一)血瘀中风与痫证

血瘀中风昏迷时可见口眼㖞斜,半身不遂,清醒后多有后遗症;痫证昏迷时四肢抽搐,多吐涎沫,或发出异常叫声,醒后一如常人。

(二)血瘀中风与厥证

厥证昏迷时多见面色苍白,四肢厥冷,无口眼㖞斜、手足偏废,亦无四肢抽搐等症。

(三)血瘀中风与痉证

痉证者项背强直,四肢抽搐,甚至角弓反张,或见昏迷,但无口眼㖞斜及半身不遂。

【辨治钩要】

(一)审因立法

应根据病因病机的特点辨明证属脑络破损还是脑络瘀阻而考虑立法。如属阳热化风、脑络破损者,宜破瘀化痰,泻热醒脑,兼用凉血止血之法;属精血亏耗、水不涵木,或血行迟缓而致脑络瘀阻者,当滋水涵木,养血活血;属气虚帅血无力而脑络瘀阻者,则应益气活血化瘀。

(二)分期施治

脑络破损型中风急性期,中经络者治宜平肝熄风,化痰通络;中脏腑者,闭证宜开窍、熄风、化痰;脱证当予益气、回阳、固脱。恢复期、后遗症期治宜以补虚治本为主,兼以活血通络。脑络瘀阻型中风急性期以治标为主,活血通络以疏通经络,早用破瘀活血兼搜剔通络之品;恢复期或后遗症期应标本兼顾,以治本为主,分别选用益气化瘀、温阳化瘀、养血化瘀、补阴化瘀等,切不能一味化瘀,反使瘀不去而正气受伤。

(三)辨别轻重

血瘀中风的发生,病情有轻重缓急的差别,轻者仅限于血脉经络,重者常波及有关脏腑,故临床常将中风分为中经络与中脏腑两大类。中经络者,一般无神志改变而病轻;中脏腑者,常有神志不清而病重,且有闭证与脱证之区别。亦如汉代张仲景《金匮要略·中风历节病脉证并治》所云:"邪在于络,肌肤不仁;邪在于经,即重不胜;邪入于腑,即不识人;邪入于脏,舌即难言,口吐涎。"

【辨证论治】

(一)脑络破损

(1)症状:突然起病,多发生于清醒或活动之时,自感头痛剧烈,伴以呕吐,轻者先发生肢体无力,逐渐产生意识障碍或始终意识清醒;重者在短时间内进入昏迷,牙关紧闭,两手握固,大小便闭,肢体强痉,面赤身热,舌苔黄腻,脉弦滑数。

(2)病机分析:多因素体肝肾阴虚,水不涵木,肝阳上亢,复加暴怒暴喜,五志过极,或用力过猛,疲劳过度,或酒食不节,感受寒邪,以致阳热亢盛,迫血上涌,直冲脑络,使脑络破损,血溢络外,瘀血蓄积于脑中,津液外渗,或聚而为痰,或积为水肿,并化火化毒,以致风、瘀、痰、水、火、毒充斥脑海,脑失气血濡养,机体阴阳失调,脏腑功能失衡,乃发斯证。

(3)治法:破瘀化痰,泻热醒脑。

(4)方药:急用中成药至宝丹(《太平惠民和剂局方》)1粒灌服或鼻饲以开窍,并用羚羊角汤(《医醇賸义》)加减。

羚羊角粉0.5g(冲服),生地黄10g,牡丹皮10g,桃仁10g,大黄10g,菊花15g,黄芪10g,夏枯草15g,钩藤15g,石菖蒲10g,白茅根30g。

(5)方药分析:方中羚羊角粉、菊花、黄芪、夏枯草、钩藤清肝熄风;生地黄、牡丹皮、大黄、白茅根活血化瘀,凉血止血;桃仁活血破瘀;石菖蒲醒脑开窍。

(6)加减:若痰盛者,加竹沥、胆南星,或用竹沥水鼻饲以清化热痰;阳闭兼有抽搐者,加全蝎、蜈蚣以熄风镇惊。

（二）脑络瘀阻

（1）症状：多发生于睡眠或安静休息之时，开始多为半侧肢体活动不灵，口眼闭合不全；渐至半身不遂，口眼㖞斜，或失语、失用、失认，或眩晕、恶心、呕吐，一般多神志清楚，重者亦可昏迷，舌质淡，苔白或有瘀斑瘀点，脉沉涩。

（2）病机分析：年愈中年，元气已虚，体质肥胖，痰浊内盛，故素感头晕头痛，肢体麻木；痰瘀互结，血脉涩滞，加之睡眠或安静休息之时血行愈慢，乃致脑络瘀阻，脑髓失于气血之濡养而发本病。

（3）治法：补气活血，破瘀通络。

（4）方药：补阳还五汤（《医林改错》）加味。

黄芪60g，当归20g，川芎15g，桃仁10g，红花10g，地龙15g，赤芍15g，丹参30g，川牛膝10g，水蛭6g。

（5）方药分析：方中重用黄芪以益气；配当归以养血；合川芎、桃仁、红花、赤芍、丹参、川牛膝、地龙、水蛭以破瘀通络。

（6）加减：若气虚盛者加党参或人参，以大补元气；痰多壅盛者，加竹沥、栝蒌以化痰开窍；大便秘结者，加大黄以泻热通腑，兼能活血；失语或语言不利者，加天麻、全蝎、天竺黄以祛风除痰开窍。

（三）中风后遗症

（1）症状：血瘀中风之后，半身不遂，肢体麻木，语言不利，口眼㖞斜，或渐至痴呆，或精神失常，或抽搐发作，舌质黯或有瘀斑瘀点。

（2）病机分析：脑络破损型中风经治疗神志转清，但蓄积于脑中之离经之血仍未彻底祛除；脑络瘀阻型中风虽经治疗脑络并未完全畅通，仍有瘀血留滞；由于离经之血蓄积于脑中，或瘀血阻滞于脑络，则气血不能正常滋养脑髓，故发上述诸多后遗症。

（3）治法：祛痰逐瘀，搜剔通络。

（4）方药：补阳还五汤（《医林改错》）合解语丹（《医学心悟》）加减。

黄芪30g，当归15g，桃仁10g，红花10g，川芎10g，赤芍10g，地龙10g，石菖蒲15g，郁金10g，远志10g，天麻10g，全蝎5g，胆南星10g，甘草6g。

（5）方药分析：方中补阳还五汤益气活血，祛瘀生新；天麻、全蝎熄风除痰兼以平肝；胆南星豁痰宁心；石菖蒲、郁金芳香开窍；远志、甘草交通心肾。

（6）加减：若半身不遂明显者，加穿山甲、水蛭、桑枝，或合用中成药偏瘫复原丸以加强活血通络，祛瘀生新；语言不利明显者，加白附子、天竺黄以豁痰宁心开窍；患侧下肢瘫痪无力明显者，加桑寄生、川断、牛膝、山萸肉以滋补肝肾。以上后遗症均可选用中成药脉络宁注射液或复方丹参注射液静脉滴注，以活血化瘀通络。

【转归及预后】

血瘀中风的病死率及致残率均高。偏身麻木者，如治疗得当，三、五日即可进入恢复期，半月左右可痊愈。若调治失当，或遇情志之火相激，则病情转重，必见半身不遂。若因情志之火亢盛或又暴饮醇酒而复中者，预后较差。

【调护】

(一)观察先兆症状

金代刘元素《素问病机气宜保命集·中风论》云:"故中风者,具有先兆之证。"元代朱震亨《丹溪心法·头眩》云:"眩晕者,中风之渐也。"罗天益《卫生宝鉴·中风门》云:"凡人初觉大指、次指麻木不仁或不用者,三年内有中风之疾也。"明代张三锡《医学六要·头眩》云:"中风症,必有先兆。中年人但觉大拇指作麻木或不仁,或手足少力,或肌肉微掣三年内必有暴病。"清代王清任《医林改错》中记录了三十四种中风前驱症状,其云:"因不痛痒,无寒无热,无碍饮食起居,人最易于疏忽。"故加强对先兆症状的观察,是血瘀中风防治中的重要一环。

(二)防止病情复发

明代秦昌遇《症因脉治·内伤中风证》云:"中风之证……一年半载,又复举发,三四发作,其病渐重。"清代沈金鳌《杂病源流犀烛·中风源流》云:"若风病即愈,而根株未能悬拔,隔一二年或数年必复发,发则必加重,或至丧命,故平时宜预防之。第一防劳暴怒郁结,调气血,养精神,又常服药以维持之,庶乎可安。"由此可见,血瘀中风容易复发,且复发时病情必然加重,故仍强调以预防为主。

第五节 血瘀眩晕

【定义】

眩即眼花,晕是头晕,两者常同时并见,故统称为"眩晕"。其轻者闭目即止;重者如坐车船,旋转不定,不能站立,或伴恶心、呕吐、汗出,甚则昏倒等症状。血瘀眩晕是以眩晕,头痛,或兼以健忘,失眠,心悸,精神不振,面或唇色紫黯,舌有瘀斑或有瘀点,脉弦涩或细涩等表现为特征的病证。

【源流】

眩晕在古代医籍中有多种名称,《素问》有"头眩"、"掉眩"、"徇蒙招尤"之称;《灵枢》称"眩冒"、"目眩"、"眴仆"等。汉代张仲景《金匮要略》有"冒眩"、"癫眩"之记载。隋代巢元方《诸病源候论》称"风眩"。宋代王怀隐等《太平圣惠方》称"头旋";陈言《三因极—病证方论》始称"眩晕";严用和《重订严氏济生方》称"眩运"。清代以降,多称"眩晕"或"头晕"。其多属肝的病变,可由风、火、痰等多种原因引起。

血瘀眩晕的记载,当首推南宋杨士瀛《仁斋直接附遗方论》。其云:"瘀滞不行,皆能眩晕。"明代张介宾《景岳全书·妇人规》论述产后血晕时云:"血晕之证本由气虚,所以一时昏晕,然而壅痰盛者,亦或有之。如果行气、脉气俱有余,胸腹胀痛上冲,此血逆证也,宜失笑散。"足见在眩晕的发病中,瘀血也是一个不可忽视的因素。张三锡《医学六要·头眩》中亦有将眩晕分湿痰、痰火、风痰……亡血、死血等证候立方的记载。虞抟《医学正传·卷四·眩晕》云:"外有因呕血而眩冒者,胸中有死血迷闭心窍而然,是宜行血清心自安。"提出"血瘀致眩"的论点及治法,值得重视。王绍隆《医灯续焰·眩晕》云:"眩晕者多属诸风,又不独一风也,有因火者,有因痰者,有因死血者……血死则脉凝泣,脉凝泣则上注之力薄矣,薄则上虚而眩晕生焉。"阐述了血瘀眩晕的病因病机。肖赓六《女科经纶·产后症》云:"产后血晕之属有余也,败血入肝,恶露上攻,此瘀血为患,当用行血逐瘀之药。"汪机《医读》亦云:"瘀血停蓄,上冲作逆,亦作眩晕。"从而使血瘀眩晕的证治内容更加丰富充实。清代王清任《医林改错·半身不遂论述·记未病以前之形状》中有"偶尔一阵头晕者"的记载,创立的通窍活血汤、补阳还五汤等名方,为治疗血瘀眩晕补充了丰富的内容,并沿用至今。

【范围】

眩晕是临床常见症状之一,可见于现代医学的多种疾病。凡耳性眩晕,脑性眩晕,以及高血压,低血压,阵发性心动过速,房室传导阻滞,贫血,中毒性眩晕,眼原性眩晕,头部外伤后眩晕,神经官能症等,以眩晕为主要症状且有瘀血征象者,均可按血瘀眩晕辨证论治。

【病因病机】

(一)外伤脑络　瘀阻清窍

跌仆坠损,头脑外伤,脑络被损,瘀血停留,阻滞经脉,气血不得正常输布,以致脑髓失养,清窍失明,故而头晕目眩。亦如明代虞抟《医学正传·卷四·眩运》所云:"外有因呕血而眩冒者,胸中有死血迷闭心窍而然,是宜行血清经自安。"

(二)肝郁气逆　瘀血阻滞

所欲不遂,情志不舒,忧郁忿怒,肝气怫郁,气逆则血瘀,瘀血阻滞脑络则元神失聪,故致眩晕。亦如清代汪机《医读》所云:"瘀血停蓄,上冲作逆,亦作眩晕。"

(三)产时感寒　血瘀气逆

妇人产时感寒,恶露不下,血瘀气逆,并走于上,迫乱心神,干扰清空,而致眩晕。亦如明代张介宾《景岳全书·妇人规》所云:"血晕……如果形气、脉气俱有余,胸腹胀痛上冲,此血逆证也,宜失笑散。"

(四)瘀夹风痰　阻滞脑络

中年以上,嗜食肥甘,形体肥胖,痰湿壅盛,痰阻脉络,则瘀血阻滞,终至痰瘀互结;若复加忧郁恼怒,肝阳化风夹瘀夹痰上阻脑络,气血不得上荣,脑髓失养,则致头晕目眩。亦如清代王绍隆《医灯续焰》所云:"眩晕者多属诸风,又不独一风也,有因火者,有因死血者……血死则脉凝泣,脉凝泣则上注之力薄矣,薄则上虚而眩晕生焉。"

【辨证要点】

(一)辨病史

血瘀眩晕多有头部外伤病史,或平素有胸痛,头痛,肢体麻木诸症;产后血晕者则发病于产后。其病程较长,易于复发,经多种方法治疗难以取效。

(二)辨临床特征

血瘀眩晕以眩晕,头痛,或兼见健忘,失眠,精神不振,面或唇色紫黯,舌有瘀点或瘀斑,脉弦涩或细涩为临床特征。

【类证鉴别】

(一)血瘀眩晕与厥证

厥证以突然昏倒,不省人事,或伴有四肢逆冷,发作后一般常在短时间内逐渐苏醒,醒后无偏瘫、失语、口眼㖞斜等后遗症。血瘀眩晕发作严重者,有与厥证相似的欲仆或晕眩仆倒现象,但一般无昏迷及不省人事的表现。

(二)血瘀眩晕与中风

中风以卒然昏仆,不省人事,伴有口眼㖞斜,偏瘫,失语;或不经昏仆而仅以㖞僻不遂为特征。其昏仆虽与血瘀眩晕之甚者相似,但其昏仆则必昏迷不省人事,且伴㖞僻不遂。

(三)血瘀眩晕与痫证

痫证以突然仆倒,昏不识人,口吐涎沫,两目上视,四肢抽搐,或口中如做猪羊叫声,移时苏醒,醒后一如常人为特点。其昏仆于血瘀眩晕之甚者相似,且其发作前常有眩晕、乏力、胸闷等先兆,痫证发作日久之人,常有神疲乏力,眩晕时作等症状出现。

(四)产后血瘀眩晕与产后血虚眩晕

二者皆属产后血晕,然有虚实之别。若下血多而晕者,但烦闷而已;下血少而晕闷者,则烦闷而心满急。治宜辨其虚实,因于血虚气脱者,急宜益气固脱;因于瘀血上攻者,则宜行瘀活血。

【辨治钩要】

(一)重视原发病

治疗血瘀眩晕,首先应考虑治疗原发病的问题,如因跌仆外伤者,应重在活血通窍;产后血瘀血晕者,则宜活血养血;痰瘀互结者,更应化痰消瘀。审因论治,常获显效。

(二)注意兼夹证

治疗血瘀眩晕,应遵循辨证论治的原则,除运用活血化瘀这一主法之外,尚须视兼证之不同,予以相应的治疗。如气滞血瘀者应理气活血;瘀夹风痰者应活血、祛风、化痰兼施。对于病程较长,经久不愈之血瘀眩晕,则应佐以搜剔通络之虫类药物。

【辨证论治】

(一)脑络血瘀

(1)症状:头部外伤,眩晕,头痛,重者即刻昏不识人,移时苏醒,醒后自觉头晕目眩,伴头痛,恶心,呕吐,经治疗或休息之后,恶心呕吐消失,但仍头晕目眩,伴头痛如刺,善忘,失眠,舌质黯淡,或有瘀点瘀斑,脉沉涩。

(2)病机分析:头部外伤,脑络破损,瘀血阻滞脑络,气血不得上荣,脑髓失养,故眩晕时作,头痛如刺;瘀血不去,新血不生,心神失养,则兼见健忘,失眠。舌质黯淡或有瘀点瘀斑,脉象沉涩皆为血瘀之明征。

(3)治法:活血止血,通窍活络。

(4)方药:通窍活血汤(《医林改错》)加减。

白芷15g,桃仁10g,红花10g,赤芍10g,川芎10g,丹参20g,牡丹皮10g,全蝎5g,老葱3段,甘草6g。

(5)方药分析:方中白芷、老葱芳香通窍活络;桃仁、红花、川芎、丹参活血化瘀;赤芍、牡丹皮清热凉血,祛瘀止痛;全蝎搜剔通络;甘草调和诸药。

(6)加减:若头部外伤而神昏者,急用中成药至宝丹(《太平惠民和剂局方》)1粒灌服或鼻饲以开窍;恶心、呕吐明显者,加炙半夏、竹沥以化痰降浊;善忘、失眠严重者,加炒酸枣仁、远志以养心安神;眩晕久治不愈者,加蜈蚣、白僵蚕以搜剔通络;便秘者,加生大黄以泻热通腑,祛瘀生新。

(二)肝郁血瘀

(1)症状:平素性情抑郁,自觉头晕目眩,每因情志不舒忿怒而发作或加剧,伴头痛如刺,胸胁苦满,善太息,食欲不振,精神恍惚,心烦不寐,夜梦纷纭,女子月经失调,舌质黯红,苔薄,脉细涩。

(2)病机分析:肝开窍于目,性喜条达,肝气郁结,气滞则血瘀,瘀血上逆,阻滞脑络,故头晕目眩,头痛如刺;肝郁气滞,故胸胁苦满,善太息,食欲不振,女子月经不调;肝郁化火,肝火扰心,或瘀血不去,新血不生,心神失养,故心烦不寐,精神恍惚。舌质黯红,脉弦涩均为气滞血瘀之征象。

(3)治法:疏肝理气,活血化瘀。

(4)方药:血府逐瘀汤(《医林改错》)加减。

柴胡12g,枳壳10g,当归15g,川芎10g,赤芍10g,桃仁10g,红花10g,川牛膝10g,郁金15g,炒酸枣仁10g,炙甘草10g。

(5)方药分析:方中当归、川芎、赤芍、桃仁、红花、川牛膝活血化瘀;柴胡、枳壳、郁金行气通络,疏理气机;炒酸枣仁、炙甘草养心安神。

(6)加减:若肝郁气滞症状明显者,加延胡索、川楝子以疏肝理气;兼气虚者,加黄芪、党参以补气行血;兼寒凝者,加附片、桂枝以温经通脉。

(三)血瘀血晕

(1)症状:妇人产后恶露不下或下亦量少,少腹阵痛拒按,突然昏晕,甚至心下急闷,气粗喘促,神昏口噤,不省人事,面色紫黯,舌质黯,苔少,脉细涩。

(2)病机分析:妇人产时恶露去少,内有瘀血停滞,故恶露不下或下亦量少,少腹阵痛拒按;血随气逆,上掩于心,故致头晕目眩,甚则心下急闷,气粗喘促,神昏口噤,不省人事。面色紫黯,舌质黯苔少,脉细涩皆为瘀血内停而上攻之征象。

(3)治法:益气活血,祛瘀止晕。

(4)方药:清魂散(《女科准绳》)加味。

人参15g,荆芥15g,泽兰10g,川芎10g,当归15g,延胡索10g,没药10g,血竭粉1.5g(冲服),甘草6g。

(5)方药分析:方中人参、甘草益气行血;泽兰、川芎、当归、延胡索、没药、血竭活血祛瘀;荆芥理气祛风。

(6)加减:若兼胸闷呕恶者,加姜半夏、竹茹以降逆化痰;瘀血症状明显者,加童便、川牛膝以活血祛瘀。

(四)瘀夹风痰

(1)症状:头晕目眩,如坐车船,旋转不定,不能站立,伴恶心呕吐,或视物不清,或眼前发黑,或头痛头重,或胸闷脘痞,项强、颈痠、肢麻,舌胖色黯,或有瘀点瘀斑,脉弦涩。

(2)病机分析:中年以上,痰湿素盛,痰阻脉络,则瘀血生焉;瘀痰互结,复加外风中于颈项,则形成瘀夹风痰之势。一旦瘀痰借风势上壅脑络,脑络血瘀,脑髓失养,则头晕目眩,恶心、呕吐,或视物不清,或眼前发黑;瘀痰阻遏脉络,气血不能上荣外达,故头痛头重,项强、颈痠、肢麻;瘀痰中阻,气机不利,故胸闷脘痞。舌胖色黯,或有瘀斑瘀点,脉弦涩皆为瘀夹风痰之象。

(3)治法:活血化瘀,祛风化痰。

(4)方药:半夏白术天麻汤(《医学心悟》)合失笑散(《太平惠民和剂局方》)加减。

炙半夏10g,白术10g,天麻10g,茯苓10g,陈皮10g,生蒲黄10g(包煎),五灵脂15g(包煎),丹参20g,川芎10g,甘草6g。

(5)方药分析:方中炙半夏燥湿化痰;白术健脾祛湿;天麻熄风;陈皮理气化痰;茯苓、甘草健脾和胃;生蒲黄、五灵脂、丹参、川芎活血化瘀。

(6)加减:若眩晕呕恶较甚者,加旋复花、代赭石、竹茹以降逆止呕;肢麻明显,项强,言语不利者,加丝瓜络、鸡血藤、全蝎以搜剔通络;瘀血征象明显者,加赤芍、桃仁、红花以加强活血化瘀;胸闷脘痞者,加栝蒌、薤白、生山楂以宽胸理气,和胃消瘀。

【转归及预后】

由于眩晕的病程较长,又多为本虚标实,如证属实证的血瘀眩晕日久不愈,亦可转化为虚证血瘀眩晕,或成虚实夹杂之证。故临床上只有认识眩晕证的各种转换关系和兼夹证候,准确分析其发展和变化规律,才能有的放矢。一般而言,血瘀眩晕轻证,预后较好;若病久不愈,发作频繁,持续时间长,症状重等,则难于获得根治,甚至发为耳聋或失明。至于乘坐舟车时头晕呕吐者,称为"晕车"、"晕船",不治可愈或服止晕药则止。

【调护】

(一)生活调摄

清代张璐《张氏医通·眩晕》云:"外感六淫,内伤七情,皆能眩晕。"故增强体质,顾护正气,舒畅情志,劳逸结合等,均是预防血瘀眩晕发病及发作的重要措施。

(二)饮食宜忌

明代虞抟《医学正传·卷四·眩运》云:"眩运者,中风之渐也。"中年以上,特别是形体肥胖之人,更应及时防治血瘀眩晕,防止发展为中风。平时应节肥腻酒食,忌辛辣,戒躁怒,节房事,锻炼身体,服药调治。

(三)宜早治之

清代鲍相璈《验方新编·头脑晕眩》云:"晕眩者虽小症,然而大病皆起于晕眩。眼目一时昏花,卒致猝倒而不可救治者也。宜早治之。"故对血瘀晕眩,发病后要及时治疗,防止传变。

第六节　血瘀胸痹

【定义】

胸痹指胸部闷痛,甚则胸痛彻背,短气、喘息不得卧为主症的一种疾病,轻者仅感胸闷如室,呼吸欠畅,重者则有胸痛,严重者心痛彻背,背痛彻心。血瘀胸痹是临床以胸部刺痛,固定不移,入夜更甚,时或心悸不宁,舌质紫黯,脉象沉涩为主要表现的病证。

【源流】

胸痹的临床表现最早见于《黄帝内经》。《灵枢·五邪》云:"邪在心,则病心痛。"《素问·脏气法时论》亦云:"心病者,胸中痛,胁支满,胁下痛,膺背肩胛间痛,两臂内痛。"《灵枢·厥论》亦云:"真心痛,手足青至节,心痛甚,旦发夕死,夕发旦死。"这种"真心痛"讲的就是胸痹的重证。在其病因描述方面,《素问·举痛论》云:"经脉流行不止,环周不休。寒气入经而稽迟,泣而不行。客于脉外则血少,客于脉中则气不通,故卒然而痛。"此虽非专指胸痹心痛而论,但若结合同篇"心痹者,脉不通"之说,显然可以认为本证与寒凝、气滞、血瘀有关。从而为后世辨治血瘀胸痹奠定了理论基础。

汉代张仲景《金匮要略》正式提出了"胸痹"的名称,并且进行了专门的论述。隋代巢元方《诸病源候论·胸痹候》云:"因邪迫于阳气,不得宣畅,壅瘀生热。"在病机的阐发上,指出了"瘀"的转归,较张仲景又有所提高。

宋代政和中奉敕撰《圣济总录·心痛总论》继续阐发了《黄帝内经》中关于心痛的脏腑分类特点,并指出此证疼痛的发生与"从于外风,中脏既虚,邪气客之,痞而不散,宜通而塞"有关。王怀隐等《太平圣惠方》中收集治疗胸痹的方剂甚丰,观其制方,具有温通理气,活血通窍的显著特点。杨士瀛《仁斋直指附遗方论》指出真心痛可由"气血痰水所犯"而起。

明代虞抟《医学正传·胃脘痛》云:"有真心痛者,大寒触犯心君,又曰污血冲心,手足青过节者,旦发夕死,夕发旦死。"提出的"污血"即瘀血。龚信《古今医鉴》云:"心脾痛者,素有顽痰死血。"所言之"死血"亦为瘀血。秦昌遇《症因脉治·痹证》云:"胸痹之因,饮食不节,饥饱损伤,痰凝血滞,中焦混浊,则闭食闷痛之症作矣。"其在"胸痛"项下亦云:"内伤胸痛之因,七情六欲,动其心火,刑其肺金,或怫郁气逆,伤其肺道,则痰凝气结;或过饮辛热,伤其上焦,则血积于内,而闷闭胸痛矣。"王肯堂《证治准绳·心痛门》提出用大剂红花、桃仁、降香、失笑散等活血化瘀之剂治疗"死血作梗心痛"的方法。为治疗血瘀胸痹开辟了广阔的途径。

清代陈念祖《时方歌括》中收载的丹参饮,采用活血化瘀法治疗胸痹对后人有很大启迪。王清任《医林改错》中的血府逐瘀汤,治疗胸痹心痛疗效确切,且沿用至今。亦如王氏所云:"有忽然胸痛,前方皆不应,用此方一付,痛立止。"唐容川《血证论·瘀血》云:"瘀血攻心,心痛,头晕,神气昏迷,不省人事,无论产妇及吐衄家,在此证者,乃为危候。急降其血,而保其心,用归芎失笑散加琥珀、朱砂、麝香治之;或归芎汤调血竭、乳香末,亦佳。"至此,血瘀胸痹的病因病机及治疗方法,渐趋完善。

【范围】

现代医学的冠状动脉粥样硬化性心脏病,心肌梗死引起的心绞痛,心包疾病引起的心前区疼痛等,凡具有瘀血征象或久治不愈者,均可参照血瘀胸痹进行辨证论治。

【病因病机】

(一)寒凝胸中　心脉痹阻

素体心气不足或心阳不振,复因寒邪侵及,"两虚相得",寒凝胸中,胸阳失展,心脉痹阻,及发胸痹。

亦如《素问·调经论》所云:"寒气积于胸中而不泻,不泻则温气去,寒独留则血凝泣,凝则脉不通。"

(二)七情内伤 气滞心胸

忧思忧怒,心肝之气郁滞,肝失条达,气滞心胸,血脉运行不畅,胸痹乃作。亦如清代沈金鳌《杂病源流犀烛·心病源流》所云:"心痛之不同如此,总之七情之由作心痛。"

(三)饮食失节 痰瘀互结

恣食膏粱厚味,或饥饱无常,日久损伤脾胃,运化失司,饮食不能化生气血,聚湿生痰,上犯心胸清旷之区,清阳不展,气机不畅,心脉闭阻,遂致胸痹。痰浊留恋日久,则可成痰瘀交阻之证,病情转顽。亦如明代龚信《古今医鉴》所云:"心脾痛者,亦有顽痰死血……种种不同。"

(四)脏腑本虚 因虚致瘀

劳倦内伤或久病不愈之后,脾胃虚弱,气血生化乏源,以致心脏气血不足;或失血之后,血脉不充,心失所养;或年老体衰或心阴心阳不足,久而及肾,皆可致心阳不足,阳气亏虚,鼓动无力,清阳失展,因虚致瘀,血气行滞,发为胸痹。亦如清代喻昌《医门法律·中寒门》所云:"胸痹心痛,然总因阳虚,故阴得乘之。"

【辨证要点】

(一)辨心痛性质

心胸闷痛,闷重而痛轻者,多为痰瘀阻滞,气机不畅;胸中刺痛,固定不移者,多为心血瘀阻;心痛如绞,遇寒即发,遇冷加剧着,多为寒凝血脉;心中灼痛,烦躁不安者,多为瘀热内攻;心痛隐隐,遇劳即发者,多为心气心血亏虚。

(二)辨轻重顺逆

一般而言,心痛发作频繁者病重,偶尔发作者病轻;心痛部位固定,疼痛较甚者病重,心痛部位不固定,疼痛较轻者病轻;服药能迅速缓解者为顺证,难以缓解者为逆证,疼痛持续不缓解者为危证;无合并症者病情较轻,预后多良,属顺证;有合并症,尤其面白肢冷,汗多,脉微或细数者,病情多重笃,预后较差。

【类证鉴别】

(一)血瘀胸痹与胃脘痛

胃脘痛部位主要在胃脘部,多有胃脘或闷或胀,或呕吐吞酸,或不食,或便难,或泻痢,或面浮黄,四肢倦怠等症状;血瘀胸痹者心胸疼痛较剧,如刺如绞,伴有胸闷等症状。

(二)血瘀胸痹与胁痛

胁痛部位主要在两胁部,且少有引及后背者,其疼痛特点或刺痛不移,或胀痛不休,或隐痛悠悠,能有短暂即逝者,其疼痛诱因常因情绪激动,常兼见胁满不舒,善太息,善嗳气,纳呆腹胀或口干、咽干、目赤等症状。

(三)血瘀胸痹与胸痛

凡歧骨之上的疼痛成为胸痛,可由心肺两脏的病变所引起。胸痛之因于肺者,其疼痛特点多呈持续不解,常与咳嗽或呼吸有关,且多有咳唾,发热或吐痰等。

（四）血瘀胸痹与真心痛

真心痛乃胸痹的进一步发展,症见心痛剧烈,甚则持续不解,伴有汗出、肢冷、面白、唇紫、手足青至节、脉微细或结代等危重症状。

【辨治钩要】

（一）重视瘀血为患

血瘀胸痹的病位在心,与肝脾肾等脏腑密切相关,其病机关键在于心脉瘀阻,心失所养。导致心脉不畅的病理因素有虚有实,或虚实夹杂,相互为患。虚主要是心之气血阴阳不足,心脉失于充养;实则为阴寒、气滞、痰浊、血瘀痹阻心脉,心失所养。然在疾病发生发展变化的演变过程中,实邪的产生往往与脏腑本虚有关。故本病一旦形成,常为本虚标实,虚实夹杂之证。在疾病演变过程中,最终均导致心脉不畅;而心脉不畅则积成血瘀,血瘀反过来又可痹阻心脉,从而加重病情。可见瘀血的轻重是本病发展演变的一个重要病理因素。亦如宋代杨士瀛《仁斋直指附遗方论·血气·血论》所云:"夫惟血荣气卫,常相流通,则于人何病之有?一窒碍焉,百病由此而生矣。"

（二）活用活血化瘀

血瘀胸痹之病机为心脉痹阻,心失所养,故其治疗原则总不外"补"、"通"二义。然在具体应用时,则又须根据症情之虚实缓急而灵活掌握,切不可一味浪补,或一味猛攻。活血化瘀法的应用,更应灵活。一般而言,胸痹一证常迁延缠绵,故破血之品自当慎用,以免多用、久用耗伤正气。瘀血显著而须用破血药时,一俟病情有所减轻,即应改用其他活血化瘀之品。如寒凝心脉者,当祛寒活血,宣痹通阳;痰瘀阻脉者,当通阳泄浊,豁痰开窍;心血瘀阻者,当活血化瘀,通脉止痛;心之气血瘀者,当益气养血,活血通络;心之气阴两虚者,当益气养阴,活血通络;心阳虚衰者,当益气回阳,活血通络。此外,无论何因所引起的胸痹,即使临床中血瘀的证候不明显,但由于"心主血脉"且"心痹者,脉不通",故总与"心脉痹阻"的病机攸关,故在辨证时,对病程短者,应考虑其伴有血脉涩滞的一面;对病程长者,则应顾及其伴有瘀痹心脉的一面。亦如清代张璐《张氏医通·诸血门》所云:"但证有虚中夹实,治有补中寓泻,从少从多之治法,贵于临证处裁。"

【辨证论治】

（一）寒凝血瘀

(1)症状:卒然胸痛如绞,形寒,遇寒痛作或加剧,甚则手足不温,冷汗出,短气心悸,心痛彻背,背痛彻心,舌质紫黯,苔白,脉沉细或紧。

(2)病机分析:诸阳受气于胸中,心阳不振,复受寒邪,以致阴寒盛于心胸,阳气失展,寒凝心脉,营血运行失畅,发为本证。寒为阴邪,寒凝血瘀,故胸痛阵作;心脉不通故心痛彻背;阳气失展,营血运行不畅,故见心悸气短,手足不温,冷汗出。舌质紫黯为瘀血之象,苔白、脉紧为阴寒之候。

(3)治法:祛寒活血,宣痹通阳。

(4)方药:当归四逆汤(《伤寒论》)加减。

当归15g,赤芍12g,桂枝10g,细辛3g,黄芪20g,川芎10g,炙附子6g(先煎),丹参30g,大枣5枚,炙甘草10g。

(5)方药分析:方中桂枝、细辛、炙附子温散寒邪,通阳止痛;当归、大枣养血活血;赤芍、川芎、丹参行血破瘀,活血启痹;黄芪补气行血;炙甘草缓急和中。

(6)加减:若疼痛发作较剧而彻背者,可进一步应用乌头赤石脂丸(《金匮要略》)加减化裁,以温经散寒,通络止痛;痛剧而四肢不温,冷汗出者,可予中成药苏合香丸(《太平惠民和剂局方》)或冠心苏合丸含化,以芳香化浊,温开通窍,每能获瞬即止痛之效;亦可静脉滴注中成药复方丹参注射液或丹红注射液,以活血化瘀止痛。

（二）气滞血瘀

(1)症状:心胸疼痛,痛无定处,遇情怀不畅则诱发或加剧,时欲太息,或可兼有胸胁胀满或脘胀,得嗳气、矢气则舒,舌苔薄白,脉弦细。

(2)病机分析:情志抑郁,气滞上焦,胸阳失展,血脉不和,气滞血瘀,故胸闷胸痛,时欲太息;气走无着,故痛无定处;肝气郁结,木失条达,每易横逆犯及中焦,故亦可兼有脘胀等脾胃气滞之症。舌苔薄白,脉弦细均为气滞之象。

(3)治法:疏调气机,活血定痛。

(4)方药:柴胡疏肝散(《景岳全书》)合失笑散(《太平惠民和剂局方》)加减。

柴胡12g,香附12g,枳壳10g,陈皮10g,白芍10g,川芎10g,蒲黄10g(包煎),郁金15g,炙甘草6g。

(5)方药分析:方中柴胡配枳壳以升降气机;白芍伍炙甘草可缓急舒挛止痛;加香附、陈皮以增强理气解郁之功;川芎、蒲黄、五灵脂活血行瘀,散结止痛;郁金行气活血,通络止痛。

(6)加减:若气滞明显者,加青皮、川楝子、延胡索以行气解郁;血瘀明显者,加丹参、桃仁、红花以加强活血化瘀;疼痛明显者,加炙乳香、没药以活血化瘀止痛;腹胀纳呆者,加生山楂、厚朴、莱菔子以消食和胃。

（三）心血瘀阻

(1)症状:心胸疼痛较剧,如刺如绞,痛有定处,入夜更甚,日久不愈,或心惊不宁,失眠烦闷,或面色黧黑,或可由暴怒而致心胸剧痛,舌质黯红、紫黯或有瘀斑,或舌下血脉青紫,脉弦涩或结代。

(2)病机分析:由于寒凝、热结、瘀阻、气滞、气虚等因素,皆可致血脉郁滞而为瘀血。瘀血停着不散,心脉不通,故作疼痛如刺如绞,而痛处不移,入夜尤甚;血为气之母,瘀血痹阻,则气机不运,心失所养,故心惊不宁,失眠烦闷;暴怒则肝气上逆,气与瘀交阻,闭塞心脉,故作卒然剧痛。面色黧黑,舌质黯红、紫黯或有瘀斑,或舌下血脉青紫,均为瘀血之候;瘀血蓄积,心阳阻遏则脉涩或结代。

(3)治法:活血化瘀,通脉止痛。

(4)方药:血府逐瘀汤(《医林改错》)加味。

当归15g,桃仁10g,红花10g,川芎10g,赤芍10g,生地黄10g,柴胡12g,桔梗10g,枳壳10g,川牛膝10g,丹参30g,甘草10g。

(5)方药分析:方中当归、桃仁、红花、川芎、赤芍、丹参活血祛瘀而通血脉;柴胡、桔梗与枳壳、川牛膝同伍,一升一降,调畅气机,开胸通阳,行气而助活血;生地黄凉血消瘀,且能养阴而滋血燥;炙甘草缓急和中。

(6)加减:心胸刺痛反复发作者,可含化或吞服中成药复方丹参滴丸,或平时常服复方丹参片,以祛瘀通脉,行气止痛;瘀血明显者,加三七粉、血竭、水蛭以化瘀通络;疼痛剧烈者,加乳香、没药或合失笑散(《太平惠民和剂局方》),以增强祛瘀定痛之功;瘀阻水停,肿胀,小便不利者,加泽兰、益母草、泽泻以活血消肿。

（四）痰瘀痹阻

（1）症状：胸闷如窒而痛，或痛引肩背，气短喘促，肢体沉重，形体肥胖，痰多，或大便秘结，或舌謇，偏瘫，眩晕，手足颤抖，麻木，舌苔腻，脉滑。

（2）病机分析：恣食肥甘，体胖多痰，痰浊盘踞心胸，窒阳气、滞血运而致痰瘀互结，阻滞脉络，故胸闷如窒而痛，或痛引肩背；气机痹阻不畅，故气短喘促；脾主四肢，痰浊困脾，故肢体沉重；痰瘀阻于脑络，故可兼见舌謇、偏瘫、眩晕、手足颤抖、麻木诸症；形体肥胖，痰多，舌苔腻，脉象滑均为痰浊壅阻之征。

（3）治法：祛痰化浊，逐瘀通络。

（4）方药：栝蒌薤白半夏汤（《金匮要略》）合桃仁红花煎（《素庵医案》）加减。

栝蒌20g，薤白15g，炙半夏10g，丹参30g，赤芍10g，桃仁10g，红花10g，延胡索10g，川芎10g，当归15g，香附10g，青皮10g。

（5）方药分析：方中栝蒌开胸中痰结；炙半夏化痰降逆；薤白辛温通阳，豁痰下气；丹参、赤芍、桃仁、红花、川芎、当归活血化瘀；延胡索、香附、青皮理气止痛。

（6）加减：临证时，须根据痰浊与血瘀之偏重偏衰，进而确定通阳豁痰和活血化瘀药孰多孰少。若痰闭心脉，卒然剧痛，偏于痰浊者，选用中成药苏合香丸（《太平惠民和剂局方》），以化痰开窍，行气止痛；偏于痰火、痰热、风痰者，选用行军散（《霍乱论》），以取即可启闭、化浊、止痛之效；以血瘀阻滞为主者，选用中成药复方丹参滴丸含化或吞服，以活血行气止痛。

（五）气虚血瘀

（1）症状：心胸隐痛，心悸怔忡，气短乏力，动则更甚，善恐多梦，头晕目眩，易汗出，面色无华，舌质淡嫩多齿痕，苔薄白，脉虚缓或结代。

（2）病机分析：思虑伤神，劳心过度，损伤心气，心气不足，胸阳不振，则运血无力，血滞心脉，脉不通则血不流，故发心胸疼痛、胸闷、短气、喘息；心气鼓动无力，则心悸且慌，脉虚缓结代；汗为心之液，气虚不摄，故易自汗；动则耗气，故诸症由动而诱发或加剧。

（3）治法：益气活血，通络止痛。

（4）方药：补阳还五汤（《医林改错》）加味。

人参15g，黄芪30g，当归15g，川芎10g，桃仁10g，红花10g，赤芍10g，地龙10g，丹参20g，延胡索10g，炙甘草10g。

（5）方药分析：方中人参、黄芪补益心气，振奋心阳；当归、川芎、桃仁、红花、赤芍、丹参活血化瘀，通络止痛；地龙搜剔通络；延胡索行气活血，理气止痛；炙甘草缓急和中。

（6）加减：若兼阴虚表现为气阴两虚者，可选用炙甘草汤（《伤寒论》）加活血化瘀之品，以滋阴益气，活血复脉；兼阳虚者，选用保元汤（《博爱心鉴》）加活血化瘀之品，以振奋心阳，温通心脉。胸闷胸痛着，加栝蒌、薤白以涤痰宽胸，散结止痛；瘀血症状较重者，加三七粉、水蛭以加强活血化瘀，通络止痛之效；善恐梦多者，加酸枣仁、五味子以养心安神；自汗明显者，加浮小麦、煅龙骨以敛汗。

【转归及预后】

血瘀胸痹，病因多端，证型复杂，尽管如此，只要辨证论治准确、及时，克服一方一药统治胸痹的倾向，加之患者能够遵守医嘱，善于摄养，一般都能得到控制或缓解。但血瘀胸痹进一步发展，可发展为真心痛,此时病情危急,临床诊治必须仔细、果断、准确,稍有疏忽,则易于贻误生命。

【调护】

(一)畅情志

《素问·上古天真论》云:"恬淡虚无,真气从之,精神内守,病安从来。"情志异常可致脏腑病变,悲哀愁忧则心动,忧思恼怒则心肝之气郁滞,故注意精神调摄,保持心情愉快,对于预防血瘀胸痹的发生、发展尤为重要。

(二)适寒温

《素问·调经论》云:"寒气积于胸中而不泻,不泻则温气去,寒独留则血凝泣,凝则脉不通。"气候的寒暑晴雨变化,特别是感寒遇冷,对血瘀胸痹的发生、发展也有明显的影响。故平素注意生活起居,做到寒暖适宜,对于预防血瘀胸痹的发生、发展也十分重要。

(三)节饮食

《素问·五脏生成》云:"多食咸,则脉凝泣而变色。"过食肥甘厚味,易于产生痰浊,阻塞经络,痰瘀互结,而发血瘀胸痹。故平素注意饮食调节,少食咸食,禁烟节酒,对于预防血瘀胸痹的发生、发展也十分重要。

(四)慎起居

《素问·宣明五气》云:"久视伤血,久卧伤气,久坐伤肉,久立伤骨,久行伤筋。"劳逸失宜会对人体带来损害,这对于血瘀胸痹同样是重要的。过劳易耗伤心气,好逸则易致气血停滞。故在体力许可范围内适当活动锻炼,也是血瘀胸痹防治中的重要一环。

第七节　血瘀肺胀

【定义】

肺胀是多种慢性肺系疾患反复发作,迁延不愈,导致肺气胀满,不能敛降的一种疾病。临床表现为肺部膨满,胀闷如塞,喘咳上气,痰多,烦躁,心慌等。其病程缠绵,时轻时重,日久则见面色晦黯,唇甲青紫,脘腹胀满,肢体浮肿,甚或喘脱等危重证候。血瘀肺胀是临床以胸中胀满,痰涎壅盛,上气咳喘,面色晦黯,手足青黑,口唇紫绀,或皮肤有瘀斑,或有衄血,或发热夜甚,舌质紫黯,脉涩为主要表现的病证。

【源流】

早在《黄帝内经》中即有对肺胀的记载。如《灵枢·经脉》云:"肺手太阴之脉……是动则病肺胀满,膨膨而喘咳。"《灵枢·胀论》亦云:"肺胀者,虚满而喘咳。"说明肺胀是一种虚实相兼的复杂证候。

汉代张仲景《金匮要略·肺痿肺痈咳嗽上气病脉证并治》云:"咳而上气,此为肺胀,其人喘,且如脱状……"指出肺胀的特点是咳而上气,喘,烦躁,且如脱状。为后世治疗肺胀奠定了基础。

元代朱震亨《丹溪心法·咳嗽》云:"肺胀而嗽,或左或右,不得眠,此痰挟瘀血碍气而病,宜养血以流动乎气,降火疏肝以清痰。"提示肺胀之病理因素主要是痰瘀阻碍肺气所致。在治疗上亦提出痰夹瘀血者,宜四物汤加桃仁、诃子等,对后世影响颇大。

明代虞抟《医学正传·痰饮》云:"许学士用苍术治痰挟瘀血成窠囊,行痰极效。"

清代李用粹《证治汇补·咳嗽》云:"肺胀……如痰挟瘀血碍气,宜养血以流动乎气,降火以清利其痰,用四物汤加桃仁、枳壳……"沈金鳌《杂病源流犀烛·痰饮源流》云:"七曰食痰,饮食不消,或夹瘀血,遂成窠囊,以至痞满不通。"唐容川《血证论·瘀血》云:"瘀血乘肺,咳逆喘促,鼻起烟煤,口目黑色,用参苏饮保肺去瘀,此皆危急之候……若肺实气塞者,不须再补其肺,但去其瘀,使气不阻塞,斯得生矣。葶苈大枣汤加苏木、蒲黄、五灵脂、童便治之。"周学海《读医随笔·痰饮分治说》云:"痰……宜郁破瘀,是治标也。燥痰则兼清热生津,痰乃有所载而出矣。所以必用破瘀者,痰为血类,停痰与瘀血同治也。"至此,祖国医学对血瘀肺胀的病因病机、理法方药及转归等方面的认识,已日趋完善。

【范围】

根据肺胀的临床证候特点,凡慢性咳嗽,而有胸闷胀满及瘀血证候表现者,如现代医学的慢性气管炎合并肺气肿,肺源性心脏病,以及老年性肺气肿等,均可参照血瘀肺胀进行辨证论治。

【病因病机】

(一)水停痰凝 痰瘀互结

肺胀多因久病肺虚,脾肾阳虚,以致水停痰凝而发。因脾为胃行其津液,上归于肺;若脾阳不振,津液不归正化,渐因肺虚不能化津,脾虚不能转输,肾虚不能蒸化,痰浊愈益潴留,喘咳持续难已。痰浊蕴肺,病久势深,气病及血,痰瘀互结,乃发斯证。亦如元代朱震亨《丹溪心法·咳嗽》所云:"此痰挟瘀血碍气而病。"

(二)气虚气滞 痰瘀互结

长期慢性咳喘气逆,反复发作,积年不愈,必伤肺气,且由肺及肾,致肺肾俱虚。肺不主气而气滞,肾不纳气而气逆,势必导致瘀滞。盖气不煦则不濡,而成气血瘀滞之证。脾为生痰之源,脾虚则痰生,痰浊水饮与瘀血互为影响,兼见同病,故发此证。亦如隋代巢元方《诸病源候论·上气鸣息候》所云:"肺主于气,邪乘于肺则肺胀,胀则肺管不利,不利则气道涩,故上气喘逆鸣息不通。"

【辨证要点】

(一)辨发病特点

诊断血瘀肺胀,主要依据其有长期慢性咳喘的病史;其次是有明显的由外感诱发而出现咳、喘、痰、肿四大主症的病史;再次是有血瘀证的临床表现。

(二)辨临床特征

血瘀肺胀的临床特征,主要是咳、喘、痰、肿四项主症并见,且有唇黯舌紫,手足青黑晦黯等血瘀证的特殊表现。严重者可并发闭证、脱证。

【类证鉴别】

(一)血瘀肺胀与一般咳嗽及哮喘

前者临床表现多咳、喘、痰、肿四症并见,后者则多为咳、喘、痰三症并见,而不出现面身浮肿。此外,一般咳嗽、哮喘,其发作经过治疗得到控制和缓解之后,其胸中胀满不舒亦多随之消除;而血瘀肺胀之咳喘虽经治疗缓解,但其气短不续,胸中胀满则常持续存在。

(二)痰夹瘀血与瘀血夹痰

清代程文圃《医述》引罗赤诚论云:"或问痰挟瘀血,何以验之?予曰:子知有痰挟瘀血,不知有瘀血挟痰。如先因伤血,血逆则气滞,气滞则生痰,与血相聚,名曰瘀血挟痰……治宜导痰破血……若素有郁痰,后因血滞,与痰相聚,名曰痰挟瘀血……治宜先破其血,而后消痰;或消痰破血二者兼治。"

【辨证钩要】

(一)首辨虚实

血瘀肺胀是本虚标实之候,但有偏实、偏虚的不同。瘀血属于实邪,因此,在活血化瘀的同时更应重视本虚。本虚有气(阳)虚、阴虚之别,且有肺、心、肾、脾病变的主次,故只有在扶正的基础上祛邪,方不致伤正。

(二)明辨标本

血瘀肺胀亦可兼感外邪,以致症状加重,此时当急则治其标,解表宣散,逐饮化痰,利气降逆,调气行血,辨其何者为主,分别施治。一俟标证得解,仍当缓图治本。如果标急本虚均较明显,亦可标本同治。

【辨证论治】

(1)症状:咳喘日久,反复发作,胸中胀满,上气咳喘,痰涎壅盛,动后尤显,面色晦黯,手足青黑,口唇发青,或有皮肤瘀斑,或有衄血,或发热夜甚,舌质紫黯,脉涩。

(2)病机分析:咳喘日久,反复发作,积年不愈,伤及肺气,波及肾气,清气难入,浊气难出,滞于胸中,壅塞于肺故胸中胀满,上气咳喘;子病及母,由气及血,脾阳不足,水津停滞,积而为饮,饮聚成痰,故痰涎壅盛,动则尤甚;气不煦则血不濡,终成气血瘀滞;痰瘀互结,气血不能外达,故唇黯舌紫,面色晦黯,手足青黑;血瘀阻滞,血不循经,溢于脉外,故皮肤瘀斑,或有衄血,或发热夜甚。舌质紫黯,脉涩均为瘀血阻滞之象。

(3)治法:化痰降逆,活血化瘀。

(4)方药:二陈汤(《太平惠民和剂局方》)合桃红四物汤(《医宗金鉴》)加减。

炙半夏10g,杏仁10g,陈皮10g,茯苓10g,栝蒌12g,胆南星10g,桃仁10g,红花10g,当归10g,川芎10g,赤芍10g,党参15g,甘草6g。

(5)方药分析:方中炙半夏、杏仁、胆南星化痰降逆,止咳平喘;陈皮、栝蒌化痰行气散结;桃仁、红花、当归、川芎、赤芍活血化瘀;党参、茯苓、甘草补气和中。

(6)加减:若偏寒痰者,加干姜、细辛、炙麻黄以散寒蠲饮,宣肺平喘;痰热者,加黄芩、竹沥以清热化痰;肺肾两虚者,党参易人参,加蛤蚧以补肾而益精血,定喘止嗽;脾肾阳虚者,亦可选用金匮肾气丸

(《金匮要略》)加减,以脾肾双补,温阳纳气;血瘀征象明显者,加丹参、地龙、三七粉以加强活血通脉;皮肤瘀斑或衄血者,加水牛角粉、生地黄、牡丹皮以凉血止血;喘脱危象者,急加参附汤(《世医得效方》)送服黑锡丹(《太平惠民和剂局方》)或蛤蚧粉,以补骨纳气,回阳固脱。

【转归及预后】

清代李用粹《证治汇补·咳嗽》云:"若肺胀壅遏,不得卧眠,喘息鼻煽者难治。"对于血瘀肺胀者,由于其多属积渐而成,病程缠绵,反复发作,难期根治;尤其是老年患者,发病后若不及时控制,极易发生变端。故及时治疗咳喘,则可使病情减轻。

【调护】

(一)预防咳喘

因本病由咳喘引起,故预防咳喘对防止血瘀肺胀的发生、发展尤为重要。平素宜慎风寒,戒烟酒,避免发生咳喘之证。同时应加强锻炼,增强体质,提高抗病能力。

(二)及时治疗

血瘀肺胀一经发现,应立即治疗,以免加重病情。同时,应根据感邪时偏于邪实,平时偏于正虚的不同,有侧重地分别用扶正与祛邪不同的防治方法。

第八节　血瘀黄疸

【定义】

黄疸亦称"黄瘅",是以身黄、目黄、小便黄为主症。其中目睛黄染尤为本病的主要特征。血瘀黄疸是以身目发黄而晦黯,面色黧黑,胁下有癥块胀痛为临床特征的一种病证。

【源流】

黄疸之名,首见于《黄帝内经》。如《素问·平人气象论》云:"溺黄赤,安卧者,黄疸……目黄者曰黄疸。"同时对黄疸的病因、临床表现等亦进行了描述。

汉代张仲景《伤寒论·辨阳明病脉证并治》云:"阳明病……此为瘀热在里,身必发黄,茵陈蒿汤为主。"认为瘀热是黄疸发病的主要原因之一。其在《金匮要略》中设有黄疸的专篇论述,将黄疸分为谷疸、酒疸、女劳疸、黑疸四种,且有"脾色必黄,瘀热以行"之说,为后世辨治血瘀黄疸奠定了理论基础。

唐代孙思邈《千金翼方·黄疸》云:"时行热病,多必内瘀著黄。"初步认识到某些黄疸病具有传染性,并注意到"瘀"在时行热病而致黄疸发病中的重要性。

宋代杨士瀛《仁斋直指附遗方论》云:"夫惟血荣气卫,常相流通,则人何病之有?一窒碍焉,百病由此而生矣!"进一步指出,"血之为患",吐衄、虚劳、发黄,"凡此者血之使然也"。认为瘀血阻滞,可引发黄疸。

清代张璐《张氏医通·杂门》云："有瘀血发黄,大便必黑,腹胁有块或胀,脉沉或弦,大便不利,脉稍实而不甚弱者,桃核承气汤,下尽黑物则退。"对瘀血黄疸的症因脉治及预后进行了详细的描述。唐容川《金匮要略浅注补正》云："瘀热以行,一个'瘀'字,便见黄皆发于血分,凡气分热不得称"瘀",小便黄赤短赤涩而不发黄者多矣……故必血分湿热乃发黄也。"指出瘀血阻滞是形成黄疸的共同病机之一。日本丹波元坚《杂病广要·黄疸》云："治疗之法……有停滞者,宜消积滞;有瘀血者,宜行血。"至此,中医学对血瘀黄疸从病因病机到理法方药形成了比较全面的认识。

【范围】

本病与现代医学论述的黄疸含义相同,都是指出现巩膜及全身黄染的一类疾病。大致可以包括现代医学的病毒性肝炎、肝硬化、溶血性黄疸、胆石症、胆囊炎、钩端螺旋体病等疾病。另如败血症等,如出现黄疸见证,且有血瘀证表现时,均可参照血瘀黄疸进行辨证治疗。

【病因病机】

(一)湿热疫毒蕴结　瘀血阻滞肝胆

外感湿热邪毒,或饮食不洁,嗜食甘肥辛辣,饮酒无度,或情志怫郁不解,或劳倦过度,体虚乏力等,均可致湿热疫毒蕴结肝脾,肝胆失疏,脾胃不健,气滞血瘀,脉络失和,胆液外溢,发为黄疸。亦如汉代张仲景《伤寒论·辨太阳病脉证并治》所云："太阳病,渴引水浆者,次瘀热在里,身必发黄。"

(二)积聚日久不消　瘀血阻滞胆道

在伤寒发黄、时疫发黄、急黄过程中,湿热疫毒之邪深入血分,既可损伤脉络,又可造成肝脏湿热蕴结,弥漫肿胀而成癥瘕积聚。积聚日久不消,瘀血阻滞胆道,胆汁外溢,亦可产生黄疸。亦如清代张璐《张氏医通·杂门》所云："有瘀血发黄、大便必黑,腹胁有块或胀……"

【辨证要点】

(一)辨临床特征

血瘀黄疸以身发黄而晦黯,面色黧黑,胁下有癥块胀痛,皮肤可见赤纹丝缕,舌质紫黯或有瘀斑,脉弦涩或细涩为主要临床特征。

(二)辨黄疸证候及病势

目白睛发黄是黄疸最早出现而最晚消失的指征。一般而言,阳黄起病速,病程短,黄色鲜明,属热证实证;阴黄起病缓,病程长,黄色晦黯或黧黑,属虚证寒证。急黄起病急骤,变化迅速,身黄如金,属虚实错综,寒热夹杂之证。若黄疸逐渐加深,提示病情加重;黄疸逐渐变浅,表明病情好转,黄疸色泽鲜明,神清气爽,为顺证,病轻;颜色黯滞,烦躁不宁,为逆证,病重。血瘀黄疸其证虽多属阴黄,但阳黄日久不愈,使气血亏损或瘀滞,亦可变成阴黄。临证需灵活掌握,审证求因,方不致误。

【类证鉴别】

(一)血瘀发黄与寒湿发黄

两证同属阴黄,均有起病缓慢,黄色晦黯无泽等特点。前者常因肝郁气滞,日久成瘀,或因湿热黄疸迁延不愈,湿郁气机不利,瘀积肝胆,胆汁疏泄失职而发黄;后者则常因湿滞中焦,胆液不循常道,外溢而发黄,以形寒肢冷,困倦纳呆,腹胀便溏,苔白腻,脉迟等寒湿内阻为特点。前者比后者更为顽固缠绵,不易速愈。亦如清代程国彭《医学心悟》所云:"复有久病之人,及老年人,脾胃亏损,面目发黄,其色黑暗而不明,此脏腑之真气泄露于外,多为难治。"

(二)血瘀发黄与萎黄病

后者多因大失血或大病之后,气血亏耗,致使身面皮肤呈黄色,双目不黄为特征。亦如明代戴思恭《证治要诀·五疸证治》所云:"诸失血后,多令面黄……亦黄遍身黄者,但黄不及耳目。"

(三)血瘀发黄与湿病

湿邪郁蒸也可出现面色黄的情况,但其双目不黄。亦如明代李梴《医学入门》所云:"又湿病与黄病相似,但湿病在表,一身尽痛;黄病在里,一身不痛。"

【辨治钩要】

(一)审因立法

黄疸的病因不离湿、热、疫、毒,病机不离肝、脾、肾功能失调与衰退而致湿瘀互结,气血紊乱。故治疗应确立祛邪、扶正、调理气血相结合的原则。祛邪分别予以清热祛湿、凉血解毒、活血化瘀等法;扶正则以调肝运脾益肾为法;瘀血阻滞较重,兼胁下痞块者,宜在活血逐瘀基础上,佐以软坚散结。

(二)分期治疗

黄疸初期、急性期或活动期治疗当以祛邪为主,常用清热化湿、凉血解毒、活血化瘀为主;中后期、慢性期则以扶正祛邪、调理气血、平调阴阳兼以祛邪解毒为主。

(三)活血化瘀

由于湿热疫毒为黄疸发生的主要原因,胆液外溢为黄疸之直接成因,且伤寒发黄、时疫发黄、急黄治疗不彻,迁延不愈,可形成癥瘕积聚,积聚日久不消,瘀血阻滞胆道,又可产生黄疸。故瘀血阻滞在黄疸的发生、发展过程中占有十分重要的地位,为黄疸的主要病机之一。因此,清热利湿解毒法为治疗黄疸的常用方法,而活血化瘀法亦为治疗黄疸的常用方法。具体应用时,如血瘀血虚者,宜养血活血;血瘀血热者,当活血凉血;血瘀气滞者,应活血行气;瘀血阻滞较轻者,可活血行血;瘀血阻滞较重者,则活血破血;兼湿热疫毒者,佐以凉血活血,行气破瘀;兼寒湿者,佐以温阳化瘀;兼肝肾阴虚者,佐以滋阴活血;兼胁下痞块者,更宜在活血逐瘀的基础上,佐以软坚散结之品。

【辨证论治】

(一)肝郁血瘀

(1)症状:身目发黄而晦黯,胸胁胀痛,或有刺痛,反复发作,情志抑郁,胸闷善太息,纳食减少,时有嗳气,病情常因情志刺激发作或加重,或手掌殷红,女子月经不调,舌质紫黯,舌苔薄白,脉弦或涩。

(2)病机分析:外感湿热邪毒,或饮食不节、不洁,或嗜酒无度,或情志抑郁,或劳倦过度,皆致肝脾不和,肝胆失疏,胆液外溢而发黄疸;阳黄失治,迁延日久,或过用苦寒之剂,以致脾胃阳气受伤,转为阴黄,故身目发黄而晦黯;黄疸日久不退,肝胆疏泄更加失常,由气郁而血瘀,故胸胁胀痛,或有刺痛,反复发作,情志抑郁,胸闷善太息,或手掌殷红,女子月经不调,且常因情志刺激发作或加重;肝气郁结,横逆犯脾,肝脾不和,故纳食减少,时有嗳气。舌质紫黯,脉弦或涩均为气滞血瘀之象。

(3)治法:疏肝解郁,活血化瘀。

(4)方药:血府逐瘀汤(《医林改错》)加减。

柴胡15g,枳壳10g,白芍15g,川牛膝10g,当归15g,生地黄10g,川芎10g,桃仁10g,红花10g,桔梗10g,郁金15g,茯苓10g,甘草6g。

(5)方药分析:方中柴胡、枳壳、白芍疏肝解郁,理气止痛;桔梗引药上行;川牛膝活血通脉,引邪下行;当归、生地黄养血滋阴,使祛瘀而不伤正;茯苓、甘草淡渗利水,健脾除湿。

(6)加减:若肝郁犯胃,脘腹胀满而疼痛者,加陈皮、厚朴以理气和胃;肝胃之气上逆,嗳气频作者,加炙半夏、代赭石以降气和胃;肝郁化热,口苦目赤,烦热少寐者,加龙胆草、牡丹皮以清泄郁热。此外,由于肝郁血瘀之证,多为其他黄疸病日久失治演变而来,且多虚实夹杂,有偏热者,亦有偏寒者,临证自当根据脉症加以辨别。

(二)积聚血瘀

(1)症状:身目发黄而晦黯,面色黧黑,皮肤有赤纹丝缕,胁下有癥块胀痛,舌质紫或有瘀斑,脉弦涩或细涩。

(2)病机分析:黄疸日久,气滞血瘀,瘀血留着,结于胁下,渐成癥块,使络道滞塞,故见胸胁胀痛拒按,面色黧黑,皮肤赤纹丝缕等症,胆汁受阻,而发为黄疸。舌质紫或有瘀斑,脉弦涩或细涩均为瘀血阻滞之象。

(3)治法:活血行瘀,软坚散结。

(4)方药:鳖甲煎丸《金匮要略》加减。

炙鳖甲20g(先煎),大黄10g,䗪虫6g,桃仁10g,厚朴10g,柴胡10g,瞿麦10g,石苇10g,干姜6g,黄芩6g,人参15g,阿胶10g(烊化),牡丹皮10g,丹参20g,甘草6g。

(5)方药分析:方中炙鳖甲软坚散结通络;大黄、䗪虫、桃仁破血攻瘀,疏通肝经络脉之瘀滞;厚朴、柴胡行气开郁,调达肝气之郁结;瞿麦、石苇利水除湿退黄;干姜、黄芩调和阴阳;人参、阿胶益气养血;牡丹皮、丹参凉血活血;甘草解毒和中。

(6)加减:若脘腹胀痛,纳呆神倦,食少便溏,脉细弱者,为肝郁脾虚证,可选用六君子汤(《医学正传》)加当归、白芍以理脾为主,兼以调肝。若胸胁刺痛,入夜尤甚,固定不移者,加川楝子、延胡索以理气通络止痛;兼见倦怠乏力,少气懒言者,加黄芪以益气行血;瘀积化热,口干低热,入夜明显,不欲饮水,舌黯面红者,加大青叶、水牛角粉以凉血化瘀清热;瘀阻络伤,出血明显,鼻齿出血时作,或见呕血、黑便者,去桃仁、红花、干姜、䗪虫,加三七、紫珠草、侧柏叶以化瘀止血。

【转归及预后】

血瘀黄疸若病在肝脾,正虚程度较轻,预后一般良好,病情多能稳定或逐渐好转;若病久累及于肾,出现肝肾阴虚或脾肾阳虚症状,正虚较著,瘀热邪毒内蕴,病情反复波动者,预后较差。如治疗及时,调理得当,病情尚可减轻或获得稳定;如调理不当,有发展成癥积、鼓胀等可能。亦如汉代张仲景《金匮要略·黄疸病脉证并治》所云:"黄疸之病,当以十八日为期,治之十日以上瘥,反剧为难治。"

【调护】

(一)注意消毒隔离

感受外邪引起的黄疸,多有传染性,对此应做好消毒隔离工作,防治传染。

(二)加强生活调摄

血瘀黄疸患者应注意休息,适当参加体育锻炼以增强体质;戒忧思恼怒,保持心情舒畅;饮食宜富有营养而易于消化,禁食生冷油腻辛辣之品,禁忌烟酒。

(三)遵循用药原则

血瘀黄疸用药只有遵循疏泄不可太过,补脾不可太壅,祛湿不可太燥,清热不可太寒,祛瘀不可太破,养阴不可太腻的原则,才可做到有的放矢。

第九节　血瘀痞块

【定义】

痞块多指腹内肿块,属于癥瘕积聚病证范畴。根据肿块发生的部位及其活动与否,又有"伏梁"、"息积"、"肥气"、"癖"、"坚癥积聚"、"疟癖"、"积聚痞块"等不同称谓。其特征为腹内结块,固定不移,或胀或痛,痛有定处。血瘀痞块是以痞块肿大明显,质地较硬,且固定不移,疼痛剧烈而多为刺痛,或面色黧黑,或肌肤甲错,舌质青紫或有瘀斑,脉弦或涩为临床特征的病证。多因正气亏虚,脏腑失和,气滞血瘀,痰浊蕴结腹内所致。

【源流】

痞块在《黄帝内经》中有多种称谓。如发生于腹部如心下(上脘)、脐腹、少腹的称"伏梁"(《素问·腹中论》、《灵枢·邪气脏腑病形》);若发于胁下,则称"息积"、"肥气"(《素问·奇病论》、《灵枢·邪气脏腑病形》)。因这类肿块比较明显,往往"上下左右皆有根",或"若复杯",且推之不移,故称为积或癥。若发生于少腹,称"虑(伏)瘕"、"肠覃"(《素问·气厥论》、《灵枢·水胀》);如为妇人少腹肿块,则称"瘕聚"、"石瘕",这类肿块临床多不明显,且推之可以活动,间或也有异常肿大者,称为瘕或聚。可见,腹中痞块可分为两类:一类是行迹明显而推之不移的积、癥;一类是行迹不甚显著而推之可移的瘕、聚。但有的积、癥初得之时也可移动,久之则质硬形迹明显而推之不移(《灵枢·卫气》)。对其病因病机,《黄帝内经》着重谈到寒邪外侵及内伤忧怒,以致"血气稽留"、"津液涩渗",着而不去,渐结成积。《素问·至真要大论》还提出的"坚者消之"、"结者散之"、"留者攻之"等治疗原则。从而为血瘀痞块的认识及治疗奠定了坚实的理论基础。

战国时期,秦越人《难经·五十五难》对积、聚作了明确的区别。其云:"故积者,五脏所生;聚者,六腑所成也。积者,阴气也,其始发有常处,其痛不离其部,上下有所终始,左右有所穷处;聚者,阳气也,其始发无根本,上下无所留止,其痛无常处,谓之聚。故以是别知积聚也。"是论成为后世区别积与聚的主要依据。同时,其还明确地将肥气、伏梁、痞气、息贲、奔豚作为五脏之积的名称,并对其主要症状进行了描述。

汉代张仲景《金匮要略》列"五脏风寒积聚病脉证并治",对积聚进行专篇论述。其云:"积者,腑病,终不移;聚者,脏病也,发作有时,辗转痛移。"另在"疟病脉治并治"中提出了"癥瘕"的名称及治疗方药,创制的鳖甲煎丸沿用至今。

汉代以降,医家对血瘀痞块的病因病机有了进一步的论述,并积累了丰富的临床治疗经验。如元代朱震亨《丹溪心法》云:"气不能作块成聚,块乃有形之物也,痰与食积、死血而成也。"罗天益《卫生宝鉴·腹中积聚》搜集治疗积聚的方剂17首,其中理气导滞、活血消积的药物在处方中所占的比重较唐代的方剂明显增加,而且把三棱、莪术作为治疗积聚的重要药物。明代虞抟《医学正传·积聚》云:"丹溪曰:块乃有形之物,气不能成行,痰与食积,死血也。"王肯堂《证治准绳·积聚》中提出了"治疗是病必分初、中、末三法"的主张。张介宾《景岳全书·积聚》云:"诸有形者,或以饮食之滞,或以脓血之留,凡汁沫凝聚,旋成癥块者,皆积之类,其病多在血分,血有形而静也。"李中梓《医宗必读》始载"痞块"之病名,且在治疗上把攻、补两大法与积聚病程中初中末三期有机地结合起来。

清代王清任《医林改错》中特别强调积聚之成,无不与痰血有关。其云:"无论何处,皆有气血,气无形不能结块,结块者必有形之血也。血受寒则凝结成块,血受热则煎熬成块。"所以他无论对左肋、右肋、脐上、脐下、脐左、脐右的积块,均用膈下逐瘀汤进行治疗。唐容川《血证论·痞满》云:"积聚之证,或横亘心下,或盘踞腹中,此非凝痰即是里血。"由此可见,宋元以至明清,进一步明确正虚、邪结是血瘀痞块发病的两个基本方面,重视气血积滞是形成积聚的重要病理变化。治疗方面,确立了扶正祛邪、攻补兼施的原则,并在前人经验的基础上提出了比较完整的治疗方案。

【范围】

根据痞块以腹内结块,或胀或痛的临床表现,主要包括现代医学的腹部肿瘤、肝脾肿大以及增生性肠结核等疾病,当这些疾病出现血瘀证候时,均可参照血瘀痞块进行辨证论治。

【病因病机】

(一)情志抑郁 气滞血瘀

情志抑郁,肝气不舒,脏腑失和,气机阻滞,脉络受阻,血行不畅,气滞血瘀,日积月累,凝结成块。亦如清代尤怡《金匮翼·积聚统论》所云:"凡忧思郁怒,久不得解者,多成此疾。"

(二)邪毒侵袭 留着不去

寒邪、湿热等多种外邪及邪毒侵袭人体之后留着不去,或黄疸、久疟等他病转移,均可导致受病脏腑失和,气血运行不畅,血络受阻,瘀血内结,乃生痞块。亦如明代张介宾《景岳全书·积聚》所云:"积聚之病,凡饮食、血气、风寒之属皆能致之。"

【辨证要点】

(一)辨临床特征

血瘀痞块以痞块肿大明显,质地较硬,且固定不移,疼痛剧烈而多为刺痛,或面色黧黑,或肌肤甲错,舌质青紫或有瘀斑,脉弦或涩为临床特征。

（二）辨痞块部位

痞块的部位不同,标志着所病的脏腑不同,临床症状、治疗方药也不尽相同。一般而言,心下属胃,两胁及少腹属肝,大腹属脾。

（三）辨不同病期

血瘀痞块,大体上可以分为初、中、末三期。一般初期正气未至大虚,邪气虽实而不甚,表现为痞块较小,质地较软,虽有胀痛不适,而一般情况尚较好。中期正气渐衰而邪气渐甚,表现为痞块增大,质地较硬,持续疼痛,舌质紫黯或有瘀点、瘀斑,并有饮食日少,倦怠乏力,面色渐黯,形体逐渐消瘦等证。末期正气大虚,而邪气实甚,表现为痞块较大,质地坚硬,疼痛剧烈,舌质青紫或淡紫,有瘀点、瘀斑,并有饮食大减,神疲乏力,面色萎黄或黧黑,明显消瘦等衰弱表现。

【类证鉴别】

（一）血瘀痞块与聚证

血瘀痞块属积证范畴,有积块明显,固定不移,痛有定处,病程较长,多属血分,病情较重,治疗较难等特点;聚证则无明显积块,腹中胀气时聚时散,发有休止,痛无定处,病程较短,多属气分,病情一般较轻,相对而言治疗亦较易。

（二）血瘀痞块与痞满

后者是一种自觉症状,感觉腹部(主要是胃脘部)痞塞不通,胀满难忍,但不能触及到块物。

（三）血瘀痞块与石瘕

后者属妇科疾病,常伴有月经过多、经期紊乱、痛经、白带增多等妇科病的表现。亦如《灵枢·水胀》所云:"石瘕生于胞宫中,寒气客于子门,子门闭塞,气不得通,恶血当泻不泻,衃以留止,日以益大,状如杯子,月事不以时下,皆生于女子。"

（四）血瘀痞块与鼓胀

后者以肚腹胀大,鼓之如鼓为临床特征。除腹内积块外,更有水液停聚,肚腹胀大。

【辨治钩要】

（一）注重活血

明代张介宾《景岳全书·积聚》云:"……癥块者,皆积之类,其病多在血分,血有形而静也。"血瘀痞块,病在血分,故当以活血化瘀、软坚散结为基本治则,重在活血。

（二）三期分治

清代程国彭《医学心悟·积聚》云:"治积聚者,当按初、中、末三法也。"血瘀痞块初期积块不大,软而不坚,正气尚未大虚,治宜行气活血,软坚消积为主;中期积块渐大,质渐坚硬,正气渐伤,邪盛正虚,治宜攻补兼施;末期积块坚硬,形瘦神疲,正气伤残,治宜扶正培本为主,酌加理气、化瘀、消积之品。

（三）顾护正气

《素问·六元正纪大论》云:"大积大聚,其可犯也,衰其大半而止。"血瘀痞块日久,损伤机体气血,故在治疗上要始终注意保护正气;攻伐之药,用之不宜过度;邪衰应扶正达邪,以免伤正。

【辨证论治】

(一)气滞血阻

(1)症状:痞块软而不坚,固着不移,胀痛并见,舌苔薄,脉弦涩。

(2)病机分析:气滞血阻,经脉不和,积而成块,故胀痛并见,固着不移;病属初起,积犹未久,故软而不坚。脉弦涩为气滞血阻之象。

(3)治法:理气活血,通络消积。

(4)方药:金铃子散(《素问病机气宜保命集》)合失笑散(《太平惠民和剂局方》)加味。

川楝子12g,延胡索15g,蒲黄10g(包煎),五灵脂10g(包煎),香附15g,莪术10g,丹参20g。

(5)方药分析:方中川楝子、延胡索、香附疏肝理气,活血止痛;蒲黄、五灵脂、莪术、丹参活血化瘀;诸药合用,气血流通,通则不痛,痞块可消。

(6)加减:若气滞血阻较甚,兼有寒象者,可选用大七气汤(《医学入门》),以温通血络,行气软坚散结;若见寒热身痛,舌苔白腻,脉浮弦者,是兼外感风寒之表证,可选用五积散(《太平惠民和剂局方》),以宣表理气,通滞去积。

(二)瘀血内结

(1)症状:腹部痞块明显,硬痛不移,面黯消瘦,纳减乏力,时有寒热,女子或见月事不下,舌质紫黯,舌边黯或见瘀点,脉细涩。

(2)病机分析:痞块日久,明显增大,硬痛,面黯,是气血凝结,脉络阻塞,血瘀日甚之表现;纳减乏力,消瘦,时有寒热,系营卫不和,脾胃失调所致;女子月事不下,舌质紫黯,脉细涩,均示病在血分,瘀血内结之象。

(3)治法:祛瘀软坚,兼调脾胃。

(4)方药:膈下逐瘀汤(《医林改错》)加味。

当归15g,川芎10g,桃仁10g,红花10g,赤芍10g,牡丹皮10g,五灵脂10g(包煎),延胡索15g,香附15g,乌药15g,枳壳10g,莪术10g,甘草6g。

(5)方药分析:方中当归、川芎、桃仁、红花、赤芍、牡丹皮、五灵脂、延胡索、莪术活血化瘀;香附、乌药、枳壳行气止痛;甘草益气缓中。

(6)加减:若血瘀甚者,加川楝子、三棱、丹参以增强祛瘀软坚之力;如痞块大而坚硬作痛,可合用鳖甲煎丸(《金匮要略》),以化瘀软坚,并有补益之功。以上两方,可与六君子汤(《医学正传》)间服,以补益脾胃,为攻补兼施之法。

瘀血内结痞块亦可根据痞块的部位不同而辨证施治。如脘腹痞块,可选用宣明三棱汤(《宣明论方》),以活血理气,软坚散结;右胁腹痞块,可选用膈下逐瘀汤,以疏肝理气,活血消积;左胁腹痞块,可选用鳖甲煎丸或化癥回生丹(《温病条辨》),以活血化瘀,软坚消积;右腹痞块,可选用荆蓬煎丸(《卫生宝鉴》),以理气活血,软坚散结;左腹痞块,可选用荆蓬煎丸加白花蛇舌草、肿节风,以理气活血,软坚散结。此外,各期的痞块,都可在局部外敷阿魏膏(《景岳全书》)或水红花膏(《景岳全书》)之类,以加强消积化瘀,软坚散结的作用,从而减轻病人痛苦,提高疗效。

（三）正虚瘀结

（1）症状：痞块坚硬，疼痛逐渐加剧，面色萎黄或黧黑，消瘦形脱，饮食大减，舌质淡紫，舌光无苔，脉细数或弦细。

（2）病机分析：痞块日久，血络瘀结，故日益坚硬，疼痛加剧；中气大伤，运化无权，故饮食大减，消瘦形脱；血瘀日久，新血不生，营气大虚，故面色萎黄，甚则黧黑。舌质淡紫无苔，脉细数或弦细，均为气血耗伤，津液枯竭，血瘀气机不利之象。

（3）治法：大补气血，活血化瘀。

（4）方药：八珍汤（《正体类要》）合化积丸（《类证治裁》）加减。

人参15g，茯苓10g，白术10g，当归15g，赤芍10g，川芎10g，熟地黄10g，三棱12g，莪术12g，苏木10g，五灵脂10g（包煎），香附10g，槟榔10g，炙甘草10g。

（5）方药分析：方中人参、茯苓、白术、炙甘草甘温补气；当归、赤芍、川芎、熟地黄质润补血，兼能活血；苏木、五灵脂活血化瘀；三棱破血中气滞；莪术破气中血滞；香附、槟榔行气消痞。

（6）加减：若舌光无苔，脉象细数，阴伤甚者，加生地黄、沙参、石斛以养其津液；血瘀征象明显者，加桃仁、红花、丹参以加强活血化瘀。

【转归及预后】

明代张介宾《景岳全书·积聚》云：“无形之聚其散易，有形之积其破难。”血瘀痞块日久，若能治疗及时，医护得当，可望痊愈或好转。若病邪久稽，脾失转输，三焦决渎不利，血瘀络阻，水湿内聚，则有转为鼓胀的可能。若血瘀痞块见有黄疸，或见吐血、便血，或后期转为鼓胀，均为病情重笃，预后不良之象。

【调护】

（一）畅情志

日本丹波元坚《杂病广要·积聚》云：“须节欲以养性，内观以养神，澹泊自如，从容自得，然后委之于医。”故调畅情志，及时治疗是血瘀痞块防治中的重要一环。

（二）调饮食

明代虞抟《医学正传·积聚》云：“节饮食，慎起居，和其中外，可使必已。”血瘀痞块患者，饮食上应少食肥甘厚味及辛辣刺激之品，多吃新鲜蔬菜，注意休息，切勿过劳。

第十节　血瘀鼓胀

【定义】

鼓胀是据腹部膨胀如鼓而命名，又称“水蛊”、“蛊胀”、“膨脝”、“蜘蛛蛊”、“单腹蛊”等，以腹胀大，皮色苍黄，脉络暴露为特征。多因酒食不节，情志所伤，血吸虫感染，以及黄疸、积聚失治，使肝、脾、肾功能失调,气、血、水瘀积于腹内而成。血瘀鼓胀属实证鼓胀,是以腹大坚满,多胁腹刺痛,腹部脉络显露,颈胸部出现血痣或血缕为临床特征的一种病证。

【源流】

鼓胀病名,最早见于《黄帝内经》。如《灵枢·水胀》云:"鼓胀何如?岐伯曰:腹胀,身皆大,大与肤胀等也。色苍黄,腹筋起,此其候也。"较为详细地描述了鼓胀的特征。

汉代张仲景《金匮要略·水气病脉证并治》有心水、肝水、肺水、脾水、肾水的论述。隋代巢元方《诸病源候论·水蛊候》称为"水蛊";宋代杨士瀛《仁斋直指附遗方论》又有"谷胀"、"水胀"、"气胀"、"血胀"之分。

元代朱震亨《格致余论·鼓胀论》云:"清浊相混,隧道壅塞,气化浊血瘀郁而为热,热留为湿,湿热相生,遂成胀满,经曰'鼓胀'是也。"指出鼓胀的形成与血瘀有关。

明代李梴《医学入门·鼓胀》云:"凡胀初起是气,气不走则阻塞血行,血不行,久而成水。"指出气滞、血瘀、水停是鼓胀发病的主要病机。张介宾《景岳全书·肿胀》云:"又或以血气结聚,不可解散,其毒如蛊,亦名蛊胀。"亦云:"治胀当辨虚实,若察其果由饮食所停者,当专去食积;因气而致者,当专理其气;因血逆不通而致者,当专清其血。"阐述了血瘀鼓胀的病因病机及治疗原则。李用粹《医宗必读·水肿胀满》云:"蛊胀者,中实有物,腹形充大,非虫即血也。"现在一般将由血吸虫所致者称为蛊胀。

清代喻昌《医门法律·胀病论》云:"胀病亦不外水裹、气结、血瘀。"在《寓意草·议郭召尹将成血蛊之病》中亦云:"人但面色萎黄,有蟹爪纹路……然内形已具将来血蛊之候也。"陈士铎《石室秘录》云:"血臌之证,其由来渐矣,或跌闪而瘀血不散,或忧郁而血结不行,或风邪而血蓄不发,遂至因循时日,留在腹中致成血臌也。"《辨证录·臌胀门》亦云:"初起之时,何以知其是虫臌与血臌也?吾辨之于面焉,凡面色淡黄之中,而有红点或红纹者是也。"表明前人早已认识到面部红点、红纹、蟹爪纹络等血瘀鼓胀的外部特征。吴谦等《医宗金鉴·卷四十一·胀满水肿死证》云:"腹胀身热,阳盛胀也。若吐、衄、泄血则亡阴矣。"认为鼓胀病人会出现出血这一严重的并发症。何梦瑶《医碥·肿胀》云:"气血水三者,病常相因,有先病气滞而后血结者;有先病血结而后气滞者;有先病水肿而血随败者;有先病血结而水随蓄者。"指出血瘀鼓胀与气滞、水停互相牵连为患,仅有主次之分,而非单独为病。唐容川《血证论·血臌》云:"血臌之证,胁满小腹胀,满身上有血丝缕,烦躁漱水,小便赤,大变黑,腹上青筋是也。"详细地描述了血瘀鼓胀的临床特征。

【范围】

本病主要见于现代医学的肝硬化腹水。另外,结核性腹膜炎、腹腔内肿瘤等疾病发生腹水,出现类似血瘀鼓胀的证候时,亦可参照血瘀臌胀辨证治疗。

【病因病机】

(一)情志所伤　气滞血瘀

情志怫郁,气机失于调畅,以致肝气郁结,久则气滞血瘀;肝失疏泄,横逆而乘脾胃,运化失常,水湿停留,进而壅塞气机,水湿气血停瘀蕴结,日久不化,渐浸及肾,开阖不利,三脏俱病,而成鼓胀。亦如清代沈金鳌《杂病源流犀烛·肺胀源流》所云:"鼓胀……或由怒气伤肝,渐蚀其脾……故其腹胀大。"

（二）酒食不节　气血郁滞

嗜酒过度，饮食不节，损伤脾胃；脾虚则运化失职，酒湿浊气蕴聚中焦，清浊相混，壅阻气机，肝失条达，气血郁滞，脾虚愈甚，进而波及于肾，开阖不利，水浊渐积渐多，终至水不得泄，遂成鼓胀。亦如明代张介宾《景岳全书·肿胀》所云："酒为水谷之液，血亦水谷之液，酒入中焦，必求同类，故直走血分。"

（三）他病迁延　脉络瘀阻

血吸虫感染后，未及时治疗，晚期内伤肝脾，脉络瘀塞，气机不畅，升降失常，清浊相混，气、血、水停瘀腹中，则成鼓胀；黄疸、积聚等病，迁延日久，气血凝滞，脉络瘀阻，水湿停聚，而成鼓胀。亦如清代喻昌《医门法律·胀病论》所云："凡有癥瘕、积块、痞块，即是胀病之根。"

（四）攻伐太过　耗气伤阴

罹患鼓胀由于攻下逐水太过，伤津耗液，以致肝肾阴亏，津液不能输布，水液停聚中焦，血瘀不行，故腹胀大，甚者青筋暴露。亦如元代朱震亨《格致余论·鼓胀论》所云："病者苦于胀急，喜行利药，以求一时之快，不知宽得一日半日，其肿愈甚，病邪甚矣，真气伤矣。"

【辨证要点】

（一）辨病史

血瘀鼓胀患者，首先须详细询问病史，应询问病人的精神状态，是否受过刺激，过去曾患过黄疸、积聚疾病与否，有无酗酒历史，是否到过血吸虫疫区等，均有助于临床诊断。

（二）辨临床特征

血瘀鼓胀患者，以腹大坚满，多胁腹刺痛，腹部脉络显露，颈胸部出现血痣或血缕为临床特征。

（三）辨血瘀与气结、水裹的主次

鼓胀主要是由于气、血、水瘀积于腹内而成。疾病初起一般以气结为主，若治疗不当，病情逐渐深入，病变则以水裹或血瘀为主。以水裹为主者，腹部坚满，摇动有水声，按之如囊裹水；以血瘀为主者，则见腹上青筋暴露，面、颈、胸部出现红缕赤痕。

【类证鉴别】

（一）血瘀鼓胀与水肿

清代程国彭《医学心悟·肿胀篇》云："目窠与足先肿，后腹大，水也；先腹大，后四肢肿者，胀也。"血瘀鼓胀为单腹胀大，腹部有青筋暴露，或兼下肢肿胀，上肢及头面一般不肿；水肿则头面四肢皆肿，若有腹部胀大，则无青筋暴露等体征。

（二）血瘀鼓胀与肠覃

《灵枢·水胀》云："肠覃何如？岐伯曰：寒气客于肠外，与卫气相搏，气不得荣，因有所系，癖而内著，恶气乃起，瘜肉乃生。其始生也，大如鸡卵，稍以益大，至其成，如怀子之状，久者离岁，按之则坚，推之则移，月事以时下。"血瘀鼓胀腹部坚硬，不能推动；肠覃属于妇女所患之病，始终均为腹部按之坚硬，但推之可以移动。

（三）血瘀鼓胀与虫鼓

清代陈士铎《辨证录·臌胀门》云："初起之时，何以知其是虫臌与血臌也？吾辨之于面焉，凡面色淡黄之中，而有红点或红纹者是也；更验之于腹焉，凡未饮食而作疼，既饮食而不痛者是也。"血瘀鼓胀者面色黯黑，唇色紫褐，口渴，饮水不能下，胁腹攻痛；虫鼓者，面色淡黄而有红点或红纹，如虫蚀之象，小腹作痛，食后痛止。

【辨治钩要】

（一）活血化瘀为主

《素问·阴阳应象大论》云："中满者，泻之于内。"血瘀鼓胀属实证鼓胀，故其治疗原则首当活血化瘀，同时应兼顾气结、水裹为患，合以行气利水之法，方可显效。

（二）衰其大半而止

元代朱震亨《格致余论·鼓胀论》云："此病之起，或三五年，或十余年，根深矣，势笃矣，欲求速效，自求祸耳。"对于血瘀鼓胀形证俱实，正气未衰者，可暂用活血化瘀或逐水峻下剂，但应中病即止，切勿多用，免伤脾胃，或成肝肾阴虚之证。

（三）祛邪兼顾补虚

清代陈士铎《石室秘录》云："盖血臌之证，惟腹胀如臌，而四肢手足并无胀意，故血去而病即安也。服此方（消瘀荡涤汤）一剂之后，切勿再与二剂，当改用四物汤调理，于补血内加白术、茯苓、人参，补气而利水，自然痊愈，否则血臌虽痊，恐成干枯之证。"治疗血瘀鼓胀，须时时注意脾胃之气，不可攻伐太过。若使用攻下逐水太过，耗气伤阴，便成肝肾阴虚之证；若使用活血破瘀过猛，常易导致脉络破裂而引发出血。未尽之水邪，宜缓缓消之，或攻补兼施，切不可强求速效。

【辨证论治】

（一）肝脾血瘀

（1）症状：腹大坚满，脉络怒张，胁腹刺痛，面色黯黑，面颈胸臂有血痣，呈丝纹状，手掌赤痕，唇色紫褐，口渴，饮水不能下，大便色黑，舌质紫红或有紫斑，脉细涩或芤。

（2）病机分析：瘀血阻于肝脾脉络之中，隧道不通，致水气内聚，故腹大坚满，脉络怒张，胁腹刺痛；瘀热蕴阻下焦，病邪日深，入肾则面色黯黑，入血则面颈胸臂等处出现血痣，手掌赤痕，唇色紫褐；由于水浊聚而不行，故口渴饮水不能下；大便色黑，乃血瘀停滞之征；失血时则见芤脉。舌质紫红或有紫斑，脉细涩均为瘀血阻滞之象。

（3）治法：活血化瘀，行气利水。

（4）方药：调营饮（《证治准绳》）加减。

当归15g，川芎10g，赤芍10g，莪术10g，延胡索10g，大黄10g，瞿麦15g，槟榔10g，葶苈子10g，大腹皮10g，丹参20g，桃仁10g，炙甘草6g。

（5）方药分析：方中当归、川芎、赤芍、丹参活血化瘀；莪术、延胡索、大黄、桃仁散气破血；瞿麦、槟榔、葶苈子、大腹皮行气利水；炙甘草和中缓急。诸药合用，共奏活血化瘀以通络，行气消坚以利水之效。

（6）加减：若大便色黑，可加三七、侧柏叶以化瘀止血；若水胀满过甚，脉弦数有力，体质尚好，可任攻逐者,可暂用舟车丸(《景岳全书》引刘河间方)或十枣汤(《伤寒论》),以攻逐水气,水气减再治其瘀,但需时时注意脾胃之气,不可攻伐太过,攻后虽有瘀实之证,更宜缓缓消之,或攻补兼施,不能强求速效。

(二)肝肾阴虚

(1)症状:腹大坚满,甚则青筋暴露,形体消瘦,面色黧黑,唇紫口燥,心烦掌心热,齿鼻时有衄血,小便短赤,舌质红绛少津,脉弦细数。

(2)病机分析:罹患鼓胀之后,应用攻下逐水太过,耗气伤阴,以致水气停留不化,瘀血不行,故腹大坚满,甚则青筋暴露;气血亏耗,不能荣养肌肤,故形体消瘦;气血不能上荣,反瘀阻不行,故面黑唇紫;阴津不能上承,故口燥;阴虚内热,则心烦掌中热;阴虚火旺,血热妄行,故齿鼻出血;肾与膀胱气化不利,故小便短赤。舌质红绛少津,脉弦细而数均为肝肾阴亏,热扰营血之象。

(3)治法:滋养肝肾,凉血化瘀。

(4)方药:一贯煎(《柳州医话》)合膈下逐瘀汤(《医林改错》)加减。

沙参12g,麦门冬12g,生地黄15g,当归15g,枸杞子10g,川楝子10g,延胡索10g,川芎10g,桃仁10g,牡丹皮10g,赤芍10g,山茱萸10g,甘草6g。

(5)方药分析:方中沙参、麦门冬、生地黄、枸杞子、山茱萸养阴柔肝;当归、川芎、桃仁、牡丹皮、赤芍活血化瘀,凉血止血;川楝子、延胡索行气消胀止痛;甘草调和诸药。诸药合用,共奏滋肝肾,养阴血,化瘀消胀之效。

(6)加减:若内热口干,舌绛少津者,加玄参、石斛以养阴清热;腹胀甚者,加大腹皮、莱菔子以行气消胀;兼有潮热、烦躁、失眠者,加银柴胡、地骨皮以退热除蒸;小便短赤者,加猪苓、白茅根以养阴利水;齿鼻衄血者,加仙鹤草、茜草、白茅根以凉血止血;阴虚阳浮,耳鸣,面赤颧红者,加龟板、鳖甲、牡蛎以滋阴潜阳。

【转归及预后】

血瘀鼓胀之肝脾血瘀者,属实胀之重症,经用活血化瘀利水,可获缓解。若强求速效,过于攻伐,耗气伤阴,便成肝肾阴虚之证,治当以滋肝肾,养阴血,少佐化瘀,力求好转或带病延年。倘若肝肾阴竭,瘀血日甚,突发他变,则可形成腹大如瓮,脉络怒张,脐心突出,便如鸭溏,四肢瘦削等病至晚期之危候,实属难治。

【调护】

(一)宜进低盐饮食

明代李梴《医学入门·鼓胀》云:"凡胀初起是气久则成水……治胀必补中行湿,兼以消积,更断盐酱。"由于食盐有凝涩助水之弊,故血瘀鼓胀者宜低盐饮食;在尿量特别减少时,给予无盐饮食;待腹胀消除,经过一段时间,酌情逐渐增加食盐量。一般饮食以半流质和无渣饮食为宜,少量多餐,早上、中午多食,晚餐少进,多食富于营养之品。对于有出血倾向者,忌食煎炸、辛辣、坚硬的食物,以防助热伤络。

(二)加强生活调摄

清代沈金鳌《沈氏尊生书·肺胀源流》云:"先令却盐味,厚衣衾,断妄想,禁忿怒。"血瘀鼓胀在药物治疗的同时,精神和生活上的调摄尤为重要。应安心静养,解除顾虑,避免情志所伤和劳欲过度;注意保暖,防止正虚邪袭,发生他变。

(三)谨防他病传变

明代张介宾《景岳全书·肿胀》云:"少年纵酒无节,多成水鼓。"预防血瘀鼓胀的发生,平时应做到禁忌饮酒,特别是已患过黄疸的病人更应忌饮;在血吸虫流行区应避免接触疫水;已患黄疸和积聚的病人,应及时治疗,修养将息,务使疾病好转、痊愈。

第十一节　血瘀胁痛

【定义】

胁痛是以一侧或两侧胁肋疼痛为主要表现的病证,又称"胁下痛"、"季肋痛"等。其发生主要是由于肝胆病变,多由肝气郁结、瘀血停着、肝胆湿热、肝阴不足等引起。血瘀胁痛是以胁痛如刺,痛处不移,入夜更甚,胁肋下或见痞块,舌质紫黯,脉象沉涩为临床特征的一种病证。

【源流】

胁痛一证,最早见于《黄帝内经》。《灵枢·五邪》云:"邪在肝,则两胁中痛……恶血在内。"《灵枢·胀论》亦云:"胆胀者,胁下痛胀,口中苦,善太息。"不仅明确指出胁痛的发生主要是由于肝胆病变,而且说明瘀血停着是引发胁痛的重要因素之一。

元代朱震亨《丹溪心法·胁痛》云:"胁痛,肝火盛,木气实,有死血,有痰流注。"认为瘀血与胁痛的关系密切,并提出了证治方药。

明代戴思恭《证治要诀·胁痛》云:"诸胁痛各有所感,若止是冷气作楚,与颠仆闪挫,宜和气饮及乌药顺气散,或浓煎葱白汤,下枳壳散。"孙一奎《赤水玄珠·胁痛》云:"胁痛有风寒,有食积,有痰饮,有死血,有虚,有气郁,有火,当分条类析,明别左右施治。"龚信《古今医鉴·胁痛》云:"若因暴怒伤触,悲哀气结,饮食过度,冷热失调,颠仆伤形,或痰积流注于血,与血相搏,皆能为痛。"张介宾《景岳全书·胁痛》云:"但察其有形无形可知之矣,盖血积有形而不移,或坚硬而拒按;气痛流行而无迹,或倏聚而倏散。"秦昌遇《症因脉治·胁痛论》云:"内伤胁痛之因……或死血停滞胁肋,或恼怒郁结,肝火攻冲,或肾水不足……皆成胁肋之痛矣。"以上对血瘀胁痛从病因、病机,到治法方药等各个方面的认识都有所发展。

清代叶桂《临证指南医案·胁痛》云:"久病在络,气血皆窒。"对胁痛之属久痛入络者,善用辛香通络、甘缓理虚、辛泄宣瘀等法,立方选药,颇具巧思,对后世颇有影响。尤怡《金匮翼·胁痛统论·污血胁痛》云:"污血胁痛者,凡跌仆损伤,污血必归胁下故也。"沈金鳌《杂病源流犀烛·肝病源流》云:"由恶血停留于肝,居于胁下,以致肢胁肋痛,按之则痛益甚。"吴瑭《吴鞠通医案·吐血》云:"凡怒伤肝郁,必有瘀血,故症见胁痛,一以活络为主,候瘀血去净,而后可以补虚。"林珮琴《类证治裁·胁痛》云:"血瘀者,跌仆闪挫,恶血停留,按之痛甚。"日本丹波元坚《杂病广要·胁痛》云:"治之当以散结顺气,化瘀和血为主,平其肝而导其滞,则无不愈矣。"由此可见,至清代,对血瘀胁痛的认识已更深入全面,治疗经验也更加丰富。

【范围】

胁痛是一个常见的病证,可见于现代医学的多种疾病,如急、慢性肝炎,肝硬化,肝寄生虫病,肝脓肿,肝癌,以及急、慢性胆囊炎,胆道蛔虫病,肋间神经痛等。凡以胁痛为主要表现,且有血瘀症状者,均可参照血瘀胁痛进行辨证治疗。

【病因病机】

(一)跌仆闪挫　瘀血停着

胁肋部被击打碰挫,或强力负重,致使局部络脉受损,瘀血停着,乃发胁痛。亦如清代林珮琴《类证治裁·胁痛》所云:"血瘀者,跌仆闪挫,恶血停留,按之痛甚。"

(二)肝气郁结　瘀血停积

情志抑郁,或暴怒伤肝,皆使肝失条达,疏泄不利,气阻络痹,血流不畅,瘀血停积,而发胁痛。亦如清代沈金鳌《杂病源流犀烛·肝病源流》所云:"由恶血停留于肝,居于胁下,以致肷胁肋痛,按之则痛益甚。"

【辨证要点】

(一)辨病史

血瘀胁痛患者,多有胁部外伤或肝气不舒等病史。

(二)辨临床特征

血瘀胁痛以胁肋刺痛,痛有定处,入夜更甚,胁肋下或见痞块,舌质紫黯,脉象沉涩为临床特征。

【类证鉴别】

(一)血瘀胁痛与气郁胁痛

二者皆为实证,大抵胀痛多属气郁,且疼痛呈游走无定处;刺痛多属血瘀,而痛有定所。亦如明代张介宾《景岳全书·胁痛》所云:"但察其有形无形,可知之矣。盖血积有形而不移,或坚硬而拒按;气痛流行而无迹,或倏聚而倏散。"

(二)血瘀胁痛与肝阴不足胁痛

后者属虚证,多由肝郁化火伤阴,或由肾阴不足波及肝阴,或因血虚不能养肝,以致肝络失于濡养所致。证见胁肋隐痛,其痛悠悠不休,舌红少苔,脉弦细而数。亦如明代张介宾《景岳全书·肿胀》所云:"内伤虚损,胁肋疼痛者,凡房劳过度,肾虚羸弱之人,多由胸胁间隐隐作痛,此肝肾精虚不能化气,气虚不能生血而然。"

【辨治钩要】

(一)治疗大法　通则不痛

由于瘀血停积,胁络痹阻为血瘀胁痛的主要病机,根据"通则不痛"的理论,血瘀胁痛治疗上应以通为主,采用祛瘀通络之法,祛除病邪,调畅气血,则自能取效。亦如日本丹波元坚《杂病广要·胁痛》所云:"治之当以散结顺气,化瘀和血为主,平其肝而导其滞,则无不愈矣。"

(二)祛瘀通络　兼顾理气

胁痛的病变部位主要在肝胆,其病因病机,除气滞血瘀,直伤肝胆外,同时和脾胃、肾有关。在病证方面,有虚有实,而以实证为多见。实证以气滞、血瘀、湿热为主,三者又以气滞为先。故治疗血瘀胁痛,应以祛瘀通络为治,同时亦可适当加入理气之品,以疏通肝气,提高疗效。但理气不宜辛燥,以免更伤其阴,可选辛平调气之品。亦如明代张介宾《景岳全书·肿胀》所云:"是以凡治此者,无论是血是痰,必皆兼气为主,而后随宜佐使以治之。"

【辨证论治】

(一)外伤血瘀

(1)症状:有胁肋部外伤史。自觉胁肋部刺痛,痛处不移,按之痛甚,不按亦痛,甚至动则痛甚,局部红肿或有瘀斑,舌质黯淡或边尖有瘀点瘀斑,脉弦。

(2)病机分析:胁部外伤,损伤脉络,血溢脉外,离经之血,停着不去,瘀阻脉络,不通则痛,故胁肋部刺痛,痛处不移,按之痛甚,甚至动则痛甚;局部红肿或有瘀斑为外伤所致。舌质黯淡或边尖有瘀点瘀斑,脉弦均为瘀血停着之象。

(3)治法:活血化瘀,通络止痛。

(4)方药:复元活血汤(《医学发明》)加减。

柴胡10g,郁金10g,栝蒌根12g,当归15g,红花10g,桃仁10g,炙大黄10g,苏木10g,甘草6g。

(5)方药分析:方中柴胡疏肝理气兼以引经;郁金行气活血;栝蒌根清浊火之内蕴;当归、红花、桃仁、苏木破血润血,以化瘀滞;炙大黄荡涤积瘀败血;甘草缓急和中。

(6)加减:若疼痛剧烈者,加延胡索、川楝子以活血行气止痛;局部红肿明显者,加泽兰、乳香、没药活血止痛,行水消肿。

(二)瘀血停着

(1)症状:胁肋刺痛,痛有定处,入夜更甚,胁肋下或见癥块,舌质紫黯,脉象沉涩。

(2)病机分析:肝郁日久,气滞血瘀,瘀血停着,痹阻胁络,故胁痛如刺,痛处不移,入夜痛甚;瘀结停滞,积久不散,则渐成癥块。舌质紫黯,脉象沉涩,均属瘀血内停之证。

(3)治法:祛瘀通络。

(4)方药:旋覆代赭汤(《金匮要略》)加味。

旋覆花10g(包煎),茜草15g,葱白3段,当归尾12g,丹参20g,桃仁10g,郁金10g。

(5)方药分析:方中旋覆花理气止痛;茜草活血通络;葱白通阳行气;当归尾、丹参、桃仁、郁金活血通络,行气止痛。

(6)加减:若瘀血较重者,可选用复元活血汤(《医学发明》)加减,以活血祛瘀,通经活络;若胁肋下有癥块,而正气未衰者,可加三棱、莪术、地鳖虫以增强破瘀消坚之力,亦可选用鳖甲煎丸(《金匮要略》),以化瘀软坚。

【转归及预后】

血瘀胁痛证属实证,倘若治疗不当,或久病迁延,亦可致虚,形成虚实错杂之证,但其预后一般较好;无论外伤血瘀或瘀血停着,只要治疗将养得法,一般预后良好。然亦有部分病人迁延不愈,成为慢性;若治疗不得当,演变为癥瘕痞块、肝痈等证者,预后则不佳。

【调护】

(一)畅情志

血瘀胁痛者应调畅情志,保持精神愉快,避免情绪过于激动。

(二)调饮食

血瘀胁痛者应忌食肥甘辛辣炙煿之品,多吃蔬菜、水果、瘦肉、豆制品等清淡而富有营养的食物。

(三)慎起居

血瘀胁痛者平素可适当进行体育锻炼,以增强体质;发作期则应注意休息。

第十二节　血瘀胃痛

【定义】

胃痛,又称胃脘痛,是以上腹胃脘部近心窝处经常发生疼痛为主证。本证在《黄帝内经》中称"胃脘当心而痛";《景岳全书》称"心腹痛";《寿世保元》称"心胃痛"。血瘀胃痛是以胃脘久痛而屡发,痛有定处而拒按,或痛有针刺感,或见吐血黑便,舌质紫黯,脉涩为临床特征的一种病证。

【源流】

胃痛的记载,首见于《黄帝内经》。如《素问·六元正纪大论》云:"木郁之发,民病胃脘当心而痛。"《素问·举痛论》亦云:"寒气客于胃肠之间,膜原之下,血不得散,小络引急,故痛。"阐发了寒邪入侵,引起气血壅滞不通而作痛的机理,为后世治疗血瘀胃痛奠定了基础。

汉代张仲景《伤寒论》中所谓的"心下痞,按之濡";"心下痞,按之痛"等,实皆指胃部而言。《金匮要略·腹满寒疝宿食病脉证并治》云:"按之不痛为虚,痛者为实。"为血瘀胃痛的辨证提供了理论依据。

唐代孙思邈《备急千金要方·卷十三·心腹痛》中有九种心痛之说,亦多指胃痛而言,其中也包含血瘀胃痛。

元代朱震亨《丹溪心法·心脾痛》云:"平日喜食热物,以致死血留于胃口作痛,用桃仁承气汤下之。"《脉因证治·心腹痛》亦云:"有客寒阻之不行,有热内生郁而不散,有死血、食积、湿痰结滞,妨碍升降,故痛。"阐述了血瘀胃痛的病因病机及治法方药。

明代张介宾《景岳全书·心腹痛》论胃痛病因时云:"惟食滞、寒滞、气滞者最多,其有因虫、因火、因痰、因血者,皆能作痛。大多暴痛者多有前三证,渐痛者多有后四证。"而总其大要,"因寒者常居八九,因热者十惟一、二……盖寒则凝滞,凝滞则气逆,气逆则痛胀由生。"亦云:"食郁既久,而胃脘有瘀血作痛者,生韭饮。"

清代叶桂《临证指南医案·胃脘痛》邵新甫按云："初病在经,久病入络,以经主气,络主血,则……辛香理气、辛柔和血之法,实为对待必然之理。"提出的"久病入络"之说,别开生面。顾靖远《顾氏医镜·胃脘痛》记载的"血瘀者以失笑散";王清任《医林改错》、唐容川《血证论》对瘀血滞于中焦,胀满刺痛者用血府逐瘀汤活血化瘀,很有见地,且沿用至今。

【范围】

血瘀胃痛可见于现代医学的急、慢性胃炎,胃、十二指肠溃疡,胃癌,胃神经官能症等疾病以上腹部疼痛为主症,且兼有血瘀症状者,均可参照血瘀胃痛进行辨证治疗。

【病因病机】

(一)寒客胃肠　气血凝滞

过食生冷,脘腹受寒,寒邪阻于胃络,血为之凝滞,乃发胃痛。亦如《素问·举痛论》所云:"寒气客于肠胃之间,膜原之下,血不得散,小络引急,故痛。"

(二)热灼胃络　血液凝结

恣食辛辣或热酒煎煿,以致胃中蕴热,热灼胃络,则胃络受损;热熬血液,则血液凝结,而致胃痛。亦如明代秦昌遇《症因脉治》所云:"血分素热,又喜辛辣食物,而成死血之痛。"

(三)情志失调　气滞血瘀

忧思恼怒,情怀不畅,肝郁气滞,疏泄失职,横逆犯胃,气血壅而不行,并可见吐血、便血等证。亦如清代王泰林《王旭高医案·脘腹痛》所云:"肝胃气痛,痛久必气血瘀滞。"

【辨证要点】

(一)辨临床特征

血瘀胃痛以胃脘久痛而屡发,痛有定处而拒按,或有针刺感,或见吐血黑便,舌质紫黯,脉涩为临床特征。

(二)辨在气在血

胃痛初起,多在气分;迁延日久,则深入血分。久痛胃络损伤,则多见呕血或黑便等症。凡痛属气分者,多见既胀且痛,以胀为主,痛无定处,时作时止,聚散无形,此乃无形之气痛。凡痛属血分者,多见持续刺痛,痛有定处,舌质紫黯,此乃有形之血痛。亦如清代林珮琴《类证治裁·胃脘痛论治》所云:"初痛在经,久痛入络,经主气,络主血也。"

(三)辨属寒属热

血瘀胃痛因寒而致者,多伴脘腹胀满拒按,纳呆,苔白,脉弦紧等症;因热而发者,多半烦渴思饮,恶热喜凉,溲赤,便结,苔黄少津,脉象弦数等症。亦如明代张介宾《景岳全书·心腹痛》所云:"凡心腹痛证,必须先辨寒热。"

【类证鉴别】

(一)血瘀胃痛与血瘀心痛

血瘀胃痛的病位在胃脘,即上腹部;血瘀心痛的病位则在胸中。前者疼痛亦有如针刺或刀割者,但一般不如后者之疼痛剧烈。后者疼痛表现为绞急如割,痛彻胸背,发时心悸、憋闷,病人常有濒死的感觉。亦如明代王肯堂《证治准绳·心痛胃脘痛》所云:"或问丹溪言痛即胃脘痛然乎?曰心与胃各一脏,其病形不同,因胃脘痛处在心下,故有当心而痛之名,岂胃脘痛即心痛者哉?"

(二)血瘀胃痛与血瘀腹痛

主要是部位之异。贲门部为上脘,幽门部为下脘,上脘下脘之间为中脘,三部统称胃脘。胃痛即指胃脘部的疼痛;腹痛则包括胁腹、大腹、少腹等部位的疼痛。

【辨治钩要】

(一)治疗大法 活血化瘀

血瘀胃痛总的治疗原则为"通则不痛",具体治法为活血化瘀,通络止痛。但由于其诱发因素不同,故在活血化瘀为主的基础上,还应兼顾病因,辨证施治。如因寒凝血滞者,配以散寒行气;因气滞引发者,配以疏肝理气;因热灼血凝者,伍以清胃泻热;肝郁化火者,则配以疏肝泻热。其目的总使气血调畅,纳运复常,则其痛自已。亦如清代林奂《医学薪传》所云:"通之之法,各有不同,调气以和血,调血以和气,通也;下逆者使之上行,中结者使之旁达,亦通也;虚者助之使通,寒者温之使通,无非通之之法也。"

(二)中病即止 不可过剂

由于血瘀胃痛多兼气滞,所以常用辛香理气药,一般应中病即止,不可过剂,更不宜长服,以免耗气伤阴。使用苦寒、活血之剂,既要注意其适应证,又要掌握好剂量,也不宜久服。亦如清代程国彭《医学心悟·论消法》所云:"凡攻病之药皆损气血,不可过也。"

【辨证论治】

(1)症状:胃脘久痛而屡发,痛有定处而拒按,或痛有针刺感,食后痛甚,或见吐血黑便,舌质紫黯,脉涩。

(2)病机分析:气为血帅,血随气行,气滞日久,则导致血瘀内停,由于瘀血有形,故痛有定处而拒按;瘀停之处,脉络壅而不通,故痛如针刺;进食则触动其瘀,故食后痛甚;若瘀停于胃者,则多见呕血;瘀停于肠者,则多见黑便;瘀停于胃肠者,则呕血与黑便同时并见。血瘀则舌少滋荣,故舌质紫黯;血瘀则血行不通,故脉来艰滞而涩。

(3)治法:活血化瘀。

(4)方药:失笑散(《太平惠民和剂局方》)合丹参饮(《医宗金鉴》)加味。

蒲黄10g(包煎),五灵脂10g(包煎),丹参20g,檀香10g,砂仁6g,大黄6g,甘草6g。

(5)方药分析:方中蒲黄辛平行血消瘀;五灵脂甘温活血散瘀;丹参活血止痛;檀香、砂仁行气止痛;大黄逐瘀通腑;甘草缓急和中。

(6)加减:若疼痛甚者,加延胡索、郁金以通络止痛;气虚者,可加党参、白术、黄芪、黄精以益气。临证体会,党参与五灵脂古有相畏之说,其实不必顾忌,二药相伍,益气活血,相得益彰。血瘀气滞,疼痛较剧者,亦可选用血府逐瘀汤(《医林改错》)或膈下逐瘀汤(《医林改错》)化裁,以理气活血,化瘀止痛。若呕血黑便,则可按出血证辨证论治。

【转归及预后】

一般而言,血瘀胃痛多属实证,易于治疗;若病情迁延,反复发作,则多虚实夹杂,或成正虚邪实之证,治疗则颇为棘手,每因疼痛持续、进食少而使机体羸瘦,也易于出现并发症。血瘀胃痛中、晚期的胃出血,是最严重的并发症,如仅系大便隐血,还易于治疗;如上吐血,下泻血,来势急暴,出血量多不止,胃痛剧烈而拒按,大汗淋漓,四肢厥冷,脉微欲绝者,则为虚脱危证,如不急加救治,则危殆立至。

【调护】

清代郑树珪《七松岩集·心痛》云:"盖胃脘痛之病,犯者极多,调理之法,只有三禁:戒气、节饮食、避风寒。"

(一)调情志

血瘀胃痛多与情志不遂有关,故在预防上应重视精神调摄,患者要愉快、开朗,避免精神刺激。

(二)节饮食

饮食不节是引发血瘀胃痛的一个重要因素,故调节饮食也是血瘀胃痛防护的重要一环,切忌暴饮暴食或饥饱不匀,一般可少食多餐,以清淡易消化之食物为宜,忌食生冷及辛辣刺激性食物,烈性酒尤当禁忌。

(三)避风寒

血瘀胃痛若疼痛持续不已,或疼痛剧烈者,应卧床休息,缓解后始可下床活动。出现大量黑便或吐血、便血者,应及时住院治疗,以防不虞。同时,应慎避风寒,防治外邪侵袭,加重病情。

第十三节　血瘀腹痛

【定义】

腹痛是指胃脘以下,耻骨毛际以上部位发生疼痛的症状而言。血瘀腹痛是以少腹积块疼痛,或疼痛无积块,以刺痛为主,痛处不移,舌质青紫,脉涩为临床特征的一种病证。

【源流】

腹痛一证,首载于《黄帝内经》。其对腹痛的论述,多从寒热邪气客于肠胃立论。如《素问·举痛论》云:"寒气客于肠胃之间,膜原之下,血不得散,小络急引故痛。"揭示了寒客肠胃,气血凝滞腹痛之机理。

汉代张仲景《金匮要略·腹满寒疝宿食病脉证治》云:"病者腹满,按之不痛为虚,痛者为实,可下之。"为辨别血瘀腹痛的虚实奠定了理论基础。

元代朱震亨《丹溪治法心要·腹痛》云："血用血药,川芎、当归、红花、桃仁之类。"开创了活血化瘀治疗血瘀腹痛之先河。

宋代杨士瀛《仁斋直指附遗方论》对腹痛分寒热、死血、食积、痰饮、虫积等,并对不痛腹痛提出鉴别。其云："气血、痰水、食积、风冷诸症之痛,每每停聚而不散,惟虫痛则乍作乍止,来去无定,又有呕吐清沫之可验。"对临床辨证颇有助益。

金代李杲《医学发明·泄可去闭葶苈大黄之属》提出了"痛则不通"的病理学说,并在治疗上确立了"痛随利减,当通其经络,则疼痛去矣"之说,对后世治疗血瘀腹痛影响很大。

明代李梴《医学入门》云："瘀血痛有常处,或忧思逆郁,跌扑伤瘀,或妇女经来产后,恶瘀不尽而凝,四物汤去地黄,加桃仁、大黄、红花。"详细阐述了血瘀腹痛的病因病机及治疗方药。龚信《古今医鉴》在治疗上提出"是血则散之"。张介宾《景岳全书·心腹痛》云："跌打损伤有瘀血腹痛证,但去其瘀而痛自愈。凡气血和平者,宜通瘀煎加减治之。"对外伤血瘀腹痛的治疗方药,均有进一步的深化和提高。

清代张璐《张氏医通》对腹痛证候方药详备,并载有瘀血留结腹痛的验案。叶桂《临证指南医案·腹痛》提出了"穿山甲、桃仁、归须、韭根之剂,及下瘀血汤"为治疗血瘀腹痛的"宣攻营络"法。林珮琴《类证治裁·腹痛》云："凡痛久必入血络,非香燥可劫,治宜宣络,旋覆花汤加归须、桃仁、生鹿角。"亦云："腹痛气滞者多,血滞者少,理气滞不宜动血,理血滞则必兼行气也……久必通络,尤宜审虚实而施治者矣。"又云："当脐疼痛,审系肝脾络血瘀结,失笑散加归须、桃仁、韭汁。"而王清任《医林改错》及唐容川《血证论》,对血瘀腹痛的治则方剂,更有新的创见。如少腹逐瘀汤即为治疗血瘀腹痛的名方,且沿用至今。

【范围】

血瘀腹痛可见于现代医学急性胰腺炎、胃肠痉挛、嵌顿疝早期引起之腹痛,神经官能性腹痛、消化不良腹痛等,凡兼有瘀血症状者,均可参照血瘀腹痛进行辨证治疗。

【病因病机】

(一)寒客肠胃　气血凝滞

外受寒冷风邪,侵袭于中,或寒冷积滞阻结肠胃,或恣食生冷太过,均致寒邪客于肠胃,气血凝滞,肠胃挛急,故致腹痛。亦如《素问·举痛论》所云："寒气客于脉外则脉寒,脉寒则缩蜷,缩蜷则脉绌急,绌急则外引小络,故卒然而痛。"

(二)跌打损伤　瘀血留着

跌打损伤,或手术刀伤,瘀血留着,脉络阻塞,乃发腹痛。亦如清代沈金鳌《杂病源流犀烛·腹少腹病源流》所云："死血痛者,脉必芤涩,痛有定处,或由负重怒伤,或跌打损伤……皆成死血。"

(三)情志不遂　气滞血瘀

情志不遂,郁怒伤肝,气机阻滞,久而血瘀,气滞血瘀,络脉不通,腹痛乃作。亦如清代沈金鳌《杂病源流犀烛·腹少腹病源流》所云："郁伤肝脾之络,致败血瘀留,遇劳役动怒,腹痛即发。"

【辨证要点】

(一)辨病因

血瘀腹痛当首辨病因,凡寒凝肠胃之腹痛,必有腹部受寒或暴食饮冷之病史;积聚阻滞之腹痛,必然腹中素有癥瘕积聚,有形可触,固定不移;气滞血瘀之腹痛,多有情志不遂,暴怒忿逆等诱因;外伤血瘀之腹痛,必有跌扑损伤、金刃手术等创伤史。

(二)辨临床特征

血瘀腹痛者,以少腹积块疼痛或疼痛无积块,多痛而不移其处,刺痛,拒按,常在夜间加剧,一般伴有面色晦黯,口唇及舌质青紫,脉涩为临床特征。

(三)辨腹痛部位

1.少腹痛

腹痛偏在少腹,或左或右,或两侧均痛,多属肝经症状。少腹痛偏于右侧,按之更剧,常欲蹻足而卧。伴发热,恶心,大便欲解不利,多为"肠痈"证。

2.少腹近脐左右痛

按之有长形结块(按之大者如臂、如黄瓜,小者如指),劲如弓弦,往往牵及胁下,名为"痃癖"。

3.脐腹痛

肠内绞痛,欲吐不吐,欲泻不泻,烦躁闷乱,严重者面色青惨,四肢逆冷,头汗出,脉沉伏,名为"干霍乱"。时痛时止,痛时剧烈难忍,或吐青黄绿水,或吐出蛔虫,痛止又饮食如常,为"虫积痛",多见于小儿。腹中拘挛,绕脐疼痛,冷汗出,怯寒肢冷,脉沉紧者,名为"寒疝"。

4.小腹痛

小腹痛偏在脐下,痛时拘急结聚硬满,小便自利,甚至发狂,为"下焦蓄血"。热结膀胱,小便不利,小腹阵阵急痛为"淋证。"

【类证鉴别】

清代沈金鳌《杂病源流犀烛·腹少腹病源流》云:"若少腹痛,疝病为多。然有不尽由于疝者,其为症可辨。如痛而喜按,虚也;痛不可按,实也;痛而小便不利,湿也;痛而胀急,小便反利,死血也;痛连阴茎,按之则止,肝血虚也;痛如绞急,不可忍耐,小便如淋,诸药不效,酒欲过度也;痛而按之有块,时胀闷,其痛处不移,瘀血已久也。"

(一)血瘀腹痛与寒性腹痛

寒主收引,寒气所客,则痛多拘急,腹鸣切痛。寒实可兼气逆呕吐,坚满里急;虚寒则痛势绵绵。

(二)血瘀腹痛与热性腹痛

热性腹痛多痛在脐腹,痛处亦热,或伴有便秘喜饮冷等症。

(三)血瘀腹痛与气滞腹痛

气滞腹痛疼痛时轻时重,部位不固定,攻冲作痛,伴有胸胁不舒,嗳气,腹胀,排气之后可暂得减轻。

(四)血瘀腹痛与伤食腹痛

伤食腹痛多因饮食太过,或食积不化,肠胃作痛,伴嗳腐,痛甚欲便,得便则减。

【辨治钩要】

(一)治疗血瘀腹痛　多以"通"字立法

"不通则痛",为血瘀腹痛的病机,故其治当多以"通"字立法。所谓"通"并非单指攻下通利而言。亦如明代虞抟《医学正传》所云:"夫通则不痛,理也。但通之之法,各有不同,调气以和血,调血以和气,通也。"故知治疗血瘀腹痛,固以"通则不痛"为原则,以活血化瘀为主要治法,临证时又须灵活掌握,或兼温散辛通,或兼泄热通腑,或兼疏肝理气,或兼消食导滞,甚或以通为补,凡此种种,贵在临证变通。

(二)缠绵不愈腹痛　辛润活血通络

清代叶桂《临证指南医案·诸痛》云:"积伤入络,气血皆瘀,则流行失司。"华岫云按云:"络中气血,虚实寒热,稍有留邪,皆能致痛。"故凡久病腹痛,久痛入络,痛必在络,此时采用辛润活血通络之法,往往取效。

【辨证论治】

(一)外伤腹痛

(1)症状:有腹部闪挫跌仆等外伤史,或手术创伤史。腹部外伤处疼痛,固定不移,按之痛甚,喜蜷缩而卧,伸腰挺腹疼痛加重,舌质紫黯或黯淡,或舌边尖有瘀点瘀斑,脉弦涩。

(2)病机分析:由于腹部外伤,脉络破损,血液外溢而为离经之血,离经之血阻滞经脉,脉络不通,故作腹痛,固定不移,按之痛甚,喜蜷缩而卧,伸腰挺腹疼痛加重。舌质紫黯或黯淡,或舌边尖有瘀点瘀斑,脉弦涩均为瘀血内停之征象。

(3)治法:活血化瘀,消肿止痛。

(4)方药:泽兰汤(《医学心悟》)加减。

泽兰15g,牡丹皮10g,川牛膝10g,桃仁10g,红花10g,当归尾15g,赤芍10g,延胡索15g,甘草6g。

(5)方药分析:方中泽兰活血化瘀,消肿止痛;牡丹皮、川牛膝、桃仁、红花、当归尾、赤芍活血化瘀,通络止痛;延胡索行气化瘀止痛;甘草缓急和中。

(6)加减:若疼痛剧烈者,加服中成药三七片或云南白药,或吞服三七粉以活血止痛;局部红肿明显者,加乳香、没药以活血化瘀,消肿止痛。

(二)瘀血阻滞

(1)症状:少腹积块疼痛,或疼痛无积块,痛势较剧,痛处不移而拒按,入夜尤甚,舌质青紫,脉涩。

(2)病机分析:瘀血阻滞,阻碍气机,不通则痛,故无论积块之有无,而腹痛可见;瘀血入络,痹阻不移,故痛有定处而拒按,入夜尤甚。舌质青紫,脉涩均为瘀血之象。

(3)治法:活血化瘀。

(4)方药:少腹逐瘀汤(《医林改错》)加减。

当归15g,川芎10g,赤芍10g,生蒲黄10g(包煎),五灵脂10g(包煎),没药10g,延胡索12g,红花10g,干姜6g,小茴香6g。

(5)方药分析:方中当归、川芎、赤芍养营和血;生蒲黄、五灵脂、没药、延胡索、红花活血化瘀,和络定痛;干姜、小茴香温经止痛。

(6)加减:若瘀血积于腹部,连及胁间刺痛,可选用小柴胡汤(《伤寒论》)加香附、姜黄、桃仁、大黄以活血行气止痛;若血蓄下焦,则季肋、少腹胀满刺痛,大便色黑者,亦可选用手拈散(《奇效良方》)加醋炙大黄、桃仁,或用桃核承气汤(《伤寒论》)加苏木、红花以泄热通腑,活血止痛。若少腹积块疼痛夹瘀血症状者,亦可按血瘀痞块辨证施治。

【转归及预后】

一般而言,血瘀腹痛多属实证,易于治疗;若病情迁延,反复发作,而成虚实夹杂之证者,治疗则较为棘手。此时,首先应分辨寒热的轻重,虚实的多少,气血的浅深,然后处方用药,则可收到预期的效果。同时,对伴见面色苍白,冷汗淋漓,肢冷,脉微者,尤应注意,谨防变端。

【调护】

(一)适寒温

避免外邪侵袭。

(二)慎饮食

防止暴饮暴食,以免损伤脾胃元气。

(三)调情志

避免忧思郁怒等不良精神因素的刺激,保持心情愉快。

第十四节　血瘀腰痛

【定义】

腰痛是指以腰部疼痛为主要症状的一类病证,可表现在腰部的一侧或两侧。血瘀腰痛是以腰痛如刺,痛有定处,轻则俯仰不便,重则因痛剧而不能转侧,痛处拒按,日轻夜重,舌质紫黯,或有瘀斑,脉涩为临床特征的一种病证。

【源流】

腰痛一证,最早见于《黄帝内经》,并设专篇论述。如《素问·刺腰痛论》认为腰痛属于六经之病。其他篇章中对腰痛的性质分为腰痛如折及腰痛如筋肉牵掣强直的腰脊强。腰痛的部位和放射范围亦分为腰背痛,腰脊痛,腰椎痛,腰尻痛,腰股痛,腰腹痛以及腰胁痛。在病因方面主要有虚、寒、湿三因,并有针刺的治疗方法。其中《素问·刺腰痛论》所记载的"举重伤腰……恶血归之",则为血瘀腰痛的病因病机。

汉代张仲景《金匮要略·血痹虚劳病脉证并治》篇中载有"虚劳腰痛",用肾气丸治疗。

晋代王叔和《脉经》云:"尺脉沉实,是瘀血。"指出了瘀血脉象,对血瘀腰痛亦适用。

隋代巢元方《诸病源候论·腰背痛诸候》补充了"坠堕伤腰"的外伤腰痛病因。

元代朱震亨《丹溪心法·腰痛》将腰痛的发病原因归纳为"湿热、肾虚、瘀血、闪挫、痰积"五类。在"腰痛附录"项下云:"肾气一虚,凡冲寒、受湿、伤冷、蓄热、血涩、气滞、水积、堕伤,与失志、作劳,种种腰疼,叠见而层出矣。"亦云:"瘀血作痛着,宜行血顺气,补阴丸加桃仁、红花之类,更刺委中穴出血,以其血滞于下也。"论述了血瘀腰痛的治则治法。

宋代严用和《重订严氏济生方·腰痛论治》云:"坠堕闪肭以致气凝血滞而痛者,脉多沉弦而实也。"指出了血瘀腰痛的脉候。

明代虞传《医学正传·腰痛》云:"挫闪者行之,当归、苏木、乳香、没药、桃仁、红花之类;瘀血者逐之,大黄、牵牛、桃仁、水蛭、虻虫之类。"张介宾《景岳全书·腰痛》云:"跌仆伤而腰痛者,此伤在筋骨而血脉凝滞者也。"进一步阐述了血瘀腰痛的病因病机。王肯堂《证治准绳·腰痛》云:"有风、有湿、有寒、有热、有挫闪、有瘀血、有滞气、有痰积,皆标也;肾虚其本也。"对腰痛的病因病机进行了较为全面的概括。方隅《医林绳墨·腰痛》云:"瘀、痰而致腰痠腰痛者,亦属内伤腰痛。日轻夜重,不能动摇者,瘀血也。"描述了血瘀腰痛的主要临床症状。

清代叶桂《临证指南医案·腰痛》云:"坠堕损伤者,辨伤之轻重,与瘀之有无,为或通或补。"程国彭《医学心悟·腰痛》云:"若因闪挫跌仆,瘀积于内,转侧如锥之刺,大便黑色,脉涩,或芤者,瘀血也,泽兰汤主之。"从而使血瘀腰痛症因脉治方面的内容更加充实。郑树珏《七松岩集·腰痛》云:"然痛有虚实之分……所谓实者,非肾家自实,是两腰经络血脉之中,为风寒湿之所浸,闪肭锉气之所得,腰内空腔之中,为湿痰瘀血凝滞不通而为痛,当依据脉证辨悉而分治之。"从而使血瘀腰痛的辨证及治疗内容更加丰富。

【范围】

现代医学的内、外、骨、妇各科多种疾病,均可出现腰痛的症状。一为类风湿性脊柱炎、肥大性脊柱炎等脊柱疾患;二为腰脊劳损、纤维组织炎等脊柱旁软组织疾病;三为脊髓压迫症、急性脊髓炎等脊神经根受刺激所致的腰脊痛;四为肾脏病、急性胰腺炎、穿透性溃疡、胆囊炎、慢性附件炎、慢性前列腺炎等内脏疾病。以上疾病若以腰痛为主要症状,且有血瘀证表现时,均可参照血瘀腰痛进行辨证治疗。

【病因病机】

(一)跌仆闪挫　血瘀凝滞

跌仆外伤,或体位不正,腰部用力不当,摒气闪挫,均可损伤经脉气血,致使经络气血阻滞不通,瘀血留着腰部,而发斯证。亦如明代张介宾《景岳全书·腰痛》所云:"跌仆伤而腰痛者,此伤在筋骨而血脉凝滞也。"

(二)久病劳累　气滞血瘀

过度劳累,损伤腰肌、脊柱、经脉,或因久病腰痛,均可使气血运行不畅,气滞血瘀,络脉阻塞不通,发生腰痛。亦如清代尤怡《金匮翼·腰痛》所云:"盖腰者一身之要,屈伸俯仰,无不为之;若一有损伤,则血脉凝滞,经络壅滞。"

【辨证要点】

(一)首当辨其所因

血瘀腰痛的发病原因不外乎跌仆闪挫,或过度劳累,或久病血瘀而引发或加重,故辨析病因为其辨证中的重要一环。亦如宋代严用和《重订严氏济生方·腰痛论治》所云:"当推其所因,合其脉以治之,无不效者矣。"

(二)明辨临床特征

血瘀腰痛以腰痛如刺,痛有定处,轻则俯仰不便,重则因痛剧而不能转侧,痛处拒按,日轻夜重,舌质紫黯,或有瘀斑,脉涩为临床特征。

(三)注意经络部位

诸经均可以直接或间接地循行到腰部,经脉病变则可引起腰痛,故辨析腰痛的经络部位在血瘀腰痛的辨证中也占有十分重要的地位。亦如隋代巢元方《诸病源候论·腰背痛诸候》所云:"阳病者不能俯,阴病者不能仰,阴阳俱受邪气者,故令腰痛而不能俯仰。"

【类证鉴别】

(一)血瘀腰痛与劳损腰痠

血瘀腰痛是指腰部一侧或两侧刺痛;劳损腰痠则是指腰部的痠楚感,且常固定于腰部某一部位,遇劳加重,卧床休息后亦不能明显缓解,晨起较重,轻度活动后即感觉减轻。在临床上腰痛常伴有腰痠,而腰痠则不一定有腰痛,二者均与肾有密切的关系。亦如清代张璐《张氏医通·卷五》所云:"腰痛尚有寒湿伤损之异,腰痠悉属房劳肾虚。"

(二)血瘀腰痛与湿痰腰痛

痰湿素感之体,复感外邪,两湿相合,流注肾经,亦可引发腰部冷痛沉重,痛引背胁,阴雨为甚的湿痰腰痛。亦如明代方隅《医林绳墨·腰痛》所云:"瘀、痰而致腰痠腰痛者,亦属内伤腰痛。日轻夜重,不能动摇者,瘀血也;有形作痛,皮肉青白者,痰也;举身不能俯仰,动摇不能转辙者,闪肭也。"

【辨治钩要】

(一)积极治疗原发疾病

血瘀腰痛多继发于其他疾病之后,因此积极治疗原发病,则腰痛自可减轻或痊愈。亦如宋代杨士瀛《仁斋直指附遗方论·腰痛方论》所云:"必究其受病之原,而处之为得。"

(二)治疗原则活血化瘀

活血化瘀为血瘀腰痛的治疗原则,临床具体应用时,可根据明代虞抟《医学正传·腰痛》所云:"挫闪者行之,当归、苏木、乳香、没药、桃仁、红花之类;瘀血者逐之,大黄、牵牛、桃仁、水蛭、虻虫之类。"但亦"不可执一论也"。临证时还应注意兼夹证,如兼外感者,加用祛风药,或加散寒药,或加利湿药,或加清热药,或兼而用之;兼内伤者,加用健脾药,或加养肝药,或加理气药,或兼而用之。只有这样,才能有的放矢。

(三)治疗时应兼顾补肾

尽管血瘀腰痛属内伤腰痛,多属实证,某些情况下亦可出现兼夹证,而成虚实夹杂之证,但因腰为肾之府,腰乃肾之精气所溉之域,故内伤则不外乎肾虚,治疗上应兼顾补肾,在采用活血化瘀,通络止痛为主的基础上,注意标本缓急,善后更须调摄肾气,方能巩固疗效。亦如清代沈金鳌《杂病源流犀烛·腰脐病源流》所云:"肾虚其本也;风、寒、湿、热、痰饮、气滞、血瘀、闪挫其标也;或从标,或从本,贵无失其宜而已。"

【辨证论治】

(1)症状:腰痛如刺,痛有定处,轻则俯仰不便,重则因痛剧而不能转侧,痛处拒按,日轻夜重,若因闪挫扭伤,外无肿迹可察,若因挫伤,则局部可有瘀血肿痛,舌质紫黯,或有瘀斑,脉涩。

(2)病机分析:瘀血阻滞经脉,以致气血不能畅通,故腰痛如刺,痛有定处,按之则痛甚;血脉凝滞,损伤筋脉,故轻则俯仰不便,重则痛剧不能转侧;白天阳气较盛,血运较快,夜间阴气较盛,血运较慢,故腰痛日轻夜重。舌质紫黯,或有瘀斑,脉涩,均为瘀血内停的征象。

(3)治法:活血化瘀,理气止痛。

(4)方药:身痛逐瘀汤(《医林改错》)加减。

当归15g,川芎10g,桃仁10g,红花10g,乳香10g,没药10g,五灵脂10g(包煎),牛膝10g,香附15g,地龙10g,地鳖虫10g,甘草6g。

(5)方药分析:方中当归、川芎、桃仁、红花活血化瘀;乳香、没药、五灵脂活血祛瘀,消肿定痛;香附行气以活血;牛膝引瘀血下行并能强壮腰膝;地龙、地鳖虫通络祛瘀;甘草缓急和中。

(6)加减:若兼有风湿者,加独活、金毛狗脊以祛风胜湿;兼肾虚者,加杜仲、续断、熟地黄以补肾而强壮筋骨;若有明显的体位不正,用力不当的闪挫病史者,加延胡索、郁金以增强行气活血止痛之功。

【转归及预后】

一般而言,血瘀腰痛如属闪挫扭伤者,积极进行综合治疗,预后较佳;如属肾虚邪恋者,则常反复发作,缠绵难愈。同时,对原发病的治疗效果也是判断预后及转归的一项重要指标,原发病得愈,则血瘀腰痛可随之好转或消失;若血瘀腰痛日久不愈,可转化为慢性,迁延经年,甚至为痿为癬,或转为他病,则预后多不佳。

【调护】

唐代王焘《外台秘要·卷十七》引《养生方》云:"饮食了勿即卧,久作气病,令人腰疼痛。又曰大便勿疆努,令人腰痛目涩;又笑过多,即肾转动,令人腰痛。"故治疗血瘀腰痛,除服用药物及针灸按摩、理疗、拔火罐、膏药外敷、药物熏洗等综合治疗之外,还需"补养宣导",注重防护。古人提到的如进食后不能立即平卧,需作散步;每日定时登厕,即使大便干燥,也不应该用力过度;保持心情舒畅,但不宜大笑过度等措施,值得继承和发扬。

第十五节　血瘀痹证

【定义】

痹证是由于风、寒、湿、热等外邪侵袭人体,闭阻经络,气血运行不畅所导致的,以肌肉、筋骨、关节发生疼痛、麻木、重着、屈伸不利,甚或关节肿大灼热等为主要临床表现的病证。血瘀痹证是指各种痹症迁延不愈,正虚邪恋,瘀阻于络,津凝为痰,痰瘀痹阻,出现以肢体关节疼痛反复发作、疼痛剧烈、痛有定处,关节肿大,甚至强直畸形,屈伸不利,舌质紫,脉细涩为临床特征的一种病证。

【源流】

痹之病名,首见于《黄帝内经》。如《素问·痹论》云:"风寒湿三气杂至,合而为痹。其风气胜者为行痹,寒气胜者为痛痹,湿气胜者为着痹也。"同时认为,风寒湿邪留连于筋骨,则疼痛难已;病深日久,营卫之行涩,皮肤不营,则麻木不仁;病邪深入,内传与五脏六腑,则导致脏腑之痹。说明当时对于痹证已有相当高的认识水平,奠定了中医对血瘀痹证认识的基础。

汉代张仲景《金匮要略》确立"历节病"之名,其病以"历节痛,不可屈伸";"其痛如掣";"诸肢节疼痛,身体魁(一作尪)羸,脚肿如脱"为主要临床特征,并提出了桂枝芍药知母汤和乌头汤两张治疗方剂,沿用至今。

隋代以降,唐宋医家诸多重要著作,都遵巢元方氏之说,将痹证和历节病加以区别,而都纳入"风"病门中论述。如宋代王怀隐等《太平圣惠方》等方书除另立热痹一门,治法上亦多用甘寒苦寒之药之外,还载有原蚕蛾散(原蚕蛾、姜蚕、蝉蜕、地龙)及蚰蜒丸(蚰蜒即全蝎)等颇有特色的效方,比前人更多地使用了动物药。政和中奉敕撰《圣济总录·诸痹》云:痹证治"宜宣通引营卫,温润经络,得温则宣流,自无壅阏也"。亦云:"治法虽通行血气,宜多以治风之剂。"认识到瘀血阻滞在血瘀痹证发病中的重要地位,以及活血化瘀,通行经脉的具体治法。

金元时期,李杲、朱震亨另立"痛风"一名。如朱震亨《格致余论·痛风论》云:"彼痛风也者,大率因血受热,已自沸腾,其后或涉冷水,或立湿地,或扇取凉,或卧当风,寒凉外搏,热血得汗浊凝涩,所以作痛。夜则痛甚,行于阴也。"认为痛风的病因有血虚、血热、风、湿、痰、瘀之异,且论述了"热血得汗浊凝涩,所以作痛,夜则痛甚"等血瘀痹证的主要病机及症状。

明代龚廷贤《万病回春·痛风》云:"痛风……治用活血疏风,消痰去湿,羌活汤加减。"认识到治疗痛风,须兼顾风、痰、瘀三端。

清代张璐《张氏医通》云:"痛风一证……多由风寒湿气乘虚袭于经络,气血凝滞所致。"叶桂《临证指南医案·痹》云:"又有周痹、行痹、肢痹、筋痹,及风寒湿三气杂合之痹,亦不外乎流畅气血,祛邪养正,宣通脉络诸法。"对于痹久不愈者,有"久病入络"之说,倡用活血化瘀及虫类药物,搜剔宣通脉络,对后世影响很大。除此之外,顾靖远《顾氏医镜·痹》对热痹提出通经活血、疏散邪滞,降火、清热、豁痰的治疗大法;王清任《医林改错》还提出"痹为瘀血致病说",拟定身痛逐瘀汤等方,在治疗血瘀痹证方剂中独具特色;唐容川《血证论》、张锡纯《医学衷中参西录》等又继之而起,对痹之属瘀者亦颇多发挥。

【范围】

现代医学的风湿热、风湿性关节炎、类风湿关节炎、骨关节炎、痛风性关节炎、坐骨神经痛、骨质增生性疾病等,在其病程中出现类似痹证的临床表现,且有瘀血的症状和体征时,均可参照血瘀痹证进行辨证治疗。

【病因病机】

(一)正虚邪袭　经络瘀滞

素体虚弱,气血不足,腠理空虚,卫外不固,或风或寒或湿邪侵袭,或风寒湿邪蕴郁化热,以致寒凝血脉,或湿留经络,或热邪煎熬,均可形成瘀血,瘀血阻滞,经络不通,而成此证。亦如清代张璐《张氏医通》所云:痛风"多由风寒湿气乘虚袭于经络,气血凝滞所致。"

(二)久病不愈　痰瘀痹阻

风寒湿痹或热痹日久不愈,气血运行不畅日甚,痛久屡发必有凝痰聚瘀,瘀血痰浊阻痹经络,或与外邪相合阻闭经络,深入骨骱,乃发斯证。亦如清代叶桂《临证指南医案·痹》所云:"经以风寒湿三气合而为痹,然经年累月,外邪留著,气血皆伤,其化为败瘀凝痰,混处经络,盖有诸矣。"

【辨证要点】

(一)辨临床特征

血瘀痹证以肢体关节疼痛反复发作,疼痛剧烈,痛有定处,关节肿大,甚至强直畸形,屈伸不利,或皮肤瘀斑,或关节周围结节,舌质紫,脉细涩为临床特征。

(二)辨兼夹证

血瘀痹证兼见关节红肿、发热、口渴、尿赤、苔腻、脉数者,是湿热留著经络未去,与瘀相合;如兼见冷痛,遇冷而剧,得热暂安,苔白脉迟者,为风寒湿邪深入筋骨,夹痰夹瘀。

【类证鉴别】

(一)血瘀痹证与痰浊痹证

久病多瘀,亦多痰。在痹证过程中,由于经脉气血长期不得通畅,在病因作用下,往往产生瘀血和痰浊。亦如清代叶桂《临证指南医案·痹》所云:"痛久屡发,必有凝痰聚瘀。"痰留关节,瘀阻络脉,更加重了痹阻,使气血失荣,而见疼痛、麻木、肿胀,甚至骨节变形,活动受限;由于病邪深入,往往非一般祛风散寒除湿之剂所可奏效。故须辨识痰瘀致病之特征。凡痹证日久,而治疗上用一般常法止痛效果不明显时,都应充分考虑其证是否与痰瘀有关。关节肿大,多为有形之邪留驻其间;湿未成痰者,多见漫肿,按之柔软,而疼痛一般并不剧烈;痰瘀互结,则按之稍硬,肢体麻木,疼痛剧烈。瘀血证脉象细涩,舌有紫色瘀斑;痰浊证脉濡缓,舌苔白腻。

（二）血瘀痹证与痿证

血瘀痹证的病机是邪气阻痹经络，气血运行受阻，关键在于"痹而不通"，以四肢躯体关节肌肉疼痛为主要临床特征，其发病也并不仅仅限于四肢，还包括肩、背、脊、腰等身躯部分。痿证的病机是五脏精血亏损，无以灌溉周流，经脉失养，关键在于"痿弱不用"，以手足软弱无力，患肢枯萎瘦削为特征，严重者甚至手不能握物，足不能任地，但肢体关节一般不痛，且多发于下肢。亦如金代张子和《儒门事亲·指风痹痿厥近世差玄说》所云："夫风痹痿厥四证，本自不同……夫四末之疾，动而或劲者为风，不仁或痛者为痹，弱而不用者为痿，逆而寒热者为厥。"

【辨治钩要】

（一）治疗原则　以"通"为用

由于经络气血闭阻为痹证的主要病机，故"通"是治疗痹证总的原则和要求，祛邪可以通痹，对于血瘀痹证而言，祛痰化瘀更是疏通经络、流畅气血的重要方法。亦如宋代政和中奉敕撰《圣济总录·诸痹》所云："治宜宣通引营卫，温润经络，血气得温则宣通，自无壅阏也。"

（二）辨证论治　慎用风药

自隋至唐宋，医家多将痹证纳入"风"病门中论述，治疗上亦多采用风燥热药。然风燥热药最易耗气伤阴，故血瘀痹证，除兼夹风寒湿邪者在辨证的基础上酌加风热燥药之外，单纯血瘀阻滞或闭阻者，则很少用之。亦如清代喻昌《医门法律·中风门》所云："凡治痹证，不明其理，以风门诸通套药施之者，医之罪也。"

（三）久病顽痹　虫蚁搜剔

对于久病不愈之血瘀顽痹，宜在祛瘀化痰的基础上，佐以地龙、全蝎、蜈蚣、白花蛇、乌梢蛇、露蜂房等具有搜剔通络、祛风除湿的虫蚁药物，以提高疗效。但此类药物大多性偏辛温，作用较猛，也有一定的毒性，故用量不可过大，不宜久服，中病即止。其中全蝎、蜈蚣二味可研末吞服，即可节省用量，又能提高疗效。亦如清代叶桂《临证指南医案》所云："考张仲景于劳伤血痹诸法，其通络方法，每取虫蚁迅速飞走诸灵，俾飞者升，走者降，血无凝滞，气可宣通，与攻积除坚，徒入脏腑者有间。"

【辨证论治】

（1）症状：肢体关节疼痛，反复发作，疼痛剧烈，痛有定处，关节肿大，甚至强直畸形，屈伸不利，或疼痛麻木，或关节周围结节，或关节附近呈黯黑色，舌质紫，脉细涩。

（2）病机分析：痹证历时较长，反复发作，经络气血为外邪壅滞，运行不利而变生瘀血痰浊，停留于关节骨骱，痼结根深，难以遂除；痰瘀胶结，痹阻加重，故刺痛、掣痛、疼痛剧烈；痰瘀留着，故痛有定处；气血不能固流故见麻木，甚或强直畸形，屈伸不利；关节周围紫黯，舌有瘀斑，脉细涩皆为瘀滞之象。

（3）治法：活血化瘀，化痰通络。

（4）方药：桃红饮（《类证治裁》）加味。

当归尾15g，川芎10g，桃仁10g，红花10g，威灵仙15g，地龙10g，地鳖虫10g，白芥子10g，胆南星10g，全蝎1g（研末冲服）。

（5）方药分析：方中当归尾、川芎、桃仁、红花活血化瘀，通络止痛；威灵仙、地龙、地鳖虫活血化瘀通络;白芥子、胆南星祛痰散结;全蝎搜风通络。

(6)加减:若兼湿热者,加防己、薏苡仁以清热利湿,通络止痛;兼风者,加防风、桂枝以祛风;兼寒者,加麻黄、细辛以散寒;发热者,加知母、黄芩以清热;久痛入络者,可选用中成药大活络丹以祛风、散寒、燥湿、通络、补血、滋肾。痹久内舍于心者,亦可选用炙甘草汤(《伤寒论》)加减,以益气养心,温阳复脉。

【转归及预后】

血瘀痹证的转归及预后主要取决于症状的轻重。一般而言,其症状较轻,骨及关节变形不明显者,预后多良,但感受外邪后易引起复发;痰瘀痹阻日久,出现关节明显畸形,以及内舍脏腑,引起心痹者,则不易恢复,预后较差。

【调护】

汉代华佗《中藏经·论肉痹》云:"肉痹者,饮食不节,膏粱肥美之所为也……宜节饮食以调其脏,常起居以安其脾,然后依经补泻以求其愈尔。"

(一)调饮食

血瘀痹证患者应做到饮食有常,忌食肥甘厚味及辛辣炙煿之品,以防加重病情。

(二)慎起居

首先应当注意防寒、防潮,并视具体情况积极参加各种体育活动,以增强体质,防止外感而致疾病复发;同时应做到房室有节,劳逸结合,起居作息规律化等。

第十六节 血瘀肺痈

【定义】

肺痈是肺叶生疮,形成脓疡的一种病证。属于内痈之一。临床以咳嗽、胸痛、发热、咯吐腥臭浊痰,甚则脓血相兼为主要特征。肺痈之成痈期及溃疡期,多见有瘀血症状及体征。

【源流】

肺痈之名,首见于汉代张仲景《金匮要略·肺痿肺痈咳嗽上气病脉证治》。其云:"咳而胸满,振寒,脉数,咽干不渴,时出浊唾腥臭,久久吐脓如米粥者,为肺痈。"亦云:"风伤皮毛,热伤血脉,风舍于肺,其人则咳,口干喘满,咽燥不渴,多唾浊沫,时时振寒,热之所过,血为之凝滞,蓄结痈脓,吐如米粥。"描述了肺痈的临床特征,指出起因于外感,风热伤肺,以致气血凝滞,而成痈脓。

隋代巢元方《诸病源候论·肺痈候》云:"劳伤血气,腠理则开,而受风寒,其气虚者,寒乘虚伤肺,寒搏于血,蕴结成痈,热又加之,积热不散,血败为脓。"强调了正虚感邪是肺痈的主要致病原因,热壅血瘀为其主要成痈化脓的病理基础。

唐代孙思邈《备急千金要方·卷十七·肺痈》提出著名的苇茎汤,其中便采用了活血化瘀之桃仁,为活血化瘀药物治疗肺痈之始。

明代陈实功《外科正宗·肺痈论》将肺痈分为初起、已成、溃后三个阶段,沿用至今。且在"肺痈治验"项下列举"胸中有瘀血"之肺痈患者,经用四顺散加红花、牡丹皮治愈的病例,说明当时已认识到瘀血在肺痈发病中的重要地位。

清代喻昌《医门法律·肺痿肺痈》云:"肺痈为五脏蕴崇之火,与胃中停蓄之热,上乘于肺,肺受火热熏灼,即血为之凝,血凝即痰为之裹,遂成小痈。"亦云:"肺痈属在有形之血。"指出风热火毒,壅滞于肺,热壅血瘀,蕴毒化脓而成血瘀肺痈的病因病机。林珮琴《类证治裁·肺痈》云:"肺痈毒结有形之血,血结者排其毒。"柳宝饴《柳选四家医案·环溪草堂医案·咳喘门》云:"肺痈之病,皆因邪瘀阻于肺络,久蕴生热,蒸化成脓。"明确地突出"瘀热"的病理概念。至此,医家已充分认识到热壅血瘀在其发病中的重要性,提出清热解毒,化瘀排脓为基本治则,且沿用至今。

【范围】

根据肺痈的临床表现特点,现代医学的多种原因引起的肺组织化脓症,如肺脓疡、化脓性肺炎、肺坏疽,以及支气管扩张继发感染等疾病,兼有瘀血症状者,均可参照血瘀肺痈进行辨证治疗。其中,肺脓疡的临床表现与肺痈更为近似。血瘀肺痈多见于肺痈的成脓期及溃脓期。

【病因病机】

(一)感受风热　血热壅聚

多为风热上受,自口鼻或皮毛侵犯于肺,或因风寒袭肺,未得及时表散,内蕴不解,郁而化热,肺脏受邪热熏灼,肺气失于清肃,血热壅聚,乃发斯证。亦如汉代张仲景《金匮要略·肺痿肺痈咳嗽上气病脉证治》所云:"风伤皮毛,热伤血脉,风舍于肺……热之所过,血为之凝滞,蓄结痈脓。"

(二)痰热素盛　瘀热蕴结

平素嗜酒太过,恣食辛辣煎炸炙煿厚味,蕴温蒸痰化热,或原有其他宿疾,肺经及他脏痰浊瘀热蕴结日久,熏蒸于肺,及成此证。亦如清代喻昌《医门法律·肺痈肺痿门》所云:"肺痈由五脏蕴崇之火,与胃中停蓄之热,上乘于肺,肺受火热熏灼,即血为之凝,血凝即痰为之裹,遂成小痈。"

【辨证要点】

(一)辨发病特点

血瘀肺痈总属实热证候,为热毒瘀结在肺,成痈酿脓,故其多有感受外邪的病史,绝大多数起病急骤,病程短,邪盛正实。

(二)辨临床特征

肺痈发病多急,常突然出现恶寒或寒战,高热,午后热甚,咳嗽胸痛,咯吐黏浊痰,继则咳痰增多,咯痰如脓,有腥臭味,或脓血相兼,随着脓血的大量排出,身热下降,症状减轻,病情好转,经数周逐渐恢复。如脓排不净则持续咳嗽,咯吐脓血臭痰,低热,盗汗,形体消瘦,转入慢性过程。

（三）辨热壅血瘀

由于血瘀肺痈的主要病机为邪热郁肺,蒸液成痰,邪阻肺络,血滞为瘀,而致痰热与瘀血互结,蕴酿成痈,血败肉腐化脓,肺络损伤,脓疡溃破外泄,故其成痈化脓的病理基础主要在于热壅血瘀。邪热犯肺,蕴结不解是引起血瘀肺痈的主要因素,原有内伏之痰热郁蒸是致病的重要内因,而瘀血则是疾病过程中的病理产物,故在疾病过程中热壅与血瘀常胶着出现,尤其在成痈期及溃脓期更为明显,不可不辨。亦如清代柳宝饴《柳选四家医案·环溪草堂医案·咳喘门》所云:"肺痈之病,皆因邪瘀阻于肺络,久蕴生热,蒸化成脓。"

【类证鉴别】

（一）血瘀肺痈与痰饮咳嗽

痰饮咳嗽虽然亦有咳嗽、咳逆倚息、咯痰量多等症,且易与肺痈相混,但痰饮咳嗽的起病较缓,痰量虽多,但无腥臭脓痰,亦非痰血相兼,其热势亦不如血瘀肺痈亢盛。

（二）血瘀肺痈与肺痿

二者皆属肺部疾病,症状也有相似之处,但后者为气阴亏损,虚热内灼,或肺气虚冷,以致肺叶痿弱不用,病程长而发病缓,形体多虚,肌肉消瘦,咳唾涎沫,脉虚数。两者一实一虚,显然有别。另一方面,若血瘀肺痈久延不愈,误治失治,痰热壅结上焦,熏灼肺阴,亦可转成肺痿。亦如明代陈实功《外科正宗·肺痈论》所云:"久嗽劳伤,咳吐痰血,寒热往来,形体消削,咯吐瘀脓,声哑咽痛,其候传为肺痿。"

【辨治钩要】

（一）治疗原则　祛邪为要

由于血瘀肺痈总属实热证,为热毒结在肺,成痈酿脓而成,故治疗当以祛邪为基本原则,采用清热解毒,化瘀排脓的治法,脓未成应着重清肺消痈,脓已成需排脓解毒。

（二）依据病期　分别施治

明代陈实功《外科正宗·肺痈论》已将肺痈分为初起、已成、溃后三个主要阶段,故临证施治应根据病程发展的具体情况,分初期、成脓期、溃脓期、恢复期等四期,分别施治,有时还应当有主次的配伍合用。其中初期治以疏风清热,宣肺化痰;成痈期应清热解毒,化瘀消痈;溃脓期当清热解毒,化瘀排脓;恢复期则宜益气养阴,扶正托邪。其中活血化瘀可用于疾病的成痈期及溃脓期。

【辨证论治】

（一）成痈期

(1)症状:身热转甚,时时振寒,继则壮热,汗出烦躁,咳嗽气急,胸满作痛,转侧不利,咯吐浊痰,呈黄绿色,自觉喉间有腥味,口干咽燥,舌苔黄腻,脉滑数。

(2)病机分析:邪热从表入里,热毒内盛,正邪交争,故壮热、振寒、汗出、烦躁;热毒蕴肺,肺气上逆,肺络不和,则咳嗽气急胸痛;痰浊瘀热郁蒸成痈,则咯吐黄浊痰,喉中有腥味;热入血分,耗津伤液,故口干咽燥而渴不多饮。痰热内盛,故舌苔黄腻,脉滑数。

(3)治法:清热解毒,化瘀消痈。

(4)方药:苇茎汤(《备急千金要方》)加味。

苇茎15g,薏苡仁15g,桃仁15g,冬瓜仁10g,桔梗10g,鱼腥草20g,黄芩10g,金银花15g,蒲公英15g,赤芍10g,牡丹皮10g,芦根10g,甘草6g。

(5)方药分析:方中苇茎清解肺热;薏苡仁、桃仁、冬瓜仁、桔梗化浊行瘀散结;黄芩、鱼腥草、金银花、蒲公英清热解毒;赤芍、牡丹皮凉血活血逐瘀;甘草、芦根清肺解毒消痈。

(6)加减:若胸痛甚者,加乳香、没药、郁金以活血通络定痛;咯痰黄稠者,酌配桑白皮、栝蒌、射干以清化热痰;咳而喘满,咯痰稠浊量多者,合葶苈大枣泻肺汤(《金匮要略》)以泄肺逐痰。

(二)溃脓期

(1)症状:咳吐大量脓血痰,或如米粥,腥臭异常,有时咯血,胸中烦满而痛,甚则气喘不能卧,身热,面赤,烦渴喜饮,舌质红,苔黄腻,脉滑数或数实。

(2)病机分析:热壅血瘀,血败肉腐,痈脓内溃外泄,故突然咳吐大量腥臭血痰;热毒瘀结,肺络损伤则咯血;脓毒蕴肺,肺气不利,故胸中烦满而痛,气喘;热毒内蕴,故身热,面赤,烦渴,舌质红,苔黄腻,脉滑数或数实。

(3)治法:清热解毒,化瘀排脓。

(4)方药:加味桔梗汤(《医学心悟》)加减。

桔梗15g,薏苡仁10g,浙贝母10g,陈皮10g,金银花20g,鱼腥草20g,白及10g,赤芍10g,桃仁10g,黄芩10g,败酱草20g,甘草6g。

(5)方药分析:方中桔梗为排脓之主药,用量宜大;薏苡仁、浙贝母、陈皮化痰散结排脓;金银花、黄芩、败酱草、鱼腥草、甘草清热解毒;白及既能凉血止血,又能治疗痈肿;赤芍、桃仁活血逐瘀。

(6)加减:若痰血较多或有咯血者,加牡丹皮、白茅根、三七以凉血止血;烦渴者,加知母、天花粉、芦根以清热生津;咯脓浊痰,有腥臭味者,可合用中成药犀黄丸(《外科证治全生集》方)以解毒化瘀。

【转归及预后】

凡患本病者如能早期确诊,及时治疗,在成痈期能得到部分消除,在未成脓前能使痈肿得到部分消散,则病情较轻,疗程较短。老人、儿童和饮酒成癖者患之,则正气虚弱,或肺有郁热,须防其病情迁延生变。

【调护】

汉代张仲景《金匮要略》认为引发血瘀肺痈的外因是"风伤皮毛,热伤血脉";隋代巢元方《诸病源候论》云:"劳伤血气,腠理则开,而受风寒,其气虚者,寒乘虚伤肺,寒搏于血……"认为正虚是外邪乘虚致病的重要内因;宋代陈自明《外科精要》则进一步认识到与内因有关,其云:"由食啖辛热炙煿,或酣饮热酒,燥热伤肺所致。"

(一)防外感

寒温适度,起居有节,以防受邪致病。

(二)调饮食

清淡饮食,多食蔬菜,禁烟酒及辛辣炙煿食物,以免燥热伤肺。

（三）重鞠养

有病早治，卧床休息，力求在未成脓前得到消散，或减轻病情。

第十七节　血瘀肠痈

【定义】

肠痈是热毒内聚，瘀结肠中，而生痈脓的一种病证。临床以发热恶寒，少腹肿痞，疼痛拘急为特征。肠痈之瘀滞证（痈未成脓）、蕴热证（痈脓已成）、毒热证（痈脓已溃），均有瘀血的症状及体征。

【源流】

肠痈病名，首见于《黄帝内经》。《素问·厥论》云："少阳厥逆，机关不利；机关不利者，腰不可以行，项不可以顾，发肠痈。"《灵枢·上膈》认为"喜怒不适，饮食不节，寒温不时"是肠痈的病因。《灵枢·玉版》亦云："阴阳不通，两热相持，乃化为脓"；"夫痈疽之生，脓血之成……积微之所生成。"意即瘀热蓄积，酿而为脓。

汉代张仲景《金匮要略·疮痈肠痈浸淫病脉证并治》云："肠痈之为病，其身甲错，腹皮急，按之濡，如肿状，腹无积聚，身无热，脉数，此为肠内有痈脓。"对肠痈的症状描述甚详，并创制治疗肠痈的大黄牡丹皮汤、薏苡附子败酱散，开活血化瘀治疗肠痈之先河。

隋代巢元方《诸病源候论》明确指出肠痈的病机是"邪气与营卫相干，在于肠内，遇热加之，血气蕴积，结聚成痈，热积不散，血肉腐坏，化而为脓。"

宋代政和中奉敕撰《圣济总录》云："肠痈由喜怒不节，忧思过甚，肠胃虚弱，寒温不调，邪热交攻，故营卫相干，血为败浊，流渗入肠，不能传导，蓄结成痈。"认为瘀血流渗小肠，蓄结成痈。

明代陈实功《外科正宗·肠痈论》对血瘀肠痈病因病机及诊断治疗有了更为详细的论述，其云："夫肠痈者，皆湿热、瘀血流入小肠而成也。又由来有三：男子暴急奔走，以致肠胃传送不能舒利，败血浊气壅遏而成者一也；妇人产后，体虚多卧，未经起坐，又或坐草艰难，用力太过，育后失逐败瘀，以致败血停积，肠胃结滞而成者二也；饥饱劳伤，担负重物，致伤肠胃，又或醉饱、房劳过伤精力，或生冷并进以致气血乖违，湿动痰生，多致肠胃痞塞，运化不通，气血凝滞而成者三也。"同篇中介绍的肠痈主治方如大黄汤、活血散瘀汤、牡丹皮散、失笑散、栝蒌汤等，均是以活血化瘀为主的方剂；所附肠痈医案五则，亦均以活血化瘀为主治疗而愈。

清代林珮琴《类证治裁·卷之七·大小肠痈论治》云："小肠在脐之左，患痈则左腿不能伸；大肠在脐之右，患痈则右腿不能伸……此症总因湿毒瘀血，结滞肠内而成……有瘀血，小腹硬痛，四物延胡汤。"王清任《医林改错》及创制的少腹逐瘀汤、血府逐瘀汤等方剂，既发展了血瘀学说及活血化瘀治则，又丰富了活血化瘀治疗血瘀肠痈的内容。

【范围】

现代医学的急性阑尾炎,阑尾脓肿,腹部脓疡,腹膜炎,盆腔炎,盆腔脓肿等疾病,兼有瘀血症状者,均可参照血瘀肠痈进行辨证施治。

【病因病机】

(一)饮食不节　气血凝滞

暴饮暴食,嗜食膏粱厚味,或恣食生冷等,均能致食滞中阻,损伤肠胃;肠胃为腑,本属泻而不藏,若因湿滞郁积,传化不行,即致气血凝滞。又因湿滞能郁而化热,腐蒸气血,则成痈肿。亦如明代陈实功《外科正宗》所云:"生冷并进以致气血乖违,湿动痰生,多致肠胃痞塞,运化不通,气血凝滞而成。"

(二)劳伤过度　瘀血凝阻

用力过度,急暴奔走,或跌仆损伤等,均能导致肠络受伤,瘀血凝阻于肠中,而成肠痈。尤以饮食之后,奔走负重,最易致病。亦如清代高思敬《外科医镜》所云:"登高蹲下,跳跃挫折,致瘀血凝阻肠中,而成肠痈。"

(三)外邪侵袭　瘀血阻滞

寒温不调,外邪乘虚侵袭,肠胃受损,气机失调,经络受阻,气滞血瘀,瘀血阻滞而成肠痈。亦如《灵枢·痈疽》所云:"寒邪客于经络之中,则血泣,血泣则不通,不通则卫气归之,不得复反,故痈肿。寒气化为热,热胜则腐肉,肉腐则为脓。"

【辨证要点】

(一)辨主症

血瘀肠痈主症为少腹痛,腹皮紧急,按之痛甚,伴见发热,恶寒,自汗,或腿缩难伸等。

(二)辨疼痛部位及性质

脐左部位疼痛,左腿不能伸屈者为小肠痈;脐右部位疼痛,右腿不能伸屈者为大肠痈;绕脐生疮或脓从脐中出者,为盘肠痈;妇人产后及小产恶露不尽,经行瘀血内阻,小腹部疼痛,腹皮紧急,小便涩滞等,为瘀血蕴积成痈。

(三)辨大肠痈临床特征

临床以大肠痈为多见。患者常喜踡曲右腿,牵拉右腿可使腹痛加重;多见腹皮绷急,右少腹有明显按痛,除以腹痛为主要症状外,尚可出现恶寒,发热,头痛,恶心,呕吐,食欲减退,便秘,小便黄,舌红脉数等症状;重症患者腹痛程度剧烈,难以忍受,辗转呻吟,并出现恶寒壮热,呕吐频繁,面红目赤,唇干舌燥等瘀热症状。

【类证鉴别】

(一)血瘀肠痈与血瘀胃痛

前者疼痛部位多在腹部或少腹部,并多伴有发热,恶寒,头痛等全身症状;后者疼痛则多在胃脘部近心窝处,呈持续性疼痛,痛有定处而拒按,或痛有针刺感,或见吐血黑便,舌质紫黯等症状,局部无腹皮绷急等体征。

（二）血瘀肠痈与虫痛

后者发病多见于儿童,疼痛部位多在脐周,范围较大,呈阵发性隐痛或绞痛,一般无恶寒发热等全身症状,无腹皮绷急等体征。

（三）血瘀肠痈与疝气

疝气发生于右侧者,在局部多可扪及肿大的块物,为肠管及其内容物,一般无恶寒发热等全身症状;而血瘀肠痈初起未成脓肿时,局部有按痛,而不会出现肿块。

【辨治钩要】

（一）主要治法　通里攻下

治疗血瘀肠痈,大法有三:一曰通里攻下;二曰清热解毒;三曰活血化瘀。由于"六腑以通为顺",血瘀肠痈为腑证,故通里攻下应作为其主要治法;其又为痛证,腹痛为其最主要症状,不通则痛,故除以通里攻下为主外,并应注重活血化瘀;其又多为实证、热证,而积滞、瘀血、外邪均能致热,故清热解毒亦必不可少。临证自当依据证情,灵活应用。

（二）依据病期　分别施治

根据历代文献及近代研究情况,按不同病期将肠痈分为瘀滞证（痈未成脓）、蕴热证（痈脓已成）、毒热证（痈脓已溃）三证,分别施治,并有主次的配伍合用。其中瘀滞证治以通里攻下为主,佐以泄热去瘀;蕴热证治当通里攻下,清热解毒,佐以活血化瘀;毒热证则首以通里攻下,继以清热解毒,活血化瘀。活血化瘀可贯穿于疾病治疗的始末。

【辨证论治】

（一）瘀滞证（痈未成脓）

（1）症状:腹痛阵作,按之加剧,腹皮微急,脘腹胀闷,嗳气纳呆,恶心欲吐,大便正常或秘结,稍有发热及恶寒,舌质正常或黯红,苔薄白或薄黄,脉弦紧。

（2）病机分析:湿热积滞,阻于肠胃,气血凝聚,肠络不通,故腹痛阵作,按之则痛更甚;右少腹部为肠痈之好发部位,故疼痛以此处最剧;胃肠积滞,传化失职,故见脘腹胀闷,嗳气纳呆,大便秘结;胃气失降,则恶心欲吐;发热恶寒,为气血瘀阻,营卫失调,邪正相争之象。舌质黯红,苔薄黄为肠胃瘀热;脉象弦紧亦属气血瘀阻,不通即痛之征。

（3）治法:以通里攻下为主,佐以泄热祛瘀。

（4）方药:大黄牡丹皮汤（《金匮要略》）加味。

大黄10g（后下）,桃仁10g,冬瓜仁10g,芒硝10g（冲服）,牡丹皮10g,赤芍10g,延胡索10g,金银花15g,败酱草15g,甘草6g。

（5）方药分析:方中大黄通里攻下,泄热祛瘀;桃仁、冬瓜仁祛瘀散结;芒硝攻下泄热;牡丹皮、赤芍凉血解毒化瘀;延胡索活血行气止痛;金银花、败酱草清热解毒;甘草解毒和中缓急。

（6）加减:若腹痛剧烈者,加川楝子、五灵脂、蒲黄以活血行气止痛;亦可合用肠痈秘方（《景岳全书》）以解毒活血止痛。

（二）蕴热证（痈脓已成）

（1）症状：腹痛较瘀滞型剧烈，腹皮绷急，拒按，右少腹处或可扪及肿块，壮热，自汗，大便秘结，小便短赤，舌质红，苔黄糙，脉弦数。或见胸脘痞闷，腹胀，呕吐，便溏不爽，舌苔黄腻，脉滑数。

（2）病机分析：气血瘀滞，郁瘀化热，腐肉蒸脓，故疼痛更甚，并可在腹外触及成脓之痈肿；壮热，自汗，大便秘结，小便短赤，舌质红，苔黄糙，脉弦数皆为阳明热盛之征；胸脘痞闷，腹胀，呕吐，便溏而不爽，舌苔黄腻，脉滑数则为湿热为患之象。

（3）治法：通里攻下，清热解毒，佐以活血化瘀。

（4）方药：仙方活命饮（《妇人大全良方》）合大黄牡丹皮汤（《金匮要略》）加减。

金银花20g，当归尾15g，穿山甲10g（先煎），皂角刺10g，乳香10g，没药10g，赤芍15g，天花粉15g，陈皮10g，防风10g，白芷15g，大黄10g（后下），桃仁10g，冬瓜仁10g，芒硝10g（冲服），牡丹皮10g，败酱草20g，甘草6g。

（5）方药分析：方中金银花、败酱草清热解毒；大黄、芒硝通里攻下，泻热祛瘀；当归尾、赤芍、牡丹皮、桃仁、冬瓜仁活血化瘀止痛，凉血解毒散结，陈皮、防风、白芷通经理气而疏其滞；穿山甲、皂角刺以攻坚积，并能直达病所；乳香定痛活血；没药破血散结；天花粉、甘草解毒和中。

（6）加减：若热重者，加蒲公英、紫花地丁以清热解毒；湿重者，加藿香、薏苡仁以清热利湿。

（三）毒热证（痈脓已溃）

（1）症状：腹痛甚剧，弥漫至全腹部，腹皮绷急，手不可近，心下满硬，腹胀，矢气不通，壮热，口干唇燥，面红目赤，呕吐不能进食，小便赤涩，舌质红绛，苔黄糙或黄腻，脉洪数。

（2）病机分析：痈脓已溃，故见腹痛剧烈，且弥漫至全腹部，腹皮绷急，手不可近；阳明腑实，故见大便秘结，矢气不通，腹胀，呕吐不能进食；热毒炽盛，故见壮热，口干唇燥，面红目赤，小便赤涩，舌红苔黄。若见舌质红绛，则需警惕病邪已入营血。

（3）治法：首以通里攻下，继以清热解毒，活血化瘀。

（4）方药：大承气汤《伤寒论》合金铃子散《素问病机气宜保命集》加味。

大黄10g（后下），芒硝10g（冲服），枳实10g，厚朴10g，延胡索15g，川楝子15g，桃仁10g，赤芍15g，蒲公英20g，败酱草20g，甘草6g。

（5）方药分析：方中大黄、芒硝逐里攻下；枳实、厚朴行气散结；延胡索、川楝子活血行气止痛；桃仁、赤芍活血祛瘀；蒲公英、败酱草清热解毒；甘草和中缓急。

（6）加减：若心下硬满，手不可近者，可参用大陷胸汤（《伤寒论》），加甘遂以泄水逐饮，消肿散结；腹实已通后，则可根据病情随证遣方。若阳明气分热而见大热、大汗、大渴、脉洪大者，可选用白虎汤（《伤寒论》），以清气退热；若见舌绛、心烦等营分症状者，可选用清营汤（《温病条辨》）或清瘟败毒饮《疫疹一得》加入紫花地丁、白花蛇舌草，以清营透热，养阴活血；待热毒症状减轻后，再继以活血化瘀，可选用血府逐瘀汤（《医林改错》）。

【转归及预后】

肠痈发病急剧，变化较多，绝大多数患者起病之初，先出现瘀热证的临床表现，此时痈未成脓，故应抓紧时机进行治疗，可使病程终止。若延误诊治，病情进一步发展，则出现痈已成脓的一系列症状；若再失治，出现痈脓已溃的临床表现，病情恶化。有部分患者，由于病邪势猛，或正气本虚，起病伊始，迅即出现蕴热型或毒热型的临床表现,尤以儿童和老年患者多见。肠痈预后,大多良好,但亦有少数患者由于治疗不彻底而转为慢性,反复发作,缠绵难愈。

【调护】

清代林珮琴《类证治裁·卷之七·大小肠痈论治》云:"凡患肠痈者不可惊,惊则肠断而死。坐卧转侧宜徐缓,饮食不宜过饱,庶可保生。"

(一)饮食有节

平时应节制饮食,避免过饱过饥,以免损伤肠胃功能,同时更应注意饮食卫生。患病之后,应严格按照医嘱,或流质饮食,或禁食禁水。

(二)劳作有常

用力过度,急暴奔走,均可损伤肠络,使瘀血凝阻于肠中而成肠痈。故平时勿在饮食后奔走负重。患病之后,更应卧床休息,并仔细观察,防止转变。

第十八节　血瘀痛经

【定义】

妇女正值经期或行经前后,发生以小腹疼痛为主,或痛引腰骶,甚至昏厥,并随月经周期发作者,称为痛经,亦称"经行腹痛"。血瘀通经属实性痛经范畴,是以经行时小腹疼痛较剧,痛引腰骶,经行不畅,经色紫黯有块,瘀块下则痛减,舌质黯或有瘀斑,脉沉迟而涩等血瘀证候为特点的病证。

【源流】

《黄帝内经》中虽无血瘀痛经的记载,但有"恶血"、"流血"、"血涩"、"血不流"等类似血瘀的记载,并认为脉络缩蜷急引,血瘀阻滞不利,是痛证产生的直接原因。如《素问·举痛论》云:"寒气客于脉外则脉寒,脉寒则缩蜷,缩蜷则脉绌急,绌急则外引小络,故卒然而痛。"从而为血瘀痛经的辨证奠定了理论基础。

汉代张仲景《金匮要略·妇人杂病脉证并治》中载有"带下经水不利,少腹满痛。"谓因瘀血而致经水不利者,可有少腹满痛的症状。

明代戴思恭《证治要诀·经事不调》云:"经事来而腹痛者,经事不来而腹亦痛者,皆血之不调故也。"认为气血运行不畅是引发痛经的主要病机。张介宾《景岳全书·妇人规·经脉类》云:"经行腹痛,证有虚实。实者,或因寒滞,或因血滞,或因气滞……然实痛者,多痛于未行之前,经通而痛自减;虚痛者,于既行之后,血去而痛未止,或血去而痛益甚。大都可按可揉者为虚,拒按拒揉者为实……凡妇人经期有气逆作痛……若血瘀不行,全滞无虚者,但破其血,宜通瘀煎主之。若气血俱滞者,宜失笑散主之。"提出了血瘀痛经的辨证要领及治法方药。

清代吴谦等《医宗金鉴·妇科心法要诀》云:"经前痛,则为气血凝滞。"沈金鳌《妇科玉尺·月经病论》,

云:"至如痛经一症,乃将行经而少腹腰腿剧痛,此瘀血,当于临经时血热气滞也,宜以通利活血药调之。"王清任《医林改错·少腹逐瘀汤说》云:"此方治……或少腹胀满,或经血见时先腰痠,少腹胀,或经血一月见三五次,接连不断,断而又来,其色或紫,或黑,或块……"更加丰富了血瘀痛经的证论内容。

【范围】

现代医学的子宫发育不良,或子宫过于前屈或后倾,子宫颈管狭窄,或子宫内膜呈片状排出,或盆腔炎,子宫内膜异位症等疾病,以经行腹痛为主要症状,且有瘀血症状表现者,均可参照血瘀痛经辨证治疗。

【病因病机】

(一)气滞血瘀　胞脉阻滞

多由情志不舒,肝郁气滞,气机不利,不能运血畅行,血行受阻,冲、任经脉不利,经血滞于胞中而作痛经。亦如清代张璐《张氏医通》所云:"经行之际,若郁怒则气逆,气逆则血滞于腰腿心腹背胁之间,遇经行时,则痛而重。"

(二)寒湿凝滞　血运不畅

经期冒雨涉水、游泳、感寒饮冷,或坐卧湿地,寒湿伤于下焦,客于胞宫,经血为寒湿所凝,运行不畅,瘀血阻于冲任,不通则痛,痛经乃作。亦如《素问·举痛论》所云:"寒气入经而稽迟,泣而不行,客于脉外则血少,客于脉中则气不通,故卒然而痛。"

【辨证要点】

(一)辨临床特征

血瘀痛经以经行时小腹疼痛较剧,痛引腰骶,经行不畅,经色紫黯有块,瘀块下则痛减,舌质黯或有瘀斑,脉沉迟而涩为临床特征。

(二)辨兼夹证

血瘀痛经者,可兼夹气滞,或兼寒,或夹热等不同证候。兼气滞者,症见经前或经期少腹胀痛,或伴胸胁、乳房胀痛,且胀盛于痛,月经量少而淋漓不畅;兼寒者,可见经前或经行小腹冷痛,甚则牵连腰脊疼痛,得热则舒,经行量少,色黯有血块,畏寒便溏,苔白腻,脉沉紧;兼热者,可见经将行作痛,乍作乍止,得热痛甚,胸胁胀闷,心烦易怒,经色深红有块,苔黄脉数等。

【类证鉴别】

(一)血瘀痛经与气滞痛经

两者皆为实证。后者多由于七情失调所致,肝气不舒,气机不利,血因气滞,阻于胞宫而引起;前者多由气郁日久,血脉瘀滞,或宿有血瘀痼疾,致使经血瘀滞而引起。以疼痛部位而言,少腹痛多为气滞,往往痛连胸胁;小腹痛多为血瘀,痛多连及腰骶部。按疼痛性质而辨,痛而且坠,或时痛时止,或胀盛于痛的是气滞;痛无休止,或痛而下瘀,瘀下则痛减者是血瘀。亦如清代吴谦等《医宗金鉴·妇科心法要诀》所云:"凡经来腹痛……若因气滞血者,则多胀满;因血滞气者,则多疼痛。"

（二）血瘀痛经与血虚痛经

前者属实证，后者属虚证。后者多由于素体虚弱，或大病久病之后，气血虚弱，运行无力所致，临床以经期或经后小腹隐痛喜按为特征，伴经色淡，质清稀，面色萎黄无华，头晕心悸，舌淡脉细等血虚之候。亦如明代方广《丹溪心法附余·月经病论》所云："妇人经病……疼痛中有常时作痛者；有经前经后作痛者，常时与经前为血积，经后为血虚也。"

【辨治钩要】

（一）治疗大法　行而通之

血瘀痛经的发病机理，主要是由于气血受阻，经行不畅所致。根据"通则不痛"的原则，因于血瘀者，宜行而通之，采用活血化瘀之法，调血通经，则痛自除。

（二）掌握时机　适时用药

血瘀痛经属实证，且每值行经时疼痛发作，故当于经前3~5天开始服用活血调经之剂，掌握时机，适时用药，以"迎而夺之"。

【辨证论治】

（1）症状：经行时小腹疼痛较剧，痛引腰骶，经行不畅，经色紫黯有块，瘀块下则痛减，舌质黯或有瘀斑，脉沉迟而涩。

（2）病机分析：气郁日久，或寒凝胞宫，或宿有血瘀痼疾，皆致血脉不畅，经血瘀滞不通，故经行时小腹疼痛较剧；因胞脉系肾，故痛引腰骶；血脉瘀滞，故经行不畅，经色紫黯有块，块下则瘀滞稍通，故疼痛暂减。舌质黯或有瘀斑，脉沉迟而涩均为瘀血阻滞之象。

（3）治法：活血化瘀，理气止痛。

（4）方药：膈下逐瘀汤（《医林改错》）加减：

当归尾15g，川芎10g，桃仁10g，红花10g，延胡索12g，五灵脂12g（包煎），牡丹皮10g，香附12g，枳壳10g，川牛膝10g，甘草6g。

（5）方药分析：方中当归尾、川芎、桃仁、红花、牡丹皮活血行瘀；延胡索、五灵脂化瘀止痛；川牛膝活血化瘀，引血下行；香附、枳壳理气止痛；甘草和中缓急，调和诸药。

（6）加减：若气滞症状明显者，加乌药、木香、青皮以行气滞；寒湿凝滞者，加干姜、官桂、苍术以散寒利湿；滞而兼热者，加黄连、生地黄、白芍以清热凉血，亦可选用清热调血汤（《古今医鉴》）以清热凉血，化瘀止痛；腰骶痛甚者，加杜仲、续断以调补肝肾。

【转归及预后】

由于血瘀痛经患者具体临床表现不尽相同，故临证时应从疼痛的部位、时间、性质、诱因等方面综合分析，并从月经的质地、颜色、经量等方面，结合兼证表现分析判断，准确辨证，掌握时机，适时用药，一般预后良好。

【调护】

(一)注意经期养护调摄

经行期间注意保暖,禁止涉水、冒雨、冷水浴、坐卧湿地等,忌食生冷寒凉及辛辣炙煿之品。亦如清代沈金鳌《妇科玉尺》所云:"若经来时,饮冷受寒、或吃酸物,以致凝积,血因不流。"

(二)加强经期卫生保健

保持外阴清洁,禁忌房事;注意休息,加强自我精神调摄,以提高痛域,减轻疼痛。亦如清代肖赓六《女科经纶》所云:"若经适来而不禁房室,则败血不出,积精相射,致有诸证,此人之最易犯者。"

第十九节　　血瘀闭经

【定义】

女子年逾十八岁,月经尚未来潮,或曾来而又中断,达三个月以上者,称为闭经,亦称"经闭"。血瘀闭经属实证闭经的范畴,是以月经停闭不行,伴有少腹拘急,疼痛拒按,肌肤甲错,目眶黯黑,舌边紫黯或有瘀点,脉弦涩等血瘀证候为特点的病证。

【源流】

《黄帝内经》中虽无"闭经"一词,但有"女子不月"、"月事不来"等类似闭经的记载。

汉代张仲景《金匮要略·妇人杂病脉证并治》云:"妇人经水不利下,抵当汤主之。"指出了因瘀血内结成实所致的妇人经水不利下,治以祛瘀通经的抵当汤,开活血化瘀治疗血瘀闭经之先河。

隋代巢元方《诸病源候论·月水不通候》云:"风冷伤其经血,血性得温则宣流,得寒则涩闭。既为冷所结搏,血结在内,故令月水不通。"阐述了寒凝血滞引发闭经的机理。

元代朱震亨《丹溪心法·妇人》云:"血枯经闭者,四物加桃仁、红花。"亦云:"红花当归散,治妇人血脏虚竭,或积瘀血,经候不行,时作痛,腰胯重疼,小腹坚硬,乃室女经水不行。"进一步拓展了血瘀闭经的证治内容。

明代虞抟《医学正传·妇人科·月经》云:"祖传方治妇人室女月经不通,渐成胀满,及治男子坠马跌扑损伤,以致瘀血停积,欲成血蛊病者,悉皆治之,名曰桃奴饮子。"其中便有桃仁、延胡索、五灵脂等活血化瘀之品。张介宾《景岳全书·妇人规》中的"血枯"、"血隔"之论,更将血瘀闭经与血虚闭经作了明确鉴别,并提出不可一见闭经,而滥用通利之法,以伐生生之气,堪称临床实用。

清代王清任《医林改错·方叙》中有用通窍活血汤治疗妇人"经血三、四月不见,或五、六月不见"之"妇女干劳"的记载。唐容川《血论证·经闭》将妇女闭经分为寒、热、虚、实四证,并提出用抵当汤或膈下逐瘀汤治疗血瘀闭经。清末张锡纯《医学衷中参西录》云:"血瘀冲任则可闭经。"至今仍有效地指导着临床实践。

【范围】

现代医学的子宫发育不良,子宫内膜损伤,垂体损伤等功能失调所致的闭经,兼有血瘀症状,经药物调理,能收到治疗效果者,均可参照血瘀闭经进行辨证治疗。

【病因病机】

(一)气滞血瘀　胞脉阻闭

郁怒伤肝,肝气郁结,气机不利,血滞不行,瘀血阻闭胞脉,发为闭经。亦如明代万全《万氏女科》所云:"忧愁思虑,恼怒怨恨,气郁血滞,而经不行。"

(二)寒凝血滞　冲任受阻

经期、产后,血室正开,调摄失宜,外感寒邪,内伤生冷,血为寒凝,冲任受阻,而致闭经。亦如隋代巢元方《诸病源候论·月水不通候》所云:"既为冷所结搏,血结在内,故令月水不通。"

【辨证要点】

(一)辨临床特征

血瘀闭经以月经停闭不行,伴有少腹拘急,疼痛拒按,肌肤甲错,目眶黯黑,舌边紫黯或有瘀点,脉弦涩为临床特征。

(二)辨兼夹证

血瘀闭经者,可兼气滞,或寒凝等不同证候。兼气滞者,多伴精神抑郁,烦躁易怒,胸胁胀满等症;兼寒凝者,可见四肢不温,小腹冷痛,白带量多,苔白脉沉紧等症。

【类证鉴别】

(一)气滞血瘀闭经与瘀血内停闭经

两者同属实证。前者多由情志抑郁而致,症见月经数月不行,胸胁胀满,少腹胀痛,或拒按,舌质紫黯有瘀点,脉沉涩;后者则多因气滞日久,或寒凝所致瘀血痼疾,阻闭胞脉而成。

(二)瘀血内停闭经与血虚夹瘀闭经

前者属实,后者属虚中夹实,俗称"干血痨",以经闭不行,下腹部隐痛,或有积块,局部自汗或夜间盗汗,倦怠乏力,甚则潮热骨蒸,肌肉瘦削,皮肤枯燥,脉细涩或细数为特征。

【辨治钩要】

(一)治疗原则　血滞宜通

血瘀闭经属实证闭经,其病机不外血滞不通,故"通"为其主要治则,活血化瘀以通血滞则为其主要治法。亦如清代沈金鳌《妇科玉尺·月经病论》所云:"此瘀血,当于临经时血热气滞也,宜以通利活血药调之。"

(二)细审病机　不可峻攻

血滞宜通为治疗血瘀闭经之大法,但临证应用,须细审病机,分清虚实之夹杂。血滞者虽宜通但不宜峻攻,切不可过用苦寒辛燥之剂,以免败胃伤津,总以调和血气,使归平顺为目的。同时,在应用活血祛瘀治疗之后,均应不同程度地予以滋阴养血生津之品,以取得远期疗效。亦如明代张介宾《景岳全书·妇人规》所云:"不可妄行克制及寒凉等剂,再伤脾胃,以伐生气。"

【辨证论治】

(1)症状:月经停闭不行,伴有少腹拘急,疼痛拒按,肌肤甲错,目眶黯黑,舌边紫黯或有瘀点,脉弦涩。

(2)病机分析:气郁日久,或寒凝血脉,均致瘀血内停,积于血海,阻于冲任,故月经停闭不行;瘀血阻滞不通,故少腹拘急,疼痛拒按;瘀血阻痹经脉,血不外荣,故肌肤甲错,目眶黯黑。舌边紫黯或有瘀点,脉弦涩,皆为瘀血内停之象。

(3)治法:活血祛瘀,缓中补虚。

(4)方药:中成药大黄䗪虫丸(《金匮要略》方)。

(5)方药分析:方中大黄、干漆、桃仁、杏仁、水蛭、虻虫、蛴螬、䗪虫活血祛瘀;熟地黄滋阴养血;白芍、甘草酸甘化阴,缓急止痛;黄芩以清郁热。

(6)加减:若气滞血瘀者,可选用血府逐瘀汤(《医林改错》)加减,以理气行滞,活血化瘀;若寒凝血滞者,可选用温经汤(《妇人大全良方》)加减,以温经散寒,活血通经;月经来潮后,再用中成药人参养荣丸(《太平惠民和剂局方》)或八珍益母丸(《证治准绳》),益气补血,以善其后。

【转归及预后】

血瘀闭经凡属功能失调所致者,经辨证用药,均能收到良好的治疗效果。

【调护】

宋代陈自明《妇人大全良方》云:"妇人以血为基本,苟能谨于调护,则血气宣行,其神自清,月水如期,血凝成孕。"

(一)调饮食

经行之际,忌食生冷寒凉及辛辣炙煿之品,防止伤中或加重血瘀。

(二)畅情志

保持情绪舒畅,避免惊恐、忧思、郁怒,防止气滞引发血瘀。

第二十节　其他血瘀证候

(一)出血血瘀

多缘各种出血,已离经之血未排出体外,即是瘀血;或治疗出血证时不究根源,专事止涩,过用寒凉,使离经之血凝而不能排出体外,未离经之血郁滞不畅,因而形成瘀血。此外,妇女经血排出不畅或闭阻,以及产后恶露未尽,停瘀于少腹,亦可形成瘀血。亦如清代唐容川《血证论·瘀血》所云:"然既是离经之血,虽清血、鲜血,亦是瘀血。"

其特点是肌衄、齿衄或鼻衄,或吐血、咯血,或尿血、便血,伴面色黧黑,肌肤紫黯,甚或肌肤甲错,口唇爪甲青紫,或局部肿块,推之不移,质地坚硬,或局部固定刺痛,入夜尤甚,或妇女月经失调或闭经,常伴有血块,舌质紫黯或有瘀点瘀斑,脉细涩。治以活血止血。方用中成药云南白药,可加用大黄、三七粉等以活血止血。

(二)血虚血瘀

多见于出血之后而有瘀血留着者;也见于因瘀血阻滞,妨碍新血生长;或本有血虚,又由其他原因引起血瘀者。亦如清代唐容川《血证论·吐血》所云:"血止之后,其离经而未吐出者,是为瘀血,既与好血不相合,反与好血不相能。"

其特点是头晕眼花,心悸,失眠,面色萎黄,或伴身体某部刺痛不移,或有血瘀积块,舌质淡,有瘀点或瘀斑,脉细涩。治以养血活血。血虚偏甚者,方用圣愈汤(《兰室秘藏》)加减;血瘀偏甚者,方用桃红四物汤(《医宗金鉴》)加减。

(三)血厥

血总通于心,化生于脾,藏受于肝,宣布于肺,施泄于肾,在肺气的推动下循经脉而运行周身。五脏功能障碍,气血运行失常,皆可导致瘀血内生。瘀血形成之后,往往闭阻经络,瘀塞心窍,使营卫不通,阴阳气血不能顺接而形成厥证。亦如明代李梴《医学入门·厥》所云:"气逆而不下行,则血积于心胸,《内经》谓之薄厥,言阴阳相搏,气血奔并而成。"

1.血厥实证:其特点是多见于形体壮实之人,发病多与精神刺激有关。由于暴怒使肝气上逆,血随气升,上蔽神明,清窍闭塞,致突然昏倒,不省人事,牙关禁闭,面赤唇紫,舌质红,脉沉弦。治以祛瘀降逆。急用醋或童便火焠,取烟熏鼻;亦可灌服童便(取男性儿童中段尿)。病人苏醒后,可服通瘀煎(《景岳全书》)加减。

2.血厥虚证:多与失血有关。其特点是各种出血或大汗、吐下之后,血虚则脑海失养,致突然昏厥,面色苍白,口唇无华,四肢震颤,目陷口张,自汗肤冷,呼吸微弱,舌质淡,脉芤或细数无力。治以益气固脱。急服独参汤(《十药神书》)以收散亡之气,或可选用当归补血汤(《内外伤辨惑论》);同时灌服糖开水。病人苏醒后,可酌用全真益气汤(《冯氏锦囊秘录》)去牛膝加黄芪调治,以增强益气固脱之力。若仍出血者,加阿胶、仙鹤草、藕节、茜草根以止血。

(四)血瘀水肿

各种原因引起的瘀血阻滞,损伤三焦水道,往往可使水肿顽固不愈;或罹患水肿,如经一般常法治疗不应,或有瘀血征象者,参合应用活血化瘀法往往可取得满意疗效。亦如清代唐容川《血证论·阴阳水火气血论》所云:"瘀血化水,亦发水肿,是血病而兼水也。"

其特点是头面、四肢或全身水肿,小便不利,病情缠绵难愈,反复发作,伴局部刺痛,或癥积包块,或出血发斑,面色黧黑,或青筋显露,蟹爪缕纹,唇舌青紫,脉弦涩或结代。治以活血化瘀,利水消肿。方用桃红四物汤(《医宗金鉴》)合四苓散(《奇效良方》)加益母草、泽兰以化瘀消肿。

(五)血瘀消渴

消渴的发病常与瘀血有关。阴虚燥热,是血瘀消渴的主要原因。亦如清代唐容川《血证论·发渴》所云:"瘀血发渴者,以津液之生,其根出于肾水……有瘀血,则气为血阻,不得上升,水津因不能随气上布",是以发渴。此外,消渴久病入络,瘀血阻滞,亦可出现瘀血阻络之证。

其特点是多饮,多食善饥,多尿,消瘦,或胸中刺痛,或半身不遂,头昏耳鸣,心悸健忘多梦,舌质瘀黯,舌上有瘀点或瘀斑,舌下脉络粗大而长,脉涩或结代。治以活血化瘀,佐以清热生津,益气养阴。方用降糖活血方(《祝谌予经验方》)加桃仁、红花、山楂以活血化瘀。

(六)血瘀麻木

多见于外伤及久病入络者,气血郁滞,血瘀闭阻,营阴失养,卫气失温,乃发麻木。亦如清代张璐《张氏医通·麻木》所云:"麻则属痰属虚,木则全属湿痰死血,一块不知痛痒,若木然似也。"

其特点是麻木日久,或固定一处,兼局部疼痛,无有轻时,皮色发黯,口唇青紫,舌有瘀斑,脉沉涩。治以活血化瘀通络。方用桃红四物汤(《医宗金鉴》)或身痛逐瘀汤(《医林改错》)酌加全蝎、地鳖虫、白花蛇等虫类药搜剔通络,以提高疗效。

(七)血瘀痿躄

多由产后恶露未尽,流于腰膝;或跌仆损伤,血液瘀阻不得畅行,以致四肢失其运养而致痿躄。亦如清代林珮琴《类证治裁·痿证论治》所云:"瘀血流于腰胯成痿,脉必沉涩而兼痛。四物汤加桃仁、莪术、穿山甲。"

其特点是四肢痿软,手足麻木不仁,唇舌青紫,四肢青筋显露,经络间抽搐作痛,或有痛点,或肌肤枯燥,甚则甲错,舌质青紫或有瘀点瘀斑,脉沉涩。治以活血化瘀,益气养营。方用桃红四物汤(《医宗金鉴》)加黄芪、怀牛膝。若瘀血久留,肌肤甲错,形体消瘦,手足痿弱者,亦可选用大黄䗪虫丸(《金匮要略》)以缓中补虚。

(八)血瘀癫狂

多由血瘀凝滞,气血不荣于脑所致。亦如清代王清任《医林改错·癫症有瘀血说》所云:"癫狂一症,哭笑不休,詈骂歌唱,不避亲疏,许多恶态,乃气血凝滞,脑气与脏腑气不接,如同做梦一样。"

其特点是狂言妄语,失眠,烦闷,善怒,舌质红或紫黯,脉促。治以行气开瘀。方用癫狂梦醒汤(《医林改错》)加当归、川芎、红花以行瘀。

(九)血瘀癥瘕

多因经期、产后胞脉空虚,风寒乘虚侵入,凝滞气血;或因房室不节,余血未净,精血相搏;或忧思恚怒,脏腑失调,气血不和,瘀血停滞,积而成癥。亦如宋代陈自明《妇人大全良方》所云:"妇人腹中瘀血者,由月经闭积,或产后余血未尽,或风寒凝瘀,久而不消,则为积聚癥瘕矣。"

其特点是体内积块坚硬,固定不移,疼痛拒按,面色晦黯,肌肤乏润,或月经延后,口干不欲饮,舌边瘀点,脉沉涩。治以活血散结,破瘀消癥。方用桂枝茯苓丸(《金匮要略》)。若邪实正虚,肌肤甲错者,亦可选用大黄䗪虫丸(《金匮要略》)以去瘀生新。

(十)瘀血阻窍不寐

头部外伤,血脉瘀阻;惊恐气郁,气机逆乱,气血失调;痰浊入络,阻塞血络;凡此种种,均可使气血运行不畅,阳气闭阻而致不寐。亦如《灵枢.大惑论》所云:"夫卫气者……留于阴也久,其气不清,则欲瞑,故多卧矣。"

其特点是头昏头痛,神倦嗜睡,病程较久,或有头部外伤病史,舌质紫黯或有瘀斑,脉涩。治以活血通络。方用通窍活血汤(《医林改错》)加减。

(十一)瘀血内阻发痉

久病不愈,气血耗伤,血行不畅,瘀血内阻,筋脉失养而发生痉证。亦如清代王清任《医林改错·论小儿抽风不是风》所云:"元气既虚,必不能达于血管,血管无气,必停留而瘀。"

其特点是头痛如刺,痛有定处,形体消瘦,项背强急,四肢抽搐,舌质紫黯,边有瘀斑,脉细涩。治以活血化瘀,通窍止痉。方用通窍活血汤(《医林改错》)加减。

(十二)瘀血积结反胃

或脾胃虚寒,或胃中积热,或痰浊阻胃,久病入络,或跌仆损伤、手术创伤,皆致瘀血积结,滞塞和降之机,食入不化,反胃吐出,甚则吐血、便血。亦如清代沈金鳌《杂病源流犀烛·噎塞反胃关格源流》所云:"反胃……亦有瘀血阻滞者。"

其特点是经常脘腹胀满,食后尤甚,上腹或有积块,推之不移,朝食暮吐,暮食朝吐,吐出宿食不化,或吐黄沫,或吐褐色浊液,或吐血、便血,上腹胀满刺痛拒按,舌质黯红或有瘀点,脉弦涩。治以祛瘀活血,和胃降逆。方用膈下逐瘀汤(《医林改错》)加减。

(十三)瘀血内结噎膈

多因恚怒伤肝,肝气郁结,血随气滞,失于流畅,积瘀不化,阻塞食道,乃发斯证。亦如清代李用粹《证治汇补·噎嗝》所云:"噎'有气滞者,有血瘀者,有火炎者,有痰凝者。'"

其特点是食入复出,甚则水饮难下,胸膈疼痛,形体消瘦,肌肤甲错,舌质青紫或有瘀斑,脉细涩。治以养血活血,化瘀开结。方用通幽汤(《兰室秘藏》)加减。

(十四)温病瘀热相搏

是指因温病热邪入于营血,煎熬成瘀,热瘀相搏而致经脉闭塞,脏腑瘀血所出现的病证。可见于温病的极期或危重阶段,尤多见于"风温"、"暑温"、"伏暑"等病中。亦如清代叶桂《外感温热论》所云:"再有热传营血,其人素有瘀伤宿血在胸膈中,挟热而搏,其舌色必紫而黯,扪之湿,当加入散血之品,如琥珀、丹参、桃仁、丹皮等。不而,瘀血与热为伍,阻遏正气,遂变如狂、发狂之证。"

其特点是发热夜甚,痛处不移,漱水不欲咽,肢厥甲青,斑疹紫黑,甚则血热妄行,神识失常,舌质紫黯,望之若干,扪之尚润,或舌有瘀斑,脉沉涩。治以清营泄热,开窍通瘀。方用犀地清络饮(《通俗伤寒论》)加减。若肠胃蓄血表现为身热夜甚,少腹坚满,神志如狂或发狂,大便色黑,小便自利者,治以凉血攻瘀。轻者用攻下逐瘀之桃仁承气汤(《温病条辨》)加减;重者用逐瘀行血之抵当汤(《伤寒论》)加减。

(十五)血瘀月经过少

多因经行产后,余血未净,或感寒邪,血为寒凝;或忧思忿怒,气滞血瘀,皆令胞脉受阻,以致经水过少。亦如隋代巢元方《诸病源候论·月水不调候》所云:"若寒温乖适,经脉则虚,有风冷乘之,邪搏于血,或寒或温,寒则血结,温则血消,故月水乍多乍少。"

其特点是经来量少,色紫黑有块,小腹胀痛拒按,血块排出后其痛减轻,舌质紫黯或有瘀点,脉弦或涩。治以活血化瘀,行气调经。方用桃红四物汤(《医宗金鉴》)加香附、乌药以行气散瘀。寒客胞宫者,亦可选用温经汤(《妇人大全良方》)以温经散寒,活血调经。

(十六)血瘀经行先期

多由气滞日久,或行经期不注意卫生,致胞中气滞血瘀而成。亦如明代张介宾《景岳全书·妇人规》所云:"先期而至者,有因脾经血燥,有因脾经郁火,有因肝经怒火,有因血分有热,有因劳逸动火。"

其特点是经期提前,一般先量多而后少,或淋漓不止,色紫黯有块,下腹部发胀、压痛,舌质正常或略紫,或见瘀斑,脉沉涩或沉细。治以活血行滞。方用桂枝䗪虫汤(《中医症状鉴别诊断学》)。

(十七)血瘀经行后期

由于经期贪食生冷,或淋雨、涉水、游泳,或坐卧湿地,寒凉客于冲任,气血运行不畅,故致经行后期。亦如宋代政和中奉敕撰《圣济总录·妇人血气门》所云:"凡月水不利,有因风冷伤于经络,血气得冷则涩而不利者。"

其特点是月经延期,血量涩少,经色紫黯夹块,小腹疼痛拒按,喜热熨,面色青黯,形体壮实,舌质润或紫黯,苔白,脉沉迟有力或沉紧。治以温经行滞,化瘀止痛。方用温经汤(《妇人大全良方》)合失笑散(《太平惠民和剂局方》)加减。

(十八)血瘀经期延长

由于经产之际,血室正开,余血未尽,外袭寒邪,血为寒凝;或交合阴阳,瘀阻胞中,血不归经所致。亦如宋代陈自明《妇人大全良方》所云:"妇人月水不断,淋漓腹痛,或因劳损气血,而伤冲任,或因经行而合阴阳,以致外邪客于胞内,滞于血海固也。"

其特点是经期迁衍日久,淋漓不断,量时多时少,色黯红,夹有瘀块,腹痛拒按,舌质紫红,或边尖有瘀点,脉弦或涩。治以祛瘀行滞,兼以止血。方用逐瘀止血汤(《傅青主女科》),或四物汤(《太平惠民和剂局方》)合失笑散(《太平惠民和剂局方》)。

(十九)产后血瘀发热

多由产后恶露不下,致使瘀血停滞,阻碍气机,营卫失调,故令发热。亦如清代肖赓六《女科经纶》所云:"败血为病,乃生寒热,本于营卫不通,阴阳乖格之故。"

其特点为产后寒热时作,恶露不下,或下亦甚少,色紫黯有块,小腹疼痛拒按,口燥而不欲饮,舌质紫黯或有瘀点,脉弦涩。治以活血化瘀。方用生化汤(《傅青主女科》)加牡丹皮、益母草、丹参,以助活血化瘀之力,瘀去则热自消。

(二十)产后血瘀腹痛

由于产后正气虚弱,起居不慎,寒邪乘虚侵入胞脉,血为寒凝,情志不畅;或肝气郁结,疏泄失常,气机不宣,瘀血内停,恶露当下不下,以致腹痛。亦如明代万全《万氏女科》所云:"腹中有块,上下时动,痛不可忍,此由产前聚血,产后气虚,恶露未尽,新血与故血相搏而痛。"

其特点是产后小腹疼痛,拒按,或得热稍减,恶露量少,涩滞不畅,色紫黯有块,或胸胁胀痛,面色青白,四肢不温,舌质黯,苔白滑,脉沉紧或弦涩。治以活血化瘀,散寒止痛。方用生化汤(《傅青主女科》)加益母草。兼气滞者,上方加枳壳、乌药、木香以理气行滞消胀;瘀而兼热者,亦可选用卷荷散(《云岐子保命集》)以清热化瘀。

(二十一)产后血瘀腰痛

多由产后起居不慎,闪挫腰部;或恶露突然减少或不下,余血未尽,乘虚流注腰部,败血阻滞经络,血行受阻,而致腰痛。亦如明代王肯堂《证治准绳》所云:"产后恶露方行,忽然渐少,断绝不来,腰中重痛,下注两股,痛如锥刀刺痛入骨中,此由血滞于经络。"

其特点是产后腰腿痛如锥刺,痛有定处,乍痛乍止,活动后稍舒,或伴少腹疼痛,舌质黯,脉弦涩。治以活血化瘀。方用身痛逐瘀汤(《医林改错》)。若败血瘀久成痈者,亦可选用五香连翘汤(《三因极一病证方论》),以理气化瘀,解毒消痈。

(二十二)产后血瘀恶露不绝

多由产后胞脉空虚,寒邪乘虚入胞,与血相搏,瘀血内阻,冲任失畅,血不归经,以致恶露淋漓,日久不止。亦如清代闵纯玺《胎产心法》所云:"恶血不尽,则好血难安,相并而下,日久不止。"

其特点是产后恶露淋漓涩滞不爽,量少,色紫黯有块,小腹疼痛拒按,舌质紫黯或边有瘀点,脉沉涩或沉而有力。治以活血化瘀。方用生化汤(《傅青主女科》)加蒲黄、益母草,以增强祛瘀止血之功。

(二十三)产后血瘀胞衣不下

由于产时调摄失宜,或感受寒邪,致令气血凝滞而胞衣不出。亦如隋代巢元方《诸病源候论·胞衣不出候》所云:"由产妇初时用力,此产儿出体已疲顿,不能更用气产胞,经停之间,外冷乘之,则血道痞涩,故胞久不出。"

其特点是产后胞衣不下,小腹疼痛,拒按,按之有块而硬,恶露甚少,色黯红,面色紫黯,舌质黯红,脉沉弦或沉涩。治以活血化瘀。方用古没竭散(《证治准绳》)和失笑散(《太平惠民和剂局方》)。若血瘀而因于寒者,则见小腹冷痛,拒按,得热痛减。治以温经散寒,活血化瘀。方用黑神散(《太平惠民和剂局方》)加川牛膝以引血下行。

(二十四)产后血瘀气逆血晕

因产时恶露去少,内有停瘀上攻而致晕闷。亦如清代肖赓六《女科经纶》引《家居医录》所云:"产后元气亏损,恶露乘虚上攻。"

其特点是产后恶露不下或下亦量少,少腹阵痛拒按,甚至心下急闷,气粗喘促,神昏口噤,不省人事,面色紫黯,舌质黯,苔少,脉细涩。治以活血化瘀。方用古没竭散(《证治准绳》)加当归、川芎以活血行瘀。

(二十五)产后血瘀遍身疼痛

多由产后百节开张,恶露去少,瘀血留滞于经络、肌肉之间,日久不散,气血运行受阻,故发遍身疼痛。亦如明代王肯堂《证治准绳》所云:"产后百节开张,血脉流散,遇气弱则经络分肉之间血多留滞,累日不散,则骨节不利,筋脉急引。"

其特点是产后遍身骨节疼痛,呈胀痛或掣痛,或针刺样疼痛,屈伸不利,按之痛甚,恶露量少或不下,色紫黯,面色唇黯,或小腹疼痛拒按,舌边略紫,苔薄腻,脉沉涩。治以活血化瘀,温经止痛。方用生化汤(《傅青主女科》)加桂枝、没药、川牛膝,以温经通络,化瘀止痛。亦可选用身痛逐瘀汤(《医林改错》),以活血通络止痛。

(二十六)产后血瘀乳悬

清代沈金鳌《杂病源流犀烛·胸膈脊背乳病源流》云:"然女子乳病,最重者莫如乳悬。因产后瘀血上攻,忽两乳伸长,细小如肠一般垂下,直过小腹,痛不可忍,此危症也,亦奇症也。遍考古法,急用川芎、当归各1斤,浓煎汤,不时温服⋯⋯"

(二十七)流产后血瘀经闭

多由流产之后,胞宫瘀滞,造成冲任失调,而致经闭。亦如隋代巢元方《诸病源候论·妊娠堕胎后血不出候》所云:"此由宿有风冷,因堕胎,血冷相搏,气虚逆上者,则血结不出也。"

其特点是经水不行,多有周期性下腹疼痛或胀痛,少腹拒按,白带少,舌质淡紫或黯,脉细或弦。治以活血通经。方用桃红四物汤(《医宗金鉴》)加桂枝、䗪虫、香附、益母草以活血通经。

(二十八)血瘀胎死不下

多因跌仆外伤,损伤胎元,子死腹中,瘀血内阻;或因临产感寒,血为寒凝,寒而不行,不能运胎外出而发。亦如隋代巢元方《诸病源候论·妊娠胎死腹中候》所云:"或因惊动倒仆,或染瘟疫、伤寒,邪毒入于胞脏,致令胎死。"

其特点是妊娠胎动停止,阴道流血,色紫黑,口出恶臭,小腹疼痛,面色青黯,口唇色青,舌质紫黯,脉沉涩。治以活血行气,祛瘀下胎。方用脱花煎(《景岳全书》)。

(二十九)血瘀鼻窒

多因邪毒滞留鼻窍,迁延日久,或鼻受外伤气滞血瘀,窍络阻塞,气血无以上荣,故不知香臭,而发鼻窒。亦如隋代巢元方《诸病源候论·鼻病诸候》所云:"鼻气不宣调,故不知香臭。"

其特点是嗅觉减退或消失,鼻塞,或有鼻涕,伴头昏而闷,头痛较剧,咳嗽,舌质黯或有瘀斑,苔薄,脉细涩。治以调和气血,行滞化瘀。方用当归芍药散(《金匮要略》)加减。

(三十)血瘀耳聋

多因情志不遂或外伤,气滞血瘀,瘀血阻滞,乃发耳聋。亦如清代王清任《医林改错·通窍活血汤所治之症目》所云:"耳聋年久,耳孔内有小管通脑,管外有瘀血,靠挤管闭,故耳聋。晚服此方,早服通气散,一日两付,三二十年耳聋可愈。"

(三十一)瘀血灌瞳

血灌睛珠,滞塞不通,以赤胀为主的眼病,称"瘀血灌睛"。多由热毒亢盛,壅遏脉络;或因眼、鼻、头部外伤,致目中气机阻滞,瘀血灌注积滞而成。

其特点是初起红赤较轻,次后紫肿,及后则白睛赤丝蚜脉紫肿高起;在胞睑则肿胀如杯,兼有椒疮之患;在睛珠可有凝脂翳,花翳自陷,黄液上冲,甚至有鹘眼凝睛等变证。

1.热毒炽盛瘀血灌睛:可见头痛眼胀,泪热羞明,视物不清,胞睑蚜筋紫胀,焮热赤肿,甚如红桃,睁眼艰难,白睛红赤,丝脉粗曲;甚则肿胀高起,努出睑外,黑睛溃陷,或见黄液上冲,目珠突起而转动失灵,身热烦渴,溲黄便结,舌质红,脉数。治以解毒泻热,凉血活血。方用分珠散(《证治准绳》),或宣明丸(《证治准绳》)加金银花、连翘、丹参、牡丹皮以解毒凉血活血。

2.外伤而致瘀血灌睛:可见眼、鼻,或头部外伤之后胞睑紫肿,甚至可越过鼻梁而达对侧睑下,睑硬难开,白睛溢血肿起,甚者目珠外突,运转失灵,胀痛不适。治以活血化瘀,行气通络。方用通血丸(《证治准绳》)或血瘀逐瘀汤(《医林改错》)加减。

以上两型均可配合局部外敷以消瘀。若由外伤所致者,一日之内,冷敷以止血定痛,一日之后改用热敷,并可用七厘散(《良方集腋》)调酒外涂(勿入眼内)。

(三十二)振胞瘀痛

胞睑外伤后,瘀血内停,胞睑肿胀,色呈青紫,疼痛难睁的病症,称"振胞疼痛"。多由球类、拳头、棍棒、铁块、砖石等钝器击伤眼睑,致睑内血络受组,血溢络外,瘀血内停而成;也有因邻近骨折血渗于胞睑者。亦如明代王肯堂《证治准绳·杂病》所云:"偶被物撞打而血停滞于眼脾之间,以致胀痛也。缓而失治则胀入珠内,瘀血灌通,而睛有损块之。"

其特点是胞睑肿胀,疼痛难睁,色呈青紫,瘀血。若出血量多,可越过鼻梁至对侧胞睑而发生肿胀。应仔细观察,是否还有其他受伤情况,如为邻近骨折引起者,多于受伤12小时后出现,且伴有其他孔窍出血。其中伤后一天内为早期振胞瘀痛;伤后逾一天,为后期振胞瘀痛。

早期振胞瘀痛,治以凉血止血消肿。内服生地黄散(《医宗金鉴》)加减,外敷一绿散(《审视瑶函》),亦可冷敷,以止血止痛;后期振胞瘀痛,治以活血化瘀。内服桃红四物汤(《医宗金鉴》)加减,外敷七厘散(《良方集腋》),亦可局部热敷,以促进瘀血吸收。如有骨折或其他孔窍出血者,应按出血证论治并与伤科同医。

(三十三)血翳包睛

赤脉从四周侵入黑睛,结成血翳,日久积厚如赤肉,遮满黑睛者,称"血翳包睛"。常因肝肺风热壅盛,上攻于目;或心火内炽,或三焦积热,热极生瘀,丝脉丛生,日久形成血翳。亦如成书于宋代之后的《银海精微》所云:"皆因心经发热,肝脏虚劳,受邪热,致令眼中赤涩,肿痛泪出,渐有赤脉通睛,常时举发,久则发筋结厚,遮满乌睛,如赤肉之相,故名曰血翳包睛。"

其特点是眼赤涩刺痛,羞明流泪眵多,白睛微红,甚则赤紫通红,赤脉从黑睛四周向中央发展,纵横遍布,障满黑睛,形成血翳,久则赤筋结厚,视物不见,而成痼疾。

(1)肝肺风热壅盛血翳包睛:可见眼赤痛刺痒,畏光紧涩,眵泪稠黏,黑睛血翳满布,口苦咽干,舌质红,苔黄,脉数。治以清肝肺风热。方用当归龙胆汤(《银海精微》)去黄芪、五味子,加牡丹皮、紫草、菊花以凉血活血止血。

(2)心火炽盛、三焦积热血翳包睛:可见眼涩痛羞明,眵泪频流,白睛赤紫,黑睛赤丝拥簇,唇红口干,大便秘结,舌质红,苔黄,脉洪数。治以泻心降火,清利三焦,佐以活血退翳。方用泻心汤(《银海精微》)加红花、牡丹皮、栀子、丹参以活血。

(3)络滞血瘀血翳包睛:可见白睛赤紫通红,黑睛赤筋结厚,厚薄高低不等,舌质红或绛,苔薄白,脉细数或细涩。治以清热活血消瘀。方用破血红花散(《银海精微》)去黄芪。

以上各型均可外用石燕丹(《医宗金鉴》)点眼,一日三次,亦可采用割烙术治之。

(三十四)血瘀脱发

多由久病,血燥或血气不足等,使血行滞涩,瘀血不去,新血不生,血不养发而脱发。亦如清代王清任《医林改错》所云:"皮里肉外血瘀,阻塞血路,新血不能养发,故发脱落。"

其特点是头发部分或全部脱落,或须眉俱落,日久不长,常伴头痛,口渴饮不欲咽,面色晦黯,口唇红紫,舌质黯兼有瘀斑,脉细涩。治以活血化瘀。方用通窍活血汤(《医林改错》)加减。

(三十五)血瘀酒皶鼻

多因冲任不调或肺胃郁热,外感寒邪,使内热不得宣泄,蕴结于鼻部,致局部气血瘀滞而成。亦如清代王清任《医林改错·通窍活血汤所治之症目》所云:"糟鼻子,色红是瘀血,无论三二十年,此方服三付可见效,二三十付可痊愈。舍此之外,并无验方。"

其特点是鼻端黯红,肥大浸润,可见红丝血缕,表面皮肤增厚,毛孔扩大,甚者表面可呈结节状增殖,舌质黯红,苔黄腻,脉弦缓。治以活血化瘀,软坚散结。方用桃红四物汤(《医宗金鉴》)加减。

(三十六)血瘀摄领疮

多因气血郁滞,凝滞于肌肤而发病。亦如隋代巢元方《诸病源候论·摄领疮候》所云:"摄领疮如癣之类,生于颈上痒痛,衣领拂着即剧,云是衣领所作,故名摄领疮也。"

其特点是皮肤色黯红,或紫红,表面增厚明显,皮嵴皮沟著明,搔抓后可有轻度渗血,多发生在皮肤受压迫部位,常伴心烦易怒,眩晕心悸,舌质黯或有瘀斑,脉涩。治以活血化瘀,佐以疏肝理气。方用活血润肤汤(《中医症状鉴别诊断学》)加减。

(三十七)血瘀白疕

多因气血虚弱,气不行血使气血凝结,肌肤失常引起。亦如清代吴谦等《医宗金鉴·外科心法要诀》所云:"形如疹疥,色白而痒,搔起白皮。"

其特点是皮损较厚,顽硬且坚,抓之如朽木,皮疹多呈黯红色疹块,有的皮疹互相融合呈地图状,表面鳞屑呈大片,附着亦紧,病程较长,大片融合之皮疹常有裂口或疼痛,伴口干不欲饮,舌质紫黯或有瘀点瘀斑,苔少,脉涩或细缓。治以活血化瘀行气。方用活血散瘀汤(《医宗金鉴》)加减。

(三十八)血瘀痔疮

多由久坐久站,负重远行,妇女妊娠后子宫压迫直肠肛门,或肝气郁结,致肛门部气血瘀结,突起成痔。亦如明代陈实功《外科正宗·痔疮论》所云:"夫痔者,乃素积湿热,过食炙煿,或因久坐而血脉不行,又因七情而过伤生冷,以及担轻负重,竭力远行,气血纵横,经络交错;又或酒色过度,肠胃受伤,以致浊气瘀血流注肛门,俱能发痔。"

其特点是常见于久坐久站之人,便时有物脱出,出血较多,肛门坠痛,内外痔块混合肿大,大便排出困难,不易排净,伴腹满胀痛,舌质紫黯,脉弦。治以理气活血,消肿化瘀。方用凉血地黄汤(《外科大全》),亦可选用桃核承气汤(《伤寒论》),以破血下瘀。

(三十九)血瘀脱疽

无论何种因素,如果使四肢脉络阻塞不通,则气血不能达于四肢,四肢失去气血濡养,则皮肉枯槁不荣,终至骨节坏死变黑而脱落,形成本病。其中寒湿侵袭,血脉瘀滞是引起血瘀脱疽的主要原因。亦如隋代巢元方《诸病源候论·疽候》所云:"五脏不调则生疽。亦是寒客于皮肤,折于血气,血气痞涩不通,结聚所成。"

其特点是病程较长,患肢黯红、紫红或青紫,下垂时甚,抬高则见苍白,足背毫毛脱落,皮肤肌肉萎缩,趾甲变厚,并可有粟粒样黄色瘀点反复出现,趺阳脉搏动消失,夜间痛甚,往往抱膝而坐,不能入睡,舌质红或紫黯,苔薄白,脉沉细而涩。治以活血逐瘀,通脉止痛。方用桃红四物汤(《医宗金鉴》)加减。寒凝血瘀者,伴有面色黯淡无华,畏冷怕寒,喜暖喜熨,局部皮肤苍白,触之冰凉、干燥,舌质黯,苔白,脉沉迟等症。治以温阳祛寒,活血通脉。方用阳和汤(《外科全生集》)加减。

(四十)血瘀瘾疹

多见于风邪未经疏泄,久郁搏于营血,血瘀经滞,引发瘾疹。亦如隋代巢元方《诸病源候论·小儿杂病诸候》所云:"风入腠理,与血气相搏,结聚起相连成隐疹。"

其特点是皮疹色黯红,呈块状,多见于臀部、腰围等容易受压处,兼见面色晦黯,口唇色略紫红,舌质有瘀斑,脉涩。治以活血通络,消风止痒。方用活血祛风汤(《杂病源流犀烛》)或通经逐瘀汤(《朱仁康临床经验集》)加减。

(四十一)血瘀皮肤瘙痒

多由瘀血滞络,日久化风,或兼感风毒外邪所致。亦如宋代陈自明《妇人大全良方》所云:"医风先医血,血行风自灭。"

其特点是皮肤瘙痒以晚上为甚,得冷或热皆增剧,抓破血色黯红,或伴少许黄水,结痂或乌紫斑痕,且难消失,或兼有癥瘕、妇女月经不调等疾患,舌质发紫或有瘀点。治以活血养血。方用化瘀汤(《上海曙光医院经验方》)加减。

(四十二)伤损瘀血

清代吴谦等《医宗金鉴·正骨心法要旨·内治杂证法》云:"今之正骨科,即古跌打损伤之证也。专从血论,须先辨或有瘀血停积,或为亡血过多,然后施以内治之法,庶不有误也。夫皮不破而内损者,多有瘀血;破肉伤胭,每致亡血过多。二者治法不同。有瘀血者,宜攻利之;亡血者,宜补而行之。但出血不多,亦无瘀血者,以外治之法治之,更察其所伤上下轻重浅深之异,经络气血多少之殊,必先逐去瘀血,和荣止痛,然后调养气血,自无不效。"

又云:"凡跌打损伤、坠堕之证,恶血留内,则不分何经,皆以肝为主。益肝主血也,故败血凝滞,从其所属必归于肝,其痛多在胁肋小腹者,皆肝经之道路也。若壅肿痛甚或发热自汗,皆宜斟酌虚实,然后用调血行经之药。王好古云:登高坠下撞打等伤,心腹胸中停积瘀血不散者,则以上、中、下三焦分别部位,以施药饵。瘀在上部者,宜犀角地黄汤;瘀在中部者,宜桃仁承气汤;瘀在下部者,宜抵当汤之类。须于所用汤中加童便好酒,同煎服之。虚人不可下者,宜四物汤加穿山甲。若瘀血已去,则以复元通气散加当归调之。《内经》云:形伤作痛,气伤作肿。又云:先肿而后痛者,形伤气也;先痛而后肿者,气伤形也。凡打扑闪挫,或恼怒气滞血凝作痛,及元气素弱,或因叫号血气损伤,或过服克伐之剂,或外敷寒凉之药,致气血凝结者,俱宜用活血顺气之剂。"

(四十三)伤损瘀血泛注

清代吴谦等《医宗金鉴·正骨心法要旨·内治杂证法·瘀血泛注》云:"伤损瘀血泛注之证,乃跌仆血滞所致。盖气流而注,血注而凝,或注于四肢关节,或流于胸腹腰臀,或漫肿,或结块,初起皆属肝、脾郁火。急用葱熨法,内服小柴胡汤以清肝火,次用八珍汤以壮脾胃,或益气养荣汤,久服自然收功。若日久溃破而气血虚者,宜十全大补汤;若溃而寒邪凝滞不敛者,宜豆豉饼祛散之。此证若不补气血,不慎起居,不戒七情,或用寒凉克伐,俱属不治。"

（四十四）伤损瘀血作痛

清代吴谦等《医宗金鉴·正骨心法要旨·内治杂证法·瘀血作痛》云："伤损之证肿痛者,乃瘀血凝结作痛也。若胀而重坠,色或青黑,甚则发热作渴汗出者,乃经络壅滞,阴血受伤也。宜先刺去恶血以通壅塞,后用四物汤以调之。"

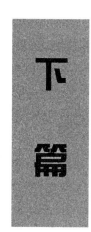

下篇

时

论

第一章　急性白血病

急性白血病(Acute Leukemia，AL)是造血干细胞的恶性克隆性疾病,发病时骨髓中异常的原始细胞及幼稚细胞大量增殖并抑制正常造血,广泛浸润肝、脾、淋巴结等脏器,表现为贫血、出血、感染和浸润等征象。在总结历代医家经验的基础上,结合现代医学研究成果,根据急性白血病起病急骤,病情严重,进展迅速等特点,以及发热,贫血,出血,肝、脾和淋巴结肿大,骨骼疼痛等症状和体征,认为急性白血病宜从中医"虚劳"中的"急劳"命名。对其病因分别从先天、后天、痘疹及病后、外感、境遇、医药之因等六个方面进行论述;将其病机概括为病理因素为邪毒,病变部位在骨髓,疾病属性虚夹实,病机演变看正邪,病势发展急而速,病理产物瘀和痰六个方面;对其发热、血虚、血证等主要症状,癥瘕积聚、瘰疬痰核、骨骼疼痛等主要体征,以及邪伤元神、口舌生疮等主要并发症也分别进行了阐述。在上述理论指导下,将急劳辨证分为邪毒炽盛、痰瘀互结,邪毒渐退、气阴两虚,气血不足、阴阳两虚三型。在挖掘民间单方验方的基础上,根据单味药的药理活性,结合急劳的临床及病理特点,在中医理论指导下拟定出以当地特产中草药天蓝苜蓿、墓头回,抗癌中药龙葵,补益中药紫河车为基本方的中药回生汤系列,共奏清热败毒、宁血祛瘀、益肾填髓之功效。再根据疾病过程中体内邪毒贯穿始终之特点,将回生汤基本方用于急劳治疗的始末,异中寓同,以期最大程度地消灭邪毒。具体应用时再根据疾病不同阶段病机的演变、邪正的盛衰,结合临床表现,四诊合参,综合分析后加入相应的药物,组成中药回生汤系列(Ⅰ、Ⅱ、Ⅲ号),同中有异,随证变化,灵活应用。其作用机制亦经多项实验研究证实,为其治疗急劳提供了科学依据。在防护方面提出了有病早治、谨防外感、调其饮食、畅其情志、慎避毒气、起居有常、审施药治、持之以恒八项原则。

一、病名

宋代政和中奉敕撰《圣济总录·热劳》云:"热劳之证,心神烦躁,面赤,头痛,眼涩,唇焦,身体壮热,烦渴不止,口舌生疮,食饮无味,肢节酸痛,多卧少起,或时盗汗,日渐羸瘦者是也。"亦云:"急劳之病,其证与热劳相似,而得之差暴也……故烦躁体热,颊赤心忪,头痛盗汗,咳嗽,咽干,骨节酸痛,久则肌肤销铄,咯涎唾血者,皆其候也。"

明代朱橚《普济方》云:"夫热劳者……其候心神烦躁,面赤,头痛,神思昏沉,多卧少起,或时盗汗,日渐羸瘦,故曰热劳。久而不痊,热毒攻注骨髓变成骨蒸也。"喻昌《医门法律·虚劳门》云:"虚劳之证,《金匮》叙于血痹之下,可见劳则必劳其精血也。营血伤,则内热起,五心常热,目中生花见火,耳内蛙聒蝉鸣,口舌糜烂,不知五味,鼻孔干燥,呼吸不利,乃至饮食不为肌肤,怠惰嗜卧,骨软足酸,营行日迟,卫行日疾,营血为卫气所迫,不能内守,而脱出于外,或吐或衄,或出二阴之窍,血出既多,火热进入,逼迫煎熬,漫无休止,营血有立尽而已,不死何待耶!"

急性白血病是造血组织的原发性疾病,其特征为骨髓以及其他造血组织中有广泛的某类型白血病细胞的异常增生,并可浸润全身各种组织及脏器,周围血中的血细胞产生质和量的变化,从而产生发热,贫血,出血,肝、脾和淋巴结肿大,骨痛等一系列临床症状。

中医学虽无白血病名称,根据其病证分析,急性白血病多属于中医学"虚劳"、"温病"、"血证"、"积聚"、"瘰疬"、"痰核"等范畴。但由于其病因病机十分复杂,临床表现涉及五脏六腑、四肢百骸,且病情严重,进展迅速,治疗难以速效,死亡率较高,故宜以"虚劳"中的"急劳"命名。

二、病因

明代汪绮石《理虚元鉴·虚症有六因》云:"有先天之因,有后天之因,有痘疹及病后之因,有外感之因,有境遇之因,有医药之因。"

1.先天之因

宋代政和中奉敕撰《圣济总录·热劳》云:"急劳之病……缘禀受不足,忧思气结,荣卫俱虚,心肺壅热,金火相刑,脏气传克,或感外邪。"《小儿卫生总微论方·胎中病论》云:"母食毒物,胎中有感,至生下之后,毒气发而为病。"

元代曾世荣《活幼新书·胎热》云:"此因在胎,母受时气邪毒,或外感风热,误服汤剂。"

明代皇甫中《明医指掌》云:"童儿之劳,得于母胎。"

清代周震《幼科医学指南·五脏根源不足论》云:"有因父母禀受所生者,胎弱胎毒是也。"何嗣宗《虚劳心传·虚证论》云:"有童子亦患此者,则由于先天禀受不足,而禀于母气者尤多。"骆加龙《幼幼推拿秘书·推拿病证分类》云:"胎毒者,胎中受母热毒致生病症。"

先天之因者,或因父母体弱多病,感受邪毒,潜伏体内,遗传下代;或由胎中失养,水谷精气乏源,孕育不足,导致禀赋薄弱而成;亦可因母食毒物或用药不当,邪毒内伏,传于胎儿而发。内伏胎毒既可因虚而发,又可与外来邪毒相合而成急劳。故胎毒内伏,禀赋薄弱是急劳发生的关键因素之一。

2.后天之因

《灵枢·百病始生》云:"风雨寒热,不得虚邪,不能独伤人。此必因虚邪之风,与其身形,两虚相得,乃客其形。"《灵枢·病传》云:"正气横倾,淫邪泮衍,血脉传留,大气入脏,腹痛下淫,可以致死,不可以致生。"

宋代张锐《鸡峰普济方》云:"凡虚劳之疾,皆缘情欲过度,荣卫劳伤,致百脉空虚,五脏衰损,邪气乘袭,致生百疾。"

元代朱震亨《格致余论·养老论》云:"人之所为者,皆烹饪调和,偏厚之味,有致疾伐命之毒。"

明代汪绮石《理虚元鉴·虚症有六因》云:"因后天毒,不外酒色、劳倦、七情、饮食所伤。"朱橚《普济方》云:"夫热劳者,由心肺实热于气血,气血不和,脏腑壅滞,积热在内,不能宣通之所致也。"

在正常状态下,人体会保持动态平衡,正气充足,则不生病。若因烦劳过度,饮食不节,七情失宜,或疾病失治、误治等皆可造成正气虚弱,气血、阴阳、津液虚少或逆乱,脏腑功能失调,即生本病,或使疾病复发。邪毒之所以能够入侵内伏,必是人体抗病能力的减弱,或者外邪过强,导致正不胜邪,难以抵抗而发病。故急劳的发病与人体正气密切相关。

3.痘疹及病后之因

《灵枢·邪气脏腑病形》云:"邪之不出,与其真相搏,乱而不去,返还内著。"

明代方贤《奇效良方》云:"疮疹为内实而生,热毒由儿在母胎所致。"万全《万氏家传痘疹心法·疹毒症治歌括》云:"疹为胎毒发于心,肺与相连热毒侵。"张介宾《景岳全书》云:"疾病误治及失于调理者,病后多成虚损。"张三锡《医学六要》云:"血证不断酒色厚味,纵止必发,终成痼疾。"汪绮石《理虚元鉴·虚症有六因》云:"痘乃先天阳毒,疹乃先天阴毒……种种气弱阳衰之症,皆由痘失于补也……种种阴亏血枯之症,皆由疹失于清也。至于病后元气尚亏,更或不自重命,以劳动伤其气,以纵欲竭其精,顷间五脏齐损,恒致不救,尤宜慎之。"

清代陈念祖《南雅堂医案·虚劳》云:"虚劳之证,多由邪伏血郁所致,不独在阴亏一端也。"

内禀胎毒、外感时行疫毒是痘、疹发病的主要原因;大病失治、误治,形成久病不复,或由于病后失于调理,食复、劳复则致阴精或阳气受损难复。而胎毒内伏或诸虚不足又可导致急劳,或使疾病复发;某些疾病失治、误治亦可转化为急劳。故痘疹及病后失于调理也是急劳发病的主要原因之一。

4.外感之因

《素问·至真要大论》云:"夫百病之生也,皆生于风寒暑湿燥火,以之化之变也。"《素问·调经论》云:"夫邪之生也,或生于阴,或生于阳。其生于阳者,得之风雨寒暑。"《灵枢·刺节真邪》云:"邪气者,虚风之贼伤人也,其中人也深,不能自去。"

清代吴澄《不居集》云:"频感外邪,消耗气血,是外损之机也。"江涵暾《笔花医镜·虚劳论》云:"虚劳之证……其始大半由于外感。"刘吉人《伏邪新书》云:"感六淫而即发病者,轻者谓之伤,重者谓之中。感六淫而不即病,过后方发者,总谓之曰伏邪。已发者而治不得法,病情隐伏,亦谓之曰伏邪。有已治愈,而未能除其病根,遗邪内伏,后又复发,亦谓之曰伏邪。"

正气亏虚,则无以抗邪。急劳之病,或因邪毒太盛,由表入里,侵及五脏,损及精血,造成毒聚脏腑、骨髓,伏酿而发;或外邪引动内伏胎毒而诱发,或外邪引动骨髓余毒而复发。特别在脏腑娇嫩、骨髓精气未充,卫外不固的小儿,更易为邪毒或时邪外感而使急劳病情发作或加重。

5.境遇之因

《素问·调经论》云:"夫邪之生也……其生于阴者,得之饮食居处,阴阳喜怒。"《素问·疏五过论》云:"尝贵后贱,虽不中邪,病从内生,名曰脱营。尝富后贫,名曰失精。"

明代汪绮石《理虚元鉴·虚症有六因》云:"因境遇者,盖七情不损,则五痨不成,惟真正解脱,方能达观无损,外此鲜有不受病者。"喻昌《医门法律·申治病不审地宜之律》云:"凡治病,不察五方风气,服食居处,各不相同,概施治药不中窾,医之过也。"

清代徐大椿《医学源流论·五方异治论》云:"人禀天地之气以生,故其气体随地不同……不但各府各别,即一县之中,风气亦有迥殊者。并有所产之物,所出之泉,皆能致病。"

境遇之因,其意有二:一则情志过激,内伤五脏,机体气血阴阳失调,造血紊乱,则发急劳;二则长期居住有毒环境影响之地,受环境之毒或接触毒物滋扰,邪毒入里,损阴及阳,侵犯五脏,累及骨髓,急劳乃作。

6.医药之因

《素问·五常政大论》云:"方有大小,有毒无毒,固宜常制矣。大毒治病,十去其六……无使过之,伤其正也。"

隋代巢元方《诸病源候论·解诸毒候》云:"凡药物云有毒,当有大毒者,皆能变乱,于人为害,亦能杀人。"

金代张子和《儒门事亲·热形》云:"凡经血不足,当补以食,大忌有毒之药,偏胜而成夭阏。"

明代汪绮石《理虚元鉴·虚证有六因》云:"因医药者,本虚劳症,反以药误而成。"喻昌《医门法律·虚劳门》:"凡虚劳病,多有夺血而无汗者,若以为阳实而责其汗,必动其血,是名下厥上竭,医杀之也。"

日本丹波元简《杂病广要》云:"虚劳之成,未必皆本虚也,大抵多由误药所致。"

因医药者,或辨证有误,或选药不当,或过食、误食有毒药物,药毒入体,精气暗耗,直接损伤气血、阴阳,中伤脾胃,累及于肾,波及骨髓,而发急劳。

三、病机

1.病理因素为邪毒

从病因分析可见,急劳的病因主要为邪毒为患,是由于温热邪毒或胎毒内伏伤髓入血,由里外发,波及全身所致。在临床治疗中,邪毒得到控制,则诸症减轻,病情可以得到缓解;若邪毒鸱张,难以控制,则诸症俱增,致使病情复发或加重。故邪毒为其基本的病理因素。

2.病变部位在骨髓

《素问·阴阳应象大论》云:"肾生骨髓。"《素问·痹论》云:"病久入深,荣卫行涩,经络失疏,故不通。"《素问·移精变气论》云:"忧患缘其内,苦形伤其外,又失四时之从,逆寒暑之逆,贼风数至,虚邪朝夕,内至五脏骨髓,外伤空窍肌肤,所以小病必甚,大病必死。"《灵枢·五癃津液别》云:"五谷之津液,和合而为膏者,内渗于骨空,补益脑髓,而下流于阴股。"《灵枢·刺节真邪》云:"虚邪之入于身也深。"

隋代巢元方《诸病源候论·虚劳候》云:"肾主骨生髓,虚劳损血耗髓。"

金代刘完素《素问病机气宜保命集》云:"感此病者,皆损之病也。渐渍之深,皆虚劳之疾也。"

明代朱橚《普济方》云:"夫热劳者……久而不痊,热毒攻注骨髓变成骨蒸也。"

急劳的发生与发展虽涉及五脏六腑,四肢百骸,但究其病位,仍以骨髓为主。髓为血源,较血分部位尤深。由于外来和内在的因素,致使髓海空虚,邪毒深伏骨髓,发于血分,故见耗精动血之证。其发病后有从骨髓—血分—营分—气分—卫分的传变倾向,甚则一发病即见髓、血、营、气、卫俱病,迅及全身,危及生命。故其发病部位主要在骨髓。

3.疾病属性虚夹实

《素问·通评虚实论》云:"邪气盛则实,精气夺则虚。"

明代虞抟《医学正传·医学或问》云:"实者,邪气实也。或外闭于经络,或内结于脏腑,或气壅而不行,或血留而凝滞。虚者,正气虚也。"张介宾《景岳全书·虚实篇》云:"至虚之病,反见盛势,大实之病,反有羸状。"

清代吴谦等《医宗金鉴》云:"人感受邪气难一,因其形脏不同,或从寒化,或从热化,或从虚化,或从实化,故多端不齐也。"

急劳症状复杂,其总体病性虽为虚,而在疾病发生与发展过程中可出现邪毒集聚,血瘀阻滞,痰浊凝聚等一系列实证。其虚证主要为气血亏损,累及阴阳,最终导致气血阴阳俱虚。而实证主要是在虚证基础上发生的病理转机,或外感邪毒过盛,正气无力抗邪,或虚证与实证交织,虚、毒、瘀、痰互结,侵及骨髓,阻滞经脉,影响脏腑及阴阳气血。故急劳常表现为一派本虚标实、虚中夹实、虚实夹杂的临床证候。

4.病机演变看正邪

《素问·评热病论》云:"邪之所凑,其气必虚。"《灵枢·根结》云:"形气不足,病气有余,是邪胜也,急泻之。形气有余,病气不足,急补之。形气不足,病气不足,此阴阳气俱不足也,不可刺之,刺之则重不足,重不足则阴阳俱竭,血气皆尽,五脏空虚,筋骨髓枯,老者灭绝,壮者不复矣。"

明代李中梓《医宗必读·积聚》云:"初者,病邪初起,正气尚强,邪气尚浅,则任受攻;中者,受病渐久,邪气较深,正气较弱,任受且攻且补;末者,病魔经久,邪气侵凌,正气消残,则任受补。"

民国王汝霖《治病法规·避虚不用补》云:"王安道云:治虚邪者,当顾正气,正气存则不致有害,世未有正气复而邪不退者,亦未有正气竭而命不倾者。"

急劳起病急骤,初期多以邪实为主,继之邪毒未祛而正气大伤,转为邪实正虚之证;若正不胜邪,则气血大伤,阴阳衰竭;若经有效治疗,则表现为一派邪去正虚之象。故其病情演变决定于正邪斗争的消长状况。

5.病势发展急而速

《素问·阴阳应象大论》云:"故邪风之至,疾如风雨。"

宋代政和中奉敕撰《圣济总录·热劳》云:"急劳之病,其证与热劳相似,而得之差暴也。"

清代吴瑭《温病条辨·解儿难》云:"盖小儿肌薄神怯,经络脏腑嫩小,不奈三气发泄。邪之来也,势如奔马,其传变也,急如掣电。"

急劳起病急,病状重,病程短,进展迅速,特别在脏腑娇嫩、形气未充的小儿表现尤为突出。且多因先天胎毒内伏,机体内在失衡,复感外邪,或药毒所伤,邪毒入髓,耗气伤血所致。若经及时而有效的治疗,可使病情趋于长期缓解,否则危殆立至。

6.病理产物瘀和痰

汉代张仲景《金匮要略·血痹虚劳病脉症并治》云:"五劳虚极羸瘦,腹满不能饮食……内有干血,肌肤甲错,两目黯黑。"

宋代政和中奉敕撰《圣济总录·伤寒统论》云:"热毒内瘀,变为瘀血。"

元代朱震亨《丹溪心法·痰饮》云:"痰之为物,随气升降,无处不到。"亦云:"凡人身上中下有块者多是痰。"

明代王肯堂《证治准绳·蓄血》云:"夫人饮食起居一失其宜,皆能使血瘀滞不行,故百病由污血者多。"喻昌《医门法律·痰饮门》云:"痰因于火,有热无寒……人身热郁于内,气血凝滞,蒸其津液,结而为痰,皆火之变现也。"张介宾《景岳全书·胁痛》:"凡人之气血犹源泉也,盛则流畅,少则壅滞。故气血不虚不滞,虚则无有不滞者。""痰饮"项下亦云:"痰为百病之母。"

清代吴澄《不居集·痰症扼要》云:"虚损之人,未有无痰者也。"罗美辑《古今名医汇粹·痰饮门》云:"惟夫气血浊逆,则津液不清,熏蒸成聚,而变为痰焉。"王燕昌《王氏医存》云:"伏匿诸病,六淫、诸郁、饮食、瘀血、结痰、积气、蓄水、诸虫皆有之。"唐容川《血证论·瘀血》云:"然既是离经之血,虽清血鲜血,亦是瘀血。"周学海《读医随笔·痰饮分治说》云:"痰为血类,停痰与瘀血同治也。"

急劳之人,邪毒内蕴,正气虚弱,或内伏胎毒与外来之毒相合,侵袭机体,流注经络,或离经之血入络,阻碍气血运行,日久导致血液瘀滞。邪毒化热化火,热灼痰凝,加之七情所伤,气滞痰聚,或血液凝滞为痰为毒,故瘀与痰常可互见。瘀与痰既成之后,更能加重气机阻滞,进一步使脏腑气血阴阳紊乱。如是互为因果,促进因瘀滞或痰瘀互结造成的诸虚不足、精髓不复又可进一步加重,致使疾病迁延不愈。故瘀和痰是急劳疾病过程中的主要病理产物,既可单独出现,又可交织互见,且贯穿于疾病始终。

四、临床表现

1.症状

(1)发热

《素问·六元正纪大论》云:"火郁之火……故民病少气……血溢流注。"

隋代巢元方《诸病源候论·虚劳候》云:"虚劳之人,血气微弱,阴阳俱虚,劳则生热,热因劳而生。"

金代刘完素《素问玄机原病式》云:"……腹胀大鼓之如鼓,疝瘕痃疹,瘤气结核,吐下霍乱,瞀郁肿胀,鼻塞鼽衄,血溢血泄,淋闷,身热、恶寒战栗,惊惑,悲笑,谵妄,衄蔑血汗,皆属于热。"

明代喻昌《医门法律·虚劳门》云:"血瘀则荣虚,荣虚则发热。"吴有性《温疫论》云:"因邪而发热,但能治其邪,不治其热而热自已,夫邪之与热,犹形影相依,形亡而影未有独存者。"

急劳发热,多缘诸虚不足,抗邪无力,六淫之邪或疫毒之邪乘虚而入,外邪与内伏邪毒联合致热,甚者可导致热入心包或引动肝风;或因诸虚不足,阴虚生内热;或因病程日久,邪毒化热化火而致热;或因五志过极,气郁化火变生内热;或因血液瘀滞而生热;亦可因药毒与气血相搏而发热。其特征是疾病本身引起的发热多见热毒炽盛或气阴两虚证候,多表现为高热或午后低热;由虚人外感引起的发热多见高热,常伴有恶风寒或恶热,在高热的同时伴有咳嗽、咯痰等。

(2)血虚

《灵枢·决气》云:"血脱者,色白,夭然不泽,其脉空虚。"

战国秦越人《难经·十四难》云:"二损损于血脉,血脉虚少,不能荣于五脏六腑也。"

汉代张仲景《金匮要略·血痹虚劳病脉症并治》云:"男子面色薄,主渴及亡血,里虚也。"

隋代巢元方《诸病源候论·虚劳候》云:"虚劳之人,精髓萎竭,血气虚弱,不能充盈肌肤,故此羸瘦也……"亦云:"虚劳损血耗髓。"

急劳之血虚,或因禀赋薄弱,精血不足,骨髓失养,精髓空虚所致;或因邪毒耗伤气血,致使血液虚少;或因久病消耗;或失血之后未及时补充;或因药毒缓慢侵入骨髓,导致骨髓损伤;或因毒瘀骨髓,使骨髓藏精、化血功能降低而发。其特征是多数起病较急,少数起病缓慢,疾病早期便可见面色苍白、心慌气短等一般气血虚弱症状,并随着病情进展而加重。

(3)出血

《素问·腹中论》云:"病至则先闻腥臊臭,出清液,先唾血,四肢清,目眩,时时前后血……病名血枯。"《灵枢·百病始生》云:"阳络伤则血外溢,血外溢则衄血;阴络伤则血内溢,血内溢则后血。"

宋代严用和《重订严氏济生方·血病门》云:"夫血之妄行也……所致之由,因大虚损,或饮酒过度,或强食过饱,或饮啖辛热,或忧思恚怒。"

明代戴思恭《金匮钩玄·血属阴难成易亏论》云:"阴气一亏伤,所变之证,妄行于上则吐衄,衰涸于外则虚劳,妄返于下则便红。"张介宾《景岳全书·血证》云:"血本阴精,不宜动也,而动则为病。血主营气,不宜损也,而损则为病。盖动者多由于火,火盛则逼血妄行;损者多由于气,气伤则血无以存。"

清代唐容川《血证论·吐血》云:"且经隧之中,既有瘀血踞住,则新血不能妄行无恙,终必妄走而吐溢矣。"

急劳之出血,大抵疾病初起,多由邪毒外袭,损伤脉络,血溢脉外;或疫毒之邪由表入里,脏腑功能失司;或内伏邪毒化热,热迫血行所致。疾病中期,多因过量应用有毒药物损伤气血或脾胃,致使脾胃虚弱,化源不足;或治疗不当,气血阴阳及五脏俱虚,血失统摄;或瘀血阻滞血脉引起。疾病后期,多因阴液耗伤,阴虚火旺,迫血妄行;或气虚血弱,血不循经而发。其特征是出血程度不一,由气虚引起者多见双下肢瘀点、瘀斑,或妇女月经过多,出血程度轻;因阴虚内热或外感邪毒引起者,出血程度较重,常以上半身为主,有鼻衄、齿衄、目衄等,严重者可见尿血、便血或其他内脏出血。

2.体征

(1)癥瘕积聚

《灵枢·五变》云:"人之善病肠中积聚者,皮肤薄而不泽,肉不坚而淖泽,如此则肠胃恶,恶则邪气留之,积聚乃伤。"《灵枢·百病始生》云:"寒温不次,邪气稍至,蓄积留之,大聚乃起。"

隋代巢元方《诸病源候论·癥瘕病诸候》云:"虚劳之人,阴阳损伤,血气凝涩,不能宣通经络,故积聚内生也。"亦云:"癥瘕……其病不动者,直名为癥……瘕者假也,谓虚假可动也……积聚者,由阴阳不和,脏腑虚弱,受于风邪,搏于脏腑血气所为也。"

明代李中梓《医宗必读·积聚》云:"积之所成,正气不足,而后邪气踞之。"

清代唐容川《血证论·瘀血》云:"瘀血结在经络脏腑之间,则结为癥瘕。"

急劳之癥瘕积聚,多缘外感六淫,内伤七情引起气血功能紊乱,脏腑功能失调,邪毒乘虚而入,伤血及髓,致使气虚血亏,流通失畅,脉络瘀久而成;或由邪毒与营血相搏结,客阻经络,经络闭塞,结块成形,加之邪毒内聚,滞留不散,交而成积;或因平日饮食无节,脾胃受损,痰浊内生,久聚而成。

(2)瘰疬痰核

《灵枢·寒热》云:"寒热瘰疬在于颈腋者,皆何气使生?此皆鼠瘘寒热之毒气也,流于脉而不去者也。小者为瘰,大者为疬。多因肾肺虚,肝气郁结,虚火内灼,炼液为痰,或受风火邪毒,结于颈项、腋下、大胯之间,初起结块如豆,数目不等,无痛无热,后渐增大串生,久则微觉疼痛,或相互粘连,推之不移。"

唐代孙思邈《备急千金要方·恶核》云:"恶核病者,肉中忽有核累累如梅李核,小者如豆粒,皮肉疼痛壮热恶寒是也。"

明代陈实功《外科正宗·瘰疬》云:"夫瘰疬者,有风毒、热毒、气毒之异,又有瘰疬、筋疬、痰疬之殊……瘰疬者,累累如贯珠,连接三五枚。"

清代林珮琴《类证治裁·瘰疬结核瘿瘤马刀》云:"结核经年,不红不痛,坚而难移,久而肿痛者为痰核,多生于耳、颈、肘、腋等处。"

急劳之瘰疬痰核,或缘禀赋不足,脏腑功能失调,脾胃虚弱,运化失常,痰湿内生,郁结于经脉而成;或因感受六淫邪毒或疫毒之邪,热伤血络,煎熬血液、津液成痰成块;或因内伏邪毒向外透发,化热生湿,凝结所致;或因大病久病,或疾病失治误治导致诸虚不足,气血运行障碍,流而不畅,血瘀经脉,并与体内痰湿相合而发。

(3)骨骼疼痛

《素问·长刺节论》云:"病在骨,骨重不可举,骨髓酸痛,寒气至,名曰骨痹。"《灵枢·刺节真邪》云:

"虚邪之入于身也深,寒与热相搏,久留而内著,寒胜则热,则骨疼肉枯。"

晋代葛洪《肘后备急方·治虚损羸瘦不堪劳动方》云:"凡男女因积劳虚损,或大病后不复,腰背强痛……"

隋代巢元方《诸病源候论·虚劳病诸候》云:"骨极,令人瘦弱,齿苦痛,手足烦痛,不可以立,不欲行动。"

清代林珮琴《类证治裁·痹症》云:"诸痹……由营卫先虚……正气为邪所阻,不能宣行,因而留滞,气血凝滞,久而成痹。"

急劳之骨痛,外因责之于外感,可因寒凝骨髓引起;亦可因湿邪入侵,蕴积成毒,积于骨髓,耗精伤血,骨髓失养形成;还可因燥热之邪煎熬津液,瘀阻骨髓而发。内因多缘于邪毒侵犯骨骼,热毒流注而引发;也可因饮食不节,损伤脾胃,气血生化无源;或长期服用有毒药物,损伤肾脏,精血不生;或大病久病,血脉闭阻,瘀血阻络等,皆可致骨骼失养,骨痛乃作。

3.并发症

(1)邪伤元神

《素问·脉要精微论》云:"头者,精明之府,头倾视深,精神将夺矣。"《素问·奇病论》云:"当有所犯大寒,内至骨髓,髓者以脑为主,脑逆故令头痛,齿亦痛,病名曰厥逆。"《灵枢·海论》云:"脑为髓之海,其输上在于其盖,下在风府。"

隋代巢元方《诸病源候论·鬲痰风厥头痛候》云:"风痰相结,上冲于头,即令头痛,或数岁不已,久连脑痛。"

宋代严用和《重订严氏济生方·头痛论治》云:"凡头痛者,血气俱虚,风、寒、暑、湿之邪伤于阳经,伏留不去者,名曰厥头痛。"

明代李梴《医学入门》云:"脑者髓之海,诸髓皆属于脑,故上至脑,下至尾骶,皆精髓升降之道路也。"李时珍《本草纲目》云:"脑为元神之府。"

清代余师愚《疫疹一得·论疫与伤寒似同而异》云:"疫则头痛如劈,沉而不能举……疫证之呕,胁不痛,因内有伏毒,邪火于胃,毒气上冲,频频而作。"

急劳邪伤元神多为邪毒中经络或蒙蔽心窍,亦有因失治误治引起。邪中经络者,常出现头痛,失语,偏瘫或瘫痪,口眼㖞斜;中脏腑蒙蔽心窍则头痛,呕吐,甚者抽搐、神昏。其因实而发者,多缘失治误治致使邪毒散发,伤及元神;或脾运不健,痰浊中阻;或瘀血阻络,上犯清窍;或热毒炽盛,邪入心包所致。因虚而成者,多由邪毒入体,气血亏虚,肾阴暗耗,肝风内动引起。

(2)口舌生疮

《素问·至真要大论》云:"火气内发,上为口糜。"

成书于宋代的《小儿卫生总微论方·唇口病证》云:"风毒湿热,随其处所著,搏于血气,则生疮疡……若发于唇里,连两颊生疮者,名曰口疮。"

明代王肯堂《证治准绳·幼科·疮疡》云:"口疮一证,形与名不同故治法亦异,有发于未病之前,有生于已病之后。"喻昌《医门法律·虚劳门》云:"虚劳之证……口舌糜烂,不知五味。"

急劳口舌生疮,发于未病之前者,多缘邪毒内发,上熏于口;或外感邪毒,肺胃热盛;或饮食失节,心脾积热,热毒上攻所致。发于已病之后者,多系药毒损伤,或正虚邪恋,阴虚内热,虚火上炎而成。

五、辨证论治

回生汤系列基本方:天蓝苜蓿30~60g,墓头回15~30g,龙葵10~20g,紫河车粉1~3g(装空心胶囊冲服)。

天蓝苜蓿:别名天蓝、黑茄苜蓿、杂花苜蓿。为豆科苜蓿属植物天蓝苜蓿Medicago lupulina L.以全草入药。性平,味甘、微涩;具有清热利湿、凉血止血、舒筋活络之功效;主治风湿性关节痛、黄疸型肝炎、痔血及白血病。余于1989年起试用该药配合其他药物治疗白血病,对缓解症状(发热、出血、骨骼疼痛等)有一定的治疗效果;近年来又进行了体外药敏试验,初步证实其具有抗急性白血病的作用。目前对其药理作用机制有待于进一步研究。

墓头回:别名脚汗草。为败酱科败酱属植物异叶败酱Patrinia heterophylla Bunge及糙叶败酱Patrinia scabra Bunge,以根或全草入药。性微寒、凉,味苦、涩;具有清热燥湿、止血、止带、祛瘀截疟之功效;主治崩漏、子宫颈糜烂、赤白带下、赤痢。余用墓头回治疗免疫性血小板减少性紫癜,疗效较好。体外试验,墓头回水提取物(5mg/ml)对急性粒细胞白血病M_2及慢性粒细胞白血病急粒变(CML—A)细胞有明显的杀伤作用。因此,墓头回应用于急性白血病的治疗值得深入研究与开发应用。

龙葵:别名天茄子、野辣椒、黑茄子、野葡萄。为茄科茄属植物龙葵Solanum nigrum L.以全草入药。性寒,味苦;具有清热解毒、活血消肿之功效;主治疔疮、痈肿、丹毒、跌打损伤、痢疾、癌症。研究表明,龙葵提取物对实验动物有抗炎作用,还具有抗癌作用,用量过大可引起白细胞下降。

紫河车:别名胎盘、胎衣。为婴儿出生时胎盘的干燥品。性温,味甘、咸;有补气、养血、填精补髓之攻效;主治虚损、羸瘦、劳热骨蒸、虚喘等证。

中医理论认为,急性白血病的发病机理是由于机体正气不足,邪毒外袭,或邪毒内伏,发于血分,伤及营阴,骨髓受损,发生血虚;阴精受损,内热熏蒸,灼伤脉络,迫血妄行;或由于病久耗伤气血,气虚不能摄血,发生各种出血;或由于正虚感受外邪,营血热炽而见高热持久不退;热灼津液,煎熬为痰,病程日久,气血更虚,气滞血瘀,痰瘀互结,脉络瘀阻,形成癥块或瘰疬痰核。本病经治疗后,邪毒由盛转衰,正气渐复,病情可以缓解;由于邪毒未尽,当正气内虚时,常可复发。根据单味中药天蓝苜蓿、墓头回、龙葵、紫河车的药理活性,结合急性白血病的临床及病理特点,组成回生汤基本方。方中天蓝苜蓿清热利湿、凉血止血,墓头回清热燥湿、止血祛瘀,龙葵清热解毒、活血消肿,紫河车补气养血、填精补髓。四药合用,共奏清热败毒、宁血祛瘀、益肾填髓之功效,且祛邪不伤正,扶正不碍邪,止血不留瘀。尽管目前中医对急性白血病的辨证分型尚未统一,但根据急性白血病的临床特点,其分型不外乎邪毒炽盛、痰瘀互结,邪毒渐退、气阴两虚及气血不足、阴阳两虚3种类型,分述如下。

1.邪毒炽盛　痰瘀互结

相当于疾病初期,未进行化疗或化疗诱导阶段。病情特点是邪实正盛或正虚不明显,以邪实为主。

症状:起病多急,壮热烦渴,头痛,唇焦,鼻衄或尿血、便血,皮肤瘀点瘀斑,尿赤,便秘,瘰疬痰核,胁下痞块坚硬胀满,胸闷骨痛,甚则神昏谵语,或口舌生疮,咽喉肿痛,牙龈肿胀,咳嗽黄痰,或肛门肿痛,舌质红绛或有瘀斑,苔黄腻,脉数或涩。

病机分析:邪毒已炽盛,正气尚未衰,邪正相争,热盛伤津,营血受扰,迫血妄行,甚则邪毒蒙蔽心窍;热毒煎熬津液为痰,壅滞骨髓,瘀阻络脉,气血运行障碍,痰瘀交阻,滞于胁下,或结于颈旁、腋下、胯腹等处。此时最为危急。

治法:以祛邪为主。用清热败毒,活血化瘀,化痰散结之法。

方药:回生汤Ⅰ号方。

基本方加半枝莲、白花蛇舌草各20~40g,夏枯草、仙鹤草、白茅根各15~30g,虎杖、山豆根、赤芍、炙鳖甲(先煎)各10~20g,青黛3~6g(冲服)。

方药分析:方中半枝莲、白花蛇舌草、虎杖、山豆根、青黛清热败毒;仙鹤草、白茅根凉血止血;赤芍凉血活血;夏枯草、炙鳖甲化痰软坚散结。

加减:若高热不退兼表证者,加金银花、连翘、板蓝根各15~30g,柴胡10~15g以清热解毒;或加服中成药银翘解毒丸每次1~2丸,每日1~2次;内热炽盛者,加水牛角30~60g(先煎),生石膏20~40g(先煎),知母10~20g,黄芩6~10g以清热泻火,凉血解毒;津伤明显者,加知母、天花粉各10~20g,生地黄、玄参、麦门冬各10~15g以养阴生津。也可选用柴胡注射液2~4ml肌肉注射,每日2~3次;或以清开灵注射液30~60ml,加入5%葡萄糖溶液250ml中静脉滴注,每日1~2次。

出血较甚者,加紫草、茜草、大小蓟各15~30g以凉血止血;颅内出血者,口服或鼻饲中成药安宫牛黄丸每次1丸,每日1~2次。

胁下癥瘕积聚明显者,加丹参20~40g,三棱、莪术、红花各10~15g以活血消癥;颈项、腋下或胯腹瘰疬痰核明显者,加炙半夏、胆南星、浙贝母各10~15g以化痰软坚散结。也可在辨证论治的基础上以丹参注射液20~40ml,加入5%葡萄糖溶液500ml中静脉滴注,每日1~2次。

胸骨及全身骨骼疼痛明显者,加栝蒌、薤白、牛膝、鸡血藤各10~20g以活血化瘀,行气止痛。

2.邪毒渐退 气阳两虚

相当于疾病中期或缓解后的巩固强化治疗阶段。病情特点是正虚邪不盛,标本同病。

症状:低热不退,午后潮热,五心烦热,头晕耳鸣,汗出乏力,纳呆痞满,或恶心呕吐,腰膝酸软,皮下瘀点瘀斑,鼻齿衄血,口咽干燥,身痛骨痛,胁下痞块缩小或消失,舌质红或淡红,苔少,脉细数或虚数。

病机分析:邪毒虽渐退,正气已受损,热毒内郁日久,势必耗气伤阴;水不涵木,肝肾阴血俱亏;心气不足,鼓动无力,血不上荣;阴血亏损,虚火滋生,内热熏蒸,湿热内蕴,脾胃受损,运化失常,气逆不降。此时标本同病,病情仍重,容易感受客邪。

治法:扶正祛邪,标本同治。用解毒化瘀,健脾和胃之法。

方药:回生汤Ⅱ号方。

基本方加太子参、黄芪、女贞子、旱莲草、生地黄、半枝莲、白花蛇舌草各15~30g,茯苓、白术各10~20g。

方药分析:方中黄芪补气生血;太子参益气养阴;女贞子、旱莲草、生地黄滋补肝肾之阴;半枝莲、白花蛇舌草清热解毒;茯苓、白术健脾益气和胃。

加减:若虚热内盛者,加青蒿、地骨皮、银柴胡各10~20g以清虚热;气虚明显者,可以生脉注射液20~40ml,加入5%葡萄糖溶液250ml中静脉滴注,每日1~2次;也可用参芪扶正注射液100ml静脉滴注,每日1~2次。伴恶心呕吐明显者,加陈皮、半夏各10~15g,竹茹5~10g以和胃止呕。

合并口疮者,加黄连、栀子各10~15g,肉桂3~6g以清热泻火,引火归原;或外用六神丸、锡类散、西瓜霜含片;并用复方银菊合剂(院内制剂)含漱,每日10~20次。

合并肛痈(肛周脓肿)者,用消肿止痛膏(院内制剂)局部清洁换药,每日1~2次。

合并脉痹(静脉炎)者,用复方紫草合剂(院内制剂)涂搽患处,每日5~10次。

3.气血不足　阴阳两虚

相当于疾病后期或缓解后的维持治疗阶段。病情特点是邪去正衰,以正虚为主。

症状:面色萎黄或苍白无华,倦怠乏力,心悸气短,动则尤甚,汗出,四肢不温,唇甲色淡,纳呆或虚烦,或有瘀点瘀斑,舌质淡,舌体胖大或有齿痕,苔薄白,脉虚大或见濡细。

病机分析:邪毒虽去大半,气血随之而虚,脾胃虚弱则气血生化乏源,无以滋养五脏六腑,四肢百骸;久病消耗,肺气更虚;气虚血少,心神失养,鼓动无力;肾气不足,精乏气养,骨髓空虚;肝肾阴虚,精不化血,甚则阴损及阳,精气两伤。此时正气未复,余邪未清,容易复发。

治法:以扶正为主,兼清余邪。用补气养血,益肾填髓,扶正化毒之法。

方药:回生汤Ⅲ号方。

基本方加黄芪20~40g,党参、当归、熟地黄各15~30g,补骨脂、鸡血藤、菟丝子、土茯苓各10~20g,阿胶10~15g(烊化)。

方药分析:方中黄芪、党参补气生血;当归、阿胶滋补阴血;熟地黄、山茱萸填精补髓;补骨脂、菟丝子补肾益髓;鸡血藤补血活血;土茯苓解毒利湿。

加减:若血虚明显者,加龟板胶10~15g(烊化兑服),何首乌、龙眼肉、白芍各10~20g,大枣5~10枚以滋补阴血;阳气虚弱者,加炙附子、肉桂各5~10g以温补元阳;阳气暴脱者,可以参附注射液20~40ml,加入5%葡萄糖溶液250ml中静脉滴注,每日1~2次,以回阳固脱。

邪伤元神(中枢神经系统白血病)者,用基本方加丹参20~40g,黄芪、菊花、金银花、连翘各15~30g,天麻、地龙、赤芍、牡丹皮、川芎各10~15g以清热涤痰,活血通络,平肝熄风。病情严重者,口服或鼻饲安宫牛黄丸,每次1丸,每日2~3次;亦可用清开灵注射液40~80ml,或醒脑静注射液30~60ml,加入5%葡萄糖注射液250ml中静脉滴注,每日1~2次以醒脑开窍。

以上三型是根据急性白血病疾病发展中各个不同阶段的辨证特点而划分的,型与型之间没有明确的界限,每个病人也不可能自始至终表现为一个类型。因此,遣方用药时必须根据临床证候变化及邪正的消长而随时调整治则与方药,分清证候,抓住重点,解决主要矛盾,灵活掌握"扶正祛邪"、"急则治标"、"标本同治"等治疗原则。只有这样,才能提高疗效。

现代医学研究认为,白血病的特异性病理变化是白血病细胞的增生与浸润。急性白血病诊断时,一般体内白血病细胞可达10^{12}个,经治疗达完全缓解(CR)后,体内仍残留白血病细胞约为10^{6-8}个,这时常用的细胞形态学方法很难检出白血病细胞。经强化和巩固治疗后,白血病细胞可能更少,一般可<10^{6-7}个,只有用更敏感的检测方法如聚合酶链反应(PCR)技术才能检出。这种状态称之为微小残留白血病(MRL)。尽管国内外用化疗治疗急性白血病的CR率已达60%~70%,但目前所用的化疗治疗药物缺乏特异性,限制临床使用剂量,且化疗药物对白血病细胞是对数来杀,即使化疗用药剂量不断增加,也不能将白血病细胞全部杀灭殆尽;再加大剂量,由于对非造血器官的毒性增加而受到限制。化疗治疗急性白血病取得CR后,复发率>60%;目前异基因骨髓移植复发率约为20%~30%,自体骨髓移植复发率约为50%。急性白血病经治疗获得CR后导致复发的根源是体内残留着微量的白血病细胞,残存白血病细胞的再度增殖和播散是白血病复发、死亡的重要原因。

根据急性白血病患者疾病过程中体内白血病细胞贯穿始终这一病理特点,将回生汤基本方用于急性白血病治疗的始末,异中寓同,以期最大程度地消灭白血病细胞。具体应用时再根据疾病不同阶段病机的演变、邪正的盛衰,结合临床表现,四诊合参,综合分析后加入相应的药物,同中有异,随证变化,灵活应用。

尽管目前应用传统的中医药治疗急性白血病已取得了可喜的进展,但由于急性白血病发病初期起病急骤,病势凶险,某些情况下还要配合西药化疗。对于血象中白细胞总数高,血小板及血红蛋白下降不严重,骨髓增生极度活跃或明显活跃,分类中白血病细胞相对过高,临床表现为邪实正盛者,可选用西药化疗作诱导,中药扶正为辅助,或者用小剂量化疗配合中药作诱导,以期起到增敏减毒的效果。有中枢神经系统浸润者,则用化疗药物鞘内注射配合中药辨证治疗。体质较弱或有严重合并症者,应先在中药治疗的同时积极治疗合并症,随后再考虑应用化疗。体质尚实,白血病细胞增殖或浸润相对较缓,或者对化疗药物耐药者可单独应用中药作诱导,西药支持治疗为辅助。对于中药诱导未能缓解者,应及时配合应用化疗,以免延误时机。缓解期间应以中医辨证治疗为主,并可丸散之剂缓图。需要强化治疗者,在强化之前应做骨髓象检查,如果仍处于缓解状态时,宜暂缓化疗或延长化疗间歇期,尤其是周围血象白细胞偏低时,必须暂停化疗。若有复发迹象时,需另选联合化疗方案。化疗药物是剧毒药,《素问·五常政大论》中有“大毒治病,十去其六”之训,故在具体应用时应根据患者年龄的大小、体质的强弱、病程的长短、白血病的类型、各项化验检查结果、有无严重的合并症以及对化疗药物是否产生耐药性等多方面综合考虑,立足于整体,重视局部(血液病变),且应“衰其大半而止”,不能一概而论。

中药回生汤系列是在挖掘民间单方验方的基础上,根据单味药的药理活性,结合急性白血病的临床及病理特点,在中医理论指导下进行组方。其既可单独应用,又可与西药化疗同用,体现了辨病与辨证相结合,祛邪与扶正相结合,宏观与微观相结合,局部与整体相结合的组方原则。急性毒性试验表明,中药回生汤系列无毒。药效学实验表明,回生汤Ⅰ号可在体内有效抑制某些肿瘤细胞的生长,如H_{22}肝癌细胞和L_{615}淋巴细胞白血病细胞,并通过增加T淋巴细胞亚群活性而使实验动物的免疫功能得到提高。

六、防护

1.有病早治

《素问·四气调神大论》云:“是故圣人不治已病治未病,不治已乱治未乱,此之谓也。”

成书于宋代的《小儿卫生总微论方·病宜早治》云:“病不早治,治不对症,迷邪谤正,顺同恶异,病淹日久,因求乃医,纵得良医,活者几希。”

明代汪绮石《理虚元鉴·虚劳当治其未成》云:“患虚劳者……当于其未成之先,审其现何机兆,中何病根。”

急劳起病急骤,变化迅速,病情凶险,故应争取及早发现,及早治疗,严密观察病情变化,特别要警惕急劳的一些早期症状和体征及并发症、医源性疾病和药物的毒副作用,做到提前预防和妥善处理。

2.谨防外感

《素问·生气通天论》云:“虚邪贼风,避之有时。”

明代张介宾《景岳全书·病宜速治》云:“凡人有感冒外邪者,当不时即治,速为调理,若犹豫隐忍,数日乃说,致使邪气入深,则难为力矣。”

由于急劳初起多表现为一派虚实夹杂证候,若复感外邪,病情发展很快,正气日衰,热毒更甚,病情由轻转重;后期以正虚为主,更易感受外邪。同时,复感外邪又是诱发疾病复发的主要因素之一,故对急劳患者,应做到冷暖适宜,特别是儿童患者,尽量不要到公共场所,慎避外感。

3.调其饮食

《素问·脏气法时论》云:"毒药攻邪,五谷为养,五果为辅,五畜为充,气味合而服之,以补精益气。"

明代周之干《慎柔五书·缓》云:"一切内外伤,邪气已退,药宜间服,当以饮食调之。"

急劳之人,饮食应营养丰富而易消化,并应讲究饮食卫生,避免进食硬性食物及熏、烤、腌等类食物,尤其是疾病获得缓解之后更不能骤然暴食,以防食复。同时,还可选择适当的药物制作药膳,以达到营养与治疗的双重效果。

4.畅其情志

《素问·移精变气论》云:"得神者昌,失神者亡。"《灵枢·师传》云:"人之情,莫不恶死而乐生,告之以其败,语之以其善,导之以其所便,开之以其所苦,虽有无道之人,恶有不听者乎。"

明代汪绮石《理虚元鉴·知节》云:"虚劳之人,其性情多有偏重之处,每不能搏节其精神,故须各就性情所失以为治。"

急劳之人,多数病情较重,病情复杂,有的迁延日久,反复发作。因此,病人多数有心理负担,情绪往往焦虑不安,忧郁、悲观、易怒等心态常见。故应充分理解病人内心痛苦,配合心理疏导,帮助其树立信心,战胜疾病。

5.慎避毒气

《素问·刺法论》云:"正气存内,邪不可干。"亦云:"避其毒气。"

元代朱震亨《格致余论·养老论》云:"人之所为者,皆烹饪调和,偏厚之味,有致疾伐命之毒。"

急劳之人,应避免接触X线及电离辐射,避免接触含苯的清洁剂、去渍剂、汽油、油漆以及农药、杀虫剂等,并应避免使用染发剂,戒烟戒酒。

6.起居有常

《素问·宣明五气》云:"久视伤血,久卧伤气,久坐伤肉,久立伤骨,久行伤筋。"

元代朱震亨《丹溪心法·不治已病治未病》云:"与其救疗于有疾之后,不若摄养于无疾之先。"

急劳之人,应养成起居有定时,生活有规律,工作学习有计划,保持劳逸结合、有张有弛的生活习惯。并可在力所能及的前提下进行散步、练气功、打太极拳等活动,但也不能劳累过度,以防劳复。

7.审施药治

《素问·六元正纪大论》云:"大积大聚,其可犯者,衰其大半而止,过者死。"

明代虞抟《医学正传·医学或问》云:"盖药性各有能毒,然中病者,借其能以获安;不中病者,徒惹其毒以增病耳。"薛己《医宗摘要·虚劳》云:"予每见弱症医药乱投,致脾败而死者多矣。"

由于化学药物可引起人类急劳的发生也已被人们重视,烷化剂、细胞毒药物亦可继发急劳也较肯定,故对可能引起急劳的氯霉素、保泰松等药物应谨慎服用;在一些非恶性疾病,如免疫疾病等应用细胞毒药物治疗时也要特别谨慎。

8.持之以恒

明代汪绮石《理虚元鉴·二守》云:"二守者,一服药,二摄养……稍重者,治须百日或一年。""四难"项下亦云:"夫治劳之浅者,百日收功;稍深者,期年为限;更深者,积三岁以为期。"

由于急劳邪毒深伏,遍及全身,不易荡尽,且易复发,实属顽难之证,故应持之以恒,长期坚持治疗,不能半途而废。

第二章 慢性粒细胞白血病

慢性粒细胞白血病(chronic myelognous leukemia,CML)简称慢粒,是伴有获得性染色体异常的多能干细胞水平上的恶性变而引起的一种克隆性疾病,90%以上的病例具有Ph'染色体。慢粒是白血病中常见的一种类型,在我国约占白血病总数的15%~25%,仅次于急性粒细胞白血病和急性淋巴细胞白血病,居第三位,各年龄均可发生,25~50岁之间发病率最高,男:女为1.6:1。

慢粒的特点为显著的粒细胞过度增生,乏力、消瘦、发热、肝脾肿大为其主要临床表现,多属中医"虚劳"、"癥瘕"、"积聚"、"髓毒"等范畴。

一、病因病机

慢粒的发生多因先天禀赋不足,气血功能失调,邪毒内蕴骨髓;或后天失于调理,脏腑功能紊乱,邪毒入血伤髓所致。邪毒为发病的主因,包括先天胎毒、外感六淫化毒、毒药、毒气及饮食所化之毒等;机体气血失调,脏腑功能紊乱,正气虚损为内伤发病的基础,其始发病位在骨髓,涉及气血,常侵犯肝脾二脏,并可累及五脏六腑,四肢百骸。本病起病隐袭,进展缓慢,为虚实夹杂之证,一般初病多实,久病多虚;正虚、邪毒、瘀血、痰浊相互交织、衍生和转化为其主要病机。

1.先天禀赋不足　邪毒内蕴骨髓

若父母淫欲之火,隐于父精母血,遗于胎儿;或父母患病,传于胎儿;或孕妇恣食辛热甘肥、移热于胎;或孕母忧思郁怒,五志化火,影响胎儿;或孕母调护不周,外感六淫化毒,积伏于胎,皆致邪毒蓄积体内,波及于血,深入骨髓,蕴而待发,及至出生,乃至长大,一旦正气亏虚,或外毒侵袭,致蕴毒泛溢,始发本病。亦如宋代《小儿卫生总微论方·胎中病论》所云:"母食毒物,胎有所感,至生下之后,毒气发而为病。"

2.后天失于调理　邪毒入血伤髓

(1)情志不遂　气滞血瘀

情志抑郁,肝气不舒,脏腑失和,气机阻滞,脉络受阻,血行不畅,气滞血瘀,日积月累,久积成块,发为本病。积聚日久,均可导致正虚,则致疾病缠绵难愈。亦如清代尤怡《金匮翼·积聚统论》所云:"凡忧思郁怒,久不得解者,多成此疾。"

(2)饮食不节　痰瘀互结

饮食失调,或过食肥甘,或饮酒过度,或饥饱失宜,均致脾胃损伤,脾失健运,不能输布水谷之精微,湿浊内生,凝聚成痰,痰阻气机,血行不畅,脉络壅塞,痰瘀互结,乃成本病。亦如明代张介宾《景岳全书·痢疾·论积垢》所云:"饮食之滞,留蓄于中,或结聚成块,或胀满鞕痛,不化不行,有所阻隔着,乃为之积。"

（3）起居失宜　外邪侵袭

起居无常，寒温不调，感受外邪，六淫及疫疠之邪过盛，化为邪毒，伤及机体，或积伏待发，或引动内蕴之邪毒泛溢，内外合邪，皆致脏腑功能不利，气血失和，久则经络闭涩，血瘀脏腑，乃发斯病。亦如《灵枢·五变》所云："寒温不次，邪气稍止，蓄积留止，大聚乃起。"

（4）脏腑失调　邪毒直中

素体虚弱，调摄失宜，或长期工作及居住在有毒环境影响之地，或长期接触有害毒物，或误用大量有毒药物，或误食过期有毒食物，皆致邪毒伤及气血，直中骨髓，或引动内蕴之邪毒泛溢，阻滞气机，闭涩经脉，而发本病。亦如清代张璐《张氏医通·积聚》所云："李士材曰：按积之成也，正气不足，而后邪气踞之。"

二、辨证论治

慢粒属虚实夹杂之证，早期以邪实为主，晚期以正虚为主，故其治疗，早期当以祛邪为主，佐以扶正；晚期则以扶正为主，兼以祛邪。现代医学依据慢粒的临床症状、体征及实验室检查所见，将其分为慢性期、加速期、急变期三个阶段，其中慢性期治疗当以中药为主，配合西药化疗药等治疗，加速期及急变期则应以化疗为主，配合应用中药治疗。

1.邪毒内蕴　气血暗耗

症状：或偶感神疲乏力，或面色欠华，或心悸气短，或胁下癥块小而质软，舌质淡红，或见瘀点瘀斑，苔薄白，脉象有力。

病机分析：先天禀赋不足，邪毒内蕴骨髓，日久气血暗耗，故偶见神疲乏力，或面色欠华，或心悸气短；邪毒久蕴，气血失和，经络闭涩，则胁下癥块小而质软，舌有瘀点瘀斑。舌质淡红，苔薄白，脉象有力皆为正气尚未大虚之象。此型多见于慢粒疾病早期，患者一般情况尚好，邪气虽实而不甚，但据实验室检查知病已内生。

治法：以攻邪为主，用清热解毒、活血化瘀之法。

方药：慢粒清热解毒活血汤。

墓头回20g，青黛3g（冲服），虎杖10g，土茯苓10g，半枝莲15g，白花蛇舌草15g，黄芪20g，当归15g，鸡血藤10g，莪术10g，山楂10g，丹参20g，甘草6g。

方药分析：方中墓头回、青黛、虎杖、土茯苓、半枝莲、白花蛇舌草清热解毒；黄芪、当归补气生血；鸡血藤补血活血；丹参活血祛瘀；莪术破血祛瘀，行气消积；山楂消食化积，活血散瘀；甘草健脾和中。

加减：若合并颈项、腋下瘰疬痰核者，加夏枯草、浙贝母、生牡蛎以清热化痰，软坚散结；手足心热、心烦失眠者，加地骨皮、麦门冬、酸枣仁以清热养阴，养心安神。

2.痰瘀互结　气阴两虚

症状：面色欠华，头晕目眩，神疲乏力，心悸气短，自汗盗汗，手足心热，纳呆腹胀，胁下癥块逐渐增大，或颈项、腋下瘰疬痰核，唇甲无华，或兼见出血，舌淡晦黯，苔薄白或少苔，脉细或细数。

病机分析：邪毒内蕴骨髓日久，气血暗耗，不能充养荣润，则面色欠华，头晕目眩，神疲乏力，心悸气短，唇甲无华；若饮食不节，聚湿或痰；或情志不遂，气滞血瘀，痰阻气机，脉络壅塞，痰瘀互结于胁下、颈旁、腋下、胯腹等处，则见胁下癥块及瘰疬痰核逐渐增大，舌质晦黯，纳呆腹胀；邪毒耗气伤阴，则自汗盗汗,手足心热,舌淡苔少,脉细或细数;气不摄血,则兼见出血。此型常见于慢粒慢性期,正气渐衰而邪气渐盛,正虚邪实,虚实夹杂。

治法:扶正祛邪,用益气养阴、解毒散结之法。

方药:慢粒益气养阴散结方。

党参15g,黄芪30g,山药15g,当归15g,生地黄10g,山茱萸10g,醋炙鳖甲10g(先煎),墓头回15g,青黛3g(冲服),夏枯草15g,川贝母10g,鸡血藤10g,莪术10g,山楂10g,甘草6g。

方药分析:方中党参、黄芪、山药健脾益气;当归、鸡血藤补血活血;生地黄、山茱萸养阴生津;醋炙鳖甲滋阴清热,软坚散结;墓头回、青黛清热解毒;夏枯草、川贝母化痰软坚;莪术、山楂活血化瘀;甘草解毒和中。

加减:若气虚甚者,党参易西洋参,加茯苓、白术以健脾益气;阴虚甚者,加女贞子、旱莲草以滋阴益肾;血虚甚者,加阿胶、熟地黄以滋补阴血;胁下癥块肿大明显者,加三棱、丹参以活血消癥;虚热明显者,加地骨皮、青蒿以养阴清热;食少纳呆者,加炒麦芽、白扁豆以健脾消食。

3.毒瘀交阻　阴精亏损

症状:形体消瘦、面色晦黯,乏力倦怠,心悸气短,失眠健忘,口舌干燥,潮热盗汗,五心烦热,多梦遗精,纳呆腹胀,胁下癥块肿大坚硬,舌质红,苔黄而少,脉细数。

病机分析:六淫之邪化毒,或毒药、毒气及饮食所化之毒直中骨髓,与内蕴之邪毒内外合邪,更伤气血,则乏力倦怠,心悸气短,失眠健忘;耗伤阴精,则形体消瘦,面色晦黯,口舌干燥,潮热盗汗,五心烦热,多梦遗精;邪毒集结,毒瘀交阻,则胁下癥块肿大坚硬。舌质红,苔黄而少,脉细数均为阴精亏损之象。此型多见于慢粒加速期,以正虚为主,阴精虽已亏损但尚未虚极,邪实亦较明显。

治法:攻补兼施,以滋养阴精、解毒化瘀之法。

方药:慢粒滋阴解毒化瘀方。

龟板胶10g(烊化),阿胶10g(烊化),醋炙鳖甲10g(先煎),党参10g,黄芪20g,当归15g,熟地黄15g,山药15g,山茱萸10g,墓头回15g,青黛3g(冲服),莪术10g,丹参20g,山楂10g,甘草6g。

方药分析:方中龟板胶、醋炙鳖甲滋阴清热,软坚散结;阿胶、熟地黄滋阴养血,补精益髓;党参、黄芪补中益气健脾;当归补血活血;山药、山茱萸补肾益阴;墓头回、青黛清热解毒;莪术、丹参活血化瘀,软坚散结;山楂消食化瘀,使补而不滞;甘草解毒和中。

加减:若虚热症状明显者,加地骨皮、白薇、青蒿以退虚热;纳呆腹胀甚者,加炒麦芽、白扁豆、大腹皮以健胃消食宽中;毒瘀较甚者,亦可酌加地龙、水蛭等以破血逐瘀。

4.毒瘀炽盛　阴阳两虚

症状:形体羸瘦,面目虚浮,午后潮热,食欲不振,脘腹胀满,腹大如鼓,胁下癥块肿大明显,质地坚硬,或高热持续不退,或骨骼刺痛,或吐、衄、便血,舌质黯淡,脉象虚极。

病机分析:邪毒交织,痰瘀互结,正气更虚,气血耗损,阴阳俱伤,则形体羸瘦,午后潮热,面目虚浮;虚、毒、瘀、痰相互搏结、衍生和转化,毒瘀炽盛,滞留不散,则脘腹胀满,腹大如鼓,胁下癥块肿大明显,质地坚硬,或骨骼刺痛;正气虚弱,复感外邪,则高热持续不退;热迫血行或气不摄血,则吐、衄、便血。舌质黯淡,脉象虚极均为阴阳虚损之象。此型多见于慢粒急变期,以虚极为本,正气大虚而邪气实甚,并可见高热、出血等并发症。

治法：以扶正为主，用滋阴温阳、解毒化瘀之法。

方药：慢粒滋阴温阳消癥方。

龟板胶10g(烊化)，鹿角胶10g(烊化)，醋炙鳖甲10g(先煎)，炙附子10g(先煎)，肉桂10g，熟地黄10g，黄芪20g，当归15g，山茱萸10g，山药15g，鸡血藤15g，蔂头回20g，青黛3g(冲服)，山楂10g，炙甘草6g。

方药分析：方中龟板胶、熟地黄、山茱萸、山药滋补肾阴；鹿角胶、炙附子、肉桂温补肾阳；黄芪、当归补气生血；鸡血藤补血活血；蔂头回、青黛清热解毒；山楂化瘀消食；醋炙鳖甲滋阴清热，软坚散结；炙甘草补中缓急。

加减：若兼见高热持续不退者，加生石膏、知母、水牛角、金银花以清热解毒凉血；兼见吐、衄、便血者，去鹿角胶、炮附子、肉桂，加三七粉、仙鹤草、白茅根、牡丹皮以凉血活血止血；有虚脱征象者，加人参、麦门冬、五味子以益气养阴固脱。

三、体会

1.辨病辨证有机结合

治疗慢粒，只有在全面掌握病史、病程、临床症状和体征的基础上，结合现代医学实验室检查结果及对本病的分期、疗效的判定等内容，做到辨病与辨证相结合，宏观与微观相结合，局部与整体相结合，因人而异遣方用药，才能有的放矢，提高临床疗效。

2.清热解毒贯穿始末

由于慢粒疾病具有白血病细胞贯穿始终的特点，故清热解毒药物可应用于疾病治疗的始末，以期最大程度的杀灭白血病细胞。以上自拟方中的蔂头回、青黛系余临证常用之品，经数十年应用，发现其对降低白细胞及杀灭白血病细胞均有效。

3.消癥积须解毒化瘀

脾脏肿大是慢粒最突出的特征，但慢粒之肝脾肿大，虽为气滞血瘀、痰瘀互结、毒瘀互结等原因所致，采用活血化瘀、化瘀散结等方法治疗亦可见效，但究其原因，仍主要为白血病细胞的增生与浸润所致，亦即毒瘀交织而成，故活血化瘀、化瘀散结不能作为单一的治法，而应配合清热解毒之品，以解毒化瘀，则癥积自消。某些情况下，当瘀血、痰浊症状不明显时，单纯应用清热解毒之品可使白细胞计数降低，活血化瘀可使脾脏肿大缩小。

4.正确掌握轻重缓急

由于慢粒病程较长，病情进展缓慢，虚实夹杂之病性特征贯穿疾病的全过程，故辨别虚实轻重及标本缓急在疾病治疗过程中占有十分重要的地位。扶正在于益气养血，气阴双补，滋阴填精，调理阴阳；祛邪在于清解邪毒，消除血瘀，祛除痰浊。只有将二者有机地结合，全面调理患者整体脏腑气血阴阳功能，匡复正气，清除邪毒，消除血瘀，祛除痰浊，疾病才能向愈。同时，在整个治疗过程中应时时顾护胃气，特别是以祛邪为主的治疗时，应遵循"衰其大半而止"之训，保其元气，顾其胃气，并加强调护，方能使患者病情向愈或长期稳定于慢性期阶段，从而达到长期存活的目的。

第三章　骨髓异常增生综合征

骨髓异常增生综合征(myelodysplastic syndrome,MDS)是一组起源于造血髓系定向干细胞或多能干细胞的异质性克隆性疾患,主要特征是无效造血和高危演变为急性髓系白血病。临床表现以贫血为主,可伴有感染或出血,部分伴有肝、脾、淋巴结肿大,少数可有胸骨压痛。中医学对本病虽无专门论述,但依据其临床表现及证候演变,可归属于"虚劳"、"髓劳"等范畴。

一、病因病机

MDS之病因,有内因、外因、不内外因三端。内因多由先天禀赋不足,邪毒内蕴骨髓,或后天调养失宜,脏腑气血亏虚;外因为邪毒乘虚侵袭,伤及气血骨髓;不内外因为理化药毒伤体,邪毒直中骨髓。

其发病机理为邪毒伤及骨髓,血液生化乏源,脏腑失其滋养,气血阴阳失调,各种变证丛生。或因阴精受损,内热熏蒸,灼伤脉络,迫血妄行,加之病久耗气伤血,血失统摄,形成各种出血;或因正气虚弱,卫外不固,六淫或疫毒之邪外感,营血热炽而见高热持久不退;或因热灼津液,煎熬为痰,病程日久,气血更虚,因虚生瘀,痰瘀互结,脉络瘀阻,形成癥块或瘰疬痰核。

1.先天禀赋不足　邪毒自内而生

肾为先天之本,精血之脏,血之源头,藏精而主骨生髓;精能生髓,髓可化血,精髓乃血液生化之源。父母罹患疾病,精血亏虚,六淫或疫毒之邪外袭,遗毒于胎;或孕妇失于调摄,恣食辛辣炙煿及肥甘厚味,或乱服药石,或郁怒悲思过度,五志化火,皆致邪毒自内而生,变生胎毒,遗于胎儿,传于下代,蕴而待发。致生之后,及至长大,或因劳倦过度,或因情志不舒,或因外邪感触,乃发本病。尤其是年高之人,肾精亏虚,气血不足,卫外力弱,阴阳失调,则更易罹患斯病。

2.后天调养失宜　邪毒乘虚侵袭

脾胃为后天之本,气血生化之源。后天饮食失调,生血原料匮乏;或患脾胃疾病,久病缠绵未愈;或操劳过度,劳伤心脾;或情志不畅,肝气犯脾,皆可损伤中焦脾胃,生化乏源,气血更虚,而致本病发作,或使病情加剧。亦可因调摄不固,六淫或疫毒之邪外袭;或久居有毒环境,或常触有害物品,或乱服毒性药物,均可使邪毒直中骨髓,波及气血,殃及五脏,因时日久,亦可引起或诱发本病。

二、病性病期

MDS主要致病因素为邪毒,五脏六腑气血亏虚是其发病的基础;主要病变部位在骨髓,波及气血,涉及五脏六腑。疾病性质属于本虚标实、虚实夹杂,邪毒之邪实及血虚之正虚贯穿于疾病始末;瘀血作为一种病理产物,亦可见于整个疾病过程中。本病之本虚中又有气虚、血虚、阴虚、阳虚之分,更有气血两虚、气阴两虚、阴阳两虚、阳虚血脱之别,但以血虚为主;邪实中又有邪毒、热毒、瘀血、痰浊之分,更有毒热蕴结、毒夹瘀血、瘀而化热、痰瘀交阻等变证,但以邪毒为主,瘀血次之。

本病经治疗后,邪毒由盛转衰,正气渐复,病情可以缓解;但由于邪毒未尽,当正气内虚时,常可复发,反复发作,则易发生多种变证。

目前,国内根据细胞形态学特点将MDS分为五型:(1)难治性贫血(RA);(2)难治性贫血伴环形铁粒幼细胞增多(RAS);(3)难治性贫血伴原始细胞增多(RAEB);(4)转变中的难治性贫血伴原始细胞增多(RAEB-T);(5)慢性粒-单核细胞白血病(CMML)。

由于MDS临床见症多端,截至目前,中医对其辨证分型尚未取得统一,但根据其发病特点,临床特征及病机的演变,结合现代医学分型及实验检查所见,本病可分为初起、中期、末期三期进行辨证论治。

1.初期

MDS患者,一般起病多缓慢,大多数是以乏力气短、头晕心悸、面色苍白等气血两虚症状而就诊。询问病史,约有半数以上者出现上述症状已达一年以上,且乏力气怯之气虚症状最早出现,继之出现头晕、心悸、面色苍白诸症,且常易伴发热、咳嗽等外感症状,少数可伴有不同程度的出血。是知疾病初期,当以正虚为主;正虚之中,又以气虚为先,特别是缘先天禀赋不足所致者,其气虚之象则更易显现。气虚日久,则血无气以生,故血随之而虚,而呈气血两虚。由此可见,此期之本虚,多有由气虚→血虚→气血两虚的演变过程,但诸虚之象多不显著。

由于本病的发病,具有先天不足,邪毒内生,蕴而待发;或后天失养,邪毒侵袭,或邪毒直中等特点,故疾病初起,即有邪毒,但多不著。又因其起病缓慢,因虚生瘀,故作为标实之瘀血,在此期亦可出现,但亦不著。

此期主要表现为邪毒内蕴,气血亏虚,以虚为主,虚中夹实。病情特点是正虚邪不盛,多见于RA及RAS型。

2.中期

随着MDS病情的发展,疾病中期,其邪正交争、虚实夹杂之征象更加明显。一方面,由于机体正气虚弱,气血不足,正不胜邪,致使邪毒蕴而发作;卫外不固,易使邪毒有可乘之机,或外袭,或直中,而使邪毒更著,疾病加重。另一方面,由于邪毒或蕴而发作,或外袭,或直中,直接损伤骨髓,耗气伤血,致使脏腑气血更虚,五脏阴阳虚损,虚象更显。此期之本虚,多有由气血两虚→肝肾阴虚→脾肾阳虚→阴阳两虚的演变过程。其阴虚多与肝、肾两脏有关;阳虚主要表现在脾肾两脏;而阴阳两虚则涉及五脏六腑。

此期主要表现为邪毒已盛,脏腑阴阳气血亏虚,虚实夹杂。病情特点是正虚邪实,多见于RA、RAS及RAEB型。

3.末期

由于失治误治等因素,致使MDS病情进一步发展,疾病后期,邪毒更加炽盛,气血生化之源枯竭,脏腑阴阳虚衰,在阴阳两虚的基础上,又会出现阳微阴竭、亡阴亡阳等危候,以及毒热蕴结、热迫血行、痰瘀交阻等诸多变证。

此期主要表现为邪毒炽盛,气血阴阳衰竭,且虚无纯虚,实无纯实。病情特点是正衰邪炽,多见于RAEB及RAEB-T型,以及其他各型有严重合并症者。

三、辨证论治

1.初期:邪毒内蕴　气血亏虚

此期病情相对轻浅,经合理治疗,常可有效控制病情发展。

症状:以气虚为主者,多见神疲乏力,呼吸气短,语言低微,少气懒言,纳谷少馨,或见面色㿠白,头晕目眩,心悸自汗,舌质淡,边有齿痕,脉虚细无力。以血虚为主者,多见面色无华或萎黄,口唇爪甲色淡,头晕目眩,心悸,失眠,手足发麻,女子月经量少,衍期,甚则经闭,舌质淡,脉沉细无力。兼见以上两种症状者,则为气血两虚。

病机分析:先天禀赋不足,精血亏虚,元气虚弱,邪毒自内而生,蕴而待发,损伤气机,气虚日久,生血无力,而致气血两虚;后天调养失宜,邪毒乘虚侵袭,或直中骨髓,耗气伤血,波及脏腑,脾胃受损,气血生化乏源,致使气血两虚之证加重而彰显。

治法:以扶正为主,兼清邪毒。用补气养血,清热解毒之法。

方药:虚劳补血解毒汤。

黄芪30g,党参15g,当归15g,熟地黄15g,白芍10g,川芎10g,茯苓10g,炒白术10g,阿胶10g(烊化),鸡血藤10g,大青叶15g,墓头回15g,白花蛇舌草15g,龙葵10g,炙甘草10g。

方药分析:方中黄芪补气以生血;当归、熟地黄、白芍、阿胶滋补阴血;鸡血藤、川芎补血活血,生新防瘀;党参、茯苓、炒白术健脾益气;大青叶、墓头回、白花蛇舌草、龙葵清热解毒,凉血止血;炙甘草健脾和中,使补而不滞。诸药合用,祛邪不伤正,扶正不碍邪,补血不留瘀。

加减:若瘀血征象明显时,则以赤芍易白芍,并可选用当归尾以补血活血,酌加丹参、莪术以加强活血化瘀;兼见出血明显者,去川芎,加仙鹤草、旱莲草、紫草以凉血止血;兼发热咳嗽者,加金银花、连翘、生石膏、竹沥以清热解毒,清泄肺热。

临证体会:此期若单用补血,则取效不显;若合以补气生血之品,则取效明显,且补气宜在补血之先。方中黄芪用量宜大,以无形而生有形。纯用补益气血,则易助长邪毒。故须在补气养血的基础上适量加用清热解毒之品,方中大青叶、墓头回、白花蛇舌草、龙葵四味,经多年观察,用治血病之邪毒效显,故多用之。

2.中期:邪毒已盛　阴阳亏虚

此期病情相对较重,经有效治疗,疾病可获好转,多能回转至气血两虚阶段;又可减少或延缓恶化。某些情况下还应配合西药治疗。

(1)邪毒已盛　肝肾阴虚

症状:面色萎黄或㿠白,唇甲色淡,头晕目眩,心悸气短,倦怠乏力,腰膝酸软,少寐多梦,颧红咽干,五心烦热,低热盗汗,或腹部癥块,或颈旁瘰疬,或伴肌衄、齿衄、鼻衄,舌尖红,苔少,脉细数。

病机分析:邪毒内蕴骨髓日久,或邪毒外袭或直中,耗伤精血,气血更虚,阴精亏耗,脏腑虚损,肝肾阴虚,内热熏蒸,或虚火上炎,迫血妄行;或久虚则瘀,瘀血阻滞,结于胁下;或痰瘀互结,聚于颈旁,致生斯证。

治法:扶正祛邪,标本同治。用滋补肝肾,清热解毒之法。

方药:虚劳滋阴解毒汤。

生晒参15g(另煎),山茱萸30g,当归10g,熟地黄15g,醋炙鳖甲10g(先煎),枸杞子10g,女贞子10g,旱莲草10g,阿胶10g(烊化),炒白术10g,大青叶20g,墓头回20g,白花蛇舌草20g,龙葵15g,炙甘草10g。

方药分析:方中生晒参益气养阴;山茱萸、枸杞子、女贞子、旱莲草补益肝肾之阴以养血;醋炙鳖甲滋阴潜阳,软坚散结;熟地黄降相火,益精血;当归、阿胶滋补阴血;大青叶、墓头回、白花蛇舌草、龙葵清热解毒,凉血止血;炒白术、炙甘草健脾益气和中。诸药合用,滋阴而不滋腻,寒凉不伤脾胃。

加减:若发热甚者,加生石膏、知母、栀子、黄芩以加强清热解毒;出血明显者,加仙鹤草、牡丹皮、赤芍以凉血止血;腹部癥块及颈旁瘰疬明显者,加生牡蛎、莪术、夏枯草以化痰活血,软坚散结。

临证体会:此期若一味滋阴,则易助邪为患;盲目清热解毒,则有伤正之虞。故宜祛邪扶正并用。方中大剂山茱萸填精补髓,以滋化源;选用益气养阴见长的生晒参,以补气生血,补而不燥;且清热解毒之品用量宜大,以控病势。

(2)邪毒已盛　脾肾阳虚

症状:面色㿠白无华,形寒肢冷,心悸气短,头晕乏力,腰膝酸软,小便清长,大便溏薄,男子遗精、阳痿,女子月经量少或不调,舌质淡,舌体胖大,边有齿痕,苔薄白,脉沉细无力。

病机分析:邪毒入体,病程日久,气血更伤,阴病及阳;脾阳虚则不能运化,致使气血更虚;气不足而阳继虚,阳虚生内寒;肾阳虚而上不能蒸煦脾阳,致令脾阳虚而健运失职,终致脾肾阳虚。

治法:扶正祛邪,标本同治。用温肾健脾,清热解毒之法。

方药:虚劳温阳解毒汤。

红力参10g(另煎),鸡血藤30g,当归10g,熟地黄15g,鹿角胶10g(烊化),炙附子10g(先煎),肉桂10g,菟丝子15g,肉苁蓉15g,山茱萸10g,大青叶20g,墓头回20g,白花蛇舌草20g,龙葵10g,炙甘草10g。

方药分析:方中红力参大补元气,复脉固脱,益气摄血;鸡血藤补血活血;鹿角胶、肉苁蓉温补肾阳,补益精血;炙附子、肉桂补火回阳,引火归元;菟丝子补阳益阴;当归、熟地黄、山茱萸养血滋阴,以阴中求阳;大青叶、墓头回、白花蛇舌草、龙葵清热解毒,凉血止血;炙甘草益气和中。诸药合用,补阳而不燥,苦寒不伤中。

加减:若邪毒较盛者,加莪术、半枝莲、虎杖、金银花以加强清热解毒;兼见出血者,加仙鹤草、旱莲草、紫草、茜草以凉血止血;胁下痞块者,加醋炙鳖甲、生牡蛎、夏枯草以化痰活血,软坚散结。

临证体会:此期若一味补阳,一则易助火势,恐有出血之虞;二则更耗阴血,易致阴阳两虚,出现危候。故宜酌加滋阴养血之品,以阴中求阳。方中鸡血藤苦甘性温,既能活血,又能补血,补血而不留瘀,故用量宜大;红力参既补元气,又能固脱,更能防止出血;再加大剂清热解毒之品,攻补兼施。

3.末期:邪毒炽盛　脏腑虚衰

此期病情危重,并发症多,部分患者经及时合理的治疗,可回转至肝肾阴虚或脾肾阳虚阶段,但多数患者仍需中西医结合积极抢救,以逆转病势。

(1)邪毒炽盛　营血热燔

症状:壮热,烦渴,喜冷饮,热不为汗解,头痛头晕,形体憔悴,气短懒言,或兼口舌生疮,咽痛音哑,肛周疼痛,便秘溲赤,脘腹胀满,或有衄血、尿血、便血,甚者神昏谵语,舌质偏红或红绛,苔黄厚腻或无苔,脉虚大或弦滑而数。

病机分析:病至末期,邪毒炽盛,气血更耗,脏腑虚损,卫外不固,外邪或疫毒之邪入侵,营血热燔,则壮热不退,且不为汗解;热毒内攻,则咽痛音哑,肛周疼痛,便秘溲赤;热迫血行,则出血、神昏等变证丛生。

治法:以祛邪为主,兼用扶正。用清热败毒,凉血养阴之法。

方药:虚劳败毒清热汤。

水牛角30g(先煎),生石膏30g(先煎),知母20g,生地黄20g,牡丹皮10g,赤芍10g,连翘15g,栀子10g,黄芩10g,紫草15g,大青叶20g,墓头回20g,白花蛇舌草20g,龙葵10g,甘草10g。

方解:方中水牛角、生地黄、牡丹皮、赤芍、紫草清营凉血;生石膏、知母清热养阴;连翘、栀子、黄芩泻火解毒;大青叶、墓头回、白花蛇舌草、龙葵清热败毒,凉血止血;甘草解毒和中。

加减:若出血甚者,另吞服三七粉或中成药云南白药以加强止血;神昏谵语者,可选择应用中成药"凉开三宝",以开窍醒神。

临证体会:MDS之发热,可见于疾病任何一期,多缘邪毒伤髓,化热生火;或耗气伤血,卫外不固,时邪外袭,正邪相争所致。特别是病至晚期者,多见邪热鸱张而壮热不退,若不及时救治,往往危及生命。此期虽五脏阴阳气血虚衰,但因邪毒鸱张,营血热燔,病势较急,故宜以祛邪为主,急则治其标,待热退身凉之后,再用扶正祛邪。方中水牛角、生石膏用量宜大,以气营两清,凉血救阴。

(2)邪毒炽盛　痰瘀互结

症状:面色萎黄,头晕眼花,心悸失眠,乏力气短,消瘦纳差,或颈旁、腋下、胯腹等处瘰疬痰核,或胁下痞块坚硬胀满,或胸闷骨痛如针刺,或伴鼻衄、肌衄,舌质黯淡,或有瘀点瘀斑,苔厚腻,脉细涩。

病机分析:气血虚弱之体,邪毒内蕴日久,势必化热生火,热灼津液,煎熬为痰;病程日久,毒蕴血瘀,因虚生瘀,痰瘀交阻,或滞于胸部、胁下,或结于颈旁、腋下、胯腹,乃发痞块或瘰疬痰核。

治法:祛邪扶正,标本同治。用清热败毒,化痰活血之法。

方药:虚劳败毒消癥汤。

醋炙鳖甲15g(先煎),生牡蛎20g(先煎),丹参20g,黄芪20g,当归尾15g,桃仁10g,红花10g,莪术10g,夏枯草15g,鸡血藤10g,大青叶20g,白花蛇舌草20g,墓头回20g,龙葵15g,甘草10g。

方药分析:方中醋炙鳖甲软坚散结;生牡蛎、夏枯草化痰软坚;黄芪益气生血;丹参、当归尾、鸡血藤活血养血;桃仁、红花、莪术活血化瘀;大青叶、墓头回、白花蛇舌草、龙葵清热败毒,凉血止血;甘草解毒和中。

加减:若出血症状明显时,加仙鹤草、旱莲草、紫草以凉血止血;伴发热者,加生石膏、知母、水牛角以养阴清热凉血;亦可加服中成药鳖甲煎丸(《金匮要略》方)。

临证体会:痰瘀互结可见于疾病任何一期,但以末期最为多见,症状亦重。故无论何期,若有痰瘀互结征象时,均可以本方加减化裁。由于病至末期,邪毒炽盛,五脏虚衰,故治疗时应标本兼顾,祛邪扶正,而不能一味祛邪,以防更伤气血。方中醋炙鳖甲、生牡蛎、丹参三药用量宜大,以祛瘀化痰,软坚消癥。

(3)脏腑虚衰　血不循经

症状:面色萎黄或㿠白,形体憔悴,消瘦乏力,头晕目眩,气短懒言,心悸失眠,或鼻衄、肌衄,或吐血,或尿血、便血,妇人月经量多,甚或崩漏不止,舌质淡,苔薄,脉细弱。

病机分析:病至末期,邪毒炽盛,五脏虚极,气虚无力统血,阳虚无力固摄,或阴虚火旺,热迫血行,均可引发出血,或使原有出血症状加重,甚至出现阳虚血脱等危候。

治法:以扶正为主,兼用祛邪。用益气养血,凉血止血之法。

方药:虚劳败毒摄血汤。

黄芪30g,当归20g,党参20g,阿胶10g(烊化),山茱萸10g,三七粉3g(冲服),仙鹤草20g,生地黄15g,鸡血藤10g,大青叶20g,墓头回20g,白花蛇舌草20g,龙葵10g,炙甘草10g。

方药分析:方中黄芪、党参益气补血;当归、阿胶补血止血;仙鹤草、山茱萸收敛止血;生地黄凉血止血;三七粉活血止血;鸡血藤养血活血止血;大青叶、白花蛇舌草、龙葵清热败毒;墓头回清热解毒,凉血止血;炙甘草益气和中。

加减:若出血伴发热者,加水牛角、牡丹皮、生石膏以清热泻火,凉血止血;有阴虚火旺见证者,加紫草、旱莲草、龟板胶以滋阴降火止血;瘀血征象明显者,加茜草、赤芍、牡丹皮以化瘀止血。

临证体会:本病之任何一期,均可出现出血见证,特别是病至晚期,脏腑虚极,血失统摄,往往出血量大,部位多,症状重,故急当以止血为第一要务,血止之后或出血减轻后再治其本。方中黄芪、党参用量宜大,以益气摄血,并防气随血脱。

第四章　多发性骨髓瘤

多发性骨髓瘤(multiple myeloma,MM),也称浆细胞性骨髓瘤,系单克隆的浆细胞增生的恶性肿瘤。为常见的一种浆细胞病,浸润骨骼及软组织,产生M蛋白。其特点表现为骨骼疼痛,病理性骨折、贫血、出血、肾功能损害、免疫球蛋白异常、反复感染等,另外还可有神经系统症状、高血钙症、高黏滞综合征、肝脾肿大、淀粉样变性等。其发病年龄以50~60岁之间多见,小于40岁少见,男性发病率略高于女性。MM属于中医学的"骨痹"、"骨蚀"、"虚劳"、"血证"、"癥瘕"等范畴。

一、病因病机

MM的发病是由于脏腑经络失调,阴阳气血亏损,气机阻滞,痰瘀互结,热毒内蕴所致。其病位在骨,病本在肾,为本虚标实之证;以五脏亏虚为本,气滞、痰阻、血瘀、毒结为标;早期以邪实为主,后期以本虚为主。

1.禀赋薄弱　精气亏虚

先天禀赋薄弱,肾气亏虚,不能化精生髓,而致精气亏虚,易为外邪所伤,或因七情内伤,更耗精气,邪毒侵入骨髓,气血运行不畅,瘀毒内结,发为本病。

2.后天失调　瘀毒内阻

后天失于调理,或烦劳过度,伤及肝肾;或思虑过度,损伤心脾;或饮食不节,湿热内蕴;或情志怫郁,皆可损及五脏,阴阳失调;邪毒内侵,潜伏经络,阻碍气机运行,致使瘀自内生;瘀毒内阻,深达骨髓,发为本病。

3.久病体虚　邪毒外袭

素有沉疴痼疾,久病体质虚弱,五脏功能失调,邪毒乘虚而入,内搏于骨,深入骨髓,正邪交争,正虚邪盛,乃发本病。

4.痰瘀交阻　热毒蕴结

久病属痰,久病多瘀,久虚致瘀,或脾虚失运,痰浊内生,痰瘀化火;或心气不足,推血无力,血行受阻,皆致痰瘀交阻,热毒蕴结,而发本病。

二、辨证论治

由于MM证属本虚标实,病位在骨,病本在肾,以邪毒内犯骨髓,出现气滞血瘀、痰瘀交阻、毒瘀互结、痰阻血热等病理变化为标,故治疗当以补虚治本为主,活血化瘀、化痰散结、清热解毒、疏肝泄热等治疗为标的原则。

1.肝肾阴虚

症状:骨骼疼痛,腰膝痠痛不止,肢体屈伸不利,头晕耳鸣,低热盗汗,骨蒸潮热,五心烦热,口渴咽干,舌质黯红或有瘀斑,苔少,脉弦细数。

病机分析:素体不足或中老年人,劳欲过度,耗伤阴血,致肝肾阴虚,筋骨失养,则发骨痛,举止无力,腰膝痠痛不已;阴虚生内热,则午后潮热盗汗,骨蒸,五心烦热,口渴咽干;精血亏损,不能上荣,则头晕耳鸣。舌质黯红或有瘀斑,苔少,脉弦细数均为阴虚内热兼有瘀阻之象。

治法:滋补肝肾,活络止痛。

方药:骨痹滋补肝肾汤。

熟地黄15g,山茱萸15g,女贞子15g,旱莲草15g,枸杞子15g,山药15g,麦门冬15g,怀牛膝12g,杜仲12g,鸡血藤15g,虎杖20g,大青叶15g,黄柏10g,甘草6g。

方药分析:方中熟地黄、山茱萸、女贞子、旱莲草、枸杞子滋补肝肾之阴;杜仲补益肝肾,强壮筋骨;麦门冬养阴生津;怀牛膝活血散瘀止痛,兼能清热解毒;鸡血藤养血活血,舒筋止痛;虎杖清热解毒,散瘀定痛;大青叶清热解毒凉血;黄柏清热泻火解毒;山药补肾生津,补脾益胃,以防他药伤中。

加减:若阴虚症状较甚者,加生晒参以益气养阴;阴虚火旺症状明显者,加龟板胶、知母、生地黄以滋阴清热;伴血虚者,加当归、白芍、龙眼肉以滋补阴血;瘀血征象明显者,加丹参、莪术、红花以活血祛瘀;疼痛症状明显者,加木瓜、川断、桑寄生以强筋壮骨止痛。

2.气血两虚

症状:筋骨疼痛,绵绵不止,遇劳加剧,面色苍白,头晕目眩,神倦乏力,心悸气短,自汗,或皮下瘀点瘀斑,舌质胖,苔薄白或少苔,脉沉细无力。

病机分析:劳倦内伤,失血过多,或久病体虚,气血暗耗,脾肾亏虚,生化无力,气虚血亏,骨失濡养,则筋骨疼痛,绵绵不止;劳累则更耗气血,故遇劳加剧;血不上荣,则面色苍白;气血不能上奉于脑,清阳不升,故头晕目眩;血少气弱,不能滋养心神血脉,则神倦乏力,心悸气短,汗出;气血虚弱,摄血无力,血溢脉外,则皮下瘀点瘀斑。舌质淡体胖,苔薄白或少苔,脉沉细无力均为气血不足之象。

治法:益气养血,兼清毒瘀。

方药:骨痹益气养血汤。

黄芪30g,人参15g(另煎),当归15g,阿胶10g(烊化),熟地黄15g,山茱萸15g,山药15g,炒白术10g,鸡血藤15g,虎杖15g,怀牛膝12g,大青叶20g,炙甘草10g。

方药分析:方中人参大补元气;黄芪补气生血;当归、阿胶、熟地黄、山茱萸滋补阴血,益肾填精;山药、炒白术健脾益气;鸡血藤养血活血,舒筋止痛;怀牛膝补肝肾,强筋骨,活血止痛;虎杖清热解毒,活血通络;大青叶清热解毒,凉血消斑;炙甘草益气和中。

加减:若兼阴虚者,人参易生晒参,加女贞子、旱莲草以益气养阴,补益肝肾;兼阳虚者,人参易红力参,加炙附子、桂枝、仙灵脾以温肾壮阳;瘀血征象明显者,加丹参、莪术、郁金以活血化瘀,行气止痛;疼痛症状明显者,加木瓜、川断、桑寄生以强筋壮骨止痛;伴发出血者,加仙鹤草、墓头回、茜草以凉血活血止血。

3.热毒炽盛

症状:骨痛剧烈不止,烦躁不安,高热神昏,心悸气促,胸胁疼痛,或咳吐黄痰,口渴引冷,或齿鼻衄血,肌肤发斑,舌质深红或绛,苔黄厚腻或无苔,脉虚大而数。

病机分析:机体正气虚弱,邪毒乘虚而入,郁而化火,热毒炽盛,扰乱神明,轻则烦躁不安,甚则高热神昏;邪毒蕴结,瘀阻经络气血,不通则痛,故骨痛剧烈不止,或胸胁疼痛;热毒聚液为痰,故咳吐黄痰;热盛伤津,则口渴引冷;热盛迫血妄行,故齿鼻衄血,或肌肤发斑。舌质红绛,苔黄厚腻或无苔,脉虚大而数均为热毒炽盛、虚中夹实之象。

治法:清热败毒,凉血散瘀。

方药:骨痹清热败毒汤。

水牛角30g(先煎),生石膏30g(先煎),知母20g,生地黄15g,牡丹皮15g,黄芩10g,连翘15g,大青叶20g,玄参15g,虎杖20g,鸡血藤15g,怀牛膝10g,甘草10g。

方药分析:方中水牛角、生地黄、牡丹皮、大青叶清热解毒,凉血止血;生石膏、知母、玄参清热养阴;黄芩、连翘清热解毒泻火;虎杖清热解毒活血;鸡血藤养血活血,舒筋止痛;怀牛膝补肾健骨,活血止痛;甘草解毒和中。

加减:若神昏谵语者,可选择应用中成药"凉开三宝",或用中成药清开灵注射液静脉滴注,以开窍醒神;出血症状明显者,加仙鹤草、三七、墓头回、赤芍以凉血活血止血,或加服中成药云南白药以止血化瘀;骨痛剧烈难忍者,加乳香、没药、延胡索以活血化瘀止痛;阴伤口渴明显者,加麦门冬、天花粉以养阴生津止渴;咳吐黄痰明显者,加鱼腥草、竹沥以清肺止咳化痰。

4.痰毒瘀阻

症状:腰背四肢剧痛,固定不移,拒按,或兼头痛,胸胁疼痛,痛处有大小不等的肿块,或胁下癥块,面色苍黄而黯,倦怠乏力,脘腹胀满疼痛,纳食不佳,舌质淡紫或有瘀点瘀斑,苔腻,脉弦滑或沉细涩。

病机分析:正虚日久,气血津液运行无力,邪毒与之搏结,滋生痰浊,或成败血,痰毒瘀结,阻遏气机,结于腰背胸胁四肢等处,则局部疼痛拒按,痛处有大小不等之肿块,固定不移;痰瘀交阻,结于脘腹,聚于胁下,则脘腹胀满疼痛,纳食不佳,久则胁下形成癥块;中焦受阻,脾失健运,气血生化乏源,加之痰毒瘀阻骨髓,精血生化无力,则致气血更虚,不能充养荣润,故面色苍黄而黯,倦怠乏力。舌质淡紫或有瘀点瘀斑,苔腻,脉弦滑或沉细涩均为痰毒瘀阻,气血衰微之征。

治法:涤痰散结,化瘀解毒。

方药:骨痹涤痰化瘀汤。

生牡蛎30g(先煎),丹参20g,炙半夏15g,浙贝母15g,玄参15g,莪术15g,枳壳10g,夏枯草15g,鸡血藤15g,虎杖15g,大青叶15g,延胡索12g,山楂10g,桂枝6g。

方药分析:方中生牡蛎、浙贝母、玄参清润化痰,软坚散结;炙半夏燥湿化痰;夏枯草清热解毒,化痰软坚;丹参、鸡血藤活血补血;莪术活血化瘀,软坚散结;枳壳、延胡索行气活血止痛;虎杖清热解毒,通络消癥;大青叶清热解毒,凉血止血;桂枝温阳化血活血;山楂活血消食和中。

加减:若痰瘀互结,伤及气阴者,加黄芪、党参、沙参、麦门冬以益气养阴;血虚症状明显者,加熟地黄、阿胶以滋补阴血;纳差者,加神曲、炒麦芽以健胃消食;癥瘕痰核明显者,加昆布、海藻、胆南星以化痰消肿,软坚散结;胁下癥块肿大明显者,可加服中成药鳖甲煎丸(《金匮要略》)以活血消癥,消补兼施。

5.脾肾阳虚

症状:腰膝痿软疼痛,骨痛或有包块,面色苍白无华,形寒肢冷,神疲乏力,小便清长,大便溏薄,四肢浮肿,或心悸气短,气喘不能平卧,舌质淡体胖,苔薄或白滑,脉沉细。

病机分析:患病日久,脾肾阳气更虚,不能温通血脉,寒凝气滞,瘀血闭阻,则骨痛或有包块;阳不化气,水湿不运,则四肢浮肿;阳虚失于温煦,则面色苍白无华,形寒肢冷,神疲乏力,腰膝酸软,小便清长,大便溏薄;阳虚水泛,上凌于心,则心悸气短,或气喘不能平卧。舌质淡体胖,苔薄或白滑,脉沉细均为脾肾阳虚或兼有水湿之象。

治法:温补脾肾,益气养血。

方药:骨痹温补脾肾汤。

炙附子10g,桂枝6g,黄芪20g,党参15g,当归15g,炒白术10g,菟丝子15g,仙灵脾15g,山茱萸15g,枸杞子15g,鸡血藤15g,怀牛膝10g,大青叶15g,炙甘草10g。

方药分析:方中炙附子补火助阳,散寒止痛;桂枝温阳化血,活血利水;黄芪、党参、炒白术健脾益气行水;菟丝子、仙灵脾温补肾阳;山茱萸、枸杞子滋补肾阴,以阴中求阳;当归补血和血;鸡血藤养血活血;怀牛膝补肾活血,强筋健骨;大青叶清热解毒凉血;炙甘草健脾和中。

加减:若骨痛症状明显者,加乳香、没药、延胡索以行气活血,舒筋止痛;浮肿明显者,加茯苓、猪苓、泽泻以利水消肿;大便溏稀者,加砂仁、肉豆蔻以温脾止泻;畏寒肢冷明显者,去桂枝,加肉桂、干姜以温阳散寒;兼恶心呕吐者,加大黄、陈皮、竹茹以化浊降逆止呕;气喘不能平卧者,加五味子、蛤蚧、补骨脂以补肾纳气,降逆平喘。

三、体会

1.应注重证候特征辨证

MM的病因各异,病变机理复杂,临床可有多种辨证类型,其证候亦随辨证分型不同而有不同的表现。疾病初期,病程较短者多为肝肾阴虚,或阴虚夹瘀,少数病例可表现为气血两虚,或热毒炽盛;病程日久,气血两虚,脾肾亏损,痰浊与邪毒交固,则以痰毒瘀阻、气血两虚、肾精亏损为多见;后期可出现阴阳两虚。由于本病证属本虚标实,临证所见,各辨证分型之间可以互相重叠及相互转化,同一患者也不可能自始至终表现为一种类型,而是随着病情的变化,各型之间可互相转化。因此,临证必须灵活掌握MM疾病的证候特征及证型演变规律,抓住主要矛盾,分清邪正消长变化情况,而施以不同的治法。

2.培本固肾为根本大法

本病病位在骨,病本在肾。肾阴不足,毒蕴骨髓,致气血亏虚,肝失所养,肝肾亏损;肾阳虚弱,脾失温煦,气血精微失其化源,而见脾肾俱损。故临证治疗时首当治肾,以培本固肾为根本治疗大法,根据其阴虚、阳虚之不同,分别采用补益肝肾、填精益髓,温补脾肾、补养气血等法。然本病往往虚无纯虚,实无纯实,临证常多种证候夹杂,虚实兼见。此时若一味补虚,则会助邪为患;一味攻邪,则正气更伤,气血津液难复。故临证治疗须谨察病机,当出现热毒炽盛或痰瘀互结等标实之证时,则应在清热解毒、活血化瘀、化痰散结的基础上,酌加培本固肾之品,以攻补兼施,标本同治。

3.勿忘邪毒及瘀血为患

中老年之体,肾精亏损,气血阴阳生化不足,正气虚弱,卫外不固,外邪易乘虚而入,深传至骨,邪毒痰浊阻闭,血行不畅,毒瘀互结,而致本病发作。病深日久,正气更虚,极易复感外邪,而出现本虚标实的热毒炽盛,或致气血更耗,阴阳俱虚;瘀血作为一种病理产物,反过来又会成为一种病因,阻闭经脉,新血不生,进一步加重气血阴精之耗损,致使病情加重,缠绵难愈。故在治疗时必须时时注意邪毒及瘀血为患,而分别加用清热解毒及活血化瘀之品,确能减轻症状,提高疗效。清热解毒常选用大青叶、半枝莲、白花蛇舌草、败酱草等品;活血化瘀常选用丹参、牛膝、莪术、鸡血藤等品;而具有活血定痛、清热利湿解毒之功的虎杖,为余临证所常用,且用量宜大。

第五章　白细胞减少症

正常人外周血白细胞计数一般为$(4\sim10)\times10^9/L$。凡外周血白细胞计数持续低于$4\times10^9/L$时，称为白细胞减少症(leukopenia)。其临床一般呈慢性过程，少数可无症状而在体检时才发现；多数有乏力，头晕，精神萎靡，食欲减退，记忆力减退，心慌，或见低热等症状，有的病人可反复感染，如口腔炎、上呼吸道感染、支气管炎、肺炎、中耳炎、泌尿系感染等，常反复发作而又不易治愈；但有的病人却无反复感染的表现。本病属中医"虚劳"、"血虚"、"虚损"等范畴。

一、病因病机

中医理论认为，白细胞减少症常由先天禀赋不足，体质虚弱；后天失于调理，耗伤气血；或劳倦过度，损及五脏；或饮食不节，伤及脾胃；或大病久病之后体虚，感受四时不正之邪；或用药不当伤及正气，气血生化之源被抑；或理化邪毒伤及气血，骨髓生血功能受损而引发。疾病乏源于脾，病本于肾；先天之本肾与后天之本脾的虚损是本病发病之关键。病久不愈，则因虚生瘀，或因虚感邪，或正气不足，邪毒内生，可出现毒热入血、热毒败血等病机变化，故虚、瘀、热是其主要病理表现；阴、阳、气、血亏损是其主要病机演变的特点。凡以气血失调为主者，当以脾为主进行辨证；以阴阳盛衰为主者，则应以肾为主进行辨证。

(一)内因

1.禀赋薄弱　形气不足

男精女血结合，乃能受孕成胎。若父母不能谨守聚精养血之道，或恣情纵欲，或房室不节，均可损伤肾气，戕伐生机，暗耗精血；或母体受孕之后，饮食不节，损伤脾胃，精血无以生化，致使胎中失养，即生之后，及至长大，则脏腑不健，体质虚弱，且易为病邪所损，而发本病。亦如清代何炫《虚劳心传·虚证类》所云："有童子患此者，则由先天禀受之不足，而禀于母气者尤多。"

2.久病劳倦　耗伤精血

后天失于调理，或忧思不解，或劳倦过度，损伤心脾，耗伤气血；或房劳过度，虚败精液，真元耗散，精髓不得滋化气血；或大病久病，失于调理，精血耗损，皆致脏腑功能失调，阴阳气血俱虚，而发本病。且病久不愈，脉络痹阻，正虚血瘀，致病无愈期。亦如清代程曦《诊家四要·病机约论》所云："曲运神机则劳心，尽心谋虑则劳肝，意外过思则劳脾，遇事而忧则劳肺，色欲过度则劳肾。"

3.饮食不节　伤及脾胃

脾胃为后天之本，气血生化之源。饮食不节，或暴饮暴食，或嗜欲偏食，或饮酒过度，皆可损伤中焦脾胃；久则脾胃功能衰退，不能化生气血，致使气血亏虚，内不能调和五脏六腑，外不能洒陈营卫经脉，渐至表里俱虚,阴阳失调,乃发斯病。亦如清代唐大烈《吴医汇讲》引汪缵功《虚劳论》所云:"盖精生于谷,饮食多自能生血化精……若脾胃一弱,则饮食少而血不生,阴不能以配阳,而五脏齐损。"

(二)外因

1.正气虚弱 外感六淫

营卫不和之体,易感六淫之邪,时邪侵入机体,邪正交争日久,正虚邪进,营卫俱虚,脏腑气血功能失调,则发本病。若迁延失治,病邪久羁,正气更伤;或病邪入里,损及营血,伤及骨髓,生血之源被遏,终致病情加重,且缠绵难愈。亦如清代陈念祖《医学从众录·虚痨续论》所云:"虚痨之人,必有痰嗽,亦最多感冒。"

2.用药不当 脏腑损伤

素有痼疾需久服药者,药物蓄积;或长期服用有毒药物,或误服毒药,直接损伤气血;或形气不足之体,妄投苦寒、金石之类,败伤脾胃,损及肝肾,皆致生血之源被抑,精血耗损,而发本病。亦如明代汪绮石《理虚元鉴·虚症有六因》所云:"因医药者,本非劳症,反以药误而成。"

3.邪毒直中 骨髓受损

长期工作或居住在有毒环境影响之地,或长期接触有害毒物,邪毒直中,耗气伤血,损及阴阳,伤及脾肾,波及骨髓,气血精髓失其化源,乃发本病。亦如清代吴澄《不居集·上集》所云:"惟有一种先因劳倦所伤,外邪乘虚,直伤中气,但觉困惫,饮食无碍,只不知味,面带阴惨,肌肤萧索,有类于阴乎,又有类乎气血两虚。"

二、辨证论治

根据白细胞减少症的病因病机及临床特点,临证可将其归纳为气血两虚、肝肾阴虚、脾肾阳虚、正虚血瘀四型辨证论治。

1.气血两虚

症状:面色萎黄无华,乏力气短懒言,语言低微,头晕目眩,失眠多梦,或心悸怔忡,纳呆食少,倦怠汗出,易于外感,舌质淡,苔少,脉细微。此型多见于疾病早期,症状较轻。

病机分析:先天禀赋不足,精气素虚;或后天失于调理,气化乏源,脾肾受损,精髓失其化源,气血不能滋养荣润,则面色萎黄无华,乏力气短懒言,语言低微,头晕目眩,失眠多梦,或心悸怔忡;脾失运化,则纳呆食少;形气不足,则倦怠汗出,易于外感。舌质淡,苔少,脉细数均为气血亏虚之象。

治法:补气养血,填精益髓。

方药:补气养血升白汤。

党参15g,黄芪30g,当归15g,熟地黄15g,鸡血藤30g,阿胶10g(烊化),茯苓10g,炒白术10g,菟丝子15g,山茱萸10g,白芍10g,山药10g,炙甘草10g。

方药分析:方中党参、黄芪、茯苓、炒白术、山药、炙甘草健脾益气,并防他药滋腻碍脾;当归、熟地黄、阿胶、白芍滋补阴血,填精益髓;鸡血藤补血活血,使补而不滞;菟丝子补肾固精,以助生化;山茱萸填精益肾,以资化源。

加减:若头晕目眩明显者,加枸杞子、决明子以养肝明目;心悸怔忡明显者,加炒酸枣仁、远志以养血安神;纳呆食少明显者,加炒麦芽、山楂以健胃消食;自汗较多者,加生牡蛎、浮小麦以固表敛汗;因体虚而易于外感者,加防风、板蓝根、贯众以祛风固表;感邪之后贼伤元气者,亦可选用薯蓣丸(《金匮要略》)加减,以扶正祛邪。

2.肝肾阴虚

症状:面色少华,两颧潮红,神疲乏力,头晕目眩,耳鸣如蝉,腰膝痠软,五心烦热,潮热盗汗,或咽干口燥,虚烦少寐,梦多遗精,或胁肋胀痛,或妇女月经量少,舌质红,苔少,脉细数。此型多见于疾病中期,症状较重。

病机分析:病程日久,五脏之伤,穷及肝肾;肝肾真阴亏损,精髓不能化生气血以滋养全身,则面色少华,神疲乏力;阴虚不能制阳,虚阳浮越,则两颧潮红,潮热盗汗;虚阳上扰清窍,则头晕目眩,耳鸣如蝉;肾精失充,则腰膝痠软,男子梦遗,女子月经量少;肾阴亏损,虚火上炎,津不上承则咽干口燥;心肾不交则虚烦少寐;肝阴不足,肝失条达则胁肋隐痛。舌质淡,苔少,脉细数均为肝肾阴虚之象。

治法:滋补肝肾,益气养血。

方药:滋补肝肾升白汤。

生晒参15g,黄芪20g,当归10g,鸡血藤30g,熟地黄15g,菟丝子15g,枸杞子10g,山茱萸10g,龟板胶10g(烊化)、女贞子15g,旱莲草10g,山药15g,炙甘草10g。

方药分析:方中生晒参峻补气阴;黄芪、当归补气生血;熟地黄养血滋阴,补精益髓;龟板胶滋阴潜阳,补肾养血,兼能软坚祛瘀;枸杞子、山茱萸、女贞子滋养肝肾之阴;菟丝子补肾固精,鸡血藤补血活血,二药相用,既阳中求阴,又补而不滞;山药、炙甘草补脾益气,防止伤中。

加减:若精血枯竭,耳鸣耳聋明显者,加紫河车、阿胶以填补精血;阴虚内热、烦热盗汗明显者,加地骨皮、生地黄以泄热养阴;虚烦少寐者,加炒酸枣仁、黄连以清心宁神;口干咽燥明显者,加沙参、麦门冬以滋养肺胃;梦遗明显者,加黄柏、生牡蛎以降火潜阳;胁肋隐痛明显者,加白芍、川楝子以柔肝疏泄;妇女月经量少者,加阿胶、益母草以养血调经;伴纳差者,加炒麦芽、炒白术健脾调中,以助化精。

3.脾肾阳虚

症状:面色苍白,精神萎靡,形寒肢冷,神疲自汗,腰膝痠冷,食少便溏,小便清长,或下肢肿胀,或脘腹冷痛,舌质淡胖,边有齿痕,苔薄白,脉沉细。此型多见于疾病后期,症状重。

病机分析:劳伤脾气,气血生化乏源,滋养荣润无力,则面色苍白,精神萎靡,神疲自汗;久虚不复,损及肾阳,或因肾阳先虚,精失闭藏,则腰膝痠冷,小便清长;命门火衰,不能温煦脾土以运化水谷精微,则体衰食少,大便溏泻;脾肾阳虚,机体失于温养,则畏寒肢冷,或脘腹冷痛;脾肾化气行水无权,水液失于输布,则可见下肢肿胀。舌质淡,边有齿痕,苔薄白,脉沉细均为脾肾气阳虚衰之象。

治法:温补脾肾,益气养血。

方药:温补脾肾升白汤。

红参15g,黄芪20g,当归10g,鸡血藤30g,熟地黄15g,菟丝子15g,补骨脂15g,肉桂10g,鹿角胶10g(烊化),山茱萸10g,枸杞子10g,山药10g,炙甘草10g。

方药分析:方中红参大补元气而温阳;黄芪、当归补气生血;熟地黄养血滋阴,补精益髓;鹿角胶温补肾阳,补养精血;肉桂补命门之火而助阳;补骨脂、菟丝子温脾阳以止泻,补肾阳而固精;鸡血藤补血活血,使补而不滞;山茱萸、枸杞子养阴生精,阴中求阳,使补而不燥;山药、炙甘草补脾益气,防止伤中。

加减:若形寒肢冷明显者,酌加炮附子、干姜以补火助阳,散寒止痛;腰膝痠冷者,加杜仲、续断以补肾壮骨;脾虚明显,乏力纳差者,加炒白术、炒麦芽以益气健脾;下利清谷明显者,去熟地黄、当归,加五味子、肉豆蔻以温脾暖肾,固肠止泻;下肢肿胀者,加茯苓、白术以利水消肿;兼见头晕耳鸣者,加潼蒺藜、淫羊藿以补肾固精,清肝明目。

4.正虚血瘀

症状:面色晦黯,或肌肤甲错,乏力纳少,心悸气短,畏寒肢冷,头晕耳鸣,腹胁积块,腰膝冷痛,或身体某部刺痛不移,或鼻齿衄血,或午后低热,妇女月经量少,甚或经闭,舌质黯红,有瘀点瘀斑,脉细涩。此型可见于疾病任何时期,或按以上三型辨证治疗无效者。

病机分析:病久缠绵不愈,脾肾两虚,阴阳失调,气机不畅,行血无力,甚或阳气虚衰,血行涩滞,脉失温养,则畏寒肢冷,腰膝冷痛;或阴虚火旺,迫血妄行,则鼻齿衄血;瘀血成块,脉络痹阻,血不得上行于头面,则面色晦黯,头晕耳鸣;或邪毒直中,阻遏气机,气滞血瘀;则肌肤甲错,乏力纳少,或身体某部位刺痛不移,或午后低热,妇女月经量少,甚或经闭;瘀血滞于胁下,日久则渐成腹胁积块。舌质黯红,有瘀点瘀斑,脉细涩均为瘀血阻滞之象。

治法:活血化瘀,益气养血。

方药:活血化瘀升白汤。

党参15g,黄芪30g,当归15g,鸡血藤30g,熟地黄10g,菟丝子10g,桃仁10g,红花10g,川芎10g,赤芍10g,郁金10g,山楂10g,炙甘草10g。

方药分析:方中党参、炙甘草健脾益气和中;黄芪、当归补气生血;鸡血藤补血活血;熟地黄养血滋阴,补精益髓;菟丝子补肾固精;桃仁、红花、川芎活血化瘀;赤芍凉血活血;郁金活血行气止痛;山楂活血散瘀,消食散积,并防他药滋腻。

加减:若畏寒肢冷、腰膝冷痛明显者,加炮附子、干姜以温阳化瘀;心悸气短,甚或疼痛者,加丹参、延胡索以活血定痛;鼻齿衄血者,加仙鹤草、茜草、墓头回以凉血止血;午后低热明显者,加地骨皮、麦门冬、益母草以养阴清热,活血化瘀;腹胁积块疼痛者,加丹参、三棱、莪术、炙鳖甲以软坚散结;妇女月经量少,甚或经闭者,加川牛膝、益母草以活血通经。

三、体会

白细胞减少症的基本治疗原则是"虚则补之",故在无感染并发症的情况下,补法是其主要的治疗方法。若有发热感染等并发症出现时,则需按外感热病进行辨证施治,待热退身凉,感染解除之后,再按以上四型辨证论治。临证治疗,还须注意以下几点。

1.辨证论治　审证求因

一般而言,由理化因素、药物因素引起的继发性白细胞减少症,如能早期及时诊断,尽快除去病因,辨证论治,多能取效;若因血液肿瘤等原发病所致,或并发严重感染者,辨证论治一般不易短期取效,而应根据原发病的性质和特点,辨病论治与辨证论治相结合进行治疗,某些情况下还需加用西药,其预后也与原发病的治疗有关。故对本病的治疗,首先必须审证求因,辨证论治必须建立在审证求因的基础上进行。

2.调补脾肾　以治其本

无论何种原因引起的白细胞减少症,其病因不外乎内伤和外感,病机不外乎先天及后天。脾为气血生化之源,肾主骨生髓而化精,脾肾双亏,气血虚弱,则发本病。故调补脾肾,补气生血为本病的治本之法,临证需灵活掌握应用,切不可一味健脾,更不能单纯补肾。

3.气血互生　阴阳互根

本病初起,多以气血亏虚为证候特征,或先伤其气,后病及血;或先损其血,血病累气,以致气血俱虚,五脏不足,病久则出现阴阳两虚的见证。偏于阳盛阴亏者,精不化血;偏于阴盛阳衰者,气不化精;或为阴阳俱虚,血失滋化。故治疗时应顾及气血阴阳之间的关系,或补气以生血,或补血以生气;或阴中求阳,或阳中求阴,从多从少之活法,贵在临证处裁。

4.活血化瘀　贯穿始终

本病之脾肾亏虚、气血不足及阴阳失调诸型,皆可因久虚不愈而因虚生瘀;因虚致瘀后,瘀血阻滞又可使气血运行不畅,化气生血障碍,而使正虚血瘀加重,致使病程缠绵难愈。故无论疾病任何时期,均可选择应用活血化瘀之品。活血化瘀药首选鸡血藤,其苦甘性温,既能补血,又能活血,无论血瘀、血虚,皆可用之,且对血虚兼有瘀滞之证者,用之最佳。其用量宜大,一般20~40g,最大量可用至60g。

5.擅用诸参　活用人参

黄芪、当归、熟地黄、菟丝子诸药,系余治疗白细胞减少症常用之品,参类更是必用之品。然用参类,必须熟识其性,如证属气血两虚及血瘀正虚者,多用性平之党参,以补中益气,养血生津;脾虚不运、食少便溏者,用之对症;即使体虚外感之虚实夹杂之证,亦可选用太子参,取其清补之性,防止气滞碍中。证属阴虚者,多用生晒参,取其性寒不温,补气养阴,清火生津之功;证属阳虚者,则选用红参,取其性温,大补元气,回阳救逆,益气摄血之功。

6.顾护胃气　健脾调中

明代李中梓《医宗必读·虚劳》云:"大都虚劳怯弱之症,当审其阴阳气血受病之处而温平调剂之,切勿有求速效之心……最要保其胃气,胃气不伤,病终可救。"本病以正虚为主,治疗上多选用补法,而补气生血、益精填髓之品性多滋腻,易碍脾胃,加之其病程进展缓慢,久服滋腻之剂更有伤中之虞,故治疗用药须时时顾护胃气,宜适当选择应用健脾调中之品,如党参、茯苓、炒白术、山药、炒麦芽、山楂、陈皮、甘草等,特别在疾病恢复期、还应积极配合食疗,以"食养尽之",巩固疗效。

第六章　营养不良性贫血

营养不良性贫血包括缺铁性贫血（iron deficiency anemia，IDA）和巨幼细胞性贫血（megaloblastic anemia，MA）。缺铁性贫血是指由于各种原因使体内储存铁消耗殆尽，红细胞的成熟受到影响的贫血。其特点是骨髓、肝、脾及其他组织中缺乏可染色铁。巨幼细胞性贫血是指由于叶酸及(或)维生素B_{12}缺乏导致DNA合成障碍所致的贫血。两者的发病机理虽不相同，但在临床上均表现为面色萎黄或苍白，倦怠乏力，心慌气短，头晕耳鸣等症状，故同属于中医"血虚"、"虚劳"等范畴。

一、病因病机

中医学认为，本病的形成多由于先天禀赋不足，脏腑失健，形体薄弱；后天失于调理，饮食不节、长期失血、烦劳过度、妊娠失养、病久虚损、或虫寄体内等，引起脾胃虚弱，气少血衰而成。

1.先天禀赋不足

男精女血结合，乃能受孕成胎；受孕成胎之后，全赖母体气血滋养。若父母体质素虚，过早嫁娶，精气未充，气血未盛；或纵情多欲，耗其精血；或素患他疾，羸弱不健，皆致禀赋不足，精血亏虚，致生小儿，发为血虚。胎孕期间，若起居不慎，或饮食失调，或感触外邪，或房室不节，或药毒损伤等，亦可损伤胎儿，致胎儿失养，脏气虚损，出生之后，发生血虚。

2.后天失于调养

脾胃为后天之本，气血生化之源，而气血精微主要来源于饮食。素体脾胃虚弱，或脾胃久病，胃失受纳，脾失健运，均致摄入不足，气血生化亦随之不足；饮食偏嗜，营养单调，精气乏源，则气血无以化生，日久皆致血虚。或烦劳过度，损伤五脏，因劳致虚；或虫寄体内，吮吸水谷精微，扰乱肠胃功能，而致血少气衰；或长期失血，新血不生；或妊娠失养，消耗过多；或大病久病，失于调理，皆致阴血耗损，发生血虚。

二、辨证论治

1.脾胃虚弱

症状：面色萎黄或㿠白，口唇色淡，爪甲无泽，四肢无力，头晕耳鸣，食欲不振，大便溏薄，或恶心呕吐，舌质淡，苔薄而腻，脉细弱。

病机分析：禀赋不足，素体虚弱，或饮食不节，劳倦虚损，或吐泻太过，伤及胃气，或大病初愈，调养失宜等，皆可损伤中焦脾胃，致使气血生化乏源，而发血虚。胃气损伤，受纳和腐熟功能减弱，则食欲不振，或恶心呕吐；脾气虚弱，健运失职，气血生化乏源，血不能外荣，则面色萎黄或㿠白，口唇色淡，爪甲无泽，四肢乏力，头晕耳鸣，大便溏泻。舌质淡，苔薄而腻，脉细弱均为脾胃虚弱之象。

治法:健脾和胃,益气养血。

方药:健脾生血汤。

党参15g,茯苓10g,炒白术10g,黄芪20g,当归15g,熟地黄10g,山药15g,陈皮10g,炙半夏10g,炒麦芽10g,神曲10g,大枣3枚,炙甘草5g。

方药分析:方中党参、茯苓、炒白术、炙甘草、黄芪、山药健脾益气;当归、熟地黄、大枣滋补阴血;陈皮、炙半夏行气和中;神曲、炒麦芽健胃消滞。

加减:若腹泻便溏者,加砂仁、薏苡仁以健脾止泻;恶心呕吐者,加竹茹、生姜以降逆和胃止呕;食滞腹胀者,加鸡内金、莱菔子以消食导滞;兼心悸失眠者,加远志、龙眼肉以养血安神。

2.气血两虚

症状:面色苍白,疲乏无力,头晕目眩,少气懒言,心悸失眠,爪甲脆裂,或肌肤甲错,毛发稀疏枯槁,妇女月经失调,经量过少,舌质淡,舌体胖,苔薄或无苔,脉细无力。

病机分析:饮食劳倦内伤,或久病不愈,或失血耗气,皆使气血生化之源不足,而致气血两虚。气虚不能充盛,则疲乏无力,少气懒言;血虚无以上荣头面,则面色苍白,头晕目眩,毛发稀疏枯槁;血不养心,则心悸失眠;气不生血,血虚不充,则爪甲脆裂,或肌肤甲错,妇女月经失调,经量过少。舌质淡,舌体胖,苔薄或无苔,脉细无力均为气血两虚之象。

治法:补益气血,健运脾胃。

方药:益气生血汤。

人参10g,黄芪20g,炒白术10g,山药15g,当归15g,阿胶10g(烊化),熟地黄10g,白芍10g,鸡血藤10g,龙眼肉10g,炒麦芽10g,大枣3枚,炙甘草10g。

方药分析:方中人参、黄芪补气生血;炒白术、山药健脾益气补血;当归、熟地黄、阿胶、龙眼肉、白芍养血补血;鸡血藤补血活血;炒麦芽健胃消滞;大枣、炙甘草和中补血。

加减:若心悸、失眠明显者,加远志、炒酸枣仁以养血安神;脱发明显者,加何首乌、枸杞子以补肾养血;肌肤甲错伴瘙痒者,加赤芍、防风以凉血活血祛风。

3.肝肾阴虚

症状:面色苍白,头晕眼花,耳鸣,心悸气短,乏力倦怠,健忘失眠,腰膝痠软,或肢体麻木不仁,或手足蠕动,或伴低热,或五心烦热,潮热盗汗,口干咽燥,或见齿鼻衄血,舌质红,舌痛,无苔或镜面舌,脉细数。

病机分析:久病血虚,失治误治;或房劳过度,生育过多,耗伤肾精,精不化血,而致阴血不足,乃发斯证。肝肾亏虚,不能上充于脑,脑髓失养,则头晕耳鸣;肝血不足,不能上养于目,则见眼花;肾阴不足,肾水不能上承于心,心肾不交,则发心悸、失眠健忘;阴虚生内风,则肢体麻木;血不养筋,筋骨失养,则腰膝痠软,手足蠕动;阴虚火旺,则五心烦热,潮热盗汗,口干咽燥;虚火迫血妄行,灼伤脉络,则齿鼻衄血。舌红舌痛,舌光无苔,脉细数均为一派阴虚火旺之象。

治法:滋补肝肾,养阴生血

方药:滋阴生血汤。

熟地黄15g,山茱萸15g,山药10g,枸杞子15g,龟板胶10g(烊化),当归15g,白芍10g,女贞子10g,旱莲草10g,龙眼肉10g,鸡血藤10g,炒麦芽10g,炙甘草5g。

方药分析：方中熟地黄、山茱萸、枸杞子、龙眼肉补益肝肾，滋补阴血；当归、白芍、炙甘草补血和血；龟板胶滋阴潜阳，补肾健骨；鸡血藤补血活血，阳中求阴；女贞子、旱莲草滋补肝肾，凉血止血；山药、炒麦芽健脾益胃，并防他药滋腻伤胃。

加减：若头晕眼花、心悸气短、失眠健忘明显者，加阿胶、炒酸枣仁以滋阴养血，宁心安神；腰痛及下肢不仁者，加川牛膝、何首乌以补益肝肾，活血通络；阴虚火旺灼伤血络而出血较甚者，加生地黄、紫草、仙鹤草以清热凉血，养阴止血；伴盗汗者，加知母、黄柏以滋阴降火。

4.脾肾阳虚

症状：面色萎黄或苍白无华，唇甲淡白，形寒肢冷，腰膝痠软，头晕耳鸣，心悸气短，动则加剧，下肢浮肿或周身浮肿，甚则可有腹水，或便溏消瘦，或男子阳痿，女子经闭，舌质淡体胖，或有齿痕，苔薄或少苔，脉沉细。

病机分析：先天禀赋不足，肾脏素虚，或房劳、烦劳过度，损伤肾脏，均致肾虚精不化血，亦不能温煦脾阳以化生气血；后天失于调养，脾胃受损，气血生化乏源，亦不能奉养先天之精，皆致脾肾阳虚，而发斯证。血虚失于荣润，则面色萎黄或苍白无华，唇甲淡白；脾肾阳虚，不能化气行水，水湿内停，泛溢肌肤，则见浮肿，甚则可有腹水；水饮上凌于心，则心悸气短；动则耗气，病情加重；肾阳虚衰，则男子阳痿，女子经闭；不能温养四肢，则形寒肢冷，腰膝痠软无力；不能温煦脾阳，则饮食不化，便溏消瘦。舌质淡胖为脾肾阳虚、水饮内停之象；阳虚推动血脉无力，故脉沉细。舌质淡体胖，或有齿痕，苔薄或少苔均为一派脾肾阴虚之象。

治法：温补脾肾，益气养血。

方药：温阳生血汤。

熟地黄10g，山茱萸10g，当归15g，黄芪30g，茯苓10g，炒白术10g，炙附子10（先煎），肉桂10g，菟丝子20g，鹿角胶10g（烊化），山药10g，炙甘草10g，鸡血藤20g。

方药分析：方中熟地黄、山茱萸填精补髓，阴中求阳；黄芪补气生血；当归、鸡血藤补血活血；鹿角胶温补肝肾，益精养血；炙附子、肉桂温阳补肾，化气行水；茯苓、炒白术、山药、炙甘草健脾补肾，益气行水；菟丝子补肾固精。

加减：若水肿甚者，加猪苓、泽泻以利水消肿；腹泻明显者，加炒扁豆、薏苡仁以健脾止泻；心悸气短，动则加剧者，加补骨脂、蛤蚧以补肾纳气；腰膝痠软明显者，加肉苁蓉、杜仲以补肾助阳，温阳通经。

三、体会

营养不良性贫血属中医"血虚"、"虚劳"等范畴，其病性属虚，病位早期在脾，进一步发展则累及于肾，涉及脏腑气血阴阳。故其治疗当在辨证论治的基础上，结合病因治疗、辨病治疗、饮食调理三方面的内容，并积极防治并发症。

1.重视病因治疗

营养不良性贫血临证多见，病因各异，故在辨证论治的基础上审因论治，尤为重要。凡因长期慢性失血引发者，当截断失血，以防继续丢失，加重血虚。缘脾胃疾患所致者，宜积极治其宿疾，促进脾胃受纳、腐熟、运化、吸收之功能，以资生气血。由虫积肠道而致者，多有嗜食异物之症状，则先予驱虫，后予补虚；驱虫常选用槟榔、使君子、南瓜子、雷丸、榧子等品，驱虫之后，再投健脾生血汤以调理脾胃，补益气血;若全身一般情况较差者,则宜先补养气血,待全身情况好转之后再行驱虫。

脾胃为后天之本,气血生化之源。营养不良性贫血无论病因为何,证属何型,治疗时,皆应注意调理脾胃,并在遣方用药时顾护胃气,使补而不滞,以防阻碍脾胃化生气血之功能。

2.辨证辨病结合

由于IDA的发病机制为各种原因引起的缺铁,故除针对原发病进行治疗之外,补铁为其主要对症疗法。补充铁剂又分为西药补铁与中药补铁两种。临证除选择应用西药补充铁剂之外,中药补铁生血法亦不可偏废。一般而言,当患者病情不重时,可选用中药补铁结合辨证论治进行治疗,其中含铁量最高的补铁中药为皂矾及醋煅针砂;当病情较重,或单用中药无效,或并发出血者,当在中药辨证论治的基础上加用西药铁剂进行治疗。无论何种方法补铁,在具体应用过程中均须时时顾护脾胃。皂矾又名绿矾,其味酸性凉,归肝、脾经,具有解毒燥湿、杀虫补血之功,入丸散剂,煅用,常用量0.8~1.6g。但肾病及三个月内有呕血史者不宜服,孕妇禁用,服药期间忌饮茶。醋煅针砂又名钢砂、铁砂,其味酸、辛,性平,归脾、大肠经,具有补血、除湿、利水之功,常用量入煎剂15~20g,或入丸散剂。皂矾是天然的硫酸亚铁,醋煅针砂是人工合成的醋酸亚铁。元代朱震亨《丹溪心法》中的大温中丸、小温中丸,以及罗天益《卫生宝鉴》中的皂矾丸,多用皂矾、醋煅针砂、白术、神曲、枣肉之类,补铁生血与健脾养胃相得益彰,则有利于铁的吸收。此外,中成药健脾生血颗粒、生血片、复方皂矾丸等组方成分中均含有铁剂或皂矾;常用补铁生血的中药还有阿胶、熟地黄、黄精、当归、白术、黄芪等,均可选择应用。

MA的主要发病机制为叶酸和(或)维生素B_{12}缺乏,且大多数合并缺铁,故除纠正病因之外,补充叶酸和(或)维生素B_{12}尤为重要,疾病后期缺铁者,给予补铁。中药豆豉、海藻,新鲜蔬菜如香菇、紫菜,以及动物内脏均含有丰富的叶酸及维生素B_{12}。中医学对此亦有较多的记载及论述。如宋代政和奉敕撰《圣济总录》中载用木香丸、煮肝丸、烧肝散、炙肝散和猪肝丸治疗"冷劳";元代危亦林《世医得效方》中载用天真园治疗虚损等,皆用猪肝、羊肝、精羊肉等血肉有情之品入药,且沿用至今。临证体会,只有将补充叶酸和(或)维生素B_{12}与中医调理脾胃有机地结合,才能取得满意疗效。

3.加强生活调摄

治疗营养不良性贫血,目的在于改善脾胃运化吸收功能,促进水谷精微化生气血。故除药物治疗之外,生活调摄在其治疗及康复过程中亦占有十分重要的地位。具体而言,应做到合理饮食,改善膳食结构,增加营养;食有定时,勿暴饮暴食,饥饱无常;注意饮食卫生,防止虫积为患;改变不良饮食习惯,纠正偏食,治疗厌食;婴幼儿宜及时添加辅食,防止饮食单一等原则。日常生活中可合理选用海带、发菜、紫菜、木耳、香菇、猪肝,或其他动物内脏、肉类、豆类,以及绿叶蔬菜、水果等;对于婴幼儿患者,可按照由少到多、由淡到浓的原则,及时添加菜泥、蛋花、肉末、鱼泥等辅食,以补充叶酸、维生素B_{12}和铁,并尽可能选择铁锅烹调,以药食同用,"食养尽之",以防复发。

第七章　自身免疫性溶血性贫血

自身免疫性溶血性贫血(autoimmune hemolytic anemia,AIHA)是由于体内免疫调节功能紊乱,产生自身抗体或活化的补体,结合于红细胞表面,致使红细胞破坏加速而引起的一种溶血性贫血。根据病因,其可分为原发性和继发性两大类;根据自身抗体作用于红细胞时所需温度,可分为温抗体和冷抗体型。冷抗体型又可分为冷凝集素综合征及阵发性冷性血红蛋白尿。

AIHA在疾病演变的不同阶段,有不同的归属。急性发病者,以身黄、目黄为主,属中医学"黄疸"范畴;后期以头晕乏力、面色皮肤苍白等气血亏虚症状为主,属"虚劳"范畴;病程中以腹部癥块明显为主者,亦可归属"积聚"范畴。

一、病因病机

AIHA既可由内热和内寒而诱发,也可因湿热、暑热、热毒所致,或因感受寒热之邪而发,病程中常见尿色加深,黄疸和寒热。本病常反复发作,经久不愈,临床常表现虚中夹实,本虚标实之病理转机和证候,本虚为脾肾阳虚、气血亏损;标实为湿热内蕴、气机郁阻,或寒凝血脉、瘀血内阻。其主要病位在脾肾,涉及肝胆。

1.肝木失调　湿热熏蒸

素体禀赋不足,后天失于调理,或情志不遂,肝气郁滞,升降失调,疏泄失司,胆汁不循常道,浸淫肌肤,则发黄疸;或过劳伤脾,脾胃虚弱,湿浊内生,日久化热;或外感寒邪,入里化热;或直接感触湿热邪毒,阻于肝胆,湿热熏蒸,胆汁外溢,皆可致肝木失调,肝胆湿热,而发黄疸;湿热交蒸伤及营血,引起血败气亏,出现气血不足之象,乃成本病。

2.脾肾亏虚　精血不足

肾为先天之本,藏精而生髓;脾为后天之本,气血生化之源,精血同源而互生。若先天禀赋不足,或房劳过度,多致肾精损伤,精亏血少,肾阴受损,肾水不足,日久阴损及阳,阳气虚衰,阴阳两虚;后天失于调理,脾胃受损,运化功能失常,气血生化不足,而水湿痰浊内生,日久郁而化热,湿热交蒸;或从寒化,寒湿凝滞,均可阻滞气机,而发本病。

3.正气虚弱　瘀血阻络

脾肾亏虚,正气不足,肝失所养;或因肝木失调,气血失和,运行不畅,因虚致实,形成血瘀;或因卫气虚弱,感受寒邪入里,血受寒则凝,致气滞血瘀,日久结成癥块;或病久气血不足,运行受阻,复因湿热邪毒相搏,瘀阻于腹,形成腹部癥块,瘀热交结,深入骨髓,暗耗精血,加重虚损,而发本病。

二、辨证论治

AIHA之温抗体型者,应积极寻找病因,治疗原发疾病,早期治疗应清利湿热与补虚相结合;当有血红蛋白尿发作、黄疸加重时,宜中西医结合治疗;后期有癥块形成时,宜加用活血化瘀及软坚散结药物。其属冷抗体型者较为少见,发病时多有四肢寒冷、口唇、肢端发白或青紫等症,乃阳气本虚,复被寒湿侵袭所致,适当温阳活血,固表补肾。

1.湿热内蕴

症状:白睛、皮肤发黄,尿色如茶或深如酱油,或有发热,口渴而不思饮,腰背痠痛,便干,心悸气短,头晕乏力,舌质淡,苔黄腻,脉濡数。

病机分析:素体亏虚,脾胃虚弱,运化失常,湿浊内生,日久化为湿热;或复感湿热外邪,内伤肝脾营血,胆汁外溢,发为黄疸;湿热败血下注膀胱,则尿色如茶或深如酱油;湿热内蕴,则口渴不思饮,便干,舌苔黄腻,脉濡数;病程日久,反复发作,气血更耗,不能荣养滋润,则腰背痠痛,心悸气短,头晕乏力。

治法:清利湿热,佐以活血。

方药:清利湿热抗溶汤。

茵陈30g,栀子10g,大黄10g(后下),茯苓15g,猪苓10g,泽泻10g,柴胡10g,桂枝6g,黄芪15g,当归10g,虎杖20g,丹参20g,鸡血藤15g,白茅根30g,甘草6g。

方药分析:方中茵陈、栀子清热利湿退黄;茯苓、猪苓、泽泻渗湿利水;柴胡疏泄肝胆湿热;虎杖清热利湿,活血解毒;黄芪、当归益气补血;桂枝温化膀胱之气,使水行气化;大黄清热利湿,兼能化瘀;丹参、鸡血藤养血活血;白茅根清热凉血利尿;甘草解毒和中。

加减:若气血虚弱明显者,加党参、白芍以补气养血;湿重者,加藿香、薏苡仁以祛湿;热重者,加黄芩、黄连以清热燥湿;食少腹胀者,加陈皮、炒白术以理气健脾;瘀血征象明显者,加益母草、泽兰以活血化瘀,利尿退黄。

2.气血两虚

症状:面色㿠白或萎黄,气短乏力,心悸头晕,自汗,神疲懒言,口唇色淡,兼有湿热者,白睛可有轻度发黄,舌体胖大,舌质淡,苔薄白或微黄腻,脉细。

病机分析:气为血之帅,气虚则运血无力;血为气之母,血虚则气化无源。或湿热交蒸,伤及营血,血败气亏;或脾肾两虚,气血化源不足;或瘀血久踞,新血不生,皆可致气血亏虚。血虚不能荣润濡养,则面色㿠白或萎黄,心悸头晕,口唇色淡,舌质淡;气虚不能温煦充养,则气短乏力,神疲懒言,舌体胖大,脉细;气虚不摄则自汗;湿热交蒸则白睛轻度发黄,舌苔微黄腻。

治法:益气养血,补精益髓。

方药:益气养血抗溶汤。

党参15g,黄芪30g,茯苓15g,炒白术10g,当归15g,熟地黄15g,白芍15g,川芎10g,阿胶10g(烊化),茵陈15g,柴胡10g,虎杖15g,桂枝5g,甘草10g。

方药分析:方中党参、黄芪益气生血;茯苓、白术健脾益气利湿;当归、熟地黄、白芍、阿胶滋补阴血,补精益髓;茵陈清利湿热而退黄;柴胡疏肝理气;虎杖清热利湿,解毒化瘀;桂枝温阳化血活血;川芎通达气血;炙甘草补脾益气和中。

加减:若余邪未净,湿热留恋而身目俱黄者,加大黄、栀子、泽泻,并加大茵陈用量以清利湿热余邪;瘀血征象明显者,加丹参、鸡血藤以养血活血;脾虚者,去阿胶,加山药、薏苡仁以健脾益气,利水渗湿。

3.脾肾亏虚

症状:面色㿠白,头晕耳鸣,纳少便溏,腰膝痠软;偏于阴虚者,五心烦热,舌质红,少苔,脉细数;偏于阳虚者,怯寒肢冷,舌体胖大,边有齿痕,苔白,脉细弱。

病机分析:肾主骨生髓而藏精,血为精所化,肾精不足,则髓海空虚无以化血;脾失健运,则气血生化乏源,皆致血虚不荣,面色㿠白;脾肾两虚,气血不足,则头晕耳鸣,纳少便溏,腰膝痠软;阴虚生内热,虚火上扰,则五心烦热,舌质红,少苔,脉细数;阳虚生内寒,失其温煦,则怯寒肢冷,舌体胖大,边有齿痕,苔白,脉细弱。

治法:健脾益气,滋肾填精。

方药:补益脾肾抗溶汤。

党参15g,当归15g,熟地黄15g,枸杞子15g,山茱萸15g,茯苓15g,炒白术10g,怀牛膝10g,山药15g,茵陈10g,柴胡10g,虎杖10g,桂枝8g,炙甘草10g。

方药分析:方中党参、茯苓、炒白术、炙甘草健脾益气补中;当归滋补阴血;熟地黄、枸杞子、山茱萸滋肾填精;怀牛膝补肝肾、强筋骨,兼能活血化瘀;山药补益脾肾;茵陈清利湿热;虎杖清热利湿,活血解毒;柴胡疏肝理气;桂枝温阳化血活血。

加减:若气血虚弱明显者,加黄芪、阿胶以益气养血;兼血瘀者,加鸡血藤、丹参以养血活血;偏阴虚者,去柴胡、桂枝,加何首乌、女贞子、玄参以滋阴补肾;五心烦热明显者,柴胡易银柴胡,加龟板胶、生地黄以滋阴清热凉血;偏阳虚者,加炙附子、仙灵脾、菟丝子以温补肾阳;纳差者,加扁豆、炒麦芽以健脾消食;便溏者,加补骨脂、砂仁以温补脾肾而止泻。

4.瘀血阻络

症状:面色晦黯,头晕乏力,腹中癥块,午后低热,或形体消瘦,毛发不荣,肌肤甲错,或肢体疼痛,或腹部刺痛,舌质淡或淡紫,苔薄,脉细涩。

病机分析:脾肾亏虚,气血不足,则头晕乏力;气虚则推动血脉运行无力,瘀血内停,日久成积,故腹中癥块,舌质淡紫;瘀血日久,新血不生,肌肤经脉失于濡养,则面色晦黯,或形体消瘦,毛发不荣,肌肤甲错,脉细涩;血行瘀阻,不通则痛,故肢体疼痛,或腹部刺痛;瘀血内停,气血阻遏不通,郁热在内,则午后低热。

治法:活血养血,祛瘀生新。

方药:活血化瘀抗溶汤。

黄芪30g,当归15g,赤芍15g,川芎10g,怀牛膝10g,鸡血藤20g,丹参20g,柴胡15g,郁金10g,虎杖20g,桂枝5g,大黄10g(后下),炙鳖甲15g(先煎),莪术10g,炙甘草10g。

方药分析:方中黄芪补气行血生血;当归补血和血;赤芍、川芎活血化瘀;怀牛膝活血补肾;鸡血藤、丹参养血活血;柴胡、郁金疏肝理气,行气活血止痛;虎杖清热利湿,活血解毒;桂枝温阳化血活血;大黄祛瘀生新;炙鳖甲、莪术软坚散结,活血消癥;炙甘草益气和中,调和诸药。

加减:若气血虚弱明显者,加阿胶、熟地黄、党参以补益气血;气滞症状明显者,加香附、枳壳以理气行滞;伴阴虚者,去柴胡、桂枝,加龟板胶、女贞子、旱莲草以滋阴清热;伴阳虚者,加炙附子、仙灵脾以温阳补肾;伴纳差者,加陈皮、炒麦芽以健脾开胃消食;兼黄疸者,加茵陈、栀子以清利湿热;腹中癥块肿大明显者,亦可加服中成药大黄䗪虫丸(《金匮要略》方),以破血消癥,祛瘀生新。

三、体会

1.正虚邪实　分清主次

本病起病急暴者,标实常为湿热或寒邪,致使血败或气血速亏;起病缓慢者,日久不愈,以正虚为主,兼见标实,常为本虚标实之证。故临证需四诊合参,仔细审查虚实轻重,分清主次,或以祛邪为先,或以扶正为主,或扶正祛邪共施。即使湿热内蕴,黄疸明显者,在应用大剂量清利湿热药的基础上,亦必须兼顾"血虚"之本,酌情加用益气生血,或补血养血之品,以祛邪不伤正;瘀血阻络,腹中癥块者,应考虑到正虚夹瘀的存在,在应用大剂量活血化瘀药的同时,务必兼顾扶正,以达到祛邪扶正的治疗效果。在本病的起始病因中,由于湿热血瘀在病程的不同阶段,或留恋三焦,或停积胁下,或郁伏体内,故应在扶正的基础上,必须兼顾清利湿热及活血化瘀,即使气血两虚及脾肾亏虚者,仍应佐以清热利湿祛瘀之品,以扶正不忘祛邪。只有这样,才能提高疗效。

2.中西结合　分期治疗

AIHA急性发作期,宜用西药糖皮质激素迅速控制溶血为主,辅以中药清利湿热、利胆退黄之法;一俟溶血得到控制后,应减量或停用激素,而以中药辨证施治,巩固疗效。慢性期或溶血不发作期,应注意预防复发,宜用中药调和阴阳,衰其过盛,补其不足,着重调补脾肾,以固正气。在使用激素期间,应以养血滋阴为主,并尽可能减少激素的用量或停用激素,以降低其副作用;在激素减量阶段,治宜温阳益气,以恢复造血功能;在疾病平稳阶段,应调补阴阳气血,巩固疗效。并发血管栓塞或有肝脾肿大者,应加强中药活血化瘀的力度,并可加用中药制剂川芎嗪、血塞通或丹红注射液静脉滴注,以增强疗效。

3.辨证论治　活用四药

治疗AIHA,余临证常在辨证论治的基础上,灵活应用桂枝、柴胡、大黄、虎杖四味中药。

桂枝味辛、甘,性温。清代邹澍《本经疏证》云:桂枝"能利关节,温经通脉……其用之道有六:曰和营,曰通阳,曰利水,曰下气,曰行瘀,曰补中。"本病选用桂枝,其作用主要表现在"化血"、"利水"、"祛瘀"、"补中"四个方面,常用量3~8g,用量宜小。若湿郁化火兼阳明腑实,以及阴虚阳盛,血热妄行者,则忌用;若确要用之,则加入白芍以制其温散之性。

柴胡味苦、辛,性微寒。清代汪昂《本草备要》云:"人第知柴胡能发表,而不知柴胡最能和里,故劳药、血药往往用之。"姚球《本草经解要》云:"春气一至,万物俱新,柴胡得天地春升之性,入少阳以生气血,故主推陈出新。"张秉成《本草便读》云:"柴胡……专入肝胆二经,能调达木郁,疏畅气血,解散表邪,如同补药。"本病选用柴胡,其作用主要表现在"和里"、"疏肝"、"退热"、"推陈出新"四个方面,常用量10~15g。若真阴亏损,肝阳上升者忌用。

大黄味苦,性寒。成书于东汉末期的《神农本草经》云:"大黄……下瘀血、血闭寒热,破癥瘕积聚、留饮宿食,荡涤肠胃,推陈出新,通利水谷,调中化食,安和五脏。"明代张介宾《景岳全书》云:"大黄……夺土郁壅滞,破积聚坚癥,疗瘟疫阳狂,除斑黄谵语,涤实痰,导瘀血,退湿热,开燥结,消痈肿。"本病选用大黄,其作用主要表现在"清热"、"调中"、"退黄"、"通滞"、"消癥"五个方面,常用量5~10g。具体应用及用量当视正虚、邪热的程度,以及病情发展变化等情况,进退取舍,灵活加减,切勿误用、久用,而耗伤正气。

　　虎杖味苦,性寒。梁代陶弘景《名医别录》云:"虎杖……主通利月水,破留血癥结。"唐代甄权《药性论》云:"虎杖……主治大热烦躁,止渴,利小便,压一切热毒。"本病选用虎杖,其作用主要表现在"活血通络"、"消癥"、"清热利湿"、"退黄"四个方面,常用量10~30g,且用量宜大,孕妇慎服。

第八章　再生障碍性贫血

再生障碍性贫血(aplastic anemia,AA)简称"再障",是由于生物、化学、物理等因素引起的骨髓造血干细胞缺陷,造血微环境损伤以及免疫机制改变,导致骨髓造血功能衰竭,临床表现为贫血、出血、感染等症状的一组综合征。依据其发病急缓、病情轻重及骨髓受损程度等情况,临床分为急性再障、慢性再障,且慢性多于急性;依据其发病分为先天性再障、后天获得性再障,其中获得性再障依其有无病因而分为原发性再障与继发性再障。本病各年龄组均可发病,以青壮年多见,男性发病率略高于女性。在中医学中,急性再障属于"急劳"、"热劳"、"血证"等范畴;慢性再障属于"虚劳"、"血虚"、"虚损"、"血证"等范畴。

一、病因病机

中医理论认为,或因先天禀赋不足,或在外感六淫邪毒、内伤七情、饮食不节、劳倦过度、药物毒邪等因素的作用下,伤及脏腑阴阳气血,尤其是肾、脾、肝及骨髓,而发再障。其病变部位在骨髓,髓腔空虚,气血难以生化,以至髓枯精竭为其主要病机;肾之气血阴阳虚、劳、损、极的连续病理过程为其主要的外在表现。

1.先天禀赋不足　肾之精血亏虚

肾为先天之本,主骨生髓。先天禀赋不足,肾气不盛,精虚髓亏,精血转化无能,致使血虚不足,而成虚劳。

2.饮食饥饱无常　气血生化乏源

脾胃为后天之本,气血生化之源。饮食不节,饥饱无常,损及脾胃之气,饮食精微不能化生气血,气血生化乏源,内不能调和五脏六腑,外不能洒陈营卫经脉,渐至表里俱虚,而发虚劳。

3.外感六淫邪毒　耗气伤血损髓

调护不周,或因外感六淫之邪,侵入机体,损伤正气;或因外感疫毒之气,耗伤机体气血;或缘居处不慎,邪毒自口鼻皮毛而入,伤及营血,波及骨髓,皆可耗气伤血,引发虚劳。

4.烦劳房劳过度　阴精气血亏损

烦劳过度,或房室不节,形神过耗,损及脏腑,五脏机能失调,阴精气血亏损,遂成虚劳。

5.药毒邪毒损伤　血虚髓枯精竭

或因用药不慎,药毒耗血伤髓,致使髓枯精竭,引发虚劳;或因防护不周,误触农药、乱用染发剂等,皆可致邪毒直中骨髓,耗气伤血,髓竭源绝,而成虚劳。

6.久病瘀血阻滞　新血生成不足

或外感邪毒,或内伤情志,或病久不愈,皆致瘀血停滞体内,阻滞经络,气血运行不畅;败血不去,新血不生,则脏腑受损,气血阴阳亏虚,发为虚劳。

二、辨证论治

清代沈金鳌《杂病源流犀烛·虚损痨瘵源流》云:"五脏所藏,无非精气,其所以致损者有四:曰气虚、曰血虚、曰阳虚、曰阴虚,阳气阴血,精又为血本,不离气血,不外水火……而阳虚、阴虚则又皆属肾。阳虚者,肾之真阳虚也……阴虚者,肾中真阴虚也。"髓为肾所主,精血所化生,再障虽多表现为气血阴阳不足的证候,而其本质则是骨髓生血功能障碍,肾虚是其病机之关键。

1.热毒蕴结

症状:起病急骤,进展迅速,面色无华或萎黄,头晕乏力,心悸气短,心烦口苦,舌出血疱,伴发口臭,便结溺黄,易患外感,甚或高热不退,神昏谵语,汗出不解,口渴引饮,全身泛发皮下瘀点瘀斑,齿鼻衄血,或尿血、便血,妇女月经量多,甚或九窍出血,舌质红绛,苔黄而干,脉洪大数疾或虚大无力。此型多见于急性再障初期及慢性再障转化为急性再障者。

病机分析:先天禀赋不足,或后天失于调理,致使机体气血不足,卫外不固,六淫或疫毒之邪外侵,充斥表里内外,正气奋起抗邪,则见发热,甚或高热不退,神昏谵语,且起病急骤,进展迅速;热毒耗气伤血,深入骨髓,生血无力,致使气血更虚,不能滋养荣润,则面色不华或萎黄,头晕乏力,心悸气短,且易外感;邪热弥漫三焦,则心烦口苦,伴发口臭,便结溺黄;耗气伤津,则汗出热不解,口渴引饮;邪热迫血妄行,则发皮下瘀点瘀斑,齿鼻衄血,舌出血疱,或尿血、便血,妇女月经量多,甚或九窍出血。舌质红绛,苔黄而干,脉洪大数疾或虚大无力皆为一派邪毒内盛,卫气营血同病之象。

治法:清热解毒,凉血止血。

方药:再障清热败毒汤。

水牛角30g(先煎),生石膏30g(先煎),生地黄15g,牡丹皮15g,赤芍15g,金银花15g,知母15g,蒲公英15g,麦门冬15g,茜草15g,紫草15g,黄芩10g,甘草10g。

方药分析:方中水牛角清热解毒,凉血止血;生石膏、知母清热养阴;生地黄、麦门冬滋阴清热,凉血止血;牡丹皮、赤芍、茜草、紫草凉血活血止血;金银花、蒲公英、黄芩清热解毒泻火;甘草解毒和中。

加减:若病势较急、病情较重者,加羚羊角粉每次1g冲服,或加用中成药清开灵注射液静滴,以增清热解毒凉血之功力;热势较甚者,加栀子、黄连、败酱草以清热泻火解毒;出血严重者,加三七粉、仙鹤草、墓头回、白茅根以凉血活血止血;伴发咽痛者,加连翘、射干以清热解毒利咽;便秘者,加大黄以通腑泻热,引火下行;神昏谵语者,加用中成药安宫牛黄丸(《温病条辨》方)以清热解毒,镇惊开窍。

2.肾阴亏虚

症状:面色苍白或萎黄,唇甲色淡,头晕乏力,心悸气短,耳鸣如蝉,少寐多梦,盗汗,五心烦热,或午后低热,腰膝痠软,鼻燥咽干,口渴而不欲多饮,皮下瘀点融合成片,或齿鼻衄血,或见尿血,舌质红或淡而无华,苔少,脉细数或滑数。此型多见于慢性再障。

病机分析:肾主藏精,主骨而生髓,肾之真阴不足,久虚不复,肾精亏耗,无以主骨生髓以化血,而致血虚;血虚失于滋养,则面色无华或萎黄,唇甲色淡,头晕乏力,心悸气短;肾开窍于耳,肾阴不足,肾虚失养,则耳鸣如蝉,少寐多梦,盗汗,腰膝痠软;阴虚生内热,则五心烦热,或午后低热;热灼津液,则鼻燥咽干,口渴而不欲多饮;阴虚火旺,热灼血络,迫血妄行,则皮下瘀点融合成片,或齿鼻衄血,或见尿血。

舌质红或淡而无华,苔少,脉细数或滑数均为肾阴亏虚之象。

治法:滋补肾阴,养血填髓。

方药:再障滋补汤。

龟板胶15g(烊化),熟地黄15g,生晒参15g(先煎),黄芪30g,当归15g,麦门冬15g,五味子10g,女贞子15g,旱莲草15g,鸡血藤15g,茜草15g,山茱萸20g,紫河车粉3g(装空心胶囊冲服),炒白术10g,山楂10g。

方药分析:方中龟板胶、熟地黄滋阴养血,益肾填髓;女贞子、旱莲草、山茱萸补益肝肾,养阴益精,以精血互生;黄芪、当归益气生血,和血固表;生晒参、麦门冬、五味子益气生津,敛阴止汗;鸡血藤补血活血,茜草凉血化瘀,二者一温一凉,止中寓补,补中寓消;紫河车性温,补气养血,填精补髓,以阳生阴长,阳中求阴;炒白术健脾益气生血;山楂消食化瘀,并防他药补而滋腻。

加减:若阴虚症状明显者,加阿胶、枸杞子以滋阴补血,补益肝肾;阴虚火旺症状明显者,加知母、黄柏以滋阴降火;出血明显者,加仙鹤草、紫草、墓头回以凉血止血;瘀血征象明显者,加丹参、赤芍、三七粉以活血化瘀。

3.肾阳亏虚

症状:面色苍白或㿠白,畏寒肢冷,气短懒言,腰膝痠软,食少纳呆,小便清长或遗尿,大便稀溏,或腰以下浮肿,或男子阳痿滑精,女子带下清冷,舌质淡,体胖,边有齿痕,苔白,脉沉细或细弱。此型亦多见于慢性再障。

病机分析:久病积虚成损,肾之真阳渐衰,不能温养五脏六腑、四肢百骸,则畏寒肢冷;肾阳虚衰,精气不化,气血生化乏源,血虚不能上荣于面,则面色苍白或㿠白;气虚则阳气不展,故气短懒言;肾阳虚衰,无以生髓养骨,则腰膝痠软;不能温养脾土,则食少纳呆,大便稀溏;气化不力,则小便清长或遗尿,或腰以下浮肿;肾关不固,则男子阳痿遗精,女子带下清冷。舌质淡,体胖,边有齿痕,苔白,脉沉细或细弱均为肾阳亏虚之象。

治法:温补肾阳,益髓生血。

方药:再障温补汤。

鹿角胶15g(烊化),肉桂10g,红力参15g(先煎),菟丝子15g,仙灵脾15g,肉苁蓉15g,补骨脂15g,黄芪30g,当归15g,熟地黄15g,鸡血藤15g,茜草15g,阿胶10g(烊化),炒白术10g,山楂10g。

方药分析:方中鹿角胶、肉桂温肾助阳,益精生血;菟丝子、仙灵脾、肉苁蓉温补肾阳,益肾填精;补骨脂温补脾肾;黄芪、当归益气生血,和血固表;红力参温阳益气,摄血固脱;鸡血藤、茜草去瘀生新,兼以止血;阿胶、熟地黄滋阴润燥,补血止血,以阴中求阳;炒白术健脾益气生血;山楂消食化瘀,并防他药补而滋腻。

加减:若阳虚症状明显者,加炙附子、巴戟天补肾助阳;脾虚症状明显者,加茯苓、砂仁以健脾益气和胃;出血症状明显者,加仙鹤草、三七粉、墓头回以凉血活血止血;伴虚胖浮肿者,加茯苓、泽泻、桂枝以温阳利水;阳痿滑精及尿频明显者,加锁阳、沙苑子、山茱萸以补肾固精。

4.肾阴阳两虚

慢性再障,劳损过极,久虚不复,肾之阴阳俱亏,正气大衰,是其病理变化的最后转归,甚者可致肾气败绝,阴阳离绝之危候。此型大多病程较长,阴虚内热与阳虚畏寒两大主症可相互掩盖,但其他阴虚及阳虚证候可出现。故其治当滋阴济阳,阴阳双补,根据肾之阴阳偏胜偏衰的程度,灵活加减应用再障滋补汤和再障温补汤,以急挽垂危之阴精及阳气。

三、体会

1.首辨病情缓急

再障的临床表现,主要为渐重性血虚、乏力、体表及内脏出血,易感外邪及邪毒,故临证首当辨别病情轻重缓急。一般而言,急证发病急,进展快,症状多样且严重,短期内治疗不当可引起死亡;缓证发病慢,症状较轻,病程较长,经及时合理地治疗可长期生存。

2.注重阴阳互根

由于再障的主要病变部位在骨髓,髓腔空虚,气血难以生化,以致髓枯精竭为其主要病机,肾之气血阴阳虚损为其主要外在表现,故其辨证当以肾为中心,分别采用滋补肾阴或温补肾阳之法;肾之阴阳两虚者,则以补肾赔本之法,阴阳双补。然临证所见,肾阴不足,水不涵木,可致肝肾阴虚;亦可因肾阴不足,龙雷之火升腾,又感温热之邪,燔灼营血,出现热毒蕴结。肾阳不足,不能温煦脾阳,也会导致脾肾阳虚。故在治疗上急证当以清热凉血为主,缓证则应以补肾为主。证属肾阴虚者,还应顾及肝阴之虚,不能一味滋补肾阴;证属肾阳虚者,亦应顾及脾阳之虚,不能一味温补肾阳。同时,应注重阴阳互根,或阳中求阴,或阴中求阳,以求阴阳互济,滋生气血。

3.因人因时制宜

小儿纯阳之体,阳常有余,阴常不足,故罹患再障之后不宜长期大量应用温补肾阳之剂,若确要应用,则可少佐滋补肾阴之品。老年人多阳气不足,所患再障多属肾阳虚型,故宜长期服用温补肾阳之剂。治疗再障,滋补肾阴之剂宜早上服用,温补肾阳之剂宜晚上服用。夏季天气炎热,温补肾阳之剂不宜长时间大剂量应用,或可少佐滋补肾阴之品;冬季天气寒冷,滋补肾阴之剂亦不宜长期大量应用,而温补肾阳之剂则可多用。只有这样,才能提高临床疗效。

第九章　免疫性血小板减少性紫癜

免疫性血小板减少性紫癜(jmmune thrombocytopenic purpura,ITP)是以出血及外周血小板减少,骨髓巨核细胞数正常或增多,并伴有成熟障碍为主要表现的常见的出血性疾病。目前已公认本病是一种由于患者体内产生自身抗血小板抗体,致使血小板寿命缩短,破坏过多,数量减少为病理特征的自身免疫性疾病。ITP临床分为急性型(AITP)和慢性型(CITP)两种,前者多见于儿童,发病前1~3周多有病毒感染史,出血症状严重,为自限性疾病;后者好发于青年女性,男女之比约为1:2,起病缓慢,常反复发作,病程迁延。本病属中医学"血证"、"发斑"、"葡萄疫"等范畴。

一、病因病机

中医理论认为,引发ITP的主要原因有感受外邪、情志过极、饮食伤中、劳倦过度,以及久病或热病之后等;病机则不外热、虚、瘀三端,热有实热、虚热之分,虚有气虚、血虚、阴虚、阳虚之别;瘀血既是疾病出血的病理产物,同时瘀血阻络又使血不循经而加重出血,故贯穿于本病的始末。本病病位在血分,涉及气分,与脾、肝、肾三脏关系最为密切。其急性型以实证、热证为主;慢性型多以虚证为主;但在疾病的发展过程中,又有实证向虚证转化、慢性型急性发作等虚实夹杂、本虚标实、寒热互见的证候。

1.外邪侵袭　血热妄行

外邪侵袭,从阳化热,热邪与气血相搏,灼伤脉络,迫血妄行,血溢脉外,留著肌肤,则发紫癜;热结于内,血随火升,上出清窍,则发吐衄;热移下焦,灼伤阴络,则尿血、便血。

2.情志过极　血失统摄

情志过极,或恼怒伤肝,肝气郁结,气郁化火,火扰于内,血失所藏;或思虑伤脾,血失统摄;或恣情纵欲,耗损肾阴,虚火妄动,迫血妄行,皆可使血不循常道,渗于脉外,留于肌肤,积于皮下,而成紫癜。

3.饮食伤中　湿热内蕴

饮食不节,过食辛辣厚味,或饮酒过度,一则损伤中焦脾胃,脾胃虚弱,统摄无权,血溢脉外,则发出血;二则滋生湿热,湿热内蕴,熏灼血络,乃发紫癜。

4.劳倦久病　损伤气阴

劳倦过度,或神劳伤心,或体劳伤脾,或房劳伤肾,或久病热病之后,皆可损伤气阴。损于气者,则气虚不能摄血;损于阴者,则阴虚火旺,迫血妄行,均能引发紫癜。

二、辨证论治

ITP的辨证主要在于分清气血阴阳的属实属虚,同时应根据血的颜色、量的多少,出血的部位,病程长短,起病的缓急,发病的年龄以及全身症状等方面综合分析,才能做到辨证准确。治疗方面应以清热凉血止血、健脾益气滋阴、佐以活血化瘀为主。

1.热迫血行

症状:起病急骤,肌肤瘀点或瘀斑,颜色鲜红或紫红,量多成片,常伴鼻衄、齿衄、尿血、便血,或妇女月经过多,咽干口燥,渴喜冷饮,大便干结,小便短赤,舌质红绛,苔黄而燥,脉浮数或滑数。多见于疾病急性型。

病机分析:热邪炽盛,灼伤脉络,迫血妄行,故起病急骤,出血量多,色红或紫红;热结于内,损伤鼻、齿、肠、胃等处之脉络,则伴鼻衄齿衄,或便血尿血;内热郁蒸,消灼津液,故口渴、苔燥、便秘、小便短赤。舌质红绛,苔黄,脉数均为一派热邪炽盛之象。

治法:清热解毒,凉血止血。

方药:清热凉血升板汤。

水牛角30g(先煎),茜草15g,墓头回20g,大青叶15g,黄芩炭10g,白茅根20g,赤芍10g,牡丹皮10g,生地黄15g,仙鹤草20g,紫草15g,黄芪20g,甘草6g。

方药分析:方中水牛角、大青叶、墓头回、黄芩炭、白茅根清热解毒,凉血止血;仙鹤草收敛止血;生地黄清热凉血,养阴生津;茜草、赤芍、牡丹皮、紫草清热凉血,化瘀消斑;黄芪健脾益气摄血;甘草解毒和中,调和诸药。

加减:若伴恶寒、发热、头痛等外感症状者,加金银花、连翘以解毒清热;发热明显者,加生石膏、知母以清热泻火解毒;肌肤瘀点瘀斑严重者,加三七粉,或静滴清开灵注射液以清热解毒、活血凉血止血;伴鼻衄者,加侧柏叶、川牛膝以清肺热并引血下行;齿衄者,加生石膏、黄连以清胃泻火止血;尿血者,加大蓟、小蓟以清热利尿止血;便血者,加槐角、地榆以清热利湿止血;便秘者,加大黄以清热泻下;神昏谵语者,加服安宫牛黄丸,或静滴清开灵注射液以开窍醒神。

2.阴虚火旺

症状:起病缓慢,病程较长,皮下瘀点瘀斑时轻时重,散在分布,色红或紫红,或见鼻衄、齿衄,伴头晕耳鸣,身倦乏力,心烦不宁,手足心热,五心烦热,或潮热盗汗,口渴,舌质红,苔少,脉细数。多见于疾病慢性型或长期应用糖皮质激素治疗者。

病机分析:急性发病,热盛迫血伤阴,经治之后,余热未清;或过食辛辣之品,消灼阴津,或色欲劳伤过度,损伤脾肾真阴;或长期应用糖皮质激素,助火伤阴,皆致阴津亏损,阴不敛阳,虚火上浮,迫血妄行,故见肌肤瘀点瘀斑,时轻时重,散在分布,色红或紫红;虚火循经上扰,则发鼻衄、齿衄;阴虚内热,熏蒸于里,则头晕耳鸣,身倦乏力,手足心热,五心烦热,口渴;虚热扰动心神,则心悸不宁;虚热迫津外泄,则盗汗。舌质红,苔少,脉细数均为阴虚火旺之象。

治法:滋阴降火,凉血止血。

方药:滋阴降火升板汤。

黄芪20g,女贞子15g,旱莲草15g,麦门冬15g,生地黄15g,墓头回15g,龟板胶10g(烊化),茜草15g,地骨皮10g,牡丹皮10g,紫草15g,知母15g,甘草6g。

方药分析:方中黄芪健脾益气摄血;生地黄、龟板胶滋补真阴,潜阳降火;女贞子、旱莲草滋补肝肾之阴,兼能凉血止血;麦门冬、知母养阴生津;地骨皮凉血退蒸;茜草、墓头回、紫草、牡丹皮清热凉血,散瘀止血;甘草解毒和中。

加减:若肺阴不足,虚火上炎而见鼻衄者,加侧柏叶、黄芩炭以清泄肺热,降火止血;胃阴不足,胃火上炎而见齿衄明显者,加生石膏、黄连以滋胃阴、清胃火;皮下瘀点瘀斑明显者,加白茅根、仙鹤草以加强止血;阴虚阳亢明显者,加煅龙骨、煅牡蛎以滋阴潜阳;潮热明显者,加青蒿、白薇以清虚热;大便秘结者,加当归、麻仁以润肠通便。

3.气不摄血

症状:起病缓慢,紫斑色黯淡,稀疏不显,时发时现,遇劳加重,反复发作,精神萎靡,面色无华,头晕心悸,乏力倦怠,胃纳欠佳,腹胀便溏,或有便血,舌质淡,苔薄白,脉细弱无力。多见于疾病慢性型。

病机分析:久病气血亏虚,气虚不能摄血,血溢脉外,故见紫斑黯淡,稀疏不显,时发时现,反复发作,或见便血;劳则气耗,故遇劳加重;气血不足,无以滋养濡润五脏六腑、四肢百骸,故精神萎靡,面色无华,头晕心悸,乏力倦怠;气血虚弱,脾胃运化无权,则胃纳不佳,腹胀便溏。舌质淡,苔薄白,脉细弱无力皆为气血亏虚之象。

治法:健脾益气,摄血止血。

方药:益气摄血升板汤。

党参15g,黄芪30g,当归15g,茯苓10g,炒白术10g,阿胶10g(烊化),山药15g,山茱萸10g,白芍15g,墓头回20g,仙鹤草20g,紫草15g,炙甘草6g。

方药分析:方中党参、黄芪、茯苓、炒白术补脾益气以摄血;当归、阿胶、白芍养血补血以止血;山药益气养阴,补肺脾肾;山茱萸补益肝肾,收敛止血;墓头回、紫草凉血活血止血;仙鹤草收敛止血;炙甘草补脾益气和中。

加减:若皮下瘀斑明显者,加茜草、三七粉以止血散瘀消斑;湿滞中焦,腹胀满者,加木香、炙半夏以化湿和中;腹胁便溏者,加补骨脂、肉桂以温经散寒止泻;兼便血者,加槐角、地榆以清热利湿止血;兼阳虚而畏寒肢冷者,加补骨脂、菟丝子以补益肾气;有瘀血见证者,加鸡血藤、三七以活血化瘀止血。

4.瘀血阻滞

症状:皮下瘀点瘀斑色紫而黯,腹痛或腹部有积块,或衄血吐血,或见便血,妇女月经有血块,面色萎黄,甚则黧黑,毛发枯黄无泽,或伴有胸闷胁痛,舌质紫黯,或有瘀点瘀斑,脉细涩。多见于疾病慢性型。

病机分析:罹患紫癜,或因热邪及虚火煎熬津液而为瘀;或因血溢脉外,未能及时清除,离经之血留而为瘀;或因气虚鼓动无力,血液运行迟缓而为瘀,皆可造成瘀血阻滞脉络,血行不循常道,溢于脉外,而发皮下瘀点瘀斑,舌紫而黯,或衄血吐血,或见便血,妇女月经有血块;瘀血阻滞,气机不通则痛,故发腹痛,或胸闷胁痛;瘀血阻于胁下,则腹部或有积块;血瘀日久,新血不生,营气大虚,则面色萎黄,甚则黧黑,毛发枯黄无泽。舌有瘀点瘀斑,脉细涩均为瘀血阻络之象。

治法:活血化瘀,通络止血

方药:活血通络升板汤。

桃仁10g,红花10g,黄芪20g,当归15g,赤芍10g,川芎10g,丹参20g,益母草20g,茜草15g,鸡血藤15g,牡丹皮10g,阿胶10g(烊化),墓头回20g,紫草15g,甘草6g。

方药分析:方中桃仁、红花、丹参活血化瘀消斑;赤芍、益母草、茜草、牡丹皮活血化瘀止血;黄芪健脾益气摄血;当归、鸡血藤、阿胶养血止血活血;川芎入血中理血中之气;墓头回、紫草凉血止血散瘀;甘草调和诸药。

加减：若出血症状明显者，加三七粉、生大黄粉以加强化瘀止血；气滞疼痛明显者，加延胡索、郁金以行气解郁止痛；兼气虚者，加党参、白术以健脾益气止血；腹部积块者，加炙鳖甲、莪术以软坚散结；兼肾虚或脾肾两虚者，加熟地黄、肉苁蓉、补骨脂、菟丝子以温补脾肾。

三、体会

1.证属虚实夹杂

一般而言，ITP疾病早期多属血热实证，具有病程短，出血量大，血色鲜红，病势较急，以上部出血多见，好发于儿童，控制后不易复发等特点，且常无气、血、阴、阳之虚损见症；疾病迁延过程中或应用激素者，常见阴虚火旺之证候，以虚实夹杂表现为主；经久不愈的慢性患者，多属虚证，具有病程长，出血量少，血色淡红或黯红，病势较缓，以下部出血多见，好发于成人，常反复发作等特点。临床所见，急性型ITP疾病初起虽表现为一派血热实证，但由于其病情进展迅速，出血量大，火热之邪又易耗气伤阴，故气虚、阴虚等虚象接踵而至；加之部分患者随病情发展变化可转为属虚候的慢性型；配合应用激素者，在使用期间呈现一派阴虚火旺之象，随着激素减量直至停用，又可出现明显的脾肾阳虚之候，其本虚标实，以实为主，虚实夹杂之特征由此可见一斑。慢性型ITP可因外感、过劳等诱因而急性发作；急性发作者经有效治疗后又回到慢性期，此时本虚标实之特征表现尤为突出。同时，多数成人病例开始发病即为慢性型，就诊时急性型与慢性型常不易区分，亦呈现一派虚实夹杂的临床表现。鉴于此，笔者认为ITP是一种本虚标实、虚实夹杂之证，疾病早期以标实为主，后期以正虚为主。

2.综合辨证论治

辨证论治中将ITP明确地分为四型，是根据其疾病发展过程中不同阶段的辨证特点而划分的，型与型之间没有明确的界限，每个患者也不可能自始至终表现为一个类型。因此，遣方用药必须根据临床证候变化及邪正的消长而随时调整治则与方药，分清证候，抓住重点，解决主要矛盾。基于对ITP病性的认识，在治疗方面强调标本兼顾，攻补兼施的总原则，对急性型ITP不能单纯采用清热解毒、凉血止血之法进行治疗，而应顾及气、阴之虚及血瘀；慢性型ITP不能一味应用健脾益气摄血之法，更应兼顾血热、血瘀。只有这样，才能灵活掌握，有的放矢，提高临床疗效。

3.勿忘温补脾肾

慢性型ITP患者，可因饮食、劳倦伤脾引发，以脾虚见证为主；或由房劳伤肾引起，则以肾虚表现为主。脾虚累及于肾，或致命门火衰，或致肾阴亏耗，相火妄动。命门火衰，脾失温煦，气阳虚衰无以化精，渐见脾肾气血阴阳俱虚；配合应用激素治疗者，随着激素的逐渐撤减直至停用，脾肾阳虚之象又逐渐明显，疾病在此期也更容易复发。故慢性型ITP疾病迁延难愈，缓解后易于复发多系脾肾阳虚所致。在治疗过程中，通过益气温阳、温肾暖土，调动机体之阳气以固摄血液，宁络安血，常可获得巩固疗效和防止复发的目的。临证可酌情选用肉苁蓉、巴戟天、菟丝子、山茱萸、黄芪等温补脾肾之品。

4.活用活血化瘀

临证所见，ITP很少有单纯的瘀血阻滞证型，但多数患者在疾病过程中往往兼夹瘀血征象。急性型ITP的主要临床表现是大量出血，离经之血即为瘀血；瘀血阻滞，又可加重出血；又由于久病必虚，因虚生瘀，故慢性型ITP亦多有瘀血阻滞的临床表现，瘀血即贯穿于疾病的始末，也是引起本病病程较长，病情反复难愈的一个主要原因。对此,临证可根据病情酌情选用赤芍、牡丹皮、丹参、紫草、茜草、鸡血藤、益母草、三七、大黄等活血止血之品,以止血不留瘀,祛瘀不出血,切忌一味活血化瘀。

5.擅用芪墓紫甘

余治疗ITP,无论证为何型,均擅用黄芪、墓头回、紫草、甘草四味。其中黄芪甘温,益气摄血,以治其本;墓头回辛苦微寒,清热解毒,凉血祛瘀;紫草甘寒,凉血活血,解毒透疹;甘草甘平,补脾益气,解毒和中。四药同用,健脾益气而不助火,清热凉血而不伤中,且止血不留瘀,无论证型属虚属实,在辨证的基础上加用以上四味,对于控制出血症状,防治疾病复发均可获得满意疗效。

第十章　过敏性紫癜

过敏性紫癜(allergic purpura)是常见的毛细血管变态反应性疾病,主要病理基础为广泛的毛细血管炎,以皮肤紫癜、消化道黏膜出血、关节肿痛和肾炎等症状为主要临床表现,少数患者还伴有血管神经性水肿。本病以儿童最为多见,其次为青少年,2岁以下小儿及老年人少见;男性发病率略高于女性;四季均可发病,以春、秋季居多。根据临床症状,可将其分为单纯皮肤型、关节型、腹型、肾型及混合型五种类型。本病属中医学"血证"、"紫癜"、"肌衄"、"葡萄疫"等范畴。

一、病因病机

中医理论认为,过敏性紫癜以外邪侵袭、饮食所伤及气血亏虚为主要病因;火热熏灼,迫血妄行与气不摄血,血溢脉外为其主要病机;疾病过程中各种因素均可致瘀血内生,瘀血阻络,血不归经,亦为疾病的病因病机之一。疾病初起,以阳、热、实证居多;若迁延不已,反复发作,则表现为虚证或虚实夹杂之证。其病位主要在血分,涉及关节、肠胃及肾脏。

1.禀赋薄弱　感受外邪

先天禀赋薄弱,体质不强,外感四时不正之气;或体质特异,吸入花粉等特异之邪,外邪欲循经入里,郁于血分,正气奋起抗邪外出,邪正相争,郁而化热,血热炽盛,热迫血行,损伤血络,血溢脉外,则发紫癜。外邪包括六淫之邪、疫毒邪气,以及吸入的特异之邪,而以风邪或风热之邪最为多见。由于风性善行而数变,故风邪既能郁表,还可流注关节,内入肠胃,深达肾脏,而出现相应的病变。亦如明代陈实功《外科正宗·葡萄疫》所云:"感受四时不正之气,郁于皮肤不散,结成大小青紫斑点,色若葡萄。"

2.饮食不节　昆虫叮咬

饮食不节,过食肥甘膏粱厚味,滋生湿热;或进食不适之物,如海鲜腥味、不良药物,聚生内热;或食生不化,虫积内生,湿滞热壅;或昆虫叮咬,热毒内蕴等,皆可致内热聚生,外发肌肤,迫血外溢,而成紫癜。湿阻气滞,郁于肠胃,则腹痛明显。亦如隋代巢元方《诸病源候论·患斑毒病候》所云:"斑毒之病,是热气入胃,而胃主肌肉,其热挟毒蕴积于胃,毒气熏发于肌肉,如蚊蚤所啮,赤斑起,周匝遍体。"

3.气虚不摄　血溢脉外

素体虚弱,或大病久病之后,气血耗损;或劳倦内伤,脾胃虚弱;或饮食不当,更伤脾胃,皆致脾气虚弱,统摄无权,血无所依,溢于脉外,外达肌肤,则发紫癜。亦如明代薛己《保婴撮要·便血尿血》所云:"脾胃有伤,荣卫虚弱,故上为衄血、吐血,下为尿血、便血。"

4.阴虚火旺　灼伤血络

素体肝肾阴虚,虚火内热;或劳倦内伤,肾精亏损;或饮食不节,湿热久蕴,耗伤胃阴;或误用燥药,灼伤胃阴;或情志抑郁,忧伤过度,暗耗阴血;或热盛迫血,病情迁延,反复出血,热盛伤阴,均可致胃阴、肝肾之阴及阴血亏虚,阴虚火旺,灼伤血络,血溢肌肤,则发紫癜。亦如明代张介宾《景岳全书·血证》所云:"衄血虽多由火,而唯于阴虚者为多。"

5.瘀血阻络　血不归经

各种紫癜,血不循经,则瘀血内生;瘀血日久不去,或瘀而化热,热迫则血溢脉外;或瘀久耗伤气血,血虚则脉络失养,气虚则血失统摄,故致紫癜反复发作,色泽紫黯;瘀血阻滞经络气机,不通则痛,故致关节肿痛,或腹痛、恶心、呕吐、腹泻,甚至便血;或肾脏受累而尿血、尿浊,甚至少尿、浮肿。亦如清代唐容川《血证论·时复》所云:"凡物有根者,逢时必发,失血何根,瘀血即成根也。"

二、辨证论治

由于过敏性紫癜早期多由火热熏灼,血溢脉外所致,实多虚少,故应以清热解毒祛风、凉血止血养阴为主要治则;疾病中期,虚实并重,则应祛邪扶正,标本同治;对于反复发作,久病不愈,以气血亏虚,气不摄血为主要表现者,又当以益气摄血为主要治则,适当配伍止血、消斑药物。各期的治疗均可配合活血化瘀消斑之品。

1.热伤血络

症状:起病急骤,出血较重,皮肤出现紫红色的瘀点、瘀斑,继之分布逐渐稠密,以下肢最为多见,紫斑形状不一,大小不等,有的甚至相互融合成片,多呈对称性,伴发热,口渴,便秘,尿黄,或鼻衄、齿衄,皮肤瘙痒,或腹痛,关节痛,腰痛,甚则尿血、便血,舌质红,苔薄黄,脉弦数或滑数。

病机分析:外邪入侵,或饮食不节及不洁,邪毒内酿,致热毒蕴生,邪热与气血相搏,血热炽盛,或胃热亢盛,迫血妄行,血溢脉外,发为紫斑,且发作较急,出血量多,紫斑密度较大;风热毒邪损伤鼻、齿、肠、胃等处之络脉,则见鼻衄、齿衄、尿血、便血;邪气郁于肌表,正邪抗争则皮肤瘙痒;内热郁蒸则发热;热伤津液则口渴;热壅肠道则便秘;热毒凝滞经络关节,则腰、腹或关节疼痛。舌红苔黄,脉数均为内热郁蒸,热势亢盛之象。

治法:清热解毒祛风,凉血止血养阴。

方药:紫癜清热凉血汤。

水牛角30g(先煎),生地黄15g,麦门冬15g,牡丹皮10g,金银花15g,连翘10g,茜草10g,紫草15g,蝉蜕10g,白僵蚕10g,墓头回15g,黄连6g,甘草6g。

方药分析:方中水牛角、生地黄、麦门冬滋阴清热凉血;金银花、连翘、黄连清热解毒;牡丹皮、茜草、紫草、墓头回清热凉血止血,化瘀消斑;蝉蜕清透达邪,解毒祛风;白僵蚕祛风止痛,解毒止痒;甘草解毒和中。

加减:若热毒炽盛,发热明显者,加生石膏、知母、龙胆草以清热泻火解毒;出血广泛者,加仙鹤草、白茅根、藕节炭以清热凉血止血;皮肤瘙痒明显者,加地肤子、白鲜皮以清热祛风止痒;咽喉疼痛者,加牛蒡子、射干以清热解毒利咽;关节肿痛者,加秦艽、桑枝、忍冬藤以祛风清热,胜湿通络;便秘者,加大黄以清热泻下;腹痛明显者,加白芍、延胡索、川楝子以缓急止痛;便血者,加地榆、炒槐花以止血;尿血者,加大蓟、小蓟、白茅根以凉血止血;蛋白尿者,加黄芪、益母草、山茱萸以益气固摄,消浊散瘀。

2.阴虚火旺

症状:起病缓慢,皮肤瘀点、瘀斑,色红或紫红,时轻时重,反复发作,常伴头晕耳鸣,五心烦热,潮热盗汗,腰膝瘘软,小便黄赤,或伴鼻衄、齿衄、尿血,舌质红,苔少,脉细数。

病机分析:罹患紫癜,或热盛迫血伤阴,虽经治疗,余热未清;或误用燥药,灼伤胃阴;或应用激素,助火伤阴,阴虚火旺,迫血妄行,发为紫斑,甚或鼻衄、齿衄,小便赤黄或尿血,且起病缓慢,紫斑色红或紫红;阴精亏虚,失于濡养,则头晕耳鸣,腰膝瘘软;阴虚内热,则五心烦热,或见潮热;虚火逼津液外泄,则发盗汗;阴虚则火旺,火旺则伤阴,故致病情缠绵,时轻时重,反复发作。舌红苔少,脉细数均为阴精不足而虚火内盛之象。

治法:滋阴降火,宁络消斑。

方药:紫癜滋阴降火汤。

知母15g,黄柏10g,山茱萸10g,生地黄15g,麦门冬15g,茜草15g,紫草15g,旱莲草15g,牡丹皮10g,墓头回15g,蝉蜕10g,白僵蚕10g,甘草6g。

方药分析:方中知母、黄柏滋阴降火,解毒退热;山萸肉、生地黄、麦门冬、旱莲草滋阴清热,凉血止血;茜草、紫草、墓头回、牡丹皮清热凉血活血,化瘀消斑;蝉蜕、白僵蚕清透达邪,祛风解毒;甘草解毒和中。

加减:若阴虚较甚者,加龟板胶、熟地黄以滋阴止血;虚热明显者,加炙鳖甲、地骨皮以清虚热而止血;紫斑色红而多发者,加赤芍、大黄以宁络消斑;尿中红细胞经久不消者,加三七粉、白茅根以凉血活血止血。

3.瘀血阻络

症状:病程较长,反复发作,紫斑色黯或紫红,常伴关节阵痛,活动不灵,或伴腹痛,甚或便血,颜面及下眼睑青黯,皮肤粗糙,或口干欲漱水而不欲咽,舌质黯红,苔薄白,脉涩。

病机分析:久病气血亏虚,气虚血虚血瘀;或热毒煎熬血液,耗伤阴液而致血瘀;或久病入络,皆致瘀血阻滞,血溢脉外,致使紫斑反复发作,色黯或紫红,且病程较长;瘀血阻络,血不上荣,则颜面及下眼睑青黯;血不外荣,则皮肤粗糙;瘀血阻滞,不通则痛,故常伴关节阵痛,活动不灵;瘀阻气机,腹气不通,则腹痛阵作;瘀滞化热,灼伤阴络,则便血;热蒸于上,则口干欲漱水而不欲咽。舌质黯红,苔薄白,脉涩均为瘀血阻络之象。

治法:活血化瘀,解毒祛风。

方药:紫癜活血化瘀汤。

桃仁10g,红花10g,当归尾10g,川芎10g,赤芍10g,丹参15g,茜草10g,墓头回10g,蝉蜕10g,白僵蚕10g,甘草6g。

方药分析:方中桃仁、红花、当归尾活血化瘀;川芎理气活血止痛;丹参、茜草、紫草活血止血,凉血消斑;墓头回解毒凉血;蝉蜕、白僵蚕解毒祛风;甘草解毒和中。

加减:若上肢关节肿痛者,加桑枝、羌活以祛风胜湿,通络止痛;下肢关节肿痛者,加川牛膝、独活以祛风胜湿,活血止痛;关节肿痛较甚者,加乳香、没药以活血消肿止痛;腹痛明显者,加延胡索、川楝子、白芍以行气活血,缓急止痛;血尿或蛋白尿者,加黄芪、益母草、山茱萸、白茅根、小蓟以益气固摄,活血止血;兼有热象者,加生石膏、水牛角以清热养阴,凉血止血。

4.气不摄血

症状:病程较长,反复发作,迁延不愈,紫斑散在色淡,遇劳加重,面色欠华,神疲乏力,头晕目眩,心悸气短,食欲不振,舌质淡,苔白,脉细弱。

病机分析:气虚不能摄血,脾虚不能统血,以致血溢脉外,发于肌肤,而成紫癜;反复出血,正气愈虚,致使紫癜病程较长,迁延不愈,散在色淡,遇劳加重;气血亏虚,脏腑经络及四肢百骸失于濡养,则面色欠华,神疲乏力,头晕目眩;脾气亏虚,不能运化水谷,则食欲不振。舌质淡,苔白,脉细弱均为气血亏虚之象。

治则:健脾益气,养血活血。

方药:紫癜补气摄血汤。

党参15g,黄芪30g,茯苓10g,炒白术10g,当归15g,炒酸枣仁10g,川芎10g,赤芍10g,紫草10g,墓头回15g,蝉蜕10g,白僵蚕10g,大枣5枚,炙甘草6g。

方药分析:方中党参、黄芪、茯苓、炒白术、炙甘草健脾益气摄血;当归、川芎、赤芍、大枣养血和营,活血止血;紫草、墓头回、蝉蜕、白僵蚕凉血活血,解毒祛风。

加减:若出血量多者,加仙鹤草、藕节以止血消斑;伴发血尿者,加白茅根、茜草、小蓟以凉血止血;蛋白尿者,加益母草、小蓟、山萸肉、金樱子以消浊化瘀,益肾固涩;兼阳虚者,加肉桂、干姜以温阳摄血;兼肾气虚者,加菟丝子、续断以补益肾气;纳差者,加炒麦芽、山药以健脾益胃。

三、体会

1.注重审证求因　清热解毒祛风

由于引发过敏性紫癜的原因很多,多数患者很难确定直接致病因素,其临床表现虽以反复发作的皮肤紫癜为主,单纯应用凉血止血法疗效往往不够理想,因此,在治疗时首当审证求因。由于本病发病多以风热毒邪为主,故清热解毒祛风法是其治疗的基本原则,可贯穿于疾病治疗的始终。疾病早期,多加用清热凉血、养阴止血之品;即使疾病中期,虚实夹杂;或反复发作,久病不愈者,皆可配伍应用。蝉蜕、白僵蚕二味,具有清透宣散达邪,解毒祛风止痒之功,为余临证所常用,成人用量一般10~20g,及时应用,确能缩短病程,提高疗效。凉血止血,则多用紫草、墓头回,既能清热解毒,兼能活血化瘀,且用量宜大。

2.依据不同类型　分别辨证论治

由于本病病变范围广泛,可累及诸多脏腑组织器官,而不同的病变部位又具有不同的症状表现,故在临证时可依据不同类型,分别进行辨证论治,方能提高疗效。一般而言,本病单纯皮肤型者,可按"辨证论治"内容中的四种类型施治。关节型者,多辨为风湿热郁证,治宜疏风清热祛湿,活血通络止痛之法,常加用秦艽、桑枝、忍冬藤、防己、鸡血藤等。腹型者,多为瘀血阻滞气机而引发的胃肠瘀热证,治宜清热解毒祛风,活血化瘀止痛之法,常加用凉血止血、行气活血之品,如赤芍、白芍、牡丹皮、延胡索、川楝子、郁金、大黄、三七等。肾型者,当有急性与慢性、血尿与蛋白尿之别。急性期以血尿为主者,多表现为风、热、瘀相兼之证,治宜清热凉血祛风,兼用活血化瘀止血,常加用大蓟、白茅根、紫草、凌霄花等;慢性期或合用激素而以血尿为主者,多表现为虚证或虚中夹实之证,其中阴虚火旺者,治宜清热滋阴降火,凉血止血活血,常加用生地黄、旱莲草、阿胶、白茅根等;气阴两虚者,治宜益气养阴止血,常加用黄芪、党参、山药、山茱萸、旱莲草、仙鹤草等;急性期见蛋白尿者,常选加黄芪、蝉蜕、白僵蚕、益母草、车前子、白茅根、小蓟等，以凉血解毒祛风，益气摄血固精；慢性期见蛋白尿者，常选用党参、黄芪、山茱萸、藕节、蝉蜕、益母草、金樱子等，以补肾益气固本，兼以活血祛风收摄。混合型者，可按以上辨证加减施治。

3.活用活血化瘀　勿忘健运脾胃

各种原因所引发的皮肤紫癜，即离经之血；离经之血未能速散，则形成瘀血；瘀血阻络，又形成新的病因，致使本病病情加重或缠绵不愈。因此，活血化瘀法也是治疗本病的一个主要方法，临证需灵活掌握应用。一般而言，疾病初期，应寓活血于止血之中，少佐活血化瘀之品，使血止而瘀祛，切忌单用活血化瘀之品而加重出血；腹痛者，应在活血化瘀的基础上佐以适量的行气之品，以气行血活，通则不痛；病久不愈及肾型紫癜者，尤当辨证应用活血化瘀之品，使瘀血得化，精血归经，病程缩短，预后改观。此外，由于本病的发病常与饮食不当有关，故调理脾胃亦是治疗和预防复发的关键一环。对于病程较长及反复发作者，宜适量配伍应用健脾益气、健运脾胃之品，同时应特别注意饮食宜忌，则可使脾胃得健，紫癜得褪；用药过程中亦不可过用寒凉而损伤脾胃。

第十一章　恶性淋巴瘤

恶性淋巴瘤(Malignant Lymphome,ML)亦称淋巴瘤,是发生于淋巴结和(或)结外淋巴组织的肿瘤。临床以无痛性、进行性淋巴组织增生,尤以浅表淋巴结肿大为特点,常伴有肝、脾肿大及相应器官的压迫症状,晚期有贫血、发热和恶病质等。根据病理组织学类型,可将 ML 分为非霍奇金淋巴瘤(Non Hodgkin Lymphoma,NHL)和霍奇金淋巴瘤(Hodgkin Lymphoma,HL)两大类。一般认为其发病与感染、先天性或获得性免疫功能失调、环境暴露等因素有关。ML 常见于青壮年,且男性多于女性。其预后与疾病的病理类型、细胞或分子遗传学改变、临床分期和治疗等因素有关。

祖国医学虽无恶性淋巴瘤的记载,但依据临床表现与体征,可将 ML 归属于中医学"恶核"、"石疽"、"失荣"、"痰核"等范畴。

一、病因病机

ML 的发生,多因先天禀赋虚弱,卫外不固,寒邪外袭,湿毒内侵;或先天胎毒未净,蓄于体内,蕴而待发;或后天饮食不节,或七情内伤,或劳欲过度,或病后体弱等,致脏腑、阴阳功能失调,痰浊内生。痰湿凝滞,易阻气血,蕴而酿毒,亦可化火;痰瘀毒结,胶着互害,外发无力,积久成核。其病机特点重在痰、毒、瘀、虚四个方面,而痰、毒为其要害。

1.寒湿凝聚　痰毒内结

先天禀赋不足,脏腑虚弱,卫外不固,寒邪外袭,湿毒内侵,寒湿凝聚为痰;后天调养失宜,或平素脾虚虚弱,水湿运化失职,湿郁于内,酿成湿毒,湿毒不化,日久凝结为痰,痰毒互结,遂成恶核。

2.肝气郁滞　气血受阻

忧思恼怒,情志不遂,肝气郁滞,津液不疏,停着酿痰,痰气积聚,郁久化热化火,煎灼阴津,炼液为痰,若与邪毒胶结,滞于经络,阻滞气血,则发恶核。

3.水不涵木　痰火相结

体质虚弱,肝肾不足;或湿阻气郁,化热伤阴;或过劳成损,久病及肾,肾阴不足,水不涵木,虚火内动,灼津为痰,痰火相结,更伤阴津,阴虚血滞,痰瘀互结,聚积不散,久成恶核。

4.痰瘀毒结　凝聚成块

情志不遂,精神抑郁,或怒伤肝气,气机阻滞,皆使血行不畅,脉络瘀阻,气滞血瘀;脏腑功能失调,津液不化,湿聚成痰,碍气阻络,痰瘀既成,胶着不分,蕴而酿毒,痰瘀毒结,发为恶核。

5.久病缠绵　正虚邪恋

久患恶核消耗,或用毒药伤正,正气亏损,托毒无力,病邪久留不去,更伤气血阴津,气虚鼓动无力,血虚滋生血瘀,阴虚则血滞,阳虚则失其温煦,日积月累,痰瘀毒不能速去,致使病无愈期,且易于感寒、受湿、情志不遂、劳倦等诱因,使疾病复发或加重。

二、病位病性

因痰随气升降,无所不至,故恶核病位可涉及五脏、六腑、经络、肌肤等全身各处。病发于内者,则见纵隔肿块、胁下癥积、胃肠积聚;病发于外者,则见颈项、缺盆、腋下、鼠溪等处聚生痰核,硬结成片。由于核之所成,重在痰湿,痰之由来,关乎脾肾;核之所踞,多在筋膜,筋乃肝之所主;核之为害,以毒为主,毒最伤气血。故恶核之为病,与肝、脾、肾等脏器及气血密切相关。又因核之为病,黏滞有形,痞坚不移,乃痰作祟,是谓阴也;核之性劣,易于流窜,销铄气血,毒恶使然,又谓阳也。且"痞坚之处必有伏阳",故恶核体阴而用阳。

三、辨证论治

ML总属本虚标实之证,其病机演变亦具有正虚邪进、邪退正复之消长特点,正虚与邪实贯穿于疾病始末。由于扶正可鼓邪外出,祛邪能使正气自复,其殊途同归,异曲同工,故立扶正祛邪之治疗总则。又由于病程中邪实与正虚消长的偏颇程度不同,以及患者体质强弱存在差异等,故扶正与祛邪之侧重宜当不同。扶正应以健脾补肾、益气养血为主,具体应用时宜按正虚矛盾的主要方面而定,或健脾、或补肾、或滋阴、或益气、或养血,或多法并补。祛邪当以化痰解毒、软坚散结为主,具体应用时则依病邪表现形式与性质而定,或温、或清、或润、或燥、或散、或和,或多法并举。

临证体会,中医药治疗或辅助治疗 ML,在缓解症状,消除体征,增强放化疗耐受性、减轻放化疗副反应、提高患者生活质量、延长生存期等方面,均有肯定疗效,但中医药的应用必须在辨证论治的原则指导下进行。

1.寒痰凝滞

症状:颈项、耳旁、缺盆、腋下、鼠蹊等处肿核,不痛不痒,皮色如常,坚硬如石,兼见面白少华,形寒肢冷,神疲乏力,舌质淡,苔白或腻,脉沉或细。

病机分析:正气不足,卫外不固,湿邪内侵;脾肾阳虚,津液失布,气化无力,痰湿内生,积久成核,不得外发,循经阻络,故见多处肿核,坚硬如石;痰属阴邪,阴盛则寒,易伤阳气,温煦不足,故见形寒肢冷;气虚失养,则神疲乏力,面白少华。舌质淡,苔白或腻,脉沉或细均为一派寒湿之征;舌淡,脉细为虚寒之象。

治法:散寒解毒,化痰散结。

方药:化痰消核汤。

猫爪草 15g,夏枯草 15g,生牡蛎 15g(先煎),瓦楞子 15g(先煎),昆布 10g,海藻 10g,白僵蚕 10g,浙贝母 10g,白芥子 10g,炙半夏 10g,陈皮 10g,玄参 12g,莪术 10g,山楂 10g。

方药分析:方中猫爪草化痰散结,解毒消肿;夏枯草解毒散结;生牡蛎、瓦楞子、昆布、海藻消痰化瘀,软坚散结;白僵蚕解毒散结,化痰软坚;浙贝母化痰散结;白芥子温肺祛痰,理气散结;炙半夏、陈皮燥湿化痰,理气调中;玄参解毒散结,并防它药辛温助火;莪术破血祛瘀,行气止痛;山楂活血散瘀,助运脾胃。

加减:若神疲乏力明显者,加黄芪、当归以补气养血;形寒肢冷明显者,加炙附子、肉桂以温阳散寒;

伴关节瘆痛重著者,加羌活、独活以祛风胜湿;肿核硬肿疼痛难消者,可加蜈蚣1g,研末冲服,以解毒散结,通络止痛;伴肋下癥块明显者,加炙鳖甲、丹参以软坚消癥。

2.气郁痰阻

症状:颈项、耳旁、缺盆、腋下、鼠蹊等处肿核,或胁下痞块,不痛不痒,皮色如常,坚硬如石,兼见烦躁易怒,胸腹满闷,两胁胀满,食欲不振,大便不调,舌质红,苔白腻或黄腻,脉弦或弦数。

病机分析:情志不遂,肝郁气结,津液不疏,停着酿痰;肝郁化火,煎灼阴津,炼液为痰;肝郁脾虚,运化不及,湿浊内生,蕴而化痰;痰阻经络,积久成核,故发多处肿核,坚硬如石;肝气不舒,则烦躁易怒,胸腹满闷;肝络不和,则两胁胀满;肝胃不和,则食欲不振,大便不调。舌苔白腻,脉弦为气郁痰结之候;舌质红,苔黄腻,脉弦数为肝火有余之象。

治法:舒肝解郁,化痰散结。

方药:解郁消核汤。

猫爪草15g,夏枯草15g,生牡蛎15g(先煎),白僵蚕10g,柴胡15g,香附15g,枳壳10g,青皮10g,郁金15g,炙半夏10g,陈皮10g,茯苓10g,白术10g,玄参10g。

方药分析:方中猫爪草、夏枯草、生牡蛎、白僵蚕解毒散结,化痰软坚;柴胡、香附、枳壳舒肝行气解郁;青皮疏肝破气,散结消滞;郁金活血散瘀;炙半夏、陈皮燥湿化痰,理气和中;茯苓、白术健脾益气,扶土抑土;玄参解毒散结,养阴清热,并防祛痰之剂伤阴助火。

加减:若两胁胀痛明显者,加延胡索、川楝子以行气活血止痛;伴口苦呕逆者,加黄芩、龙胆草以清泻肝火;伴食滞腹胀者,加山楂、鸡内金以消食导滞;伴大便秘结者,加大黄、厚朴以通腑泄热;伴心烦不寐者,加酸枣仁、栀子以清热除烦,养心安神。

3.阴虚痰结

症状:颈项、耳旁、缺盆、腋下、鼠蹊等处肿核,或胁下痞块,坚硬如石,皮色如常,或伴瘙痒,兼见形体消瘦,消谷善饥,潮热汗出,五心烦热,口干咽燥,腰膝瘆软,头晕耳鸣,遗精或崩漏。舌质红少津,或红绛,脉细数。

病机分析:体质虚弱,肝肾不足;或湿阻气郁,化热伤阴;或久病耗阴,药毒劫阴,阴虚阳亢,虚火灼津,炼液为痰;或阴虚血滞,痰瘀互结,聚积不散,久之成核,故见多处肿核,坚硬如石;肝肾不足,失于濡润,则形体消瘦,腰膝瘆软,头晕耳鸣;营阴不足,血燥风热,则皮肤瘙痒;阴虚内热,则潮热汗出,五心烦热,口干咽燥;虚热上扰,胃火偏盛,则消谷善饥。舌质红少津,或红绛,脉细数为一派阴虚或阴虚火旺之象。

治法:滋补肝肾,化痰散结。

方药:滋阴消核汤。

猫爪草15g,夏枯草15g,生牡蛎15g(先煎),白僵蚕10g,熟地黄12g,山茱萸12g,枸杞子12g,炙鳖甲12g(先煎),龟板胶10g(烊化),玄参15g,女贞子10g,旱莲草10g,怀牛膝10g,山楂10g。

方药分析:方中猫爪草、夏枯草、生牡蛎、白僵蚕解毒散结,化痰软坚;熟地黄、山茱萸、枸杞子滋补肝肾,养阴补血;炙鳖甲、龟板胶滋阴潜阳,软坚散结;玄参养阴清热,解毒散结;女贞子、旱莲草补益肝肾,兼清虚热;怀牛膝补益肝肾,活血祛瘀;山楂活血散瘀,助运脾胃。

加减:若神疲乏力明显者,加黄芪、当归以补气养血;眩晕、耳鸣明显者,加桑椹、阿胶以滋阴补血;伴大便秘结者,加当归、火麻仁以润肠通便;潮热盗汗明显者,加地骨皮、银柴胡以凉血退蒸;皮肤瘙痒甚者,加赤芍、地肤子以凉血清热,利湿止痒。

4.痰瘀毒蕴

症状:颈项、耳旁、缺盆、腋下、鼠蹊等处肿核,或胁下痞块,时而疼痛,兼见面色晦黯,形体消瘦,壮热烦渴,或午后潮热,口舌生疮,咽喉肿痛,或腹大如鼓,腹部癥块,皮肤瘀斑,溲赤便结,或有黑便,舌质黯或红绛,或有瘀斑,苔黄腻,脉涩或数。

病机分析:脏腑阴阳功能失调,津液不化,湿聚成痰,碍气阻络,血行不畅,日久成瘀;痰瘀既成,胶着不分,蕴而酿毒,痰瘀毒结,发为肿核;或外感毒邪,入血伤髓,销铄气血,气虚血滞,毒瘀胶结,扰乱气机,水液不行,停聚为痰,痰瘀毒结,故见多处肿核,坚硬如石;瘀阻脉络,不通则痛,故肿核时而疼痛,夜间尤甚;瘀血不去,新血难生,濡养不足,则面色晦黯,形体消瘦;痰瘀毒蕴而化火,火热熏蒸,则壮热烦渴,咽喉肿痛,溲赤便结;热灼血络,或痰瘀阻络,血不循经,溢于脉外,则黑便,皮肤瘀点、瘀斑;脉络壅阻,隧道不通,水气停聚中焦,则腹大如鼓,或腹部癥块。舌质黯或有瘀斑,苔腻,脉涩均为一派痰瘀互结之征;舌质红绛,苔黄,脉数为毒热炽盛之象。

治法:逐瘀解毒,化痰散结。

方药:逐瘀消核汤。

猫爪草15g,夏枯草15g,生牡蛎15g(先煎),白僵蚕10g,丹参20g,鸡血藤15g,红花10g,莪术10g,赤芍12g,郁金15g,川楝子10g,炙鳖甲10g(先煎),玄参15g,山楂10g。

方药分析:方中猫爪草、夏枯草、生牡蛎、白僵蚕解毒散结,化痰软坚,丹参、鸡血藤养血活血;红花、莪术破血祛瘀,行气止痛;赤芍凉血散瘀;郁金、川楝子行气活血;炙鳖甲滋阴潜阳,软坚消癥;玄参凉血养阴,解毒散结;山楂活血散瘀,助运脾胃。

加减:若伴神疲乏力者,加黄芪、当归以补气养血;核肿疼痛明显者,加延胡索、蜈蚣以活血通络,行气止痛;皮肤瘀点瘀斑明显者,加紫草、茜草以凉血散瘀消斑;伴高热不退者,加生石膏、知母以滋阴清热;口舌生疮者,加栀子、淡竹叶以清胃泻火;咽喉肿痛甚者,加薄荷、牛蒡子以解毒利咽;溲赤便结者,加大黄、白茅根以解毒凉血,通腑泄热;伴见黑便者,加地榆、蒲黄以祛瘀止血。

5.正虚邪恋

症状:多处肿核已消,或消及大半,质硬不甚,皮色如常,不痛或痒,兼见面色无华,消瘦脱形,语音低微,乏力倦怠,心悸气短,头晕目眩,恶风,自汗或盗汗,虚烦不眠,舌质淡或黯,苔少或滑,脉弱或细。

病机分析:久病消耗,药毒伤正,正气亏损,托毒无力,余毒未尽,故见多处肿核已消,或消及大半;阳气不足,温煦推动不力,脾胃运化失司,气血生化乏源,四肢百骸失养,故见面色无华,消瘦脱形,语音低微,乏力倦怠,心悸气短,头晕目眩;正虚无力驱邪,邪毒出路无门,进退不能,营卫失和,则见恶风,自汗,或肿核局部不时作痒。舌质淡或黯,苔少或滑,脉弱或细均为一派虚滞之象。

治法:扶正托毒,调和营卫。

方药:扶正消核汤。

猫爪草12g,夏枯草12g,生牡蛎10g(先煎),白僵蚕6g,黄芪130g,当归15g,党参15g,茯苓10g,白术10g,熟地黄15g,鸡血藤15g,白芍10g,川芎10g,炙甘草6g。

方药分析:方中猫爪草、夏枯草、生牡蛎、白僵蚕解毒散结,化痰软坚;黄芪、当归补益气血,扶正托毒;党参、茯苓、白术健脾益气,以杜绝生痰之源;熟地黄、白芍养血滋阴,补益精髓;鸡血藤补血活血;川芎活血行气,通达气血;炙甘草补中缓急。

加减:若阳虚寒盛者,加仙灵脾、炙附子以温肾壮阳;阴虚有热者,加玄参、知母以养阴清热;伴高热不退者,加生石膏、知母以滋阴清热;肋下癥块明显者,加炙鳖甲、莪术以软坚消癥;伴食欲不振者,加山楂、山药以助运脾胃;皮肤瘙痒者,加地肤子、蛇床子以利湿止痒;虚烦不寐者,加酸枣仁、栀子以清热除烦,养心安神。

四、体会

1.究病机　不外痰毒瘀虚四端

ML之发病,多缘先天禀赋不足与后天调养失宜两个方面;其病机重在痰、毒、瘀、虚四端。痰之起因,一为寒湿凝结成痰;二为火热煎熬津液为痰。毒之来源,一为先天胎毒未净,蓄而待发;二为后天滋生之毒,如外感六淫化毒、药毒、疾病所产之毒及饮食所化之毒等,蕴伏体内;三为外界邪毒,包括毒气、毒药等,直中脏腑经络。而瘀与虚,既是产生痰与毒的原因,又是痰与毒的病理转归,故痰与毒是ML病机之要害。

2.重辨证　注意证型转化规律

一般而言,ML临证一般符合正气不足→寒痰凝滞→气郁痰阻→阴虚痰结→痰瘀毒蕴→正虚邪恋之证候转化规律。由于疾病的复杂多变性及放化疗的干预,往往出现两种情况:一是证候之间没有过渡证型,可出现跳跃式转化;二是型与型之间没有明确的界限,多证交叉也不少见。故具体应用,可遵清代程国彭《医学心悟·聚积》"初"、"中"、"末"之三法进行。邪气初客,正不甚虚,恶核未坚,宜直消之,而后和之;若恶核日久,邪盛正虚,法从中治,须以补泻相兼为用;若核消及半,便从末治,即使应用攻击之药,亦宜和中养胃,导达经脉,俾荣卫疏通,使核自消;虚人患恶核,或恶核正虚甚者,先补其虚,调其脾胃,增其饮食,而后用药攻之。谨遵"三法",又辨邪实与正虚之性质,再辨所犯脏腑、经络、气血、阴阳之不同,而后采取相应的具体治法。

3.论治疗　化痰解毒贯穿始终

由于肿核为ML的主要症状,痰与毒为其主要病理机制,加之其病程冗长,常缠绵难愈,且易复发,故其治疗,首当重视痰毒为患,化痰解毒之法可贯穿于疾病治疗的始末。具体应用时,当根据机体气血阴阳之变化,如阳虚寒凝者温化寒凝,气郁痰阻者疏肝解郁,阴虚痰结者滋阴降火,痰瘀毒蕴者化痰行瘀,正虚邪恋者补益气血,随证变化,灵活应用,方可取得满意的临床疗效。自拟消核系列方中的猫爪草、夏枯草、生牡蛎、白僵蚕四药为余临证所常用。其中猫爪草甘、辛,微温,化痰散结,解毒消肿;夏枯草苦、辛,寒,清肝火,散郁结;生牡蛎咸,微寒,清热化痰,软坚散结;白僵蚕咸、辛,平,解毒化痰,软坚散结。四药合用,可奏解毒散结,化痰软坚之功效,且温而不燥,苦寒而不伤中,故对ML的各种辨证类型,均可适用。临证用药,还需时时顾护胃气。方中炙半夏、陈皮、茯苓、白术、山楂等品,一为辨证论治所需,用治其病;二为防止它药伤中,以顾脾胃。

附录一　中医古籍中有关血及血病的记载

血

《灵枢·决气》云："中焦受气取汁,变化而赤,是谓血。"

血:即血液。指在心气推动下循行于脉道中之赤色液体。由营气和津液组成,其内注于五脏六腑,外滋于四肢百骸、五官九窍、皮肉筋骨,具营养和滋润之功,为构成人体和维持人体生命活动的基本物质之一。

血　液

隋代巢元方《诸病源候论·毛发病诸候·须发脱落候》云："血液不滞,发根常牢。"

血液:简称血。现代医学认为血液是人或高等动物体内循环系统中的液体组织,黯赤或鲜红色,有腥气,由血浆、血细胞和血小板构成,对维持生命起重要作用。

全　血

元代朱震亨《丹溪心法·咳血》云："呕血者,呕全血者是。"

全血:即纯血。现代医学将人体内血液采集到采血袋内所形成的混合物称为全血,即包括血细胞和血浆的所有成分。

营　血

清代费伯雄《医方论·理血之剂》云："血之取义:一为荣,荣者发荣也,非血则无以润脏腑、灌经脉、养百骸,此滋长之义也;一为营,营者营垒也,非血则无以充形质、实腠理、固百脉,此内守之义也。"

营血:一指血液;二指营气与血的合称;三指温病辨证中的两个阶段或病位。

荣　血

明代龚廷贤《寿世保元·吐血》云："夫人身之血,名曰荣,荣者,谓荣润于身之物也。"

荣血:即营血。

真　血

明代傅仁宇《审视瑶函》云："真血者,即肝中升运于目轻清之血,乃滋目经络之血也。此血非比肌肉间混浊易行之血,因其轻清上升于高而难得,故谓之真也。"

清代张璐《张氏医通·诸见血证》云："经言血之与气,异名同类,虽有清浊之分,总由水谷精微所化。其始也混然一区,未分清浊,得脾气之鼓运,如雾上蒸于肺而为气;气不耗,归精于肾而为精;精不泄,归精于肝而化清血;血不泻,归精于心,得离火之化而为真血,以养脾脏,以司运动,以奉生身,莫贵于此。"

真血:真,本原。一指真实的本原的血;二指在眼内经脉中往来运行之轻清精微之血,为养目之原。

好　血

清代刘恒瑞《经历杂论·安胎论》云："有因外感六淫邪气害正,胎无好气好血以养之者。"

清代唐容川《血证论·吐血》云："血止之后,其离经而未吐出者,是为瘀血。既与好血不相合,反与好血不相能,或壅而成热,或变而为痨,或结瘕,或刺痛,日久变证。"

好血:即正常之血。

新血　鲜血　血清　清血

明代龚廷贤《万病回春·失血》云："鲜血者,新血也,宜止之。"

明代戴思恭《证治要诀·大小腑门·肠风脏毒》云："血清而色鲜者为肠风。"

明代张介宾《景岳全书·血证》云："生血凉血无如生地,敛血清血无如芍药,然二物皆凉,凡阳虚者非宜也,脾弱者非宜也,脉弱身凉,多呕便溏者,皆非宜也。"

清代李用粹《证治汇补·便血》云："纯下清血者,风也。"

清代唐容川《血证论·瘀血》云："盖血初离经,清血也,鲜血也。"

新血、鲜血、血清:皆指新鲜血液。

清血:一指新鲜血液;二指治法,指清除血中不纯的成分,使血液纯洁。

阴　血

《灵枢·通天》云："太阴之人,多阴而无阳,其阴血浊,其卫气涩。"

清代吴澄《不居集·血症八法大旨治气》云："血,阴之位也,静而定者其常也。"

清代唐容川《血证论·吐血》云："寒证者,阳不摄阴,阴血因而走溢。其证必见手足清冷,便溏遗溺,脉细微迟涩,面色惨白,唇口淡和,或内寒外热。必实见有虚寒假热之真情。甘草干姜汤主之。"

阴血:即血液。血液有形而属阴,故名。

阳　血

明代李梴《医学入门·论伤寒杂证》云："经络中热盛,逼血从鼻出者为衄,都属太阳,名曰阳血。"

清代韦协梦《医论三十篇》云："血病有阴分,亦有阳分。"

阳血:指阳证出血。

人　血

清代黄宫绣《本草求真·论下血药》云："至有借食人血以治血,则有水蛭、虻虫可用。"

人血:指人的血液。

诸　血

明代李时珍《本草纲目》云:"犀角能疗诸血,及惊狂斑痘之证。"

诸血:指一切出血证。

周 身 之 血

清代唐容川《本草问答·论茎身之药性原理》云:"苏木者,木之身也,色红味咸,像人身周身之血,故主于行血。"

清代汪昂《汤头歌诀·血头行走穴道歌》云:"周身之血有一头,日夜行走不停留。"

周身之血:指人体一身之血。

心血　心经血　心包血　命门心包络血

明代梁学孟《国医宗旨·失血分经引用便览》云:"吐血赤色者,乃心经血也。"亦云:"吐紫黑色血,唾之小腹胀疼者,此命门心包络血也。"

清代林珮琴《类证治裁·血症总论》云:"凡血色……赤如朱漆光者心包血……欲知何脏之血,吐在水碗中,半沉半浮者心血。"

心血:指心所主之血,亦称心经血。来源于脾胃化生的水谷精微,在心气的推动下,流注全身,发挥营养和滋润作用,亦是神志活动的物质基础。

命门心包络血:指命门及心包络所主之血。

肝血　肺血

清代林珮琴《类证治裁·血症总论》云:"欲知何脏之血,吐在水碗中,浮者肺血,沉者肝血……"

清代张璐《张氏医通·诸血门·诸血见证》云:血"出于肝者,或从上呕,或从下脱,血必青紫稠浓,或带血缕,或有结块。"

清代黄元御《四圣心源·血》云:"盖木性善达,水土寒湿,生气不达,是以血瘀。木郁风动,疏泄不敛,是以血脱,而肺血之脱亡,较多于肝。肝血下脱,则遗泄于便溺;肺血上流,则吐衄于口鼻。以血在下焦则宜升,而既升于上,则又宜降。降者,肺之所司,缘肺金主收,收气盛则血降,收气不足,则血涌而上溢也。而肺血之上溢,总由阳明之虚。以血秉木气,但能升而不能降,升而不至于上溢者,恃肺金之善敛。肺金之收敛者,胃土之右转也。"

肝血:指肝所藏之血,与肝气相对而言。具有滋养肝脏,营养机体的功能。

肺血:指肺所主之血。

脾　血

清代黄宫绣《本草求真·论脏腑病症主药》云:"白术不言能补脾气,反云能补肝气脾血。"

清代陈念祖《神农本草经读》云:"脾主四肢,脾血足则四肢健。"

脾血:指脾所主之血。

肾　血

清代赵其光《本草求原》云:"栀子……童便炒滋肾血,降阴火。"

肾血:指肾所主之血。

心脾之血

清代张璐《本经逢源》云:"龙眼补血益肝,同枸杞熬膏专补心脾之血。"

心脾之血:指心与脾所主之血。

胃脘之血

明代李时珍《本草纲目》云:"丹溪曰……栀子……最清胃脘之血,炒黑末服,吹鼻治。"

清代李用粹《证治汇补》云:"胃脘之血,为痰浊所滞,日积月累,渐成噎膈反胃。"

胃脘之血:指停滞于胃脘部的瘀血。

腰脐间血

明代缪希雍《神农本草经疏》云:"术……利腰脐间血。"

腰脐间血:指停滞于腰脐部位的瘀血。

中下焦之血

清代唐容川《本草问答·论入气分、入血分之药》云:"丹皮色味亦类红花,而根性下达,与花不同,故主在内及泄中下焦之血。"

中下焦之血:指中下焦所主之血。

下元之血

明代贺岳《本草要略》云:"川芎……四物汤中用之者,特取其辛温而行血药之滞耳,岂真用此辛温走散之剂以养下元之血哉！"

下元之血:指下焦之血。

大肠之血

清代陈士铎《本草新编》云:"熟地……与地榆同用,可以清大肠之血。"

大肠之血:指大肠中之血。

骨　血

明代李时珍《本草纲目》云:"鹿茸……所以能补骨血,坚阳道,益精髓也。"

骨血:指骨骼中之血。

经　血

隋代巢元方《诸病源候论·产后崩中恶露不尽候》云:"产伤于经血,其后虚损未平复,或劳逸损动,而血暴崩下,遂因淋沥不断时来,故为崩中恶露不尽。"

经血:指月经。

络　血

《素问·举痛论》云:"寒气客于小肠膜原之间,络血之中,血泣不得注入大经。"

清代凌晓五《凌临灵方·胃血上吐下利》云:"酒客多湿,湿热内扰,酒性悍,致伤胃络,络血上溢下注,遂致吐血便血,脉右尤大,治宜清解。"

络血:指络脉中的血。

脏腑之血 经络之血 脏腑经络之血

清代张璐《本经逢源》云:"杨梅……血热火旺人不宜多食,恐动经络之血而致衄也。"

清代郭士遂《痧胀玉衡·头痛痧》云:"痧毒中于脏腑之血,壅瘀不流,上冲三阳头面肌肉,故肌肉肿胀,目闭耳塞,心胸烦闷。急刺破巅顶及诸青筋,出毒血;药宜清其血分,破其壅阻为要。"

清代黄元御《四圣心源·血》云:"肝主藏血,凡脏腑经络之血,皆肝家之所灌注也……血敛于肺而降于胃,肺气能收,则鼻不衄,胃气善降,则口不吐。肺气莫收,经络之血,乃从鼻衄;胃气莫降,脏腑之血,因自口吐。"

脏腑之血:指循行于脏腑的血。

经络之血:指循行于经络的血。

脏腑经络之血:指循行于脏腑及经络的血。

太阳之血　少阳之血

隋代杨上善《黄帝内经太素·经脉之三》云:"太阳之血营眉,故美眉之人,即知太阳多血。少阳之血营通髯,故少阳行处通髯多,则知少阳多血也。通髯,颊上毛也。须美者则知阳明多血,须谓颐下毛也。乃是其见眉须,则知血气多少也。"

清代严洁等《得配本草》云:"地黄……当归为佐,和少阳之血。"

太阳之血:指太阳经之血。

少阳之血:指少阳经之血。

养脏止血 灌注之血 营经之血
守脏之血　腑络之血

清代张璐《张氏医通·诸血门·诸血见证》云:"血……其至清至纯者,得君主之令,以和调五脏,藏而不失,乃养脏之血也。其清中之浊者,秉输运之权,以洒陈六腑,实而不满,则灌注之血也。其清中之清者,会营周之度,流行百脉,满而不泄,此营经之血也。其源则一,析而为三,各有司属。"

清代林珮琴《类证治裁·血症总论》云:"禀水谷之精华,出于中焦,以调和五脏,洒陈六腑者,血也。生化于脾,宣布于肺,统于心,藏于肝,化精于肾,灌输百脉。其清而纯者,为守脏之血;清中之浊者,为腑络之血;清中之清者,为营经之血。皆有气以护之,膜以隔之,络以通之,原不至上溢而下脱也。"

养脏之血、灌注之血、营经之血、守脏之血、腑络之血:均指按血之不同功用而对血的不同分类。

离经之血

清代凌晓五《凌临灵方·离经之血未净》云:"臧左(环域,三月)努力伤络,络血上溢盈碗,离经之血未净,咯痰见红,兼有咳嗽,五内烦热,良由操劳动肝,肝火激动胃络所致,脉弦数,治宜清解。"

清代唐容川《血证论·瘀血》云:"盖血初离经,清血也,鲜血也。然既是离经之血,虽清血鲜血,亦是瘀血。离经既久,则其血变作紫血。"

离经之血:指瘀血。经脉是运行气血的通道,当血不在经脉中循行就是离经之血。

津血　血津

明代李时珍《本草纲目》云:"盖毒胜火炽则水益涸,风夹火势则土受亏,故津血内竭,不能化脓,而成青黑干陷之证。"

胡尚如《一个佃户的自述》云:"老伴六十岁啦,还弯着腰去拔草,把手指头磨得露着血津儿。"

津血:指津与血的合称。津和血均源于饮食水谷精微,同属人体的阴液。二者在生理上互相转化,互相作用,参与周身体液调节;病理上则互相影响。

血津:指皮肤破损后渗出的少量的血。

精　血

隋代巢元方《诸病源候论·虚劳精血出候》云:"肾藏精,精者血之所成也。虚劳则生七伤六极,气血俱损,肾家偏虚,不能藏精;故精血俱出也。"

明代张介宾《景岳全书·论脾胃》云:"盖人之始生,本乎精血之原。"

清代喻昌《医门法律·虚劳论》云:"虚劳之证,《金匮》叙于血痹之下,可见劳则必劳其精血也。"

精血:指精与血的统称,是维持人体生命活动的基本物质。

精道之血

明代张介宾《景岳全书·血证》云:"精道之血,必自精宫血海而出于命门。"

精道之血:指来源于精宫血海从精孔而出的尿血。

溺孔之血

明代张介宾《景岳全书·血证》云:"溺孔之血,其来近者,出自膀胱。其证溺时必孔道涩痛,小水红赤不利,此多以酒色欲念致动下焦之火而然。"

溺孔之血:指来源于膀胱的尿血。

胚血　养胚之血

宋代赵以德《金匮玉函经二注·桂枝茯苓丸方论》云:"宿有癥内结,及至血聚成胎,而病发动,气淫于冲任,由是养胚之血,不得停留,遂漏不止。"

清代徐大椿《神农本草经百种录》云:"鹿茸之中,唯一点胚血,不数日而即成角。"

养胚之血:即胚血。指养胎之血。

精　　髓

隋代巢元方《诸病源候论·虚劳病诸候》云:"夫血气者,所以养荣其身也。虚劳之人,精髓萎竭,血气虚弱,不能充盛肌肤,此故羸瘦也。"

精髓:指精气真髓,亦比喻事物的精华。出自中医学说,中医讲肾藏精,精化气,精气足而生髓。

骨　　髓

《素问·阴阳应象大论》云:"北方生寒,寒生水,水生咸,咸生肾,肾生骨髓。"

《素问·生气通天论》云:"是以圣人陈阴阳,筋脉和同,骨髓坚固,气血皆从。"

《素问·平人气象论》云:"脏真下于肾,肾藏骨髓之气也。"

《灵枢·寒热病》云:"络脉治皮肤……经脉治骨髓、五脏。"

骨髓:一指藏于骨腔中的髓质;二指病在骨髓,喻疾病部位较深。现代医学认为骨髓是人体的造血组织,位于身体的许多骨骼内。成年人的骨髓分两种:红骨髓和黄骨髓。红骨髓能制造红细胞、血小板和各种白细胞。血小板有止血作用,白细胞能杀灭与抑制各种病原体,包括细菌、病毒等;某些淋巴细胞能制造抗体。因此,骨髓不但是造血器官,还是重要的免疫器官。

膏　　血

清代张璐《本经逢源》云:"血竭,木之脂液,如人之膏血,为止痛和血,收敛疮口,散瘀生新之要药。"

膏血:指脂肪和血液。

气血　血气

《素问·调经论》云:"血气不和,百病乃变化而生。"

《灵枢·本脏》云:"人之血气精神者,所以奉生而周于性命者也。"

金代张子和《儒门事亲·凡在下者皆可下式》云:"《内经》一书,惟以气血流通为贵。"

清代王清任《医林改错·气血合脉说》云:"治病之要诀,在明白气血。"

气血:即血气。是人体内气和血的统称。中医学认为气与血各有其不同作用而又相互依存,以营养脏器组织,维持生命活动。

血气:既指血气,又是中医用来说明人体能量的名词,但是人体内并没有任何物质称之为"血气"。根据中医的解释,血气包含人体的许多物质,其中血液是人体能量最重要的代表。另外,"血气"一词也指与血液相关的事务。

气中之血　血中之气

清代冯兆张《冯氏锦囊秘录》云:"蓬术破气中之血,三棱破血中之气,主治颇同,气血稍别。"

气中之血:指气分中的血滞。

血中之气:指血分中的气滞。

气血之海

清代张秉成《本草便读》云:"胃为气血之海,气血宣通,则乳病愈耳。"

气血之海:指胃。

血　分

汉代张仲景《金匮要略·水气病脉证并治》云:"妇人则经水不通,经为血,血不利则为水,名曰血分。"

清代吴贞《伤寒指掌·伤寒变证·衄血》云:"更有温热之症,药宜凉解,误用辛温而动经血,亦能致衄,宜清血分。"

清代唐容川《血证论·唾血》云:"如或七情郁滞,脾经忧虑,伤其血而致唾血者,以脾主思虑,故每因思虑而伤脾阴,睡卧不宁,怔忡劳倦,饮食不健,宜用归脾汤,以补心脾,再加阿胶柴胡炒栀棕灰血余,以解郁火,清血分,此治脾兼治心,心脾为思虑所伤者,应手而效。"

血分:一指温热病卫气营血辨证中最深入的阶段或病位;二为病证名,指妇人先有经水不通,而后得水气病;三是泛指病在血者,与气分相对而言。

血　脉

西汉司马迁《史记·扁鹊仓公列传》云:"血脉治也,而何怪。"

血脉:即经脉,简称脉。是气血运行的通道。

血　络

《灵枢·血络论》云:"黄帝曰:愿闻其奇邪而不在经者。岐伯曰:血络是也。"清代张志聪注云:"血络者,外之络脉、孙络,见于皮肤之间,血气有所留积,则失其外内出入之机。"

血络:亦称血脉,脉学名词。一指位于机体浅表的细小动、静脉和毛细血管;二指皮肤浅表皮层有瘀血阻滞的络脉。临床上针刺放血,又称为泻络。

血　膜

清代林珮琴《类证治裁·血症八法》云:"嗽血,因嗽时气急喘促,痰杂血丝血点,亦火伤血膜,而血随痰出也。"

血膜：指血管。

血　脏

宋代陈师文等《太平惠民和剂局方·卷之九》云："小白薇丸，治妇人冲任虚损，子脏受寒……或久冷风从下入，血脏既虚，风邪内乘。"

清代刘若金《本草述》云："王不留行……此味应入肝，肝固血脏，更司小水，故治淋不可少。"

血脏：一指子宫；二指肝脏。

血　室

汉代张仲景《伤寒杂病论》中有"热入血室"之病名。

明代张介宾《类经·求正录》云："故子宫者……医家以冲任之脉盛于此，则月事以时下，故名之曰血室。"

清代肖赓六《女科经纶》云："王冰曰：冲为血海，诸经朝会，男子则运而行之，女子则停而止之，谓之血室。"

清代柯韵伯《伤寒来苏集·阳明脉证·上》云："血室者，肝也。肝为藏血之脏，故称血室。"

血室：一指子宫；二指肝脏；三指冲脉。

血　海

《素问·上古天真论》王冰注云："冲为血海。"

《素问·五脏生成》云："肝藏血，心行之，人动则血动于诸经，人静则血归于肝脏，肝主血海故也。"

晋代皇甫谧《针灸甲乙经》云：血海穴"在膝膑上内廉白肉际二寸半。"

血海：一指冲脉；二指肝脏，因肝有贮藏和调节血液的功能；三指血海穴，别名百虫窠，属足太阴脾经。

血　轮

朝鲜金礼蒙《医方类聚》一书所收录的成书于隋唐时期的《龙树菩萨眼论》中首次提到"血轮"。至宋代王怀隐等《太平圣惠方》中比较详细地记载了五轮的名称。

血轮：五轮之一。指眼之内眦和外眦的合称。

血　会

战国秦越人《难经·四十五难》云："血会膈俞。"

血会：八会穴之一，指膈俞。膈俞与膈相应，位居心俞和肝俞之间。心主血，肝藏血，本穴居中，血液聚会，故名。凡治疗血病皆可酌情取用此穴。

血　郄

血郄：经外穴名。一指百虫窠（《针灸集成》）；一指委中（《铜人腧穴针灸图经》）。

血 之 府

《素问·脉要精微论》云:"夫脉者,血之府也。"

血之府:指脉。血液循行于经脉之中,故名。

血 府

清代王清任《医林改错》云:"血府即人胸下膈膜一片,其薄如纸,最为坚实,前长与心口凹处齐,从两胁至腰上,顺长如坡,前高后低,低处如池,池中存血,即精汁所化,名曰血府。"

血府:指胸下膈膜。

血 道

《灵枢·刺节真邪》云:"故饮食不节,喜怒不时,津液内溢,乃下留于睾,血道不通,日大不休,俯仰不便,趋翔不能,此病荥然有水,不上不下,铍石所取,形不可匿,常不得蔽,故命曰去爪。"

血道:血脉之别称。

心主血脉

《素问·痿论》云:"心主身之血脉。"

心主血脉:是指心气推动血液在脉管中循环运行的功能。

心 生 血

《素问·阴阳应象大论》云:"心生血。"

心生血:属中医五脏生血理论之一,具体包括心体生血和心脏生血,并通过化赤、血精生血、协助其他脏腑生血等三个方面发挥生理作用。其病理表现为心血虚证、瘀不生新证。

心 主 血

《素问·五脏生成》云:"诸血者,皆属于心。"

清代陈莲舫《女科秘诀大全·卷一·调理经脉秘诀·崩后心痛》云:"心主血,盖由去血过多,心无所养,以致作痛,宜用十全大补汤,参术倍之,三十余剂稍愈,百余剂痊愈。"

心主血:指心有总管一身血液运行和生成的作用,是对心主行血和心主生血功能的概括。

肝藏血 肝摄血

《素问·调经论》云:"肝藏血。"

元代罗天益《卫生宝鉴》云:"夫肝摄血者也。"

清代沈金鳌《杂病源流犀烛·六淫门·诸血源流》云:"肝,其职主藏血而摄血。"

肝藏血:指肝具有贮藏血液和调节血量的生理功能。

肝摄血:指肝具有统摄血液在经脉之中流行,防止逸出脉外的功能。

司血 肝木统血

清代唐容川《本草问答·论气数与药性》云:"木火之脏属肝与心,于人身司血。三七叶青,而有红筋,亦是木火之色,故其根能化瘀行血,只完其心火生血,肝木统血之令而已。"

司血:指主司血液。

肝木统血:即肝摄血。

脾统血 脾裹血 脾摄血 肾纳血

战国秦越人《难经·四十二难》云:脾"主裹血。"

明代武之望《济阴纲目》云:"血生于脾,故云脾统血。"

明代兰茂《滇南本草·苦马菜》云:"血为荣,气为卫,荣卫昼夜循环,营运不息。心生血,脾统血,肝藏血,肾纳血,脏得血能津,腑得血能润,目得血能视,舌得血能言,手得血能握,足得血能步。血随气行,气逆而血逆矣。"

清代沈明宗《张仲景金匮要略》云:"五脏六腑之血,全赖脾气统摄。"

清代五邦傅《脉诀乳海》云:"夫营出中焦,中焦治则能摄血,血足则能华色。今脉见微,则为阴盛阳虚,不能摄血,以致败血不止,血去则不能华色,是以面色无光也。"

脾统血:即脾裹血,脾摄血。指脾具有统摄血液在经脉之中流行,防止逸出脉外的功能。

肾纳血:指肾具有纳藏和施泄血液的作用。

肺 行 血

明代龚信《古今医鉴·卷之七·补益·失血》云:"惟心生血,肝纳血,脾统血,肺行血,肾藏血,男子化而为精,女子化而为月水。"

肺行血:指肺通过主气及宣发等作用助心以行血。

咸走血 苦走血 咸胜血 苦胜血

《灵枢·五味》云:"黄帝曰:咸走血,多食之令人渴,何也?少俞曰:咸入于胃,其气上走中焦,注于脉,则血气走之,血与咸相得,则凝,凝则胃中汁注之,注之则胃中竭,竭则咽路焦,故舌本干而善渴。血脉者,中焦之道也,故咸入而走血矣。"

元代王好古《汤液本草》云:"苦走血,咸胜血,仲景抵当汤用虻虫、水蛭,咸苦以泄畜血。"

清代张璐《本经逢原》云:"咸走血,苦胜血,水蛭之咸苦以除蓄血,乃肝经血分药,故能通肝经聚血,攻一切恶血坚积。"

咸走血、苦走血、咸胜血、苦胜血:指通过五行相生相克的关系,论述血液的生理病理及血病的治疗。

载　血

清代黄宫绣《本草求真》云:"或脾肾寒逆为呕吐,或虚火载血终于口鼻……非熟地之守不足以聚之。"

载血:指载运血液。

得　血

清代邹澍《本经疏证》云:"目得血而能视。"

得血:指得到血液的滋养。

受　血

《素问·五脏生成》云:"故人卧血归于肝,肝受血而能视,足受血而能步,掌受血而能握,指受血而能摄。"明代张介宾注云:"肝开窍于目,肝得血则神聚于目,故能视。"

受血:即得血。

运　血

明代吴昆《医方考·血证门》云:"血营气卫,胥有义焉。阴在内,阳之守也,故曰营。阳在外,阴之卫也,故曰卫。二者宜调而不宜病,血一不调,则营守乎中者,反出于外而败之,微者迫于热,盛者真阳不足以运血,而卫亦败也。"

清代唐容川《血证论·阴阳水火气血论》云:"运血者,即是气;守气者,即是血。"

运血:指推动血液的流动。

血之源头

清代张璐《张氏医通·虚损》云:"血之源头在乎肾。"

血之源头:指肾。肾藏精,精生髓,髓得命火之温化而造血,故云肾为血之源头。

血之源

明代李时珍《本草纲目》云:"成无己曰:肝者血之源,血聚则肝气燥。"

血之源:指肝。

生血之源泉

清代唐容川《血证论·脏腑病机论》云:"心之能事,又主生血,而心窍中数点血液,则又血中之最精微者,乃生血之源泉,亦出神之渊海。"

生血之源泉:指心窍中的数点血液,乃血中之最精微者。

血之管领

清代唐容川《血证论·吐血》云:"带脉绕脐一周,下连血室,女子以系胎,男子以束体,乃血之管领也。"

血之管领:指带脉。

血 之 道

清代邹澍《本经疏证》云:"人身一天地也,嘘故纳新,环周不休,气之道也;十二经脉、十五大络,血之道也。"

血之道:指血液循行之通道。即经络。

血 和

《灵枢·本脏》云:"是故血和则经脉流行,营覆阴阳,筋骨劲强,关节清利矣。"

明代梁学孟《国医宗旨·失血病机》云:"盖气清则血和,气浊则血乱。"

清代唐容川《血证论·吐血》云:"肾中之阳,达于肝,则木温而血和;达于脾,则土敦而谷化。"

血和:指血脉和调。

血 盛

清代周学海《读医随笔·气能生血血能藏气》云:"荣盛则血盛,荣衰则血衰,相依为命,不可离者也……气亢则血耗,血少则气散,相辅而行,不可偏者也。"

血盛:指血液充盛。

血 充

南齐褚澄《褚氏遗书·津润》云:"血充目则视明,充耳则听聪,充四肢则举动强,充肌肤则身色白。"

清代徐大椿《本草经百种录》云:"当归辛芳温润,兼此数长,实为养血之要品,惟著其血充之效,则血之得所养,不待言而可知。"

血充:一指血液充足;二指补充血液,亦即补血。

血 足

明代张介宾《景岳全书·血证》云:"精足则血足而发盛。"

清代陈士铎《本草新编》云:"香附……但伤肝必伤其血,而香附不能生血也,必得白芍药、当归以济之,则血足而郁尤易解也。"

血足:指血液充足。

血 宣

清代邹澍《本经疏证》云:"血宣气行,外入者不解自去,此牡丹之首功,在鳖甲煎丸所由取重也。"

血宣:指血液循行宣通流畅。

血　通

明代倪朱谟《本草汇言》云："水蛭……调其冲任,辟而成娠,血通而劳去矣。"

血通:即血宣。

血裕　裕血

清代杨时泰《本草述钩元》云："盖便秘患于燥,燥者血不足。用羌活举阴以升而裕血之用,原非以燥湿为功。要知风和则血裕,风淫则血燥。羌活不徒达阳以化湿,亦且畅阴以和风,可漫以风剂例视乎哉。"

裕血:指充盛血液。

血裕:指血液充盛。

血　开

清代张秉成《本草便读》云："郁金……功专破血行气,气行血开,则郁自解,痰自降。"

血开:开,舒畅。血开,指使瘀阻之血舒畅流行。

血　滑

《灵枢·血络论》云："血气俱盛而阴,其血滑,刺之则射。"

宋代张杲《续医说·诸血·血证分寒热》云："气温则血滑。"

明代张介宾《景岳全书·血证·便血论治》云："血滑不止者,或因病久而滑,或因年衰而滑,或因气虚而滑,或因误用攻击以致气陷而滑。凡动血之初,多由于火,及火邪既衰而仍有不能止者,非虚即滑也。凡此之类皆当以固涩为主,宜胜金丸、香梅丸之类主之。然血滑不止者,多由气虚,宜以人参汤送之尤妙。"

血滑:一指血行滑利的生理状态;二指血行滑疾的便血。

血　展

梁代陶弘景《名医别录》云："香附……曰充曰长,非为其血随气行,气曳血展,气不耗血,血不阻气耶? 引血药至气分而散郁,非引血药入气分而生血也。"

血展:指血液舒展。即血宣。

血　色

清代张璐《张氏医通》黄土汤项下云："然必血色瘀晦不鲜者为宜……"

血色:指血之颜色。

红　血

清代王清任《医林改错·下卷·论痘非胎毒》云："古人谓痘浆总是血化。若是血化,红血必能变白色。"

明代赵献可《医贯·绛雪丹书·血症论》云:"人身涕唾津液痰汗便溺,皆水也。独血之水,随火而行,故其色独红。"

红血:指血液。血之本色为红色,故名。

紫　血

清代唐容川《血证论·瘀血》云:"盖血初离经,清血也,鲜血也。然既是离经之血,虽清血、鲜血,亦是瘀血。离经既久,则其血变为紫血。"

紫血:指紫黯色的血,即瘀血。

黑　血

清代沈金鳌《杂病源流犀烛·咳嗽哮喘源流》云:"血嗽,嗽而多唾,瘀血也。其脉浮芤而数,必兼喉中有腥气,或因上焦有热,血瘀沉闷,嗽声连并,气不得透,宜桑皮散。或因打扑损伤肺气作咳,多吐黑血,宜当归散。"

清代王清任《医林改错·下卷·论痘非胎毒》云:"血凝色必紫,血死色必黑。"

黑血:指黑紫色的血,是瘀血的特征之一。

黯　黑　血

日本丹波元简《杂病广要·诸血病》云:"血出黯黑,色失身凉,法以炮姜、肉桂之类温中和气,气温和则血自归经矣。"

黯黑血:亦是瘀血的特征之一

白　血

《素问·至真要大论》云:"阳明司天,清复内余,则咳衄嗌塞,心鬲中热。咳不止而白血出者死。"唐代王冰注云:"白血谓咳出浅红色血,似肉似肺者。"明代马莳注云:"盖血出如唾,其色虽白,实谓之血。"清代张志聪注云:"白血出者,血出于肺。"

明代戴思恭《推求师意·咳血》云:"若咳白血,必死。白血浅红色,似肉似肺也。"

明代张介宾《景岳全书·血证·咳血论治》云:"嗽而多痰者,水泛于上,血化为痰也,亦谓之白血。"

明代兰茂《滇南本草·苦马菜》云:"先吐血、后见痰者,或痰出带血丝者,是阴虚火盛,治以滋阴降火可也。先见痰、后见血、痰上带紫黑血者,如玛瑙红白者,是肺胃积热也,治以清肺化痰凉血之法。鲜血者,新血也,宜止之。紫黑成块者,瘀血也,宜消去之。色淡微黄者,是白血,此症见之,是名危症也。"

明代陈实功《外科正宗·肺痈论第二十四》云:"夫肺痈者……如手掌皮粗,六脉洪数,气急颧红,污脓白血,呕哕溢水,鼻煽,不湌饮食者,俱为不治。"

清代傅山《傅青主男科·吐白血》云:"血未有不红者,何以名白血?不知久病之人,吐痰皆白沫,乃白血也。白沫何以名白血?以其状如蟹涎,无败痰存其中,实血而非痰也。若将所吐白沫,露于星光下,一夜必变红矣。此沫出于肾,而肾火沸腾于咽喉,不得不吐者也。虽是白沫,而实肾中之精,岂特血而已者。苟不速治,则白沫变为绿痰,无可如何矣。方用:熟地一两,山药五钱,山萸五钱,丹皮二钱,泽泻二钱,茯苓五钱,麦冬一两,五味子一钱。水煎。日日服之效。"

白血:指咳出浅红色的血。

淡　血

清代吴谦等《医宗金鉴·外科心法要诀》云:"若胃经虚火者,牙龈腐烂,淡血渗流不已。"

淡血:指血的质地淡薄,呈浅红色的血。

脏腑之血色

明代梁学孟《国医宗旨·失血病机》云:"大凡失血,先辨出于何经,当用此经清气之药,然后凉血,审其虚实调治,庶无误矣。然失血症,有吐血、呕血、咳血、咯血、涎血、衄血、溺血、下血不同,又当以血之五色分属五脏。如吐血,不咳,而吐如倾极多者是……血出于胃,多带痰黄色。呕血,每呕一口全是血者是。此血出自肝,多带青色……法宜引血归肝。咳血者,嗽出痰内有血点者是。此血出自心经,其色鲜红……法宜补心养血……咯血者,不甚嗽而痰带血丝者是。此血出于肾,多带黑色,由好色纵欲而得。法宜补阴滋肾。涎血,痰少而涎中嗽之血出者是。此血出自脾,由厚味炙煿酒毒所致,法宜泻脾火。衄血者,鼻中血出也。涕中清水多带白色,此血出脾……大抵与吐血同法,宜泻肺火。溺血者,小便血也。此血出自小肠膀胱,其络上系于心,属热。法宜清心,兼降小肠火。下血者,大便血也。此血出自大肠,其络上系于肺。法宜清肺,兼泻大肠火。"

明代梁学孟《国医宗旨·失血分经引用便览》云:"吐血赤色者,乃心经血也。""吐血青紫色者,乃肝经血也。""吐血兼呕苦汁者,此胆经血也。""吐血黑色者,乃肾经血。""吐紫黑色血,唾之小腹胀疼者,此命门心包络血也。""吐血中多兼白痰,咳而声嘶者,此肺经血也。""吐血兼大便血者,此大肠血也。""吐血兼黄痰稠浊者,此脾经血也。""吐血多作呕逆,不纳饮食者,此胃脘血也。""吐血涌出过多者,此三焦火盛也。"

清代林珮琴《类证治裁·血症总论》云:"凡血色鲜浓者属火,紫黑者火极;晦淡无光者,阳衰不能摄阴。粉红者肺血;赤如朱漆光者心包血;鲜稠浓紫者脾肝血;痰唾杂红点、红丝者肾血,血虽少,治最难;吐多成碗成盆者胃血,胃多气多血。欲知何脏之血,吐在水碗中,浮者肺血,沉者肝血,半沉半浮者心血,各随所见以羊肺、羊肝、羊心煮熟蘸白及末日食之。"亦云:"夫血行清道出于鼻,行浊道出于口,吐血出于胃,衄血咳血出于肺,呕血出于肝,咯血出于心,痰涎之血出于脾,唾血出于肾。"

清代张璐《张氏医通·诸血门·诸血见证》云:"盖出于肺者,或缘龙雷亢逆,或缘咳逆上奔,血必从之上溢,多带痰沫,及粉红色者。其出于心包,亦必上溢,色必正赤,如朱漆光泽。若吐出便凝,摸之不粘指者,为守脏之血,见之必死。出于脾,或从胃脘上溢,或从小肠下脱,亦必鲜紫浓厚,但不若心包血之光泽也。出于肝者,或从上呕,或从下脱,血必青紫稠浓,或带血丝,或有结块。出于肾者,或从咳逆,或从咯吐,或稀痰中杂出如珠,血虽无几,色虽不鲜,其患最剧。间有从精窍而出者,若气化受伤,则从膀胱溺孔而出,总皆关乎脏气也。其出于胃者,多兼水液痰涎,吐则成盘成盏,汪洋满地。以其多气多血,虽药力易到,不若脏血之笃。"

脏腑之血色:指血自五脏六腑分别而出时所见到的血的颜色及形状。

血 病

《素问·宣明五气》云:"咸走血,血病无多食咸。"

清代蒋示吉《医意商》云:"血病之故有四:曰虚、曰瘀、曰寒、曰热。"

血病:指血液的病变。

血 疾

宋代陆九渊《与朱元晦书》云:"某旧有血疾,二三年寝剧,近又转而成痔。"

明代袁中道《答王天根书》云:"弟两年来,以苦思得血疾,誓不作应酬文。"

明代李时珍《本草纲目》云:"木贼,与麻黄同形同性,故亦能发汗解肌,升散火郁风湿,治眼目诸血疾也。"

血疾:即血病。

血 症

清代沈金鳌《杂病源流犀烛·积聚癥瘕癖痞源流》云:"其有脏腑虚弱,寒热失节,或风冷内停,饮食不化,周身运行之血气,适与相值,结而生块,或因跌扑,或因闪挫,气凝而血亦随结,经络壅瘀,血自不散成块,心腹肢胁间苦痛,渐至羸瘦,妨于饮食,此之谓血症。"

血症:即血病。

血 分 之 病

明代韩懋《韩氏医通》云:"当归主血分之病,川产力刚可攻,秦产力柔宜补。凡用本病宜酒制,而痰独以姜汁浸透,导血归源之理,熟地黄亦然。血虚以人参、石脂为佐,血热配以生地黄、姜黄、条芩,不绝生化之源;血积配以大黄,妇人形肥,血化为痰,二味姜浸,佐以利水药。要之,血药不容舍当归,故古方四物汤以为君,芍药为臣,地黄分生熟为佐,川芎为使,可谓典要云。"

血分之病:即血病。

血 病 之 症

清代吴澄《不居集·血症八法大旨治气》云:"故妄行于上,则见于七窍;流注于下,则出乎二阴;或壅于经络,则发为痈疽脓血;或郁结于肠脏,则留为血块、血癥;或乘风热,则为斑为疹;或滞阴寒,则为痛为痹。此皆血病之症也。若七情劳倦不知节,潜消暗烁不知养,生意本亏,而耗伤弗觉,则营气之羸,形体之敝,此以真阴不迩,亦无非血病也。"

血病之症:指血病的症状表现。

血 家

明代楼英《医学纲目·诸见血门》引张洁古云:"诸见血无寒,衄血、吐血、溺血,皆属于热。但血家症,宜服生地黄散。"

清代唐容川《血证论·吐血》云:"血家忌刚燥,间有宜补元阳者,亦以此等为佳。"

血家:一指有出血病史或出血倾向的人;二指患血病之人。

血食之君

《灵枢·根结》云:"夫王公大人,血食之君,身体柔脆,肌肉软弱……"

血食之君:指饮食膏粱厚味,生活条件优越的人。

食血　饮血　吮血　噬血

明代李时珍《本草纲目》云:"虻食血而治血,因其性而为用也。"

明代缪希雍《神农本草经疏》云:"虻饮血而用以治血。"

清代唐容川《本草问答·论草木、金石、禽兽昆虫之作用互补》云:"水蛭锐而善入,又能吮血,故主攻血积。虻飞而食血,故主行上下之血。但动物皆血肉之品,入血分者多,故以上诸药皆主攻血。"

清代张锡纯《医学衷中参西录》云:"水蛭……为其原为噬血之物,故善破血。"

食血、饮血、吮血、噬血:均指以血为食。

血热　热血

明代贾所学《药品化义》云:"竹叶……专清心气,叶锐能散,味淡利窍,使心经热血分解。"

清代李用粹《证治汇补·血证》云:"血热者,其症吐衄咳咯溺血,午后发热,女子月事先期而来,脉弦而数,法宜凉之。"

血热:亦称血分热,即血分有热。指热入血中,血行加速而异常的病理状态。症见吐衄、咳咯、溺血,午后发热,女子月事先期而来,脉弦而数,法当凉血。

热血:即血热。

血寒　寒血

明代戴思恭《证治要诀·泻血》云:"泻血色瘀者,为寒血逐气走,冷气入客肠胃,故下瘀血。"

清代李用粹《证治汇补·血证》云:"血寒者,其证麻木疲软,皮肤不泽,手足清冷,心腹怕寒,腹有块痛,的热则止,在女子则月事后期而痛,脉细而缓。法宜温之。"

血寒:指寒邪入血,寒凝气滞,血行不畅的病理状态。症见手足冷痛,肤色紫暗,少腹冷痛,月经延期,经色紫黯,夹有瘀块,喜暖恶寒,得温痛减,法宜温之。

寒血:即血寒。

冷　血

宋代陈言《三因极一病证方论·失血叙论》云:"病者心下满,食入即呕,血随食出,名曰血呕。此由瘀蓄冷血,聚积胃口之所为也。"

冷血:一指血寒,即血受寒;二指血自身的温度降低。

血燥　燥血

明代周之干《周慎斋遗书·血症》云："乳酪、血液之物,血燥所宜。"

清代黄宫绣《本草求真》云："大黄……一切癥瘕血燥,血秘实热等症,用此皆能推陈致新,定乱致治。"亦云："天麻……若使肝虚在血,症见口干便闭及犯类中等症者,切不宜服,以其辛能燥血者故也。"

血燥:指因血热内蕴或热毒蓄久,内不得疏泄,外不得透达,以致津液营血耗伤而引发的病证。

燥血:指使血液干燥而枯。

伤血　咸伤血　入血

《素问·阴阳应象大论》云："咸伤血。"

明代戴思恭《金匮钩玄·血属阴难成易亏论》云："有湿伤血,宜行湿清热可也。"

清代林珮琴《类证治裁·血症总论》云："若努力伤血,调补,忌用凝涩,宜和营通络理虚,当归建中汤,旋覆花汤,或六味饮加牛膝、杜仲。"

清代黄宫绣《本草求真·药论总义》云："咸走血,血病毋多食咸,多食令人渴。"亦云："红花、苏汁似血而入血之类。"

伤血:一指阴血受伤,即多种因素所导致阴血亏虚之病证;二指外伤后引起的瘀血和失血之病证。

咸伤血:指咸味能损伤血分。

入血:指能进入血分。

出　血

《灵枢·本脏》云："暴瘖气鞕,取扶突与舌本出血。"

出血:指血液自血管或心脏外流的病理状态。外出的血液进入组织间隙或体腔内,称内出血;流出体表外,称外出血。

失　血

宋代陈言《三因极一病证方论·失血叙论》云："血不得循经流注,荣养百脉,或泣或散,或下而亡反,或逆而上溢,乃有吐、衄、便、利、汗、痰诸证生焉。十种走失,无重于斯,随证别之,乃可施治。"

失血:即出血。

血　证

汉代张仲景《伤寒论·辨太阳病脉证并治》云："太阳病……小便自利,其人如狂者,血证谛也,抵挡汤主之。"

血证:是指由多种原因引起火热熏灼或气虚不摄,致使血液不循常道,或上溢于口鼻诸窍,或下泄于前后二阴,或渗出于肌肤所形成的疾患,统称为血证,亦称为血病或失血。

流　血

清代陈士铎《辨证录·血症门》云:"人有双目流血,甚至直射而出,妇人则经闭不行,男子则口干唇燥。人以为肝血之妄行也,谁知是肾中火动乎。"

流血:即出血。

见血　见红

清代林珮琴《类证治裁·血症总论》云:"嗽血……先见红,后嗽痰者,为阴虚火动,宜滋化源,六味阿胶饮。"

明代楼英《医学纲目·诸见血门》引张洁古云:"诸见血无寒,衄血、吐血、溺血,皆属于热。"

见血:即见红。指各种出血。

妄　行

宋代陈言《三因极一病证方论·失血叙论》云:"或因四气伤于外,七情动于内,及饮食房劳,坠堕伤损,致荣血留聚膈间,满则吐溢,世谓妄行。"

明代徐凤《针灸大全·八法主治病证》云:"鼻衄不止,名曰妄行。少泽二穴,心俞二穴,涌泉二穴。"

妄行:即出血。指血液不循常道,溢于脉外而出的病证。

血奔　血走

明代张介宾《景岳全书·血证》云:"怒气伤肝,动肝火则火载血上,动肝气则气逆血奔,所以皆能呕血。"

清代唐容川《血证论·吐血》云:"气虚则脱,气迫则血走。"

血奔、血走:皆属动血范畴,均指出血。

血上　下血

清代张璐《本经逢源》云:"生地黄……《别录》治妇人崩中血不止,及产后血上薄心,胎动下血,鼻衄吐血,皆捣汁饮之,以其能散血消瘀解烦也。"

血上:指血液上涌。

下血:指下部出血。

迫血　热迫血而妄行

清代程国彭《医学心悟·暴崩下血》云:"经云:阴虚阳搏谓之崩。此言热迫血而妄行也。"

迫血:指逼迫血。

热迫血而妄行:即热迫血行。指感受温热病邪或内生郁热,火热伤及血分,致使血液运行失其常道。

逼 血

清代唐容川《血证论·吐血》云:"火热相搏则气实,气实则逼血妄行。"

逼血:即迫血。

血不归经　血不循经

明代薛己《女科撮要》云:"此郁怒伤肝,脾虚火动,而血不归经……当清肝火,补脾气。"

宋代杨士瀛《仁斋直指附遗方论》云:"血随气行,气上而奔,则血不循经于经络而涌吐矣。"

血不归经:即血不循经。指血液不循常道行于血脉之中而溢于脉外。

燥伤血络

清代石寿棠《医原》云:"燥郁气机,则肠垢下而色白;燥伤血络,则血渗大肠而色红,涩不通,行后稍止,气机终觉不利,糟粕又或结为燥粪。"

燥伤血络:指燥犯肺卫,耗伤津液,致脉络失养的病理变化。

脉 溢

明代李梴《医学入门·卷八》云:"毛窍出血,节次若血不出,皮膨胀如鼓,须臾眼鼻口被气胀合,此名脉溢。"

清代程履新《程氏易简方论·血门·肌衄》云:"一人毛窍节次出血,少间不出,即皮胀如鼓,口鼻眼僵,目俱胀合,名曰脉溢。以姜汁并水各一二盏,服之愈。"

清代景冬阳《嵩崖尊生书·中身部·心分》云:"血自毛孔中出曰血汗,即肌衄,又名脉溢。心主血,又主汗,虚极有火则见。脉溢汤:人参、黄芪、麦冬、当归、茯神、石莲、朱砂、姜汁、生地。"

脉溢:即毛窍血出。属肌衄范畴。

血 溢

《素问·六元正纪大论》云:"凡此太阴司天之政……民病血溢……"

《灵枢·寒热病》云:"暴瘅内逆,肝肺相搏,血溢鼻口,取天府。此为天牖五部。"

金代刘完素《素问玄机原病式·六气为病·热类》云:"血溢者,上出也。"

血溢:指血失常道从上窍溢出。

去 血

元代危亦林《世医得效方·眩晕·失血》云:"芎归汤,治去血过多,头晕目昏,眩晕不省,举头欲倒。"

去血:指失血。

血 乱

明代梁学孟《国医宗旨·失血病机》云:"盖气清则血和,气浊则血乱。"

清代汪昂《本草备要》云：当归"血滞能通,血虚能补,血枯能润,血乱能抚。"

血乱：即血行紊乱,指血行失常道而引发的各种出血。

血 沸

清代唐容川《血证论·吐血》云："因于怒气逆上,血沸而吐者,宜丹栀逍遥散。"

血沸：形容血液波涌的样子,指出血暴急。

血 箭

明代陈实功《外科正宗·血箭血痣第七十》云："血箭出于心经火盛,逼血从毛窍出也……治血箭以桃花散凉水调敷,或金墨涂搽自止。"

清代吴谦等《医宗金鉴·外科心法要诀》云："血箭毛孔射出血,心火炽迫血乱行,桃花散用凉水敷,再涂金墨即能停。"注云："此证一名肌衄。"

清代唐容川《血证论·血箭》云："从毛孔中流出一条血来,有似箭之射出,故名血箭。由心肺火盛,逼血从毛孔中出。治宜清心火,以除血出之源,凉血地黄汤加蒲黄。又宜泻肺火,以敛皮毛之气,使毛孔不渗泻,则血自止,泻白散加生地、蝉蜕、百合、五倍子、黄芩、蒲黄、杏仁、白及。心肺兼治,宜用生地黄散。"

血箭：一指病名,属肌衄范畴；二指似箭射出一样的出血。

血 冒

清代顾金寿《吴门治验录·痰中带血案》云："暑湿蕴伏肺胃二经,曾经痰中带血不畅,现吐白痰,久而不已,且眼不藏精,面华无气,血分亏而虚阳外越,恐不免血冒重症,舌苔黄,姑用清营保肺为治。"

血冒：冒,具有不顾一切向外透或往上升之意。血冒,形容出血暴急。

血 潜

明代孙文胤《丹台玉案·诸血门》云："灵秘散：治偶然刮伤血络,出血不止,名曰血潜,若不急救,立尽即危。"

血潜：潜,潜逃之意。血潜,指严重失血。

涌 喷 血

元代葛可久《十药神书》云："乙字花蕊石散,五脏崩损,涌喷血成升斗,用此止之。"

涌喷血：指出血势急量大,汹涌如喷如射。

标 血

清代陈士铎《辨证录·血症门》云："人有舌上出血不止,细观之有小孔标血,此心火上升以克肺金也……治法内补其心中之液,而外填其舌窍之孔,则心火自宁,而舌血易止也,方用补液丹……外用炒槐花、三七根各等分,为末,掺之即愈。"

标血：标,记号。标血,指有明显标志的出血。

血外溢 衄血 血内溢 后血

《灵枢·百病始生》云:"阳络伤则血外溢,血外溢则衄血;阴络伤则血内溢,血内溢则后血。"

血外溢:指由某种原因引起的咯血、鼻衄等上部及浅表部位出血,多系阳络损伤所致。

衄血:一指非外伤所致的某些部位的外部出血证,包括鼻衄、齿衄、舌衄、耳衄、眼衄、肌衄等,其中以鼻衄最为多见;二指鼻出血。

血内溢:指由某种原因引起的便血、尿血等,多系阴络损伤所致。

后血:指大便出血。

动血 动血之因

明代张介宾《景岳全书·血证》云:"血本阴虚,不宜动也,而动则为病。血主营气,不宜损也,而损则为病。盖动者多由于火,火逼血而妄行;损者多由于气,气伤则血无以存。故有以七情而动火者,有以七情而伤气者;有以劳倦色欲而动火者,有以劳倦色欲而伤阴者;或外邪不解,而热郁于经;或纵欲不节,而火动于胃;或中气虚寒,则不能收摄,而注陷于下;或阴盛格阳,则火不归源,而泛溢于上,是皆动血之因也。"

清代叶桂《临证指南医案·吐血》云:"酒热戕胃之类,皆能助火动血。"

动血:动,指改变原来的位置或状态。动血,指引发出血。

动血之因:指引发出血的原因。

五志动血

明代孙一奎《医旨绪余·论呕血》云:"惊而动血者属心,努而动血者属肝,忧而动血者属肺,思而动血者属脾,劳而动血者属肾。"

清代冯兆张《冯氏锦囊秘录·方脉吐血咳血咯血唾血合参》云:"又有五志过极之火,惊而动血者,火起于心;怒而动血者,火起于肝;忧而动血者,火起于肺;思而动血者,火起于脾;劳而动血者,火起于肾。"

五志动血:指五种情志异常所引发的出血。

出血途径

清代林珮琴《类证治裁·血症总论》云:"鼻血为衄;口鼻俱出为脑衄;耳血为衈;目血为眼衄;齿血为牙衄;舌血为舌衄;九窍俱出为大衄;胸前一孔出血为心漏;脐间出为胃血;肤血为红汗,为肌衄;上出如泉涌为血溢;冲任不摄为崩漏;由精窍出溺孔痛为血淋;由膀胱出,不痛为溺血;色稠红为结阴便血;清而色鲜,四射如溅,为肠风;浊而色暗,为脏毒;脓血杂痢为肠澼;射血如线为痔血……便后血为远血,由肠胃来;便前为近血,由肛门出。溅射者风淫;点滴者湿著。"

出血途径:指出血的路径。

血　泡

明代杜文燮《药鉴》云："紫草……攻血泡,佐以红花。"

血泡:指像水疱一样的皮下出血。

血　块

明代虞抟《医学正传·论药性相畏相恶相反有妙用》云："四物汤加人参、五灵脂辈,以治血块。"

血块:指块状的血,亦即瘀血。

血丝 血屑 杂血 血点 小血块

明代虞抟《苍生司命·血证》云："若痰带血丝咯出,亦主肾经,或出肺经。若血中有泡点疙瘩,谓之血屑,悉同一法。治宜知母地黄丸、滋肾丸、六味丸、二冬、二地、知、柏、沙参、阿胶、贝母、薏苡、丹皮、童便。久病,加参、术,量服之。又有痰涎杂血,其出专主脾脏,由脾湿生热,热生痰涎。涎为脾之液,以脾主裹血故也。治宜补脾统血汤加芩、连、知、柏选用之。"

清代林珮琴《类证治裁·血症总论》云："咯血,不嗽而喉中咯出小血块或血点是也。"

血丝、血屑、杂血、血点、小血块:均指所出之血的不同形态。

血　水

清代冯兆张《冯氏锦囊秘录·方脉鼻衄齿衄舌衄肌衄合参》云："胸前有一孔,常见血水,名曰心漏。用嫩鹿茸、附子、盐花,共末,枣肉为丸。每服三十丸,空心酒下。"

血水:指流出的稀薄血液。形容所出之血的形态。

下血如豚肝

汉代张仲景《金匮要略·惊悸吐衄下血胸满瘀血病脉证治》云："病人胸满,唇痿舌青,口燥,但欲漱水不欲咽,无寒热,脉微大来迟,腹不满,其人言我满,为有瘀血。"

元代王好古《阴证略例·下血如豚肝》云："下血如豚肝者,饮冷太极,脾胃过寒,肺气又寒,心包凝泣,其毒浸渗入于胃中,亦注肠下,所以便血如豚肝,非若热极妄行下血而为鲜色也。此中气分而下行,故令人便血。"

下血如豚肝:指如豚肝一样的便血,形容所便之血的形态与色泽。

下血如豆汁

隋代巢元方《诸病源候论·血病诸候·大便下血候》云："冷气在内,亦大便血下,其色如小豆汁,出时疼而不甚痛。"

明代吴昆《医方考·血症门》云："湿,阴邪也,血得之则败坏,故如豆汁。"亦云："肠胃湿毒,下如豆汁瘀血者,此方(胃风汤)主之。"

明代王肯堂《证治准绳·痘疹·溺血》云："若便如黑豆汁者,毒已冲心,而荣元已离,十亡八九,致有小便涩流,结血条如棉线寸长,欲尿则号哭,痛不可忍者,急用炒山栀末、青龙须草汁调服,再以木通汤饮之可也。"

下血如豆汁:指如豆汁一样的便血,形容所便之血的形态与色泽。

血珠 血片 血疙瘩 血条

清代吴澄《不居集·血症八法扼要提纲·呕吐纯血》云："血有咳血、嗽血、咯血、吐血、呛血、呕血、唾血,有痰涎带血,有喷成升斗,有带血丝、点、血块、血条之不同。"

明代汪绮石《理虚元鉴·虚劳本治方》云："清金甘桔汤,治咳嗽痰中带血丝血珠。桔梗、生地、白芍、丹皮、麦冬、元参、川贝、茯苓、阿胶、甘草。此方加紫菀、犀角,名胶菀清金汤,治咳嗽痰中夹血;为丸,治咳嗽痰中夹血珠血丝血片。"

清代张璐《张氏医通·诸血门·吐血》云："若血色如珠,光亮如漆,吐出即干,以指甲剔之,成片而起者,虽能食不倦,后必暴脱而死。"

元代朱震亨《丹溪心法·咳血》云："咯血者,每咳出皆是血疙瘩。"

血珠、血片、血疙瘩、血条:均指所出之血的不同形态。

血来如潮涌 血出汪洋 血出散漫不聚

清代林珮琴《类证治裁·血症总论》云："吐血……凡血来如潮涌,喘息未定,饮还元水立定。吐血乍止,用燕窝、冰糖各四钱,煎服七日,可不复发。血出汪洋,不即凝者,烦劳动胃火也,犀角地黄汤加桃仁、藕汁、童便。血出散漫不聚者,烦劳伤肺气也,补中益气汤去柴胡,加麦、味、茯苓、山药。"

血来如潮涌、血出汪洋、血出散漫不聚:均形容血出时的不同态势与程度。

出血如注

明代薛己《保婴撮要·出血不止》云："一小儿十一岁,眉间一核似赤小豆许,出血如注,发热倦怠,食少体倦。此肝经血热,脾经气虚也。用柴芍参苓散、九味芦荟丸而痊。"

出血如注:注,灌下。出血如注,形容出血暴急而量多,如注如下。

出血如线

宋代张锐《鸡峰普济方·血》云："活鳖散,治先因吐血,止而后嗽中出血如线,引胁下赢瘦。此由悲忧伤肺,肺主气,而血随气伤,则血无所主,故始则暴去,后随病而上下。"

清代陈士铎《辨证录·血症门》云："人有齿缝出血者,其血之来,如一线之标,此乃肾火之沸腾也……方用六味地黄汤加麦冬、五味、骨碎补治之。"《石室秘录·奇治法》云："人有足上忽毛孔中血如一线者,流而不止,即死。急以米醋三斤煮滚热,以两足浸之,即止血。后用人参一两,当归三两,川山甲一片,煎参归汤,以川山甲末调之而饮,即不再发。此症乃酒色不禁,恣意纵欲所致。"

出血如线:指线状出血。

衄 血衄 衊衄 衄衊

《素问·厥论》云:"太阳厥逆……善惊,衄,呕血。"

《素问·至真要大论》云:"太阳司天……民病厥心痛,呕血,血泄,鼽衄。"

《素问·大奇论》云:"脉至而搏,血衄身热者死。"

《灵枢·百病始生》云:"阳络伤则血外溢,血外溢则衄血。"

金代刘完素《素问玄机原病式·六气为病·热类》云:"衄衊血污,血出也。污者浊也。心火热极则血有余,热气上甚则为血溢,热势亢极则燥而污浊,害承乃制则色兼黑而为紫也。"

元代朱震亨《丹溪心法·咳血》云:"衄血者,鼻中出血也。"

明代虞抟《医学正传·血证》云:"又若房劳过度,以致阴火沸腾,血从火起,故错经而妄行也。是以从肺而上溢于鼻者,曰衄血。"

衄:又称血衄、衄血。一指鼻出血;二指非外伤性头部诸窍及肌表出血。

鼽衄:又称衄衊。专指鼻出血。

衄家 亡血家

汉代张仲景《伤寒论·辨太阳病脉证并治》云:"衄家不可发汗。"亦云:"亡血家,不可发汗。"

衄家:指经常鼻衄之人。

亡血家:指平素因于各种原因引起的失血之人。

鼻衄 鼻洪 鼻大衄

隋代巢元方《诸病源候论·妇人杂病诸候·鼻衄候》云:"鼻衄者,由伤动血气所为。"亦云:"鼻大衄者,是因鼻衄而口、耳、鼻皆出血,故云鼻大衄也。"

五代时期《大明本草》云:"茜草……止鼻洪。"

鼻衄:又称衄、鼽衄。指血自鼻孔中流出者。鼻衄是衄血的一种,既是一种病,又是一种生理性驱邪外出的途径。

鼻大衄:又称为鼻洪或鼻大衄。指鼻衄量多势急。

肺 衄

宋代窦材《扁鹊心书·失血》云:"凡色欲过度,或食冷物太过,损伤脾肺之气……伤肺气则血从鼻出,多曰肺衄,乃上焦热气上攻也,服金液丹,或口含冷水,以郁金末调涂项后及鼻柱上。"

肺衄:鼻衄之一种。

阳 明 衄

隋代《诸病源候论·卷二十九》云:"衄……从秋至冬,为阳明衄。"

阳明衄:即鼻衄。

淖溢 伤衄 吐衄

宋代陈言《三因极一病证方论·卷九》云:"若堕马,打仆损伤,致血淖溢,发为鼻衄,名为伤衄。"

宋代严用和《重订严氏济生方·血病门·失血论治》云:"夫血之妄行也,未有不因热之所发。盖血得热则淖溢,血气俱热,血随气上,乃吐衄也。"

淖溢:指血从上窍而出。

伤衄:指因外伤所致的鼻衄。

吐衄:指吐血、衄血。

惊 衄

《素问·气厥论》云:"脾热移于肝,则为惊衄。"

惊衄:指脾热移于肝所致惊而鼻出血的病证。

五脏衄

宋代陈言《三因极一病证方论·内因衄血证治》云:"病者积怒伤肝,积忧伤肺,烦思伤脾,失志伤肾,暴喜伤心,皆能动血,蓄聚不已,停留胸间,随气上溢,入清气道中,发为鼻衄,名五脏衄。"

明代戴思恭《证治要诀·诸血门·鼻衄》云:"外喜怒忧思诸气皆能动血,以此致衄者,名五脏衄。"

五脏衄:指因情志因素伤及五脏引发的鼻衄。

酒食衄 折伤衄

宋代陈言《三因极一病证方论·不内外因证治》云:"病者饮酒过多,及啖炙煿五辛热食,动于血,血随气溢,发为鼻衄,名酒食衄。或堕车马,打仆伤损,致血淖溢,发为鼻衄,名折伤衄。"

明代戴思恭《证治要诀·诸血门·鼻衄》云:"伤胃致衄者,名为酒食衄。攧扑致衄者,名为伤折衄。"

酒食衄:指因过度饮酒或过食辛辣食物伤胃而因引发的鼻衄。

伤折衄:指因跌仆损伤引发的鼻衄。

齿衄

明代张介宾《景岳全书·血证·齿衄舌血论治》云:"血从齿缝牙龈中出者,名为齿衄。此手足阳明二经及足少阴肾家之病。"

齿衄:又称齿衄、牙衄。指血从牙龈、齿缝中溢出的病证。

牙宣

明代戴思恭《证治要诀·诸血门》云:"牙宣有二证,有风壅牙宣,有肾虚牙宣。风壅牙宣,清风散擦之,仍服。肾虚牙宣,以肾主骨,牙者,骨之余,虚而炎,故宣。"

明代陈文治《诸证提纲·吐血》云:"夫血……从牙齿缝出者,滑之牙宣,手属于肾,齿属于足阳明也。"

牙宣：一指齿衄；二指牙缝中常有血液渗出，但以牙龈先肿继肉萎缩，牙根宣露为特点。齿衄一般无龈肉萎缩、牙根宣露之症状。

舌　衄

清代唐容川《血证论·舌衄》云："智乃心之苗……则知舌衄皆是心火亢盛，血为热逼而渗出也。"

舌衄：又称舌血，或舌本出血。指血自舌上而出的病证。

耳　衄

清代张璐《张氏医通·诸血门》云："耳中出血为耳衄。两关弦数，饮酒人多怒属肝火，柴胡清肝散。"

耳衄：指血自耳窍而出的病证。

衃

明代龚居中《红炉点雪·痰火失血》云："耳出血曰衃。"

衃：即耳衄，指耳中出血。

目衄　眼衄

清代林珮琴《类证治裁·血症总论》云："目血为眼衄。"

清代唐容川《血证论》云："泪窍出血，乃阳明燥热所攻发。"亦云："血又肝之所主，故治目衄，肝经又为要务。"

目衄：又称眼衄。指血从目出的病证。

大　衄

隋代巢元方《诸病源候论·小儿杂病诸候·鼻衄候》云："凡人血虚受热，即血失其常度，发溢妄行，乃至发于七窍，谓之大衄也。"

大衄：又称血大衄。指血自口、耳、鼻而出，或自口、耳、鼻、舌、眼、五官及前后二阴而出者。

九窍出血

清代李用粹《证治汇补·血症·血分轻重》云："九窍出血，而兼身热不能卧者死。唯妇人产后瘀血妄行，九窍出血，有用逐瘀之药而生者，不可遽断其必死。若无故卒然暴厥，九窍出血者死。"

九窍出血：即大衄。

暴　衄

明代张介宾《景岳全书·血证》所云："暴吐、暴衄，失血如涌，多致血脱气亦脱，危在顷刻也。"

暴衄：指突然暴烈的出血。亦即大衄。

脑漏 脑衄

宋代窦材《扁鹊心书·失血》云:"凡鼻衄不过数杯,如出至升斗者,乃脑漏也。由真气虚而血妄行,急灸关元三寸,留二十呼,立止。再灸关元二百壮,服金液丹、草神丹可保。"

清代唐容川《血证论·脑衄》云:"脑衄者,口鼻俱出血也……此不过甚言鼻衄之重,因而名之曰脑衄耳……脑衄治法,与鼻衄同,但脑衄出血既多,易成虚证,宜参苏饮。"

脑漏:一指鼻出血;二指鼻腔时流涕液之证。

脑衄:指鼻出血甚者,或口鼻俱出血。

脑 充 血

清代张锡纯《医学衷中参西录》云:"但见血充脑中,而不知辅以理想以深究病源,故但名为脑充血也。"

脑充血:指中风。即现代医学脑溢血。

肌 衄

明代戴思恭《证治要诀·诸血门》云:"血从毛孔而出,名曰肌衄。"

肌衄:指非外伤所致肤表出血的病证。

紫 癜 风

宋代政和中奉敕撰《圣济总录·紫癜风》云:"紫癜风之状,皮肤生紫点,搔之皮起而不痒痛是也。"

明代王肯堂《证治准绳·紫癜风》云:"夫紫癜风者,由皮肤生紫点,搔之皮起。"

紫癜风:指皮肤渐生紫色斑点之病证。属肌衄范畴。

赤斑 紫斑 葡萄疫

宋代史堪《史载之方·伤寒论》云:"热毒内伤肝心两脏,肝心失守,不能主血,毒气烦盛,上蒸于肺,血随气行,流入于肌肤,发为赤斑。"

明代陈实功《外科正宗·葡萄疫》云:"葡萄疫,其患多小儿,感受四时不正之气,郁于皮肤不散,结成大小青紫斑点,色若葡萄,发在遍体。"

赤斑:又称紫斑。指血液溢出肌肤之间,皮肤表现红斑或青紫斑点或斑块的病证。属肌衄范畴。

葡萄疫:指遍体皮肤出现大小青紫斑点,色若葡萄等为常见症状的疾病。属肌衄范畴。

心 漏

明代龚廷贤《寿世保元·卷六》云:"胸前心口有孔,常出血水者,谓心漏也。"

清代冯兆张《冯氏锦囊秘录·方脉鼻衄齿衄舌衄肌衄合参》云:"胸前有一孔,常见血水,名曰心漏。用嫩鹿茸、附子、盐花,共末,枣肉为丸。每服三十丸,空心酒下。"

心漏:又称胸漏。指胸前心口有孔,常有血水流出的病证。属肌衄范畴。

汗血　血汗　红汗

隋代巢元方《诸病源候论·血病诸候·汗血候》云："肝藏血，心之液为汗，言肝心俱伤于邪，故血从肤腠而出也。"

宋代陈言《三因极一病证方论·汗血证治》云："病者汗出正赤，污衣，名曰汗血。皆由大喜伤心，喜则气散，血随气行。妇人产褥，多有此证。萱草汁治产妇大喜，汗出，污衣赤色，及膏淋尿血。"

清代沈金鳌《杂病源流犀烛·六淫门·诸血源流》云："血汗者，或有病，或无病，汗出而色红染衣，亦谓之红汗。《内经》以为少阴所至，河间以为胆受热而血妄行，《本草》以为大喜伤心，喜则气散，而血随气行。其原虽不同，而治之则一，宜黄芪建中汤，兼服妙香散，以金银器、大小麦、麦冬汤调下。或定命散。"

汗血：又称血汗、红汗。指汗出色淡红如血而染衣的病证，多由火热炽盛，迫血外溢所致。属肌衄范畴。

乳　衄

清代程文囿《医述·杂证汇参·衄血》引许宣治云："乳胀流血名乳衄，起初流血，续出黄水，黑逍遥散治之。"

乳衄：指乳窍溢出血性液体。

唾血　咳唾血

《素问·咳论》云："肺咳之状，咳而喘息有音，甚则唾血。"

《灵枢·邪气脏腑病形》云："心脉急甚者为瘛疭……微缓期为伏梁，在心下，上下行，时唾血。"

《素问·至真要大论》云："少阳司天，火淫所胜，则温气流行，金政不平。民病头痛……咳唾血……病本于肺。"

唾血：又称咳唾血。指鲜血从口中随唾液而出的病证。

唾　衄

清代张璐《张氏医通·诸见血证》云："涎中见血为唾衄。"

唾衄：即唾血。指涎中带血。

咳血　嗽血　咯血

南齐褚澄《褚氏遗书·津润》云："便血犹可止，咳血不易医。"

明代戴思恭《证治要诀·嗽血》云："热壅于肺能嗽血；火嗽损肺亦能嗽血。壅于肺者易治，不过凉之而已；损于肺者难治，已久成劳也。"

张介宾《景岳全书·血证》云："咳血、嗽血皆从肺窍中出，虽若同类而实有不同也。盖咳血者少痰，其出较难；嗽血者多痰，其出较易。"亦云："咯血者，于喉中微咯即出，非若咳血、嗽血之费力而甚也。大都咳嗽而出者出于脏，出于脏者其来远；一咯而出者出于喉，出于喉者其来近。"

咳血：又称嗽血、咯血。指血来自肺系，经气道咳嗽而出，或纯血鲜红，间夹泡沫，或痰血相兼，或痰中带血的病证。

痰血 血痰 涎血 痰涎血

明代梁学孟《国医宗旨·失血病机》云:"涎血,痰少而涎中嗽之血出者是。此血出自脾,由厚味炙煿酒毒所致,法宜泻脾火。"

清代吴澄《不居集·卷十三》云:"痰血,咳咯唾皆有之,兼顾血屑、血丝、血点是也。"

清代沈金鳌《杂病源流犀烛·六淫门·诸血源流》云:"痰涎血者,脾家蓄热所致,宜加味逍遥散、清肺汤。"

清代凌奂《本草害利》云:"紫菀……为下气化痰润肺、治血痰劳嗽圣药。"

痰血:又称涎血、痰涎血。指痰涎中带血的病证。痰多涎少者称痰血,痰少涎多者称涎血,痰涎俱多者称痰涎血。均属咳血范畴。

血痰:即痰血。

呛血

清代林珮琴《类证治裁·血症总论》云:"若烟酒伤肺,烟辛泄肺,酒热戕胃,皆能助火动血。呛血,改定紫菀茸汤去术加芍。"

呛血:指血液进入气管引起不适或咳嗽而突然喷出。

吐血 呕血

《素问·举痛论》云:"怒则气逆,甚则呕血。"

汉代张仲景《金匮要略·惊悸吐衄下血胸满瘀血病脉证治》云:"吐血不止者,柏叶汤主之。"亦云:"心气不足,吐血、衄血,泻心汤主之。"

吐血:又称呕血。指血从胃中来,撞口而吐出的病证。其色鲜红,血出无声者,为吐血;若血出有声,甚则其声如蛙,血色紫黯,夹有食物残渣者,称为呕血。

内衄 肺疽 伤胃

隋代巢元方《诸病源候论·血病诸候·吐血候》云:"夫吐血者,皆由大虚损及饮酒劳损所致也……但吐血有三种:一曰内衄,二曰肺疽,三曰伤胃。内衄者,出血如鼻衄,但不从鼻孔出,是近心肺间,津出还流入胃内,或如豆汁,或如衄血,凝停胃里,因即满闷即吐,或去数升,乃至一斛是也。肺疽者,言饮酒之后,毒满便吐,吐已后有一合二合,或半升一升是也。伤胃者,是饮食大饱之后,胃内冷不能消化,则便烦闷,强呕吐之,所食之物与气共上冲蹴,因伤损胃口,便吐血色鲜正赤是云。"

宋代陈言《三因极一病证方论·失血叙论》云:"病者诸血积聚,合发为衄,而清气道闭,浊道涌溢,停留胸胃中,因即满闷,吐出数斗至于一石者,名曰内衄。"亦云:"病者因饮食过度伤胃,或胃虚不能消化,致翻呕吐物,物与气上冲蹙胃口决裂,所伤吐出,其色鲜红,心腹绞痛,白汗自流,名曰伤胃吐血。理中汤能止伤胃吐血者,以其功最理中脘,分利阴阳,安定血脉。"又云:"病者因饮啖辛热,热燥伤肺,血得热则溢,因作呕吐,出血一合或半升许,名曰肺疽。伤于腑,则属胃;伤于脏,则属肺。二灰散治肺疽,吐血并妄行。红枣、百药煎各等分。上为细末,每服二钱,米汤调下。"

清代吴谦等《医宗金鉴·杂病心法要诀》云:"若从口出则为内衄。内衄出血,涎嗽出于脾,唾出于肾,咯出于心,咳出于肺,呕出于肝,吐出于胃。"

内衄:一指呕血的表现;二指血从口出之总称。

肺疽、伤胃:均指吐血。

血 呕

宋代陈言《三因极一病证方论·失血叙论》云:"病者心下满,食入即呕,血随食出,名曰血呕。此由瘀蓄冷血,聚积胃口之所为也。"

血呕:指食入即呕,血随食出的病证。

尿血 溺血 溲血

《素问·气厥论》云:"胞热移于膀胱,则癃、溺血。"

《素问·四时刺逆从论》云:"涩则病积溲血。"

汉代张仲景《金匮要略·五脏风寒积聚病脉证并治》云:"热在下焦者,则尿血,亦令淋秘不通。"

尿血:又称溺血、溲血。亦称小便血或小便出血。指血从小便排出,随出血量多少的不同,尿色因之而有淡红、鲜红、茶褐色,或伴有血块夹杂而下的一种病证。

遗 血

成书于宋代的《小儿卫生总微论方·伤寒论》云:"血从小便出者,则遗血。"

遗血:指尿血。

血 淋

明代虞抟《医学正传·血证》云:"其血出于小便者,曰溺血、曰血淋。"

血淋:淋证之一种,指以尿或尿中夹血为主要症状者。其与尿血相似而有别,若小便时不痛者为尿血;小便时点滴涩痛,痛苦难忍者为血淋。

便血 结阴

《素问·阴阳别论》云:"结阴者,便血一升,再结二升,三结三升。"

便血:又称结阴。指血自大便而下,或血便夹杂而下,或在大便前后下血,或单纯下血的病证。

肠 风

《素问·风论》云:"久风入中,则为肠风飧泄。"

宋代严用和《重订严氏济生方·五痔肠风脏毒论治》云:"血清而色鲜者肠风也。"

肠风:指血清而色鲜,血在便前之便血。

脏　毒

宋代张锐《鸡峰普济方·血》载黄龙散："治脾毒脏毒下血。"

宋代严用和《重订严氏济生方·五痔肠风脏毒论治》云："血浊而黯者为脏毒。"

脏毒：指血浊而色黯，多在便后之便血。

远血　近血

汉代张仲景《金匮要略·惊悸吐衄下血胸满瘀血病脉证并治》云："下血，先便后血，此远血也，黄土汤主之。"亦云："下血，先血后便，此近血也，赤小豆当归散主之。"

远血：指出血部位远离肛门，多在小肠与胃，血在便后。

近血：指出血部位离肛门近，多在广肠，或在肛门，血在便前。

湿癖血箭　肠癖

元代吴瑞《日用本草》云："木耳，治肠癖下血，又凉血。"

明代李梴《医学入门·便血》云："湿癖血箭……原因伤风犯胃飧泄，久而湿毒成癖。"

湿癖血箭：又名肠癖、血箭，为便血的一种，形容便血如箭射、筛漏之状。

肠　红

清代鲍相璈《验方新编·后阴·大便下血》云："大便下血，名曰肠红，又名肠风。"

肠红：即肠风。

便　红

明代戴思恭《金匮钩玄·血属阴难成易亏论》云："阴气一亏伤，所变之证妄行于上则吐衄，衰涸于外则虚劳，妄返于下则便红。"

便红：指大便下血。

野　鸡

宋代杨士瀛《仁斋直指附遗方论·肠风证治》云："猪肛丸，治大人小儿大便下血日久，多食易饥，腹不痛，里不急，名曰野鸡。"

野鸡：指便血。

圊　血

汉代张仲景《伤寒论·辨太阳病脉证并治》云："太阳病，以火熏之，不得汗，其人必躁，到经必解，必圊血，名为火邪。"

清代张必禄《医方辨难大成·伤寒汗吐下和温清有误增补救坏证治》云："圊血，圊为解粪处也。不言便血,而言圊血,以血热内逼,欲便不便也。"

圊血:又作清血,指大便下血的病证。

血泄　泄血

《素问·至真要大论》云:"……血变于中,发为痈疡。民病厥心痛,呕血、血泄、衄衂,善悲,时眩仆。"

清代唐容川《本草问答·论入气分入血分之药》云:"红花色赤,自入血分,而味苦则专能泄血。"

血泄:指大小便出血。

泄血:一指大小便出血,即血泄;二指疏散、宣泄,即活血。

血泻　泻血

《灵枢·五音五味》云:"宦者,去其宗筋,伤其中脉,血泻不复,皮肤内结,唇口不荣,故须不生。"

汉代华佗《中藏经·论诊杂病必死候》云:"论吐衂泻血,其脉浮大牢数者死。"

血泻:即血泄。

泻血:即泄血。

血痢　痢血　脓血痢

隋代巢元方《诸病源候论·痢病诸候》云:"积热蕴结,血化为脓,肠虚则泄,故成脓血痢。"亦云:"血痢者,热毒折于血,入大肠故也。"

清代黄宫绣《本草求真》云:"青黛……故凡小儿风热惊痫、疳毒、丹热、痈疮、蛇犬等毒,金疮血出,噎膈蛊食,并天行头痛,瘟疫热毒,发斑、吐血、咯血、痢血等症,或应作丸为衣,或用为末干掺,或用水调敷,或入汤同服,或作饼子投治,皆取苦寒之性,以散风郁燥结之义。"

血痢:即痢血,又称赤痢,因痢疾便中多血或下纯血而名。痢下多脓血者,则称为脓血痢。

脓　血

《素问·脉要精微论》云:"数动一代者,病在阳之脉也,泄及便脓血。"

清代吴澄《不居集·血症八法》云:"或壅于经络,则发为痈疽脓血。"

脓血:一指大便下脓血,为痢疾证候之一;二指痈疽等疾病过程产生的脓血相杂。

崩　漏

宋代严用和《重订严氏济生方·崩漏论述》云:"崩漏之疾,本乎一证。轻者谓之漏下,甚者谓之崩中。"

崩漏:亦称崩中漏下。指妇女在非行经期阴道大量出血,或持续淋漓不止的病证。一般以来势急,出血量多者为"崩";出血量少,淋漓不净,病势缓者为"漏"。

崩中 漏下 血崩 血山崩

汉代华佗《中藏经·卷七》云:"治血山崩甚者,以凌霄花焙干为末,酒下三钱。"

隋代巢元方《诸病源候论·卷三十八》云:"崩中者,脏腑伤损,冲脉任脉血气俱虚故也。冲任之脉,为经脉之海,血气之行,外循经络,内荣腑脏,若无伤则腑脏平和而气调,适经下以时,若劳动过度,致腑脏俱伤,而冲任之气虚,不能约制其经血,故忽然暴下,谓之崩中。"亦云:"漏下者,由劳伤血气,冲任之脉虚损故也。冲脉任脉为十二经脉之海,皆起于胞内,而手太阳小肠之经也,手少阴心之经也,此二经主上为乳水,下为月水。妇人经脉调适,则月下以时;若劳伤者,以冲任之气虚损,不能制其脉经,故血非时而下,淋沥不断,谓之漏下也。"

明代张介宾《类经图翼·十一卷》云:"血崩不止:膈俞、肝俞、肾俞、命门、气海、中极、间使、血海、复溜、行间。"

清代唐容川《血证论·崩带》云:"崩漏者,非经期而下血之谓也。少者名曰漏下,多者名曰血崩。行经而去血过多,如水之流不能止者,亦是血崩。"

崩中:亦即血崩、血山崩。指不在行经期间,阴道内大量出血,且来势急剧。

漏下:简称漏。指妇女经水停后,又续见下血,淋漓不断者。可由肾虚、气虚、血热、血瘀、湿热内蕴等多种原因导致。

恶 露

隋代巢元方《诸病源候论·产后崩中恶露不尽候》云:"产伤于经血,其后虚损未平复,或劳逸损动,而血暴崩下,遂因淋沥不断时来,故为崩中恶露不尽。"

恶露:妇人新产后,因胞宫正在复原过程中,故产后数日内常可出现下腹阵痛,按之有块,并有余血浊液从阴道流出,称恶露。

沥 血

唐代甄权《药性论》云:当归"止呕逆、虚劳寒热,破宿血,主女子崩中,下肠胃冷,补诸不足,止痢腹痛。单煮饮汁,治温疟,主女人沥血腰痛,疗齿疼痛不可忍。患人虚冷加而用之。"

沥血:指妇人阴道流血或滴血。

子 淋

宋代陈自明《妇人大全良方·妊娠众疾门·妊娠尿血方论》云:"妊娠尿血,内热乘于血分,以致血热流渗于脬,名子淋。"

子淋:即妊娠小便淋痛。指孕妇小便频数,淋漓疼痛的一种病证。此处所指中有尿血的症状。

精血俱出

隋代巢元方《诸病源候论·虚劳精血出候》云:"肾藏精,精者血之所成也。虚劳则生七伤六极,气血俱损,肾家偏虚,不能藏精;故精血俱出也。"

精血俱出：又称血精。指精液夹血呈红色的病证。

交接出血

明代李梴《医学入门》云："交接出血，乃房室有伤肝脾，虚不藏血。"

交接出血：又称交接辄血。指妇人每当交合，辄阴道出血，量多少不一。

脐中出血

清代顾澄《疡医大全·脐中出血门主论》云："脐中出血，乃肾火外越也。以六味地黄加骨碎补一钱饮之即愈。"

脐中出血：又称脐血、脐出血、脐中流血或脐中渗血。指肚脐出血。

金疮之血

清代黄宫绣《本草求真·论下血药》云："花蕊石则于金疮出血而用。"

清代吴仪洛《本草从新》云："铜青……外科止金疮之血。"

金疮出血：指因开放性骨折、锐器穿刺、刀割、擦破皮肉等而引发的出血。

倒靥之血

明代王肯堂《幼科证治准绳·痘疹·失血》云："凡痘子大便出血者……如疮已收，大便脓血者，此倒靥之血也。"

倒靥出血：指痘疮不能结痂而便血。

痔血　血痔

隋代巢元方《诸病源候论·痔病诸候》云："因便而清血随出者，血痔也。"

清代魏之琇《续名医类案·卷三十三·痔》云："高仰山内人痔血，里急后重，饮食入腹，大便即行，昼夜五六度，五更咳嗽痰，肌肉脱，口作渴，由服凉血之剂过多，致脾气虚不能统血也。"

清代汪昂《本草备要》云："阿胶……治虚劳咳嗽，肺痿吐脓，吐血衄血，血淋血痔……"

痔血：即血痔。指内痔而大便带血者。其血多鲜红，或黯红有血块，或便前出血，或便而带血，或便后血下，多见于大便干燥难下时，伴有排便肛门疼痛症。

耗血

清代叶桂《外感温热论》云："入血就恐耗血动血，直须凉血散血。"

民国张山雷《本草正义》云："益母……若在三伏时令，新产体虚，多服此浊腻苦燥之药，耗血恋邪，变生不测，更有可虞。"

耗血：指消耗血液。

损　血

清代吴仪洛《本草从新》云:"铜青……服之损血。"

损血:指损伤血液。

夺　血

《灵枢·五禁》云:"尺炬然热,人迎大者,当夺血。"

《灵枢·营卫生会》云:"夺血者无汗,夺汗者无血。"

夺血:夺,劫夺之意。夺血,指血液丧失。

败　血

清代黄宫绣《本草求真·论泻热药》云:"入肝败血,则有三七、䗪虫、虻虫、螃蟹、瓦楞子、水蛭、花蕊石之类。"

败血:败,毁也。败血,指毁坏血液。

亡血　亡血家

汉代张仲景《伤寒论·辨太阳病脉证并治法》云:"亡血家,不可发汗,发汗则寒栗而振。"

金代李杲《东垣试效方·衄吐呕唾血门》云:"三黄补血汤……此气盛多而亡血,以甘寒镇治之剂大泻其气,以堕气浮;以甘辛温微苦峻补其血。"

亡血:指血液的失亡。

亡血家:指有出血病史或出血倾向的人。

血　虚

《素问·举痛论》云:"气之所并为血虚,血之所并为气虚。"

《素问·举痛论》云:"血虚则痛。"

血虚:指体内阴血亏损的病理现象。可由失血过多,或久病阴血虚耗,或脾胃功能失常,水谷精微不能化生血液等所致。

血　弱

清代汪昂《本草备要》云:"大黄……然伤元气而耗阴血,若病在气分,胃虚、血弱人禁用。"

血弱:即血虚。

血晕　血荫　出血血晕

清代黄六鸿《福惠全书·刑名·检验》云:"若伤痕处色不明,必剔开腐肉验骨,上自有血晕、血荫等伤痕。"

清代沈金鳌《杂病源流犀烛·六淫门·诸血源流》云："一切去血过多,则必致眩晕闷绝,以虚故也,宜大剂芎归汤煎药救之。全生活血汤、生地芩连汤亦佳。故凡吐衄太多不止者,当防其血晕,急取茅根烧烟,将醋洒之,令鼻嗅气,以遏其势。或蓦然以冷水噀其面,使惊则止。或浓磨京墨汁饮之,仍点入鼻中。如此预防,庶可免血晕之患。"

血晕:一指产后因失血而晕厥的病证,即出血血晕;二指因受外力打击,血液瘀结成圆形的伤痕。

血荫:指血瘀结而隐约显现的印痕,属法医学中常用术语。

血　脱

《灵枢·决气》云："血脱者,色白,夭然不泽;脉脱者,其脉空虚,此其候也。"

明代张介宾《景岳全书·厥逆》云："血脱者,如大崩大吐,或产血尽脱,则气亦随之而脱,故致卒仆暴死。宜先掐人中,或烧醋炭以收其气,急用人参一二两煎汤灌之,但使气不尽脱,必渐复苏。然后因其寒热徐为调理,此所谓血脱益气也。"

血脱:一指大出血而引起的虚脱;二指慢性出血病人而有面色苍白无华,形体瘦削,脉象虚的证候。

脱　血

《素问·平人气象论》云："臂多青脉,曰脱血。尺脉缓涩,谓之解㑊。安卧脉盛,谓之脱血。"

宋代张锐《鸡峰普济方·妇人》云："凡诸吐血下血者,通谓之脱血。此由将温过度,或起居失节,喜怒不常,血乃妄行。血既不足,故月候为之缩日。熟地黄一两半,白芍药、人参、当归、芎藭各一两,阿胶半两,犀角屑一分。上为细末,炼蜜和丸如梧桐子大。每服三十丸,食前,米饮下。"

脱血:即血脱。

血　枯

《素问·腹中论》云："帝曰:有病胸胁支满者,妨于食,病至则先闻腥臊臭,出清液,先唾血,四支清,目眩,时时前后血,病名为何?何以得之?岐伯曰:病名血枯。此得之年少时有所大脱血,若醉入房中,气竭肝伤,故月事衰少不来也。帝曰:治之奈何?复以何术?岐伯曰:以四乌鲗骨一藘茹二物并合之,丸以雀卵,大如小豆,以五丸为后饭,饮以鲍鱼汁,利肠中及伤肝也。"

宋代王贶《全生指迷方·血证》云："若吐血时,先闻腥臊,鼻出清液,胸胁支满,妨于食,目眩,时时前后血,此由素经大夺血,或醉入房中,气竭伤肝。女子则月事衰少不来,病名血枯。栀子檗皮汤主之。栀子檗皮汤:黄檗、栀子各一两,甘草半两。上为散。每服五钱,水二盏,煎至一盏,去窄。温服。"

血枯:指大出血后血液不足而引起的病证。

血　涸

清代刘若金《本草述》云："阿胶……治四肢酸痛,乃血涸血污之痛。"

血涸:即血枯。

血槁　槁血

明代倪朱谟《本草汇言》云："贯众……但性寒气燥有毒,如病人营虚血槁,肝肾有火,并阴虚咳嗽人,不可加用。"

明代张介宾《景岳全书·癃闭》云："或以败精,或以槁血,阻塞水道而不通也。"

血槁:即血枯。

槁血:槁,死亡、枯槁。槁血,亦即瘀血。

血耗 血亏 血衰 血少

明代张介宾《景岳全书·血证》云："故血衰则形萎,血败则形坏,而百骸表里之属,凡血亏之处,则必随所在而各见其偏废之病。"

清代周学海《读医随笔·气能生血血能藏气》云："荣盛则血盛,荣衰则血衰,相依为命,不可离者也……气亢则血耗,血少则气散,相辅而行,不可偏者也。"

血耗:指血液消耗。即血虚。

血亏:指血液亏虚。即血虚。

血衰:指血液衰少。即血虚。

血少:指血液虚少。即血虚。

血　噤

成书于五代时期的《日华子本草》云："远志……主膈气惊魇,长肌肉,助筋骨,妇人血噤失音,小儿客忤。"亦云："牛黄……疗中风失音,口噤,妇人血噤,惊悸,天行时疾,健忘虚乏。"

血噤:指因血病而牙关紧闭。

血厥 郁冒 血竭

宋代许叔微《普济本事方·卷七》云："郁冒,亦名血厥。"

明代张介宾《景岳全书·厥逆》:"血厥之证有二,以血脱血逆皆能厥也。"

明代孙一奎《赤水玄珠·厥证门》云："治吐衄不知人而厥者,用芎归养荣汤、十全大补汤,或独参汤。"

明代方隅《医林绳墨·厥》云："有血厥者,因而吐衄过多,上竭下厥,先致足冷,有如水洗,冷过腰膝,入腹即死,此血竭而作厥也。"

清代张璐《本经逢源》云："血竭,木之脂液,如人之膏血,为止痛活血,收敛创口,散瘀生新之要药。"

血厥:又名郁冒。指由于血病所引起的厥证,有血虚、血实的不同。血虚而厥,多见于失血过多或久病血虚,因脑部一时缺血而突然晕厥,面色苍白,四肢厥冷,口张自汗,呼吸缓慢;血实而厥,多因内有瘀血,闭塞清窍,以致突然昏倒,牙关紧闭,面赤唇紫。

血竭:一指血尽、血干涸、血枯竭之意;二指中药名,具活血散瘀止痛之功。

血去　去血

清代黄元御《四圣心源·血》云："血藏于肝,而肝木生火,心火之热,即血中之温气所化。血去而血中之温气亡泄,是以大失血后,寒栗而战摇也。"

清代姚球《本草经解要》云："饴糖……气温温肝,肝藏血,血温则瘀行者,所以去血也。"

血去:指失血血虚。

去血:指祛除瘀血。

无　血

《素问·调经论》云："有者为实,无者为虚,故气并则无血,血并则无气。"

无血:指血虚。

血极　脉极

隋代巢元方《诸病源候论·虚劳病诸候》云："六极者……二曰血极,令人无颜色,眉发堕落,忽忽喜忘。"

唐代孙思邈《备急千金要方·心脏》云："凡脉极者,主心也,心应脉,脉与心合,心有病从脉起。"

血极:又称脉极,系六种劳伤虚损病证之一,指血脉亏损的疾患。

血虚生风

清代俞根初《通俗伤寒论·六经方药》云："血虚生风者,非真有风也。实因血不养筋,筋脉拘挛,伸缩不能自如,故手足瘛疭,类似风动,故名曰内虚暗风,通称肝风。温热病末路多见此证者,以热伤血液故也。"

血虚生风:指由失血、血虚或肝血不足而内生的虚风内动。

血不养肝

清代唐容川《血证论·吐血》云："血不养肝,火扰其魂,则梦遗不寐。"

血不养肝:多由肝病日久,肝血亏耗,精血不足所致。症见胁痛隐隐,绵绵不休,头晕目眩,虚烦少寐,口干唇红,舌红苔少,脉弦细数。

血　瘀

隋代巢元方《诸病源候论·伤寒内有瘀血候》云："夫人先瘀结在内,因伤寒病,若热抟于久瘀,则发热如狂;若有寒,则小腹痛,小便反利,此为血瘀,宜下之。"

血瘀:瘀,亦常作淤。瘀之本义指血积不行。血瘀,指离开经脉之血不能及时消散和瘀滞于某一处,或血流不畅,运行受阻,郁积于经脉或器官之内呈凝滞状态。

瘀　血

汉代张仲景《金匮要略·惊悸吐衄下血胸满瘀血病脉证治》云："病人胸满,唇痿舌青,口燥,但欲漱水不欲咽,无寒热,脉微大来迟,腹不满,其人言我满,为有瘀血。"

清代唐容川《血证论·吐血》云："血止之后,其离经而未吐出者,是为瘀血。"

瘀血:指因血液运行不畅而阻滞于脉中,或溢于脉外,凝聚于某一局部而形成的病理产物。

瘀积之血

清代张璐《本经逢源》云："专取皂矾以破瘀积之血。"

瘀积之血:即瘀血。

血滞　滞血

宋代陈自明《妇人大全良方·月经病》云："妇人以血为主,天真气降,壬癸水合,肾气全盛,血脉流行,尝以三旬一见,以象月盈则亏,故曰月经。经行与产后一般,若其时有余血一点未净,或被风寒湿热暑邪,或内伤生冷,七情郁结,为痰为瘀,凝积于中,曰血滞。"

明代周之干《周慎斋医旨·血症》云："若桃仁、红花、苏木、血竭、丹皮者,血滞所宜。"

明代李时珍《本草纲目》云："桃仁……泄腹中滞血。"

血滞:指血液停滞不行,是血瘀证的主要病理基础。

滞血:即瘀血。

血凝　血聚　聚血　凝聚之血

《素问·痹论》云："痹之为病……在于脉则血凝而不流。"

宋代张杲《续医说·诸血·血证分寒热》云："气寒则血凝。"

明代赵以德《金匮玉函经二注·桂枝茯苓丸方论》云："宿有癥内结,及至血聚成胎,而病发动,气淫于冲任,由是养胚之血,不得停留,遂漏不止。"

明代缪希雍《先醒斋医学广笔记·吐血》云："血不循经络者,气逆上壅也。夫血得热则行,得寒则凝,故降气行血则血行经络,不求其止而自止矣。止之则血凝,血凝必发热恶食,及胸胁痛,病日沉痼矣。"

明代李时珍《本草纲目》云："桃仁……行皮肤凝聚之血……肝者血之源,血聚则肝气燥。"

明代倪朱谟《本草汇言·骐驎竭》云："凡跌扑斗打及堕压损伤,伤之轻者曰血瘀、血聚。"

清代汪昂《本草备要》云："莪术……能通肝经聚血……"

清代张璐《本经逢原》云："咸走血,苦胜血,水蛭之咸苦以除蓄血,乃肝经血分药,故能通肝经聚血,攻一切恶血坚积。"

血凝:指血液凝聚,亦即血瘀。

血聚:一指血液聚集的生理病理状态;二指病证名,属瘀血轻证。

聚血:指凝聚之血,即瘀血。

血泣　血凝泣

《素问·调经论》云:"寒独留,则血凝泣,凝则脉不通,其脉盛大以涩,故中寒。"

《灵枢·痈疽》云:"寒邪客于经络之中则血泣,血泣则不通。"

血泣:又称血凝泣,指血因受寒则凝结成块,致经脉不通。亦即血瘀。

血　壅

明代李时珍《本草纲目》云:"血壅而不流则通,当归之甘温能和血,辛温能散内寒,苦温能助心散寒,使气血各有所归。"

血壅:指血液壅滞。亦即血瘀。

血　阻

民国王剑宾《国药诠证》云:"血积、坚痞均为血阻所致。"

血阻:指血液阻滞。亦即血瘀。

血 有 余

《素问·调经论》云:"血有余则怒,不足则恐。"

血有余:指血疏布的能量太盛。

血 不 行

清代黄宫绣《本草求真·论滋水药》云:"水亏而气不收及血不行,则有佐于牛膝。"

血不行:指血液循环停滞不行。

血　虾

《灵枢·五禁》云:"淫而夺形,身热,色夭然白,乃后下血虾,血虾笃重,是谓四逆也。"

血虾:指赤黑色的血。亦即血瘀。

血污　污血

金代刘完素《素问玄机原病式·六气为病·热类》云:"衄衊血污,血出也。污者浊也。心火热极则血有余,热气上甚则为血溢,热势亢极则燥而污浊,害承乃制则色兼黑而为紫也。"

明代张三锡《治法汇·血门·溺血》云:"污血结于胞中,溺多紫黑,以郁金为末,葱白一握,相合。水煎服,二三次。"

清代赵晴初《存存斋医话稿·论炭药止血用法》云:"血污者用行血炭止之也。"

血污:污,指不干净。血污,亦即血瘀。

污血:指污浊之血,亦即瘀血。

恶　血

《素问·血气形志》云："刺少阳，出气恶血。"

《灵枢·邪气脏腑病形》云："有所堕坠，恶血流内。"

明代戴思恭《证治要诀·大小腑门·泻血》云："攧扑内损，恶血入肠胃，下出浊如瘀血者，宜黑神散加老黄茄为末，酒调下。"

恶血：一指瘀血、坏血，因病损而郁积之血，属病理产物，又能进一步导致其他病变；二指血液质地腐败，即厌恶之血。

贼　血

明代缪希雍《神农本草经疏》云："芍药……肝主血，入肝行血，故散恶血，逐贼血。"

贼血：指坏血。

血败　败血

明代张介宾《景岳全书·血证》云："故血衰则形萎，血败则形坏，而百骸表里之属，凡血亏之处，则必随所在而各见其偏废之病。"

明代王肯堂《证治准绳》云："夫产后语言颠倒或狂言谵语……因产后心虚，败血停积，上干于心。"

清代吴谦等《医宗金鉴·正骨手法要旨·手法总论》云："即或其人元气素壮，败血易于流散，可以克期而愈，手法亦不可乱施。"

清代汪昂《本草备要》云：童便"凡产后血晕，败血入肺，阴虚久嗽，火蒸如燎者，惟此可以治之。"

清代张璐《本经逢源》云：童便"产后血晕温饮一杯，压下败血恶物即苏。"

清代沈金鳌《杂病源流犀烛·六淫门·诸血源流》云："迨至六经受伤，血液流迸，聚于两胁胸膈之间，从火而升，为吐为咯。伤重者从夹脊而上如潮涌生，法当任其出，不得强遏。以所出皆败血，即遏之亦不归经也。必与以消瘀之品，佐以润下之剂，使败血下行，乃服止血药以归其经，再服补血药以还其元，此正治也。"

败血：又称恶血、血败，指败坏之血。多指溢于血管外，积存于组织间的坏死血液。现代医学中的败血病又称败血症，是由致病细菌侵入血液循环，并在其中生长繁殖，产生毒素而引起的全身感染，易在人体抵抗力降低的情况下发生。临床上主要表现为寒战、高热、毒血症症状，以及皮疹、关节痛、肝脾大、感染性休克、迁徙性病灶等。其与中医所言之"败血"、"恶血"有异。

毒　血

明代万全《片玉心书·蜞针法》云："治小儿丹毒，用水蛭数条，放于红肿处，令吃出毒血。"

明代倪朱谟《本草汇言》云："槐实……主五痔下血、肠风泻血、赤痢毒血……"

毒血：指有毒之血，亦即恶血、败血。现代医学中的毒血症是指细菌毒素从局部感染病灶进入血液循环，产生全身性持续高热，伴有大量出汗，脉搏细弱或休克。

老　血

清代黄宫绣《本草求真·论下血药》云:"干漆则为铲除老血蛊积而用。"

老血:指陈旧之血,亦即瘀血。

干　血

汉代张仲景《金匮要略·妇人产后病脉证治》云:"产妇腹痛,法当以枳实芍药散,假令不愈者,此为腹中有干血着脐下,宜下瘀血汤主之。"在"血痹虚劳病脉证并治"项下亦云:"五劳虚极羸瘦……内有干血,肌肤甲错,两目黯黑。缓中补虚,大黄䗪虫丸主之。"

清代李用粹《证治汇补·血症·血分轻重》云:"大概血病于内,瘀则易治,干则难医。"

清代唐容川《血证论·瘀血》云:"瘀血在经络脏腑之间,被气火煎熬,则为干血……瘀血凝滞,为火气所熏,则为干血。其证必见骨蒸痨热,肌肤甲错,皮起面屑,名为干血痨。病至此者,十治二三,仲景大黄䗪虫丸治之。"

干血:指因劳伤日久不愈,经络营卫气血的运行都受到影响,以致血行痹阻,产生瘀血内停而言。

留　血

《素问·调经论》云:"血气未并,五脏安定,孙络外溢,则经有留血。"

留血:指留止之血,亦即瘀血。

旧　血

明代孙文胤《丹台玉案·诸血门》云:"旧血未尽则化其血。"

旧血:指陈旧的出血,亦即瘀血。

积血 宿血 余血

明代缪希雍《神农本草经疏》云:"桃核仁……或击扑伤损积血,及心下宿血坚痛……心下宿血去,则气自下,咳逆自止。"

成书年代及作者不详的《女科秘药·卷一·宿血肿胀》云:"败血归脾肿胀灾,胎前宿食湿招来,致令余血游经络,遂使平胸气满怀,脉沉解散调还易,后学宜切记,莫作脾伤水气猜。"

积血:指停积不流动的血,亦即瘀血。

宿血:指停滞不流动没有更新的血,亦即瘀血。

余血:指遗留的血,亦即瘀血。

血死 死血

明代倪朱谟《本草汇言·骐驎竭》云:"凡跌扑斗打及堕压损伤,伤之轻者曰血瘀、曰血聚,伤之重者曰血结、曰死血。"

明代李时珍《本草纲目·草一·远志》云:"远志酒:治一切痈疽发背疖毒。恶候侵大,有死血阴毒在中则不痛,傅之即痛。"

清代王清任《医林改错·下卷·论痘非胎毒》云:"受瘟疫至重,瘟毒在内烧炼其血,血受烧炼,其血必凝,血凝色必紫,血死色必黑,痘之紫黑,是其证也,死血阻塞道路,瘟疫之毒,外不得由皮肤而出,必内攻脏腑,脏腑受毒火煎熬,随变生各脏逆症。"

死血:指坏死之血,亦即瘀血。

血死:一指血液停滞不动;二指血液失去功能作用。亦即血瘀。

㑉　血

《素问·五脏生成》云:"五脏之气……赤如㑉血者死。"

《灵枢·杂病》云:"衄而不止,㑉血流,取足太阳;㑉血,取手太阳。"唐代王冰注云:"㑉血,谓败恶凝聚之血,色赤黑也。"

㑉血:黑色的血块。指凝血,亦即瘀血。

血　浊

《灵枢·逆顺肥瘦》云:"刺壮士真骨,坚肉缓节监监然,此人重则气涩血浊。"清代张志聪注云:"其人重浊,则气涩血浊。"

明代薛己《保婴撮要·便血尿血》云:"若外感风邪则血鲜,为肠风;内伤则血浊,为脏毒。"

血浊:指血液浑而不清。亦即血瘀。

血　菀

《素问·生气通天论》云:"阳气者,大怒则形气绝,而血菀于上,使人薄厥。"

血菀:菀,同郁。血菀,指血液郁积,亦即血瘀。

血　逆

明代张介宾《景岳全书·厥逆》云:"血逆者,即经所云血之与气并走于上之谓,又曰大怒则形气绝,而血菀于上之类也。夫血因气逆。必须先理其气,气行则血无不行也。宜通瘀煎或化肝煎之类。"

明代李梴《医学入门·卷五》云:"坠堕闪挫,误行补涩,则瘀蓄于胃,心下胀满,食下即吐,吐曰血逆。古法以二陈汤去茯苓、甘草,加赤芍等分。"

血逆:指因瘀血停滞所致食下即吐的病证。

血　实

《素问·阴阳应象大论》云:"血实宜决之。"

血实:指外邪入侵与血搏结,或机体内部功能障碍而致血分产生实象而言。

血蓄　蓄血　蓄血证

明代戈维城《伤寒补天石·蓄血》云："蓄血者,瘀血蓄结于内也。或当汗不汗,或不当汗而汗,皆能致此也。大要热能燥血,故血不流行,而蓄结于内耳。凡伤寒有热,小腹硬满,小便反利者,蓄血证也。甚者喜怒如狂、屎黑、身黄。通用抵当丸、桃仁承气汤主之。"

清代吴谦等《医宗金鉴·伤寒心法要诀》云："大便不黑,是热极也,非血蓄也。"

血蓄:指血液积聚的病理状态。

蓄血:亦作蓄血证。指瘀血内蓄的病证。

血　痛

明代周之干《周慎斋遗书·血症》云："乳香、没药、五灵脂,血痛所宜。"

清代唐容川《血证论·脏腑病机论》云："设木郁为火,则血不和,火发为怒,则血横决,吐血、错经、血痛诸证作焉。"

血痛:指因血病而引发的疼痛。

死　血　痛

清代林珮琴《类证治裁·腹痛》云："死血痛,由血络阻痹,桃仁承气汤加苏木、红花。"

死血痛:指瘀血阻痹而引发的疼痛。

血　渴

明代戴思恭《证治要诀·拾遗门》云："诸失血及产妇蓐中渴者,名曰血渴,宜求益血之剂。"

清代张璐《张氏医通·诸血门·吐血》云："吐血发渴,名曰血渴。十全大补汤,或生脉加黄芪、煨葛根、枇杷叶,量胃气虚实用之。"

清代唐容川《血证论·瘀血》云："瘀血在里则口渴。所以然者,血与气本不相离,内有瘀血,故气不得通,不能载水津上升,是以发渴,名曰血渴。瘀血去则不渴矣。"

血渴:指因失血、劳伤元气、瘀血在里等原因致津不上承而引发的口渴。

血　结

隋代巢元方《诸病源候论·伤寒内有瘀血候》云："月水不利而无子者,由风寒邪气客于经血,则令月水否涩,血结子脏,阴阳之气不能施化,所以无子也。"

明代倪朱谟《本草汇言·骐驎竭》云："凡跌扑斗打及堕压损伤,伤之轻者曰血瘀、曰血聚,伤之重者曰血结、曰死血。"

血结:一指血与邪气结于机体的某一部位;二指结聚不散之血,亦即瘀血。

血　结　胸

清代沈金鳌《杂病源流犀烛·胸膈脊背乳病源流》云："有血结胸,胸腹痛连腰胁背膂,上下攻刺痛,痛不可忍,手不可按,甚而搐搦者是也。此惟妇人有之,因患伤寒,经血适来凝滞;或经血适去,尚有余血未散之故。"

清代严则庵《伤寒捷诀》云:"胸中不可按,如狂嗽水不欲咽,大便黑色小便通,犀角地黄汤最善。"

血结胸:属结胸证类型之一,是因邪热与血结聚胸脘所致。

血　嗽

清代沈金鳌《杂病源流犀烛·咳嗽哮喘源流》云:"血嗽,嗽而多唾,瘀血也。其脉浮芤而数,必兼喉中有腥气,或因上焦有热,血瘀沉闷,嗽声连并,气不得透,宜桑皮散。或因打扑损伤肺气作咳,多吐黑血,宜当归散。"

血嗽:指因血瘀而致的咳嗽。

血郁　郁血

元代朱震亨《丹溪心法·卷三》云:"血郁者,四肢无力,能食便红,脉沉。"

明代孙文胤《丹台玉案·诸气门》云:"四肢无力,能食,便血,脉沉芤涩者,为血郁。"

清代吴谦等《医宗金鉴·血痣》云:"此证由肝经怒火,郁血而成。"

血郁:属六郁之一。指血行滞缓,郁而不畅,或血行逆乱所致的病证。

郁血:指由于管腔受阻或管外受压等原因,血液郁积于静脉管内。

血涩　血达

清代蒋溶《萃金裘本草述录》云:"莪术……破气中之血。血涩于气中则气不通,此味能疏阳气以达于阴血,血达而气乃畅,放前人谓之益气。"

血涩:指血液凝涩。即血瘀。

血达:指血液循行畅达。

血　怒

唐代赵元一《奉天录·卷二》云:"泚于宣政殿僭即大位,愚智莫不血怒。"

血怒:指愤怒已极,热血上涌。

血　积

清代尤怡《金匮翼·积聚统论》云:"血积,痛有定处,遇夜则甚,其脉芤涩……跌仆努力者,多有此症。或忧怒伤其内,风寒袭于外,气逆血寒,凝结成积。"

清代何梦瑶《医碥·积聚》云:"血积,证见面色萎黄,有蟹爪纹路,多怒善忘,口燥便秘,骨热肢冷。"

清代沈金鳌《杂病源流犀烛·积聚癥瘕痃癖痞源流》云:"血积,瘀血成积。或因打仆,或因堕跌,瘀血蓄于脾腹,面黄粪黑也。"

血积:指瘀血凝结,属九积之一。多由跌仆努力,忧怒内伤等因所致。

瘀　积

宋代史堪《史载之方·伤寒论》云："伤寒热病,五六日,俞加困重,因吃疏药,下粪如紫黑色,病势不减,神思昏昏,小腹膨胀,狂言妄语,不省人事,甚则腹中有块,坚硬不散,其脉结伏,此毒瓦斯攻血,腹内有瘀积恶物,十尝九死。"

瘀积:凝积、停滞之意。亦指瘀血。

血癥　血癥

明代虞抟《医学正传·血证》云:血"流结于肠胃之间而成结者,曰血癥、血癥。"

清代沈金鳌《杂病源流犀烛·积聚癥瘕痃癖痞源流》云:"其有脏腑虚弱,寒热失节,或风冷内停,饮食不化,周身运行之血气,适与相值,结而生块,或因跌仆,或因闪挫,气凝而血亦随结,经络壅瘀,血自不散成块,心腹肢胁间苦痛,渐至羸瘦,妨于饮食,此之谓血癥。"

血癥:属于癥瘕之一种,由血瘀积滞,逐渐形成。

血癥:癥,污血也。血癥,指瘀血停留于腹中而形成的结块。

血　瘕

《素问·阴阳类论》云:"阴阳并绝,浮为血瘕,沉为脓胕。"

清代沈金鳌《杂病源流犀烛·积聚癥瘕痃癖痞源流》云:"血瘕,留着肠胃之外及少腹间,其苦横骨下有积气,牢如石,因而少腹急痛,阴中若有冷风,亦或脊背痛,腰疼不可俯仰。"

清代林珮琴《类证治裁·痃癖癥瘕诸积》云:"血瘕,经行劳动感寒,留络不去,腰腹急痛,宜血瘕方或调经散。"

血瘕:指因瘀血聚积所生的有形肿块,为八瘕之一。

血臌　血肿

元代朱震亨《丹溪心法·水肿》云:"其皮间有红缕赤痕者,此血肿也。"

清代陈士铎《石室秘录·内伤门》云:"血臌之症,其由来渐矣,或跌闪而瘀血不散,或忧郁而血结不行,或风邪而血蓄不发,遂至因循时日,留在腹中,致成血臌。"

清代唐容川《血证论·血臌》云:"血臌之证,胁满小腹胀,满身上有血丝缕,烦躁漱水,小便赤,大便黑,腹上青筋是也。"亦云:"单腹胀者为血臌,若四肢皆胀,或先从四肢肿起,其色红者,谓之血肿。"

血臌:亦称蓄血臌,系鼓胀类型之一。是因瘀血内停,因循日久所致的鼓胀证。

血肿:指因血瘀所致的水肿。

血　癖

清代吴道源《女科切要·血癖》云:"又有癖块一证,虽因痰与血食三者而成。然成于血者居多,因痰与食而成块者,虽成而不碍其经水。成于血者,亦有经虽来不时而断也,此必经水既来之候,尚有旧血未尽。或偶感于寒气,或触于怒气,留滞于两胁小腹之间,则成血癖也。"

血癖:指因血瘀所致的痞块。

血　胀

元代危亦林《世医得效方·胀满》云:"烦躁嗽水,迷忽惊狂,痛闷喘息,虚汗厥逆,小便多,大便黑,名血胀。"

清代翁藻《医钞类编·胀病门》云:"血胀,瘀蓄死血作胀。"

血胀:指因瘀血停滞所致的鼓胀。

血　蛊

清代李用粹《证治汇补·卷五》云:"坠堕闭挫、气逆、气郁,误行补涩则瘀蓄于胃,心下胀满,食入即吐,名曰血逆;瘀蓄于脾,大腹膨胀,渐成鼓满,名曰血蛊。"

血蛊:指因跌扑坠堕后误用补涩所致的腹胀膨满之证。

血　疟

清代沈金鳌《杂病源流犀烛·疟疾源流》云:"血疟者,或衄血,或便血,或女人月事适来,皆是血症。宜于治疟药中,加桃仁、莪术、延胡索等。"

血疟:属疟疾之一种,指发作时伴有出血症状的疟疾。

血　痹

汉代张仲景《金匮要略·血痹虚劳病脉证并治》云:"问曰:血痹病何以得之?答曰:夫尊荣人,骨弱肌肤盛,重因疲劳汗出,卧不时动摇,加被微风,遂得之。"

隋代巢元方《诸病源候论·风病诸候·血痹候》云:"血痹者,由体虚,邪入于阴经故也。血为阴,邪入于血而痹,故为血痹也。"

唐代孙思邈《备急千金要方·卷八》云:"风痹游走无定处,名曰血痹。"

血痹:一指邪入血分而成的痹症;二指风痹,是身体局部麻痹、疼痛的一类内伤病症。

血　瘤

明代陈实功《外科正宗·瘿瘤论》云:"心主血,暴急太甚,火旺逼血沸腾,复被外邪所搏而肿曰血瘤。"亦云:"血瘤者,微紫微红,软硬间杂,皮肤隐隐缠若红丝,擦破血流,禁之不住。"

清代林珮琴《类证治裁》云:"血瘤自血脉肿起,久而现赤缕或皮色赤。"

血瘤:属瘤的之一种,以出生时或出生后不久,皮肤上发生肿块,色红而内含血丝,破皮则血流难止为主要表现,类似于现代医学的海绵状血管瘤。

血 瘿

宋代陈言《三因极一病证方论·瘿瘤证治》云:"赤脉交络者,名血瘿。"

血瘿:属瘿之一种,表现为结喉部的瘿块上血脉交结显露,多由心火血热所致。

血 蒸

隋代巢元方《诸病源候论·虚劳骨蒸候》云:"内蒸,亦名血蒸。"亦云:"血蒸,发焦。"

血蒸:即内蒸,属五蒸之一。

干 血 痨

清代唐容川《血证论·瘀血》云:"瘀血在经络脏腑之间,被气火煎熬,则为干血……瘀血凝滞,为火气所熏,则为干血。其证必见骨蒸痨热,肌肤甲错,皮起面屑,名为干血痨。病至此者,十治二三,仲景大黄䗪虫丸治之。"

干血痨:妇科病名。指虚火久蒸而致干血内结,经闭不行等虚损病症。

血风 血风劳气

明代李时珍《本草纲目》云:"苍耳叶久服……妇人血风攻脑,头旋闷绝,忽死倒地,不知人事者。用喝起草嫩心阴干为末,以酒服一大钱,其功甚效。"

元代危亦林《世医得效方·卷十五》云:"人参荆芥散治血风劳气,身体疼痛,头昏目涩,心忪烦倦,痰嗽胸满。"

血风:指妇人体虚,外感风邪,随血而上引起的肝厥头晕。

血风劳气:属干血痨范畴。是虚劳证候之一。

血 胎

近代谢利恒《中国医学大辞典》云:"血胎:此症因经行者或举重物或犯房事,致经事不卒,瘀滞子宫,经闭腹大,状如怀孕,法当下其瘀血,则腹胀自消。"

血胎:属假孕证型之一。

血 疸

明代董宿《奇效良方·胎热》云:"凡小儿胎热者,但看初生下肌肤红白,二月已后,遍身黄肿,眼闭不开,作呻吟声。此因胎内有热,或因母服热药所致,亦谓之血疸。"

血疸:指婴儿血分热毒而引起的黄肿。

血闷 血运闷

隋代巢元方《诸病源候论·产后血运闷候》云:"运闷之状,心烦气欲绝是也。亦有去血过多,亦有下血极少,故令运。"

清代张秉成《本草便读》云：“童便……凡一切吐血衄血，及扑损跌打瘀血在内，或产后血闷等证，皆有奇效。”

血闷：即血运闷，指产后血晕。以产妇刚分娩后，突然头晕目眩，眼泛黑花，不能起坐，或心下满闷，恶心欲吐，甚至神昏口噤，不省人事为临床特征。

血烦　血晕

明代倪朱谟《本草汇言》云：“红花……主胎产百病因血为患，或血烦血晕，神昏不语……”

血烦：指因血病引起的烦躁。

血晕：指因血病引起的眩晕。

血　闭

成书于东汉时期的《神农本草经·禹余粮条》云：“太一禹余粮，味甘、平。治咳逆上气、癥瘕、血闭、漏下，除邪气。”

明代缪希雍《神农本草经疏》云：“血闭者，实热在血分，即热入血室，令人经闭不通。”

血闭：即经闭。

血　隔

宋代陈自明《妇人大全良方·月经病》云：“张景岳曰：肝病血枯证与血隔相似，皆经闭不通之候。然枯之与隔，有如冰炭。枯者竭也，血虚极矣。隔者，隔阻也。血本不虚，而或气或寒，或积，有所逆也。隔者，病发于暂，其证或痛或实，通之则行而愈。若枯者，其来也渐，冲任内竭，其证无形。夫血既枯矣。宜补养阴气，使血自充。如用桃、红、硝、黄、棱、蓬，反加克伐，则枯者愈枯，毙可立俟也。”

血隔：隔，隔断、阻隔。血隔，指瘀血阻滞，经闭不行。

血　阻

清代黄宫绣《本草求真》云：“乳香……俾气不令血阻，血亦不被气碍，故云功能生血，究皆行气活血之品耳。”

血阻：指血液阻滞，亦即瘀血阻滞。

杀血心痛

清代陈莲舫《女科秘诀大全·卷一·调理经脉秘诀》云：“妇人血崩而心痛甚，名曰杀血心痛，由于心脾血虚也，若小产去血过多而心痛甚者亦然。用乌贼鱼骨炒为末，醋汤调下，失笑散亦妙。”

杀血心痛：指妇人因血崩或小产而引发的心痛。

血　秘

清代黄宫绣《本草求真》云：“大黄……一切癥瘕血燥，血秘实热等症，用此皆能推陈致新，定乱致治。”

血秘：指热与血结所致的便秘。

血 气 痛

宋代王执中《针灸资生经·妇人血气痛》云："四满（又主胞中有血）、石门、主子脏有恶血内逆……"

清代汪昂《本草备要》云："荔枝核……治胃脘痛，妇人血气痛。"

血气痛：又称产后血气痛或妇人血气痛。指产后余血未尽，瘀血阻滞所致腹痛身热等症状。

血 疝

隋代巢元方《诸病源候论·疝病诸候·五疝候》云："一曰石疝，二曰血疝……皆由脏腑虚弱，饮食不节，血气不和，寒温不调之所生也。"

金代张子和《儒门事亲》云："其状如黄瓜，在少腹两旁，横骨两端约中，俗云便痈……气血流溢，渗入脬囊，留而不去，结成痈肿，脓少血多。"

血疝：一指阴囊部位的瘀血肿痛，痛如针刺，痛处不移，亦名瘀血疝；二指小腹近外生殖器部位的痈肿。

血 痣

明代陈实功《外科正宗·血箭血痣第七十》云："血痣：由于肝经怒火郁结，其形初起色红如痣，渐大如豆，揩之血流……血痣须用冰蛳散枯去本痣，以珍珠散搽之，生皮乃愈。血甚者，内服凉血地黄汤，兼戒口味始痊。"

清代吴谦等《医宗金鉴·外科心法要诀》云："血痣初起似痣形，渐大如豆其色红，揩破外皮流鲜血，肝经怒火郁血成。"

血痣：是因肤表黏膜局部毛细血管持续扩张而致的皮肤病变，呈红色或棕色、青色，压之不褪，大小不一，多数高于皮面，表面光滑触破即流血。本病多为先天性，也可发生于任何年龄。一般不变，也可略为增大，无自觉症状。

血 瘙

清代唐容川《血证论·血瘙》云："癣疥血点，血疙瘩，一切皮肉赤痒，名色不一，今统称之曰血瘙。皆由血为风火所扰，火甚则起点，起疙瘩；风甚则生虫生痒。火甚赤痛者，凉血地黄汤加荆芥、蝉蜕、红花、杏仁治之。风甚作痒者，和血消风散治之……外用银花、陈艾、川椒、食盐煎水洗。另搽大枫丹，油调最妙。"

血瘙：属瘙痒性皮肤病之一种，多因风火扰动而发。

血 疳

清代吴谦等《医宗金鉴·外科心法要诀》云："血疳形如紫疥疮，痛痒时作血多伤，证因风热闭腠理，消风散服功最强。"

血疳：属瘙痒性皮肤病之一种，多因风热郁闭腠理而发。

血疹　血风疹

隋代巢元方《诸病源候论·疹病诸候·血疹候》云："诸患风湿搏于血气而生疹。其热气发逸,疹但出血者,名为血疹也。"

明代陈实功《外科正宗·血风疹第七十五》云："血风疹,乃风热、湿热、血热三者交感而生,发则瘙痒无度,破流脂水,日渐沿开。甚者内服消风散加牛膝、黄柏,外搽解毒雄黄散,或如意金黄散俱可敷之。如年久紫黑坚硬,气血不行者,用针砭去黑血,以神灯照法熏之,以解郁毒,次以前药敷之方效。"

清代邹岳《外科真诠》云："血风疹生于两胫内外臁,上至膝,下至踝骨。"

清代吴谦等《医宗金鉴·外科心法要诀》云："血风疹证生遍身,粟形搔痒脂水淫,肝肺脾经风湿热,久郁燥痒抓血津。"

血风疹:又名血疹,属瘙痒性皮肤病之一种。多因肝经血热、脾经湿热、肺经风热交感而发。

红缕　红纹　血缕

清代张璐《张氏医通》云："蓄血成胀,腹上青紫筋见淼,或手足有红缕赤痕……大便黑。"

清代陈士铎《辨证录·臌胀门》云："初起之时,何以知其是虫鼓与血鼓也,吾辨之于面矣。凡面色淡黄之中,而有红点或红纹者是也。"

清代纪昀《阅微草堂笔记·滦阳消夏录二》云："方手举以示众,鱼忽拔刺掉尾,击中左颊,仆水中,众怪其不起,试扶之,则血缕浮出。"

红缕、红纹、血缕:均指体表局部放射状的毛细血管扩张,形如丝缕状,乃肝脾血瘀所致,为臌胀之重要体征之一。

血　攻　痔

成书于明代的《疮疡经验全书·卷七》云："血攻痔即出血。"

血攻痔:指痔疮出血严重,一般多见于内痔。

血眼　眼红

明代李时珍《本草纲目》云："五灵脂……治血痹、血眼诸证,皆属肝经。"

清代陈士铎《本草新编》云："牛黄……其症必眼红口渴……乃真正中风也。"

血眼:指眼部出血。即目衄。

眼红:指眼部出血。即目衄。

治血　治血之法

明代张介宾《景岳全书·血证》云："凡治血证,须知其要,而动血之由,惟火惟气耳。故察火者,但察其有火无火;察气者,但察其气虚气实。知此四者,而得其所以,则治血之法,无余义耳。"

明代李时珍《本草纲目》云："马兰辛平,能入阳明血分,故治血与泽兰同功。"

治血:指治疗血病。

治血之法:指治疗血病的方法。

治血八法

清代程履新《程氏易简方论·血门》云:"治分八法:一曰降气,缘上盛下虚,气升不降,血随气上,越出上窍,法以苏子、沉香之类,顺其气,气降则血自归经矣。二曰破瘀,缘上膈壅热积瘀,紫黑成块,胸中满痛,法以熟地、桃仁、丹皮、枳实之类,导之使下,转逆为顺矣。一曰温中,缘衣冷食寒,渗入血分,血得寒则凝,不归经络而妄行,血出黯黑,色夭身凉,法以炮姜、肉桂之类,温中和气,气温和则血自归经矣。一曰温散,倘衣冷感寒,色黯发热,身痛头痛,法以姜、桂、芎、苏之类,温中散寒,寒去血自归经矣。一曰补气,缘人真气素亏,精神疲惫,阴阳不相为守,卫气虚散,营亦妄行,法以大剂参、附之类以补元气,气旺自能摄血矣。一曰补益,凡失血人阴分亏损,法于四物中取一二味以为主药,或人参养荣汤、十全大补汤以培养之,则自阳生阴长矣。一曰阻遏,血色红赤,逢黑即止,水克火之义,久而不止,法以百草霜、京墨、十灰散之类,以控抑止;或花蕊石以消化之,庶不令上溢矣。一曰升阳,缘阳气不升,血乃下漏,法以升、柴、荆、防之类升之,则血自安于故道矣。"

治血八法:指针对出血证不同证型所采用的八种治疗方法。

理　血

明代缪希雍《神农本草经疏》云:"韭,生则辛而行血,熟则甘而补中,益肝、散滞、导瘀是其性也。以其微酸,故入肝而主血分,辛温能散结,凡血之凝滞者,皆能行之,是血中行气药也。心主血,专理血分,故曰归心,五脏之结滞去,则气血条畅而自安矣。胃中热,乃胃中有瘀滞而发热也,瘀血行,热自除矣。病人之气抑郁者多,凡人气血惟利通和,韭性行而能补,故可久食。"

理血:指能够调理血分,治疗血分病证的治疗方法。理血法所用的药物称为理血药;以理血药物为主组成的方剂,称为理血方。

调　血

宋代杨士瀛《仁斋直指附遗方论》云:"凡病经多日疗治不愈,须当为之调血。"

明代倪朱谟《本草汇言》云:"蒲黄……凡生用则性凉,行血而兼消;炒用则味涩,调血而且止之。"

调血:即理血。

和　血

明代李时珍《本草纲目》云:当归"治头痛,心腹诸痛,润肠胃筋骨皮肤。治痈疽,排脓止痛,和血补血。"

和血:即调和血液。

保　血

明代缪希雍《神农本草经疏》云:"小蓟……精属阴气,血之所生也,甘温益血而除大热,故能养精而保血也。"

保血:指保护血液。即止血。

摄　　血

明代赵献可《医贯·绛雪丹书·血症论》云:"胃气虚不能摄血,故令人呕吐,从喉而出于口也。"

清代吴澄《不居集·血症八法扼要总纲》云:"中气虚则不能摄血,宜补气温气。"

摄血:指统摄血液。

统血　嘘血

明代薛己《内科摘要》云:"脾统血,肺主气,此劳伤脾肺,致血妄行,故用健脾肺之气,而嘘血归源耳。"

统血:指统摄血液。

嘘血:嘘,制止。嘘血,指制止离经之血。

禁　　血

清代陈士铎《本草新编》云:"郁金……至于破血、禁血、止血,亦一时全宜之用,病去则已。"

禁血:即止血。

制　　血

民国王剑宾《国药诠证》云:"咸能制血而利气。"

制血:指制约血液。即止血。

止血 消瘀 宁血 补虚

清代唐容川《血证论·吐血》云:"惟止血为第一要法;血止之后,其离经而未吐出者,是为瘀血……故以消瘀为第二法;止吐消瘀之后,又恐血再潮动,则须用药安之,故以宁血为第三法……去血既多,阴无有不虚者矣……故又以补虚为收功之法。四者乃通治血证之大纲。"

止血:止,拦阻之意。止血,指用于各种出血病证的治法。适用于吐血、衄血、咳血、便血、尿血、崩漏等各种出血证。

消瘀:即化瘀。指采用活血化瘀药消除瘀血的治疗方法。

宁血:宁,平安、安定。宁血,指能够使血液保持安定的治疗方法。

补虚:即补益正气,增强体质以提高抗病能力,治疗虚证为主的治法。此处指补血。

补血 行血 散血 生血 凉血 敛血

明代张介宾《景岳全书·血证》云:"盖补血行血无如当归,但当归之性动而滑,凡因火动血者忌之;因火而嗽,因湿而滑者,皆忌之。行血散血无如川芎,然川芎之性升而散,凡火载血上者忌之;气虚多汗,火不归原者,皆忌之。生血凉血无如生地,敛血清血无如芍药,然二物皆凉,凡阳虚者非宜也;脾弱者非宜也;脉弱身凉,多呕便溏者,皆非宜也。"

明代缪希雍《先醒斋医学广笔记·吐血》云:"宜行血不宜止血。血不循经络者,气逆上壅也。行血则血循经络,不求其止而自止矣。止之则血凝,血凝必则热、恶食,病日痼矣。"

补血:指以补血药物治疗血虚证的方法。

行血:指以活血等药物促进血液正常循行的治法。

散血:指以活血等药物使聚集的血液疏散的治法。

生血:即补血。

凉血:指以性味寒凉的药物,使血分有热而运行过速的血恢复正常运行,以避免血行过速而造成出血的治法。

敛血:指以收涩或益气等药物收束血液,使其循行于常道的治法。

养　血

清代徐大椿《本草经百种录》云:"当归辛芳温润,兼此数长,实为养血之要品,惟著其血充之效,则血之得所养,不待言而可知。"

养血:指滋养血液。即补血。

益　血

金代成无己《注解伤寒论》云:"脉者血之府,诸血皆属心,凡通脉者必先补心益血,故张仲景治手足厥寒,脉细欲绝者,用当归之苦温以助心血。"

益血:即补血。

充　血

清代喻昌《医门法律》云:"《内经》于针、药所莫制者,调以甘药,《金匮》遵之而用小建中汤、黄芪建中汤,急建其中气,俾饮食增而津液旺,以至充血生津,而复其真阴不足,但用稼穑作甘之本味,而酸辛咸苦,在所不用,盖舍此别无良法也。"

充血:即补血。

滋　血

明代贾所学《药品化义》云:"柏子仁……香气透心,体润滋血。"

滋血:即补血。

填　血

明代李时珍《本草纲目》云:"菖蒲……能治一切诸风,五劳七伤,填血补脑,坚骨髓,长精神……"

填血:即补血。

温　血

清代黄宫绣《本草求真·论凉血药》云:"血寒自当用温,血热自当用凉。若使血寒不温,则血益寒而不流矣;血热不凉,则血益结而不散矣。故温血即为通滞活瘀之谓,而凉血亦为通滞活瘀之谓也。"

温血:指用温热之品温通血脉,行瘀导滞的治法。

暖　血

清代黄元御《长沙药解》云:"姜……调肝畅脾,暖血温经。"

暖血:即温血。

血实宜决之

《素问·阴阳应象大论》云:"血实宜决之。"

血实宜决之:指泄去其凝涩之血,疏通脉络的治疗方法。

活血　行血

元代王好古《汤液本草》云:"当归:头能破血,身能养血,尾能行血,用者不分,不如不使。"

明代张介宾《景岳全书·血证》云:"血有虚而滞者,宜补之、活之。以当归、牛膝、川芎、熟地、醇酒之属。"

活血:即行血。指流畅血行的一种治法。

逐血　逐瘀

清代《谢映庐医案·便闭门》云:"治大便不通,仅用大黄、巴霜之药,奚难之有?但攻法颇多,古人有通气之法,有逐血之法,有疏风润燥之法,有流行肺气之法,气虚多汗,则有补中益气之法;阴气凝结,则有开冰解冻之法,且有导法、熨法。无往而非通也,岂仅大黄、巴霜哉。"

清代唐容川《血证论·吐血》云:"仲景逐瘀大剂,则有抵当汤、桃仁承气汤数方,皆苦寒大破下,为治瘀能事。"

逐血:即逐瘀。指具有消散作用,或能攻逐体内瘀血的药物治疗瘀血病证的方法。有通畅血脉、消散瘀滞、调经止痛的作用。

破血　破瘀

元代王好古《汤液本草》云:"当归,入手少阴,以其心主血也;入足太阴,以其脾裹血也;入足厥阴,以其肝藏血也。头能破血,身能养血,尾能行血,用者不分,不如不使。若全用,在参、芪皆能补血;在牵牛、大黄皆能破血,佐使定分,用者当知。从桂、附、茱萸则热;从大黄、芒硝则寒。惟酒蒸当归,又治头痛,以其诸头痛皆属木,故以血药主之。"

日本丹波元简《杂病广要·诸血病》云:"治分八法……一曰破瘀,缘上膈壅热积瘀,紫黑成块,胸中满痛,法以熟大黄、桃仁、丹皮、枳实之类,导之使下,转逆为顺矣。"

破血:即破瘀。活血法之一。指用祛瘀药中比较峻烈的药物祛瘀滞、散癥结的方法。

消　血

明代李时珍《本草纲目·韭菜》云:"朱震亨云:心痛,有食热物及怒郁,致死血留于胃口作痛者,宜用韭汁、桔梗加入药中,开提气血……盖韭汁消血,姜汁下气消痰和胃,牛乳能解热润燥补虚也。"

消血:指消除瘀血。属活血化瘀法之一。

化　血

清代张锡纯《医学衷中参西录·化血》云:"盖三七与花蕊石,同为止血之圣药,又同为化血之圣药,且又化瘀血而不伤新血,以治吐衄,愈后必无他患。"

化血:即化瘀。指消除瘀血的一种治法。

宣　血

清代杨时泰《本草述钩元》云:"芸薹……畅气宣血。"

宣血:指宣通血液。

引血归源

清代罗美《名医汇粹》云:"引血归源,见之吴球矣。"

清代鲍相璈《验方新编·卷十八·吐血部·引血归源方》云:"忽然血晕吐血,多至数升者,一时切勿服药,急服童便二三碗,后得血止神安,再用广西真山羊血,临卧每服三分,不过三服,引血归源,即自止矣。"

引血归源:属止血法之一。指引离经之血回归到原位的治法。

引血归经

清代陈士铎《石室秘录·卷三·论治血宜顺性》云:"余又另有方,用生地一两,荆芥一钱,麦冬三钱,元参三钱,水煎服。(〔批〕止血归经方。)一剂止血。"

引血归经:即引血归源。

引血下行

清代汪昂《本草备要》云:"川芎……治风湿在头,血虚头痛,能引血下行,头痛必用之。"

引血下行:指导引逆乱于上或当下不下之血下行。

血治　血路

清代陈士铎《石室秘录·卷三·论治血宜顺性》云:"天师曰:血治者,乃血病不肯归经,或上或下,或四肢皮毛,合处出血者是也。血循经络,外行于皮毛,中行于脏腑,内行于筋骨,上行于头目两手,下行于二便两足一脐。是周身无非血路,一不归经,自然各处妄行,有孔则钻,有洞则泄,甚则吐呕,标出于毛孔,流出于齿缝,渗出于腹脐而不止大小便之出也。然则血宜顺其性而不宜拂。"

清代张璐《本经逢源》云:"龟……能补阴治血治劳。"

血治:即治血。指血病的治疗。

血路:指血液循行的路线。

温补血 凉补血 温破瘀 凉破瘀

民国陆晋笙《景景室医稿杂存·论病与药之相反相制不可混淆》云:"有温补血之当归、炙草,即有凉补血之生地、白芍;有温破瘀之桃仁、红花,即有凉破瘀之夜明砂、生卷柏。"

温补血:指用性温之药以补血的治法。

凉补血:指用性凉之药以补血的治法。

温破瘀:指用性温之药以活血化瘀的治法。

凉破瘀:指用性凉之药以活血化瘀的治法。

治血之剂

明代张介宾《景岳全书·血证》云:"治血之剂,古人多以四物汤为主,然亦有宜与不宜者。"

治血之剂:即理血剂,又称理血方。指治疗血病之方剂。

血　药

明代韩懋《韩氏医通》云:"血药不容舍当归,故古方四物汤以为君,芍药为臣,地黄分生熟为佐,川芎为使,可谓典要云。"

血药:指治疗血病之药物。

治血之药　血属之药

明代戴思恭《金匮钩玄·血属阴难成易亏论》云:"治血必血属之药。"

明代张介宾《景岳全书·血证》云:"治血之药,凡为君为臣,或宜专用,或宜相兼,病有浅深,方有轻重。其间参合之妙,固由乎人,而性用之殊,当知其类。"

治血之药:即血药,又称理血药或血属之药。

血中气药　血中血药

明代戴思恭《金匮钩玄·血属阴难成易亏论》云:"夫川芎,血中之气药也,通肝经,性味辛散,能行血滞于气也。地黄,血中血药也,通肾经,性味甘寒,能生真阴之虚也。"

血中气药:指既能行气,又能活血之药,其活血之功较理气之力为强,代表药为川芎。

血中血药:指补血方中所用的补血之药,代表药为熟地黄。

血中之圣药

明代张介宾《本草正》云："当归,其味甘而重,故专能补血,其气轻而辛,故又能行血,补中有动,行中有补,诚血中之气药,亦血中之圣药也。"

血中之圣药:指当归。

补血圣药

清代周岩《本草思辨录》云："阿胶为补血圣药,不论何经,悉其所任。"

补血圣药:指阿胶。

入　血

清代叶桂《外感温热论》云："入血就恐耗血动血,直须凉血散血。"

入血:指进入血分。

走　血

明代缪希雍《神农本草经疏》云:芍药"气平下降,味苦下泄而走血,为攻下之品,非补养之物也。"

走血:指入血分。

血病用药

明代周之干《周慎斋医旨·血症》云："血虚,以人参补之,阳旺则生阴也,血辅佐之也。若桃仁、红花、苏木、血竭、丹皮者,血滞所宜。蒲黄、阿胶、地榆、百草霜、棕炭者,血崩所宜。乳香、没药、五灵脂,血痛所宜。苁蓉、锁阳、枸杞、牛膝、益母草、夏枯草、败龟板,血虚所宜。乳酪、血液之物,血燥所宜。干姜、肉桂,血寒所宜。生地、苦参,血热所宜。此正治之大略,其变无穷也。"

血病用药:指治疗各种血病所选用的药物。

失血各经用药

明代陈文治《诸证提纲·吐血》云："犀角地黄汤……加减法:心经血,加麦门冬、黄连;肝经血,加条芩;脾经血,加百合、白芍药;肺经衄血,加天门冬、山栀、百部;肾经血,加玄参、黄柏、知母;三焦血,加黄连、地骨皮;小肠血,加炒栀子、木通;胆经血,加柴胡、淡竹叶;胃经血,加大黄、干葛;大肠血,加炒栀子、槐花;膀胱血,加牛膝、茅根;心包络血,倍牡丹皮,加黄芩;积热,加大黄、芒硝;吐血不止,加桃仁、大黄。"

清代梁学孟《国医宗旨·失血各经药性主治》云："咸走血,血病无多食咸物。胃经血:山栀子、大黄;清气,加粉葛。肝经血:条芩(酒炒)、韭汁、童便、牡丹皮、郁金、山茶花、黄柏(蜜炙)、侧柏叶;清气,柴胡。心经血:黄连(炒)、当归、青黛、阿胶、熟地;清气,麦门冬。肾经血:玄参、黄柏、天门冬、麦门冬、贝母、桔梗、百部、远志、熟地;清气,知母。脾经血:百合、葛根、黄芪、黄连、当归、甘草、白术、山药;清气,白芍、升麻、山栀子、黄芩、芍药、生地黄、紫菀、丹参、阿胶。肺经血:天门冬、片芩、山栀子、百部、犀角;清气,石膏。三焦涌血(血来涌者,多出自三焦火盛):地骨皮;清气,连翘。胆经血(口吐苦汁,乃胆经血也):淡竹叶;清气,柴胡。心胞络血:倍牡丹、茅根(紫黑色唾之,小腹胀痛者是也);清气,麦门冬。"

失血各经用药:指治疗各种出血证按脏腑归经所选用的药物。

血病治法及用药

明代张介宾《景岳全书·血证》云:"血虚之治有主者,宜熟地,当归,枸杞,鹿胶,炙甘草之属。血虚之治有佐者,宜山药、山茱萸、杜仲、枣仁、菟丝子、五味子之属。血有虚而微热者,宜凉补之,以生地、麦冬、芍药、沙参、牛膝、鸡子清、阿胶之属。血有因于气虚者,宜补其气,以人参、黄芪、白术之属。血有因于气实者,宜行之、降之,以青皮、陈皮、枳壳、乌药、沉香、木香、香附、栝蒌、杏仁、前胡、白芥子、海石之属。血有虚而滞者,宜补之、活之,以当归、牛膝、川芎、熟地、醇酒之属。血有寒滞不化及火不归原者,宜温之,以肉桂、附子、干姜、姜汁之属。血有乱动不宁者,宜清之、和之,以茜根、山楂、丹皮、丹参、童便、贝母、竹沥、竹茹、百合、茅根、侧柏、藕汁、荷叶蒂、柿霜、桑寄生、韭汁、萝卜汁、飞罗面、黑墨之属。血有大热者,宜寒之、泻之,以黄连、黄芩、黄柏、知母、玄参、天花粉、栀子、石膏、龙胆草、苦参、桑白皮、香薷、犀角、青黛、童便、槐花之属。血有蓄而结者,宜破之、逐之,以桃仁、红花、苏木、玄胡、三棱、蓬术、五灵脂、大黄、芒硝之属。血有陷者,宜举之,以升麻、柴胡、川芎、白芷之属。血有燥者,宜润之,以乳酪、酥油、蜂蜜、天门冬、柏子仁、苁蓉、当归、百合、胡桃肉之属。血有滑者,宜涩之、止之,以棕灰、发灰、白及、人中白、蒲黄、松花、百草霜、百药煎、诃子、五味子、乌梅、地榆、文蛤、川续断、椿白皮之属。血有涩者,宜利之,以牛膝、车前、茯苓、泽泻、木通、瞿麦、益母草、滑石之属。血有病于风湿者,宜散之、燥之,以防风、荆芥、葛根、秦艽、苍术、白术、半夏之属。"

血病治法及用药:指治疗各种血病所应用的治法及药物。

行血炭　凉血炭　热血炭　涩血炭

清代赵晴初《存存斋医话稿·论炭药止血用法》云:"血污者用行血炭止之也……血热者用凉血炭止之也……血寒者用热血炭止之也……血脱者用涩血炭止之也。"

行血炭:指行血活血的炭药。

凉血炭:指凉血止血的炭药。

热血炭:指温通血脉的炭药。

涩血炭:指收敛固涩的炭药。

血　见　愁

清代张秉成《本草便读》云:"茜草……《别录》言其治蛊毒,无不皆因瘀血而成,故又一名血见愁,即此义也。"

血见愁:即茜草。系行血凉血之要药。

血　师

清代唐容川《本草问答·论降气药》云："赭石亦重镇而色赤，又入血分，故一名血师，以气能降血也。"

血师：即代赭石。为平肝降逆之要药。

血余　血余炭

明代李时珍《本草纲目·乱发条》云："发乃血余，故能治血病。补阴，疗惊痫，去心窍之血。"

血余：指人发。人发洗净煅炭后入药，名血余炭，始载《名医别录》。有消瘀、止血、利小便之功。

鳖血　鸡冠血

明代李时珍《本草纲目》云："鳖血……治风中血脉，口眼歪僻，小儿痞劳潮热。"亦云："按《千金方》云，目瞤、唇动、口歪，皆风入血脉，急以小续命汤服之，外用鳖血或鸡冠血调伏龙肝散涂之，干则再上，甚妙。盖鳖血之性急缩走血，故治口歪、脱肛之病。"又云："鸡冠血，用三年老雄者，取其阳气充溢也。风中血脉则口僻，冠血咸而走血透肌，鸡之精华所聚，本乎天者亲上也。丹者阳中之阳，能辟邪，故治中恶、惊忤诸病。乌者阳形阴色，阳中之阴，故治产乳、目泪诸病。其治蜈蚣、蜘蛛诸毒者，鸡食百虫，制之以所畏也。"

鳖血：药食两用之品。具有滋阴清热，活血通络之功。

鸡冠血：药食两用之品。具有祛风定惊，解毒透肌之功。

血肉有情之品

清代叶桂《临证指南医案》云："龟胶、人乳皆血肉有情之品。"亦云："血肉有情，充养身中形质，栽培元气。"

清代张秉成《本草便读》云："阿胶……血肉有情之品，使之金水相生，补养血液。"

血肉有情之品：指具有补充人体五脏的物质亏损，增强机能活动，改善衰弱状态，治疗多种虚证（气血阴阳）的动物类补益药（食）物，而且侧重于"补益精气"。其可分为药物、食物和介于药食两用的三大类别。

附录二　方剂名称索引

一画　一
二画　二　七　十　八　人
三画　三　大　下　小
四画　五　天　无　止　分　升　化　气　月　丹　手　乌　水　六　双　引
五画　古　玉　石　左　右　平　甘　龙　四　归　白　生　失　半　加　圣
六画　百　至　芍　地　回　当　血　朱　全　行　安　舟　导　阳　约
七画　苇　苏　苎　花　杞　扶　赤　寿　吴　肠　身　沙　补　阿　附
八画　肾　固　炙　知　金　参　卷　河　泻　降
九画　茜　荆　咳　柏　拯　顺　独　复　急　胎　保　济　活　养　神　祛　宣　冠　骨　绛　退
十画　桃　栝　桂　逐　破　柴　逍　润　涤　消　凉　益　调　通　健　胶　桑
十一画　黄　虚　救　脱　银　羚　麻　旋　清
十二画　葱　葶　越　黑　紫　普　温　滋　犀
十三画　槐　解
十四画以上　酸　慢　膈　黛　癫

一画

一贯煎(《柳州医话》)

沙参　麦门冬　生地黄　枸杞子　当归　川楝子

一绿散(《审视瑶函》)

芙蓉叶　生地黄

二画

二至丸(《医方集解》)

女贞子　旱莲草

二妙散(《丹溪心法》)

黄柏　苍术

二陈汤(《和剂局方》)

半夏　陈皮　茯苓　甘草　生姜　乌梅

七厘散(《良方集腋》)

血竭　麝香　冰片　乳香　没药　红花　朱砂　儿茶

十灰散(《十药神书》)

大蓟草炭　陈棕炭　大黄炭　丹皮炭　荷叶炭　小蓟草炭　侧柏炭　山栀炭　茜草炭　茅根炭

十枣汤(《伤寒论》)

大枣　甘遂　大戟　芫花

十全大补汤(《和剂局方》)

人参　肉桂　川芎　熟地黄　茯苓　白术　甘草　黄芪　当归　白芍

八正散(《和剂局方》)

木通　车前子　萹蓄　瞿麦　滑石　甘草　大黄　山栀

八珍汤(《正体类要》)

当归　川芎　白芍　熟地黄　人参　白术　茯苓　甘草

人参养荣汤(《和剂局方》)

人参　黄芪　茯苓　白术　甘草　当归　熟地黄　白芍　肉桂　五味子　远志　陈皮　生姜　大枣

三画

三甲复脉汤(《温病条辨》)

甘草　生地黄　白芍　麦门冬　阿胶　麻仁　牡蛎　鳖甲　龟板

大成汤(《理伤续断方》)

陈皮　当归　苏木　木通　红花　厚朴　甘草　枳壳　大黄　芒硝

大承气汤(《伤寒论》)

大黄　厚朴　枳实　芒硝

大陷胸汤(《伤寒论》)

大黄　芒硝　甘遂

大补元煎(《景岳全书》)

人参　山药　熟地黄　杜仲　当归　山茱萸　枸杞子　甘草

大补阴丸(《丹溪心法》)

知母　黄柏　熟地黄　龟板　猪脊髓

大黄当归散(《银海精微》)

大黄　当归　木贼草　黄芩　山栀　菊花　苏木　红花

大黄䗪虫丸(《金匮要略》)

大黄　䗪虫　桃仁　虻虫　水蛭　蛴螬　芍药　生地黄　杏仁　黄芩　甘草　干漆

大黄牡丹皮汤(《金匮要略》)

大黄　牡丹皮　桃仁　冬瓜子　芒硝

大菟丝子丸(《当代中医血液病学》)

菟丝子　熟地黄　山茱萸　肉苁蓉　女贞子　枸杞子　桑椹　旱莲草　何首乌

下瘀血汤(《金匮要略》)

桃仁　䗪虫　大黄

小柴胡汤(《伤寒论》)

柴胡　黄芩　半夏　人参　甘草　生姜　大枣

小营煎(《景岳全书》)

当归　熟地黄　芍药　山药　枸杞子　炙甘草

小蓟饮子(《济生方》)

小蓟　生地黄　滑石　通草　蒲黄　竹叶　藕节　当归　山栀　甘草

小蓟汤(《全生指迷方》)

小蓟茎叶　生地黄汁　白术

小陷胸汤(《伤寒论》)

黄连　半夏　栝蒌实

四画

五苓散(《伤寒论》)

茯苓　猪苓　泽泻　白术　桂枝

五积散(《和剂局方》)

白芷　川芎　甘草　茯苓　当归　肉桂　白芍　半夏　陈皮　枳壳　麻黄　苍术　干姜　厚朴　生姜

五皮饮(《中藏经》)

桑白皮　陈皮　生姜皮　大腹皮　茯苓皮

五仁丸(《世医得救方》)

桃仁　杏仁　柏子仁　松子仁　郁李仁

五香连翘汤(《三因极一病证方论》)

沉香　麝香　木香　丁香　乳香　连翘　射干　桑寄生　舶上青　独活　木通　甘草　大黄

天麻钩藤饮(《中医内科杂病证治新义》)

天麻　钩藤　石决明　山栀　黄芩　杜仲　牛膝　益母草　桑寄生　夜交藤　茯神

天王补心丹(《世医得效方》)

人参　玄参　丹参　茯苓　五味子　远志　桔梗　当归　天门冬　麦门冬　柏子仁　酸枣仁　生地黄

无比山药丸(《备急千金要方》)

山药　肉苁蓉　熟地黄　山茱萸　菟丝子　五味子　赤石脂　巴戟天　泽泻　杜仲　牛膝

止嗽散(《医学心悟》)

荆芥　桔梗　陈皮　紫菀　百部　白前　甘草

少腹逐瘀汤(《医林改错》)

小茴香　干姜　延胡索　没药　当归　川芎　肉桂　赤芍　蒲黄　五灵脂

分珠散(《证治准绳》)

槐花　白芷　地黄　栀子　荆芥　甘草　黄芩　龙胆草　赤芍　当归

升举大补汤(《傅青主女科》)

黄芩　白术　陈皮　人参　炙甘草　升麻　当归　熟地黄　麦门冬　川芎　白芷　黄连
荆芥穗　大枣

升阳益胃汤(《脾胃论》)

黄芪　半夏　人参　甘草　白芍　防风　羌活　独活　橘皮　茯苓　泽泻　柴胡　白术　黄连

化癥回生丹(《温病条辨》)

人参　肉桂　两头尖　麝香　片姜黄　公丁香　川椒　䗪虫　三棱　蒲黄　苏木　桃仁　苏子
五灵脂　降香　干漆　当归　没药　白芍　杏仁　香附　吴茱萸　延胡索　水蛭　阿魏　小茴香
川芎　乳香　良姜　艾叶　益母草　熟地黄　鳖甲　大黄　两头尖

化斑汤(《温病条辨》)

知母　甘草　玄参　犀角　粳米

化瘀汤(《罗氏会约医镜》)

当归　熟地黄　白芍　川芎　肉桂　桃仁　红花

化积丸(《类证治裁》)

三棱　莪术　阿魏　海浮石　香附　雄黄　槟榔　苏木　瓦楞子　五灵脂

化痰消核汤(《自拟方》)

猫爪草　夏枯草　生牡蛎　瓦楞子　昆布　海藻　白僵蚕　浙贝母　炙半夏　陈皮　白芥子
玄参　莪术　山楂

气管逐瘀汤(《实用中医内科学》)

丹参　川芎　桃仁　红花　赤芍　桔梗　板蓝根　黄芩　地丁　连翘　紫苑　杏仁　橘红
百部　黄芩　生地黄

月华丸(《医学心悟》)

天门冬　麦门冬　熟地黄　生地黄　山药　百部　沙参　川贝母　阿胶　茯苓　獭肝　三七

丹参饮(《时方歌括》)

丹参　檀香　砂仁

丹栀逍遥散(《医统》)

当归　白芍　白术　柴胡　茯苓　甘草　煨生姜　薄荷　牡丹皮　山栀

手拈散《丹台玉案》

草果　延胡索　五灵脂　乳香　没药　沉香　阿魏

乌头赤石脂丸(《金匮要略》)

乌头　附子　蜀椒　干姜　赤石脂

水红花膏(《景岳全书》)

水红花或子

六味回阳饮(《成方切用》)

人参　炮干姜　附子　甘草　熟地黄

六君子汤(《医学正传》)

人参　白术　茯苓　甘草　陈皮　半夏　生姜　大枣

双合汤(《杂病源流犀烛》)

当归　川芎　白芍　生地黄　陈皮　半夏　白茯苓　桃仁　红花　白芥子　甘草

引精止血汤(《傅青主女科》)

人参　白术　茯苓　熟地黄　山茱萸　黑姜　黄柏　芥穗　车前子

五画

玉女煎(《景岳全书》)

麦门冬　熟地黄　石膏　知母　牛膝

玉女煎去牛膝熟地加细生地元参方(《温病条辨》)

麦门冬　生地黄　石膏　知母　玄参

玉枢丹(《片玉心书》)

山慈姑　五倍子　续随子　红芽大戟　麝香　腰黄　朱砂

玉屏风散(《世医得效方》)

黄芪　白术　防风

石燕丹(《医宗金鉴》)

炉甘石　硇砂　石燕　琥珀　朱砂　冰片　麝香　黄芩　黄连　黄柏　白丁香

古没竭散(《证治准绳》)

没药　血竭

左归饮(《景岳全书》)

熟地黄　茯苓　枸杞子　山药　山茱萸　甘草

左归丸(《景岳全书》)

熟地黄　山药　枸杞子　山茱萸　牛膝　菟丝子　鹿角胶　龟板胶

右归丸(《景岳全书》)

熟地黄　山药　山茱萸　枸杞子　杜仲　菟丝子　附子　肉桂　当归　鹿角胶

右归饮(《景岳全书》)

熟地黄　枸杞子　杜仲　山药　肉桂　山茱萸　附子

平胃散(《和剂局方》)

苍术　厚朴　陈皮　甘草

甘露饮(《和剂局方》)

生地黄　熟地黄　天门冬　麦门冬　石斛　茵陈　黄芩　枳壳　枇杷叶　甘草

龙胆泻肝汤(《医方集解》)

龙胆草　黄芩　山栀　柴胡　当归　生地黄　车前子　泽泻　木通　甘草

四生丸(《妇人大全良方》)

生荷叶　生艾叶　生柏叶　生地黄

四苓散(《奇效良方》)

茯苓　猪苓　泽泻　白术

四君子汤(《和剂局方》)

人参　甘草　茯苓　白术

四逆散(《伤寒论》)

甘草　枳实　柴胡　芍药

四物汤(《和剂局方》)

当归　熟地黄　白芍　川芎

四物五子丸(《审视瑶函》)

车前子　覆盆子　枸杞子　菟丝子　地肤子　当归　熟地黄　川芎　白芍

四妙勇安汤(《验方新编》)

金银花　玄参　当归　甘草

归脾汤(《济生方》)

白术　茯苓　黄芪　人参　甘草　木香　当归　远志　龙眼肉　酸枣仁　生姜　大枣

白薇汤(《普济本事方》)

白薇　人参　当归　甘草

白头翁汤(《伤寒论》)

白头翁　秦皮　黄连　黄柏

白虎汤(《伤寒论》)

石膏　知母　甘草　粳米

生血丸(自拟方)

党参　当归　黄芪　紫河车　补骨脂　鸡血藤　山茱萸　熟地黄　淫羊藿　巴戟天　枸杞子
白芍　川芎　阿胶

生化汤(《傅青主女科》)

当归　川芎　桃仁　炮姜　甘草

生脉散(《内外伤辨惑论》)

人参　麦门冬　五味子

生血润肤饮(《医学正传》)

当归　生地黄　熟地黄　黄芪　天门冬　麦门冬　五味子　黄芩　栝蒌仁　桃仁　红花　升麻

生肌玉红膏(《外科正宗》)

当归　白芷　白腊　轻粉　甘草　紫草　血竭　麻油

失笑散(《和剂局方》)

五灵脂　生蒲黄

半夏白术天麻汤(《医学心悟》)

半夏　白术　天麻　橘红　茯苓　甘草　生姜　大枣

加味清胃散(《兰室秘藏》)

生地黄　牡丹皮　连翘　黄连　当归　升麻

加味逍遥散(《内科摘要》)

牡丹皮　赤芍　柴胡　当归　白术　茯苓　甘草　煨生姜　薄荷

加减四物汤(《金匮翼》)

生地黄　当归　川芎　赤芍　苦参　牛蒡子　薄荷　防风　天花粉　连翘　荆芥穗

加减桔梗汤(《医学心悟》)

桔梗　白及　橘红　葶苈子　甘草　贝母　薏苡仁　金银花

圣愈汤(《东垣十书》)

人参　黄芪　熟地黄　当归　川芎　白芍

六画

百合固金汤(《医方集解》引赵蕺庵方)

生地黄　熟地黄　百合　麦门冬　贝母　当归　白芍　甘草　玄参　桔梗

至宝丹(《和剂局方》)

犀角　朱砂　雄黄　玳瑁　琥珀　安息香　牛黄　麝香　冰片　金箔　银箔　人参

芍药甘草汤(《伤寒论》)

芍药　甘草

地榆散(《直指方》)

地榆　茜草根　黄芩　黄连　山栀　茯苓

地黄饮子(《证治准绳》)

生地黄　当归　川芎　白蒺藜　防风　荆芥　何首乌　黄芪　甘草

回生汤Ⅰ号方(自拟方)

天蓝首蓿　墓头回　龙葵　紫河车粉　半枝莲　白花蛇舌草　夏枯草　仙鹤草　白茅根
虎杖　山豆根　赤芍　炙鳖甲　青黛

回生汤Ⅱ号方(自拟方)

天蓝首蓿　墓头回　龙葵　紫河车粉　太子参　黄芪　茯苓　白术　女贞子　旱莲草　生地黄
半枝莲　白花蛇舌草

回生汤Ⅲ号方(自拟方)

天蓝首蓿　墓头回　龙葵　紫河车粉　黄芪　党参　当归　熟地黄　补骨脂　鸡血藤　菟丝子
土茯苓　阿胶

当归饮子(《医宗金鉴》)

当归　芍药　川芎　生地黄　白蒺藜　荆芥　防风　首乌　黄芪　甘草

当归六黄汤(《兰室秘藏》)

当归　生地黄　熟地黄　黄连　黄柏　黄芩　黄芪

当归四逆汤(《伤寒论》)

当归　桂枝　芍药　细辛　甘草　通草　大枣

当归龙荟丸(《丹溪心法》)

当归　龙胆草　芦荟　山栀　黄连　黄芩　黄柏　大黄　木香　麝香(一方加柴胡、川芎,一方加青黛)

当归龙胆汤(《兰室秘藏》)

当归　龙胆草　黄连　黄芩　黄柏　黄芪　芍药　甘草　升麻　五味子　羌活　石膏　防风　柴胡

当归芍药散(《金匮要略》)

当归　芍药　茯苓　白术　泽泻　川芎

当归补血汤(《内外伤辨惑论》)

当归　黄芪

当归地黄饮(《景岳全书》)

当归　熟地黄　山药　山茱萸　杜仲　甘草　牛膝

当归活血汤(《审视瑶函》)

苍术　当归　川芎　薄荷　黄芪　熟地黄　防风　羌活　甘草　白芍

血瘀逐瘀汤(《医林改错》)

桃仁　红花　当归　生地黄　川芎　赤芍　柴胡　枳壳　甘草　桔梗　牛膝

朱砂安神丸(《医学发明》)

黄连　朱砂　生地黄　当归　炙甘草

全真益气汤(《冯氏锦囊秘录》)

人参　麦门冬　五味子　熟地黄　白术　牛膝　附片

行军散(《霍乱论》)

雄黄　麝香　牛黄　冰片　珍珠　硼砂　银硝　姜粉

安宫牛黄丸(《温病条辨》)

牛黄　郁金　犀角　黄连　朱砂　冰片　珍珠　山栀　雄黄　黄芩　麝香　金箔衣

舟车丸(《景岳全书》引刘河间方)

牵牛子　大黄　甘遂　芫花　大戟　陈皮　青皮　木香　槟榔　轻粉

导赤散(《小儿药证直诀》)

生地黄　木通　竹叶　甘草稍

阳和汤(《外科全生集》)

熟地黄　白芥子　鹿角胶　炮姜炭　麻黄　肉桂　甘草

约营煎(《景岳全书》)

生地黄　芍药　甘草　续断　地榆　黄芩　槐花　乌梅　荆芥穗

七画

苇茎汤(《千金方》)

苇茎　薏苡仁　冬瓜仁　桃仁

苏合香丸(《和剂局方》)

苏合香　乳香　冰片　青木香　丁香　犀角　白术　香附　麝香　安息香　朱砂

苏子降气汤(《和剂局方》)

苏子　半夏　甘草　肉桂　当归　前胡　厚朴　苏叶　生姜　大枣

苏合香丸(《和剂局方》)

白术　青木香　犀角　香附　朱砂　诃子　檀香　安息香　沉香　麝香　丁香　荜拨　苏合香油　熏陆香　冰片

苎根汤(《外台秘要》)

苎根　干地黄　当归　芍药　阿胶　甘草

花蕊石散(《十药神书》)

花蕊石

杞菊地黄汤(《医级》)

熟地黄　山茱萸　山药　泽泻　牡丹皮　茯苓　枸杞子　菊花

扶正消核汤(《自拟方》)

猫爪草　夏枯草　生牡蛎　白僵蚕　黄芪　党参　当归　茯苓　白术　熟地黄　鸡血藤　白芍　川芎　炙甘草

赤小豆当归散(《金匮要略》)

赤小豆　当归

寿胎丸(《医学衷中参西录》)

菟丝子　桑寄生　续断　阿胶

吴氏桃仁承气汤(《瘟疫论补注》)

大黄　芒硝　桃仁　当归尾　牡丹皮　赤芍

肠痈秘方(《景岳全书》)

红藤　酒　紫花地丁

身痛逐瘀汤(《医林改错》)

秦艽　川芎　桃仁　红花　甘草　羌活　没药　当归　五灵脂　香附　牛膝　地龙

沙参麦冬汤(《温病条辨》)

沙参　麦门冬　玉竹　甘草　桑叶　扁豆　天花粉

补气养血升白汤(自拟方)

党参　黄芪　当归　熟地黄　鸡血藤　阿胶　茯苓　炒白术　菟丝子　山茱萸　白芍　山药　炙甘草。

补中益气汤(《脾胃论》)

黄芪　人参　甘草　白术　当归　陈皮　升麻　柴胡

补阳还五汤(《医林改错》)

黄芪 当归 赤芍 地龙 川芎 桃仁 红花

补肝汤(《医宗金鉴》)

当归 白芍 川芎 熟地黄 酸枣仁 木瓜 麦门冬 甘草

阿胶汤(《圣济总录》)

阿胶 人参 干姜 远志 附子 甘草 麻仁

阿魏膏(《内科摘要》)

羌活 独活 玄参 官桂 赤芍 穿山甲 生地黄 两头尖 大黄 白芷 天麻 槐枝 柳枝
桃枝 红花 木鳖子 乱发 香油 黄丹 芒硝 阿魏 苏合香 乳香 没药 麝香

附子理中汤(《和剂局方》)

附子 人参 干姜 白术 甘草

八画

肾气丸(《金匮要略》)

熟地黄 山药 山茱萸 泽泻 茯苓 牡丹皮 桂枝 附子

固本止崩汤(《傅青主女科》)

熟地黄 白术 黄芪 当归 黑姜 人参

炙甘草汤(《伤寒论》)

炙甘草 人参 桂枝 麦门冬 生地黄 麻仁 阿胶 生姜 大枣

知柏地黄丸(《医宗金鉴》)

熟地黄 山茱萸 山药 牡丹皮 茯苓 泽泻 知母 黄柏

金铃子散(《素问病机气宜保命集》)

金铃子 延胡索

金沸草散(《南阳活人书》)

金沸草 荆芥穗 麻黄 甘草 半夏 赤芍 前胡 桑白皮 乌药 生姜

参附汤(《世医得效方》)

人参 附子

参蛤散(《中医方剂临床手册》)

人参 蛤蚧

卷荷散(《云岐子保命集》)

卷荷 红花 当归 蒲黄 牡丹皮

河车大造丸(《医方集解》)

紫河车 熟地黄 天门冬 麦门冬 杜仲 牛膝 黄柏 龟甲

泻白散(《小儿药证直诀》)

地骨皮 桑白皮 甘草 粳米

泻心汤(《金匮要略》)

大黄　黄连　黄芩

泻心汤(《银海精微》)

黄连　黄芩　大黄　连翘　荆芥　赤芍　车前子　薄荷　菊花

降糖活血方(《祝谌予经验方》)

木香　当归　赤芍　川芎　益母草　丹参　葛根

九画

茜根散(《景岳全书》)

茜草根　侧柏叶　黄芩　生地黄　阿胶　甘草

荆蓬煎丸(《卫生宝鉴》)

荆三棱　蓬莪术　木香　枳壳　青皮　小茴香　槟榔

咳血方(《丹溪心法》)

青黛　栝蒌仁　诃子　海浮石　栀子

柏叶汤(《金匮要略》)

侧柏叶　干姜　艾叶　马通汁

柏子养心汤(《体仁汇编方》)

柏子仁　枸杞子　麦门冬　当归　石菖蒲　茯神　玄参　熟地黄　甘草

拯阳理劳汤(《医宗必读》)

人参　黄芪　白术　甘草　肉桂　当归　五味子　陈皮

顺经汤(《傅青主女科》)

当归　熟地黄　白芍　牡丹皮　白茯苓　沙参　黑芥穗

独参汤(《十药神书》)

人参

独活寄生汤(《千金方》)

独活　桑寄生　秦艽　防风　杜仲　牛膝　细辛　肉桂　党参　茯苓　当归　川芎　赤芍　熟地黄　甘草

复元活血汤(《医学发明》)

柴胡　栝蒌根　当归　红花　甘草　穿山甲　大黄　桃仁

急救回阳汤(《医学衷中参西录》)

党参　白芍　山药　山茱萸　甘草　代赭石　朱砂　童便

胎元饮(《景岳全书》)

人参　当归　杜仲　芍药　熟地黄　白术　陈皮　甘草

保元汤(《博爱心鉴》)

人参　甘草　肉桂　黄芪

保和丸(《丹溪心法》)

山楂　神曲　莱菔子　陈皮　半夏　茯苓　连翘

保阴煎(《景岳全书》)

生地黄　熟地黄　芍药　山药　续断　黄芩　黄柏　甘草

济川煎(《医宗金鉴》)

当归　牛膝　肉苁蓉　升麻　枳壳　泽泻

活血化瘀升白汤(自拟方)

党参　黄芪　当归　鸡血藤　熟地黄　菟丝子　桃仁　红花　川芎　赤芍　郁金　山楂　炙甘草

活血通络升板汤(自拟方)

桃仁　红花　黄芪　当归　赤芍　川芎　丹参　益母草　茜草　鸡血藤　牡丹皮　阿胶
墓头回　紫草　甘草

活络效灵丹(《医学衷中参西录》)

当归　丹参　乳香　没药

活血祛风散(《杂病源流犀烛》)

白蒺藜　当归　川芎　白芷　细辛　槐角　桃仁　半夏　白芍　五灵脂　甘草　苍术　杜仲
肉桂　薏苡仁　天麻　橘红　槟榔　厚朴　枳壳　生姜　大枣

活血润肤汤(《中医症状鉴别诊断学》)

丹参　赤芍　白芍　当归　红花　桃仁　鬼箭羽　生地黄　首乌藤

活血散瘀汤(《医宗金鉴》)

当归　赤芍　桃仁　大黄　川芎　苏木　牡丹皮　枳壳　栝蒌仁　槟榔

养营汤(《眼科纂要》)

当归　防风　川芎　枳实　熟地黄　蕤仁　白芍　车前子

养阴清肺汤(《重楼玉钥》)

生地黄　麦门冬　玄参　甘草　贝母　牡丹皮　薄荷　白芍

养精种玉汤(《傅青主女科》)

熟地黄　当归　白芍　山茱萸

养血润肤饮(《外科证治》)

生地黄　熟地黄　当归　黄芪　天门冬　麦门冬　桃仁　红花　天花粉　黄芩　升麻

神应养真丹(《外科正宗》)

当归　川芎　白芍　天麻　羌活　熟地黄　木瓜　菟丝子

祛风换肌丸(《医宗金鉴》)

大胡麻　苍术　牛膝　石菖蒲　苦参　何首乌　天花粉　威灵仙　当归　川芎　甘草

祛风益损汤(《原机启微》)

熟地黄　当归　白芍　川芎　藁本　前胡　防风

宣明丸(《证治准绳》)

赤芍　当归　黄连　生地黄　大黄　川芎　薄荷　黄芩

宣明三棱汤(《宣明论方》)

三棱　白术　莪术　当归　槟榔　木香

冠心II号(《中医症状鉴别诊断学》)

丹参　川芎　赤芍　红花　降香

骨痹滋补肝肾汤(自拟方)

熟地黄　山茱萸　女贞子　旱莲草　枸杞子　山药　麦门冬　怀牛膝　杜仲　鸡血藤　虎杖

大青叶　黄柏　甘草

骨痹益气养血汤(自拟方)

黄芪　人参　当归　阿胶　熟地黄　山茱萸　山药　炒白术　鸡血藤　虎杖　怀牛膝　大青叶

炙甘草

骨痹清热败毒汤(自拟方)

水牛角　生石膏　知母　生地黄　牡丹皮　黄芩　连翘　大青叶　玄参　虎杖　鸡血藤

怀牛膝　甘草

骨痹涤痰化瘀汤(自拟方)

生牡蛎　丹参　炙半夏　浙贝母　玄参　莪术　枳壳　夏枯草　鸡血藤　虎杖　大青叶　延胡索

山楂　桂枝

骨痹温补脾肾汤(自拟方)

炙附子　桂枝　黄芪　党参　当归　炒白术　菟丝子　仙灵脾　山茱萸　枸杞子　鸡血藤　怀牛膝

大青叶　炙甘草

绛矾丸(《重订广温热论》)

皂矾　苍术　厚补　陈皮　甘草　大枣

退赤散(《审视瑶函》)

桑白皮　甘草　丹皮　黄芩　天花粉　桔梗　赤芍　当归尾　栝蒌仁

十画

桃红饮(《类证治裁》)

桃仁　红花　川芎　当归　威灵仙

桃红四物汤(《医宗金鉴》)

桃仁　红花　当归　川芎　芍药　熟地黄

核桃承气汤(《伤寒论》)

桃仁　大黄　芒硝　桂枝　甘草

桃仁红花煎(《素庵医案》)

桃仁　红花　当归　香附　延胡索　赤芍　川芎　乳香　丹参　青皮　熟地黄

栝蒌薤白半夏汤(《金匮要略》)

栝蒌　薤白　半夏　白酒

栝蒌薤白白酒汤(《金匮要略》)

栝蒌　薤白　白酒

桂枝茯苓丸(《金匮要略》)

桂枝　茯苓　牡丹皮　桃仁　赤芍

桂枝䗪虫汤(《中医症状鉴别诊断学》)

桂枝　桃仁　䗪虫　天花粉　赤芍　白芍

逐瘀止血汤(《傅青主女科》)

生地黄　大黄　赤芍　牡丹皮　当归　枳壳　龟板　桃仁

逐瘀消核汤(《自拟方》)

猫爪草　夏枯草　生牡蛎　白僵蚕　丹参　鸡血藤　赤芍　红花　莪术　郁金　炙鳖甲　玄参
川楝子　山楂

破血红花散(《银海精微》)

当归　川芎　赤芍　枳壳　苏叶　连翘　黄连　黄芪　栀子　大黄　苏木　红花　白芷　薄荷　升麻

柴胡疏肝散(汤)(《景岳全书》)

柴胡　芍药　枳壳　陈皮　甘草　川芎　香附

逍遥散(《和剂局方》)

柴胡　白术　当归　白芍　茯苓　薄荷　甘草　煨生姜

润肠丸(《奇效良方》)

桃仁　羌活　当归　大黄

润肌膏(《外科正宗》)

当归　甘草　白芷　血竭　紫草　白蜡

润肠化瘀汤(《罗氏会约医镜》)

当归　生地黄　干漆　大黄　陈皮　枳壳　威参　红花

桃仁涤痰汤(《济生方》)

陈皮　半夏　茯苓　甘草　枳壳　竹茹　天南星　石菖蒲　人参

消风散(《外科正宗》)

当归　生地黄　防风　蝉衣　知母　苦参　胡麻仁　荆芥　苍术　牛蒡子　石膏　甘草　木通

凉血地黄汤(《外科大成》)

生地黄　当归　地榆　槐角　黄连　天花粉　甘草　升麻　赤芍　枳壳　黄芩　荆芥

益气生血汤(自拟方)

人参　黄芪　炒白术　山药　当归　阿胶　熟地黄　白芍　鸡血藤　龙眼肉　炒麦芽　大枣
炙甘草

益气摄血升板汤(自拟方)

党参　黄芪　当归　茯苓　炒白术　阿胶　山药　山茱萸　白芍　墓头回　仙鹤草　紫草　炙甘草

益元散(《宣明论方》)

滑石　甘草　朱砂

调营饮(《证治准绳》)

莪术　川芎　当归　延胡索　白芷　槟榔　陈皮　赤芍　桑白皮　大腹皮　茯苓　葶苈子　瞿麦　大黄

调荣活络饮(《症因脉治》)

当归　大黄　红花　桃仁　赤芍　秦艽　牛膝　桂枝　独活

通血丸(《世医得效方》)

生地黄　赤芍　川芎　甘草　防风　荆芥　当归

通气散(《医林改错》)

柴胡　香附　川芎

通幽汤(《兰室秘藏》)

生地黄　熟地黄　桃仁　红花　当归　甘草　升麻　槟榔

通瘀煎(《景岳全书》)

当归　山楂　香附　红花　乌药　木香　青皮　泽泻

通经逐瘀汤(《朱仁康临床经验集》)

地龙　皂角刺　刺猬皮　桃仁　赤芍　银花　连翘

通窍活血汤(《医林改错》)

桃仁　红花　赤芍　川芎　麝香　老葱　生姜　红枣

健脾生血汤(自拟方)

党参　茯苓　炒白术　黄芪　当归　熟地黄　山药　陈皮　炙半夏　炒麦芽　神曲　大枣　炙甘草

胶宁汤(《傅青主女科》)

当归　熟地黄　人参　麦门冬　阿胶　山药　续断　甘草　肉桂

胶艾汤(《金匮要略》)

阿胶　艾叶　生地黄　川芎　甘草　当归　芍药

桑杏汤(《温病条辨》)

桑叶　杏仁　沙参　贝母　豆豉　山栀　梨皮

桑菊饮(《温病条辨》)

桑叶　菊花　杏仁　连翘　薄荷　桔梗　甘草　芦根

十一画

黄连解毒汤(《外台秘要》)

黄连　黄芩　黄柏　山栀

黄土汤(《金匮要略》)

灶心黄土　甘草　熟地黄　白术　附子　阿胶　黄芩

黄芪建中汤(《金匮要略》)

黄芪　桂枝　甘草　大枣　芍药　生姜　饴糖

黄芪桂枝五物汤(《金匮要略》)

黄芪　桂枝　芍药　生姜　大枣

虚劳补血解毒汤(自拟方)

黄芪　党参　当归　熟地黄　白芍　川芎　茯苓　炒白术　阿胶　鸡血藤　大青叶　蔂头回
白花蛇舌草　龙葵　炙甘草

虚劳滋阴解毒汤(自拟方)

生晒参　山茱萸　当归　熟地黄　醋炙鳖甲　枸杞子　女贞子　旱莲草　阿胶　炒白术　大青叶
蔂头回　白花蛇舌草　龙葵　炙甘草

虚劳温阳解毒汤(自拟方)

红力参　鸡血藤　当归　熟地黄　鹿角胶　炙附子　肉桂　菟丝子　肉苁蓉　山茱萸　大青叶
蔂头回　白花蛇舌草　龙葵　炙甘草

虚劳败毒清热汤(自拟方)

水牛角　生石膏　知母　生地黄　牡丹皮　赤芍　连翘　栀子　黄芩　紫草　大青叶　蔂头回
白花蛇舌草　龙葵　甘草

虚劳败毒消癥汤(自拟方)

醋炙鳖甲　生牡蛎　丹参　黄芪　当归尾　桃仁　红花　莪术　夏枯草　鸡血藤　大青叶
白花蛇舌草　蔂头回　龙葵甘草

虚劳败毒摄血汤(自拟方)

黄芪　当归　党参　阿胶　山茱萸　三七粉　仙鹤草　生地黄　鸡血藤　大青叶　蔂头回
白花蛇舌草　龙葵　炙甘草

救运至圣丹(《石室秘录》)

人参　当归　川芎　川芎　白术　熟地黄　干姜

脱花煎(《景岳全书》)

当归　肉桂　川芎　牛膝　车前子　红花

银翘散(《温病条辨》)

银花　连翘　豆豉　牛蒡子　薄荷　荆芥　桔梗　甘草　竹叶　鲜芦根

羚羊角汤(医醇賸义)

羚羊角　龟板　生地黄　牡丹皮　白芍　柴胡　薄荷　蝉衣　菊花　夏枯草　石决明

麻子仁丸(《伤寒论》)

麻仁　杏仁　大黄　厚朴　枳实　芍药

麻黄附子细辛汤(《伤寒论》)

麻黄　附子　细辛

旋覆代赭汤(《伤寒论》)

旋覆花　代赭石　人参　甘草　半夏　生姜　大枣

清热凉血升板汤(自拟方)

水牛角　茜草　蔂头回　大青叶　黄芩炭　白茅根　赤芍　牡丹皮　生地黄　仙鹤草　紫草

黄芪　甘草

清魂散(《女科准绳》)

人参　甘草　川芎　泽兰　荆芥穗

清胃散(《脾胃论》)

黄连　当归　生地黄　牡丹皮　升麻

清营汤(《温病条辨》)

犀角　玄参　牡丹皮　麦门冬　连翘　生地黄　黄连　银花　竹叶卷心

清瘟败毒饮(《疫疹一得》)

石膏　生地黄　犀角　黄连　黄芩　山栀　赤芍　牡丹皮　玄参　知母　连翘　桔梗　甘草　竹叶

清燥救肺汤(《医门法律》)

桑叶　石膏　甘草　人参　胡麻仁　阿胶　麦门冬　杏仁　枇杷叶

清热调血汤(《古今医鉴》)

当归　川芎　白芍　生地黄　黄连　香附　桃仁　红花　延胡索　牡丹皮　莪术

清热固经汤(《简明中医妇科学》)

龟板　牡蛎　阿胶　生地黄　地骨皮　山栀　黄芩　地榆　棕榈炭　藕节　甘草

十二画

葱白七味饮(《类证活人书》)

葱白　葛根　豆豉　生姜　麦门冬　干地黄　劳水

葶苈大枣泻肺汤(《金匮要略》)

葶苈子　大枣

越婢加术汤(《金匮要略》)

麻黄　石膏　生地黄　甘草　大枣　白术

黑锡丹(《和剂局方》)

沉香　附子　葫芦巴　阳起石　茴香　补骨脂　肉豆蔻　川楝子　木香　肉桂　黑锡　硫磺

黑神散(《和剂局方》)

熟地黄　当归　芍药　肉桂　炮姜　蒲黄　甘草　黑豆

紫雪丹(《和剂局方》)

石膏　寒水石　磁石　滑石　犀角　羚羊角　青木香　沉香　玄参　升麻　甘草　丁香　朴硝
硝石　麝香　朱砂　黄金

紫癜清热凉血汤(自拟方)

水牛角　生地黄　麦门冬　牡丹皮　金银花　连翘　茜草　紫草　蝉蜕　白僵蚕　蟇头回
黄连　甘草

紫癜滋阴降火汤(自拟方)

知母　黄柏　山茱萸　生地黄　麦门冬　茜草　紫草　旱莲草　牡丹皮　蟇头回　蝉蜕
白僵蚕　甘草

紫癜活血化瘀汤(自拟方)

桃仁 红花 当归尾 川芎 赤芍 丹参 茜草 墓头回 蝉蜕 白僵蚕 甘草

紫癜补气摄血汤(自拟方)

党参 黄芪 茯苓 炒白术 当归 炒酸枣仁 川芎 赤芍 紫草 墓头回 蝉蜕 白僵蚕 大枣 炙甘草

普济消毒饮(《东垣试效方》)

黄芩 黄连 连翘 玄参 板蓝根 马勃 牛蒡子 僵蚕 升麻 柴胡 陈皮 桔梗 甘草 薄荷

温经汤(《金匮要略》)

吴茱萸 当归 川芎 芍药 人参 桂枝 阿胶 生姜 牡丹皮 甘草 半夏 麦门冬

温经汤(《妇人大全良方》)

人参 牛膝 当归 川芎 白芍 桂心 莪术 牡丹皮 甘草

温阳生血汤(自拟方)

熟地黄 山茱萸 当归 黄芪 茯苓 炒白术 炙附子 肉桂 菟丝子 鹿角胶 山药 鸡血藤 炙甘草

温补脾肾升白汤(自拟方)

红参 黄芪 当归 鸡血藤 熟地黄 菟丝子 补骨脂 肉桂 鹿角胶 山茱萸 枸杞子 山药 炙甘草

滋阴生血汤(自拟方)

熟地黄 山茱萸 山药 枸杞子 龟板胶 当归 白芍 女贞子 旱莲草 龙眼肉 鸡血藤 炒麦芽 炙甘草

滋补肝肾升白汤(自拟方)

生晒参 黄芪 当归 鸡血藤 熟地黄 菟丝子 枸杞子 山茱萸 龟板胶 女贞子 旱莲草 山药 炙甘草

滋阴降火升板汤(自拟方)

黄芪 女贞子 旱莲草 麦门冬 生地黄 墓头回 龟板胶 茜草 地骨皮 牡丹皮 紫草 知母 甘草

滋阴消核汤(《自拟方》)

猫爪草 夏枯草 生牡蛎 白僵蚕 熟地黄 山茱萸 枸杞子 炙鳖甲 玄参 龟板胶 女贞子 旱莲草 怀牛膝 山楂

滋血润肠丸(《杂病源流犀烛》)

当归 白芍 生地黄 红花 桃仁 枳壳 大黄 韭汁

犀角地黄汤(《备急千金要方》)

犀角 生地黄 芍药 牡丹皮

犀地清络饮(《通俗伤寒论》)

犀角 牡丹皮 连翘 竹沥 鲜生地 赤芍 桃仁 生姜汁

十三画

槐角丸(《沈氏尊生书》)

槐角　防风　地榆　当归　枳壳　黄芩

槐花散(《普济本事方》)

槐花　侧柏叶　荆芥穗　枳壳

解语丹(《妇人大全良方》)

白附子　石菖蒲　远志　天麻　全蝎　羌活　白僵蚕　南星　木香　甘草　辰砂

解毒活血汤(《医林改错》)

连翘　葛根　柴胡　枳壳　桃仁　红花　生地黄　赤芍　当归　甘草

解毒凉血汤(《中医症状鉴别诊断学》)

水牛角　生地黄　牡丹皮　白茅根　金银花　连翘　大青叶　薏苡仁　苦参　滑石　白藓皮

解郁消核汤(自拟方)

猫爪草　夏枯草　生牡蛎　白僵蚕　柴胡　枳壳　香附　青皮　郁金　炙半夏　陈皮　茯苓　白术　玄参

摄血丸(自拟方)

血见愁　墓头回　黄芩炭　白茅根　赤芍　牡丹皮　生地黄　仙鹤草　黄芪　当归　党参　茯苓　炒白术　肉苁蓉　鸡血藤

十四画以上

酸枣仁汤(《金匮要略》)

酸枣仁　茯苓　川芎　知母　甘草

慢粒清热解毒活血汤(自拟方)

墓头回　青黛　虎杖　土茯苓　半枝莲　白花蛇舌草　黄芪　当归　鸡血藤　莪术　山楂　丹参　甘草

慢粒益气养阴散结方(自拟方)

党参　黄芪　山药　当归　生地黄　山茱萸　醋炙鳖甲　墓头回　青黛　夏枯草　川贝母　鸡血藤　莪术　山楂　甘草

慢粒滋阴解毒化瘀方(自拟方)

龟板胶　阿胶　醋炙鳖甲　党参　黄芪　当归　熟地黄　山药　山茱萸　墓头回　青黛　莪术　丹参　山楂　甘草

慢粒滋阴温阳消癥方(自拟方)

龟板胶　鹿角胶　醋炙鳖甲　炙附子　肉桂　熟地黄　黄芪　当归　山茱萸　山药　鸡血藤　墓头回　青黛　山楂　炙甘草

膈下逐瘀汤(《医林改错》)

五灵脂　当归　川芎　桃仁　牡丹皮　赤芍　乌药　延胡索　甘草　香附　红花　枳壳

黛蛤散(《医宗金鉴》)

青黛　海蛤壳

鳖甲丸(《外台秘要》)

鳖甲　芍药　枳实　槟榔　诃黎勒　大黄　桂心　橘皮

鳖甲煎丸(《金匮要略》)

鳖甲　射干　黄芩　柴胡　鼠妇　干姜　大黄　芍药　桂枝　葶苈　石苇　厚朴　牡丹皮　瞿麦　紫葳　半夏　人参　庶虫　蜂窠　朴硝　蜣螂　桃仁　阿胶

癫狂梦醒汤(《医林改错》)

桃仁　柴胡　香附　木通　赤芍　半夏　大腹皮　青皮　陈皮　桑白皮　苏子　甘草

附录三　主要引用书目

黄帝内经素问　　　　　　　　　　　　　人民卫生出版社校注本

灵枢经　　　　　　　　　　　　　　　　人民卫生出版社影印本

五十二病方注补译(严健民编著)　　　　中医古籍出版社排印本

难经(战国·秦越人)　　　　　　　　　人民卫生出版社影印本

吕氏春秋(战国·吕不韦)　　　　　　　三秦出版社排印本

说文解字(汉·许慎)　　　　　　　　　中华书局排印本

伤寒论(汉·张仲景)　　　　　　　　　上海科学技术出版社校注本

金匮要略(汉·张仲景)　　　　　　　　人民卫生出版社排印本

中藏经(汉·华佗)　　　　　　　　　　人民卫生出版社孙星衍校本

脉经(晋·王叔和)　　　　　　　　　　人民卫生出版社排印本

针灸甲乙经(晋·皇甫谧)　　　　　　　人民卫生出版社排印本

褚氏遗书(南齐·褚澄)　　　　　　　　修敬堂藏板

诸病源候论(隋·巢元方)　　　　　　　人民卫生出版社影印本

黄帝内经太素(隋·杨上善)　　　　　　人民卫生出版社影印本

备急千金要方(唐·孙思邈)　　　　　　人民卫生出版社影印本

千金翼方(唐·孙思邈)　　　　　　　　人民卫生出版社影印本

重广补注黄帝内经素问(唐·王冰)　　　人民卫生出版社影印本

外台秘要(唐·王焘)　　　　　　　　　人民卫生出版社影印本

太平圣惠方(宋·王怀隐等)　　　　　　人民卫生出版社排印本

博济方(宋·王衮)　　　　　　　　　　北京商务印书馆校印本

小儿药证直诀(宋·钱乙)　　　　　　　人民卫生出版社影印本

类证活人书(宋·朱肱)　　　　　　　　商务印书馆排印本

类编朱氏集验医方(宋·朱肱)　　　　　人民卫生出版社铅印本

太平惠民和剂局方(宋·陈师文等)　　　人民卫生出版社排印本

普济本事方(宋·许叔微)　　　　　　　上海科学技术出版社排印本

圣济总录(宋·政和中奉敕撰)　　　　　人民卫生出版社排印本

全生指迷方(宋·王贶)　　　　　　　　上海中医书局四库全书本

扁鹊心书(宋·窦材)　　　　　　　　　浙瞿三余堂刊本

注解伤寒论(金·成无己)	商务印书馆排印本
鸡峰普济方(宋·张锐)	清道光八年(1828年)艺芸书舍据南刻本重刊
素问玄机原病式(金·刘完素)	江苏科学技术出版社排印本
伤寒直格(金·刘完素)	千顷堂石印本
黄帝素问宣明论方(金·刘完素)	引自《刘河间医学三六书》,上海千顷堂石印本
儒门事亲(金·张子和)	上海科学技术出版社校印本
史载之方(宋·史堪)	清光绪五年(1879年)《十万卷楼丛书》本
三因极一病证方论(宋·陈言)	人民卫生出版社排印本
卫生家宝方(宋·朱端章)	日本抄本
续医说(宋·张杲)	上海科学技术出版社影印本
小儿卫生总微论方(宋·不著撰人)	上海卫生出版社排印本
女科百问(宋·齐仲甫)	上海古籍书店影印本
阴证略例(元·王好古)	江苏科学技术出版社排印本
此事难知(元·王好古)	江苏科学技术出版社排印本
妇人大全良方(宋·陈自明)	人民卫生出版社排印本
重订严氏济生方(宋·严用和)	人民卫生出版社排印本
脾胃论(金·李杲)	人民卫生出版社注释本
内外伤辨惑论(金·李杲)	人民卫生出版社排印本
兰室秘藏(金·李杲)	人民卫生出版社排印本
东垣试效方(金·李杲)	上海科学技术出版社影印本
仁斋直指附遗方论(宋·杨士瀛)	明嘉靖二十九年(1550年)崇正刻本
卫生宝鉴(元·罗天益)	商务印书馆排印本
饮膳调养指南(元·忽思慧)	上海学生书局排印本
世医得效方(元·危亦林)	上海科学技术出版社排印本
十药神书(元·葛可久)	人民卫生出版社影印本
丹溪心法(元·朱震亨)	上海科学技术出版社校印本
格致余论(元·朱震亨)	人民卫生出版社排印本
局方发挥(元·朱震亨)	人民卫生出版社排印本
活法机要(元·朱震亨)	明吴中衍校刻本
脉因证治(元·朱震亨)	上海科学技术出版社校印本
丹溪手镜(元·朱震亨)	人民卫生出版社点校本
玉机微义(明·徐彦纯刘纯续增)	上海乐寿堂藏板
普济方(明·朱橚)	人民卫生出版社排印本
金匮钩玄(明·戴思恭)	商务印书馆排印本
伤寒全生集(明·陶华)	中原农民出版社排印本
推求师意(明·戴思恭)	江苏科学技术出版社排印本

苍生司命(明·虞抟)	文富堂藏板
医学正传(明·虞抟)	人民卫生出版社排印本
周慎斋医旨(明·周之干)	巢氏馥居藏清抄本
明医杂著(明·王纶　薛己注)	江苏科学技术出版社排印本
石山医案(明·汪机)	明嘉靖十年(1531年)陈桷校勘本
医学原理(明·汪机)	中国中医药出版社排印本
丹溪心法附余(明·方广)	越徐氏印行(1899年)石印本
内科摘要(明·薛己)	人民卫生出版社排印本
保婴撮要(明·薛己)	人民卫生出版社排印本
女科撮要(明·薛己)	人民卫生出版社排印本
幼科发挥(明·万全)	人民卫生出版社排印本
万氏女人科(明·万全)	清同治二年(1863年)京都篆云斋刻本
片玉痘疹(明·万全)	引自《万密斋医学全书》,中国中医药出版社排印本
古今医统大全(明·徐春甫)	明隆庆四年(1570年)刻本
医学入门(明·李梴)	1930年上海锦章图书局印行本
医学纲目(明·楼英)	世界书局仿古排印本
本草纲目(明·李时珍)	清同治十一年(1855年)合肥张氏味古斋重校刻本
赤水玄珠(明·孙一奎)	上海著易堂藏板
医旨绪余(明·孙一奎)	江苏科学技术出版社排印本
医方考(明·吴昆)	江苏科学技术出版社排印本
万病回春(明·龚廷贤)	人民卫生出版社排印本
寿世保元(明·龚廷贤)	上海科学技术出版社校印本
古今医鉴(明·龚信)	商务印书馆排印本
国医宗旨(明·梁学孟)	上海科学技术出版社影印本
明医指掌(明·皇甫中)	人民卫生出版社排印本
幼科证治准绳(明·王肯堂)	上海科学技术出版社影印本
证治准绳(明·王肯堂)	上海科学技术出版社影印本
肯堂医论(明·王肯堂)	引自《三三医书》,中国中医药出版社排印本
病机部(明·张三锡)	引自《医学六要》,上海科学技术出版社排印本
治法汇(明·张三锡)	中医古籍出版社排印本
金匮要略论注(明·徐彬)	引自《四库全书》
诸证提纲(明·陈文治)	明万历四十年(1612年)刊本
先醒斋医学广笔记(明·缪希雍)	江苏科学技术出版社排印本
神农本草经疏(明·缪希雍)	山西科学技术出版社排印本
外科正宗(明·陈实功)	人民卫生出版社排印本
医贯(明·赵献可)	人民卫生出版社排印本

济阴纲目(明·武之望)	上海锦章书局石印本
景岳全书(明·张介宾)	上海科学技术出版社影印本
类经图翼(明·张介宾)	人民卫生出版社排印本
红炉点雪(明·龚居中)	上海科学技术出版社排印本
幼科全书(明·龚居中)	引自《图书集成医部全录》，1934年中华书局出版缩印本
本草乘雅半偈(清·卢之颐)	中国医药科技出版社排印本
温疫论(明·吴有性)	清光绪二十二年(1896年)令德堂新刻本
医林绳墨(明·方隅)	上海商务印书馆排印本
丹台玉案(明·孙文胤)	孙氏仁寿堂藏板
医门法律(明·喻昌)	引自《喻嘉言医学三书》，江西人民出版社影印本
病机沙篆(明·李中梓)	清康熙十五年(1676年)刻本
医宗必读(明·李中梓)	上海卫生出版社排印本
审视瑶函(明·傅仁宇)	上海人民出版社排印本
理虚元鉴(明·汪绮石)	上海卫生出版社排印本
症因脉治(明·秦昌遇)	上海科学技术出版社排印本
明医指掌(明·皇甫中)	清乾隆四十四年(1779年)翰海楼藏刻本
轩岐救正论(明·萧京)	中医古籍出版社排印本
程氏易简方论(清·程履新)	文会堂藏板刊本
证治汇补(清·李用粹)	上海卫生出版社校印本
傅青主女科(清·傅山)	上海科学技术出版社排印本
侣山堂类辨(清·张志聪)	引自《医林指月》
本草崇原(清·张志聪)	中国中医药出版社排印本
黄帝内经素问集注(清·张志聪)	人民卫生出版社排印本
医方集解(清·汪昂)	上海科学技术出版社排印本
风劳臌膈四大证治(清·姜礼)	江苏人民出版社排印本
石室秘录(清·陈士铎)	北京科学技术出版社排印本
辨证录(清·陈士铎)	人民卫生出版社排印本
张氏医通(清·张璐)	上海科学技术出版社排印本
嵩崖尊生书(清·景冬阳)	上海锦章书局石印本
医学真传(清·高世栻)	江苏科学技术出版社排印本
冯氏锦囊秘录(清·冯兆张)	清嘉庆二十三年(1818年)会成堂重修大文堂刊本
血症经验良方(清·潘为缙)	上海万有书局石印本
医宗己任编(清·杨乘六辑)	光绪十七年(1891年)李光明庄刊本
医学心悟(清·程国彭)	人民卫生出版社排印本
不居集(清·吴澄)	上海中医书局石印本
本草求真(清·黄宫绣)	上海科学技术出版社排印本

医宗金鉴(清·吴谦等)　　　　　　　　人民卫生出版社排印本

金匮翼(清·尤怡)　　　　　　　　　　上海卫生出版社排印本

医学读书记(清·尤怡)　　　　　　　　引自《中国医学大成》,上海大东书局排印本

图书集成医部全录(清·陈梦雷等撰修)　人民卫生出版社排印本

外科全生集(清·王维德)　　　　　　　上海卫生出版社排印本

名医汇粹(清·罗美辑)　　　　　　　　清道光三年(1837年)嘉兴盛新甫刊本

广温疫论(清·戴天章)　　　　　　　　千顷堂书局石印本

女科经纶(清·肖赓六)　　　　　　　　上海卫生出版社排印本

医学心悟(清·程国彭)　　　　　　　　人民卫生出版社排印本

医碥(清·何梦瑶)　　　　　　　　　　上海科学技术出版社排印本

临证指南医案(清·叶桂)　　　　　　　人民卫生出版社校勘本

叶氏竹林女科(清·叶桂)　　　　　　　上海广益书局

外感温热论(清·叶桂)　　　　　　　　引自《温热经纬》,人民卫生出版社排印本

成方切用(清·吴仪洛)　　　　　　　　上海科学技术出版社排印本

慎疾刍言(清·徐大椿)　　　　　　　　江苏科学技术出版社排印本

医学源流论(清·徐大椿)　　　　　　　清乾隆间半松斋刻本

杂病源流犀烛(清·沈金鳌)　　　　　　上海科学技术出版社排印本

沈氏尊生书(清·沈金鳌)　　　　　　　清光绪二十一年(1895年)图书集成印书局铅印本

妇科玉尺(清·沈金鳌)　　　　　　　　上海卫生出版社排印本

顾氏医镜(清·顾靖远)　　　　　　　　河南人民出版社排印本

柳州医话(清·魏之琇)　　　　　　　　引自《中国医学大成》,中国中医药出版社排印本

医论三十篇(清·韦协梦)　　　　　　　引自《中国本草全书》,中原出版社排印本

古今医案案(清·俞震)　　　　　　　　上海会文堂书局印行本

本草便读(清·张秉成)　　　　　　　　1936年山东省政府印刷局铅印本

怡堂散记(清·许豫和)　　　　　　　　引自《中国历代名医医话大观》,山西科学技术出版社排印本

医暇卮言(清·程林云)　　　　　　　　引自《中国医学大成》,上海大东书局排印本

罗氏会约医镜(清·罗国纲)　　　　　　人民卫生出版社排印本

伤寒指掌(清·吴贞)　　　　　　　　　上海科学技术出版社排印本

医林纂要(清·汪绂)　　　　　　　　　清道光三十年(1850年)排印本

医学从众录(清·陈念祖)　　　　　　　上海卫生出版社排印本

医学实在易(清·陈念祖)　　　　　　　上海卫生出版社排印本

时方妙用(清·陈念祖)　　　　　　　　人民卫生出版社排印本

温病条辨(清·吴瑭)　　　　　　　　　人民卫生出版社排印本

医医病书(清·吴瑭)　　　　　　　　　江苏科学技术出版社排印本

女科撮要(清·沈又彭)　　　　　　　　江苏科学技术出版社排印本

医林改错(清·王清任)	上海科学技术出版社排印本
通俗伤寒论(清·俞根初)	1934年上海刘世堂书局铅本
医门棒喝(清·章楠)	1919年绍兴裘氏刊本
医述(清·程文囿)	安徽科学技术出版社普及校订本
理瀹骈文(清·吴师机)	人民卫生出版社注释本
类证治裁(清·林珮琴)	上海科学技术出版社排印本
春脚集(清·孟文瑞)	上海科学技术出版社排印本
王旭高医书六种(清·王泰林)	上海科学技术出版社排印本
吴医汇讲(清·唐大烈)	清嘉庆元年(1796年)刊本
验方新编(清·鲍相璈)	上海启新书局石印本
医方辨难大成(清·张必禄)	清道光三十年(1850年)四川巴州恩阳沙飞鸾亭藏板本
随息居饮食谱(清·王士雄)	清光绪十八年(1892年)上海醉六堂刊本
医意商(清·蒋示吉)	引自《海外回归中医善本古籍丛书1》,人民卫生出版社排印本
温热经纬(清·王士雄)	人民卫生出版社排印本
裴子言医(清·裴一中)	引自《潜斋医学丛书四十种》(1918年)集古阁石印本
医方论(清·费伯雄)	清同治四年(1865年)刊本
研经言(清·莫文泉)	江苏科学技术出版社排印本
医醇賸义(清·费伯雄)	上海科学技术出版社排印本
世补斋医书(清·陆懋修等)	1950年上海中华书局排印本
医案类录(清·罗定昌)	上海千顷堂书局
存存斋医话稿(清·赵晴初)	上海科学技术出版社排印本
费氏食养三书(清·费伯雄)	1938年孟河费氏排印本
血证论(清·唐容川)	上海人民出版社排印本
本草问答(清·唐容川)	人民卫生出版社排印本
读医随笔(清·周学海)	江苏科学技术出版社排印本
七松岩集(清·郑树珪)	河北人民出版社排印本
医学求是(清·吴达)	1919年江阴宝文堂书庄刊本
本经续疏(清·邹澍)	学苑出版社排印本
时病论(清·雷少逸)	清光绪二十四年(1898年)养鹤山房刊本
虚劳心传(清·何炫)	清光绪十一年(1889年)行素草堂藏板刊本
医学薪传(清·凌奂)	清光绪十九年(1893年)归安凌氏排印本
张聿青医案(清·张乃修)	上海科学技术出版社排印本
医学摘粹(清·庆云阁)	上海科学技术出版社排印本
温热逢源(清·柳宝诒)	人民卫生出版社排印本
医学衷中参西录(清·张锡纯)	河北人民出版社修订本

中国医学大词典(谢利恒编纂)　　　　　　1921年商务印书馆排印本

止园医话(罗止园)　　　　　　　　　　　北京止园学社排印本

重订广温热论(何廉臣)　　　　　　　　　福建科技出版社排印本

经历杂论(刘恒瑞)　　　　　　　　　　　引自《三三医书》,中国中医药出版社排印本

中医临证备要(秦伯末)　　　　　　　　　人民卫生出版社排印本

秦氏同门集(秦伯末)　　　　　　　　　　1933年上海秦氏同门学会铅印本

中医医药会海(蔡陆仙)　　　　　　　　　1941年上海中医书局排印本

医方类聚(朝·金礼蒙)　　　　　　　　　人民卫生出版社排印本

东医宝鉴(朝·许浚等)　　　　　　　　　人民卫生出版社排印本

医断(日·鹤冲元逸)　　　　　　　　　　1936年上海世界书局排印本

斥医断(日·和柳安)　　　　　　　　　　引自《皇汉医学丛书》,学苑出版社排印本

藤氏医谈(日·滕明隆昌)　　　　　　　　引自《皇汉医学丛书》,学苑出版社排印本

杂病广要(日·丹波元坚)　　　　　　　　人民卫生出版社排印本

医籍考(日·丹波元胤)　　　　　　　　　学苑出版社排印本

中医症状鉴别诊断学(赵金铎等)　　　　　1984年人民卫生出版社

实用中医内科学(方药中等)　　　　　　　1985年上海科学技术出版社

中医证候鉴别诊断学(赵金铎等)　　　　　1987年人民卫生出版社

气血证治(张问渠等)　　　　　　　　　　1990年科学技术文献出版社

血证论治(沈全鱼等)　　　　　　　　　　1990年科学技术文献出版社

历代中医治则精华(周超凡等)　　　　　　1991年中国中医药出版社

实用中医血液病学(吴翰香等)　　　　　　1992年上海中医药大学出版社

实用中医血液病治疗学(王启政)　　　　　1994年中国中医药出版社

中医历代方论精选(李飞等)　　　　　　　1997年中国医药科技出版社

当代中西医结合血液病学(邓成珊等)　　　1997年中国医药科技出版社

中医历代医论精选(王新华)　　　　　　　1998年江苏科学技术出版社

中国医学起源新论(严健民)　　　　　　　1999年北京科学技术出版社

古今名医临证金鉴·血证卷(单书健等)　　1999年中国中医药出版社

贫血性疾病的中西医诊断与治疗(黄泰康等)　2000年中国医学科技出版社

血液病专病中医临床诊治(梁冰等)　　　　2000年人民卫生出版社

血虚证辨治与研究(陈如泉等)　　　　　　2000年中国医药科技出版社

血液病手册(陈信义等)　　　　　　　　　2001年中医古籍出版社

中医内科学(田德禄等)　　　　　　　　　2001年人民卫生出版社

中医妇科学(欧阳惠卿等)　　　　　　　　2001年人民卫生出版社

中医儿科学(苏树蓉等)　　　　　　　　　2001年人民卫生出版社

中药学(黄兆胜等)　　　　　　　　　　　2001年人民卫生出版社

方剂学(谢鸣等)　　　　　　　　　　　　2001年人民卫生出版社

专科专病名医临证经验全书·血液病(梁冰等)　　2002年人民卫生出版社

血液病中医诊疗与调养(全世建等)　　2002年广东旅游出版社

常见病症中医文献专辑·失血专辑(达美君等)　　2003年上海科学技术出版社

血瘀论(蒋森)　　2004年中国医药科技出版社

实用中医血液病学(黄振翘等)　　2005年上海科学技术出版社

中医血液病临床手册(周永明等)　　2005年上海中医药大学出版社

常见血液病中医诊疗范例(陈信义等)　　2005年科学技术文献出版社

实用中医瘀血病证治(符为民等)　　2006年人民卫生出版社

实用中医气病证治(陆拯等)　　2006年人民卫生出版社

血液病古今名家验案全析(曹景涛等)　　2007年科学技术文献出版社

夏小军医学文集(夏小军)　　2008年甘肃科学技术出版社

古今名医药论(潘运根等)　　2008年人民军医出版社

中医历代药论选(吴昌国)　　2008年中国中医药出版社

血液病三阴论治(田胜利等)　　2009年上海中医药大学出版社

中西医结合防治肿瘤900问(贾文魁等)　　2010年人民卫生出版社

后 记

1.本书是一部比较全面、系统的中医血病学专著,内容丰富,资料翔实,具有系统性、实用性、科学性和先进性,可作为从事中医和中西医结合临床、科研、教学工作者的专业参考书。

2.全书分上、中、下三篇,设《总论》、《各论》及《附论》三部分内容。《总论》共18章,系统阐述了血之概念、源流、生成、运行、调节、属性、生理、功能、血与气的关系,以及血病之概念、病因、病机、诊断、治疗、遣方、用药、食疗、防护等内容,体现了中医血病学的学术思想体系,起到提纲挈领的作用。《各论》设出血证、血虚证、血瘀证3章,对54个主要病证,87个次要病证分别进行论述,俾能纲举目张,一目了然。《附论》介绍了作者对现代医学11种常见血病的诊疗经验,突出临床,见解独到。

3.《各论》中对血病常见54个主要病证的论述,列有定义、源流、范围、病因病机、辨证要点、类证鉴别、辨治钧要、辨证论治、转归及预后、调护等专节,每节各有独立且全面系统的内容,并能前后呼应,蔚成一体;对87个次要病证则简要论述,以期重点突出,主次分明。

4.全书引文精当,出处明确,所引用的中医文献达200余种,上溯春秋战国,下逮明清近代,引用的内容均有独到见解,并按年代顺序分别注明作者及篇目,以期一脉相承,有章可循。

5.在作者临床经验的基础上,博采众长,去粗取精,对现代中医血病理论研究成果、名老中医经验及公开出版的有关血病专著、论文等作了部分穿插引用,且在书末均注明出处,以达百花齐放、百家争鸣的目的。并向原作者深表谢意!

6.中医文献,浩如烟海,汗牛充栋,书中所引用的病证名称、医学术语、药名、作者名称及用字,均力求以国家标准《中医病证分类与代码》(1995年)、卫生部"十二五"规划教材《全国高等中医药院校教材》(2012年)、国务院颁布的《简化字总表》(1986年)、国家技术监督局《量和单位》(1993年)等为准,以期科学化、规范化(有些繁体字因无简体字对照,保持原貌)。如淤血→瘀血,闭经→经闭,头疼→头痛,臌胀→鼓胀,畜血→蓄血,腰膝酸软→腰膝痿软,血色紫暗→血色紫黯,跌扑损伤→跌仆损伤,皮肤搔痒→皮肤瘙痒,虚中挟实→虚中夹实,栀子→栀子,天冬→天门冬,生地→生地黄,丹皮→牡丹皮,元胡→延胡索,龟版→龟板,虞搏→虞抟,朱棣→朱橚等。

7.《总论》中常用治血之药均有标准用量;治血之剂中药物用量均由原方剂中用量换算而成,个别原方剂中未注明分量者,则按临床经验补充,如《丹溪心法》"咳血方"等。《各论》及《附论》中各药物用量,均系作者经验;若需特殊煎煮或服用的,则在方药后分别注明,读者可自行取舍,参考应用。

8.搜集整理中医古籍中血的相关记载400余条,附于书末,并作了简要注释。其中部分注解虽不十分精确,但亦可供读者参考应用。

9.书末附有主要引用书目,均按成书年代(或刊行年代)依次编排。所引用的文献由于版本不同,难尽一致,故均注明版本,以备读者参阅稽考。

10.书末所附的方剂名称索引,含有作者自拟治疗血病的经验方41首,均以方名首字的笔划多少为依据编制排列,以便检索;每一方剂均注出来源、组成,不再注明剂量。